Springer
Berlin
Heidelberg
New York
Barcelona
Budapest
Hongkong
London
Mailand
Paris
Singapur
Tokio

O.R. Köchli · B.-U. Sevin · J. Benz · E. Petru · U. Haller

Gynäkologische Onkologie

Manual für Klinik und Praxis

Mit einem Geleitwort von Otto Käser

2., völlig neu bearbeitete Auflage
mit 40 Abbildungen

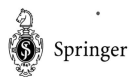 Springer

Priv. Doz. Dr. med. Ossi R. Köchli
Leiter der Gynäkologie und
Gynäkologische Onkologie
Universitäts-Frauenklinik Basel
Schanzenstrasse 46
CH-4031 Basel
Schweiz
okoechli@uhbs.ch

Prof. Dr. med. Bernd-Uwe Sevin, MD, PhD
Chairman
Dept. of Obstetrics and Gynecology
Mayo Clinic Jacksonville
4500 San Pablo Road
Jacksonville, Florida 32224
USA

Prof. Dr. med. Jörg Benz
Chefarzt Frauenklinik
Kantonspital Winterthur
CH-8401 Winterthur
Schweiz

Prof. Dr. med. Edgar Petru
Geburtshilflich-gynäkologische
Universitätsklinik
Auenbruggerplatz 14
A-8036 Graz
Österreich

Prof. Dr. med. Urs Haller
Chairman
Dept. Frauenheilkunde
Universitätsspital Zürich
Frauenklinikstrasse 10
CH-8091 Zürich
Schweiz

ISBN 3-540-63734-6   2. Aufl. Springer-Verlag Berlin Heidelberg New York
ISBN 3-540-52957-8   1. Aufl. Springer-Verlag Berlin Heidelberg New York

Die Deutsche Bibliothek – CIP-Einheitsaufnahme

Gynäkologische Onkologie : Manual für Klinik und Praxis / von
Ossi R. Köchli ... – Berlin ; Heidelberg ; New York ; Barcelona ;
Budapest ; Hongkong ; London ; Mailand ; Paris ; Singapur ; Tokio :
Springer, 1998
   ISBN 3-540-63734-6

Einbandgestaltung: de'blik, Berlin
Herstellung: ProduServ GmbH Verlagsservice, Berlin
Satz: Fotosatz-Service Köhler GmbH, Würzburg
SPIN: 10488666   13/3020 – 5 4 3 2 1 0 – Gedruckt auf säurefreiem Papier

Vorwort zur zweiten Auflage

Dieses Manual der gynäkologischen Onkologie stellt eine praktische Hilfe für die Therapie gynäkologischer Malignome dar. Jedes einzelne Genitalmalignom und das Mammakarzinom werden jeweils nach einem gleichbleibenden Schema abgehandelt. Der Schwerpunkt liegt dabei weniger auf der diagnostischen als auf der therapeutischen Seite. Nachdem die 1. Auflage innerhalb kurzer Zeit vergriffen war, haben sich die Autoren dazu entschlossen, eine vollständig überarbeitete 2. Auflage herauszugeben.

Die Halbwertszeit des medizinischen Wissens wird täglich kürzer, und neue Medien, insbesondere die Literatursuche per Computer bzw. Internet, haben unsere Möglichkeiten bei der Informationsbeschaffung sehr verändert. Statt der mühsamen Suche in einzelnen Publikationen kann der Arzt sich heute per Computerknopfdruck Literatur innerhalb kurzer Zeit beschaffen. Dies hat allerdings auch gewisse Nachteile, da die einzelnen Titel bzw. Abstracts zwar in einer unheimlichen Fülle abrufbar, jedoch nicht in den richtigen Kontext eingebunden sind. Ein Lehrbuch wie dieses Manual hat die Aufgabe, die einzelnen Literaturstellen zu bewerten und die klinische Erfahrung in der Diagnostik und Therapie der einzelnen Malignome als wichtigen Punkt miteinfließen zu lassen.

Die gynäkologische Onkologie im deutschsprachigen Europa hat sich in den letzten Jahren gewandelt und sich analog den USA zu einer eigentlichen Subspezialität entwickelt. In den USA hat ein klar strukturiertes 2jähriges Weiterbildungscurriculum in der Spezialdisziplin „Gynäkologische Onkologie" nach Abschluß der allgemeinen Weiterbildung zum Facharzt für Geburtshilfe und Gynäkologie wesentlich zur Standardisierung der gynäkologischen Onkologie beigetragen. Ähnliche Bestrebungen sind nun auch in Deutschland, Österreich und der Schweiz zu verzeichnen. Die Arbeitsgemeinschaften für Gynäkologische Onkologie (AGO) als Untergesellschaften der Gesellschaft für Gynäkologie und Geburtshilfe sind dabei wichtige berufspolitische Gremien. In den USA werden Behandlungsnormen im Rahmen des American College of Obstetricians and Gynecologists (ACOG), der Division of Gynecologic Oncology und der Society of Gynecologic Oncology (SGO) ausgearbeitet. Multizentrische Studien werden hauptsächlich von der Gynecologic Oncology Group (GOG) geplant, organisiert und koordiniert. Damit sind größere Fallzahlen in prospektiven und randomisierten Studien möglich. Im deutschsprachigen Europa werden diese Studien vor allem von der AGO bzw. anderen Forschungsgruppen der einzelnen Länder organisiert, z.B. im Rahmen der EORTC (European Organisation for Research and Treatment of Cancer), der Schweizerischen Arbeitsgruppe für klinische Krebsforschung (SAKK) oder von lokalen Organisationen bzw. Tumorzentren.

Das vorliegende aktuelle Manual der gynäkologischen Onkologie verbindet amerikanische Therapieansätze mit europäischen Behandlungskonzepten in einer überschaubaren Form. In der Klinik dient dieses Handbuch als praktisch ausgerichtetes Grundgerüst für die Therapie. Da Details der Behandlung oft variieren, konzentrierten sich die Autoren hauptsächlich auf wissenschaftlich gesicherte Therapiekonzepte. Es sollte für den Leser aber zum Ausdruck kommen, was als klinisch gesichert betrachtet werden kann und welche Fragen noch Gegenstand klinischer Studien sind. Die jeweils bei den einzelnen Kapiteln angegebenen Literaturhinweise sollen als Schlüsselreferenzen verstanden werden, mit deren Hilfe es dem Leser ermöglicht wird, detaillierte Informationen zu erhalten. Dieses Buch ist, wie es das Wort „Manual" schon besagt, ein Handbuch für den gynäkologisch-onkologisch tätigen Arzt und Studenten in Klinik und Praxis. Es wurde darauf verzichtet, allgemeines onkologisches Wissen zu vermitteln. Vielmehr werden Therapiestrategien beschrieben, wie sie in der täglichen Praxis im Umgang mit der an einem gynäkologischen Tumor leidenden Frau notwendig sind.

Über alle Buchkapitel hinweg wird ein gleichbleibendes Aufbauschema verfolgt. Die Tatsache, daß nur wenige Autoren an der Themenzusammenstellung und der Ausarbeitung beteiligt waren, hat dies erleichtert. Trotzdem versucht dieses Manual, verschiedene Denkweisen in der gynäkologischen Onkologie vor allem aus Europa und den USA miteinander zu verbinden.

Basel, im August 1998   O. R. Köchli

Geleitwort zur ersten Auflage

von O. Käser

Der Einladung der Autoren, ein Geleitwort zu schreiben, ist der Unterzeichnete gerne nachgekommen. Zum einen, weil er sich selbst in den letzten 40 Jahren eingehend mit der gynäkologischen Onkologie befaßt hat. Zum anderen, weil er mit einigen der Herausgeber – sie sind z. T. in leitender Stellung am Department of Obstetrics and Gynecology, Division of Gynecological Oncology in Miami z. T. in einer mehr oder weniger engen Verbindung mit dieser Institution – seit Jahren freundschaftlich verbunden ist und ihre Arbeiten kennt und schätzt.

Das Buch behandelt auf rund 550 Seiten, in 7 Abschnitten und einem Anhang über die Chemotherapie, die verschiedenen gynäkologischen Malignome und die bösartigen Tumoren der Mamma. Entsprechend der anvisierten Leserschaft – Ärzte, die Frauen mit solchen Tumoren behandeln, die Vor- und Nachsorge betreiben – ist das Buch klinisch orientiert, wobei aber sinnvollerweise auf die Darstellung der Operationstechniken verzichtet wird. Die klinischen Gesichtspunkte werden sehr ausführlich diskutiert, wobei immer deutlich zwischen (nach dem heutigen Wissensstand) Gesichertem und den noch offenen und kontroversen Fragen unterschieden wird. Die Autoren machen sich auch bei jedem Tumor Gedanken über mögliche weitere Entwicklungen. Eine einheitliche Gliederung aller Kapitel und ein flüssiger, homogener Stil (trotz mehrfacher Autorenschaft) erleichtern die Lektüre. Der Text wird durch viele Tabellen und einige Skizzen ergänzt. Zu jedem Tumor findet der Leser ein umfangreiches, aktuelles, internationales Literaturverzeichnis. Einer der Vorteile dieses Buches ist der Umstand, daß den Autoren eine Synthese von amerikanischen und europäischen Erfahrungen gelungen ist. Auf Differenzen in Einzelbereichen wird hingewiesen. Das „gesicherte" Wissen basiert weitgehend auf prospektiven, kollaborativen Studien beidseits des Atlantiks. Ein ungelöstes Problem der gynäkologischen Onkologie in Europa ist das Fehlen eines strukturierten Ausbildungsprogramms, insbesondere auch für „pelvic surgeons". In einem engen Zusammenhang damit steht das zur Zeit kaum lösbare Problem der Zentralisierung der Karzinombehandlung, eine wichtige Voraussetzung sowohl für die Ausbildung, wie auch für die spätere sinnvolle Beschäftigung gynäkologischer Onkologen.

Der Unterzeichnete ging mit großen Erwartungen an die Lektüre dieses Manuals. Er wurde nicht enttäuscht. Es ist ihm ein Bedürfnis, die Autoren zu diesem gelungenen Werk zu beglückwünschen und dem Buch den verdienten Erfolg zu wünschen.

Basel, 11. 2. 1991   Prof. Dr. Dr. med. h. c. O. Käser

Vorwort zur ersten Auflage

Dieses Manual soll eine praktische Hilfe für die Therapie gynäkologischer Malignome darstellen. Jedes einzelne Genitalmalignom und das Mammakarzinom wird jeweils kurz nach einem gleichbleibenden Schema abgehandelt. Der Schwerpunkt liegt dabei mehr auf der therapeutischen als auf der diagnostischen Seite.

In Europa wie auch in anderen Kontinenten haben fast alle Kliniken eine eigene Strategie in der Behandlung gynäkologischer Malignome. Durch die verschiedenen Sprachen bleiben die unterschiedlichen Therapiekonzepte folglich oftmals landesgebunden. Erfreulicherweise sind jedoch in zunehmendem Ausmaß auch in Europa Bestrebungen vorhanden, gemeinsame Therapiekonzepte zu entwickeln, z. B. im Rahmen der EORTC (European Organization for Research and Treatment of Cancer) oder der European Society of Gynaecological Oncology, in der Schweiz mit der SAKK, in Deutschland mit der Deutschen Krebsliga, der Arbeitsgemeinschaft für Gynäkologische Onkologie oder mit lokalen Organisationen wie dem Tumorzentrum München u. a. m.

In den USA werden Behandlungsnormen im Rahmen des American College of Obstetrics and Gynecology (ACOG), der Division of Gynecologic Oncology und der Society of Gynecologic Oncology (SGO) ausgearbeitet. Multizentrische Studien werden hauptsächlich von der Gynecologic Oncology Group (GOG) geplant, organisiert und koordiniert. Damit sind größere Fallzahlen in prospketiven und randomisierten Studien möglich.

In den USA hat eine klar strukturierte 2jährige Ausbildung in der Spezialdisziplin „Gynäkologische Onkologie" nach Abschluß der allgemeinen Ausbildung zum Facharzt für Geburtshilfe und Gynäkologie zur Standardisierung der gynäkologischen Onkologie wesentlich beigetragen.

Ziel dieses Buches ist es, ein aktuelles Manual der gynäkologischen Onkologie zu schaffen, welches amerikanische Therapieansätze u. a. anhand aktueller Studien aufgreift und diesen Wissensstand in Kombination mit europäischen Behandlungskonzepten in überschaubarer Form darstellt.

In der Klinik soll dieses Handbuch als praktisch ausgerichtetes Grundgerüst vor allem für die Therapie dienen. Da Details der Behandlung oft variieren, konzentrieren wir uns hauptsächlich auf wissenschaftlich gesicherte Therapiekonzepte. Es sollte für den Leser klar zum Ausdruck kommen, was als klinisch gesichert betrachtet werden kann und welche Fragestellung noch Gegenstand klinischer Studien sind.

Die jeweils bei den einzelnen Kapiteln angegebenen Literaturhinweise sollen als Schlüsselreferenzen verstanden werden, mit deren Hilfe es dem Leser möglich ist, detaillierte Informationen zu erhalten.

Dieses Buch stellt wie es das Wort „Manual" schon besagt, ein Handbuch für den gynäkologisch-onkologisch tätigen Arzt und Studenten in

Klinik und Praxis dar. Es wurde darauf verzichet, allgemeines onkologisches Wissen zu vermitteln. Vielmehr werden Therapiestrategie beschrieben, wie sie in der täglichen Praxis im Umgang mit der an einem gynäkologischen Tumor leidenden Frau notwendig sind.

Über alle Buchkapitel hinweg wird ein gleichbleibendes Aufbauschema verfolgt. Die Tatsache, daß nur wenige Autoren an der Themenzusammenstellung und der Ausarbeitung beteiligt waren, hat dies erleichtert. Trotzdem versucht dieses Manual, verschiedene Denkweisen in der gynäkologischen Onkologie vor allem aus Europa und den USA miteinander zu verbinden. Manchmal war es nötig, neue Definitionen zu schaffen, denn auf einigen Gebieten hat sich in der Vergangenheit gezeigt, daß bestimmte Begriffe in der deutsch- bzw. englischsprachigen Literatur unterschiedliche Bedeutungen aufweisen (z. B. der Begriff der Lymphadenektomie).

Januar 1991
O. R. Köchli
B.-U. Sevin
J. Benz
E. Petru
U. Haller

Inhaltsverzeichnis

Abkürzungen

AFP	α-Fetoprotein
AJCC	American Joint Committee on Cancer
BRM	Biological Response Modifiers
BSO	bilaterale Salpingoophorektomie
CDIS	Carcinoma ductale in situ
CEA	karzinoembryonales Antigen
CIN	zervikale intraepitheliale Neoplasie
CLIS	Carcinoma lobulare in situ
ECC	endozervikale Kürettage
ER	Östrogenrezeptor
FIGO	Féderation Internationale de Gynécologie et d'Obstétrique
FSH	follikelstimulierendes Hormon
GOG	Gynecologic Oncology Group
GTE	gestationsbedingte trophoblastische Erkrankung
HCG	humanes Choriongonadotropin
HD	high dose
HDR	high dose rate
HPF	high Power Field
HPV	human papilloma virus
HT	Hormontherapie
ISSVD	International Society for the Study of vulvar disease
IVP	Intravenöses Pyelogramm
LD	low dose
LDH	Laktatdehydrogenase
LDM	lokal destruierende Maßnahmen
LH	luteinisierendes Hormon
MPA	Medroxyprogesteronazetat
PALA	paraaortale Lymphadenektomie
PDT	Photodynamische Therapie
PR	Progesteronrezeptor
SCC	squamous cell carcinoma
SLO	Second-look-Operation
TAH	totale abdominale Hysterektomie
TI	therapeutischer Index
TSH	thyreoideastimulierendes Hormon
UICC	Unio internationalis contra cancrum
VAIN	vaginale intraepitheliale Neoplasie
VIN	vulväre intraepitheliale Neoplasie

Mammakarzinom

J. BENZ UND O.R. KÖCHLI

Mammakarzinom

J. Benz und O.R. Köchli

1.1
Allgemeines

1.1.1
Problematik

Das Mammakarzinom ist die häufigste bösartige Erkrankung der Frauen in den meisten Ländern Europas, in Nordamerika und in vielen Ländern von Lateinamerika, Australien und Asien [Parkin et al. 1988; Schüler 1996]. Rund 8% aller Frauen, die das 75. Lebensjahr erreichen, erkranken im Laufe ihres Lebens an einem Mammakarzinom [Hoffmeister 1987]. Weltweit weist die *Inzidenz* große Unterschiede auf. Mit wenigen Ausnahmen ist jedoch eine deutliche Inzidenzzunahme zu beobachten [Muir et al. 1987; Wynder et al. 1991]. In Zentral- und Westeuropa stieg die Mammakarzinominzidenz von 1956–1975 um 20% [Becker et al. 1984]. Nach Hochrechnungen von Krebszentren im Saarland, in Baden-Württemberg und in Hamburg, wird die Zahl von Neuerkrankungen in Westdeutschland momentan auf 25.000 Frauen pro Jahr geschätzt [Bahnsen 1987]. Die Schweiz gehört zu den Ländern mit hoher Mammakarzinominzidenz; 3.500–3.800 Frauen erkranken dort jährlich neu an dieser Krankheit [Schüler 1996]. 40% dieser Tumoren werden in der Altersgruppe zwischen 50 und 69 Jahren diagnostiziert. Die altersstandardisierte Neuerkrankungsrate an invasivem Mammakarzinom ist zwischen 1980 und 1990 um 1–2% pro Jahr angestiegen [Torhorst 1995a]. Eine analoge Entwicklung wird in den USA beobachtet [Meuret 1994a; Muir et al. 1987; Waterhouse et al. 1982].

Ein Rückgang der *Mortalität* konnte nur in Ländern des Fernen Ostens und in Norwegen beobachtet werden. 1976 wurden in den USA 88.000 Mammakarzinompatientinnen registriert, 33.000 starben an dieser Krankheit [Waterhouse et al. 1982]. 1982 waren es 112.000 Patientinnen, die an dieser Krankheit litten, und 37.000, die daran starben [National Center of Health Statistics 1984]. Bis 1985 war das Mammakarzinom in den USA mit 18% die häufigste Krebstodes-

ursache. Heute steht das Bronchuskarzinom mit einem Anteil von 20% an der Spitze. Nach Schätzungen sind in den USA 1988 42.000 Frauen an Mammakarzinom und 46.000 Frauen an Lungenkrebs gestorben [Silverberg u. Lubera 1988]. Die Mammakarzinommortalitätsrate betrug in der Bundesrepublik Deutschland im Jahre 1984 40,9 Sterbefälle auf 100.000 Einwohner [Statistisches Bundesamt Wiesbaden 1987]. Sie hat in den letzten Jahren weiterhin zugenommen [Paterok et al. 1995]. In der Schweiz sterben jährlich 1.600–1.700 Frauen an dieser Krankheit [Schüler 1996]. Hingegen hat sich die Mortalität an Mammakarzinom zwischen 1960 und 1993 in der Altersgruppe bis 69 Jahre nicht wesentlich verändert [Torhorst 1995a]. Das Mammakarzinom ist in Westeuropa und Nordamerika zudem im Alter zwischen 35 und 59 Jahren die häufigste Todesursache der Frau [Schüler et al. 1995].

1.1.2
Epidemiologie und Risikofaktoren

Die Ätiologie des Mammakarzinoms ist nicht geklärt. Es liegt zwar eine Reihe interessanter epidemiologischer Erkenntnisse vor, die allerdings z. T. kontrovers diskutiert werden [Schüler 1996].

■ *Alter.* Rein numerisch ist das Alter der wichtigste Risikofaktor. Bei 2 Dritteln der betroffenen Frauen tritt der Tumor nach dem 50. Lebensjahr auf [Alt et al. 1986; Canadian cancer statistics 1996].

■ *Familiäre Faktoren.* Familiäre Häufungen von Brustkrebsfällen sind bekannt [Colditz et al. 1993], besonders bei beidseitigem Auftreten des Tumors und bei seiner Manifestation vor der Menopause [Anderson 1982]. Auch die Konkordanz bei eineiigen Zwillingen kennt man. Typisch ist die Verbindung des Mammakarzinoms mit malignen Tumoren des Uterus, des Ovars und mit malignen kolorektalen Tumoren.

Die meisten Mammakarzinome treten ohne offensichtlichen *genetischen Hintergrund* auf [Chang-Claude et al. 1995]. Dies ergab eine Studie in den Jahren 1982–1988 über familiäre Tumorkrankheiten [Müller et al. 1992]. Ein medizinischer Genetiker erhob bei 600 nach den Gesetzmäßigkeiten des Zufalls ausgewählten Indexpatientinnen mit Mammakarzinom eine detaillierte Familienanamnese. Bei 72,8 % dieser Frauen ließen sich keine weiteren Verwandten mit der gleichen Neoplasie ausmachen. Mehr als 5 % der Probandinnen stammten jedoch aus Familien, in denen das Mammakarzinom bei den weiblichen Angehörigen nach den Gesetzmäßigkeiten des autosomal dominanten Erbganges auftraten. Bei ihnen ist eine durchschlagskräftige Veranlagung und somit ein hohes Mammakarzinomrisiko anzunehmen [Müller 1990]. Bis gegen 1% aller Frauen können betroffen sein. Damit ist das „hereditäre Mammakarzinom" offensichtlich eine ausgesprochen häufige Erbkrankheit. Diese Schätzung hat sich aufgrund weiterer ähnlicher Erhebungen anderswo [Claus et al. 1990; Lynch et al. 1984] und neuerer molekulargenetischer Erkenntnisse bestätigt [Easton et al. 1994; Nowak 1994] (s. Kap. 1.8.11).

■ *Hormonale Faktoren.* Bei den hormonalen Faktoren muß zuerst auf die Adipositas bei postmenopausalen Frauen hingewiesen werden [Maass 1985a], weil bei postmenopausalen Frauen der größte Teil der Östrogene im Fettgewebe durch Umwandlung von Androstendion in Östron gebildet wird [Poortmann et al. 1973]. Die Konversionsrate von Androstendion zu Östron erhöht sich signifikant mit zunehmendem Körpergewicht.

Zweifellos sind auch die Dauer und etwas weniger die Intensität der Östrogeneinwirkung ätiologisch bedeutungsvoll [Maass 1985a, 1985b, 1988; Vorherr 1981]. Je früher die Menarche und je später die Menopause eintreten, d.h. je länger die Östrogenproduktion dauert, um so größer ist das Mammakarzinomrisiko. Zudem weiß man, daß das Risiko abnimmt, wenn eine Ovarektomie in der reproduktiven Lebensphase vorgenommen werden mußte.

Die Schwangerschaft vermindert die Inzidenz, wobei weniger die Zahl der Schwangerschaften, als vielmehr der Zeitpunkt der ersten Gravidität maßgebend ist. Je später die erste Schwangerschaft auftritt, um so größer ist das Risiko, ein Mammakarzinom zu entwickeln [Maass 1985a, 1985b, 1988]. Die kritische Altersgrenze wird bei 35 Jahren angesetzt.

Mit den früheren Aussagen, daß lange Stillperioden vor Mammakarzinomen schützen [MacMahon et al. 1970; Shaefer 1969], ist man heute zurückhaltender geworden [Maass 1985a; Thomas et al. 1993].

Der Einfluß der endogenen und exogenen Östrogene auf die Entwicklung des Mammakarzinoms ist noch nicht geklärt. Die Hypothese, daß Östrogene nur einen karzinogenen Effekt entwickeln, wenn eine Corpus-luteum-Insuffizienz besteht, ist ebenfalls umstritten [Tonkelaar et al. 1989]. Nach Cowan et al. (1981) scheint Progesteron allein einen protektiven Effekt zu haben. Allerdings stellt die Arbeit von Bergkvist et al. (1989) diese Schutzwirkung wiederum im Frage.

Ein Effekt der Ovulationshemmer auf die Mammakarzinomrate wird widersprüchlich diskutiert [Bernstein et al. 1990; Collaborative Group on Hormonal Factors in Breast Cancer 1996; Holmberg et al. 1994; White et al. 1994]. Ende 1988 kam die gynäkologische Beratergruppe der US-amerikanischen Food and Drug Administration (FDA) zu der Stellungnahme, daß es an schlüssigen Beweisen für einen Zusammenhang zwischen der Ovulationhemmereinnahme und erhöhtem Mammakarzinomrisiko fehlt.

Bei der Hormonsubstitutionstherapie ist die Inzidenz des Mammakarzinoms geringfügig erhöht, ohne daß die Mortalität ansteigt [Collaborativ Group on Hormonal Factors in Breast Cancer 1997]. Dabei spielen weder der Typ noch die Dosis des Östrogens eine signifikante Rolle. Ohne Hormonsubstitution nimmt die Inzidenz des Mammazkarzinoms von 18/1000 Frauen im Alter von 50 Jahren auf 38/1000 im Alter von 60 Jahren und auf 77/1000 im Alter von 75 Jahren zu. Beginnt man bei 1000 Frauen im Alter von 50 Jahren mit einer Hormonsubstitution, so nimmt die Zahl der Diagnosen in den folgenden 20 Jahren um 2 Fälle zu, wenn die Dauer der Hormongabe 5 Jahre beträgt. Bei einer Substitution über 10 Jahre beobachtet man 6 zusätzliche Fälle. Wichtig ist, daß die unter der Hormontherapie zusätzlich entdeckten Mammakarzinome ein günstigeres Stadium mit besserer Prognose aufweisen [Collaborative Group on Hormonal Factors in Breast Cancer 1997; Harding et al. 1996]. Die Beobachtung, daß die geringere Risikoerhöhung nach Beendigung der Therapie wieder zurückgeht, läßt darauf schließen, daß Östrogene nicht karzinogen wirken, sondern lediglich das Wachstum östrogensensitiver, d.h. besser differenzierter Tumorzellen fördern. Dies kann auch die Beobachtung erklären, daß die Mortalität wegen Mammakarzinom nicht zunimmt [Grodstein et al. 1997].

■ *Ernährungsfaktoren.* Sie gehören zu Risiken im weitesten Sinn und sind in Bezug zu ethnischen, sozialen und ökonomischen Fragen zu setzen. Die Beobachtung, daß Inzidenz und Mortalität an Brustkrebs bei ostasiatischen Völkern niedrig und in den westlichen Industriestaaten hoch sind, läßt an den Einfluß rassischer Kofaktoren denken. Tatsächlich scheint eine enge Korrelation zwischen täglichem Fettkonsum und Brustkrebshäufigkeit zu bestehen [Carroll et al. 1986; Miller 1986]. Die Diskrepanz zwi-

Tabelle 1.1. Risikofaktoren für die Entstehung eines Mammakarzinoms. [Modifiziert nach Wulf (1989) Spezielle gynäkologische Onkologie II, 2. Aufl. Urban & Schwarzenberg, München]

Risikofaktoren	Risikoerhöhung gegenüber Normalkollektiv (Faktor)
Mammakarzinom kontralateral bereits bekannt	5–10
Familiäre Mammakarzinombelastung (prämenopausal) (Verwandte 1./2. Grades) (postmenopausal) Verwandte 1./2. Grades	4 (bei bilateralem Krebs: 9) 1,5
Proliferierende Mastopathie mit Zellatypien (Prechtel III) bereits bekannt	4
Papillomatose mit Atypien	4–5
Nichtinvasives Mammakarzinom bereits bekannt	4–5
Carcinoma lobulare in situ (CLIS) bereits bekannt	4–5
Alter über 50 Jahre	2
Weiße, die in USA, Europa (Nordseeanrainerstaaten), Australien leben	5
Menarche vor 12. Lebensjahr	2
Oligomenorrhö	2
Menopause nach dem 52. Lebensjahr	2
Nulliparität, späte Erstparität (>35 Jahre)	2
Adipositas (postmenopausal)	3
Diabetes mellitus	3
Ionisierende Strahlenbelastung (> 90 cGy)	4
Karzinomerkrankung (Uterus, Ovar, Kolon, Rektum) in der Anamnese	1,5–4

schen Japan und Ländern mit hohen Mammakarzinominzidenzen sind diesbezüglich offensichtlich. Immerhin dürften die Korrelationen komplexer sein, als man versucht wäre, allein aufgrund des Fettverzehrs anzunehmen.

Weitere Risikofaktoren [Bhatia et al. 1996; Donegan u. Spratt 1995; Frykberg u. Bland 1994; Kurtz et al. 1989; Page 1994] sind in der Tabelle 1.1 aufgelistet und die Risikoerhöhung zum Normalkollektiv angegeben.

1.1.3
Pathogenetische Aspekte

■ *Tumorkinetik* [Friberg u. Mattson 1997]. Die Tumorverdoppelungszeit wird aufgrund von mammographischen Untersuchungen mit 44–1869 Tagen angegeben [Gullino 1977; Mühe et al. 1979; von Fournier et al. 1980]. Um einen Tumor von 1 cm Durchmesser entstehen zu lassen, sind etwa 30 Verdoppelungen erforderlich [von Fournier et al. 1980]. Zu Beginn einer Metastasierung dürfte der Tumor etwa 3 mm groß sein [Krokowski 1979].

■ *Tumorlokalisation.* Der axilläre Ausläufer des Brustdrüsengewebes hat das größte Drüsenvolumen. Deshalb findet sich das Mammakarzinom in rund 55 % der Fälle im oberen äußeren Quadranten. Wei-

tere Lokalisationen sind der innere untere Quadrant mit 5 %, der innere obere und der äußere untere Quadrant sowie retromamillär mit je etwa 10–15 %. Mammakarzinome finden sich aber auch in dystopem Gewebe und zwar vor allem zwischen Lobus axillaris der Brustdrüse und Axilla (Abb. 1.1).

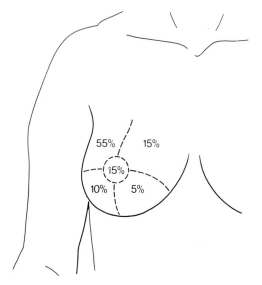

Abb. 1.1. Häufigkeit des Mammakarzinoms in den 4 Quadranten und im Warzenhof. [Aus Gros 1987]

■ *Tumorausbreitung*. Das Mammakarzinom kann sich je nach Entstehungsort intraduktal oder intralobulär ausbreiten. Ein Einbruch von Tumorzellen in die Umgebung erfolgt häufig, wie auch der Einbruch von Tumorzellen in die Lymphbahnen oder in die Blutgefäße innerhalb des Tumors. Die weitere Ausbreitung in den Lymphbahnen zu den entsprechenden Lymphknotenstationen ist teilweise abhängig vom Ort des Primärtumors. Sammelstatistiken zeigen, daß bei rund 50 % der invasiven Mammakarzinome histologisch positive Lymphknoten in der Axilla gefunden werden. pT1-Tumoren mit negativen oder 1–3 positiven axillären Lymphknoten weisen in 20 % der Fälle auch positive Lymphknoten entlang der Mammaria-interna-Gefäße [Bässler 1983] auf.

Bei Diagnosestellung haben bereits 65–70 % aller Mammakarzinome okkulte Mikrometastasen. Dieses Stadium der Generalisierung wird in den meisten Fällen durch eine hämatogene Aussaat erreicht [Bastert 1989]. Bei 25 von 75 Fällen konnten Untch et al. (1989) mittels immunzytochemischer Markierung bereits bei der Primärtherapie Tumorzellen in Knochenmarksausstrichen nachweisen.

Nach verschieden langer Latenz werden diese Mikrometastasen klinisch diagnostizierbar und zeigen sich entweder als Rezidive oder als Metastasen. Die lokoregionären Rezidive werden im allgemeinen am frühesten entdeckt, ossäre Metastasen sind aber am häufigsten. Bevorzugte Lokalisationen der Metastasierung sind das Skelettsystem in 50 %, lokoregionär in 15 % und viszeral in Lunge oder Leber in 12 % der Fälle [Valagussa et al. 1978].

1.1.4
Prognose (s. Kap. 1.3.9 und 1.7.1)

Die echte Heilungsrate des Mammakarzinoms liegt zur Zeit weltweit bei 35–40 % [Schmidt-Matthiesen u. Bastert 1993]. Eine Spontanheilung ist nie beobachtet worden [Maass 1985a]. Ganz allgemein ist die Prognose eines Mammakarzinoms von der dynamischen Interaktion zwischen der anatomischen Ausdehnung des Krebses, dem Zeitpunkt der Erstdiagnose, dem Wachstum des Karzinoms einerseits und der Immunkompetenz der Patientin sowie einer angemessenen Therapie andererseits abhängig. Dabei kommen der *Frühdiagnose und der adäquaten Therapie* größte Bedeutung zu. Die deutlich zunehmende Inzidenz und weitgehend gleichbleibende Mortalitätsrate des Mammakarzinoms sind Ausdruck einer verbesserten Heilungschance [Rodes et al. 1986]. Diese verbesserte Prognose ist hauptsächlich auf die frühere Diagnosestellung zurückzuführen, insbesondere in einem präklinischen Stadium, in dem das Mammakarzinom noch keine Systemkrankheit darstellt. Bei einer Serie

von 2437 Patientinnen überlebten nach 10 Jahren beim In-situ-Stadium 97,1 %, im Stadium I bei einer Tumorgröße < 1 cm 94,9 %, bei einer Tumorgröße > 1 cm 73,9 % und im Stadium II 43,7 % der Patientinnen [Leis 1988]. Die Strategie der lokoregionalen Therapie ist aufgrund vieler Studien [Fisher et al. 1985 a, b; Veronesi 1985; Veronesi et al. 1985 a] ebenfalls wichtig. Die Bedeutung der Therapie wird durch die niedrigen Überlebensraten von Patientinnen mit unbehandeltem Mammakarzinom unterstrichen. Vermund (1964) sammelte die Daten von 6 Studien über das unbehandelte Mammakarzinom. Die Überlebensrate von 1308 Patientinnen betrug gemessen vom Zeitpunkt der Diagnose 19 % für 5 Jahre und 5 % für 10 Jahre.

Bezüglich der prognostischen Signifikanz ist die *Tumorgröße* ein entscheidender Faktor. Mit zunehmender Größe des Primärtumors nimmt die Häufigkeit axillärer Lymphknotenmetastasen zu und die Überlebensrate sinkt [Fisher et al. 1969; Nemoto et al. 1980]. Gelingt es, kleine Tumoren zu entdecken, die noch nicht zu einer Lymphknotenmetastasierung geführt haben, so besteht für diese Patientinnen eine Zehnjahresüberlebensrate von 80 % [Veronesi et al. 1985a]. Nach Rosen et al. (1989) beträgt die Rezidivrate nach 10 Jahren bei einer Primärtumorgröße < 1 cm Durchmesser und negativen Lymphknoten 9 %, die Mortalität 7 % bzw. 17 % und 14 % bei einer Primärtumorgröße von 1–2 cm Durchmesser.

Der wichtigste prognostische Faktor ist das *Vorhandensein oder Fehlen axillärer Lymphknotenmetastasen* [Clark 1996; Carter et al. 1989; Fisher et al. 1983; Wilson et al. 1984]. Liegen Metastasen in den regionären Lymphknoten vor, so sinkt das krankheitsfreie Überleben nach 5 Jahren je nach Anzahl der befallenen Lymphknoten bis auf 16 % ab [Fisher et al. 1983]. Die Prognose wird auch um so schlechter, je mehr Lymphknotenstationen (Level I–III) befallen sind, wenn die Metastasen in den Lymphknoten makroskopisch und nicht nur mikroskopisch nachzuweisen sind, oder wenn die Lymphknoten einen karzinomatösen Kapseldurchbruch zeigen.

Mammakarzinompatientinnen mit *manifesten Fernmetastasen* sind trotz aller Therapiemöglichkeiten zum heutigen Zeitpunkt nicht zu retten.

Fisher et al. (1969) konnten in einer Studie von 1362 Mammakarzinomen zeigen, daß die *Lokalisation des Primärtumors* keinen Einfluß auf die Prognose hat.

Das *Wachstumspotential* bezieht sich auf die invasiven Eigenschaften des Karzinoms, wie z. B. den Einbruch in die Lymph- und Blutgefäße, den histologischen Typ, die Multizentrizität, das Grading, den Rezeptorstatus und auf weitere Faktoren.

Das Carcinoma lobulare in situ (CLIS) zeigt eine nahezu 100 %ige Zehnjahresüberlebensrate. Trotzdem gehen aber bis 30 % der CLIS innerhalb von

20 Jahren in ein invasives Karzinom über, und zwar je zur Hälfte in der ipsilateralen und der kontralateralen Brust [Haagensen 1986; Morrow u. Schnitt 1996; Rosen et al. 1978]. Nur 25–50 % davon sind lobuläre, die Mehrzahl duktale Karzinome (s. Kap. 1.2.4 und 1.3.8).

Beim Carcinoma ductale in situ (CDIS) liegt per definitionem ebenfalls keine Metastasierung vor [Barth et al. 1995]. Diese Veränderungen sind aber häufig sehr ausgedehnt und auch multizentrisch. Die Tatsache, daß man bei etwa 1 % der als nicht invasiv beschriebenen Fälle dennoch axilläre Lymphknotenmetastasen findet [Morrow et al. 1996], zwingt zur Vorsicht bei der Therapieplanung (s. auch Kap. 1.8.3). Das Auftreten von axillären Metastasen scheint mit der Größe des Herdes zu korrelieren. Wie oft duktale In-situ-Karzinome invasiv werden, ist ungewiß. Literaturangaben reichen von 10–50 % [Morrow et al. 1996] (s. Kap. 1.2.4 und 1.3.8).

Unter den invasiven Karzinomen hat die lobuläre Form mit einer Zehnjahresüberlebensrate von 32 % die schlechteste Prognose, gefolgt von der duktalen Form mit einer Zehnjahresüberlebensrate von 38 %. Tubuläre, medulläre, papilläre und muzinöse Karzinome sind spezifische Wachstumsformen, die ebenfalls duktalen Ursprungs sind. Dabei hat die papilläre Form mit 63 % die beste Zehnjahresüberlebensrate, gefolgt von der muzinösen Form mit 59 % und der medullären und tubulären Form mit je 50 % [Millis 1983]. Das inflammatorische Karzinom, ein klinischer Begriff, ist prognostisch ebenfalls sehr schlecht. Die meisten Patientinnen sterben innerhalb von weniger als 5 Jahren.

Die Multizentrizität des Mammakarzinoms in der gleichen Brust ist bekannt. Sie variiert zwischen 10 und 74 % [Anton et al. 1989]. Ronay et al. (1989) berichteten von einer mittleren Multizentrizitätsfrequenz von 38 % (s. Kap. 1.8.5). Anton et al. (1989) und Tulusan et al. (1989 a) untersuchten diese Problematik durch Serienschnitte an Ablatiopräparaten und fanden eine Multizentrizität bei 24,4 bzw. 33 % der Fälle (s. Kap. 1.2.4).

Als Malignitätsparameter haben sich auch das histologische Grading [Bloom u. Richardson 1957] und das zytologische Kerngrading [Schenck et al. 1986] durchgesetzt. Die Bestimmung der Kernoberflächengröße [Loebel et al. 1987], die morphometrisch erfolgen kann, ist ebenfalls ein mögliches Verfahren der Malignitätsbestimmung.

Auch die Östrogen- und Progesteronrezeptoren spielen eine Rolle, wobei die hormonabhängigen Karzinome, also die rezeptorpositiven, eine bessere Prognose zeigen [Jonat et al. 1994; Kaufmann 1983; Thorpe u. Rose 1992]. Zusätzlich sind das Alter der Patientin und konstitutionelle Faktoren, z. B. die Immunkompetenz, von prognostischer Bedeutung (s. Kap. 1.3.9).

Neben den erwähnten sog. klassischen Prognosefaktoren gibt es eine ganze Anzahl weiterer Indikatoren, die wahrscheinlich die Prognose einer Mammakarzinompatientin beeinflussen. Ihre Wertigkeit ist aber noch nicht definitiv festgelegt. Dazu gehören u. a. der DNA-Gehalt der Tumorzelle, Proliferationsmarker wie die S-Phasen-Fraktion und der monoklonale Antikörper Ki 67 sowie das proteolytische Enzym Cathepsin-D [Auer et al. 1980; Graeff u. Jänicke 1992; Jonat et al. 1994; Thorpe u. Rose 1992]. Sie können im Einzelfall helfen, jene nodal-negativen Mammakarzinompatientinnen einzugrenzen, die evtl. von einer adjuvanten Therapie profitieren (s. Kap. 1.3.9).

1.1.5
Mammakarzinom und Schwangerschaft

Bei etwa 1–2 % der Mammakarzinomträgerinnen wird das Karzinom während der Schwangerschaft oder der Laktationsperiode entdeckt [Donegan 1977; Wallack et al. 1983]. Der Anteil metastatisch befallener Lymphknoten der Axilla ist deutlich höher als bei nichtschwangeren Frauen. Dies wird hauptsächlich auf eine spätere Diagnosestellung zurückgeführt [Dexeus et al. 1982]. Schwangerschaftsbedingte Veränderungen maskieren Frühbefunde, so daß Patientin und Arzt zu Fehldeutungen veranlaßt werden [Meuret 1994 b].

Ein negativer Einfluß der Schwangerschaft auf das Mammakarzinom ist nicht nachweisbar. Die einzig gesicherte Tatsache ist, daß 70 % der Mammakarzinome, die in der Schwangerschaft diagnostiziert werden, rezeptornegativ sind [Nugent u. O'Connell 1985]. Die schlechtere Prognose rezeptornegativer Karzinome gilt für Schwangere und Nichtschwangere. Eine Zusammenstellung der Literatur mit über 1.000 Fällen aus den letzten 20 Jahren zeigt keine Unterschiede hinsichtlich der Fünfjahresüberlebensraten, wenn nur solche Arbeiten herangezogen werden, die schwangere und nichtschwangere Karzinompatientinnen in entsprechenden Altersgruppen und in Abhängigkeit vom Lymphknotenbefall miteinander vergleichen [Meuret 1994 b].

Die Behandlung erfolgt nach den geltenden Kriterien wie bei nichtschwangeren Mammakarzinompatientinnen. Die bestehende Schwangerschaft wird weniger durch die operative Primärtherapie als durch die Zusatzbehandlungen beeinflußt. Eine lokale Radiotherapie der Brust mit modernen Bestrahlungstechniken wird zumindest jenseits der 12. SSW im allgemeinen als unbedenklich für den Feten angesehen. Da eine Chemotherapie aber grundsätzlich embryotoxische und teratogene Risiken für den Feten mit sich bringt, ist ein Schwangerschaftsabbruch sinnvoll, wenn das Karzinom vor Ende der 24. SSW entdeckt wird. Nur so kann eine adjuvante Chemotherapie durchgeführt werden, die in den meisten Fällen nötig ist. Zwischen der 25. und 29. SSW ist die Entscheidung schwierig. Der Operation steht nichts im Wege, wohl aber der adjuvanten Therapie, die im allgemeinen innerhalb von 4 Wochen nach der Primäroperation einsetzen sollte. Bei der Indikationsstellung zur adjuvanten Therapie ist in jedem Fall zu entscheiden, ob eine Verzögerung dieser Maßnahmen bis zur Lebensfähigkeit des Kindes zu rechtfertigen ist. Jenseits der 32. SSW sollte vorzeitig entbunden werden.

Nach dem Abschluß der Karzinomtherapie hat die Patientin mit einer erneuten Schwangerschaft keine schlechtere Fünf- und Zehnjahresüberlebenschance als ohne nachfolgende Schwangerschaft [Kroman et al. 1997 a; Meuret 1994 b]. Das Intervall zwischen Karzinomtherapie und nachfolgender Gravidität ist dabei unbedeutend [Schweppe u. Beller 1983]. Da weder Rezidivrate noch Gesamtprognose beeinflußt werden, besteht keine Indikation zur Interruptio, bzw. kein Grund, bei Kinderwunsch von einer Schwangerschaft abzuraten. Es ist aber sinnvoll, eine krankheitsfreie Zeitspanne von 2–3 Jahren nach der Primärtherapie abzuwarten, um Rezidive schnellwachsender Mammakarzinome auszuschließen [Petrek 1991].

Bestand die Primärtherapie aus Operation und Nachbestrahlung, so ergeben sich keine negativen Konsequenzen für das neue intrauterine Leben. Es ist nicht mit fetalen Mißbildungen, Schwangerschaftskomplikationen wie intrauterinem Fruchttod oder Frühgeburt und mit Wochenbettkomplikationen zu rechnen. Gehörte zur Primärtherapie zusätzlich eine Chemotherapie, so liegt grundsätzlich der gleiche Sachverhalt vor. Es wird kein erhöhtes Mißbildungsrisiko beschrieben [Cappelaere u. Querlen 1980]. Widersprüchlich sind die Daten lediglich hinsichtlich einer möglicherweise erhöhten spontanen Frühabortrate. Hingegen haben Frauen, bei denen innerhalb der ersten 2 Jahre nach der letzten Schwangerschaft ein Mammakarzinom diagnostiziert wird, eine deutliche schlechtere Fünfjahresüberlebensrate [Kroman et al. 1997 b].

1.2
Diagnostik

1.2.1
Screening: Vorsorgeuntersuchung bei negativer Klinik (s. Kap. 1.8.1)

Die Mortalitätsrate des Mammakarzinoms kann momentan nur durch eine frühere Erfassung der Krankheit gesenkt werden. Die Mammographie ist in der Lage, bei asymptomatischen Frauen Mammakarzinome bereits in einem präklinischen Stadium aufzudecken. Diese Tatsache wurde vor nunmehr 35 Jahren erstmals an einer größeren Gruppe nachgewiesen [Egan 1960]. Weltweit wurden in den vergangenen 30 Jahren 8 große randomisierte Studien zum Brustkrebs-Screening durchgeführt Die eine Gruppe wurde im Abstand von 1–2 Jahren klinisch und mammographisch untersucht, die Kontrollgruppe nicht. Für Frauen im Alter von 50–69 Jahren fand sich in allen Studien eine Reduktion der Mortalität, insgesamt um etwa 25 % in der Gruppe mit Screening [Fletcher et al. 1993]. Es ist zudem nachgewiesen, daß mammographisch diagnostizierte Tumoren eine erheblich bessere Prognose haben als klinisch manifeste Mammakarzinome. Der Grund dafür ist, daß sie in einem für die Behandlung günstigeren Stadium erkannt werden können [Frischbier u. Bahnsen 1989]. Verschiedene nordeuropäische Länder haben deshalb nationale Screening-Programme für diese Altersgruppe lanciert [Tabar 1990]. Auf die zum Teil relativ hohen falsch-positiv-Raten sei hingewiesen [Elmore et al. 1998].

Im Vergleich von klinisch manifesten und im Screening aufgetretenen Tumoren müssen statistische Probleme diskutiert und Schwächen eliminiert werden. Diese werden unter den Bezeichnungen „lead time bias, length bias, selection bias" und „overdiagnosis bias" diskutiert [Otto 1991; Van der Linde 1989]. Die Existenz von Mammakarzinomen unterschiedlicher maligner Potenz ist bekannt. Auch dies ist für die Beurteilung von Screeningprogrammen bedeutungsvoll (s. auch Kap. 1.8.1).

An der grundsätzlichen Wirksamkeit von Vorsorgemammographien kann aber heute kein Zweifel mehr bestehen [Koch 1996]. Die verschiedenen Strategien zur Mammakarzinomvorsorge unterscheiden sich vor allem in der Art der Untersuchung, der Häufigkeit und der Selektion der zu untersuchenden Frauen. Vom Standpunkt der Strahlenbelastung her ist die Anwendung der Mammographie im Rahmen von Vorsorgemaßnahmen vertretbar, weil durch die Einführung dosissparender Aufnahmesysteme die Dosis per Aufnahme auf 0,005 Gy reduziert werden kann. Damit ist bei Nutzen-Risiko-Betrachtung das Strahlenrisiko im Vergleich zum Nutzen als außerordentlich gering anzusehen. Die Strahlenbelastung ist damit für die Einführung von Vorsorgemammographien zu vernachlässigen [Bahnsen 1987].

In der Schweiz ist die Screening-Mammographie Pflichtleistung der Krankenkassen für Frauen über 35 Jahren, von denen eine erstgradige Verwandte an Brustkrebs erkrankt ist. Bezüglich der generellen Screening-Mammographie bei 50–70 Jahren läuft zur Zeit eine Studie im Kanton Waadt, wo die Frauen zur Mammographie aufgerufen werden. Eine Einführung dieses Procedere in der gesamten Schweiz wird diskutiert.

Die Deutsche Gesellschaft für Senologie empfiehlt die Kombination einer klinischen Untersuchung mit einer Mammographie in 2jährigen Intervallen ab dem 40. Lebensjahr, wobei die ersten 3 Untersuchungen in jährlichen Abständen durchgeführt werden. Vor dem 40. Lebensjahr ist zudem eine Basismammographie indiziert.

Nach Vorschlägen anderer Expertenkommissionen, u. a. der American Medical Association und Cancer Society werden routinemäßig folgende Mammographien empfohlen: Zwischen dem 35. und 40. Lebensjahr eine einmalige sog. Basismammographie, um frühe Veränderungen zu erfassen und bei evtl. später auftretenden Veränderungen Vergleichsbilder zu haben; zwischen dem 40. und 50. Lebensjahr Mammographien in 1–2jährlichen Abständen und nach dem 50. Lebensjahr in einjährigen Abständen. Bei Frauen mit erhöhtem Mammakarzinomrisiko ist die Mammographie auch bei jüngeren Altersgruppen bzw. in kürzeren Abständen angezeigt.

1.2.2
Diagnosesicherung (s. Kap. 1.8.2)

Klinische Untersuchung

Wie bei jeder klinischen Untersuchung erfolgt zuerst die Erhebung der *Anamnese*. Sie umfaßt Fragen bzgl. Selbstüberwachung von Brustveränderungen, nach Absonderungen aus der Mamille, nach vorangegangenen Brusterkrankungen und operativen Eingriffen sowie nach den bekannten Risikofaktoren für das Mammakarzinom (s. Kap. 1.1.2).

Inspektion und Palpation sind die wichtigsten Verfahren für die Diagnostik des Mammakarzinoms.

Die *Inspektion* wird bei guter Beleuchtung an der stehenden Patientin durchgeführt. Sie erfolgt bei gesenkten und erhobenen Armen von vorn und von der Seite. Zu beachten sind dabei Form und Größe der Mammae, die Submammarfalte sowie Veränderungen der Haut, der Areola und der Mamille. Bei Konturveränderungen, Knotenbildungen, verstärkter Venenzeichnung und umschriebener Rötung der Mammae muß ein maligner Prozeß in die Differentialdiagnose einbezogen werden. Durch die Beziehung eines malignen Tumors zur Haut, zur Faszie und zu den Cooper-Ligamenten treten vor allem in fortgeschrittenen Stadien häufig Retraktionsphänomene auf. Es kann zur Aufhebung der Mammawölbung und zu Plateaubildungen kommen [Donegan 1992]. Retraktionsphänomene sind dabei oft erst erkennbar, wenn die Arme über den Kopf gehoben

werden. Tumoren in Mamillennähe führen oft zu Mamilleneinziehungen oder zu einem einseitigen Mamillenhochstand. Schuppende und persistierende ekzematöse Veränderungen im Bereich der Mamille sind typisch für das Vorliegen eines Morbus Paget [Donegan 1995 a, Paget 1874]. Blockierte Lymphbahnen verursachen Hautödeme. Es entsteht dabei das typische Bild der Peau d'orange. Liegt eine umschriebene Rötung der Haut vor, muß differentialdiagnostisch an eine Entzündung, eine Lymphangiosis carcinomatosa oder an ein inflammatorisches Karzinom gedacht werden.

Die *palpatorische Untersuchung* – bei der sitzenden oder stehenden und anschließend auch bei der liegenden Patientin [Donegan 1995 a] – wird mit flach auf der Brust aufliegenden Fingern systematisch durchgeführt. Ziel der Palpation ist die Erkennung von umschriebenen Verhärtungen und Knotenbildungen und vor allem auch von Seitendifferenzen in beiden Mammae. Form und Konsistenz der Brust sowie Beweglichkeit des Brustgewebes gegenüber Haut und Pektoralisfaszie sind festzuhalten. Maligne Tumoren infiltrieren in der Regel in das umliegende Gewebe und sind deshalb im Gegensatz zu Zysten und Fibroadenomen nur schwer abzugrenzen. Bei Befall der Pektoralisfaszie kann durch Kontraktion des M. pectoralis major eine Hauteinziehung hervorgerufen werden. Besteht anamnestisch eine einseitige Mamillensekretion oder führt die Palpation der Brust zu Absonderungen, muß dieses Symptom weiter abgeklärt werden. Nach Palpation der Mammae werden die axillären und supraklavikulären Lymphabflußgebiete beidseits an der sitzenden oder stehenden Patientin abgetastet. Unklare Tastbefunde an der Mamma sollten unbedingt 10 Tage nach Periodenbeginn, also postmenstruell nachgeprüft werden [Benz 1989; Morrow 1996; Osuch 1996].

Die *ärztlich-klinische Untersuchung* ist in der Lage, die Zahl der fortgeschrittenen Karzinome wirksam zu senken [Bahnsen 1987; Van Dam et al. 1988]. In der Studie von Bahnsen (1987) wie auch im American Breast Cancer Detection Project [Gohagan et al. 1984] wird gezeigt, daß eine klinische Palpationsuntersuchung durch den Radiologen wichtige Hinweise gibt und die Sensitivität der Mammographie steigern kann, da mammographisch okkulte Tumoren gelegentlich klinisch erfaßbar sind. Die höchste Mammakarzinomerkennungsrate wird deshalb durch die kombinierte klinisch-mammographische Brustuntersuchung erreicht.

Leider muß betont werden, daß die Sensitivität der klinischen Brustuntersuchung relativ schlecht ist. Sie ist nahezu proportional zur Größe des Tumors. Untersuchungen von Ciatto (1987) zeigen, daß je größer der Tumor, desto höher auch die Wahrscheinlichkeit ist, ihn klinisch zu entdecken. Oberflächlich gelegene

Tumoren müssen einen Durchmesser von 1 cm, tiefergelegene oder solche in sehr großen Brüsten sogar einen Durchmesser von etwa 2 cm aufweisen, um palpabel zu sein. Auch die Untersuchung von Feig und Schwartz (1984) zeigte, daß Knoten mit einem Durchmesser von 30 mm in 90 %, solche mit einem Durchmesser von 5 mm jedoch nur in 20 % der Fälle klinisch tastbar sind. Das Alter der Patientin ist ein weiterer Faktor, der die Sensitivität der klinischen Untersuchung beeinträchtigt. Einerseits ist der Tumor in der jüngeren Brust klinisch schwieriger zu palpieren, andererseits ist es typisch, daß der Tumor im höheren Alter eher als bösartig eingestuft wird als in jüngeren Jahren.

Weiter ist bekannt, daß die klinische Untersuchung eine niedrige Spezifität hat. Je kleiner ein Karzinom ist, desto eher fehlen spezifische Zeichen und desto schwieriger ist die Abgrenzung eines Karzinoms von einem gutartigen Befund mit klinischen Untersuchungsmethoden. In keinem Fall darf deshalb die klinische Untersuchung über Gut- und Bösartigkeit entscheiden. Die Spezifität kann durch gezielten Einsatz weiterer Abklärungsmethoden wie Mammographie, Ultrasonographie und Feinnadelaspirationszytologie erhöht werden, bevor ein Mammaknoten chirurgisch entfernt wird.

Die alleinige klinische Untersuchung hat also ihre Grenzen. Sie führt zu keiner Stadienreduktion, die notwendig wäre, um die Prognose des Mammakarzinoms zu verbessern [Bahnsen 1987]. Trotzdem bleibt die ärztlich-klinische Inspektion und Palpation der Brust als Basisuntersuchung neben der Selbstuntersuchung im Mittelpunkt der Brustkrebsvorsorge. Beide sind auch heute durch keine andere Methode zu ersetzen. Bezogen auf die Durchführung der ärztlich-klinischen Untersuchung zeigt sich aber ein nur wenig erfreuliches Bild. Heute läßt sich höchstens die Hälfte der Frauen regelmäßig ärztlich-klinisch untersuchen [Bennett et al. 1983; Dowle et al. 1987; Huguley u. Brown 1981; Taylor et al. 1984].

Selbstuntersuchung

Es ist allgemein bekannt, daß die meisten Mammakarzinome durch die Patientin selbst entdeckt werden. Die Angaben schwanken zwischen 73 und 95 % [Foster u. Constanza 1984; Preece et al 1982; Strax 1982]. Aufgrund dieser Beobachtung und aufgrund der Tatsache, daß selbst bei engmaschigen Reihenuntersuchungen Intervallkarzinome auftreten, ist es notwendig, daß eine regelmäßige Selbstuntersuchung der Brüste durch die Frau von ärztlicher Seite gefördert wird [American College of Radiology 1982; American Medical Association 1989].

Retrospektive Untersuchungen von Feldman et al. (1981) und Greenwald et al. (1978) zeigen, daß bei regelmäßiger Selbstuntersuchung 38 – 42 % der Mammakarzinome im In-situ-Stadium oder im Stadium I entdeckt werden, während bei rein zufälliger Entdeckung ohne Selbstuntersuchung nur 16 – 27 % der Mammakarzinome im Stadium I diagnostiziert werden. Entsprechend betrug die Fünfjahresüberlebensrate 75 % gegenüber 57 %. Verglichen mit den Ergebnissen europäischer und amerikanischer Mammographie-Screening-Projekte ist der Anteil von T1-Tumoren, der durch Selbstuntersuchungen diagnostiziert wird, jedoch immer noch unbefriedigend niedrig [Bahnsen 1987; Saltzstein 1984]. Es gibt aber auch Arbeiten, die den Wert der Selbstuntersuchung in Frage stellen [Dowle et al. 1987; Forrest Report 1987; Frank u. Mai 1985; Philip et al. 1984, 1986].

Die Selbstuntersuchung muß nach einem festen Schema ablaufen. Sie beginnt mit der Inspektion der Mammae vor dem Spiegel; die Mammae werden von vorne und von der Seite jeweils mit hängenden und über den Kopf erhobenen Armen inspiziert. Die Selbstpalpation der Brust kann im Liegen und im Stehen bei leicht abduziertem Arm der zu untersuchenden Seite erfolgen. Mit der kontralateralen Hand werden sorgfältig die beiden lateralen Quadranten und anschließend die beiden medianen Quadranten von lateral nach median abgetastet [Donegan 1995 a], wobei das Tastempfinden der palpierenden Finger durch Einseifen der Brüste wesentlich verbessert wird. Voraussetzung für eine erfolgreiche Selbstuntersuchung der Brust sind eine regelmäßige, monatliche Kontrolle 10 Tage nach Periodenbeginn und eine adäquate Untersuchungstechnik [Osuch 1996]. Die Sensitivität des Tumornachweises durch Selbstuntersuchung hängt nicht nur von der Regelmäßigkeit, der Sorgfalt und der Systematik ab, sondern auch von den individuellen taktiven Fähigkeiten. Letztere lassen sich durch ein gezieltes Training verfeinern [Fletcher et al. 1990]. Leider bestehen berechtigte Zweifel, ob ein maßgeblicher Prozentsatz der Frauen über längere Zeit zu monatlichen Brustkontrollen motiviert werden kann. Verschiedene amerikanische Studien zeigen, daß 18, maximal 34 % der Frauen ihre Brust regelmäßig monatlich kontrollieren [Huguley u. Brown 1981; National Cancer Institut 1980] und nur gut die Hälfte davon die Untersuchung auch korrekt durchführen [Huguley u. Brown 1981].

Bildgebende Methoden

Mammographie
Die Mammographie hat in der Primärdiagnostik des Mammakarzinoms absoluten Vorrang vor allen anderen physikalischen Untersuchungsmethoden. Die Sensitivität der Mammographie in der Mammakarzinomdiagnostik ist außerordentlich hoch. Sie bewegt sich je nach Studie zwischen 85 und 95 % [Benz 1987; Donegan 1995 b; Egan 1988; Schmitt u. Threatt 1985 b; Wolfe

et al. 1987]. Die Studien zeigen zudem, daß 20–40% der Mammakarzinome nur durch die Mammographie entdeckt werden. Im Breast Cancer Detection Demonstration Project (BCDDP) [Baker 1982] wurden 91% der Brustkarzinome durch die Mammographie gefunden. Die Nachweiswahrscheinlichkeit hängt entscheidend von individuellen Faktoren ab und ist beispielsweise von der Dichte des Drüsenkörpers, vom Lebensalter und vom Tumortyp abhängig, so daß die Prozentangaben nicht sehr nützlich erscheinen [Donegan 1995a; Lesnick 1977]. Immerhin kann man davon ausgehen, daß ein Karzinom der Brust in 90–95% der Fälle mammographisch nachgewiesen wird, sofern es einen Durchmesser von 1–2 cm erreicht [Forrest u. Aitken 1990; Van Dam et al. 1988]. Belastet wird die Methode durch eine relativ niedrige Spezifität.

Ein typisches mammographisches Zeichen des Karzinoms ist der strahlig auslaufende Herd mit unscharfen Konturen. Hinter diesem Befund verbirgt sich mit einer Wahrscheinlichkeit von 99% ein Karzinom [Kopans 1996]. Weitere Karzinomhinweise sind der gruppierte Mikrokalk (mindestens 5 polymorphe Verkalkungen von Salzkorncharakter mit jeweils weniger als 1 mm Durchmesser in 1 ml Volumen), asymmetrische Strukturen des Drüsenkörpers, lokale Hautverdickungen und die Retraktion der Haut oder der Mamille.

Die Häufigkeit falsch-negativer Mammographien liegt bei etwa 10%, wobei die Rate bei prämenopausalen Patientinnen etwas höher und bei postmenopausalen Frauen etwas niedriger ist [Dood 1984]. Wegen der Möglichkeit falsch-negativer Befunde muß jeder klinisch verdächtige Befund auch bei negativer Mammographie weiter abgeklärt werden [Baines et al. 1988; Donegan 1992]. Der Anteil mammographisch okkulter Karzinome beträgt 2,2–6,2% [De Waal et al. 1987; Holland et al. 1983].

Für die mammographische Erfassung des Karzinoms sind technisch einwandfreie Bilder und erfahrene Interpreten unbedingte Voraussetzung.

Indikationen zur Mammographie sind:

- präoperative exakte Lokalisation des Tumors [Gardellin et al. 1986] und Ausschluß weiterer Tumoren in der gleichen oder kontralateralen Brust;
- klinisch verdächtige Befunde;
- große, klinisch nicht zuverlässig zu beurteilende Brüste;
- Risikopatientinnen:
  - Mammakarzinom in der Familie (Verwandte 1. und 2. Grades),
  - Zustand nach einseitigem Mammakarzinom,
  - Zustand nach histologisch verifizierter Risikomastopathie,
  - Zustand nach Mammographie mit kontrollbedürftigem Befund,

  - Frauen mit einseitiger pathologischer Sekretion,
  - Frauen mit diffuser knotiger Mastopathie,
  - Frauen mit umschriebenen Schmerzen,
  - Frauen mit höherem Lebensalter;
- Screeningmammographie (s. Kap. 1.2.1).

Bei der Mammographie werden je 2 Aufnahmen beider Brüste in kranio-kaudalem und mediolateralem Strahlengang angefertigt. In Anbetracht der besonderen Anatomie der Brustdrüse ist ein Spezialröntgengerät mit besonderer Strahlenqualität für Weichteilaufnahmen erforderlich. Der Massenschwächungskoeffizient verschiedener Körpergewebe ist von der Röntgenspannung abhängig. Zwischen 20 und 40 kV ergeben sich hohe Schwächungsdifferenzen und damit ein größerer Bildkontrast zwischen Fettgewebe einerseits und wasseräquivalenten Weichteilen, also auch Drüsengewebe andererseits. Heute verwendet man bevorzugt neben dem kontinuierlichen Bremsspektrum die monochromatische Eigenstrahlung der Anode. Dies gelingt bei der Mammographie allerdings nur beim Einsatz von Molybdänanoden. Voraussetzungen für eine gute Detailerkennbarkeit sind neben optimalen geometrischen Aufnahmebedingungen ein Kleinstfokus, der heute eine Kantenlänge von 0,1 mm besitzen sollte. Da grundsätzlich nur Objekte nachgewiesen werden können, die größer sind als die kleinste Fokuslänge, ist für den Nachweis von Mikroverkalkungen ein solcher Standard anzustreben. Schließlich gilt es, neben geeignetem Filmfolienmaterial mit sehr kleiner Korngröße auch die Streustrahlung zu vermindern. Dies ist heute mit dem Raster erreicht, das alle modernen Mammographiegeräte besitzen. Eine bessere Detaildarstellbarkeit und die Möglichkeit guter Vergrößerungsbilder sind auf diese Weise bei gleichzeitiger Streustrahlreduktion gewährleistet [Otto 1992].

Die Strahlenbelastung einer einzelnen Mammographie mit einer Parenchymdosis von 0,5 Rad (0,005 Gy) ist, verglichen mit dem natürlichen Mammakarzinomrisiko, zu vernachlässigen [Feig 1984]. Bei Frauen über 40 Jahren konnte selbst bei Gesamtdosen von über 1 Gy kein erhöhtes Mammakarzinomrisiko gegenüber nicht bestrahlten Frauen gefunden werden [Howe 1984]. Damit stellt die Wahrscheinlichkeit, bei der heutigen Technik ein Mammakarzinom zu verursachen, auch bei wiederholten Mammographien kein Problem dar.

Galaktographie

Die Galaktographie kann bei pathologischer Sekretion aus der Mamille diagnostisch eingesetzt werden. Pathologische Mamillensekretionen liegen vor, wenn sie außerhalb der Gravidität und Laktation auftreten und keinen zeitlichen Zusammenhang mit der Gestation haben, einseitig vorkommen, seröse und pastenartige Beschaffenheit zeigen oder eine grünliche, bräunliche, rötliche oder blutige Farbe aufweisen [Chaudary et al. 1982; Donegan 1995a; Leis et al. 1985; Seltzer et al. 1970].

Die pathologische Sekretion aus der Mamille hat in 88–96 % der Fälle eine gutartige Erkrankung als Ursache [Junkermann 1989; von Fournier et al. 1989a]. Die Effizienz der Untersuchung ist leider auch beim Vorliegen eines Karzinoms jedoch äußerst gering, der negative Befund daher nichtssagend. Kindermann (1985) berichtete, daß er in einer Serie von 566 Galaktorrhöfällen, die histologisch abgeklärt wurden, bei 9,5 % ein invasives Karzinom, bei 3 % ein Carcinoma in situ und bei 14,8 % der Fälle eine proliferierende Mastopathie mit Zellatypien fand.

Die Galaktographie kann einen Befund evtl. lokalisieren oder gar ein intrakanalikuläres Papillom darstellen. Sie bringt jedoch keine zusätzlichen Informationen, die für das weitere Prozedere notwendig sind.

Die Technik der Milchgangsdarstellung ist aber außerordentlich nützlich, wenn sie intraoperativ angewendet wird. Es empfiehlt sich folgendes Vorgehen: Die Patientin muß angewiesen werden, mindestens eine Woche vor dem Eingriff nicht an der Brust zu drücken. Auch der Operateur sollte sich vor dem Eingriff nur kurz versichern, ob die Galaktorrhö noch vorhanden ist. Ziel ist es, möglichst viel Sekret im Gangsystem zu erhalten. Unter sterilen Bedingungen wird intraoperativ mit Hohlsonden versucht, den sezernierenden Gang zu sondieren. Man setzt die Spitze der Hohlsonde in die Mitte des Tropfens und bewegt die Hohlsonde unter gleichzeitiger Drehung langsam hin und her, bis die Sonde in den Gang einsinkt. Das Gangsystem wird nun durch Injektion von Indigokarmin angefärbt. Von einem periareolären Schnitt aus präpariert man nach Durchtrennung der Haut mit einer feinen Schere knapp unter der Areola gegen die Hauptmilchgänge, bis man die Sonde oder den blau angefärbten Gang durchschimmern sieht. Es folgt die sorgfältige Präparierung des ganzen dargestellten Gangsystems gegen die Peripherie [Brun del Re 1992].

Pneumozystographie

Rundherde, die palpatorisch oder im Ultraschall lokalisiert werden, können mammographiert und anschließend durch Aspirationszytologie abgeklärt werden. Zysten werden dabei ganz entleert und mit einer entsprechenden Luftmenge aufgefüllt. Durch anschließende Mammographieaufnahmen in 2 Ebenen wird der Zystenbalg auf seine Glattwandigkeit überprüft. Erfahrungsgemäß kollabieren die so behandelten Zysten bis auf wenige Ausnahmen. Ein Versagen des Punktionsversuches sowie Unklarheiten bei der Auswertung der Befunde stellen Indikationen für die chirurgische Exzision dar, die durch

eine erfolgreiche Pneumozystographie jedoch in den meisten Fällen vermieden werden kann.

Ultraschalldiagnostik

Die Ultraschalldiagnostik der Brust hat nur Sinn, wenn man sie im Kontext mit anderen Untersuchungen sieht. Vorteile der Ultraschalluntersuchung sind die unbegrenzte Wiederholbarkeit, die Darstellung nicht palpabler und mammographisch nicht erfaßbarer Prozesse in der dichten Brust, die Zystendiagnostik [Kopans et al. 1985] sowie der Einsatz bei entzündlichen Prozessen, in der Gravidität und während der Stillperiode. Ein Hauptproblem ist neben der Erkennung der Strukturen das wiederholte Auffinden der gleichen Ebenen. Es gibt beim Mammaultraschall keine Referenzebenen. Als Ultraschallapparatur wird heute ein Parallelscanner mit einem 7,5 MHz-Schallkopf verwendet.

Die Karzinomdiagnostik mit einem Vorsorgescreening zur Früherfassung von Mammakarzinomen mittels Ultraschall kann momentan nicht empfohlen werden. Der Einsatz der Mammasonographie ist nur als additive Untersuchungsmethode zur Mammographie anzusehen [Hackelöer 1989; Kato u. Callies 1998; Otto 1989].

Magnetresonanztomographie

Bei der Magnetresonanztomographie (MRT) mit Kontrastmittelapplikation ist ein malignomspezifisches Verhalten bekannt. Während normales Drüsengewebe, die nichtproliferierende Mastopathie und Narbengewebe kein Kontrastmittel speichern, lagern Karzinome, allerdings auch Fibroadenome, dieses signifikant ein. Damit ergeben sich Vorteile bei der Erkennung von Tumoren in dichten Brüsten und bei der Differenzierung zwischen Mastopathie und Karzinom bzw. zwischen Narben und Karzinom sowie von posttherapeutischen Veränderungen nach Bestrahlung, Operation oder Protheseneinlage [Friedrich u. Semmler 1987; Heywang et al. 1986]. Der Routineeinsatz zur Frühdiagnostik des Mammakarzinoms ist vorläufig nicht gerechtfertigt, hingegen bietet die Methode in einzelnen ausgewählten Fällen wichtige Zusatzinformationen, z.B. zur präoperativen Abklärung einer evtl. Multizentrizität des bekannten Karzinoms [Heywang-Köbrunner 1994].

Xeroradiographie

Hier handelt es sich um ein elektrostatisches Aufnahmeverfahren, mit dem Dosiseinsparungen bis zu 50 % realisiert sind. Dabei wird eine leitfähige Aluminiumplatte mit einer dünnen Selenschicht unmittelbar vor der Röntgenbestrahlung elektrisch aufgeladen. Bei der Belichtung der Selenplatte mit Röntgenstrahlen erfolgt in Abhängigkeit von der Zahl der Photonen eine lokale Entladung der Selenschicht, wodurch ein elektrostatisches Ladungsmuster entsteht. Die Selenplatte wird anschließend mit elektrisch geladenen feinsten Kunststoffteilchen bestäubt, die sich dem Ladungsbild entsprechend verteilen und damit das Ladungsmuster sichtbar machen, das dann auf einen Papierfilm übertragen werden kann. Eine Besonderheit ist der Randverstärkungseffekt an den Grenzen von Arealen starker Entladung zu Arealen schwacher Entladung, was zu einer Anhebung der Einzelkontraste führt. Diese Kontrastausbildung läßt starke Dichteunterschiede im Gewebe, z. B. zwischen Mikrokalk und Drüsengewebe bzw. Fettgewebe deutlicher hervortreten als in der Mammographie. Für die Diagnostik werden also Mikrokalk, Verdichtungsbezirke und indirekte Malignitätskriterien verwendet [Cooke et al. 1987]. Frischbier und Lohbeck (1977) sehen Vorteile der Xeroradiographie bei sehr dichten Brüsten jüngerer Frauen, zur Beurteilung der Axilla und in der Verringerung der Strahlenbelastung. Trotz der im einzelnen guten Abbildungsqualität konnte sich dieses Verfahren, nicht zuletzt wegen der technischen Störanfälligkeit des ganzen Systems, in Europa nicht durchsetzen. In den USA wurden jedoch sehr gute Erfahrungen gemacht [Cooper 1989]. Die Xeroradiographie wird aber auch dort immer weniger angewendet.

Thermographie

Durch die inzwischen wieder weitgehend verlassene Methode wurden in einer groß angelegten prospektiven Studie (BCDDP-Studie) nur 42 % der Karzinome erfaßt, im Gegensatz zu 57 % bei der klinischen und 91 % bei der mammographischen Untersuchung [Baker 1982; Lester 1984; Threatt et al. 1980].

Aspirationszytologie, Sekretzytologie

Die punktionszytologische Untersuchung ist Bestandteil der Tripeldiagnostik. Durch Inspektion, Palpation und Mammographie werden makroskopische Phänomene, durch die Zytologie mikroskopische Merkmale der Gewebeveränderungen erfaßt. Nahezu jede tastbare Mammaveränderung, insbesondere aber Knotenbildungen, können punktionszytologisch abgeklärt werden [Boquoi u. Kreuzer 1984]. Ein anderer Aufgabenbereich der Punktionszytologie liegt in der Tumornachsorge. Nicht nur tastbare Haut- und Lymphknotenmetastasen, sondern auch radiologisch oder sonographisch lokalisierbare Lungen-, Knochen- und Lebermetastasen werden heute punktionszytologisch abgeklärt. Die Aspirationszytologie besitzt damit ein sehr breites Indikationsspektrum.

Eine Nadel von 6 cm Länge und 0,6 mm Durchmesser sowie eine dazugehörige 20-ml-Spritze werden mit Hilfe eines Monogrip „System Brun del Re" [Brun del Re et al. 1981] geführt. Der Knoten wird mit Daumen und Zeigefinger festgehalten und anschließend durch die Nadel punktiert. Die Punktion erfolgt fächerförmig unter maximaler Aspiration. Nach vorsichtigem Ablassen des Sogs wird die Nadel aus dem Knoten entfernt und das Punktat auf einen Objektträger ausgeblasen, ausgestrichen und sofort fixiert [Jenny et al. 1985]. Die Färbung des Abstrichs erfolgt nach Papanicolaou [Soost u. Bauer 1980]. Das System „Brun del Re" ist heute weitgehend durch den Zytomaten ersetzt worden, der durch Fernbedienung (Fußpedal) den notwendigen Sog in der punktierenden Nadel erzeugt. Die Feinnadelaspirationstechnik wird dadurch wesentlich einfacher und exakter.

Die Feinnadelaspirationszytologie bietet die Möglichkeit, die subjektiven, klinischen und mammographischen Befunde zu objektivieren, und ist damit eine ideale Ergänzung zu Klinik und Mammographie. Sie kann einfach angewendet, schnell durchgeführt und beliebig oft wiederholt werden. Die Belastung für die Patientin ist minimal [Foster 1996].

Die Gefahr der Provokation einer Metastasierung durch die aspirationszytologische Punktion ist zu vernachlässigen [Berg u. Robbins 1962]. Die Fünfzehnjahresüberlebenskurven zeigen sowohl für Patientinnen, die präoperativ punktiert wurden, als auch für solche, die nicht punktiert wurden, völlig identische Verläufe.

Während falsch-positive Befunde [Benz 1987; Benz-Baumann et al. 1988; Griffith et al. 1986; Kline 1991; Lannin et al. 1986; Layfield 1989; Smallwood et al. 1985; Young et al. 1986] ausgesprochen selten sind und weniger als 1 % ausmachen, beträgt der Anteil falsch-negativer Befunde 10–15 % [Benz 1987; Benz-Baumann et al. 1988; Miccoli et al. 1986; Schenck u. Soost 1983; Schenck 1989; Willis 1995]. Erfahrungsgemäß ist die Zahl falsch-negativer Befunde um so kleiner, je größer der zu punktierende Knoten ist [Boquoi u. Kreuzer 1984; Miccoli et al. 1986]. Gelegentlich können aber auch große Knoten ungenügendes Material liefern, da Nekrosen, Blutungen oder Entzündungen die Aspiration von Tumorzellen erschweren. Neben der Tumorgröße spielt auch die Erfahrung des punktierenden Arztes eine entscheidende Rolle. Nur wer häufig punktiert, hat genügend Routine und kann verläßliches Material entnehmen [Donegan 1995 a; Lee et al. 1987]. Falsch-negative Resultate können aber auch durch den histologischen Typ des Tumors bedingt sein. Gut differenzierte Karzinome verursachen gelegentlich erhebliche zytologische Schwierigkeiten [Edeiken 1988; Hammond et al. 1986]. 85 % der Mammakarzinome zeigen allerdings gut erkennbare Zelltypien [Zajicek 1978], weshalb der größte Teil der falsch-negativen Befunde technisch bedingt ist [Zajicek 1978; Edeiken 1988]. Aufgrund der relativ hohen Rate falsch-negativer Befunde sollte die Aspirationszytologie nur im Rahmen der Tripeldiagnostik eingesetzt werden.

Mamillensekrete, die sich spontan oder auf Preßversuch entleeren, können ebenfalls zytologisch beurteilt werden. Bei insgesamt 9.700 Frauen mit zytologisch untersuchter Mamillensekretion betrug die diagnostische Treffsicherheit der Sekretzytolgie 66,4 % und die Entdeckungsrate an Karzinomen 2,5 % [Kreuzer u. Boquoi 1981].

Tru-cut-Biopsie

Die Tru-cut-Biopsie bietet die Möglichkeit, auf histologischer Basis schnell, schonend und ohne großen Aufwand sowie ambulant eine feingewebliche Untersuchung durchzuführen, deren Resultate bis zu 90 % zutreffen [Ballo u. Sneige 1996; Benz 1987; Benz-Baumann et al. 1988; Kindermann 1986]. Sie zeigt ähnliche Aussagewerte wie die Feinnadelaspirationszytologie [Benz 1987; Benz-Baumann et al. 1988; Minkowitz et al. 1986; Smeets et al. 1986]. Voraussetzung für gute Ergebnisse mit der Tru-cut-Technik ist allerdings eine relativ große Knotenbildung von 2,5 cm und mehr [Minkowitz et al. 1986]. Verwendet werden Einwegsbiopsienadeln. Nach Desinfektion der Haut wird in Lokalanästhesie mit dem Skalpell eine 3 mm lange Hautinzision gesetzt. Darauf kann die Tru-cut-Nadel an den Knoten herangeführt werden. Die Schneidebewegung erfolgt mit Hilfe eines Pistomaten oder mit Hilfe eines *High-Speed-Core-Cut*-Instrumentes. Das gewonnene Material wird entweder sofort im Schnellschnittverfahren oder später nach üblicher Fixation histologisch untersucht. Nachteile dieses Vorgehens sind die unangenehme Untersuchung, Blutungen und Hämatombildungen. Kleine Läsionen sollten durch stereotaktische Untersuchungen abgeklärt werden [Caines et al. 1994; Caines et al. 1996].

Schematischer Ablauf der Diagnosestellung

Die Diagnose Mammakarzinom wird heute durch die Kombination klinische Untersuchung, Mammographie und Feinnadelaspirationszytologie gestellt. Mit dieser Tripeldiagnostik wird eine Treffsicherheit von 99 % erreicht [Benz 1987; Benz-Baumann et al. 1988; Boquoi u. Kreuzer 1984; Cheung et al. 1987; Donegan 1992; Schenck 1989; Silverman et al. 1987; Watson et al. 1987]. Besteht zwischen allen 3 Methoden ein kongruentes Resultat, so kann die definitive Operation unmittelbar angeschlossen werden. Andernfalls muß der Befund zuerst histologisch abgeklärt werden. Additive Methoden sind die Pneumozystographie, die Ultraschalldiagnostik, die Magnetresonanztomographie, die Tru-cut-Biopsie und z. T. auch die offene chirurgische Exzision. Dabei muß nach Möglichkeit bei der offenen Exzision die vollständige Exstirpation des Tumorknotens im Ge-

sunden angestrebt werden. Der schematische Ablauf der Diagnosestellung ist bei solitären palpablen Knoten (Abb. 1.2), bei diffusen knotigen Veränderungen oder Verdichtungen des Drüsenkörpers (Abb. 1.3) und bei pathologischer Sekretion unterschiedlich (Abb. 1.4).

Bei jeder Brustveränderung kann nach der Inspektion und der Palpation im Prinzip als erster Schritt eine Ultraschalluntersuchung durchgeführt werden, um zwischen einem soliden oder zystischen Tumor zu unterscheiden. Als nächster Schritt wird die Mammographie eingesetzt und anschließend die Veränderung mindestens durch Feinnadelaspirationszytologie, evtl. durch Tru-cut-Biopsie abgeklärt. Auch wenn nur ein einziger Befund verdächtig erscheint und alle anderen diagnostischen Methoden negativ sind, muß eine chirurgische Exzision veranlaßt werden. Sind Klinik, Mammographie und Feinnadelaspirationszytologie bzw. Tru-cut-Biopsie negativ, kann evtl. abgewartet werden. Man neigt im Hinblick auf die Folgen unnötiger Gewebsentnahmen, die das Mammographiebild verändern, in solchen Fällen vor allem bei jungen Frauen eher zum Abwarten, vorausgesetzt, diese Frauen kommen regelmäßig zu senologischen Kontrollen. Bei der Entscheidung zu einem aktiveren Vorgehen sind der individuelle Risikostatus und die Einstellung der Patientin zu berücksichtigen. Auch die Angst der Patientin kann eine eindeutige Indikation zur Exzision darstellen. Im Zweifelsfall sollte besser einmal zu viel als zu wenig aktiv vorgegangen werden.

Liegt eine positive Feinnadelaspirationszytologie bzw. Tru-cut-Biopsie vor oder besteht die Möglichkeit einer intraoperativen Schnellschnittuntersuchung, wird die definitive Therapie im allgemeinen in einer Operation durchgeführt werden. Im Prinzip kann aber als erster Schritt auch lediglich eine Feinnadelaspirationszytologie, eine Tru-cut-Biopsie oder eine offene chirurgische Exzision gemacht und später als zweiter Schritt der definitive Eingriff angeschlossen werden.

In den folgenden Situationen wird man sich auf eine Tumorektomie beschränken:

- Der Schnellschnitt liefert keine sichere diagnostische Aussage.
- Die Patientin wünscht primär nur eine Gewebsentnahme, um erst nach dem Vorliegen spezieller Befunde (Histologie, Rezeptorstatus etc.) das weitere Vorgehen zu entscheiden.
- Bei ausschließlich mammographisch suspekten Veränderungen (z. B. Mikrokalk ohne klinischen Befund), bei denen postoperativ eine Präparatradiographie durchgeführt werden muß und deren Analyse eine aufwendige Serienschnittuntersuchung zur Voraussetzung haben.

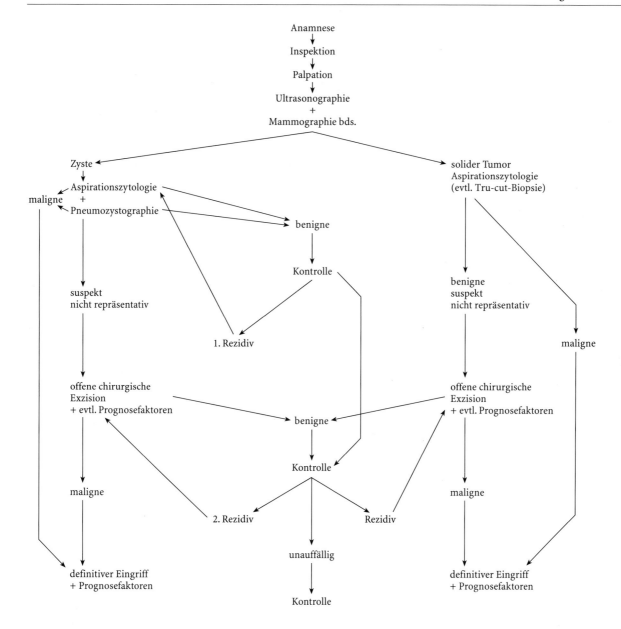

Abb. 1.2. Diagnostik bei solitärem palpablem Tumor

Lokalisationsdiagnostik (s. Kap. 1.8.11)

Bei mammographisch verdächtigen Arealen ohne Tastbefund muß eine exakte präoperative Lokalisation durchgeführt werden. Dies ist häufig bei gruppiertem Mikrokalk notwendig, der in 42 % [Sickles 1986] bis 59 % [Rosenberg et al. 1987] der Fälle das mammographische Korrelat des okkulten Mammakarzinoms darstellt. Hierbei kommen mehrere Verfahren zur Anwendung.

Die *geometrische Lokalisation* erfolgt anhand der Mammographiebilder in 2 Ebenen. Unter Berück-

sichtigung eventueller Vergrößerungsfaktoren wird die mammographische Veränderung in ihrer Beziehung zur Haut und zur Mamille ausgemessen. Die im Mammogramm ausgemessene Strecke wird auf die zu operierende Brust übertragen, wobei die bei der Mammographie durchgeführte Kompression nachgeahmt werden muß. Die festgelegten Koordinaten werden auf der Brust markiert. Bei der Operation ist zu berücksichtigen, daß sich das Brustdrüsengewebe durch Lageveränderung gegenüber der Haut verschieben kann. Zur Erleichterung der Exzision mammographisch suspekter Befunde kann zusätzlich eine Nadel in den Bereich des verdächtigen Herdbefundes eingestochen werden [Klusemann et al. 1988; Kopans u. Svan 1989].

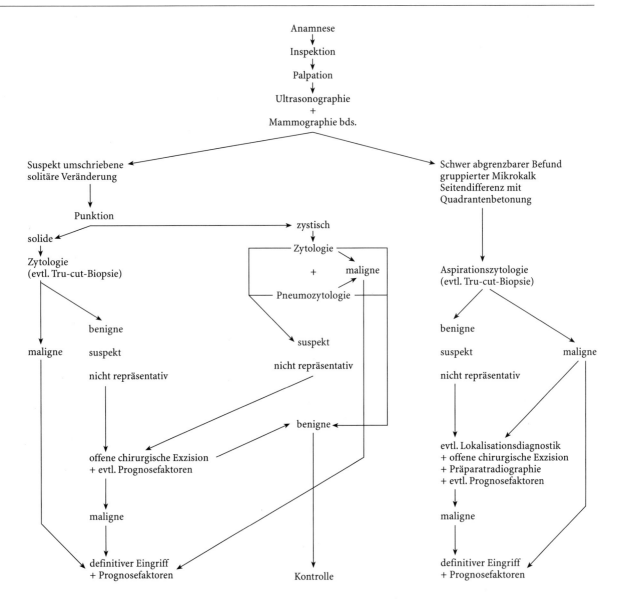

Abb. 1.3. Diagnostik bei diffusen knotigen Veränderungen oder Verdichtungen des Drüsenkörpers

Als sehr gute Alternative zeigt sich die *isometrische Lokalisation* nach Brun del Re et al. (1977), die in Lokalanästhesie durchgeführt wird. Das dazu verwendete Gerät besteht aus 2 planparallelen Plastikschalen, die durch ein Rohrsystem miteinander verbunden sind. Die obere Schale weist ein enges Perforationsmuster mit einer Metallorientierungsmarke auf. Die desinfizierte Brust wird zwischen die 2 Plastikschalen gelagert und durch Senken der oberen Plastikschale komprimiert. In dieser Stellung erfolgt die kraniokaudale Mammographie, worauf das Per-

forationsmuster mit dem Orientierungsmarker erkennbar ist. Durch das dem Herd entsprechende Perforationsloch wird die Mammorep-Nadel 21 G/6–15 cm senkrecht durch den Tumor durchgestochen. In der anschließenden mediolateralen Mammographieaufnahme wird die Lage der Nadel, bezogen auf den Tumor, beurteilt, und die Nadelspitze evtl. soweit zurückgezogen, bis diese im Tumor sitzt. Unmittelbar präoperativ wird 1 ml Methylenblau durch die Nadel in die Tumorregion injiziert. Unter Führung der Nadel kann der methylenblauangefärbte Bezirk operativ leicht exzidiert werden [Stucki et al. 1984].

Die *stereotaktische Lokalisation* ist das aufwendigste Verfahren. Die Patientin liegt dabei mit dem Gesicht nach unten auf einem Tisch. Durch eine Öff-

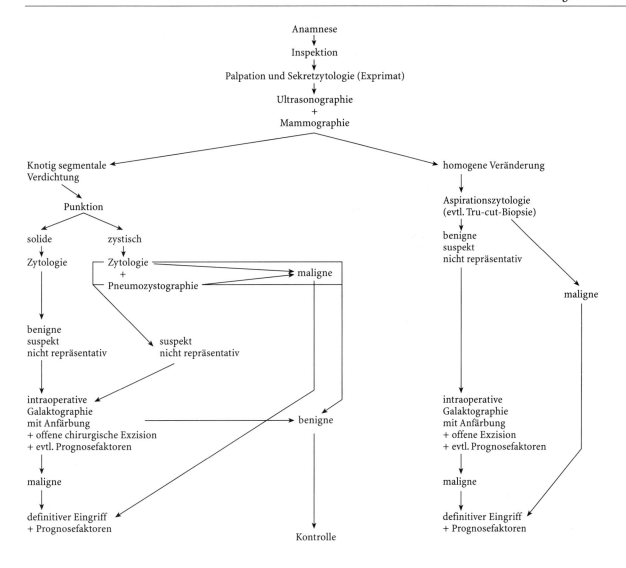

Abb. 1.4. Diagnostik bei pathologischer Sekretion

kalisierten Brustläsion entnommen wird [Caines et al. 1994; Caines et al. 1996; Dowlatshahi et al. 1987; Gent et al. 1986] (s. Kap. 1.8.11).

nung im Tisch hängt die zu untersuchende Brust nach unten. Eine stereotaktische Kompressionsvorrichtung fixiert die Brust und ermöglicht stereoradiographische Aufnahmen mit einem daraufliegenden Koordinatensystem. Aus den Filmprojektionen können die richtigen a-, b- und c-Koordinaten der Läsion errechnet werden. Mit Hilfe eines Instrumentenhalters wird eine 1 mm dicke Spezialkanüle mit einer darinliegenden Drillnadel durch die stereotaktische Vorrichtung an die Brustläsion herangeführt. Durch Schraubenbewegungen dringt die Drillnadel in die Brustläsion ein und fixiert sie. Anschließend wird die Drillnadel in die rotierende Kanüle zurückgezogen, wodurch Gewebe aus der ursprünglich lo-

1.2.3
Stadieneinteilung (s. Kap. 1.8.3)

Man unterscheidet eine klinische und eine pathologische Klassifikation.

Die *klinische* Stadieneinteilung des Mammakarzinoms wird nach dem TNM-System (s. Übersicht) vorgenommen [AJC 1989]. Die *pathologische* Stadieneinteilung erfolgt aufgrund eines Konsensus zwischen der UICC (Union International Contre le Cancer) und dem AJC (American Joint Committee) nach dem pTNM-System [UICC 1987 und AJC 1989] (s. Übersicht).

Klinische Stadieneinteilung des Mammakarzinoms nach dem TNM-System 1997

T   Primärtumor

Tx Größe des Primärtumors ist nicht bekannt

To Kein Anhaltspunkt für einen Primärtumor

Tis Carcinoma in situ: Intraduktales Karzinom oder lobuläres Karzinom in situ oder Morbus Paget der Mamille ohne nachweisbaren Tumor
   Anmerkung: Der Morbus Paget, kombiniert mit einem nachweisbaren Tumor, wird entsprechend der Größe des Tumors klassifiziert.

T1 Tumor 2 cm oder weniger in größter Ausdehnung
   T1mic Mikroinvasion 0,1 cm oder weniger in der größten Ausdehnung

   T1a   Tumor > 0,1 cm bis 0,5 cm in größter Ausdehnung

   T1b   Tumor mehr als 0,5 cm, aber nicht mehr als 1 cm in größter Ausdehnung

   T1c   Tumor mehr als 1 cm, aber nicht mehr als 2 cm in größter Ausdehnung

T2 Tumor mehr als 2 cm, aber nicht mehr als 5 cm in größter Ausdehnung

T3 Tumor mehr als 5 cm in größter Ausdehnung

T4 Tumor jeder Größe mit direkter Ausdehnung auf Brustwand oder Haut
   Anmerkung: Die Brustwand schließt die Rippen, die Interkostalmuskeln und den vorderen Serratusmuskel mit ein, nicht aber die Pektoralismuskulatur.

   T4a   Mit Ausdehnung auf die Brustwand

   T4b   Mit Ödem (einschließlich Apfelsinenhaut), Ulzeration der Brusthaut oder Satellitenmetastasen der Haut der gleichen Brust

   T4c   Kriterien 4a und 4b gemeinsam

   T4d   Entzündliches (inflammatorisches) Karzinom
      Anmerkung: Inflammatorische Karzinome der Brust sind durch eine diffuse rot-braune Induration der Haut mit erysipelähnlichem Rand gekennzeichnet, gewöhnlich ohne eine darunter befindliche palpable Tumormasse. Wenn die Hautbiopsie negativ ist und sich kein lokalisierter meßbarer Primärtumor findet, entspricht es dem klinisch-entzündlichen (inflammatorischen) Karzinom (T4d); bei der pathologischen Klassifikation sollte dieser Befund mit pTx bezeichnet werden. Einziehungen der Haut, der Mamille oder andere Hautveränderungen außer denjenigen, die unter T4 aufgeführt sind, können bei Tumoren T1, T2 oder T3 vorkommen, ohne die T-Klassifikation zu beeinflussen.

N   Regionäre Lymphknoten

Nx Regionäre Lymphknoten können nicht beurteilt werden (z. B. vor klinischer Klassifikation bioptisch entfernt)

No Keine regionären Lymphknotenmetastasen

N1 Metastasen in beweglichen ipsilateralen axillären Lymphknoten

N2 Metastasen in ipsilateralen axillären Lymphknoten, untereinander oder an anderen Strukturen fixiert

N3 Metastasen in ipsilateralen Lymphknoten entlang der A. mammaria interna

M   Fernmetastasen

Mx Das Vorliegen von Fernmetastasen kann nicht beurteilt werden

Mo Keine Fernmetastasen

M1 Fernmetastasen (als solche gelten auch Metastasen in den ipsilateralen supraklavikulären Lymphknoten)
   Die Kategorie M1 kann wie folgt spezifiziert werden. Lunge: PUL, Knochen: OSS, Leber: HEP, Hirn: BRA, Lymphknoten: LYM, Knochenmark: MAR, Pleura: PLE, Peritoneum: PER, Haut: SKI, andere Organe: OTH.

1.2.4
Pathologie

Histologisch zeigt die Brustdrüse die lobuläre Struktur einer exokrinen Drüse. Die Läppchen bestehen aus sekretorischen bzw. präsekretorischen Einheiten, den Acini, die in kleine Gänge einmünden. Diese haben einen intralobulären und einen extralobulären Anteil. Sie gehen mehr oder weniger rechteckig in die Ductus über, die als kleinere, mittelgroße und große Gänge bis zur Mamille reichen. Die exkretorischen Ductuli zusammen mit den sekretorischen Acini bilden die ductulolobuläre Einheit. Diese ductulolobuläre Einheit ist wichtig, weil sie grundsätzlich den

---

Pathologische Stadieneinteilung des Mammakarzinoms aufgrund eines Konsensus zwischen UICC 1987 und AJCC 1989

pT   Primärtumor
Die pathologische Klassifikation erfordert die Untersuchung des Primärtumors ohne makroskopisch erkennbaren Tumor an den Resektionsrändern. Ein Fall kann nach pT klassifiziert werden, wenn an den Resektionsrändern der Tumor nur histologisch nachgewiesen wird. Die pT-Kategorien entsprechen den T-Kategorien.
Anmerkung: Bei der pT-Klassifikation wird die Tumorgröße nach der Messung der invasiven Komponente bestimmt. Wenn eine große In-situ-Komponente (z. B. 4 cm) und eine kleine invasive Komponente (z. B. 0,5 cm) bestehen, wird der Tumor als pT1a klassifiziert.

pN   Regionäre Lymphknoten
Die pathologische Klassifikation ist im Falle einer histopathologischen Untersuchung wenigstens der axillären Lymphknoten aus dem Level I möglich. Eine solche Resektion schließt laut UICC üblicherweise 6 oder mehr Lymphknoten ein.
pNx Regionäre Lymphknoten können nicht beurteilt werden (zur Untersuchung nicht entnommen oder früher entfernt)
pN0 Keine regionären Lymphknotenmetastasen
pN1 Metastasen in beweglichen ipsilateralen axillären Lymphknoten
   pN1a Nur Mikrometastasen (keine größer als 0,2 cm)
   pN1b Metastasen in Lymphknoten, zumindest eine größer als 0,2 cm
      i Metastasen in 1–3 Lymphknoten, mindestens eine größer als 0,2 cm, aber alle kleiner als 2 cm
      ii Metastasen in 4 oder mehr Lymphknoten, eine größer als 0,2 cm, aber alle kleiner als 2 cm
      iii Ausdehnung der Metastasen über die Lymphknotenkapsel hinaus (alle kleiner als 2 cm in größter Ausdehnung)
      iv Metastasen in Lymphknoten 2 cm oder mehr in größter Ausdehnung
pN2 Metastasen in ipsilateralen axillären Lymphknoten, untereinander oder an anderen Strukturen fixiert
pN3 Metastasen in Lymphknoten entlang der A. mammaria interna
pM   Fernmetastasen
Die pM-Kategorien entsprechen den M-Kategorien.

Ausgangspunkt der meisten Mammakarzinome darstellt. Aus dem sekretorischen System, den Acini, entstehen lobuläre In-situ- oder invasive Karzinome; aus dem exkretorischen Anteil, den Ductuli, duktale In-situ- oder invasive Karzinome. Solange maligne Zellen mit einer intakten Basalmembran vorhanden sind, handelt es sich um In-situ-Karzinome. Ist die Basalmembran durch maligne Zellen infiltriert oder durchbrochen, so handelt es sich um invasive Karzinome. Die Tumorzellen sowohl beim In-situ-Karzinom wie auch beim invasiven Karzinom zeigen ganz verschiedene Erscheinungsbilder. Die Klassifikation der Mammatumoren basiert grundsätzlich auf diesen beiden Typen und ihren Varianten (s. Übersicht).

Präkanzerosen, „nichtinvasive" Karzinome, invasive Karzinome (s. Kap. 1.8.4)

Als *Präkanzerosen* des Mammakarzinoms bezeichnet man die atypische lobuläre bzw. atypische duktale Hyperplasie [Page 1984], die Papillomatose mit Atypie [Andersen et al. 1985; Bannwart 1995] und die

strahlige Narbe. Auf dem Boden von strahligen Narben entstehen möglicherweise tubuläre Karzinome, die dann in Karzinome anderen Typs übergehen können [Bannwart 1995; Bässler 1984; Linell 1985].

Nach der derzeitig gültigen histologischen Klassifizierung der WHO von 1981 werden das lobuläre Carcinoma in situ (LCIS) und das duktale Carcinoma in situ (DCIS) als *nichtinvasive Karzinome* eingestuft. Beide Veränderungen unterscheiden sich aber in ihrem biologischen Verhalten. In den bevölkerungsbezogenen Krebsregistern der Schweiz sind 4–8 % aller neu entdeckten Karzinome In-situ-Tumoren [Torhorst 1994]. In Screeningprogrammen sind es hingegen 20–30 % aller Karzinome [Garfinkel et al. 1994; Simon et al. 1993].

Das lobuläre In-situ-Karzinom bildet meistens keine eigentlichen Knoten. Klinische Symptome und charakteristische mammographische Zeichen fehlen. Mikroverkalkungen sind an sich selten, meist wird das lobuläre Carcinoma in situ in Biopsiepräparaten zufällig in der Umgebung von benignen oder

WHO-Klassifikation 1981

1. Nichtinvasive Veränderungen
   - Carcinoma ductale in situ (CDIS) mit solider, komedoartiger, papillärer oder kribriformer Differenzierung. Der Begriff „nichtinvasiv" ist mit erheblichen Vorbehalten belastet: Einerseits stößt man an die Grenzen der technischen Aufarbeitung der Gewebe, da komplette Serienschnittuntersuchungen nötig wären, andererseits muß man mit einer ganz erheblichen Multizentrizität dieser Veränderungen rechnen (s. Kap. 1.1.4 und 1.8.4). Die Tatsache, daß man bei etwa 1 % der als „nichtinvasiv" beschriebenen in toto exzidierten intraduktalen Karzinomen axilläre Lymphknotenmetastasen findet [Morrow et al. 1996], zeigt die Ernsthaftigkeit der Diagnose und die Fragwürdigkeit des Begriffes „nichtinvasiv". Zudem spiegelt eine Zehnjahresüberlebenszeit von etwa 90 % aller Patientinnen die Relativität der In-situ-Diagnose in praxi
   - Carcinoma lobulare in situ (CLIS). Es gelten sinngemäß die gleichen Vorbehalte hinsichtlich der Aussageexaktheit. Die potenielle Gefahr einer schon erfolgten Invasion wird geringer eingeschätzt
2. Invasive Veränderungen
   - Invasive duktale Karzinome
   - Invasive duktale Karzinome bei vornehmlich intraduktaler Komponente
   - Invasive lobuläre Karzinome
   - Muzinöse Karzinome
   - Medulläre Karzinome
   - Papilläre Karzinome
   - Tubuläre Karzinome
   - Adenoid-zystische Karzinome
   - Sekretorische (juvenile) Karzinome
   - Apokrine Karzinome
   - Karzinome mit Metaplasie
     - Squamöser Typ
     - Spindelzelltyp
     - Kartilaginärer- und ossärer Typ
     - Gemischter Typ
     - Andere
3. Paget-Erkrankung der Mamille
4. Sarkome
5. Metastatische Geschwülste

malignen Veränderungen gefunden [Kinne 1991b]. Aufgrund von Langzeitbeobachtungen bis zu 20 Jahren entstand bei 21–30 % der Frauen, denen die Brust bei LCIS nicht entfernt wurde, ein invasives Karzinom, und zwar je zur Hälfte in der ipsilateralen und kontralateralen Brust [Haagensen 1986; Rosen et al. 1978]. Nur 25–30 % davon waren lobuläre, die Mehrzahl duktale Karzinome. Aufgrund dieser Tatsache wird das lobuläre Carcinoma in situ heute als Marker eines erhöhten Karzinomrisikos der Mamma und nicht wie das Carcinoma ductale in situ als ein „nichtinvasives" Karzinom aufgefaßt [Luscietti 1995]. Es gibt auch Autoren, die das lobuläre Carcinoma in situ mit seiner geringen malignen Potenz und seiner im allgemeinen langen Latenzphase bis zur Invasion zu den Präkanzerosen rechnen [Bässler 1978; Gump 1990; Ketcham u. Moffat 1990; Schauer 1985; Schnitt u. Wang 1989].

Das duktale Carcinoma in situ (DCIS) [Barth et al. 1995; Frykberg et al. 1994] ist durch Proliferation maligner Zellen innerhalb der Milchgänge charakterisiert. Als Subtypen werden komedoartige, solide, kribriforme und papilläre Wachstumsformen unterschieden. Die Kriterien zur Unterscheidung von einer atypischen duktalen Hyperplasie und einem duktalen Carcinoma in situ sind von Page und Rogers (1992) schematisch klar festgehalten worden. Wie oft und wann duktale In-situ-Karzinome invasiv werden, ist nicht bekannt. Literaturangaben reichen von 10–50 % [Morrow et al. 1996]. Die meisten DCIS werden mammographisch durch Mikrokalzifikationen entdeckt. Nur ein Teil dieser Veränderungen ist als Tumor oder als Verhärtung in der Brust zu tasten. Auch ein Morbus Paget ohne tastbaren Tumor kommt beim DCIS vor. Die Ausdehnung des intraduktalen Wachstums entspricht nicht immer der Ausdehnung der Mikrokalzifikation in der Mammographie. Manchmal reicht das intraduktale Karzinom einige Zentimeter über die Grenzen des Mikrokalks hinaus. Eine vollständige histologische Untersuchung des ganzes Exzisats ist erforderlich, um beginnende Invasionsherde sicher auszuschließen. Ist dies geschehen, so beträgt die Häufigkeit der axillären Lymphknotenmetastasen 0–1 % [Morrow et al. 1996]. Das Auftreten von axillären Metastasen scheint mit der Größe des Herdes zu korrelieren. Bei nur mammographisch festgestellten DCIS wurden keine axillären Lymphknotenmetastasen gefunden [Silverstein 1997; Silverstein et al. 1987]. Wenn sich nach der Exzision eines DICS ein invasives Karzinom entwickelt, entsteht es in den meisten Fällen an der Biopsiestelle oder in ihrer unmittelbaren Umgebung.

Insgesamt gesehen macht das duktale Karzinom ungefähr 85 % der Mammakarzinome aus, $^1/_{10}$ davon sind In-situ-Karzinome. 10 % sind lobuläre Karzinome, davon wiederum $^1/_{10}$ In-situ-Karzinome. Daneben gibt es verschiedene Sonderformen, die sehr selten auftreten [Schauer 1985].

Als *minimales Brustkarzinom* werden Mammakarzinome bis zu einem Durchmesser von 5 mm bezeichnet. Diese Fälle zeichnen sich durch eine niedrige, wenn auch nicht fehlende Metastasierungstendenz aus [Silverstein et al. 1994].

Das sog. *kleine Mammakarzinom* hat einen Durchmesser von 0,6–1 cm. Die Metastasierungstendenz in die axillären Lymphknoten liegt bei 20% [Bässler 1983; Shousha 1989].

Multifokalität, Multizentrizität und Bilateralität (s. Kap. 1.8.5)

Unter *Multifokalität* versteht man das Vorhandensein von 2 oder mehreren nicht zusammenhängenden Karzinomherden im selben Quadranten der Brust.

Multizentrizität bedeutet zusätzlich einen oder mehrere Herde in einem anderen Quadranten als dem des Primärtumors.

In einer Literaturübersicht konnten Anton et al. (1989) zeigen, daß es sich beim Mammakarzinom in 12–74% der Fälle um eine multizentrische Erkrankung handelt. Die große Differenz dieser Angaben liegt einerseits an der Definition von Multizentrizität, andererseits an der präparativen Technik bei der Untersuchung des Brustdrüsengewebes sowie an den verschiedenen histologischen Formen. Die wirkliche Häufigkeit der Multizentrizität kann nur bei kompletter histologischer Untersuchung des gesamten Drüsenkörpers gefunden werden. Anton et al. (1989) entdeckten bei insgesamt 131 exakt untersuchten Fällen eine Multizentrizität von 24%. Ronay et al. (1989) fanden bei 38% der Fälle eine Multizentrizität, und zwar in 29% beim duktalen Typ, in 61% beim duktalen und lobulären Mischtyp, und in 74% beim lobulären Typ. In einer Studie von Tulusan (1993) werden für invasiv duktale Karzinome eine Multizentrizität von 27% und für invasiv lobuläre Karzinome eine von 70% angegeben.

Die Häufigkeit der Multizentrizität hängt weniger vom Tumordurchmesser der invasiven Karzinome ab, sondern eher von der Ausdehnung der In-situ-Komponente [Rosen u. Oberman 1992; Tulusan et al. 1985], von der Multizentrizität, von der Mamillenbeteiligung, vom histologischen Typ, vom Alter der Patientin und von der belasteten Familienanamnese [Tulusan et al. 1989a].

Eng mit der Multizentrizität ist die *Bilateralität* des Mammakarzinoms verknüpft [Tulusan et al. 1989b] (s. Kap. 1.8.5). Der multizentrische Primärtumor ist in 33% der Fälle bilateral [Ronay 1990]. Das kontralaterale Mammakarzinom kann in vielen Fällen bereits bei der Diagnose des Erstkarzinoms gefunden werden. Bei Auftreten eines solchen Karzinoms innerhalb von 6 Monaten bis zu 2 Jahren handelt es sich um ein synchrones Mammakarzinom. Die Wahrscheinlichkeit, daß ein kontralaterales Karzinom klinisch auftritt, beträgt nach 5 Jahren 3,3%, nach 10 Jahren 6,6%, nach 15 Jahren 9,2% und nach 20 Jahren 12,9%, d.h. 0,5–1%/Jahr. Besonders gefährdet sind Frauen mit lobulären Karzinomen, wobei darunter einige kontralaterale Befunde auch Metastasen des ersten Karzinoms sind. Zusätzlich gefährdet sind Patientinnen mit einem Tumordurchmesser von über 5 cm, mit inflammatorischem Karzinom, mit medianem Sitz des Mammakarzinoms und Frauen unter 45 Jahren mit positiver Familienanamnese (Mutter, Schwester) oder wenn der Lokaltumor nicht beherrscht wird, d.h. wenn ein Lokalrezidiv entsteht [Kurtz 1990].

Ronay (1990) führte insgesamt 1837 kontralaterale Biopsien durch und fand in 6% der Fälle invasive und in 9% In-situ-Karzinome. Ob sich diese Karzinome allerdings klinisch manifestiert hätten, ist unklar. Die Entdeckung des kontralateralen Karzinoms gelang in 32% der Fälle durch Mammographie und Klinik, in 10% nur durch die Mammographie (die Klinik war negativ) und in 10% nur durch die Klinik (die Mammographie war negativ). Nur in 2% der Fälle wurde das Karzinom bei negativer Mammographie und negativer Klinik durch eine blinde Biopsie diagnostiziert. Bei einem Parenchymmuster P2 und DY nach Wolfe et al. (1982) der kontralateralen Seite finden sich mehr Karzinome.

1.2.5 Präoperative Vorbereitung

Der Eingriff wird meistens so vorbereitet, daß nach der Gewebsentnahme und der Bestätigung des Karzinomverdachtes am Schnellschnitt in derselben Sitzung weiteroperiert werden kann. Bei der heutigen Tendenz zur Individualisierung und der Möglichkeit brusterhaltenden Vorgehens kommen aber immer mehr Kliniker von dieser Praxis ab. Einerseits steigt die Zahl aufgeklärter Patientinnen, welche die Entscheidung für oder gegen eine konservative bzw. radikale Operation erst nach Vorliegen sämtlicher Befunde, evtl. auch nach Rücksprache mit weiteren Spezialisten treffen wollen; andererseits scheint zweifelsfrei festzustehen, daß ein zweizeitiges Vorgehen beim Mammakarzinom keine prognostischen Nachteile für den weiteren Erkrankungsverlauf mit sich bringt [Stauch u. Georgii 1985]. In den USA wird das zweizeitige Vorgehen propagiert und ist dort mittlerweile bereits die Regel.

Präoperativ muß die Patientin über das Vorgehen, die eventuelle Ausweitung des Eingriffs und über mögliche Alternativen orientiert werden. Information und Zustimmung sollten aktenkundig gemacht werden. Eine eventuelle Fernmetastasierung sollte schon präoperativ aufgedeckt werden, da ihr Vorhandensein das Ausmaß des operativen Eingriffs und der systemischen Therapie beeinflußt. Je nach Sachlage kann es wünschenswert sein, der Gewebsentnahme bzw. der Therapieplanung eine Aspirationszytologie vorauszuschicken. Ein positives Ergebnis erleichtert infolge ihrer hohen Treffsicherheit die präoperative Gesprächsführung und auch die Methodenwahl (s. Kap. 1.2.2).

Als Ergebnis der präoperativen Ermittlungen ist eine klinische Stadieneinteilung möglich. Diese ist der postoperativen pathologischen Stadieneinteilung jedoch unterlegen (s. Kap. 1.2.3). Die präoperative Einschätzung der Dignität der axillären Lymphknoten ist bei 30–40 % der Fälle falsch [Fisher et al. 19981b]. Die klinische präoperative Klassifikation tritt damit in den Hintergrund. Wichtig für die Gesamtbehandlung sind nur die objektiven Fakten der postoperativen bzw. pathologischen Klassifikation.

Als weitere Untersuchungen sind zu fordern:

- Röntgenkontrolle des Thorax,
- Skelettszintigraphie,
- Lebersonographie,
- alkalische Phosphatase,
- Transaminasen,
- Gamma-GT,
- Kalzium, Kreatinin und Harnstoff,
- die Tumormarker CEA und CA 15-3.

1.3
Operative Therapiestrategie

1.3.1
Chirurgische Anatomie

Brustdrüse und Blutgefäße

Die Brustdrüse hat bei der Frau einen wesentlichen Anteil an der plastischen Gestaltung der vorderen Brustwand. Sie erreicht ihre volle Größe erst während der Gravidität und Laktation. Sie liegt im Stratum subcutaneum zwischen der Linea parasternalis und der Linea axillaris im Bereich der 3.–6. Rippe. Ein kräftiger Fortsatz überschreitet den lateralen Rand des M. pectoralis major in Richtung auf die Axilla. Die Unterlage der Mamma bildet die Fascia pectoralis, von der aus einige Bindegewebsstränge als Ligg. suspensoria mammaria in die Drüse einstrahlen und diese mit der Unterlage locker verbinden. Ebensolche Fasern dringen aus dem Bindegewebskörper der Drüse in das darüberliegende Korium ein. Trotzdem bleibt die Brustdrüse gegenüber der Unterlage und der Haut frei verschieblich.

Der Drüsenkörper besteht aus 15–20 verzweigten tubuloalveolären Einzeldrüsen, die in derbes Bindegewebe und Fett eingelagert sind. Die Drüsenausführgänge, die Ductus lactiferi, münden in die Spitze der Brustwarze und haben kurz vor ihrer Ausmündung eine ampullenartige Erweiterung, die Sinus lactiferi. Das bindegewebige Stroma teilt durch Bindegewebsplatten das subkutane Fettgewebe in einzelne Kammern, deren Füllungszustand und Verspannung die Straffheit, deren Anordnung und Ausdehnung die Form der Brust bedingen. Die Brustwarzen mit Warzenhof liegen bei der jugendlichen Frau in der Höhe des 4. Interkostalraums, etwa 2 cm lateral von der Knorpelgrenze der 4. und 5. Rippe.

Die Mamma wird aus 3 Quellen arteriell versorgt (Abb. 1.5). Medial durch die Rami perforantes aus der A. thoracica interna, kranial und lateral aus der

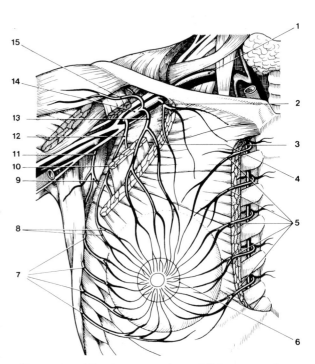

Abb. 1.5. Arterielle Versorgung der weiblichen Brust. [Aus Beller 1985]
1 A. subclavia,
2 A. thoracica suprema,
3 A. thoracica interna,
4 M. pectoralis major,
5 Rami perforantes A. thoracicae internae,
6 perimamillärer arterieller Plexus,
7 Aa. intercostales,
8 Rami pectorales A. thoracicae lateralis,
9 A. circumflexa scapulae,
10 M. pectoralis minor,
11 A. subscapularis,
12 A. thoracica lateralis,
13 Ramus pectoralis A. thoracoacromialis,
14 A. axillaris,
15 Ramus deltoideus A. thoracoacromialis).

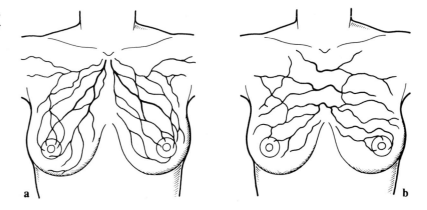

Abb. 1.6 a, b. Venöse Gefäßarchitektur der weiblichen Brust. [Aus Beller 1985]
a Longitudinaltyp,
b Transversaltyp

A. thoracica suprema, der A. thoracica lateralis und aus der A. thoracoacromialis und an der Basis aus den Ästen der Interkostalarterien, die die Pektoralismuskulatur perforieren und von unten in die Brustdrüse eindringen. Äste der medialen und lateralen Arterien verlaufen konzentrisch im subkutanen Fettgewebe und anastomosieren um und unter dem Warzenhof zu einem dichten Gefäßgeflecht, das den Warzenhof und die Mamille versorgt [Maliniac 1943]. Die Gefäße im subkutanen Fettgewebe sind bei der Bildung von Hautlappen, das subareoläre Geflecht bei der subkutanen Mastektomie zu berücksichtigen. Für den venösen Abfluß lassen sich neben zahlreichen Varianten 2 Grundmuster

klassifizieren (Abb. 1.6): der Longitudinaltyp, der etwa bei 9 % der Fälle zu beobachten ist, und der Transversaltyp, der in etwa 90 % der Fälle vorkommt [Wagner 1985].

Lymphgefäßsystem
Die Lymphdrainage (Abb. 1.7) verläuft im wesentlichen entlang der Blutgefäße und zwar hauptsächlich nach lateral um den Pektoralisrand herum zur Axilla und dann entlang der axillären bzw. subklavikulären Gefäße; nach medial entlang der A. mammaria interna und transpektoral mit Abfluß in das Mammaria-interna- und vor allem in das Subklaviagebiet [Rouvière 1932; Töndury 1970]. Außerdem werden

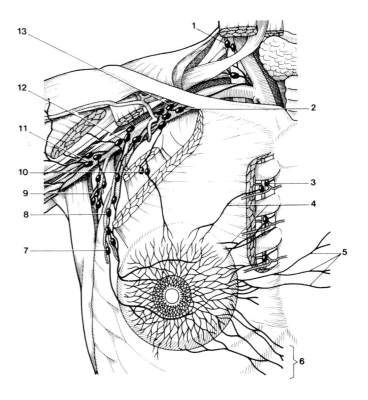

Abb. 1.7. Hauptlymphabflußweg der weiblichen Brust mit Darstellung der regionalen Lymphknotengruppe. [Aus Beller 1985]
1 Ln. cervicales profundi,
2 Ln. infraclaviculares,
3 Ln. sternales,
4 Lymphweg zu den mediastinalen Lymphknoten,
5 Lymphweg zur kontralateralen Brust und Axilla,
6 Lymphweg zu den subdiaphragmatischen Lymphknoten und zur Leber,
7 Ln. pectorales anteriores,
8 Ln. axillares centrales,
9 Ln. axillares subscapulares,
10 Ln. interpectorales (Rotter),
11 Ln. venarum brachialium,
12 Ln. venae axillaris,
13 Ln. venae subclaviae

Verbindungen zwischen den beiden Seiten beschrieben [Schwaiger u. Herfarth 1979].

Das axilläre Lymphabflußgebiet ist von besonderer Bedeutung, da es quantitativ den größten Anteil des Lymphstroms aufnimmt. Es wird meistens zuerst von Metastasen befallen und ist operativ leicht zugänglich. Es besteht aus 30–60 und mehr Lymphknoten. Haagensen (1971) fänd bei 182 radikalen Mastektomien in der Axilla durchschnittlich 35,3 Lymphknoten. Die anatomische Unterscheidung in 3 Lymphabflußregionen nach McDivitt et al. (1968b) hat sich bewährt (Abb. 1.8):

Level I: alle Lymphknoten lateral und kaudal des M. pectoralis minor,
Level II: alle Lymphknoten unter dem M. pectoralis minor,
Level III: alle Lymphknoten medial und kranial des M. pectoralis minor.

Im Level I liegen 45% der Lymphknoten, 35% im Level II und 20% im Level III. Die Gesamtzahl der axillären Lymphknoten ist starken Schwankungen unterworfen. Ebenso schwanken die in den einzelnen Leveln gefundenen Lymphknoten zahlenmäßig stark.

Im wesentlich schwerer zugänglichen medianen Lymphabflußgebiet findet man in jedem der ersten 3–5 Interkostalräume parasternal und subpleural entlang den Mammaria-interna-Gefäßen 1–2 Lymphknoten. Sie sind wesentlich seltener von Metastasen befallen als die axillären Lymphknoten [Dahl-Iversen 1952]. Ihr Befall ist abhängig von der Lokalisation des Tumors und vom Befall der Axilla [Hardley 1975; Hughes u. Forbes 1978; Lacour et al. 1976].

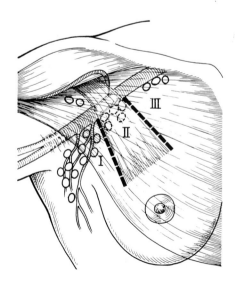

Abb. 1.8. Lymphknotenstationen: Level I, II und III [McDivitt et al. 1968b]. (Aus Beller 1985)

1.3.2
Entwicklung der Operationsstrategien im historischen Überblick (s. Kap. 1.8.11)

Halsted (1894) und Rotter (1896) entwickelten eine Primärtherapie des Mammakarzinoms, die davon ausging, daß Mammakarzinome zum Zeitpunkt ihrer Diagnose in der Mehrzahl der Fälle lokale Erkrankungen sind, die sich primär lymphogen ausbreiten. Diese Vorstellung wurde auch von Virchow mitgestaltet, der die regionalen Lymphknotengebiete als wirksame Filterstationen identifizierte [Virchow 1858]. Unter dieser Voraussetzung war eine radikale Operationstechnik mit Entfernung der karzinomatösen Brust, der Pektoralismuskulatur und der axillären Lymphknoten richtig. Diese Ansicht hat sich bis in die 50er Jahre unseres Jahrhundert behauptet. In den 60er Jahren operierten in den USA im Stadium I mehr als 80% der Chirurgen radikal nach Halsted; anfangs der 70er Jahre waren es noch 50% und 1977 nur noch 22%. Erst 1948 wurde der Versuch unternommen, von der absoluten Notwendigkeit einer radikalen Operationstechnik nach Rotter-Halsted wegzugehen [McWhirter 1955; Patey u. Dyson 1948]. Es wurde erkannt, daß die regionären Lymphknoten, anders als von Virchow angenommen, keine wirksame Barriere gegenüber einer Tumorzelldissemination darstellen [Fisher u. Fisher 1966] und daß bei vielen Mammakarzinomfällen schon zum Zeitpunkt der Primärtherapie eine hämatogene Metastasierung vorliegt. Das Mammakarzinom war damit bei den meisten Patientinnen eine systemische Erkrankung [Vorherr 1981]. Man gelangte zu der Überzeugung, daß die regionalen Lymphknoten als Indikatoren des Wechselspiels zwischen Wirtsorganisamus und Tumor anzusehen sind. Negative regionale Lymphknoten wären dann als Zeichen für eine relativ gute Krebsabwehr zu werten. Für die prognostische Beurteilung hat der Lymphknotenbefall deshalb große Bedeutung [Auchincloss 1963]. Daß es richtig ist, weniger verstümmelnde Operationen einzusetzen, wurde durch Ergebnisse von Fisher et al. (1977 u. 1981) belegt. Im Laufe der letzten Jahrzehnte ist die radikale Operation nach Rotter-Halsted deshalb als Standardeingriff immer mehr durch die sog. modifizierte radikale Mastektomie ersetzt worden, die sich von der Halsted-Operation vor allem durch die Erhaltung des M. pectoralis major unterscheidet. Patey u. Dyson (1948) haben den M. pectoralis minor durchtrennt, um eine gründlichere Ausräumung der Axilla zu erleichtern, während Madden (1965) beide Brustmuskeln erhielt. Die Operation nach Madden gilt heute weitgehend als Standardeingriff der modifizierten radikalen Mastektomie. Auf dieser Grundlage entstanden, verbunden mit dem Bemühen um individualisierte Behandlungspläne und unter

Berücksichtigung aller prognostischen Faktoren, in neuerer Zeit eine Vielzahl von Therapiekonzepten. Die Fortschritte in der Frühdiagnostik haben dazu geführt, kleinere Karzinome brusterhaltend zu operieren [Eberlein 1994; Fisher et al. 1985 a, b; Thomsen et al. 1980; Veronesi et al. 1981]. Eine exakte axilläre Lymphadenektomie und eine postoperative perkutane Radiotherapie der Mamma sind dabei unabdingbar.

1.3.3
Axilläre Lymphadenektomie (s. Kap. 1.8.11)

Problematik

Das rezidivfreie- und Gesamtüberleben ändert sich statistisch signifikant mit der relativen Anzahl positiver Lymphknoten. Die Ausräumung der Axilla muß somit möglichst vollständig sein, um die individuelle Prognose besser zu quantifizieren [Fisher et al. 1983]. Nur so ist eine zuverlässige Risikoeinstufung der Patientinnen garantiert [British Columbia Cancer Agency 1995; Coates 1995; Mirsky et al. 1997; NIH Consenses Conference 1991].

Schon 1981 forderten Fisher et al. (1981 b) die Entfernung von mindestens 10 Lymphknoten [Axelsson et al. 1992; Kiricuta u. Tausch 1992]. Eine Arbeitsgruppe von Kubli [Kubli et al. 1988; Müller et al. 1985] konnte zeigen, daß sowohl eine verbesserte histopathologische Aufarbeitung als auch eine zunehmende chirurgische Radikalität der axillären Lymphadenektomie einen relevanten Informationsgewinn und damit klinische Konsequenzen für die Patientinnen bringen. Die möglichst exakte operative Ausräumung der Axilla ist zudem zur Verhinderung des axillären Rezidivs notwendig. Die sog. subradikalen Operationsverfahren wie Axillarevision, axilläres Sampling oder selektive axilläre Lymphadenektomie sind mit einer hohen Frequenz von falsch-negativen Befunden belastet, die zwischen 5 und 28% liegt [Pigott et al. 1984]. Gefordert wird deshalb heute die Entfernung von mindestens 20 Lymphknoten aus den Leveln I und II.

Sinn und Zweck einer möglichst vollständigen Axillaausräumung aus den Leveln I und II bedeuten somit:

- die prognostische Aussage bezüglich des malignen Prozesses aufgrund des Lymphknotenbefalles [Ruffin et al. 1995; Shibata 1994],
- das Staging im Hinblick auf eine mögliche adjuvante Therapie,
- die Verhinderung eines axillären Rezidivs [Baxter et al. 1996; Fisher et al. 1985 b; Halverson et al. 1993; Recht et al. 1991].

Indikationen

Der Standard beim invasiven Mammakarzinom beinhaltet neben Tumorektomie, wide excision und Quadrantektomie je mit integrierter Nachbestrahlung der Brust oder modifizierter Radikaloperation eine Axilladissektion. Auf die Axilladissektion kann beim Carcinoma lobulare in situ und beim Carcinoma ductale in situ verzichtet werden. Beim invasiven Karzinom Stadium pT1a [Silverstein et al. 1994] sollte nur im Rahmen von Studien auf eine Axilladissektion verzichtet werden, ebenso in wenigen Einzelfällen wie: Alter über 70 Jahre + Tumordurchmesser 1–1,5 cm + histologische Sonderformen: tubulär, papillär, muzinös, medullär + histologisches Grading 1 + Axilla klinisch tumorfrei + Tamoxifen postoperativ [Torhorst 1995 b].

Chirurgische Technik

Aus Gründen der operativen Übersicht und des kosmetischen Resultates erfordert die Axillaausräumung eine zusätzliche Inzision. Dabei wird eine bogenförmige Inzision in der mittleren Axillarlinie dorsal vom lateralen Rand des M. pectoralis major durchgeführt. Die Inzision beginnt in der Umschlagfalte der Axilla und hat eine Länge von etwa 6–8 cm. Auch eine quere Inzision in der Axilla ist möglich. Die axilläre Lymphadenektomie umfaßt die Lymphknotenstationen Level I, Level II und nur evtl. Level III. Anatomische Grenzen dieser Dissektion sind lateral der M. latissimus dorsi, kranial die untere Begrenzung der V. axillaris und medial der mediane Rand des M. pectoralis minor. Die Nn. thoracicus longus und thoracodorsalis, die die Mm. serratus anterior bzw. latissimus dorsi versorgen, sind darzustellen und zu erhalten. Die kaudale Begrenzung der V. axillaris ist aufzusuchen und die Vene unter dem M. pectoratis minor bis zu dessen medialen Rand zu verfolgen. Dies sind Minimalvorgaben für eine entsprechende Dissektion.

Zuerst wird der laterale Rand des M. pectoralis major dargestellt, darunter der laterale Rand des M. pectoralis minor. Zwischen diesen beiden Muskeln werden die Rotter-Lymphknoten exstirpiert. Es folgt die Inzision des tiefen Blattes der Axillarfaszie am lateralen Rand des M. pectoralis minor mit der Schere und die stumpfe Darstellung des N. thoracicus longus an der Thoraxwand, bis dieser dorsal der V. axillaris nach kranial verschwindet. Dabei werden nach Möglichkeit 2–3 interkostobrachiale Nerven geschont, die durch die Axilla ziehen, weil die Dissektion recht häufig zu Hypo- und Hypersensibilitäten und zu Schmerzsyndromen führt [Bratschi u. Haller 1990]. Es folgt die Darstellung der kaudalen Zirkumferenz der V. axillaris bis zum medialen Rand des M. pectoralis minor. Durch Wegziehen des M. pectoralis minor mit einem Haken nach medial kann der Level II in toto ausgeräumt werden. Dabei müssen mehrere kleine Venen ligiert werden. Es folgt die Darstellung des thorakodorsalen Gefäß-Nerven-Bündels und die Ausräumung der zentralen Anteile der Axilla von der V. axillaris nach kaudal. Der N. thoracodorsalis wird bis zu seiner Einmündung in den M. latissimus dorsi verfolgt. Dorsal einer Ebene zwischen N. thoracicus longus und N. thoracodorsalis wird die subskapuläre Fraktion der Axilla ausgeräumt. Zum Schluß erfolgt die Resektion des lateralen Axillaanteiles seitlich des N. thoracodorsalis. Damit ist die Axilladissektion unter Erhaltung aller dargestellten Strukturen abgeschlossen. Es folgen die mehrmalige Spülung der Wundfläche, exakteste Elektrohämostase, die Einlage einer Saugdrainage und der zweischichtige Verschluß der Haut durch umgekehrt gestochene intrakoriale Einzelknopfnähte und durch eine fortlaufende intrakutane Naht. Anschließend wird ein Kompressionsverband für 5 Tage angelegt.

1.3.4
Brusterhaltende Operation (s. Kap. 1.8.9)

Problematik

Eine ganze Anzahl von Studien mit einer mittleren Beobachtungszeit von 10 Jahren stellt klar, daß die Langzeitprognose bei Status nach brusterhaltender Therapie mit Nachbestrahlung der Brust und bei Status nach radikaleren Eingriffen identisch ist [Arriagada et al. 1996; Blichert-Toft et al. 1992; Fisher et al. 1989; Fisher et al. 1995; Fisher et al. 1985 a; Harder u. Laffer 1995; Jacobson et al. 1995; Sarrazin et al. 1989; Van Dongen et al. 1992; Veronesi et al. 1990 a, b; Veronesi et al. 1995 a]. Die brusterhaltende Therapie wird damit zum Standardeingriff in der Behandlung des Mammakarzinoms. Die Durchführung einer modifizierten Radikaloperation benötigt eine spezielle Indikation.

Ziel der lokalen Therapie ist eine möglichst vollständige Tumorelimination unter Schnellschnittkontrolle der Resektionsränder, eine exakte Stadieneinteilung, die Definition von Risikoparametern und die Etablierung eines individuellen Behandlungsplans. Dabei ist ein möglichst seitengleiches kosmetisch befriedigendes Ergebnis anzustreben.

Bei Verzicht auf die postoperative Bestrahlung der Brust nach Tumorektomie steigt die Zahl der lokalen Rezidive signifikant [Fisher et al. 1995; Veronesi et al. 1994]. Dagegen scheint die Exzision weit im Gesunden keinen Einfluß auf das Überleben, wohl aber auf das kosmetische Resultat zu haben [Fisher et al. 1995]. Die brusterhaltende Therapie erlaubt in den meisten Fällen die Rettung der Brust mit lokaler Krankheitsfreiheit und mit guten kosmetischen und funktionellen Ergebnissen [von Fournier et al. 1989; Kurtz et al. 1989; Recht et al. 1986; Spitalier et al. 1986; Stotter et al. 1989].

Indikationen

Allgemein gilt, daß Mammakarzinome mit verschiedenen Tumordurchmessern brusterhaltend therapiert werden, wobei die Größenrelation zwischen Tumor und Brust günstig sein muß [Veronesi 1987]. Die NSABP-Studie geht bis zu einem Tumordurchmesser von 4 cm [Fisher et al. 1985 a, b], andere [Stehlin et al. 1987] bis zu 7 cm Tumordurchmesser bei entsprechend großer Brust. Innerhalb von kontrollierten Studien ist ein solches Vorgehen vertretbar. Laut Konsensus von Washington 1990 läßt sich für eine Brusterhaltung keine absolute Tumorgröße definieren. Die Ausschlußkriterien sind aber zu beachten. Im Idealfall erfolgt die Behandlung durch eine gut aufeinander abgestimmte interdisziplinäre Gruppe. Insbesondere die Zusammenarbeit zwischen Operateur, Pathologe und Radiotherapeut ist wichtig. Die lückenlose Nachsorge durch die entsprechenden Spezialisten gilt als weitere Voraussetzung [von Fournier et al. 1989 c; Goldhirsch 1990; Spitalier et al. 1986].

Auswahl der Patientinnen

Die Vornahme einer brusterhaltenden Therapie setzt eine sorgfältige Abklärung voraus, damit die Patientin einen objektiv fundierten Entschluß fassen kann [Goldhirsch 1990]. Dabei geht es vor allem um die Ergebnisse bzw. die sog. Sicherheit der Therapie, um die Einzelheiten der Durchführung, um die Nebenwirkungen einschließlich der kosmetischen Gesichtspunkte und um die Art der Nachsorge, verglichen mit der modifizierten Radikaloperation und um evtl. weitere medizinisch-onkologische Maßnahmen.

Die Behandlungswünsche der Patientin mit einem Mammakarzinom hängen von vielen Faktoren ab [Goldhirsch 1990]. Der Wunsch nach einer brusterhaltenden Therapie muß einer Patientin zugestanden werden, solange die onkologischen Kriterien für eine solche Behandlung gegeben sind.

Das Alter der Patientin spielt für die Indikationsstellung eine untergeordnete Rolle, allerdings weisen einige Untersuchungen darauf hin, daß das Risiko für ein lokoregionäres Rezidiv bei Frauen unter 35 Jahren erhöht ist [Kurtz et al. 1989]. Außerdem erscheint die Festlegung einer oberen Altersgrenze wenig sinnvoll.

Ausschlußkriterien

Deutet das Verhältnis Tumorgröße zur Brustgröße oder die Tumorlage in der Brust auf ein zweifelhaftes postoperatives kosmetisches Resultat hin, ist die modifizierte Radikaloperation mit Rekonstruktion die bessere Lösung. Fettreiche, ptotische Brüste neigen zu Begleiterscheinungen nach der Strahlentherapie, die das kosmetische Resultat beeinflussen. Eine Brusterhaltung ist aber in diesen Fällen nach Vornahme einer Reduktionsplastik möglich. Ausschlußkriterien sind auch tumorpositive Schnittränder trotz Nachresektaten [Kurtz et al. 1990 b, Solin et al. 1991], die palpatorisch und/oder mammographisch erkennbare Multizentrizität [Leopold et al. 1989], diffuse Mikrokalzifikationen [Fisher et al. 1985a; Margolese 1996], die Unmöglichkeit bzw. Ablehnung der postoperativen Bestrahlung [Winchester u. Cox 1992], bestimmte Kollagenerkrankungen mit Gefäßbeteiligung und das inflammatorische Karzinom nach präoperativer Chemotherapie [Anton 1993; Bohmert 1989; Clark et al. 1985; von Fournier et al. 1989 c]. Ob Karzinome mit ausgedehnter intraduktalen Anteilen brusterhaltend operiert werden können, ist umstritten. Über vermehrte Rezidive wird vor allem in Studien ohne klar kontrollierte Schnittränder berichtet [Anton 1993; Bartelnik et al. 1988; Jacqemier et al. 1990; Kurtz et al. 1991; Schnitt et al. 1984]. Schnitt und Mitarbeiter fanden aber 1994 heraus, daß bei tumorfreien Schnitträndern das Lokalrezidiv nicht häufiger ist, als bei Patientinnen mit Tumoren ohne intraduktale Anteile. Zentral liegende retromamilläre Tumore [Fisher et al. 1985 b] und das Paget Karzinom sind keine Ausschlußkriterien mehr und können unter Mitnahme des gesamten Mamillenkomplexes auch brusterhaltend behandelt werden [Laffer et al. 1990].

Weitere diskutable Kontraindikationen sind [von Fournier et al. 1989 c; Hellriegel 1990, Solin et al. 1991]:

- Karzinome mit hoher Mitoserate,
- Polyploidie,
- ausgedehnte lymphatische Beteiligung,
- Frauen der Altersgruppe unter 35–39 Jahren,
- die mammographisch durch schwere Mastopathie schwierig zu beurteilende Brust,
- nicht tumorfreie Schnittränder (Kurtz et al. 1990 b, Solin et al. 1991; s. Kap. 1.8.10),
- andere prognostisch ungünstige Faktoren.

Die Einstellung des behandelnden Arztes und die Wünsche der Patientin beeinflussen die Entscheidungsfindung in diesen Fällen. Dagegen stellt ein bilaterales Karzinom keine Kontraindikation dar, wenn beide Tumoren die Kriterien zu konservativem Vorgehen erfüllen. Die simultane Strahlentherapie beider Brüste wird von den Patientinnen erstaunlich gut toleriert [Laffer et al. 1990].

Chirurgische Technik

Die chirurgische Exploration eines möglichen Mammakarzinoms ist ein anspruchsvoller Eingriff. Die lokale Operation – Tumorektomie, Lumpektomie, wide excision, Quadrantektomie – muß das Karzinom im Gesunden entfernen. Der Eingriff wird wenn immer möglich in Allgemeinnarkose durchgeführt. Bei der heute am häufigsten durchgeführten Tumorektomie wird ein bogenförmiger Schnitt direkt über dem Tumor gelegt, welcher konzentrisch auf die Mamille orientiert und 2mal so groß wie der Tumordurchmesser ist. Der kürzeste Weg zum Tumor ist der beste. Danach erfolgt die Mobilisation der Haut und die radiäre Exzision des Tumors aus dem Drüsenkörper sichtbar in toto und in sano mit einem gesunden Gewebesaum von höchstens 1 cm.

Breite tumorfreie Geweberänder über 2 cm beeinträchtigen das kosmetische Resultat; dabei ist unklar, ob das Ausmaß der lokalen Exzision die Rezidivfreiheit beeinflußt [Bohmert 1989; Fisher et al. 1989; Goldhirsch 1990; Harder et al. 1989; Laffer et al. 1990]. Auf eine Markierung des Tumorbettes mit einem Metallclip kann bei Hautinzisionen direkt über dem Tumor verzichtet werden [Bohmert 1989; Harder et al. 1989; Laffer et al. 1990]. Das Anschneiden des Karzinoms und die Kontamination der Umgebung müssen vermieden werden. Man sollte die exakte Primärtumorgröße bestimmen, seine Randkontur beurteilen, die Umgebungsbeziehungen des Tumors zur Haut und zur Pektoralisfaszie erkennen und peritumorale Blutgefäße bzw. Lymphspalteneinbrüche feststellen.

Der entfernte Tumor wird mit einem langen Faden über dem Apex und mit einem kurzen Faden bei 12 Uhr markiert, damit Referenzpunkte vorliegen, an denen sich der Pathologe und der Operateur bei der Besprechung des Befundes orientieren können. Der Randbezirk wird in bezug auf Exzision im Gesunden genauestens beurteilt. Es wird angestrebt, daß der Knoten zirkulär von unauffälligem Fettgewebe umgeben ist. Der Knoten kann nach Absprache mit dem Pathologen in Tusche oder in 20%igem Silbernitrat eingelegt werden. An den Stellen, wo der Knoten nicht im Gesunden exzidiert erscheint, oder wenn der Pathologe an einer bestimmten Stelle die Exzision im Gesunden nicht garantieren kann, wird nachreseziert [Harder et al. 1991]. Anschließend erfolgt eine exakte Elektrohämostase und eine wiederholte Spülung der Wundfläche. Aus kosmetischen Gründen wird ein Penrosedrain ohne Sog in die Wunde eingelegt, der das Wundsekret lediglich bei Überdruck ableitet. Die Wunde wird dann durch umgekehrt gestochene intrakorial gelegene Einzelknopfnähte und durch eine fortlaufende intrakutane Naht zweischichtig verschlossen.

Radiäre Hautschnitte sind sehr selten indiziert, evtl. bei Tumoren, die zwischen Areola und Submammarfalte liegen. Dabei kann, wenn nötig, etwas Haut mitentfernt werden. Auf diese Weise läßt sich die natürliche Wölbung zwischen innerem und äußerem Quadranten nach Mobilisation des Drüsenkörpers am besten rekonstruieren.

Liegt das zu exstirpierende Gewebe unmittelbar subkutan oder erscheint es an die Haut fixiert, muß die den Tumor bedeckende Haut ebenfalls mitexzidiert werden. Auch soll die Inzision mit einer evtl. nachfolgenden Ablatio kompatibel sein. Kosmetische

Gründe dürfen niemals Priorität gegenüber der absoluten Sicherheit der kompletten Exstirpation eines möglichen Mammakarzinoms gewinnen.

Ist das zu entfernende Areal als Knoten nicht palpabel, sondern nur mammographisch sichtbar oder enthält es Mikrokalk, so muß das exstirpierte Gewebestück einer Präparatradiographie unterzogen werden. Nur dadurch kann festgestellt werden, ob tatsächlich das ganze Areal bzw. sämtlicher Mikrokalk entfernt wurde. Anschließend wird das Gewebe lamelliert und in diesem Zustand erneut einer Röntgenkontrolle unterzogen, um jene Teilbereiche zu selektieren, die gezielt histologisch untersucht werden müssen. Bei diesem Prozedere ist eine Schnellschnittuntersuchung zu unterlassen und bei positivem Befund ein zweizeitiges Vorgehen zu wählen. Hingegen muß ein Anteil des entfernten Bezirks zur Bestimmung der Prognosefaktoren sofort in das entsprechende Labor gegeben werden, damit die Prognosefaktoren bestimmt werden können. Der Transport des Gewebestückes erfolgt auf Eis, damit sich die Prognosefaktoren postoperativ nicht verändern.

Ob brusterhaltend operiert oder mit Hilfe der rekonstruktiven Chirurgie nach modifizierter Radikaloperation eine Aufbauplastik gemacht werden soll, ist individuell zu entscheiden. Beide Modalitäten können kosmetisch befriedigen. Die exakte und vollständige Ausräumung der Axilla ist integrierter Bestandteil dieses Therapiekonzeptes [Carter et al. 1989]. Sie erfolgt durch eine separate Inzision (s. Kap. 1.3.3).

Adjuvante postoperative Radiotherapie (s. Kap. 1.6.2)

Die korrekte postoperative Radiotherapie ist nach brusterhaltender Behandlung unabdingbar [Fisher et al. 1985a; Fisher et al. 1995; Jackobson et al. 1995; Lütolf 1992]. Die Radiotherapie wird gut ertragen. Sie betrifft lediglich die Brust, aber nicht die Lymphabflußgebiete und die Axilla, die heute auch bei histologisch positiven Lymphknoten nicht mehr bestrahlt werden. Sicher gibt es Bedingungen, unter denen die Radiotherapie überflüssig ist (s. Kap. 1.6.2). Sie sind im einzelnen heute aber noch nicht genau definiert (s. Kap. 1.8.9). Der Verzicht auf eine Radiotherapie nach Tumorektomie und Axilladissektion führt in 15–40 % der Fälle zum lokoregionären Rezidiv [Fisher et al. 1985b]. Mit korrekter Nachbestrahlung beträgt diese Zahl für nodalnegative und nodalpostive Patientinnen zusammen 3–11 % [Fisher et al. 1989; Jacobson et al. 1995; Margolese 1996; Veronesi et al. 1986b; Veronesi et al. 1990]. Die moderne, leistungsfähige Radiotherapie erlaubt bei guten kosmetischen Spätresultaten die notwendige Tumordosis zu applizieren und eine homogene Bestrahlung der gesamten Brustdrüse zu erreichen.

1.3.5
Modifizierte Radikaloperation inklusive Rekonstruktion

Modifiziert radikale Mastektomie nach Madden (1965)

Neben der brusterhaltenden Therapie des Mammakarzinoms mit Axilladissektion und integrierter postoperativer Nachbestrahlung für bestimmte Indikationen gilt auch die modifizierte Radikaloperation nach Madden (1965) unter Mitnahme der Pektoralisfaszie mit gleichzeitiger axillärer Lymphadenektomie als Standardoperation des Mammakarzinoms [Fisher et al. 995; Lee u. Beahrs 1989].

Die modifizierte Radikaloperation nach Madden wird bei folgenden Indikationen durchgeführt:

- zweifelhaftes kosmetisches Resultat nach brusterhaltender Therapie bei Mißverhältnis zwischen Tumorgröße bzw. Tumorlage zur Gesamtbrust,
- tumorpositive Schnittränder trotz Nachresektaten [Kurtz et al. 1990 b, Solin et al. 1991],
- palpatorisch oder mammographisch erkennbare Multizentrizität [Leopold et al. 1989],
- Ablehnung oder Unmöglichkeit der postoperativen Bestrahlung [Winchester u. Cox 1992],
- Fehlen einer gut abgestimmten interdisziplinären Behandlungsgruppe von Ärzten,
- nicht gesicherte Nachsorge.

Bei alten Frauen mit hohem Operationsrisiko und geringer Lebenserwartung ist im Einzelfall ein eingeschränktes operatives Verfahren mit oder ohne Mastektomie unter Verzicht auf die Lymphadenektomie zu verantworten. Bei der Auswahl der operativen Verfahren soll auch der Wunsch der Patientin berücksichtigt werden. Sofern die medizinischen Kriterien für die richtige Therapie eingehalten werden können und die Patientin exakt über die verschiedenen therapeutischen Möglichkeiten und deren Folgen aufgeklärt wurde, ist der Wunsch der Patientin oberstes Gebot.

Chirurgische Technik

Die chirurgische Technik besteht in einer radikalen Resektion des gesamten Brustdrüsenkörpers inkl. der Faszie des M. pectoralis major und in einer umfassenden exakten axillären Lymphadenektomie aus Level I und II und evtl. auch aus Level III. Die Mm. pectoralis major und pectoralis minor werden geschont.

Für die Operation wird eine modifizierte Schnittfigur nach Stewart verwendet. Auf die Exzision eines großen Hautareals wird heute weniger Gewicht gelegt. Die Haut sollte aber in einem Sicherheitsabstand von 2 cm in allen Richtungen vom Tumorrand, soweit er palpabel ist, exzidiert werden. Nach Markierung der Grenzen der notwendigen Hautresektion rings um den Tumor werden die Ellipsen in medialer und lateraler Richtung eingezeichnet, wobei so viel als möglich von der Haut erhalten bleibt. Unter Zug der Brust nach kaudal wird die obere Zirkumferenz der vorgesehenen Inzision gelegt. Durch diesen Zug gelingt die Präparation bis auf die Faszie leichter. Die Brust wird anschließend nach kranial verlagert und die untere Inzision durchgeführt. Anschließend kann die Brust in toto unter Zug nach lateral zusammen mit der Faszie des M. pectoralis major entfernt werden. Dabei wird die Präparation kranial bis auf die Höhe der Klavikula, medial bis über die Mittellinie des Sternums und kaudal bis auf die oberflächliche Faszie des M. rectus abdominis ausgedehnt. Es ist wichtig, eine Ebene im subkutanen Fett zu finden, bei der man sicher ist, daß das gesamte dorsal liegende Mammagewebe entfernt wird. Durch starken Zug an der Haut Richtung Skalpell wird die Schicht leicht gefunden. Der Hautzug kann durch Anlegen von kurzen Kugelzangen am besten und am gleichmäßigsten erfolgen. Präpariert wird mit dem Skalpell, obwohl dadurch im Gegensatz zur Elektrokauterisation mehr Blut verloren geht. Die postoperative Sekretion ist bei Verwendung des Skalpells wesentlich geringer. Zudem sind die Werte der Hormonrezeptoren gelegentlich falsch erniedrigt, wenn die Hitze der Elektrokauterisation das Tumorgewebe beeinflußt [Rosato 1987]. Nach totaler Entfernung der Brust mit Pektoralisfaszie erfolgen eine exakte Elektrohämostase und eine mehrmalige Spülung des Operationsgebietes mit physiologischer Kochsalzlösung. Es wird eine Saugdrainage unter die Brusthaut gelegt, gefolgt von subkutanen Adaptationsnähten und umgekehrt gestochenen, intrakorialen Einzelknopfnähten. Ein intrakutaner fortlaufender Faden und ein Kompressionsverband vervollständigen den Eingriff.

Der Mamillen- und Areolakomplex wird bei diesem Verfahren nicht erhalten. Bei sehr sorgfältiger Aufbereitung des Präparates durch multiple horizontale Schnitte wird der Tumorbefall der Mamille in divergierenden Prozentzahlen angegeben. [Andersen u. Pallesen 1979; Andersen et al. 1981]. Im Krankengut von Lemperle und Nievergelt (1989) war die Mamille in 8,6 % der Fälle tumorbefallen. Zudem existieren Berichte, daß mit der Mamille Karzinomzellen evtl. in die Leistenbeuge transplantiert werden [Allison u. Howorth 1978; Bouvier 1977; Rose 1980; Tchendekar 1979]. Bei 121 konservierten Mamillen fanden Lemperle und Nievergelt (1989) jedoch in keinem Fall eine Metastasierung in die Leistenbeuge.

Insgesamt wird eine Ablatiotechnik gewählt [Hüter 1990], bei der ein Wiederaufbau möglich bleibt. Folgende Punkte sind dabei zu beachten:

- Ablationarbenrichtung von sternal/kaudal nach axillär/kranial, d. h. ein modifizierter Stewart-Schnitt.
- Sternaler Schnittbeginn 2–3 cm vom sternalen Brustansatz entfernt, d. h. man läßt das Decolleté narbenfrei und erhält den sternalen Brustansatz unangetastet.
- Durchführung von evtl. notwendigen Gewebsentnahmen für die Schnellschnittuntersuchung über dem später wegfallenden Hautteil zur Vermeidung von zusätzlichen Probebiopsienarben.
- Keine „dogears" am medialen und lateralen Schnittende.
- Laterale Schnittführung höchstens bis zum lateralen Pektoraliswulst.

Die Standardoperation nach Madden (1965) muß erweitert werden, wenn der Tumor an der Faszie des M. pectoralis major fixiert ist oder in den Muskel einwächst. Ob in solchen Fällen der M. pectoralis major partiell oder total exstirpiert wird, hängt von der jeweiligen individuellen Konstellation ab. In Zweifelsfällen kann die Grenze des Karzinoms durch histologische Schnellschnittuntersuchungen exakt definiert werden.

Superradikale Operationstechniken mit Ausräumung der supraklavikulären und zervikalen Lymphknoten sowie der Lymphknoten entlang der A. mammaria interna sind heute obsolet, da keine Verbesserung der Heilungsrate nachweisbar war [Fisher u. Slack 1970].

Bei weit fortgeschrittenen und verschleppten Fällen kann keine generelle Therapieempfehlung gegeben werden. Im allgemeinen versucht man, eine Exulzeration des Tumors zu verhindern oder eine solche zu beseitigen. Man kann den Primärtumor auch durch eine präoperative neoadjuvante Chemotherapie oder eine Bestrahlung kleiner und beweglicher machen. Gelegentlich werden zur primären Deckung der Wunde Verschiebelappenplastiken indiziert sein. In jedem Fall sollte aber vor dem Eingriff die Frage der Fernmetastasierung geklärt sein, um unnütze Großeingriffe zu vermeiden.

Rekonstruktion von Brust und Warzenhof

Die Amputation der Brust bedeutet für die betroffene Frau oft eine extreme seelische Belastung. Durch die körperliche Verstümmelung fühlt sie sich in ihrer Weiblichkeit verletzt. Viele Dinge des normalen Lebens müssen neu bewältigt werden. Dazu gehört insbesondere die intime Begegnung mit dem Partner. Diese Momente zwingen die Frau, sich mit dem Verlust ihrer Brust auseinanderzusetzen. Der Wiederaufbau oder die Rekonstruktion der Brust nach Mastektomie ist ein Schritt auf dem Weg zur Überwindung der Krebserkrankung und ihrer Folgen. Sie wurde deshalb in den letzten Jahren zu einem integrierten Teil der Behandlung des Mammakarzinoms.

Indikationen

Die Entscheidung, ob eine Brustrekonstruktion gemacht werden soll, muß jede Frau selbst treffen. Sie sollte sich dabei fragen, ob der Wiederaufbau für sie mit einem Gewinn an Selbstsicherheit und positivem Lebensgefühl verbunden ist. Dabei ist der Entschluß zur Rekonstruktion für viele Frauen Ausdruck der Entschlossenheit, ihre Krankheit zu bewältigen. Den Wünschen des Partners nachzukommen, ist ein sehr problematisches Motiv für einen Wiederaufbau, denn eine Beziehung, die durch eine Amputation tiefgreifend belastet wird, kann mit einer Rekonstruktion kaum gefestigt werden.

Vor ihrer Entscheidung sollte sich die Frau in einer entsprechenden Klinik informieren und auch die Meinung anderer Ärzte einholen. Jeder Arzt, der sich mit Rekonstruktionen befaßt, weiß um die große psychische Bedeutung dieses Eingriffs. Er wird sich deshalb Zeit nehmen für eine ausführliche Beratung. Dazu gehört auch die Demonstration von Bildern, die Rekonstruktionspatientinnen vor und nach dem Eingriff zeigen. Derartige Fotodokumente können eine oft zu hohe Erwartungshaltung auf ein realistisches Maß korrigieren. Eine noch so perfekte Rekonstruktion kann nie mit dem Aussehen einer natürlichen Brust konkurrieren. Steht eine Patientin dem Wiederaufbau unschlüssig gegenüber, sollte sie darauf verzichten. Ein solcher Eingriff wird ihr nur dann wirklich helfen, wenn sie von seinem Nutzen überzeugt ist.

Rund 30–40% der Patientinnen wünschen eine Brustrekonstruktion. Nur 25–30% von ihnen entschließen sich anschließend zu einer Mamillen- und Areolarekonstruktion. Führende Brustexperten wie Dowden et al. (1979) und Urban (1973) vertraten schon immer die Auffassung, daß die Rekonstruktion keinen nachteiligen Einfluß auf den Krankheitsverlauf hat. Diese Ansicht wird durch mehrere Nachuntersuchungen [Der Hagopion et al. 1981; Kubli et al. 1982; Lejour 1982; Prpic u. Martinac 1982] bestätigt. Das Auffinden von Lokalrezidiven wird durch die Rekonstruktion nicht erschwert, da die meisten Lokalrezidive in der Haut oder in der Subkutis liegen und damit der physikalischen Diagnostik ohne Schwierigkeiten zugänglich bleiben.

Zeitpunkt des Wiederaufbaus

Grundsätzlich kann ein Wiederaufbau gleichzeitig mit der Tumoroperation durchgeführt werden. Sie erleichtert der Patientin die Verarbeitung der ganzen Problematik. Da die Patientin aber durch eine sofortige Rekonstruktion nie den Zustand der fehlenden Brust erleben muß, stellt sie an das kosmetische Re-

sultat der Rekonstruktion wesentlich höhere Ansprüche. Eine weitere Schwierigkeit bei dieser Patientinnengruppe ist, daß sie oft die sog. „gesunde Seite" nicht angleichen läßt, was einem akzeptablen bilateralen Ergebnis entgegensteht. Bei entsprechender Technik ist das Komplikationsrisiko dieses Doppeleingriffs nicht erhöht und behindert auch die Nachbehandlung nicht. Kontraindikationen sind Hautbefall oder Muskelbefall des Stadium T4 und klinisch offensichtlich positive axilläre Lymphknoten.

Die Rekonstruktion kann aber auch später durchgeführt werden; eine Wartefrist von 3–6 Monaten nach der primären Operation wird empfohlen. Nach dieser Zeit ist der Wundheilungsprozeß nach Mastektomie sicher abgeschlossen und die Haut-Weichteilverhältnisse sind wieder elastisch. Bei Nodalpositivität soll der Eingriff erst nach einem Intervall von 2 Jahren gemacht werden [Bohmert 1987; Strömbeck 1987]. Die Beachtung dieser Richtlinien hat den Vorteil, daß nach diesen Wartezeiten nur noch wenige Patientinnen an einem Lokalrezidiv erkranken. Damit bleibt den meisten Patientinnen die große Enttäuschung durch das Auftreten eines Lokalrezidivs nach einer Wiederaufbauplastik erspart. Wurde eine Bestrahlung durchgeführt, sollte man nach Abschluß der Therapie noch ein Jahr mit der Rekonstruktionsplastik warten. Nach dieser Zeit hat sich die bestrahlte Haut soweit erholt, daß ein längeres Abwarten keine weitere Verbesserung der Gewebsverhältnisse bringt.

Operationsverfahren

Bei Wiederaufbauoperationen müssen 3 wesentliche Strukturen der weiblichen Brust ersetzt werden: Brustgewebe, Hautmantel sowie Brustwarze und Warzenhof. Drüsengewebe, Bindegewebe und Fettgewebe werden bei der Mastektomie weitgehend entfernt. Da das ursprüngliche Gewebe nur noch teilweise verfügbar ist, muß es durch ein geeignetes anderes Material ersetzt werden.

Rekonstruktion der Brust

Die Wahl des Operationsverfahrens für die Rekonstruktion (Prothese oder Lappenplastik) wird im wesentlichen durch den Mastektomiedefekt bestimmt, ist aber auch von den Wünschen der Patientin und von den Erfahrungen des Chirurgen abhängig.

Die Rekonstruktion wird mit Hilfe von Prothesen oder mit körpereigenem Gewebe durchgeführt. Eine Prothese kann prinzipiell prä- oder subpektoral eingelegt werden. Man sollte hier individualisieren und daran denken, daß präpektorale Prothesen eher eine kugelige Brust, subpektorale Prothesen eher eine flache Brust entstehen lassen. Bei überschießender Kapselbildung bewirkt die Prothese präpektoral fast nie, subpektoral gelegentlich eine Bewegungseinschränkung des Oberarm-Schultergelenkes. Durch Einführung der oberflächenstrukturierten Prothese hat die Frequenz der konstruktiven Kapselfibrose von ursprünglich 40 auf unter 5 % abgenommen. Für Polyurethranprothesen liegt die Kapselfibrosenhäufigkeit bei etwa 1,4 – 6 % [Brunnert 1991; Maxwell 1991]. Ist eine hängende Brust gefordert, kann das nur durch Überdehnung der Expanderprothese mit nachfolgendem Austausch gegen eine kleinere, definitive Prothese erreicht werden. Je schlechter die Hautqualität ist, desto dorsaler sollte eine Prothese liegen. Einer subpektoralen Einlage ist dann der Vorzug zu geben.

Mit Hilfe der Schwenklappenplastik wird fehlendes Gewebe ersetzt oder erweitert, indem gesundes Gewebe einer geeigneten Körperregion an die betroffene Körperstelle hingeschwenkt wird. Im Falle der weiblichen Brust kann mit Hilfe der Schwenklappenplastik ein Hautmantel zur Rekonstruktion der Brust gebildet werden. Je nach Entnahmeort existieren thorakoepigastrische Lappen, Latissimus-dorsi-Lappen und Rektus-abdominis-Lappen [Bostwick 1989; Haller 1987; Knapstein u. Friedberg 1987; Lemperle u. Nievergelt 1989; Maillard 1990].

Die Verwendung eines Hautlappens im Sinne eines thorakoepigastrischen Lappens zum Ausgleich eines Hautdefektes vermeidet ein größeres chirurgisches Vorgehen. Die Verlagerung eines Muskellappens des M. latissimus dorsi oder des M. rectus abdominis ermöglicht wegen seiner dicken Weichteildecke aus Haut, Subkutis und Muskulatur eine Brustrekonstruktion mit körpereigenem Gewebe. Häufig muß aber trotzdem zusätzlich eine Silikonprothese eingelegt werden. Bei moderner, aufbaugünstiger, primärer Ablatiotechnik sollten myokutane Lappen aber im allgemeinen nicht erforderlich sein. Sie sind jedoch in Situationen wie dünner, evtl. strahlengeschädigter Haut oder zur Deckung von Hautdefiziten unverzichtbar. Für diese Fälle hat sich der Latissimus-dorsi- und der Rektus-abdominis-Lappen bewährt.

Bei der *Sofortrekonstruktion* wird die Prothese als Methode der Wahl subpektoral eingelegt [Bohmert 1989]. Die Operation beginnt mit der Fixation des lateralen Randes des M. pectoralis major an den M. serratus anterior. Dadurch wird sichergestellt, daß der laterale Abschnitt des Muskelmantels die Prothese auch wirklich deckt. In der Muskelmitte werden die Pektoralisfasern mittels Elektrokauter durchtrennt. Die Inzision sollte auch durch den M. pectoralis minor erfolgen. Auf diese Weise gelangt man automatisch in die richtige Schicht unter den M. serratus anterior. Durch stumpfes und scharfes Präparieren wird so eine ausgedehnte Tasche unter den Mm. pectoralis major und minor sowie dem M. serratus anterior und dem oberen Abschnitt des M. rectus abdominis geschaffen. Nach sorgfältiger Blutstillung werden nun probeweise Prothesen verschiedener Größen eingebracht. Die am besten sitzende wird kurzfristig wieder entfernt. Danach werden mehrere Einzelknopfnähte in die Muskelinzision und eine submuskuläre Saugdrainage gelegt. Es folgen die Plazierung der definitiven Prothese und das Knüpfen der einzelnen Fäden, wobei die anderen gleichmäßig unter Spannung gehalten werden. Auf diese Weise werden ein ungleicher Zug und Muskelrupturen vermieden. Als Alternative bietet sich die Verwendung eines Gewebeexpanders an. Dieses Verfahren wird bei uns bevorzugt, wobei das Auffüllventil heute in die Expanderprothese integriert ist. Der Zugang in die subpektorale Tasche durch den M. serratus anterior ist eine weitere Möglichkeit. Zum Schluß wird eine subkutane Saugdrainage eingelegt und die Haut zweischichtig durch umgekehrt gestochene intrakoriale Einzelknopfnähte und eine fortlaufende intrakutane Naht verschlossen. Steht die Haut zu sehr unter Spannung, kann die Bauchdecke im Subkutanbereich unterminiert werden. Bei Einlage einer Expanderprothese wird diese nach Abschluß der Wundheilung sukzessive über ein transkutan anstechbares Ventil nach Wunsch der Patientin und unter Berücksichtigung der Gegenseite mit physiologischer Kochsalzlösung aufgefüllt. Durch kontinuierliche Dehnung der vorhandenen Haut gelingt die Bildung eines größeren Hautmantels. Die Expanderprothese wird später durch ein definitives Implantat ersetzt.

Bei der *Postmastektomierekonstruktion im Intervall* wird in einem ersten rekonstruktiven Schritt die gesunde Brust optimiert und in der gleichen Sitzung die mastektomierte Seite mit Hilfe einer Prothese wieder aufgebaut. Bei der Optimierung der gesunden Brust ist in der Mehrzahl der Fälle eine Verkleinerung und eine Anhebung erforderlich. Bei der Auswahl der brustreduzierenden Verfahren muß stets daran gedacht werden, daß die sog. gesunde Brust nach Mammakarzinom auf der anderen Seite eine Risikobrust ist. Beller (1990) und Hüter (1990) fanden in der gesunden Brust in 12 % invasive, kleine Mammakarzinome und zusätzlich in 30 % der Fälle Karzinomvorstadien. Verkleinerung und Anhebung der Brust werden deshalb durch eine subkutane Reduktionsmastektomie [Hüter et al. 1984] erreicht. Dieses Vorgehen bringt gleichzeitig eine Karzinomprophylaxe, da bis zu 80 % des Brustdrüsengewebes entfernt werden kann. Aufgrund der kaudalen Mamillenstielung erlaubt das Vorgehen vor allem den äußeren oberen Quadranten mit dem Lobus axillaris und die zentralen Anteile zu entfernen. Seltener ist ein Lifting, noch viel seltener eine Augmentation erforderlich.

Als Maßstab für den Wiederaufbau der abladierten Seite dient die optimierte gesunde Brust. Zu Beginn der Oberbauchverschiebeplastik wird die ursprüngliche Operationsnarbe im lateralen Drittel wiederum eröffnet. Haut- und Fettgewebe werden im Bereich der operierten Brust von der Unterlage abgetrennt. Es wird eine Hauttasche gebildet, die in ihrer Breite der späteren Brust entspricht und nach unten evtl. bis zum Beckenkamm reicht. Durch das Ablösen von seiner Unterlage wird der Hautmantel so beweglich, daß er durch kräftigen Zug nach oben gerafft werden kann (Oberbauchverschiebeplastik). Passend zur anderen Brust wird die untere Umschlagfalte neu angelegt, indem die nach oben geraffte Haut am Rippenperiost angenäht wird [Bohmert 1987; Lemperle u. Nievergelt 1989; Strömbeck 1987]. Zur Bestimmung der richtigen Prothesengröße werden „Spacers" eingelegt und nach optischem Vergleich die definitive Prothese präpektoral plaziert. Auf eine exakte Elektroblutstillung muß geachtet werden. Es werden stets 2 Saugdrainagen eingelegt. Der Verschluß der Haut ist zweischichtig: Umgekehrt gestochene Einzelknopfnähte im Corium und eine fortlaufende Intrakutannaht. Die Bildung eines ausreichend großen und stabilen Hautmantels ist der wichtigste Schritt dieses ganzen Rekonstruktionsverfahrens. Gewebeexpander können auch bei der Postmastektomierekonstruktion im Intervall verwendet werden.

Rekonstruktion von Brustwarze und Warzenhof

Zum vollständigen Wiederaufbau der weiblichen Brust gehört die Rekonstruktion der Brustwarze und des Warzenhofs. Dieser Eingriff wird üblicherweise 3 Monate nach Rekonstruktion der Brust durchgeführt. Die Frist von 3 Monaten ist zweckmäßig, weil die neue Brust erst nach dieser Zeit ihre bleibende Form erreicht hat. Der neue Ort der Brustwarze wird mit Hilfe einer in Form und Größe zur Gegenseite passenden Schablone festgelegt. Eine nichtoperative Methode zur Rekonstruktion des Warzenhofes ist die Tätowierung [Lemperle und Nievergelt 1989]. Sie zeigt in geübten Händen gute Resultate und wird auch angewendet, wenn es zwischen der rekonstruierten Areola und der natürlichen Areola auf der gesunden Seite starke Farbunterschiede gibt.

Operative Methoden zur Rekonstruktion beruhen dagegen auf der Übertragung pigmentierter Haut auf die rekonstruierte Brust. Die naheliegendste Methode ist die Hautentnahme vom Warzenhof der Gegenseite. Voraussetzung dafür ist eine ausreichende Größe des Hofes und die Zustimmung der Patientin zum Eingriff auf der Gegenseite. Wir entnehmen dunkel pigmentierte Haut von der Innenseite des Oberschenkels [Bohmert 1989; Hüter-Löliger 1986; Lemperle u. Nievergelt 1989].

Mit der Rekonstruktion der Brustwarze findet der Wiederaufbau der weiblichen Brust seinen Abschluß.

Für die Rekonstruktion der Brustwarze stehen 3 Entnahmestellen zur Verfügung: Die Halbierung der Brustwarze von der Gegenseite, die Entnahme eines Stückchens des Ohrläppchens oder von Haut aus einer kleinen Schamlippe. Die Entnahme eines Hautstückchens aus der kleinen Schamlippe wird bei uns bevorzugt durchgeführt. Die Blutversorgung des freien Vollhauttransplantates erfolgt in den ersten Tagen über feinste Kontakte durch die bei der Präparation eröffneten Kapillaren zwischen der desepithelialisierten Haut der rekonstruierten Brust und dem übertragenen Gewebe. Ein sanfter Druckverband fördert diesen Kontakt.

Anläßlich der Rekonstruktion von Areola und Mamille können noch Minimalkorrekturen im Bereich beider Brüste vorgenommen werden. Dazu gehören die Entfernung von „dogears" an den Narbenenden, die Entfernung von Keloidnarben und anschließende Antikeloidbestrahlung sowie Höher- oder Tieferlagerung bzw. Auswechseln der Prothese [Bohmert 1989; Hüter-Löliger 1986; Lemperle u. Nievergelt 1989].

Als weiteres Verfahren kann die Mamille der erkrankten Brust, falls ihre retroareoläre Zone karzinomfrei ist (Schnellschnitt negativ) anläßlich der modifizierten Radikaloperation in die Leiste plaziert werden, um sie später nach erfolgter Brustrekonstruktion für die Mamillenrekonstruktion zu verwenden. Das Verfahren hat den Nachteil, daß die Mamille oft flach, farblich verändert und evtl. teilweise nekrotisch wird.

1.3.6
Chirurgie beim primär metastasierenden Mammakarzinom

Die Diagnose metastasierendes Mammakarzinom hat für die Patientin schwerwiegende Konsequenzen, da das Karzinom mit Fernmetastasen momentan nicht kurativ behandelt werden kann. Im Stadium der Generalisation bringen aber kombinierte Palliativtherapien mindestens vorübergehend partielle und gelegentlich auch Vollremissionen des Tumorleidens. Aufgrund dieser Situation muß der Tatbestand der Fernmetastasierung vor Therapiebeginn nach Möglichkeit objektiviert werden. Dies kann histologisch, zytologisch oder mit bildgebenden Verfahren erfolgen. Bei Haut- oder Lymphknotenbefunden ist der histologische Nachweis relativ einfach. Tumorpositive Ergußbildungen im Pleura- oder Abdominalbereich sowie pulmonale, ossäre und intrahepatische Metastasen werden durch ultraschallgezielte Aspirationszytologie ausgeschlossen oder bestätigt. Ist der Nachweis der Fernmetastasierung weder histologisch noch zytologisch möglich oder der Patientin nicht zumutbar, sind bildgebende Methoden [Lebersonographie, Skelettszintigraphie] gezielt einzusetzen, um die Verdachtsdiagnose soweit wie möglich zu erhärten. Erst dann soll das Therapiekonzept festgelegt werden.

Auch beim primär metastasierenden Mammakarzinom soll, wenn immer möglich, eine Lokaltherapie mindestens im Sinne einer operativen Tumorektomie oder Ablatio simplex durchgeführt werden. Sinn dieser Maßnahme ist es, Exulzerationen und Nekrosen der betreffenden Brust zu vermeiden. Bei sehr großen Lokalbefunden können diese präoperativ radiotherapeutisch oder zytostatisch vorbehandelt werden. Gelegentlich ist eine solche Operation aber nur mit anschließender plastischer Deckung der Wunde möglich. Nach dieser primär operativen Strategie folgt dann je nach Situation eine hormonelle oder chemotherapeutische Behandlung.

1.3.7
Chirurgie beim lokoregionären Rezidiv

Als Lokalrezidiv wird ein Auftreten von Tumormanifestationen im Mastektomiebereich (Brustwand, Narben) bzw. nach brusterhaltender Therapie in der Brust bezeichnet. Ein regionäres Rezidiv bedeutet Befall ipsilateraler Lymphabflußwege.

Die Häufigkeit der lokoregionären Rezidive hängt von verschiedenen Faktoren ab, im wesentlichen vom Lymphknotenstatus bei Behandlungsbeginn. Von entscheidender Bedeutung ist neben der schwer faßbaren Aggressivität bzw. Wachstumsgeschwindigkeit auch die Behandlung des Primärtumors [Di Pietro et al. 1980; Montague u. Fletcher 1980; Treurmiet-Donker et al. 1986]. Die lokoregionäre Rezidivrate beträgt je nach Stadium und Primärtherapie zwischen 3 und 43% [Fisher et al. 1989; Margolese 1996; Recht et al. 1991]. In den Studien von Donegan (1967) und Haagensen (1971) zeigen 4–6% aller Mammakarzinome im Stadium pT1, pN0 und M0 und knapp 20% aller pN1-Fälle ein lokoregionäres Rezidiv nach modifizierter Radikaloperation. Die Patientinnen der Mammakarzinomstudie des American College of Surgeons [Bedwani et al. 1981] mit bis zu 1 cm großen Karzinomen entwickelten in 12,8% der Fälle innerhalb der ersten 5 Jahre nach modifizierter Radikaloperation lokoregionäre Rezidive, wenn die axillären Lymphknoten bei der Erstoperation tumorfrei waren, im Gegensatz zu 31,8% bei metastatisch befallenen Lymphknoten. Rund zwei Drittel dieser lokalen und regionalen Rezidive treten innerhalb der ersten 2 Jahre nach der Operation auf [Heberer et al. 1981; Ungeheuer u. Lüders 1978].

5–10% der lokoregionären Rezidive nach *modifizierter Radikaloperation* bleiben reine Lokalerschei-

nungen, der Rest ist Teilaspekt einer generalisierten Fernmetastasierung [Bastert 1989] (s. Kap. 1.7.1). Tritt zunächst nur das lokoregionäre Rezidiv in Erscheinung, ist dessen Wertung im Indivudualfall schwierig (s. Kap. 1.4.5 und 1.6.5). Bei einem rezidivfreiem Intervall von weniger als 2 Jahren, bei multiplen lokoregionären Rezidiven, die größer als 1 cm im Durchmesser sind und bei rezeptornegativen Primärtumoren ist meistens mit einer beginnenden Generalisierung zu rechnen. Die Bestätigung der Generalisierung erfolgt im allgemeinen nach 3–6 Monaten. Bei langem rezidivfreiem Intervall (> als 2 Jahre), kleinem Solitärrezidiv und rezeptorpositivem Primärtumor kommen die lokoregionalen Rezidive häufiger solitär vor [Bastert 1989].

Tritt ein Lokalrezidiv ohne nachweisbare Fernmetastasen auf, besteht noch eine gewisse kurative Chance. Daher sollte die lokale Behandlung Vorrang haben. Der erste Schritt besteht in einer operativen örtlichen Sanierung. Gewonnenes Tumorgewebe wird immer der histologischen Diagnostik und der Bestimmung der Prognosefaktoren zugeführt. Bei Solitärmetastasen ist die operative Sanierung meist unproblematisch. Als zweiter Schritt wird eine lokale Bestrahlung durchgeführt. Der dritte Schritt besteht in einer „sekundären adjuvanten" Systemtherapie mit Tamoxifen bei hormonrezeptor-positiven Patientinnen [Borner et al. 1994]. Große Lokalrezidive verlangen eine chirurgische Exzision mit plastischer Deckung.

Der Verzicht auf die Radiotherapie nach brusterhaltender Therapie und Axilladissektion führt in 15–40% der Fälle zum intramammären Lokalrezidiv [Fisher et al. 1985 b]. Nach korrekter Nachbestrahlung liegt diese Zahl für nodalnegative und nodalpositive Patientinnen zusammen für eine Zeit zwischen 6–15 Jahren bei 3–11% [Fisher et al. 1989; Jacobson et al. 1995; Margolese 1996; Veronesi et al. 1990] (s. Kap. 1.6.4). Das früh entdeckte intramammäre Lokalrezidiv nach brusterhaltender Therapie beeinflußt nach chirurgischer Behandlung meist durch Brustamputation die Prognose in bezug auf das Gesamtüberleben nur unwesentlich, wenn überhaupt [Eberlein et al. 1990; Fourquet et al. 1989; Kurtz et al. 1989; Recht et al. 1989; Stotter et al. 1989; Veronesi 1994], da nur 5–10% der Patientinnen mit intramammärem Rezidiv synchron eine Dissemination der Erkrankung aufweisen [Westerhausen 1995]. Die Prognose des intramammären Lokalrezidivs ist damit wesentlich besser als diejenige des Brustwandrezidivs nach Mastektomie [Brunner et al. 1988; Kurtz et al. 1989; Walther et al. 1988]. Dies unterstreicht einerseits den Stellenwert der brusterhaltenden Therapie, andererseits die Bedeutung engmaschiger Nachkontrollen.

1.3.8
Chirurgie bei Sonderformen

Präkanzerosen und nichtinvasive Karzinome
(s. Kap. 1.8.4)

Bei der atypischen lobulären bzw. duktalen Hyperplasie, bei der Papillomatose mit Atypien, bei der strahligen Narbe und beim Carcinoma lobulare in situ (CLIS) mit seiner geringen malignen Potenz und einer allgemein langen Latenzphase bis zur Invasion [Bässler 1978; Schauer 1985] besteht ein 4- bis 5fach erhöhtes Risiko, ein invasives Karzinom zu entwickeln, vor allem bei zusätzlicher familiärer Mammakarzinombelastung [Bergholz et al. 1979; McDivitt et al. 1968b; Schauer 1981]. Es sind deshalb entsprechend häufige und sorgfältige Kontrolluntersuchungen erforderlich. Je nach Ausdehnung, Multizentrizität und Bilateralität der Befunde sowie je nach Atypiegrad der Zellen muß das weitere Prozedere zwischen Patientin, Kliniker und Pathologen abgesprochen werden.

Für die Behandlung des lobulären Carcinoma in situ werden derzeit 3 Möglichkeiten diskutiert. Die klinischen und mammographischen Kontrollen und nicht die chirurgische Behandlung ist für viele Autoren [Gump 1990; Ketcham u. Moffat 1990; Maass et al. 1993; Morrow u. Schnitt 1996; Schnitt u. Wang 1989] die adäquate Betreuung. Bei Patientinnen mit zusätzlich stark belasteter Familienanamnese, klinisch und mammographisch schwer beurteilbarer Brust oder starker Krebsangst kann auch eine bilaterale Mastektomie gerechtfertigt sein. Die dritte Alternative ist die einseitige totale Mastektomie mit oder ohne kontralateraler Biopsie [Morrow u. Schnitt 1996]. Auch diese Möglichkeit kommt nur in Ausnahmefällen in Frage. Eine Röntgennachbestrahlung bei brusterhaltendem Vorgehen ist nicht indiziert (s. Kap. 1.3.9 und 1.8.3).

Das intraduktale Carcinoma in situ nimmt eine Sonderstellung ein [Barth et al. 1995; Silverstein 1997] (s. Kap. 1.3.9 und 1.8.3). Über die Therapie des Carcinoma ductale in situ besteht noch keine Einigkeit. Durch Mastektomie werden fast 100 % der Patientinnen geheilt. Bei ausgedehnten Befunden und zusätzlich belasteter Familienanamnese ist die totale Mastektomie derzeit eine sinnvolle Therapie [Maass et al. 1993; Morrow et al. 1996]. Bei nicht allzu großer Ausdehnung des DCIS kommt eine brusterhaltende Operation in Form der Exzision im Gesunden in Frage [Maass et al. 1993]. Ob man evtl. bei Untergruppen auf die Nachbestrahlung verzichten kann, ist bisher nicht bekannt und wird derzeit in mehreren Studien untersucht (s. Kap. 1.8.3).

In der Übersicht sind die therapeutischen Optionen für die Behandlung von Patientinnen mit DCIS (duktales Carcinoma in situ) aufgeführt. Die thera-

peutischen Gruppen sind keineswegs absolut zu verstehen und müssen für den Einzelfall adaptiert werden [Barth et al. 1995].

Multifokalität, Multizentrizität, Bilateralität
(s. Kap. 1.8.5)

Multizentrische und ausgedehnt multifokale Karzinome schließen ein brusterhaltendes Vorgehen aus, obwohl Fisher ER et al. (1986) in diesen Fällen das gleiche Gesamtüberleben fanden, gleichgültig ob brusterhaltend operiert und nachbestrahlt oder konventionell mastektomiert wurde. Hier bleiben noch einige Fragen offen (s. Kap. 1.8.5).

Die kontralaterale Seite kann bei lobulärem histologischem Typ, positiver Familienanamnese, Parenchymmuster Wolfe P2 und DY, multizentrischem Primärtumor und bei allen diskreten mammo-

---

Therapeutische Optionen für die Behandlung von Patientinnen mit DCIS

Weite lokale Exzision
- Solitäre, nicht palpable Läsion, < 2–2,5 cm,
- Histologisch nicht DCIS vom Komedotyp,
- Guter/mäßiger zytologischer Differenzierungsgrad,
- Keine Anhaltspunkte für Multizentrizität,
- Histologisch negative Resektionsränder,
- Mammographisch gut beurteilbarer Bereich der Brust,
- Mammographische Dokumentation, daß alle Mikroverkalkungen entfernt wurden,
- Nachkontrollen langfristig gesichert.

Weite lokale Exzision plus Radiotherapie
- Solitäre DCIS-Läsionen < 4–5 cm,
- Kein DCIS mit Morbus Paget der Brustwarze,
- Keine Anhaltspunkte für Multizentrizität,
- Histologisch negative Resektionsränder,
- Mammographisch gut beurteilbarer Bereich der Brust,
- Mammographische Dokumentation, daß alle Mikroverkalkungen entfernt wurden,
- Nachkontrollen langfristig gesichert.

Mastektomie
- Tumorgröße > 4–5 cm,
- Diffuse Mikroverkalkungen,
- Anhaltspunkte für Multizentrizität,
- DCIS mit Morbus Paget der Brustwarze,
- Positive Resektionsränder der Reexzision,
- Patientin wünscht keine brusterhaltende Therapie,
- DCIS vom Komedotyp, schlechter zytologischer Differenzierungsgrad.

graphischen Hinweisen biopsiert werden. Da die Ausbeute der blinden Biopsie sehr gering ist (s. Kap. 1.2.4), wird vorgeschlagen, diese durch eine subkutane Mastektomie der kontralateralen Seite zu ersetzen [Hüter et al. 1984]. Eine Alternative stellt das Verfahren von Beller (1982) dar. Es besteht aus einer doppelseitigen, eingeschränkten subkutanen Mastektomie mit Eigenaufbau und Lymphadenektomie auf der erkrankten Seite. Aus den Ergebnissen von Calle u. Pilleron (1979, 1982) nach Mastektomie und Bestrahlung sowie von Veronesi et al. (1981) nach Quadrantektomie und Bestrahlung ist klar geworden, daß eine multizentrische Karzinomentstehung in der ipsilateralen Brust nach einer Bestrahlung sehr selten ist. Beller und Schnepper (1981) hatten aus diesen Ergebnissen die Folgerung gezogen, daß der Brustdrüsenkörper, der ein Karzinom enthält, nicht mehr zu 95 % reduziert werden muß, da er nachbestrahlt wird. Aus dem erhaltenen Fett läßt sich ein Eigenaufbau durchführen. Die andere Brust wird auf gleiche Weise operiert. Wenn man bedenkt, daß bei den anderen Operationsmethoden die zweite Brust meist unberücksichtigt bleibt, erscheint diese Kombination von kosmetischer- und Karzinomoperation diskutierbar. Wird durch dieses Vorgehen ein kontralaterales invasives Karzinom oder das Carcinoma ductale in situ bestätigt, ist die definitive Behandlung dieselbe wie beim Erstkarzinom. Es dominiert aber heute die Ansicht, daß die kontralaterale Brust ohne klinischen oder mammographischen Befund nicht operativ angegangen werden soll [Granitzka 1990].

Zusammenfassend muß festgestellt werden, daß heute bezüglich der therapeutischen Konsequenz der Multizentrizität bzw. Bilateralität des Mammakarzinoms keine allgemeingültigen Therapieempfehlungen gegeben werden können. Individualisierung steht im Vordergrund (s. Kap. 1.8.5).

Inflammatorisches Karzinom

Beim inflammatorischen Mammakarzinom liegt eine Lymphangiosis carcinomatosa der Haut vor. Diesem Prozeß können verschiedene histologische Typen des Mammakarzinoms zugrunde liegen, meist handelt es sich aber um wenig differenzierte Tumoren. Die Diagnose wird im wesentlichen aufgrund des klinischen Erscheinungsbildes gestellt: Diffuse, derbe Infiltration der Haut mit Erythem und evtl. erysipeloidem Randsaum, Schwellung, Apfelsinenhaut, Hyperthermie. Oft ist kein eigentlicher Tumor abgrenzbar. Der klinische Aspekt allein genügt für die Diagnose nicht. In jedem Fall muß die Malignität histologisch oder zytologisch definitiv nachgewiesen werden.

Unabhängig vom Grad der lokalen Ausdehnung wird der Befall der Haut beim inflammatorischen Mammakarzinom klinisch als T4d eingestuft. Dies gilt auch für die pathologische Stadieneinteilung,

wenn der Hautbefall histologisch nachgewiesen ist. Bei fehlendem Nachweis des Befalls in der Hautbiopsie und bei nichtauffindbarem und nichtmeßbarem Primärtumor erfolgt die Einstufung als pTx.

Das inflammatorische Mammakarzinom mit seiner frühen Fernmetastasierung hat eine schlechte Prognose. Aufgrund der weiten Ausdehnung ist im allgemeinen eine primär radikale Operation in den meisten Fällen nicht möglich. Als Primärtherapie wird deshalb heute eine systemische zytostatische Behandlung mit einem aggressiven antrazyklinhaltigen Schema durchgeführt.

Wenn durch diese Therapien nach 3–4 Zyklen klinisch eine operable Partial- oder Vollremission erzielt wird und keine Metastasen aufgetreten sind, sollte die modifizierte Radikaloperation mit Lymphadenektomie angeschlossen und postoperativ die zytostatische Kombinationstherapie fortgesetzt werden. Eine zusätzliche postoperative lokoregionäre Nachbestrahlung ist anzustreben [Swain u. Lippmann 1989]. Sollte nach 3–4 Zyklen kein Ansprechen des Tumors zu erreichen sein, besteht die Indikation zur Bestrahlung. Nach dem Abschluß der Bestrahlung muß im Einzelfall entschieden werden, ob die modifizierte Radikaloperation mit axillärer Lymphadenektomie und/oder eine weitere Chemotherapie angeschlossen werden soll. Die Antrazyklingesamtdosis ist speziell zu beachten, vor allem wenn Teile des Herzens im Strahlenfeld lagen.

Auch im metastasierten Stadium wird zunächst mit einer Kombinationschemotherapie begonnen. Abhängig vom Verlauf können im Einzelfall Operation und/oder Bestrahlung notwendig werden. Bei Ansprechen auf zytostatische Therapie wird diese bis zur Progression oder bis zur Antrazyklin-grenzdosis fortgesetzt. Andernfalls muß die Chemotherapie gewechselt werden.

Paget-Karzinom

Der Morbus Paget der Brust ist eine besondere klinische Erscheinungsform eines intraduktalen oder invasiven duktalen Mammakarzinoms. Die klinische Besonderheit besteht in einer einseitigen, ekzematigen, gelegentlich ulzerierenden Hautveränderung der Brustwarze. In allen Fällen mit Nachweis von Paget-Zellen in der Mamillenhaut ist davon auszugehen, daß sich dahinter ein intraduktales oder häufiger ein invasives duktales Mammakarzinom verbirgt. Der Befall der Mamillenhaut, d. h. der Nachweis von Paget-Zellen in der Mamillenhaut, wird nicht als T4 im Sinne eines Hautbefalls, sondern als Tis eingestuft. Postoperativ richtet sich die pT-Klassifizierung nach dem histologischen Ergebnis der Untersuchung des retromamillären Gewebes. Bei nachweisbarem Tumor erfolgt die T- bzw. pT-Klassifikation entsprechend der Größe des Tumors.

Die Therapie des Morbus Paget der Brust unterscheidet sich nicht von der bereits dargestellten Therapie eines üblichen intraduktalen bzw. invasiven duktalen Mammakarzinoms. Als Standardtherapie gelten die eingeschränkt radikale Mastektomie mit Axilladissektion und die brusterhaltende Behandlung unter Resektion des Mamillen-Areola-Komplexes. Nach der brusterhaltenden Therapie erfolgt die stadiengerechte postoperative Behandlung wie bei den anderen histologischen Typen des Mammakarzinoms.

Sarkome

Das chirurgische Vorgehen bei diesen Tumoren muß individuell entschieden werden. Häufig handelt es sich um große Tumoren mit schneller Wachstumstendenz. In manchen Fällen ist eine Lappenplastik notwendig, um größere Hautdefekte zu versorgen. Das Schicksal der Patientin wird durch die Fernmetastasierung bestimmt, weshalb eine adjuvante Therapie wie bei den Weichteilsarkomen an die Operation angeschlossen werden sollte.

Axilläre Metastasen und unbekannter Primärtumor

Axilläre positive Lymphknoten sind gelegentlich das einzige Anzeichen einer malignen Erkrankung. Die histologische Untersuchung eines solchen Lymphknotens erlaubt die Abgrenzung systemischer lymphoretikulärer, karzinomatöser sowie sarkomatöser Veränderungen. Aussagen über die Organherkunft der malignen Veränderung sind nur bei differenzierten Tumoren teilweise möglich. Man muß aber bedenken, daß die strukturellen Besonderheiten einer Metastase nicht immer mit dem Primärtumor übereinstimmen. Der Einsatz monoklonaler Antikörper gegen Antigene verschiedener Tumorarten kann gelegentlich hilfreich sein.

In 50–75 % der Fälle liegt der Primärtumor in der Mamma. Diese muß deshalb primär eingehend abgeklärt werden. Auch negative Untersuchungsbefunde schließen einen mammären Primärtumor nicht aus. Eventuell gelingt es, in einem entfernten Lymphknoten Hormonrezeptoren nachzuweisen, die den mammären Ursprung weitgehend beweisen. Differentialdiagnostisch muß nur das Adenokarzinom des Corpus uteri ausgeschlossen werden. Weitere mögliche Ausgangspunkte sind die Schilddrüse, der Ohren-, Nasen-, Halsbereich, die Lunge und der Magen-Darm-Trakt. Falls der Primärtumor gefunden wird, ist die Therapie spezifisch, wird er nicht gefunden, ist die komplette axilläre Lymphadenektomie und die Bestrahlung der ipsilateralen Brust indiziert.

Cystosarcoma phylloides

Nur 30 % dieser Tumoren sind maligne oder fraglich maligne [Heidenreich u. Majewski 1986; Rüegg u.

Sulser 1975; Ward u. Ewans 1986]. Der Begriff „Sarkom" führt in gewissen Fällen zu Mißverständnissen. Die Therapie richtet sich nach dem histologischen Malignitätsgrad. Auch bei gutartigem Befund soll die Exzision weit im Gesunden durchgeführt werden, da der Tumor häufig lokal rezidiviert. Eine lymphogene Ausbreitung ist selten, so daß auch bei maligner Histologie des Primärtumors auf eine axilläre Lymphadenektomie verzichtet werden kann. Sie soll aber bei klinisch palpablen Lymphknoten durchgeführt werden.

1.3.9
Pathologische Aufarbeitung des Operationspräparates und Beurteilung prognostischer Aspekte (s. Kap. 1.8.3).

Makroskopische Beschreibung, Dokumentation der Operation und mikroskopische Untersuchung

Der Operateur dokumentiert seinen Eingriff in einem möglichst exakten Operationsbericht und gibt dem Pathologen folgende Angaben (s. Kap. 1.3.4):

- Seitenlokalisation des Tumors,
- Lokalisation des Tumors innerhalb der Brust (Quadrantenlokalisation),
- Beziehung des Tumors zur Haut, zur Mamille und zur Pektoralismuskulatur,
- maximaler Tumordurchmesser,
- Angaben über Veränderungen im Restdrüsengewebe.

Im Schnellschnittlabor werden der histologische Typ, die Größe des Tumors und die Schnittrandbeschaffenheit beurteilt. Ist der Tumor im histologischen Schnittpräparat größer als makroskopisch angegeben, so gilt die mikroskopische Größenangabe für die pTNM-Klassifikation. Bei der brusterhaltenden Therapie wird der Tumor im Zentrum und am Schnittrand histologisch untersucht (s. Kap. 1.3.4). Es muß exakt histologisch geprüft werden, ob der Tumor zirkulär wirklich im Gesunden entfernt wurde. Eventuell indiziert der Histopathologe an einer bestimmten Stelle eine Nachresektion. Bei der modifizierten Radikaloperation müssen mindestens folgende 5 Entnahmestellen histologisch untersucht werden:

- Mamille,
- submamilläres Gewebe,
- Tumorzentrum,
- Tumorrand,
- Restbrustdrüsengewebe.

Nach Entfernung der malignen Gewebsveränderung in toto und in sano schließt der Operateur in den meisten Fällen eine Axilladissektion an. Er gibt dabei dem Histopathologen an, wieviele Lymphknoten er aus welchem Level entfernt hat. Weiter ist die Angabe nötig, ob Lymphknoten makroskopisch metastasenverdächtig und miteinander oder mit der Umgebung verwachsen sind. Die histopathologische Beurteilung der Lymphknoten ist am zuverlässigsten, wenn der Operateur selbst die einzelnen Lymphknoten aus dem Fettgewebe extrahiert und in gesäubertem Zustand in die Pathologie gibt. Eventuell kann eine Entfettung des axillären Gewebes zur Erfassung auch der nur millimetergroßen Lymphknoten durchgeführt werden. Als Alternative lamelliert der Pathologe das aus der Axilla in toto entfernte Fett-Lymph-Gewebe in Scheiben von etwa 3 mm Dicke. Alle makroskopisch erkennbaren Lymphknoten sind pro Level zusammen einzubetten und werden anschließend histologisch untersucht. Mindestens 2, besser 3 Stufenschnitte pro Lymphknoten im Mindestabstand von 150 µm sind durchzuführen. Mikrometastasen bis zu einem Durchmesser von 2 mm sind von Makrometastasen oder von sog. Tumoremboli, d. h. Tumorzelleinschwemmungen in den Randsinus zu differenzieren. Wesentlich für die Nachbehandlung ist eine verbindliche postoperative Stadieneinteilung entsprechend den histologischen Befunden.

Beurteilung der prognostischen Aspekte

■ *Primärtumorgröße.* Die Tumorgröße bestimmt das Stadium (s. Kap. 1.2.3). Es ist wesentlich, daß der Tumor in toto und in sano exstirpiert ist, d. h. daß die Exzisionsränder tumorfrei sind [Schnitt et al. 1994].

■ *Lymphknotenbefall der Axilla.* Der Zusammenhang zwischen der Anzahl befallener Lymphknoten in der Axilla und der Rezidivwahrscheinlichkeit wurde in großen Kollektiven seit langem aufgezeigt [Fisher et al. 1969; Fisher ER et al. 1975 a, b; Fisher et al. 1983]. Dabei treten mit zunehmendem Lymphknotenbefall vermehrt Rezidive auf. Auch der Lymphknotenkapseldurchbruch mit Dissemination von Tumorgewebe in das axilläre Fettgewebe erhöht die Rezidivwahrscheinlichkeit.

Die klinische Bedeutung des histopathologischen Lymphknotenstatus hängt einerseits davon ab, wieviele Lymphknoten aus der Axilla entfernt wurden (s. Kap. 1.3.3), andererseits wie sorgfältig der Pathologe das axilläre Fett-Lymph-Gewebe untersucht. Werden weniger als 10 Lymphknoten entfernt, muß abgeklärt werden, ob die axilläre Lymphknotenausräumung suffizient war. Die Zahl der befallenen Lymphknoten spielt eine entscheidende Rolle für das rezidivfreie- und Gesamtüberleben [Carter et al. 1989]. Neben der Zahl der befallenen Lymphknoten ist auch die Lokalisation von Bedeutung. Ein Befall der apikalen Lymphknoten im Level III ist von größerer Bedeutung als ein Befall der Lymphknoten im Level I. Die Fünfjahresüberlebensquoten werden bei Metastasen der Level I und II mit 50% und bei zusätzlichen Metastasen im Level III mit 30% angegeben [Beretta et al. 1982]. Die Metastasierung in die Axilla erfolgt im allgemeinen kontinuierlich über Level I und Level II zu Level III [Rosen et al. 1983]. Ein sprunghafter, eine bestimmte Gruppe überspringender metastatischer Befall ist dagegen eine Rarität [Boova et al. 1982; Cody et al. 1984; Rosen et al. 1983]. Die Frequenz von sog. Skipmetastasen liegt unter 2% [Haller 1992].

■ *Histologischer Tumortyp, Karzinomeinbruch in Lymphspalten und Blutgefäße.* Der histologische Tumortyp ist relevant (s. Kap. 1.2.4). Brechen Primärtumore vor allem bei nodal negativen Patientinnen in die Lymphgefäße ein, ist die Prognose signifikant schlechter [Roses et al. 1982]. Auch die Tumorinfiltration in Arterien und Venen bedeutet eine Verschlechterung der Prognose [Rosen et al. 1981]. Ob die verschleppten Malignomzellen zu klinisch manifesten Metastasen führen, steht nicht mit Sicherheit fest.

■ *Karzinomatöser Befall der Mamille.* Es besteht eine positive Korrelation zwischen der Häufigkeit des Mamillenbefalls, der Primärtumorgröße und seiner Nähe zur Mamille [Beck u. Schweikart 1985; Fisher et al. 1969; Wertheim u. Ozello 1980]. Bei Lymphangiosis carcinomatosa des subareolären Lymphknotenplexus ist in 100% der Fälle mit einer axillären Lymphknotenbeteiligung zu rechnen [Beck u. Schweikhart 1985; Wertheim u. Ozello 1980]. Dies bedeutet eine deutliche Verschlechterung der Prognose.

■ *Histologische und zytologische Differenzierung (Grading).* Man unterscheidet zwischen einem histologischen Grading [Bloom u. Richardson 1957] und einem zytologischen Kerngrading [Schenck et al. 1986] (s. Übersichten).

Beide Gradings korrelieren sowohl mit dem rezidivfreien – wie auch mit dem Gesamtüberleben [Clark et al. 1989; Fisher et al. 1990; Rosen et al. 1990; Rutsch 1995; Siegrist et al. 1995].

Histopathologisches Grading [Bloom u. Richardson 1957]

Gx Differenzierungsgrad kann nicht bestimmt werden,
G1 Gut differenziert,
G2 Mäßig differenziert,
G3 Schlecht differenziert.

Zytologisches Kerngrading [Schenck et al. 1986]

Gruppe 1	Nur kleine Kerne; DD: Gutartige Veränderungen,
Gruppe 2	Nur oder fast nur kleine Kerne,
Gruppe 3	Überwiegend kleine Kerne,
Gruppe 4	Überwiegend große Kerne, G1–G4 Fälle ohne Nukleolen.
Gruppe 5	Die Nukleoli sind klein oder nur selten,
Gruppe 6	Prominente Nukleoli,
Gruppe 7	Multiple prominente Nukleoli,
Gruppe 8	Besonders bizarres Zellbild, G5–G8 Fälle mit erkennbaren Nukleolen.

Das histologische Grading ist allerdings durch den subjektiven Charakter der Interpretation des jeweiligen Präparates belastet. Verschiedene Untersuchungen [Gilchrist et al. 1985; Stenkvist et al. 1983] kritisieren die mangelnde Reproduzierbarkeit. Außerdem ist die Häufigkeitsverteilung der Differenzierungsrate in verschiedenen Gradierungssystemen unterschiedlich. Die Zuteilung zu den beiden Extremgruppen „hochdifferenziert" und „wenig differenziert" ist aber so sicher, und der Zusammenhang zwischen Differenzierungsgrad und Tumorprogression so stark, daß ein statistisch signifikanter Prognoseunterschied daraus resultiert. Mit den erwähnten einfachen pathologisch-anatomischen Kriterien können beim nodalnegativen Mammakarzinom damit prognostische Gruppen gebildet werden. Ein weiterer Vorteil des histologischen Gradings ist, daß es in jedem Institut für Pathologie erstellt werden kann [Clark et al. 1989; Fisher ER et al. 1990; Sigurdsson et al. 1990].

Die Erfahrungen mit dem zytologischen Kerngrading zeigen in unserem Patientenkollektiv ein besseres Aufteilung der verschiedenen postoperativen Verläufe in bezug auf das rezidivfreie Überleben, insbesondere bei der nodalnegativen Patientinnengruppe [Benz 1995; Siegrist et al. 1995].

■ *Hormonrezeptorstatus.* Die Steroidhormonrezeptoren sind vorwiegend im Zellkern lokalisiert. Sie werden bei der biochemischen Bestimmungsmethode in der Zytosolfraktion nachgewiesen. Benötigt wird dazu weniger als 0,5 g Tumorgewebe. Die immunhistochemische Methode kann das Östrogen-, bzw. Progesteronrezeptorprotein am Kryostat- und am Paraffinschnitt mit Hilfe monoklonaler Antikörper nachweisen. Der entscheidende Vorteil dieser Methode ist, daß die Rezeptorbestimmung auch bei sehr kleinen Tumoren möglich ist. Hinsichtlich der qualitativen und quantitativen Aussage zeigen beide Methoden eine Übereinstimmung von rund 80 % [Böhm u. Dietrich 1998; Köhler u. Bässler 1986; Scharl et al. 1989].

Eine ganze Anzahl von Arbeitsgruppen konnte die unabhängige prognostische Bedeutung des Östrogen- und Progesteron-Rezeptors belegen [Clark 1996; Fisher et al. 1988; Foekens et al. 1989; McGuire et al. 1990; Rutsch 1995]. In den meisten Untersuchungen wurde eine längere Gesamtüberlebenszeit bei positivem Hormonrezeptorstatus nachgewiesen. Der prognostische Aussagewert scheint bei prämenopausalen Patientinnen ausgeprägter zu sein als bei postmenopausalen Frauen.

Die prognostische Bedeutung des Östrogenrezeptorstatus wird dabei unterschiedlich interpretiert. Die überwiegende Mehrzahl der Untersucher findet in 14 Studien [Parl et al. 1994] einen Überlebensvorteil für östrogenrezeptorpositive Patientinnen. Ähnlich kommt auch dem Progesteronrezeptor eine prognostische Bedeutung zu. Der Östrogenrezeptorstatus erlaubt einen Entscheid über den möglichen Nutzen einer adjuvanten endokrinen Therapie. Östrogenrezeptornegative Karzinome sprechen nur selten auf eine endokrine Therapie an [McGuire 1988]. Der Progesteronrezeptor erhöht die Aussagekraft des Östrogenrezeptors im Hinblick auf eine erfolgreiche endokrine Therapie [Reiner et al. 1990].

Der Hormonrezeptorstatus rangiert in seiner prognostischen Bedeutung deutlich hinter dem Lymphknotenbefall, hat aber eine besondere Beachtung bei nodalnegativen Patientinnen gefunden. In bezug auf das rezidivfreie Fünfjahresüberleben ist der Unterschied zwischen Patientinnen mit östrogenrezeptorpositiven Tumoren und solchen mit östrogenrezeptornegativen Tumoren zwar hoch signifikant, bewegt sich jedoch lediglich in der Größenordnung von 8–9 % [McGuire et al. 1990]. Bei längeren postoperativen Beobachtungszeiten kommen die anfangs divergierenden Überlebenskurven bei positivem und negativem Hormonrezeptorstatus wieder zusammen. Die Überlebenszeit nach einem Rezidiv ist jedoch unabhängig vom Ort der Metastasierung für hormonrezeptorpositive Patientinnen eindeutig länger als für hormonrezeptornegative. Möglicherweise hängt dies mit dem besseren Ansprechen auf endokrine Therapiemaßnahmen zusammen.

Es besteht eine Korrelation zwischen gut differenzierten Tumoren (Grading I) und hohem Rezeptorgehalt [Schenck et al. 1986]. Primärtumoren sind häufiger rezeptorpositiv als die dazugehörenden axillären Lymphknoten. Im Verlauf einer Therapie kann sich der Rezeptorstatus der Tumorzelle ändern. In rund 25 % der Fälle ist im Verlauf der Krankheit mit einer Rezeptorkonversion zu rechnen; daher sollte eine erneute Steroid-Hormonrezeptor-Analyse im Stadium der Metastasierung immer angestrebt werden.

In der Postmenopause steigt die Zahl der östrogenrezeptorpositiven Fälle um 10 % an, während die Rate progesteronrezeptorpositiver Mammakarzinome gleich bleibt [Jakesz et al. 1982; Jonat u. Maass 1982, 1983; von Maillot 1983].

Das Ansprechen eines metastasierenden Mammakarzinoms auf eine ablative, additive, kompetitive oder inhibitive (s. Kap. 1.5.1). Hormontherapie korreliert eindeutig mit dem Östrogen- bzw. Progesteronrezeptorgehalt. Rund 70 % aller Fälle, die sowohl östrogen- als auch progesteronrezeptorpositiv sind, reagieren positiv auf eine solche Therapie. Patientinnen mit östrogen- und progesteronnegativen Befunden haben nur eine Chance von etwa 6 % für das Ansprechen auf eine hormonelle Therapie [Consensus-Meeting 1979].

Neuere zellbiologische Prognosefaktoren im Tumorgewebe

Mit der Bestimmung neuerer biologischen, biochemischen bzw. molekularbilogischen Prognosefaktoren wird versucht, eine bessere Prognoseabschätzung unter anderem des nodalnegativen Mammakarzinoms zu erreichen.

Grundsätzlich ist zwischen eigentlichen Prognosefaktoren und prädiktiven Faktoren zu unterscheiden. Es gilt allerdings festzuhalten, daß bestimmte Parameter sowohl prognostische wie auch prädiktive Bedeutung haben. Mit den Prognosefaktoren möchte der Kliniker verschiedene Patientengruppen bestimmen, die eine statistisch unterschiedliche Prognose haben, um diese je nach den therapeutischen Möglichkeiten auch unterschiedlich zu behandeln. Die prädiktiven Faktoren hingegen sollen dem Arzt eine Aussage über die Wirksamkeit einer bestimmten Therapie machen. Ein klassischer Prognosefaktor ist beispielsweise der Plasminogenaktivator vom Urokinasetyp (uPA). uPA ist eine Protease, die von Tumorzellen überexprimiert wird. Patientinnen mit erhöhten uPA-Werten zeigen ein signifikant schlechteres Outcome. Parameter wie die Steroidrezeptoren oder die In-vitro-Chemosensibilität sind typische prädiktive Faktoren, weil sie u. U. in der Lage sind, die Wirksamkeit einer gegebenen Therapie (z. B. Tamoxifen bzw. Chemotherapie) vorauszusagen. Dem Kliniker fehlen heute vor allem prädiktive Faktoren, da aus klinischer Sicht die richtige individuelle Therapie für eine gegebene Patientin im Vordergrund steht.

Die Prognosefaktoren sollten grundsätzlich gegliedert werden. Wir unterscheiden (s. auch Tabelle 1.4):

- Proliferationsmarker,
- Onkogene (Tumorsuppressorgene),
- Differenzierungsmarker,
- Marker der Invasion bzw. Metastasierung,
- Angiogenesefaktoren,
- Resistenzmarker,
- Marker der Tumorimmunologie,
- genetische Marker.

Es gibt in der Literatur eine Flut von verschiedenen Prognosefaktoren für das Mammakarzinom. Jeder Prognosefaktor sollte deshalb in eine der obigen Gruppen eingeteilt werden, damit nicht eine Über- bzw. Unterbewertung erfolgt. Es scheint sinnvoller, von möglichst vielen Gruppen je einen Faktor zu bestimmen, anstatt viele von ein und derselben Gruppe. Von Bedeutung sind vor allem die in prospektiven großen Studien multivariat signifikanten Faktoren. Die Bestimmung der Faktoren ist grundsätzlich in frischem oder in paraffineingebettetem Material möglich. Der Bestimmung am frischen Tumorgewebe ist grundsätzlich der Vorzug zu geben. Ebenfalls ist die Faktorbestimmung von verschiedenen Parametern heute sowohl biochemisch bzw. mit molekularbiologischen Techniken oder auch immunhistochemisch möglich. Es gilt dabei zu bemerken, daß es gerade bei gewissen immunhistochemischen Bestimmungen zu entscheidenen Verlusten kommen kann, die das Resultat der Faktorbestimmung entscheidend verändern können [Prioleau et al. 1995].

In der Literatur werden immer wieder einzelne Prognosefaktoren beschrieben und auf ihre prognostische Bedeutung für ein spezielles, oft relativ kleines Kollektiv hingewiesen. Große Studien mit prospektiver Bestimmung von gruppierten Prognosefaktoren fehlen weitgehend, was dazu führt, daß bis heute die definitive Bedeutung der neueren Faktoren immer noch nicht klar ist. Am Beispiel der DNA-Analyse soll im folgenden die Problematik der neueren Prognosefaktoren aufgezeigt werden.

DNA-Analyse

Für die DNA-Analyse von malignen Veränderungen werden gegenwärtig 2 unterschiedliche meßtechnische Verfahren angewendet, die Flow-Zytometrie und die Image-Zytometrie. Die Flow-Zytometrie bietet die Möglichkeit, große Zellpopulationen schnell zu analysieren und erlaubt Messungen an der gesamten Gewebsprobe [Feichter et al. 1989; Kaufmann et al. 1988a, b; Merkel u. McGuire 1990; Steinbeck et al. 1989]. Bei der Imagezytometrie wird nur ein geringer Teil einer Zellpopulation gemessen; dafür kann die Analyse an zytomorphologisch identifizierten Zellen durchgeführt werden. Dies wird von verschiedenen Autoren wegen des vielfältigen klinischen Materials mit unterschiedlichen Mengen verschiedener Zellpopulationen als Vorteil gewertet [Auer et al. 1989; Fallenius et al. 1988; Steinbeck et al. 1989].

DNA-Bestimmungen geben Informationen über die Aneuploidie eines Tumors, d.h. über die Menge zusätzlicher DNA in einer Tumorzelle, die mit der Tumoraggressivität korreliert. Durch die Bestimmung des Anteils von Zellen in der S-Phase eines Generationszyklus lassen sich Informationen über die Proliferationsrate des Tumors gewinnen [Feichter et al. 1989; Kaufmann et al. 1988 a].

Die DNA-Analyse liefert prognostische Informationen vor allem innerhalb der lymphknotennegativen Patientengruppe. Patientinnen mit diploiden Tumoren und negativen Lymphknoten haben eine ausgezeichnete Prognose mit 95 % Wahrscheinlichkeit eines rezidivfreien Zehnjahresüberlebens; Patientinnen mit diploiden Tumoren und positiven Lymphknoten eine solche von 76 %. Sind die Tumoren mit negativen Lymphknoten aneuploid, beträgt die rezidivfreie Zehnjahresüberlebenswahrscheinlichkeit 60 %. Dagegen fand man bei Patientinnen mit aneuploiden Tumoren und positiven Lymphknoten eine rezidivfreie Zehnjahresüberlebenswahrscheinlichkeit von weniger als 31 % [Auer et al. 1989; Merkel u. McGuire 1990].

Auch die S-Phasenfraktion, die besser flowzytometrisch bestimmt werden kann, scheint insbesondere in Kombination mit dem Ploidiestatus eine wichtige prognostische Aussagekraft zu besitzen. Diploide Tumoren mit niedriger S-Phase korrespondieren mit guter Prognose. Aneuploide Tumoren mit hoher S-Phase weisen auf eine schlechte Prognose hin [Merkel u. McGuire 1990]. Bei aneuploiden und heteroploiden Tumoren ist eine genaue S-Phasenbestimmung jedoch oft nicht möglich [Graeff u. Jänicke 1992]. Kaufmann et al. (1988 a) fanden eine direkte proportionale Beziehung zwischen S-Phasenanteil und rezidivfreiem Intervall. Für die Beurteilung des Gesamtüberlebens ergaben sich keine signifikanten Unterschiede.

DNA-Gehalt und S-Phase korrelieren im allgemeinen mit dem histologischen Grading, wobei sich niedrig differenzierte Tumoren oft mit einem aneuploiden Verteilungsmuster und einem hohen S-Phasenanteil darstellen und umgekehrt [Jonat et al. 1994; Merkel u. McGuire 1990; Steinbeck et al. 1989]. Die besten zusätzlichen Informationen liefern DNA-Gehalt und S-Phase bei den mäßig gut differenzierten Karzinomen.

Die Angaben über eine Korrelation zwischen Lymphknotenstatus und Ploidiegehalt sind kontrovers [Kaufmann et al. 1988 a; Merkel und McGuire 1990; Steinbeck et al. 1989]. Für die S-Phasenfraktion fand man keine Beziehung zum Lymphknotenstatus [Merkel u. McGuire 1990].

Östrogenrezeptornegative Tumoren waren bei den meisten Untersuchungen signifikant häufiger aneuploid und zeigten eine hohe S-Phasenfraktion [Merkel u. McGuire 1990]. Bei östrogenrezeptorpositiven Tumoren fanden sich hingegen keine signifikanten Unterschiede zwischen Diploidie und Aneuploidie bzw. S-Phasenanteil [Kaufmann et al. 1988 a; Merkel u. McGuire 1990]. Diese Beziehungen ließen sich für die Progesteronrezeptoren nur trendmäßig nachweisen [Kaufmann et al. 1988 a; Merkel u. McGuire 1990]. Obwohl Ploidie und S-Phasenanteil teilweise mit anderen Tumoreigenschaften korrelieren, scheinen sowohl Ploidiestatus als auch S-Phasenfraktion unabhängige Prognosefaktoren zu sein. Trotz der vorgestellten Resultate der Studien wird die DNA-Analyse in den meisten Therapieprotokollen nicht berücksichtigt.

In-vitro-Chemosensibilität als prädiktiver Faktor

Die Bestimmung der In-vitro-Chemosensibilität des Mammakarzinoms ist klinisch zwar sehr wünschenswert, jedoch aus verschiedenen Gründen problematisch. Der Brustkrebstumor ist grundsätzlich schwieriger zu kultivieren als andere Tumoren. Zudem ist er nicht selten sehr fibrös und relativ klein. Bis Anfang der 90er Jahre gab es außerdem kein Assay, der klinisch für die routinemäßige Testung zur Verfügung stand. Mit dem Adenosintriphophate Cell Viability Assay (ATP-CVA) ist es heute möglich, diese Testungen durchzuführen. Da dafür jedoch spezialisierte Labors nötig sind, hat dieser Test auch heute noch keine weite Verbreitung gefunden, obwohl mittlerweile verschiedene Zentren daran arbeiten. Nach einer mechanisch-enzymatischen Disaggregation werden die Zellaggregate in Kultivierungsplatten gebracht und während einer Woche mit und ohne Chemotherapeutika inkubiert. Nach einer Woche wird die Fraktion der überlebenden Zellen im Vergleich zur Kontrolle bestimmt. Damit ist eine Voraussage über die Ansprechbarkeit von verschiedenen Chemotherapien individuell möglich. Die In-vitro-Chemosensibilität des Mammakarzinoms muß auch heute noch als experimentell betrachtet werden, obwohl es offensichtlich ist, daß sie als prädiktiver Faktor klinisch äußerst wertvoll erscheint [Köchli et al. 1993, 1994 a, 1994 b, 1995].

1.4
Chemotherapie

1.4.1
Allgemeines

Beim Mammakarzinom gibt es grundsätzlich 3 verschiedene Indikationen für den Einsatz einer Chemotherapie:

- die adjuvante Chemotherapie,
- die primäre oder neoadjuvante Chemotherapie,

● die Chemotherapie beim metastasierenden Mammakarzinom.

Die neoadjuvante Chemotherapie etabliert sich zunehmend in den heutigen Therapieplan (s. Kap. 1.4.6). Eine präoperative Chemotherapie kann auch bei inflammatorischen und bei primär inoperablen Mammakarzinomen indiziert sein. Diese Fälle sind jedoch heutzutage eher eine Seltenheit (s. Kap. 1.4.4 und 1.4.6). Die Intention der adjuvanten Chemotherapie liegt darin, die Langzeitergebnisse beim operablen Mammakarzinom zu verbessern. Die Therapie erfolgt in primär kurativer Absicht. Beim metastasierenden Mammakarzinom ist derzeit keine kurative Behandlung möglich. Aus diesem Grunde müssen in der verbleibenden Überlebenszeit die therapeutischen Bemühungen vordringlich darauf ausgerichtet sein, Lebensqualität und körperliche Leistungsfähigkeit möglichst lange zu erhalten. Gerade bei einer nichtheilbaren Erkrankung ist der Einsatz einer nebenwirkungsbeladenen Therapieform nur dann gerechtfertigt, wenn nach eingehender Abwägung zwischen der individuellen Krankheitssituation und den Erfolgschancen einer Chemotherapie mit einer deutlichen Besserung der tumorbedingten Beschwerden gerechnet werden kann.

Da die Krankheit im generalisierten Stadium als unheilbar betrachtet wird, ist eine kleine Verminderung der Metastasierungshäufigkeit von großer gesundheitspolitischer und menschlicher Bedeutung. Dies ist nur durch eine möglichst gute primäre Therapie (mit adjuvanter Behandlung) zu erreichen. In Abb. 1.9 sind die Beziehungen zwischen der Chemotherapiezielsetzung und den Therapienebenwirkungen bzw. der Lebensqualität dargestellt [Castiglione u. Goldhirsch 1989].

Die adjuvante Therapie wird ohne wesentliche Rücksicht auf kurzfristige Nebenwirkungen verabreicht. Von großer Bedeutung ist jedoch die Vermeidung von Spättoxizitäten (z. B. Zweittumoren). Bei unheilbaren metastasierenden Mammakarzinomen hat hingegen die Chemotherapie eine palliative Funktion. Die primäre Intention ist in erster Linie in der Verbesserung der Lebensqualität durch Herabsetzung somatischer Beschwerden zu sehen. Aus diesem Grunde sollten bei palliativen Therapien die kurzfristigen Nebenwirkungen möglichst klein gehalten werden. Die Spättoxizitäten sind wegen relativ kurzer Überlebenszeiten der Patientinnen von sekundärer Bedeutung [Brunner 1987].

Der in der Onkologie bekannte Remissions- und Progressionsbegriff stammt aus den Anfängen der Chemotherapie vor 30 – 40 Jahren. Damals hatte man Substanzen allein daraufhin geprüft, ob sich ein Tumor nach Exposition zurückbildet. Die damaligen Kriterien wurden seither auch in der gynäkologi-

Ziel der Chemotherapie	Kurzfristige Toxizität	Spättoxizität	Lebensqualität
Adjuvant			kurzfristig Verlust
			langfristig Gewinn
Palliativ			Kosten-Nutzen-Relation

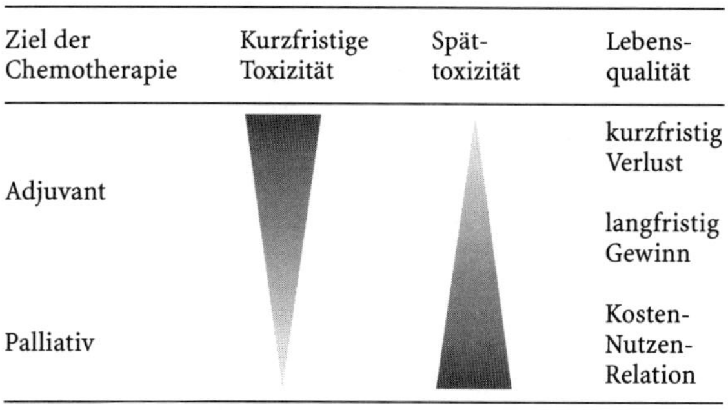

Abb. 1.9. Ziel der Chemotherapie und Lebensqualität

schen Onkologie für jede Form von Therapie übernommen. Heute müssen wir erkennen, daß die Erfolge der Chemotherapie beim Mammakarzinom, sei sie adjuvant oder palliativ, nicht mehr allein mit biologischen oder statistischen Parametern gemessen werden können. Gerade beim metastasierenden Mammakarzinom hat der Begriff der Remission im Sinne der Tumorverkleinerung seinen Sinn weitgehend verloren. Die Remission und damit die Tumorrückbildung ist meist Voraussetzung, daß überhaupt eine klinische Besserung, eine Palliation eintritt. Der alleinige Stillstand des Wachstums kann aber ebenfalls zu einer Besserung der Symptome führen. Zudem ist bekannt, daß es auch Tumorrückbildungen gibt, die nicht mit einer Besserung der klinischen Situation und damit keiner Verbesserung der Lebensqualität verbunden sind. Beim Mammakarzinom hat sich somit in den letzten Jahren eine Änderung der Erfolgsbeurteilung abgezeichnet. Man hat versucht, das subjektive Erleben der Patientinnen in die Evaluation von Therapieeffekten miteinzubeziehen. Heute gehört die Lebensqualität der Patientinnen mit Mammakarzinom auf jeden Fall zur Beurteilung von Therapieerfolgen, sei es bei adjuvanter Behandlung unmittelbar postoperativ, sei es bei palliativen Therapien der metastatischen Krankheit. Das Erleben der Patientinnen während der adjuvanten und während der palliativen Chemotherapie ist aber uns Ärzten heute noch weitgehend unbekannt. Aus den oben genannten Gründen sind wissenschaftliche Studien darüber sinnvoll.

Das Ziel der systemischen Therapie beim Mammakarzinom sollte folglich darin liegen, einen möglichst hohen therapeutischen Index zu erreichen, d. h. lange progressionsfreie Intervalle und lange Gesamtüberlebenszeiten bei möglichst hoher Lebensqualität bzw. geringer Toxizität.

1.4.2
Adjuvante Chemotherapie beim primär operablen Mammakarzinom

Die erste Hypothese über den Wert einer adjuvanten Chemotherapie beruhte auf der Idee, daß intraoperativ wegtransportierte Zellen vernichtet werden müssen. Diese Hypothese wurde inzwischen zugunsten der Vorstellung verlassen, daß bereits bei der Diagnose eines Mammakarzinoms Mikrometastasen vorliegen können. Ein Großteil der Mammakarzinome ist zum Zeitpunkt der Diagnose keine lokale, sondern eine Systemerkrankung. Die regionären Lymphknoten sind als anatomische Barrieren gegen die Tumorausbreitung unwirksam [Fischer 1980]. Dem Lymphknotenstatus kommt bei der Prognosebeurteilung eine entscheidende Rolle zu. Je mehr Lymphknoten bei der Primäroperation befallen sind, desto geringer ist das Überleben [Fischer 1983]. Der Lymphknotenstatus ist damit ein Indikator der stattgefundenen Dissemination, wobei Tumorwirtinteraktionen wahrscheinlich eine entscheidende Rolle spielen und einer großen biologischen Variabilität unterliegen. Der karzinompositive Lymphknoten ist Indikator einer Tumorwirtbeziehung, die die Entwicklung von Metastasen erlaubt. Es ist eine Tatsache, daß etwa ein Drittel aller nodalnegativen Mammakarzinompatientinnen langfristig an ihrer Erkrankung stirbt. Aus diesem Grund ist es vor allem im nodalnegativen Kollektiv von großer Bedeutung, eine risikoadaptierte Systemtherapie zu indizieren. Die Early Breast Cancer Trialist Collaborative Group hat 1992 einen ausführlichen Bericht über die Meta-analyse der systemischen Behandlung des Mammakarzinoms (hormonale, zytotoxische und Immuntherapie) veröffentlicht. Darin wurden 133 randomisierte Studien mit 31.000 Rezidiven und 24.000 Todesfällen unter 75.000 Frauen analysiert [Early Breast Cancer Trialist Collaborative Group 1992]. Darin hat sich gezeigt, daß nicht nur die nodalpositiven Patientinnen von einer adjuvanten Systemtherapie profitieren, sondern eben auch die nodalnegativen Mammakarzinompatientinnen. In dieser Metaanalyse mit einem 10jährigen Follow-up stellen Peto et al. einen Unterschied in der relativen Verminderung des Rezidiv- und Mortalitätsrisikos von etwa 25 % durch eine adjuvante Chemo- oder Tamoxifentherapie bei nodalnegativen oder nodalpositiven Mammakarzinompatientinnen fest. Das Rezidivrisiko dieser beiden Kollektive ist jedoch unterschiedlich, so daß die Verminderung der absoluten Mortalität in dieser Übersicht deutlich zum Ausdruck kam. Der absolute Gewinn für die nodalnegative Patientin ist somit geringer als für die nodalpositive Patientin. 1995 und 1998 fanden die 5. und 6. internationale Konsensuskonferenz zur adjuvanten Therapie des Mammakarzinoms in St. Gallen statt [Senn et al. 1996]. Die Therapieempfehlungen für nodalnegative Mammakarzinompatientinnen sind aus Tabelle 1.2 ersichtlich.

Es werden dabei 3 Risikogruppen gebildet:

- minimales Risiko, wobei bei dieser Risikogruppe alle der aufgeführten Faktoren zutreffen müssen,
- eine Gruppe mit mittlerem Risiko und
- eine Gruppe mit hohem Risiko, wobei hier mindestens ein Faktor zutreffen muß.

Tabelle 1.2. Empfehlungen der 6. internationalen Konsensuskonferenz zur adjuvanten Therapie des nodalnegativen Mammakarzinoms, St. Gallen, 1998

	Minimales/ geringes Risiko	Mittleres Risiko	Hohes Risiko
Prämenopausal ER oder PR positiv	**Nil oder Tamoxifen**	**Tam ± Chemo**[1] Ovarektomie/RT** GnRH Analogon**	**Chemo + Tam** Ovarektomie/RT** GnRH Analogon**
Prämenopausal ER und PR negativ	n.a.[3]	n.a.[3]	**Chemotherapie**[2]
Postmenopausal ER oder PR positiv	**Nil oder Tamoxifen**	**Tam ± Chemo**[1]	**Tam + Chemotherapie**[1]
Postmenopausal ER und PR negativ	n.a.[3]	n.a.[3]	**Chemotherapie**[2]
Ältere (≥ 70 J.)	**Nil oder Tamoxifen**	**Tamoxifen** ± Chemo	**Tamoxifen** Falls keine Expression von ER und PR: **Chemotherapie**

*   Fettgedruckte Stichworte sind Behandlungen, die in der Routine akzeptiert sind oder als Standard in klinischen Studien.
** Verweist auf Behandlungen, die zur Zeit noch in klinischen Studien geprüft werden.
[1] Der Zusatz von Chemotherapie gilt als akzeptable Option, basierend auf Evidenz aus klinischen Studien. Erwägungen über ein niedriges relatives Rezidivrisiko, Alter, Toxizität, sozio-ökonomische Implikation und Information zur Präferenz der Patientin könnten den Einsatz von **Tamoxifen allein** rechtfertigen.
[2] Der Zusatz von Tamoxifen nach Chemotherapie könnte in Erwägung gezogen werden für Patientinnen, deren Tumoren als ER- und PR-negativ klassifiziert sind, die aber eine gewisse Expression in entweder ER oder PR im Tumor haben.
[3] = nicht anwendbar.

Es besteht ein Konsensus darüber, daß die pathologisch bestimmte Tumorgröße der invasiven Komponente bezüglich prognostischem Wert für einen Rückfall von größter Bedeutung ist. Ebenso wurde zum Ausdruck gebracht, daß der Steroidrezeptorstatus und das Grading Ausdruck der malignen Transformation der Tumorzelle sind. Eine klare Trennung in eine Gruppe mit guter bzw. schlechter Prognose ist heute aufgrund der vorliegenden Daten noch schwierig. Patientinnen, die ein Mammakarzinom in sehr jungem Alter entwickeln, sind grundsätzlich als Hochrisikopatientinnen zu bezeichnen, obwohl die genaue Altersgrenze noch nicht klar definiert ist. Noch 1995 bestand kein Konsensus, daß das Alter per se die adjuvante Therapie beeinflussen sollte. Folgende Parameter sind routinemäßig zu bestimmen, um das Risiko einer nodalnegativen Patientin abschätzen zu können: Tumorgröße, Steroidrezeptoren, Grading, Alter (Tabelle 1.3).

Von besonderer Bedeutung ist die Tatsache, daß eine Dosisreduktion zu einer signifikanten Verschlechterung der Prognose führen kann; aus diesem Grund wurde auf der Konsensuskonferenz 1995 die konsequente Dosierung ohne unnötige Reduktion hervorgehoben [Wood et al. 1994]. Aufgrund der Konsensusempfehlungen könnte man zu der Überzeugung kommen, daß die modernen biochemischen bzw. molekularbiologischen Prognosefaktoren und prädiktive Faktoren beim Mammakarzinom keine Rolle spielen. Inwieweit die neuen Prognosefaktoren die Therapie beeinflussen sollten, wird z. Z. diskutiert. Bestimmt sind weitere prospektive Studien indiziert, um den Wert dieser neuen Faktoren definitiv bewerten zu können. Sicher scheint es nicht sinnvoll, die Bestimmung von unzähligen Prognosefaktoren von einem Tumor zu verlangen, da dies aus Gründen der Praktikabilität, der Kosten und schließlich der Effizienz unmöglich erscheint. Vielmehr ist es sinnvoll, die Unzahl der neuen Prognosefaktoren zu gruppieren und jeweils nur einen oder 2 aus je einer Gruppe zu bestimmen. In Tabelle 1.4 sind die verschiedenen neuen Prognosefaktoren aufgelistet.

Bei den nodalpositiven Patientinnen hat sich die Indikation zur Systemtherapie (Tabelle 1.5) in den letzten Jahren wenig gewandelt.

Im Konsensus wurde außerdem auf die speziellen Aspekte bei der Therapie eingegangen. Diese sind hier im besonderen erwähnt [Senn et al. 1996].

Ausschaltung der ovariellen Funktion
Diese stellt eine klinisch relevante Therapieoption bei der prämenopausalen, rezeptorpositiven Patientin dar. Das Wissen darüber beziehen wir aus Studien mit 15jährigem Follow-up. Die Daten aus den Studien mit Chemotherapie mit und ohne Ausschaltung der ovariellen Funktion haben noch ein zu kurzes Follow-up, um definitive Schlußfolgerungen machen zu können. Es scheint jedoch, daß die Oophorektomie mit Chemotherapie der alleinigen Chemotherapie überlegen ist. Es gilt jedoch zu betonen, daß die Kombination von Oophorektomie und Chemotherapie immer noch als experimentell angesehen werden muß. Insbesondere die Ausschaltung der ovariellen Funktion mittels GnRH-Analoga wird z. Z. noch weiter untersucht und kann noch nicht als Standardtherapie bezeichnet werden. Von besonderer Bedeutung ist der psychologische Effekt dieser für die Frau sehr eingreifenden Maßnahme der Kastration mit den darausfolgenden Nebenwirkungen.

Tamoxifen
Aufgrund der vorliegenden Daten kann klar gesagt werden, daß Tamoxifen die Inzidenz von Rezidiven vermindert und die Mortalität ebenfalls geringer ist. Mehr Aufsehen hat in letzter Zeit die Tatsache erregt, daß die Inzidenz des Endometriumkarzinoms unter Tamoxifen erhöht ist. Es gilt jedoch klarzustellen, daß die Inzidenz unter 1 % liegt und die Krankheit durch regelmäßige, mindestens einmal jährlich durchgeführte Vaginalsonographien gut erkannt werden kann. Die Dauer der Gabe liegt zwischen 2 und 5 Jahren, wobei z. Z. noch verschiedene Untersuchungen durchgeführt werden, insbesondere die Gabe von Tamoxifen 5 Jahre vs. 10 Jahre vs. lebens-

Tabelle 1.3. Definition der Risikogruppen beim nodalnegativen Mammakarzinom; Konsensus 1998

Risikofaktoren [1]	Minimales Risiko (alle gelisteten Faktoren)	Mittleres Risiko	Hohes Risiko (Vorliegen von mindestens einem Faktor)
Tumorgröße *	≤ 1 cm	1,1–2,0 cm	> 2,0 cm
ER und/oder PR-Status **	Positiv	Positiv	Negativ
Grading	G I	G I – G II	G II – G III
Alter ***	≥ 35 Jahre		< 35 Jahre

[1]   Einige erachten auch die Lymphangiosis und/oder die Hämangiosis carcinomatosa als wichtiges Risikomerkmal.
*   Die pathologisch gemessene Tumorgröße (der invasiven Komponente) war allgemein als der wichtigste prognostische Faktor anerkannt zur Definition eines zusätzlichen Rezidivrisikos.
**   ER-Status und PR-Status sind wichtige prädiktive Faktoren für eine Hormontherapie.
*** Rezidivrisiko bei jungen Patientinnen ist erhöht, genaue Altersschwelle jedoch nicht definierbar.

Tabelle 1.4. Neue Prognosefaktoren nach Gruppen geordnet

Gruppenbezeichnung	Name
1. Proliferationsmarker	Thymidin-Labeling-Index S-Phase Ki-67 Topoisomerase II Thymidinkinase Mitoseindex Zykline PCNA und andere
2. Onkogene (Tumorsuppressorgene)	HER-2/neu = Erb B2 p53 c-myc, ras, int-2
3. Differenzierungsmarker	EGF-R Östrogen- und Progesteronrezeptoren (= ER, PR) Insulin-like growth factor Insulinrezeptor Transforming growth factors
4. Marker der Invasion bzw. Metastasierung	Kathepsine B, D, L und Inhibitoren Plasminogenaktivatoren uPA und PA Plasminogeninhibitoren PAI-1 Lamininrezeptor CD44v6 Stromelysin-3 Matrixmetalloproteasen und Inhibitoren Tumorzellnachweis im Knochenmark
5. Angiogenesefaktoren	VEGF (Vascular endothelial growth factor) Angiogenin bFGF (basic fibroblast growth factor)
6. Resistenzmarker	Resultat der In-vitro-Chemosensibilitätstestung mit dem ATP-Cell-Viability-Assay und anderen Tests Bestimmung des p-Glykoproteins (MDR-1)
7. Marker der Tumorimmunologie	HLA-Antigene Tumorassoziierte Antigene (TAG u.a.)
8. Genetische Marker	Allelverlust, Punktmutationen, Allelgewinn Rekombinationen

Tabelle 1.5. Adjuvante Therapie für nodalpositive Patientinnen; Konsensus 1998

Patientinnengruppe	Behandlung
Prämenopausal ER positiv oder PR positiv	**Chemotherapie + Tamoxifen** **Ovarektomie/RT** (oder GnRH Analogon) ± Tamoxifen** Chemotherapie ± Ovarektomie/RT oder (GnRH} ± Tamoxifen**
Prämenopausal ER und PR negativ	**Chemotherapie**[2]
Postmenopausal ER oder PR positiv	**Tamoxifen + Chemotherapie**[1]
Postmenopausal ER und PR negativ	**Chemotherapie**[2]
Ältere (≥ 70 J.)	**Tamoxifen** Falls keine Expression von ER und PR: **Chemotherapie**

* Fettgedruckte Stichworte sind Behandlungen, die in der Routine akzeptiert sind oder als Standard in klinischen Studien.
** Verweist auf Behandlungen, die zur Zeit noch in klinischen Studien geprüft werden.
[1] Der Zusatz von Chemotherapie gilt als akzeptable Option, basierend auf Evidenz aus klinischen Studien. Erwägungen über ein niedriges relatives Rezidivrisiko, Alter, Toxizität, sozio-ökonomische Implikation und Information zur Präferenz der Patientin könnten den Einsatz von **Tamoxifen allein** rechtfertigen.
[2] Der Zusatz von Tamoxifen nach Chemotherapie könnte in Erwägung gezogen werden für Patientinnen, deren Tumoren als ER- und PR-negativ klassiert sind, die aber eine gewisse Expression von entweder ER oder PR im Tumor haben.

länglich. Eine definitive Konklusion kann noch nicht gemacht werden. Im Rahmen der Studien der IBCSG wird Tamoxifen heute 5 Jahre verordnet.

Chemotherapeutisches Regime

Bei den nodalnegativen Patientinnen ist das Standardregime CMF, alle 4 Wochen an den Tagen 1 und 8 gegeben. Das Cyclophosphamid wird entweder i. v. gegeben oder per os während den Tagen 1–14. Bei nodalpositiven Patientinnen können alternativ 6 Zyklen CMF gegeben werden oder 4 Zyklen AC oder FAC [Shapiro u. Hendersen 1994; Fisher et al.1990]:

- Variante 1:
  Cyclophosphamid   500 mg/m^2 i. v. Tag 1 und 8;
  Methotrexat   40 mg/m^2 i. v. Tag 1 und 8;
  Fluorouracil   600 mg/m^2 i. v. Tag 1 und 8;
  Wiederholung alle 4 Wochen bzw. nach Regeneration der Knochenmarksfunktion.
- Variante 2:
  Cyclophosphamid   100 mg/m^2 p. o. Tag 1–14;
  Methotrexat   40 mg/m^2 i. v. Tag 1 und 8;
  Fluorouracil   600 mg/m^2 i. v. Tag 1 und 8.

Chemotherapiedosierung

Untersuchungen haben klar gezeigt, daß die Halbierung der Dosierung bei antrazyklinhaltiger Chemotherapie schlechtere Resultate ergibt [Wood et al. 1994]. Es hat sich aber auch erwiesen, daß eine Verdopplung der Dosisintensität von Alkylanzien mit AC-Regime keine besseren Ergebnisse ergibt. Klinisch wichtig erscheint somit die Tatsache, daß die volle Dosierung möglichst eingehalten wird und die Gabe von Wachstumsfaktoren nicht erfolgen sollte.

Chemoendokrinotherapie

Die Kombination von Zytostatika wie Doxorubicin und Cyclophosphamid mit Tamoxifen ist besser im Vergleich zur alleinigen Gabe von Tamoxifen, besonders bei Patientinnen mit östrogenrezeptorpositiven Tumoren [Fisher et al. 1990]. Es gilt jedoch zu betonen, daß die ideale Kombination von Chemotherapie mit Tamoxifen noch unklar ist. In-vitro-Untersuchungen haben gezeigt, daß es u. U. problematisch sein kann, die Chemotherapie mit Tamoxifen gleichzeitig zu kombinieren, da u. U. Interaktionen die Zytotoxizität herabsetzen können. Aus diesem Grund scheint die sequentielle Gabe z. Z. sinnvoll, d. h. Chemotherapie für 4–6 Zyklen, anschließend Tamoxifen für die restlichen 5 Jahre.

Hochdosischemotherapie mit Gabe von peripheren Stammzellen oder Knochenmarkstransplantation

Diese Therapieoption ist z. Z. noch experimentell. Zur Zeit laufen weltweit verschiedene randomisierte Studien darüber. Aufgrund der ersten Phase-II-Studien aus Amerika und Italien könnten die damit erzielten Resultate besser sein als mit der z. Z. durchgeführten Standardtherapie. Die Resultate müssen jedoch im Zusammenhang mit der entstehenden Morbidität, Mortalität und den Kosten gesehen werden. Zur Zeit ist diese Therapieoption sicher nur im Rahmen von randomisierten Studien sinnvoll.

Taxane

Die Taxane (besonders Paclitaxel) wurden vor allem bei fortgeschrittenen und metastatischen Mammakarzinomen eingesetzt. Insbesondere die Kombination Taxol/Doxorubicin erscheint bei metastatischer Erkrankung außerordentlich erfolgreich (s. Kap. 1.4.3). Es ist jedoch zu betonen, daß noch viele offene Fragen bezüglich der genauen Dosierung und Applikationszeit bestehen. In der adjuvanten Therapie gibt es noch zu wenig Daten, und die Zukunft muß zeigen, ob eine Kombination von Taxol z. B. mit Doxorubicin auch in der adjuvanten Situation gerechtfertigt ist. Zur Zeit werden die Taxane in der adjuvanten Situation nur im Rahmen von randomisierten Studien eingesetzt.

Die alte Patientin

Alte Patientinnen mit einer langen Lebenserwartung trotz Mammakarzinom sollten nicht anders behandelt werden als jüngere, postmenopausale Patientinnen. Sicher ist die Indikation zu einer Chemotherapie sehr eng zu stellen. Wird die Chemotherapie gegeben, sollte sie jedoch in der vollen Dosierung durchgeführt werden; ansonsten sollte sie besser nicht eingesetzt werden.

Hormonelle Substitution nach Mammakarzinom

Es muß ganz klar festgehalten werden, daß wir z. Z. bei Gabe von Östrogenen wegen postmenopausalen Symptomen nach Behandlung eines primären Mammakarzinoms über keine Langzeitdaten verfügen. Die wenigen Daten, die vorhanden sind, haben sehr kleine Fallzahlen und eine definitive Empfehlung kann aus diesem Grund z. Z. nicht erfolgen. Aus diesem Grund muß z. Z. individuell vorgegangen werden. Die Empfehlungen der Deutschen Gesellschaft für Senologie von 1989 ist arbiträr und nicht unumstritten (s. Tabelle 1.6). Die Gabe von Tibolon und Raloxifen wird klinisch geprüft.

1.4.3
Chemotherapie beim metastasierenden Mammakarzinom

Indikationen

Das metastasierende Mammakarzinom bleibt auch mit den heute zur Verfügung stehenden Chemotherapien eine unheilbare Krankheit. Somit ist jeder

Tabelle 1.6. Hormonelle Substitution nach Mammakarzinom; Deutsche Gesellschaft für Senologie, 1989

Tumorgewebe	Axilläre Lymphknoten	Mögliche Hormonsubstitution
Rezeptornegativ	Nicht befallen	Östrogen + Gestagen
	Metastatisch befallen	Gestagen (z. B. 10 mg MPA) oder Östrogen + Gestagen (monophasisch, kontinuierlich)
Rezeptorpositiv	Nicht befallen	Gestagen (kontinuierlich); Östrogen + Gestagen (ab 5 Jahre nach Primärtherapie)
	Metastatisch befallen	Tamoxifen (adjuvant 2–5 Jahre) evtl. Kombination mit Gestagenen

chemotherapeutische Therapieansatz grundsätzlich in erster Linie palliativ. Die Therapie hat zum Ziel, die Qualität des verbleibenden Lebens zu verbessern. Um dieses Ziel zu erreichen, ist in der Regel eine Tumorrückbildung oder zumindest ein Wachstumsstillstand (no change) bei der behandelten Patientin erforderlich. Es gibt heute Anhaltspunkte, daß prognostische und prädiktive Faktoren einen größeren Einfluß auf das Resultat von Chemotherapie, insbesondere bezüglich der Überlebenszeit haben, als Art und Intensität der Chemotherapie. Die Therapie erfolgt somit nicht nach einem Standardschema, sondern muß entsprechend der einzelnen Prognosefaktoren individuell geplant werden [Possinger et al. 1988; Schünemann u. Beaufort 1986].

Günstige Prognosefaktoren beim metastasierenden Mammakarzinom sind (Low-risk-Gruppen):

1. Positiver Hormonrezeptornachweis.
2. Langsamer Krankheitsverlauf, d. h. Auftreten von folgenden Metastasen, frühestens (1–)2 Jahre nach Primäroperation:
   - Hautmetastasen,
   - Lymphknotenmetastasen,
   - karzinomatöser Pleuraerguß,
   - Skelettmetastasen,
   - einzelne pulmonale Metastasen, wenn eine rasche Progredienz ausgeschlossen werden kann,
   - isolierter Befall eines viszeralen Organs nach mehr als 4 Jahren.
3. Geringe Wachstumsrate des Tumors: retrospektive Verlaufsbeobachtung nötig. Gegebenenfalls Berücksichtigung der Tumorverdoppelungszeit und anderer zellkinetischer Parametern wie Ploidie, S-Phase u. a.

Ungünstige Prognosefaktoren (High-risk-Gruppen) sind:

1. Negativer Hormonrezeptornachweis.
2. Rascher Krankheitsverlauf, d. h. Metastasen vor Ablauf von (1–) 2 Jahren nach der Primäroperation.
3. Viszerale Metastasen.
4. ZNS-Metastasen (gelten zwar als High-risk-Situation, sind jedoch isoliert meist keine Indikation für eine Chemotherapie).

5. Kombinierte Metastasierung in mehr als 2 Organsystemen.
6. Lebensbedrohliche Komplikationen wie Einflußstauung, Ateminsuffizienz, Hyperkalzämie.
7. Schlechter Aktivitätsindex.

Aufgrund dieser Unterscheidung sollte die Therapiedurchführung individualisiert werden [Alanko et al. 1985; Fey et al. 1981; George und Hoogstraten 1978; Hortobagyi et al. 1983; Possinger et al. 1988]. Überraschenderweise findet man trotz der großen Literaturfülle über die Behandlung des metastasierenden Mammakarzinoms nur selten prospektive Untersuchungen, die Prognoseparameter berücksichtigen oder auf ihnen basieren. Künftige randomisierte Studien beim metastasierenden Mammakarzinom sollten daher für die verschiedenen Risikogruppen getrennt durchgeführt werden. Ebenfalls mitberücksichtigt werden sollte stets die Vorbehandlungsintensität (adjuvante oder keine adjuvante Vorbehandlung, frühere Hormonbehandlung im metastasierenden Stadium, frühere zytostatische Therapie u. a.). In der heutigen Praxis sollte das künftige therapeutische Vorgehen auf einer prognoseadaptierten Behandlungsführung beruhen (Abb. 1.10 und 1.11) [Bastert 1989a; Cavalli et al. 1984b; Höffken et al. 1989; Lipton et al. 1984; Smith et al. 1981].

Patientinnen mit günstigen Prognosefaktoren und positivem oder unbekanntem Hormonrezeptorstatus werden zunächst einer hormonellen Behandlung zugeführt. Bei prämenopausalen Patientinnen erfolgt zuerst eine Form der „Kastration" (s. Abb. 1.10). Die postmenopausalen Patientinnen werden zuerst mit Tamoxifen behandelt. Wie aus den Abb. 1.10 und Abb. 1.11 ersichtlich, erscheint nach Ausschöpfung der hormonellen Therapien bei klinischer Notwendigkeit die Indikation zur Chemotherapie gegeben.

Patientinnen mit ungünstigen Prognosefaktoren werden gleich einer intensiven Chemotherapie zugeführt. Bei High-risk-Situationen und trotzdem positiven Hormonrezeptoren muß zumindest eine zusätzliche evtl. anschließende Hormontherapie ernsthaft diskutiert werden. Laut der Consensus-Development-Konferenz zur Therapie des metasta-

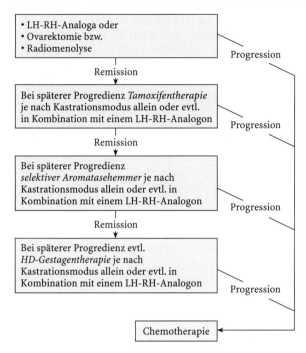

Abb. 1.10. Hormontherapie beim metastasierenden Mammakarzinom in der Prämenopause bei Low-risk-Situation. Erfolgt die „Kastration" primär mit einem LH-RH-Analogon, so ist bei einer Remission die Radiomenolyse mit 5 × 5 Gy oder die Ovarektomie indiziert. Ein Überspringen von Therapiestufen ist u. U. nötig (*LD* = low dose, *HD* = high dose). Statt Aminoglutethimid wird heute ein neuer selektiver Aromatasehemmer eingesetzt

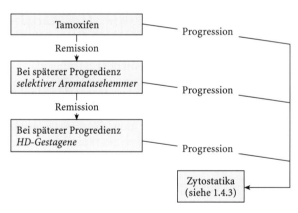

Abb. 1.11. Hormotherapie beim metastasierenden Mammakarzinom in der Postmenopause bei Low-risk-Situation (*LD* = low dose, *HD* = high dose). Statt Aminoglutethimid wird heute ein neuer selektiver Aromatasehemmer eingesetzt

sierenden Mammakarzinoms von 1988 ist allerdings die Kombination von Chemo- mit Hormontherapie in der täglichen klinischen Praxis nicht indiziert. Bekannt ist, daß die Remissionsquoten bei simultaner Hormon-/Chemotherapie höher liegen als bei alleiniger Chemotherapie. Die mediane Überlebenszeit ist jedoch länger, wenn die Hormontherapie der Chemotherapie sequentiell vorgeschaltet wird [Cavalli et al. 1984 a; Mouridsen et al. 1980 a; Pavesi et al. 1983; Robustelli della Cuna u. Pellegrini 1984].

Zusammenfassend ergeben sich folgende Indikationen für eine Chemotherapie beim metastasierenden Mammakarzinom:

- Patientinnen mit ausgeschöpfter Hormontherapie und klinischer Notwendigkeit zur weiteren Therapie;
- Patientinnen mit primär ungünstigen prognostischen Faktoren;
- bei klinischer Notwendigkeit einer möglichst hohen und schnellen Remission unabhängig von einer Low- oder High-risk-Situation.

Das Einleiten einer Chemotherapie als erste Behandlungsform nach dem Auftreten von Metastasen ist somit nur selten indiziert. Mit dem zu frühen Einsatz einer Chemotherpie wird u. U. die Chance, während einer möglicherweise langen Zeit mit einer einfachen, nebenwirkungsarmen Hormontherapie symptomfrei oder -arm zu bleiben, vergeben. Die Chemotherapie sollte somit in den meisten Fällen erst als Zweittherapie nach Durchführung einer oder mehrerer Hormontherapien eingesetzt werden, d. h. nach primärer Hormonresistenz und progredientem Tumorwachstum oder nach sekundärer Resistenz nach dem 2. oder 3. Hormontherapieversuch bei primärem Ansprechen auf eine Hormontherapie. Ob die Chemotherapie nur bei symptomatischen Patientinnen oder schon bei gesicherter Tumorprogression trotz fehlender subjektiver Krankheitssymptome eingeleitet werden soll, kann nicht generell festgelegt werden und richtet sich nach dem Einzelfall [Brunner 1989].

Substanzen
Zahlreiche Substanzen haben nachgewiesen eine zytostatische Aktivität beim Mammakarzinom. Sie können in 3 Gruppen unterteilt werden [Jungi 1989]:

- Häufig verwendete Zytostatika mit nachgewiesener Wirksamkeit (sog. First-line-Zytostatika). Im Vordergrund stehen die „4 Großen", nämlich Cyclophosphamid, Adriamycin, Methotrexat und Fluorouracil, von denen ein Teil praktisch in jeder Kombinationschemotherapie beim metastasierenden Mammakarzinom enthalten ist und die damit die Grundpfeiler der zytostatischen Behandlung des Brustkrebses in fortgeschrittenen Stadien darstellen. Die in der Literatur angegebenen Remissionsraten schwanken beträchtlich und sollten auch nicht als alleiniges Entscheidungskriterium herangezogen werden. Vielmehr ist auch auf Toleranz, Toxizität und Auswirkung auf spätere

Chemotherapie Wert zu legen [Brunner 1985; Jungi 1987]. Seit einiger Zeit müssen auch die Taxane (Paclitaxel (= Taxol®) und Docetaxel (= Taxotere®) ebenfalls zu dieser Gruppe gerechnet werden.

Daneben sind als weitere „First-line-Zytostatika" zu erwähnen:

- Epirubicin,
- Chlorambucil,
- Phenylalaninmustard,
- Mitomycin C,
- Mitoxantron,
- Thiotepa,
- Vinblastin.

● Weiter sind eine Reihe von Zytostatika mit nachgewiesener Wirksamkeit, aber noch ohne festen Platz in der Chemotherapie metastasierender Mammakarzinome bekannt [Jungi 1989].

● Außerdem existieren gegenüber dem Mammakarzinom unwirksame Zytostatika [Henderson 1987 a].

Auf verschiedenen Wegen ist vor allem in den letzten Jahren versucht worden, den Effekt der anerkannten, wirksamen Zytostatika zu verbessern. Die meisten Versuche müssen aber als gescheitert bezeichnet werden. Dazu gehören [Brunner 1989]:

● Steigerung der Dosisintensität ohne autologe Knochenmarkstransplantation und Gabe von peripheren Stammzellen;

● Anwendung alternierender, nicht kreuzresistenter Kombinationen wie z. B. CMF alternierend mit Adriamycin;

● kombinierte Hormon- und Chemotherapie;

● zellkinetische Manipulationen zwecks Steigerung der Chemosensibilität (sog. „hormonales Priming").

Es ist heute noch nicht nachgewiesen, daß eine Kombinationschemotherapie in allen Fällen einer Monochemotherapie überlegen ist [Jungi 1989; Kaufmann 1988]. Gesichert ist, daß durch die Kombinationschemotherapie beim metastasierenden Mammakarzinom höhere Remissionsraten erzielt werden können [Namer et al. 1987]. Ob es wirklich auch zu einer Verlängerung der Zeit bis zur erneuten Tumorprogredienz führt, und ob das gesamte Überleben durch die Kombinationschemotherapie im Vergleich zur Monochemotherapie signifikant verlängert werden kann, ist noch nicht vollständig geklärt. Gewisse Autoren sehen in zusammengestellten Studien mit über 1.200 Patientinnen einen Trend zugunsten der Kombinationschemotherapie bezüglich Remissionsrate, Remissionsdauer und Überleben [Goldhirsch u. Gelber 1988]. Andere Autoren betonen mehr den Wert der Gabe verschiedener Zytostatika [Henderson et al. 1989]. Die allgemeine Lehrmeinung geht wohl dahin, daß Kombinationen effektiver seien als die Behandlung mit Einzelsubstanzen. Endgültige Beweise, vor allem unter Berücksichtigung des Überlebens, das ja maßgeblich vom Erfolg einer Behandlung bei einer systemischen Erkrankung abhängt, liegen noch ungenügend vor. Es müssen weitere entsprechende Untersuchungen durchgeführt werden (Juni 1989).

Heute herrscht die Meinung vor, daß die Chemotherapie mit möglichst milden Therapieschemata begonnen werden sollte. Erst bei erneuter bzw. weiterer Tumorprogression sollte eine Umstellung auf eine aggressivere Therapie erfolgen („eskalierende" Vorgehensweise). Initial aggressiv müssen Patientinnen mit ungünstigen prognostischen Faktoren, wie rasch fortschreitender viszeraler Metastasierung oder kombinierter Metastasierung in 2 Organsystemen, bei schlechtem Aktivitätsindex oder bei sonst eilbedürftiger Behandlungssituation, therapiert werden. Ist ein aggressives Regime verlangt, kann ein anthracyclin- und/oder paclitaxelhaltiges Schema eingesetzt werden. Patientinnen mit günstigen prognostischen Faktoren, bei denen bei Hormonresistenz z. B. ossäre oder lokoregionale Metastasen auftreten und deren Allgemeinzustand gut ist, sollten eher milde, wenig toxische Chemotherapien als erste Therapie erhalten (z. B. Mitoxantron). Es gibt keine Lehrmeinung darüber, mit welcher Substanz bzw. mit welchem Kombinationstherapieschema im Rahmen der „eskalierenden" Vorgehensweise begonnen werden sollte.

Einige der am häufigsten verwendeten Therapieschemata sind: CMF, CMF(P), LMF, CMP, NOSTE, NMC, CNF, MMM, FEC, AC, EC, CAF, VAC, Paclitaxel und Paclitaxel plus Adriamycin oder Epirubicin.

Wie oben dargestellt, gibt es relativ milde Chemotherapien mit mäßiger bzw. mittlerer Aggressivität (z. B. CMF) und Schemata mit hoher Aggressivität (z. B. CAF). Außerdem sind Monotherapieschemata, z. B. mit Mitoxantron, Adriamycin, Epirubicin oder Paclitaxel (s. Anhang) grundsätzlich eher milde Therapien.

Große Erfahrungen bestehen mit dem *CMF(P)-Schema*. Es kann in verschiedenen Dosis- und Zeitintervallkombinationen gegeben werden. Die Hinzunahme von Vincristin ergibt keine Verbesserung der Behandlungsergebnisse. Das CMFVP-Schema nach Cooper ist weitgehend verlassen worden.

Da das therapeutische Ziel eine reine Palliation bleibt, wurde auch vorgeschlagen, im *LMF-Schema* Endoxan durch Leukeran zu ersetzen. Durch das toxischere Endoxan sind allerdings etwa 10 % bessere Remissionen möglich. Ob sich diese toxischeren Kombinationspräparate bewähren, bleibt offen. Der Einsatz muß auch vom Allgemeinzustand der Patientinnen abhängig gemacht werden.

Das *CMP-Schema* ist ein Kombinationsschema, das per os gegeben werden kann. Die Bedeutung dieses Schemas ist allerdings gering.

Das *NOSTE-Schema* ist eine Kombination aus Novantron und Prednimustin. Prednimustin verbindet als Chlorambucilester die Wirkung eines Alkylans mit der eines Glukokortikoids. Bei der zytostatischen Therapie älterer Patientinnen kann dieses Schema sehr gut eingesetzt werden. Es gilt aber auch grundsätzlich als ein einfach zu applizierendes, effektives Schema zur palliativen Therapie. Wegen der steroidalen Komponente und wegen der Kombination mit Mitoxantron sind die Kontraindikationen zu beachten (keine Intestinalulzera in der Anamnese, keine Herzvorschädigung, kein Diabetes, keine adriablastinhaltigen Vortherapien [Kaufmann u. Schmid 1987].

Das *NMC-Schema* enthält die kombinierte Gabe von Mitoxantron, Methotrexat und Cyclophosphamid. Es gilt als ein eher mildes bis gering bzw. mittelaggressives Chemotherapieschema. Dosislimitierend ist die Knochenmarkstoxizität. Wie bei allen Mitoxantronkombinationen ist die Mitoxantrongesamtdosis von 140 mg/m^2 zu beachten. Dieses Therapieschema ist auch geeignet für die regionale Leberperfusion über einen Portkatheter in der A. hepaticoduodenalis.

Das *CNF-Schema* ist dem NMC-Schema ähnlich. Dosislimitierend ist ebenfalls die Knochenmarkstoxizität. Eine Leberperfusion kann auch mit diesem Schema durchgeführt werden.

Das *MMM-Schema* ist ein gut verträgliches Kombinationsschema aus Methotrexat, Mitoxantron und Mitomycin-C. Es hat sich gezeigt, daß dieses Regime eine akzeptable Knochenmarkstoxizität bei allgemein sonst wenig Nebenwirkungen ergibt. In neuerer Zeit gibt es Anhaltspunkte, daß das sog. MM-Schema mit Methotrexat und Mitoxantron ebenso wirksam sein soll wie die Kombination MMM [Stein et al. 1989].

Das *FEC-Schema* ist gegenüber dem NMC- bzw. CNF-Schema aggressiver, jedoch deutlich weniger aggressiv als das CAF- bzw. VAC-Schema nach Salmon-Jones. Es kann bei eilbedürftigen viszeralen Metastasierungstypen als First-line-Therapie eingesetzt werden. Ebenfalls ist eine regionale Leberperfusion möglich. Zu beachten ist, daß keine kardiale Vorschädigung bzw. keine Bestrahlung vorhanden sein dürfen.

Das *AC-Schema* ist ebenfalls eine eher aggressive Kombination. Weniger aggressiv ist hingegen das EC-Schema, wenn Adriamycin durch Epirubicin ersetzt wird.

Das *CAF-Schema* (FAC) scheint einen deutlich geringeren therapeutischen Index als das FEC-Schema zu haben. Im Vergleich zum FEC-Schema ist mit ei-

ner deutlich erhöhten Kardiomyopathie und einer ebenfalls erhöhten Rate an Alopezie zu rechnen. Die kumulative Gesamtdosis von Doxorubicin beträgt 550 mg/m^2.

Das *VAC-Schema* nach Salmon-Jones ist ebenfalls eine sehr aggressive Chemotherapie. Aus Gründen der Wirksamkeit bzw. der Nebenwirkungen wird empfohlen, Vincristin durch Vindesin mit einer Dosierung von 3 mg/m^2 zu ersetzen. Vindesin hat eine geringere Neurotoxizitätsrate. Paclitaxel als Monotherapie wird in einer möglichen Dosis von 175 mg/m^2 sehr gut vertragen. Sehr wirksam scheint die Kombination Paclitaxel plus Adriamycin oder Epirubicin zu sein. Die mögliche Kardiotoxizität und die Leukopenie sind hier jedoch besonders zu beachten [Bonadonna 1996].

Über die optimale Dauer einer erfolgreichen Chemotherapie bestehen sehr wenige prospektive Studien. In der Regel beträgt die Minimalzeit bis zum Beginn der Remission 2–3 Monate und die maximale Remission wird nach 4–6 Monaten festgestellt. Es kann aber keine allgemeine Lehrmeinung festgehalten werden, deshalb ist im Einzelfall zu entscheiden, wie lange eine Patientin therapiert werden soll. Ebenfalls unbekannt sind die ideale Zweit- und Dritttherapie mit Zytostatika und die optimale Sequenz verschiedener Chemotherapieschemata. Grundsätzlich dürften die Resultate von Zweit- und Dritttherapie für Patientinnen, die früher auf eine erste Chemotherapie ansprachen, besser sein, als für solche, die keine Remission zeigen. Durchschnittlich zeigen Zweittherapien eine mittlere Remissionsrate um 35 % (17–54 %), eine Remissionsdauer von 7 Monaten (4–12 Monate) und eine Überlebenszeit von 8 Monaten [Henderson 1984; Oster u. Park 1983; Rosner et al. 1988; Shipp et al. 1983]. Am schlechtesten sind die Resultate bei Dritttherapien. Hier liegt die Remissionsrate bei 23 % (durchschnittlich 7–40 %), die Remissions- und mediale Überlebensdauer um 5 Monate (4–8 Monate). Da alle diese Resultate von der Selektion des Krankenguts und von der Art der Erst- und Zweittherapie abhängig sind, sollte man diese Resultate vorsichtig interpretieren. Es sei hier auch nochmals ausdrücklich auf die Fragwürdigkeit der Erfolgsbeurteilung mit den traditionellen Remissionskriterien hingewiesen. Entscheidend wichtiger erscheinen die Zeit bis zur Tumorprogression, die subjektive Besserung unter der Therapie und die subjektiven Nebenwirkungen der Therapie [Brunner 1989].

Bei Kontraindikationen gegen eine ausreichend dosierte Polychemotherapie (hohes Alter, geringe Knochenmarksreserve), aber auch im Rahmen des „eskalierenden" Therapieschemas des metastasierenden Mammakarzinoms kann eine Monochemotherapie versucht werden. Es bieten sich verschiedene Regimes an, mit den Low-dose-Antracyclin-Therapien bestehen die größten Erfahrungen [Chlebowski et al. 1980].

Folgende ähnlich wirksame Monotherapien können empfohlen werden:

- Adriamycin = Doxorubicin (Adriablastin) 12,5 – 20 mg/m² i. v. alle 7 Tage.
- Epirubicin (Farmorubicin) 20 – 25 mg/m² i. v. alle 7 Tage.
- Epirubicin 75 – 90 mg/m² i. v. alle 3 Wochen.
- Mitoxantron 12 – 14 mg/m² i. v. alle 21 Tage.
- Mitomycin-C (Mitomycin) 12 mg/m² i. v. alle 21 Tage.
- Paclitaxel (Taxol) i. v. alle 3 – 4 Wochen 135 – 175 mg/m².

Mitoxantron ist signifikant weniger toxisch als Adriamycin. Der größte Vorteil für die Patientinnen ist jedoch in der Tatsache zu sehen, daß Mitoxantron nur sehr selten eine Alopezie induziert. Die Inzidenz von gastrointestinaler Toxizität und Kardiotoxizität ist, verglichen mit Adramycin, signifikant geringer. Trotzdem darf nicht übersehen werden, daß in randomisierten Studien Mitoxantron als etwas weniger aktiv als Adriamycin bewertet wurde. Die Differenz erreichte jedoch keine statistische Signifikanz [Andersson u. Mouridsen 1987; Henderson 1987 b].

1.4.4
Chemotherapie beim primär inoperablen und/oder inflammatorischen Mammakarzinom

Mammakarzinome, die von der Ausdehnung oder vom internistischen Risiko her inoperabel sind sowie inflammatorische Mammakarzinome sollten im ersten Behandlungsschritt systemisch therapiert werden. Alternativ kann eine Bestrahlung versucht werden (s. Kap. 1.6.4). Als zweiter Schritt in diesem Therapiekonzept folgt die Chirurgie. Es wird empfohlen, eine adaptiert radikale oder modifizierte radikale Mastektomie mit axillärer Lymphadenektomie durchzuführen, um möglichst viel Tumor zu resezieren. Als nächster Schritt kann erneut eine systemische Therapie angeschlossen werden. Die Basis dafür ist die Rezeptoranalyse. Je nach Rezeptorstatus kann eine Hormon- oder eine Chemotherapie durchgeführt werden. Ergab die erste Chemotherapie eine gute Chemosensibilität des Tumors, so kann diese belassen werden. Ansonsten ist eine nicht kreuzresistente Chemotherapie einzusetzen. Als letzter Therapieschritt muß eine lokoregionäre Radiotherapie diskutiert werden. Je nach Ausgangslage sollte diese die Thoraxwand und die homolateralen supraklavi-

kulären Lymphknoten betreffen [Valagussa et al. 1989]. Dieses Vorgehen wird heutzutage vermehrt akzeptiert. Mit multimodalen Therapieansätzen können 70 – 90 % der primär inoperablen Mammakarzinome zu operablen Tumoren reduziert werden. Eine rekonstruktive Deckung des Operationsdefekts mit Lappenplastik kann notwendig werden (s. Kap. 1.3.2; Hortobagyi et al. 1987; Lippman et al. 1986; Ragaz et al. 1987].

1.4.5
Chemotherapie beim lokoregionären Rezidiv

Ob es sich bei einem Lokalrezidiv um eine rein lokale Erscheinung oder nur um eine lokale und sichtbare Teilmanifestation einer generalisierten, im übrigen aber noch okkulten Streuung handelt, ist unbekannt. Ebenso ist ungewiß, ob vom Lokalrezidiv auch eine Streuung ausgehen könnte. Die Erforschung der Ätiologie des Lokalrezidivs wurde durch die Einführung der brusterhaltenden Therapie noch zusätzlich kompliziert. Wahrscheinlich handelt es sich um ein multifaktorielles Geschehen. Wegen der Unsicherheit in Bezug auf die Entstehung des Lokalrezidivs kann hier auch keine allgemeingültige Lehrmeinung für die Therapie angegeben werden. Tritt ein Lokalrezidiv isoliert ohne Kombination mit Fernmetastasen auf, so sind nach der Operation 2 verschiedene Therapiewege möglich:

- Direkt postoperativ erneute „adjuvante" systemische Therapie,
- Warten mit Systemtherapie bis eine metastasierte Erkrankung bewiesen ist.

Die Indikation zur lokalen Bestrahlung ist abhängig von der Lokalrezidivgröße und der Art der Vorbehandlung: Bei Status nach Brusterhaltung erfolgt die Mastektomie i. d. R. ohne Radiotherapie. Eine prognoseorientierte Therapieentscheidung erscheint sinnvoll. Tritt ein Lokalrezidiv in Kombination mit Fernmetastasen auf, oder ist bereits eine Lymphangiosis carcinomatosa vorhanden, so ist man in den meisten Fällen zur direkten systemischen Therapie gezwungen. Es sind ebenfalls die Richtlinien der systemischen Therapie für das metastasierende Mammakarzinom zu berücksichtigen (s. Kap. 1.4.3, 1.5, 1.6.5).

1.4.6
Neoadjuvante Chemotherapie

Darunter wird eine Behandlung verstanden, bei der mit der adjuvanten Chemotherapie bereits vor der operativen primären Behandlung des Mammakarzinoms begonnen wird [Jacquillat et al. 1987; Nissen-

Meyer 1979; Ragaz et al. 1989]. Folgende Überlegungen führen zu diesem Therapieansatz:

- Bei sehr schnell wachsenden Tumoren mit Verdoppelungszeiten von nur wenigen Tagen ist der Einsatz einer solchen Chemotherapie zu bevorzugen.
- Mögliche negative tumorkinetische Alterationen des Karzinoms durch den chirurgischen Eingriff beim Einsatz der konventionellen Therapiestrategie werden vermieden.
- Die Chemosensibilität bzw. -resistenz kann „in vivo" getestet werden [Michel et al. 1987].
- Bei lokal fortgeschrittenen Tumoren, die primär inoperabel sind, kann durch die adjuvante Chemotherapie ein operabler Tumor erzielt werden [Ragaz et al. 1989].
- Durch eine neoadjuvante Chemotherapie können Tumoren, die primär für eine brusterhaltende Therapie nicht geeignet sind, verkleinert werden (Downstaging), danach kann möglicherweise nach einem Tumorrückgang brusterhaltend therapiert werden [Bonadonna et al. 1989]. Die vorgestellten Daten der NSABP-Studie 18 zeigen, daß sich das Outcome durch eine neoadjuvante Chemotherapie nach 5 Jahren Follow-up bei allerdings höherer Brusterhaltungsrate nicht verschlechtert [Fisher et al. 1997]. 80 % der behandelten Tumoren sprachen klinisch auf die anthracyclin-haltige Kombinationschemotherapie an. Bei 36 % fand sich klinisch sogar kein Tumor mehr. Der Prozentsatz nodal positiver Patientinnen ging von knapp 60 % auf 40 % zurück. Weitere neoadjuvante Studien mit Einatz von Taxanen (Taxol® oder Taxotere®) sind deshalb angelaufen. Am Konsensustreffen in St. Gallen 1998 wurde bestimmt, daß die neoadjuvante Chemotherapie bei großen Tumoren zum sogenannten Downstaging sinnvoll ist. Hingegen wurde klar gesagt, daß ihr Wert bei kleineren Tumoren noch nicht bewiesen ist und deshalb nur im Rahmen von Studien durchgeführt werden sollte. Insbesondere bei sehr jungen Patientinnen muß die Rate der Lokalrezidive noch besser untersucht werden. Auf die Möglichkeit der neoadjuvanten Hormontherapie mit Tamoxifen und selektiven Aromatasehemmern sei hingewiesen [Dixon et al. 1997].

1.4.7
Regionale Chemotherapie

Intraarterielle Perfusion über ein Portsystem bei Lebermetastasen
Bei isolierten Lebermetastasen erscheint eine intraarterielle Perfusion über ein Portsystem, evtl. mit externer Pumpe, sinnvoll. In den letzten Jahren gewann die A.-hepatica- bzw. A.-gastroduodenalis-Infusion für die regionale Chemotherapie isolierter Lebermetastasen beim Kolonkarzinom, aber auch beim Mammakarzinom zunehmend an Bedeutung [Metzger et al. 1991]. Dabei wird ein Katheter in die A. gastroduodenalis implantiert. Dieser hat eine Verbindung mit einem subkutan liegenden Reservoir mit Silikonmembran. Durch die Perfusionsbehandlung der Leber können lokal hohe Zytostatikakonzentrationen erreicht werden. Für diese Therapie geeignet sind grundsätzlich Substanzen mit hoher biliärer Ausscheidungsrate (80 % und mehr) bei der ersten Leberpassage und damit geringeren systemischen Nebenwirkungen [Aigner et al. 1982, 1985; Denecke et al. 1986]. Für die intraarterielle Therapie beim Mammakarzinom eignen sich u. a. Anthracycline, Mitoxantron, Mitomycin C, 5-FU. Die Dosierungen erfolgen nach dem Plan der intravenösen Applikation.

Intrapleurale Instillation
Bei Pleuraergüssen empfiehlt sich zunächst die Entleerung der Ergüsse. Danach erfolgt die Instillation des Zytostatikums in etwa 200 ml Ringerlösung oder alternativ ohne großvolumige Verdünnung. Bei isoliertem Pleuraerguß kann durch die Gabe von Mitoxantron in einer Dosis von 20 – 30 mg bis maximal 60 mg ohne lokale Unverträglichkeit mit Remissionen gerechnet werden [Musch et al. 1988].

1.5
Hormontherapie

1.5.1
Allgemeines

Die endokrine Therapie des Mammakarzinoms erfolgt auf grundsätzlich verschiedenen Wegen. Man unterscheidet ablative, additive, kompetitive und inhibitive Therapien, die entweder adjuvant oder bei einer Metastasierung eingesetzt werden.

Als adjuvante Therapien des primär operierten Mammakarzinoms hat sich bei postmenopausalen, nodal- und östrogenpositiven Patientinnen Tamoxifen bewärt (s. Tabelle 1.2).

Die ablativen Verfahren sind: Ovarektomie, Adrenalektomie und Hypophysektomie sowie die medikamentöse Behandlung mit LH-RH-Agonisten. Diese Verfahren haben zum Ziel, diejenigen körpereigenen Hormone auszuschalten, von denen angenommen wird, daß sie das Tumorwachstum stimulieren. Von den lokalen Verfahren werden heute nur noch die Ovarektomie und die Radiomenolyse der Ovarien durchgeführt. Dabei ist die Operation die Therapie der Wahl, die Radiomenolyse wird nur in Ausnahmefällen eingesetzt. Beide Methoden haben den gleichen Effekt, jedoch tritt die Wirkung bei der Operation schneller ein. Vor der Ära der LH-RH-Agonisten war bei rezeptorpositiven prä- und perimenopausalen Patientinnen mit metastasierendem Karzinom die chirurgische Ovarektomie die Therapie der Wahl. Gut 50 % der Patientinnen erfahren eine Remission, die im Durchschnitt 10 Monate, im Einzelfall mehrere Jahre anhält [Preda et al. 1979, 1983]. Dieses Vorgehen bedingt eine Rezeptoranalyse auch im metastasierenden Stadium, da zwischen Primärtumor und Metastase in 30 % der Fälle eine Rezeptorkonversion gefunden werden kann.

Adrenalektomie und Hypophysektomie haben nur noch historische Bedeutung. Sie gehen mit beträchtlicher Morbidität und Mortalität einher und erfordern eine lebenslange Hormonsubstitution. Anstelle der „chirurgischen Adrenalektomie" wird heute die „chemische Adrenalektomie" mit Aminoglutethimid oder anderen Aromatasehemmern allgemein bevorzugt. Aminoglutethimid ist auch der Hypophysektomie gleichwertig, wenn nicht überlegen [Santen et al. 1981b].

■ *LH-RH-Agonisten.* Die gleichzeitige Entwicklung einer medikamentösen Ausschaltung der gonadalen Östrogenproduktion durch den Einsatz von LH-RH-Agonisten stellt einen wesentlichen Fortschritt dar [Kaufmann et al. 1989]. Operative Eingriffe werden unnötig und die Lebensqualität bleibt relativ hoch. Bei den LH-RH-Agonisten handelt es sich um Analoga des physiologischen Dekapeptids LH-RH, die durch gezielte Modifikation des ursprünglichen Moleküls synthetisiert wurden. Es gelingt dadurch, das biologische Verhalten insofern zu verändern, als die Bindungsaffinität am Rezeptor etwa um den Faktor 20–150 verstärkt und der Abbau des rezeptorgebundenen Analogons verzögert wird. Da die stimulierende Wirkung des Agonisten erhalten, ja verstärkt ist, kommt es zunächst zu einer übermäßigen Anregung der Hypophyse mit erhöhter Sekretion von LH und FSH, die sich allerdings in der Folge rasch erschöpft, so daß sich daran ein Abfall der hypophysären Gonadotropine FSH, LH und der Sexualhormone anschließt. Die Ursache dafür liegt in der Verarmung der hypophysären Rezeptoren für LH-RH (Downregulation). Eingesetzt werden vor allem die LH-RH-Agonisten Goserelin (Zoladex) und Triptorelin (Decapeptyl retard). Der Supressionseffekt der Hypophyse ist vollständig reversibel. Die Sekretion anderer hypophysärer Hormone wird nicht beeinflußt [Becher u. Höffken 1989]. Das Ansprechen prämenopausaler Frauen mit metastasierendem Mammakarzinom auf diese Therapieart schwankt zwischen 15 und 60 % [Harland et al. 1985; Harvey et al. 1986; Höffken et al. 1989; Kaufmann et al. 1988b; Wander et al. 1987; Williams et al. 1986]. Relativ hohe Ansprechraten finden sich vor allem bei positivem Rezeptorstatus und bei einem günstigen Metastasierungstyp, z. B. bei lokoregionären Metastasen.

Im Vergleich zur Ovarektomie tritt die durch LH-RH-Agonisten induzierte Ovarialinsuffizienz zum Teil erst nach etwa 3 Wochen auf. Die Darreichungsformen sind vor allem subkutan, intramuskulär und Implantate (monatlich). Die Vorteile der LH-RH-Agonisten-Therapie sind bei prämenopausalen Patientinnen, insbesondere aufgrund der geringen Nebenwirkungen (Hypoöstrogenismus) offenkundig. Bei postmenopausalen Patientinnen wurde nur sehr vereinzelt ein Ansprechen auf die Therapie beobachtet.

Unter der Therapie mit LH-RH-Agonisten ebenso wie nach Ovarektomie bleibt die Möglichkeit zur Aromatisierung der in der Nebennierenrinde produzierten Androgene durch Aromatasen zu Östrogen erhalten. Dieser Mechanismus erklärt die residuelle Östrogenproduktion. Erst durch eine Kombination mit Aromatasehemmern wäre eine komplette Blockade der Östrogenbildung möglich. Ob diese in der Lage ist, eine weitere Verbesserung der Therapieergebnisse zu bewirken, ist bislang noch nicht geklärt. Weiterhin ist ungeklärt, ob nach Ansprechen auf eine Therapie mit LH-RH-Agonisten diese Behandlung konsequent fortgesetzt werden soll oder ob eine permanente Ausschaltung der Ovarien etwa durch eine Radiomenolyse vorzuziehen ist.

■ *Additive Therapien.* Zu den additiven Therapien gehörten die Gabe von Östrogenen, Androgenen, Gestagenen und Kortikosteroiden. Die Östrogentherapie ist durch die Einführung des Antiöstrogens Tamoxifen verdrängt worden. Androgene und Glukokortikoide spielen heute weder in der Primär- noch in der Sekundärtherapie des metastasierenden Mammakarzinoms eine Rolle. Die Androgene sind wegen ihrer maskulinisierenden Nebenwirkung gefürchtet. Sie wurden in den 50er und 60er Jahren überwiegend bei prämenopausalen Patientinnen angewendet, und zwar als Sekundärtherapie nach ineffektiver Ovarektomie. Bei dieser Indikation wird heute ebenfalls Tamoxifen gegeben. Auf die Bedeutung der Gestagene bei der Therapie des metastasierenden Mammakarzinoms haben Pannuti et al. hingewiesen (Dosierung von Medroxyprogesteronacetat von 1.500–2.000 mg täglich). Sie konnten bei 43 % der ganz überwiegend postmenopausalen, etwa zur Hälfte nicht vorbehandelten Patientinnen eine Remission erreichen. Spätere Untersuchungen zeigten, daß Dosen von 500 mg täglich i. v. genauso wirksam sind [Pannuti et al. 1979; Robustelli Della Cuna et al.

1978; Wander u. Nagel 1983]. Durch perorale Gabe konnten vergleichbare Plasmaspiegel erreicht werden, wenn eine Dosis von 1.000–1.500 mg täglich über längere Zeit eingenommen wurde [Blossey et al. 1982; Cavalli 1983; Wander u. Nagel 1983]. Zur idealen Dosis s. weiter unten. Medoxyprogesteronacetat erscheint bei rezeptorpositiven prä- und postmenopausalen Patientinnen mit erfolgreicher, etwas weniger bei erfolgloser Tamoxifentherapie indiziert [Ross et al. 1982]. Die Remissionsrate dürfte bei 30–40% liegen, die mittlere Remissionsdauer zwischen 6 und 10 Monaten. Am eindrucksvollsten an der Medroxyprogesteronacetat-Therapie ist die Linderung der durch Knochenmetastasen verursachten Schmerzen und die Besserung des Allgemeinbefindens.

■ *Antiöstrogene.* Eine kompetitive Therapie wird mit Antiöstrogenen erreicht. Die bedeutendste Substanz dieser Wirkstoffgruppe ist das Tamoxifen. Tamoxifen ist kein eigentliches Hormon, sondern ein nichtsteroidales Zitratsalz des Transisomers von Triphenyläthylen, das die Bindung von Östrogenen an Östrogenrezeptoren kompetitiv hemmt. Tamoxifen ist das Medikament der Wahl bei postmenopausalen rezeptorpositiven Patientinnen mit metastasierendem Mammakarzinom, wenn auch die übrigen prognostischen Faktoren für eine Hormontherapie sprechen [Ingle et al. 1981; Stewart et al. 1980]. Die Ansprechrate wird von verschiedenen Faktoren bestimmt, von denen der Rezeptorstatus der wichtigste ist. Weitere Faktoren sind die Metastasenlokalisation und der Menstruationsstatus. Im unselektionierten Krankengut wurde eine Remissionsrate von 38% erreicht. Die mittlere Remissionsdauer betrug 13,7 Monate [Consensus meeting Bethesda 1979; Engel et al. 1981; Maas et al. 1975; von Maillot 1983; Mattson 1980; Moudrisen et al. 1980b; Pearson 1982]. Östrogenrezeptorpositive Fälle zeigen auf Tamoxifen in 50% der Fälle Remissionen, östrogennegative Fälle nur in 9% [Maas et al. 1975; von Maillot 1983]. Bei Östrogen- und Progesteronpositivität liegt die Remissionsrate bei 60% [Bloom u. Fishermann 1983; Lerner et al. 1976; Maas 1979]. Lokoregionäre Metastasen bzw. Weichteilmetastasen sprechen besser an als viszerale und ossäre Metastasen. In der Prämenopause sind die Ansprechraten deutlich geringer als in der Postmenopause. Sie liegen bei etwa 28% und dauern im Durchschnitt 11,6 Monate [Del Villano 1985; Legha et al. 1979; Manni u. Pearson 1980; Pritchard et al. 1980; Wada 1981]. Wie bei allen Hormontherapien muß mindestens 8 Wochen nach Therapiebeginn abgewartet werden, bevor man von Therapieversagen oder -erfolg sprechen kann. Das hängt vermutlich mit dem langsamen Aufbau des Wirkungsspiegels im Blut zusammen, der bei der üblichen Dosierung von 20–(40) mg täglich im Durchschnitt erst nach

6–16 Wochen erreicht ist [Fabian et al. 1981]. Ob eine anfängliche Eröhung der Dosis eine prognostische Bedeutung hat, ist nicht bekannt. Für die Dauertherapie gilt eine Standarddosis von 20 mg täglich [Tormey et al. 1983]. Einzelbeobachtungen, bei denen eine erneute Remission durch Verdoppelung der Tamoxifendosis beobachtet wurde, nachdem unter 20 mg ein Rezidiv aufgetreten war, sind bekannt [Manni u. Arafah 1981]. Aromatasehemmer und/oder Gestagene kommen bei einem Rezidiv nach Tamoxifen in Betracht, wenn entsprechende prognostische Faktoren vorliegen [Santen et al. 1977].

■ *Aromatasehemmer.* Die inhibitive Therapie mit Aromatasehemmern wie z.B. Aminoglutethimid (Orimeten) und anderen blockiert die Sekretion von Ketosteroiden, Glukokortikoiden und Mineralkortikoiden sowie teilweise auch die von Androgenen durch Hemmung verschiedener Hydroxylasen [Santen et al. 1981a]. Die Substanz hemmt die Aromatisierung von Androstendion zu Östron in den extrarenalen Geweben wie Leber, Muskulatur, Fett und im Mammagewebe selbst [Santen et al. 1983]. Dadurch wird der Östrogenspiegel im Plasma wie nach Hypophysektomie und Adrenalektomie erniedrigt.

Die Remissionsrate liegt bei rund 50%, wenn es sich um östrogenrezeptorpositive Fälle handelt [Höffken et al.1987; Lawrence et al. 1980; Lipton et al. 1982; Santen 1978] und bei 30% im Falle eines nichtselektionierten Kollektivs [Bonneterre et al. 1985; Cavalli et al. 1984a; Höffken et al. 1987; Lipton et al. 1982, 1984; Murray u. Pitt 1984; Powles et al. 1984; Santen et al. 1978]. Die Remissionsdauer beträgt durchschnittlich etwa 12–15 Monate. Diese Ergebnisse beruhen auf einer täglichen Dosierung von 1.000 mg (4mal 250 mg) Aminoglutethimid. Um über negative, ACTH-vermittelte Rückkoppelungsmechanismen eine Überwindung der Aminoglutethimidblockade zu verhindern, wurde empfohlen, die Therapie mit 40 mg Hydrocortison täglich zu kombinieren [Santen et al. 1983]. Nebenwirkungen wie Müdigkeit, Benommenheit, Exantheme, Ataxie und Schwindel treten dosisabhängig auf. Aus diesem Grunde wurde ein Versuch mit 500 mg (2mal 250 mg) Aminoglutethimid täglich gemacht [Höffken et al. 1987]. Die Remissionsrate betrug 19% bei einer medianen Remissionsdauer von 11,2 Monaten. Bei dieser niedrigen Dosierung ist eine zusätzliche Hydrokortisontherapie nicht unbedingt erforderlich. Sie sollte somit grundsätzlich in Abhängigkeit vom Kortisolspiegel (nach den ersten 6 Wochen) bzw. bei Nebennierenrindeninsuffizienz erfolgen. Aminoglutethimid wurde bei rezeptorpositiven postmenopausalen Patientinnen sekundär nach vorausgegangener Tamoxifentherapie empfohlen [Asbury et al. 1981; Horsley et al. 1982; Santen et al. 1981b]. Mit einer Remission nach Aminoglutethimid können 40–50 % der Tamoxifenansprecher und etwa 20–30 % der Tamoxifenversager rechnen [Santen et al. 1983]. Diese Daten belegen, daß Aminoglutethimid und Tamoxifen zwei grundsätzlich verschiedene Wirkungsprinzipien darstellen. Wie bei nahezu allen Hormontherapien halten die objektiven Remissionen etwa 12 Monate an. Weichteilmetastasen sprechen bevorzugt an. Fast alle Untersucher betonen darüber hinaus den guten palliativen Effekt bei Knochenmetastasen mit Milderung oder Verschwinden der Knochenschmerzen bei 40–50 % der Patientinnen [Asbury et al. 1981; Santen et al. 1977].

Heute werden statt Aminoglutethimid die neuen selektiven Aromatasehemmer eingesetzt. Damit ist keine Steroidgabe nötig. Anastrozol (Arimidex®), Letrozol (Femara®) und Fadrozol sind nicht steroidale Aromatasehemmer, die alle p.o. gegeben werden können. Formestan (Lentaron®) ist wie Exemestan ein Vertreter der steroidalen Aromatasehemmer. Formestan muß jedoch i. m. gegeben werden. Die neuen Aromatasehemmer werden neuerdings nicht nur bei Metastasen sondern auch in der adjuvanten und neoadjuvanten Situation klinisch geprüft [Howell u. Dowsett 1997].

1.5.2
Adjuvante Hormontherapie beim primär operablen Mammakarzinom

Lange bevor die Hypothese von den Mikrometastasen entstand, wurde eine adjuvante Hormontherapie durch Bestrahlung der Ovarien durchgeführt [Cole 1970]. Die Beobachtung des Tumorrückgangs nach Kastration rechtfertigte damals ablative Therapien bei Patientinnen nach operativer Therapie des Primärtumors. Die heutigen Indikationen für eine adjuvante Hormon- bzw. Tamoxifengabe sind in Tabelle 1.2 dargestellt. Die Basis für diese Empfehlungen stellten vor allem die 1992 durchgeführte Metaanalyse von Peto und die gepoolten Tamoxifendaten von 1998 dar [E. B. C. T. C. G 1992 u. 1998].

Nodalnegative Patientinnen: Bei minimalem bzw. geringem Risiko sollte Tamoxifen bei ER-positiven, prämenopausalen Patientinnen nur im Rahmen von Studien gegeben werden. Bei mittlerem Risiko hingegen kann bei ER-positiven, prämenopausalen Frauen Tamoxifen gegeben werden, bei hohem Risiko u. U. nach einer adjuvanten Chemotherapie (s. Tabelle 1.2). In der Postmenopause ist die klassische Indikation bei positiven Steroidrezeptoren bei mittlerem oder hohem Risiko gegeben.

Nodalpositive Patientinnen: Da bei dieser Gruppe in der Prämenopause in der Regel eine Chemotherapie eingesetzt wird, wird Tamoxifen u. U. noch zusätzlich adjuvant geben. Bei negativen Steroidrezeptoren ist die Gabe jedoch nicht indizert. Bei den postmenopausalen Patientinnen mit positiven Steroidrezeptoren ist die klassische Indikation zur Tamoxifengabe gegeben.

Früher galt eine Tamoxifengabe von 2 Jahren als Standard [Tormey et al. 1987]. Die meisten heutigen Empfehlungen lauten auf eine Dauer von 5 Jahren. Da die Inzidenz des Endometriumkarzinoms unter Tamoxifen leicht erhöht ist, sollte der Gynäkologe einmal jährlich eine vaginalsonographische Untersuchung durchführen und allenfalls eine Hysteroskopie und Kürettage indizieren (s. Kap. 7).

1.5.3
Hormontherapie beim primär metastasierenden Mammakarzinom

Bei der Low-risk-Gruppe mit günstigen Prognosekriterien, vor allem aber bei positivem Hormonrezeptornachweis, wird in der Prämenopause (s. Abb. 1.10) als erster Therapieschritt die Ovarektomie oder eine LH-RH-Agonistentherapie durchgeführt. Wegen des verzögernden Wirkungseintritts sollte die Kastrationsbestrahlung nur ausnahmsweise, z. B. bei Kontraindikationen gegen eine Operation oder gegen eine LH-RH-Agonistentherapie angewendet werden. Im Falle der Progression nach vorausgegangener Remission wird in der Prämenopause als zweiter Schritt zunächst mit Tamoxifen peroral behandelt oder evtl. mit LH-RH-Agonisten und Tamoxifen kombiniert (s. auch Abb. 1.10). Die Erfolgsbeurteilung darf frühestens nach 8–10 Wochen erfolgen, da vorher der Wirkungsnachweis einer Hormontherapie im allgemeinen nicht zu erbringen ist. Bei Skelettmetastasen ist die Beurteilung erst nach 4 Monaten sicher. Die Therapie der dritten Wahl besteht aus der Gabe von Aromatasehemmern wie z. B. Letrozol oder Anastrozol oder evtl. LH-RH-Agonisten plus Aromatasehemmer. Der mögliche vierte Schritt beinhaltet HD-Gestagene. Erst als letzter Therapieschritt folgt eine mögliche Chemotherapie (s. Kap. 1.5.3 bzw. Abb. 1.10). Bei direkter Progredienz sollte die Chemotherapie versucht werden. Der Zeitpunkt dieser zytostatischen Therapie muß individuell bestimmt werden. Vorsicht geboten ist bei Tamoxifengabe, bevor eine beidseitige Ovarektomie durchgeführt wurde, da sonst Zystenbildungen im Ovar mit extrem hohen Plasmaestradiolspiegeln bis zu 200 pg/ml möglich sind [Bastert 1989 a].

In der Postmenopause (s. Abb. 1.11) wird die operative Kastration evtl. bei hohem Proliferationsgrad des Vaginalepithels bzw. hohen Estradiolspiegeln eingesetzt. Sonst entfällt sie. Als Standardtherapie erhält die Patientin oral Tamoxifen. Auch hier wie bei jeder weiteren hormonellen Therapie soll die Erfolgsbeurteilung frühestens nach 8 – 12 Wochen vorgenommen werden, bei Skelettmetastasen erst nach 4 Monaten. Bei Tumorremission wird die Tamoxifentherapie ohne Pause bis zum Nachweis einer Progression fortgesetzt. Als Therapie der zweiten Wahl kann LD-Aminoglutethimid oder ein anderer Aromatasehemmer eingesetzt werden, besonders bei Skelettmetastasen unter Beachtung der z. T. erheblichen Nebenwirkungen dieser Therapie. Als Therapie der dritten Wahl werden HD-Gestagene, z. B. in Form von Medroxyprogesteronacetat (MPA) gegeben.

Die geschilderten hormonellen Therapieformen kommen nur bei positivem oder unbekanntem Hormonrezeptorstatus (ER, PR) zur Anwendung. Bei negativem Hormonrezeptorstatus kann bei langsamer Tumorprogredienz, Unverträglichkeit, Ablehnung oder Ausschöpfung zytostatischer Therapien auch MPA eingesetzt werden, da in einer Dosierung von 1.000 – 1.500 mg oral auch ein direkter Effekt unabhängig vom Rezeptorstatus angenommen wird. Zudem hat MPA auch einen roborierenden und antikachektischen Effekt. Allein um diese Wirkung zu erreichen, ist jedoch das Kortisol nicht zuletzt aus Kostengründen vorzuziehen. Eine Möglichkeit besteht darin, 4 Wochen 1.000 mg p. o. zu geben, um anschließend eine Erhaltungsdosis von 1.000 – 1.750 mg pro Woche (2mal 500 mg wöchentlich oder 250 mg täglich) einzusetzen. Laut Consensus 1988 wird eine MPA-Dosis von 300 – 500 mg/Tag bzw. 160 mg Megestrolacetat per os empfohlen.

1.5.4
Hormontherapie beim primär inoperablen Mammakarzinom

Es sei auf Kap. 1.4.4 hingewiesen. Bei rezeptorpositiven primär inoperablen Mammakarzinomen erscheint eine Hormontherapie sinnvoll. Auf die neoadjuvante Tamoxifengabe oder die Gabe von neuen Aromatasehemmern sei hingewiesen [Dixon et al. 1997]. Bezüglich der einzelnen Therapieschritte bei erfolgter Metastasierung s. Kap. 1.5.3.

1.5.5
Hormontherapie beim lokoregionären Rezidiv

Hierzu sei auf Kap. 1.4.5 verwiesen. Eine erneute „adjuvante" Tamoxifengabe nach chirurgischer Intervention kann sinnvoll sein und sollte individuell entschieden werden.

1.6
Strahlentherapie

1.6.1
Allgemeines

Die Strahlentherapie des Mammakarzinoms hat in den letzten 15 Jahren einen Wandel erfahren und verlangt von den Radiotherapeuten große fachliche Erfahrung. Die Indikationen beim Mammakarzinom sind:

- brusterhaltende Behandlung des Mammakarzinoms,
- Verhinderung des lokoregionären Rezidivs nach Ablatio bzw. nach modifizierter Radikaloperation bei Risikosituationen,
- lokoregionäres Rezidiv,
- vernachlässigtes Mammakarzinom,
- einzelne Fernmetastasen.

Die *Wirksamkeit* der Strahlentherapie ist in Kombination mit der chirurgischen brusterhaltenden Behandlung, als Palliativmaßnahme beim metastasierenden Mammakarzinom und als Primärtherapie weit fortgeschrittener Mammakarzinome unbestritten. Auch bei der Behandlung von lokoregionären Rezidiven wird sie in Kombination mit der chirurgischen Exzision anerkannt. Nahezu unvereinbare Standpunkte dagegen finden sich bei der Beurteilung des Wertes einer Strahlentherapie in der adjuvanten postoperativen Therapie nach Ablatio mammae oder modifizierter Radikaloperation [Frommhold 1995; Lütolf 1992; Sack u. Thesen 1987].

■ *Methoden.* In der Strahlentherapie des Mammakarzinoms gibt es eine Vielzahl unterschiedlicher Methoden. Der Erfolg der Therapie hängt im wesentlichen von den einzelnen Methoden und von der Qualität der Durchführung ab. Sowohl die Gammastrahlen des Kobalt-60 als auch die ultraharten Röntgenstrahlen (Photonen) des Linearbeschleunigers oder des Betatrons zeichnen sich gegenüber konventionellen Röntgenstrahlen durch eine weit größere Durchdringungsfähigkeit des Körpergewebes aus. Damit wird unter Schonung der Haut eine entsprechend höhere Dosis im Körperinnern erreicht. Zudem werden die ultraharten Röntgenstrahlen im Gegensatz zur konventionellen Röntgenbestrahlung in Weichteilen und Knochen gleichmäßig absorbiert. Die sog. *Megavolttechnik* erlaubt damit eine gleichmäßige Durchstrahlung von potentiell oder real tumorbefallenen Körperregionen. Sie erreicht mit hoher Wahrscheinlichkeit die definitive Vernichtung von Tumorzellen.

Eine weitere in der Mammakarzinomtherapie verwendete Strahlenart sind die *schnellen Elektronen*.

Sie sind für eine Tiefentherapie bis 5 cm geeignet. Der große Vorteil dieser Therapieart liegt in ihrer charakteristischen Dosisverteilung mit einem steilen Abfall hinter dem Dosismaximum. Die schnellen Elektronen werden im Linearbeschleuniger oder im Betatron erzeugt.

Bei der *interstitiellen Therapie* werden heute verschiedene Methoden des Afterloadings bevorzugt. Dabei werden zunächst Führungsschläuche oder Nadeln implantiert und erst nach Lagekontrolle dieser Hilfsmittel radioaktive Drähte (z. B. Iridium) oder kleine Metallstückchen, sog. Seeds, in die Hilfsmittel gegeben. Im Gegensatz zur perkutanen Bestrahlung wird diese Bestrahlung nicht kurzzeitig fraktioniert, sondern kontinuierlich über einen längeren Zeitraum appliziert. Dies hat aus strahlenbiologischen Gründen in manchen Situationen Vorteile.

■ *Wirkung.* Die Wirkung der Strahlentherapie ist abhängig von der verabreichten Dosis. Bei zu geringer Dosis ist kein Effekt zu beobachten, mit steigender Dosis nimmt die Tumorvernichtungsrate zu, und schließlich bringt eine weitere Steigerung der Dosis nur noch eine geringfügige Zunahme des Effektes. Die inzwischen klinisch mehrfach verifizierten Dosis-Wirkungs-Kurven lassen erkennen, daß die Reduktion der üblichen Dosis um relativ geringe Werte bereits mit merkbaren Einbußen an Behandlungseffektivität einhergehen. Dies ist der Grund der geringeren Wirksamkeit der konventionellen Röntgenbestrahlung, die mit einer Dosis von 20–30 Gy durchgeführt wurde. Die heute verwendete Dosierung in der Mammakarzinomtherapie schwankt je nach Indikation zwischen 45 und 70 Gy. Die Wahl der Strahlendosis hängt einerseits von der zu bestrahlenden Tumormasse und andererseits von der Zielsetzung der Therapie ab. Sie ist unterschiedlich bei der primären und adjuvanten Strahlentherapie mit kurativer Zielsetzung und wiederum anders bei der Palliativtherapie.

Die *Kunst einer fachgerecht durchgeführten Strahlentherapie* besteht darin, die Dosis so zu wählen, daß eine möglichst hohe Tumorvernichtungsrate bei möglichst geringer Häufigkeit und möglichst geringem Schweregrad von Strahlenfolgen erreicht wird. Daraus läßt sich erkennen, daß die Tumorvernichtungsrate nie 100 % und die Komplikationsrate nie 0 % sein können. Um eine bessere Verträglichkeit und eine bessere Tumorwirksamkeit zu erreichen, wird die Strahlentherapie in den meisten Fällen fraktioniert verabreicht. Üblich sind eine wöchentliche Dosis von 10 Gy in Einzelfraktionen von 5mal 2 Gy.

■ *Nebenwirkungen.* Bei der Strahlentherapie treten unerwünschte *Nebenwirkungen* auf. Es kommt immer zu mehr oder weniger starken Hautreaktionen, die individuell sehr verschieden sind und von leichter Trockenheit bis zu einem dunkelroten Erythem reichen. Kutane und subkutane Veränderungen im Sinne einer Hautverdickung und mäßiger Pigmentverschiebungen sowie Teleangiektasien können ein kosmetisches Problem bedeuten, sind aber zahlenmäßig sehr gering. Die Belastung des Lungenmantels ist durch entsprechende Anordnung und konsequente Überprüfung der Brustwandfelder steuerbar. Damit sind auch pneumonitische Konsequenzen wenn nicht zu verhindern, so doch anteilmäßig sehr niedrig zu halten. Die postaktinische Fibrose der Lungenspitze, klinisch meistens ohne Auswirkung, ist eine Folge der Lymphabflußbestrahlung und läßt sich gelegentlich nicht vermeiden. Rippennekrosen finden sich nach Hochvolttherapie sehr selten und bleiben oft klinisch stumm. Auch Schädigungen an Nervenstrukturen, insbesondere am Plexus brachialis, sind extrem selten. Durch tangentiale Anordnung bzw. Kippen der Felder wird die Wirbelsäule und damit das Rückenmark nur minimal belastet. Die strahlenbedingten Fibrosen, insbesondere in Verbindung mit operativen Narben, können Ursache für ein Armödem sein (s. Kap. 1.7.2). Da individuelle Faktoren für die Entwicklung eines Armödems maßgebend sind, kann nie vorausgesehen werden, bei welcher Patientin es zu einer solchen Entwicklung kommt. Eine seltene, aber u. U. folgenschwere Komplikation der Strahlentherapie ist die entzündliche Spätreaktion. Sie kann durch steroidhaltige Medikamente günstig beeinflußt werden. Die nötige Therapiedauer beträgt aber Monate. Obwohl sich in diesen Fällen immer die Differentialdiagnose zum inflammatorischen Rezidiv stellt, sollte der Befund möglichst nicht chirurgisch biopsiert werden, da der postoperative Heilungsvorgang kompliziert ist. Eine allgemeine körperliche Reaktion auf die Bestrahlung kann in einer geringfügigen Einschränkung der allgemeinen Leistungsfähigkeit, in etwas Müdigkeit, Übelkeit und Erbrechen bestehen. Man darf aber heute durchaus behaupten, daß die physischen Möglichkeiten der Patientin durch die moderne Radiotherapie wenig bis nicht eingeschränkt werden [Frommhold 1994].

1.6.2
Adjuvante Strahlentherapie im Rahmen der brusterhaltenden Behandlung des Mammakarzinoms

Außerhalb klinischer Studien ist die adjuvante Radiotherapie nach brusterhaltender Behandlung obligat. Ziel dieser Therapie ist die Zerstörung mikroskopischer Tumorherde und die Minimierung der Lokalrezidivrate in der befallenen Brust bei optimalem kosmetischem Resultat [Kurtz et al. 1991]. In zahlreichen Arbeitsgruppen wurden seit Mitte der 50er Jahre kontinuierlich Daten über die Strahlentherapie nach brusterhaltender Therapie veröffentlicht [Calle et al. 1986; Spitalier et al. 1986]. Diese Langzeitdaten waren Grundlage für die Entwicklung prospektiv randomisierter Studien zur Überprüfung der klinischen Wertigkeit einer kombinierten Therapie bei Brusterhaltung [Fischer et al. 1985a, b; Kurtz et al. 198]. Nach 5- und 10jähriger Beobachtungszeit sind zwischen modifiziert radikal mastektomierten Patientinnen und solchen, die einer brusterhaltenden Operation mit anschließender Strahlentherapie zugeführt wurden, keine signifikanten Unterschiede in der Rezidivhäufigkeit, dem krankheitsfreien- und dem Gesamtüberleben feststellbar [Fisher et al. 1995, Veronesi et al. 1995b]. Das kosmetische Resultat ist in 70–90% der Fälle gut bis sehr gut [Borger u. Kejser 1987]. Sekundärkomplikationen (s. Kap. 1.6.1) sind selten und liegen zwischen 2 und 4%.

Ein erhöhtes Risiko für die Entstehung eines Zweitmalignoms durch die Radiotherapie in der behandelten oder der kontralateralen Brust konnte bisher nicht verbindlich nachgewiesen werden [Kurtz et al. 1988]. 16 Jahre nach Beginn der Mailänder Studie [Veronesi et al. 1990b] konnte bei 701 Patientinnen kein Hinweis auf strahleninduzierte Tumoren gefunden werden.

In Fällen, bei denen bei einem Tumordurchmesser bis zu 3 cm eine brusterhaltende Therapie durchgeführt wurde, fanden von Fournier et al. (1989b) im zurückgelassenen Brustdrüsengewebe in 19,1% der Erkrankungen residuales Tumorgewebe und in 24,4% multizentrische Herde. In einer Arbeit von Holland et al. (1985) liegen in etwa 60% von 264 Mastektomiepräparaten außerhalb der bis zu 4 cm großen Tumoren noch weitere Tumorherde. Diese waren eindeutig häufiger in der Umgebung des Tumors als im Abstand von mehr als 2 cm zu finden. Das Risiko, ein intramammäres Lokalrezidiv nach brusterhaltender Therapie ohne anschließende adjuvante perkutane Radiotherapie zu entwickeln, liegt bei 15–40% [Fischer et al. 1985b]. In der Fisher- u. Wolmark-Studie (1986) konnte eine Fünfjahresrezidivrate von 7% bei bestrahlten und eine solche von 32% bei nichtbestrahlten Patientinnen gefunden werden. Neben retrospektiven Studien mit z. T. recht langen Beobachtungszeiten [Spitalier et al. 1986] bestätigen prospektive randomisierte Studien, daß mit mäßigen Strahlendosen eine Verbesserung der lokalen Tumorkontrolle zu erreichen ist [Fischer et al. 1989; Sarrazin et al. 1989]. Die operativ zurückgelassenen Tumorfoci werden damit durch die adjuvante Strahlentherapie vernichtet.

Das Zielvolumen der perkutanen postoperativen Radiotherapie umfaßt die Mamma einschließlich Thoraxwand bis zu einer intrapulmonalen Tiefe von 10 mm. Der Bestrahlungsplan enthält Simulationsaufnahmen, computerisierte individuelle Dosisverteilungspläne unter Verwendung von CT-Schnitten und direkte Feldkontrollaufnahmen. Insgesamt erhält die Brustdrüse ohne Boosttherapie 45–50 Gy [Lütolf 1992]. Appliziert werden LINAC-Photonen mit 4–8 MeV durch opponierende Felder. Die 80%-Isodose sollte der Thoraxwand anliegen oder diese einschließen. Die Sitzungen finden 5mal wöchentlich statt mit 2 Gy LINAC-Photonen (4–8 MeV) bzw. 3 Gy Elektronen (Energie je nach erforderlicher Eindringtiefe).

Die Indikation zur *Boosttherapie* (Boostdosis 5–10 Gy) ist gegeben bei mikroskopisch positiven Resektionsrändern, T2-Tumoren, prämenopausalen Frauen, zusätzlicher intraduktaler Komponente, infiltrierendem lobulärem Karzinom, hohem Grading und dem Nachweis von Nekrosen. Die zusätzliche Applikation eines Boost führt zu einer besseren lokalen Kontrolle von residualem Tumorgewebe [Chu et al. 1976; Pierquin et al. 1980]. Das Zielvolumen des Boost umfaßt das Tumorbett mit umgebendem gesundem Drüsengewebe. Eine homogene Dosisverteilung im Bereiche des Tumorlagers läßt sich sowohl mit schnellen Elektronen (10–15 MeV) als auch mit einer interstitiellen Brachytherapie (z. B. Iridium 1992) erreichen [Frommhold 1994].

Eine brusterhaltende Therapie wird zunehmend auch in Situationen durchgeführt, in denen ein Metastastenrisiko den Einsatz einer adjuvanten Chemotherapie rechtfertigt. Eine simultane Chemoradiotherapie führt zu einer schlechteren lokalen Toleranz und kompromittiert das kosmetische Resultat. Die Radiotherapie nach brusterhaltender Operation soll nach Abschluß der adjuvanten Chemotherapie durchgeführt werden [Recht et al. 1996a] (s. Kap. 1.8.10).

Intramammäre Rezidive nach brusterhaltender Therapie kommen mit einer jährlichen Quote von 1–2% vor [Kurtz et al. 1990; Recht et al. 1989; Veronesi et al. 1995b]. Sie unterscheiden sich von den Thoraxwandrezidiven nach modifizierter Radikaloperation in verschiedener Hinsicht. Die meisten Rezidive sind in der Umgebung des Tumorbettes zu finden. Die Prognose nach Behandlung des intramammären Lokalrezidivs ist deutlich besser (Fünfjahresüberleben etwa 70%) als bei den Brustwandrezidiven nach modifizierter Radikaloperation, da die intramammären Rezidive nur in etwa 10% der Fälle gleichzeitig mit Fernmetastasen auftreten [Recht et al. 1991; Westerhausen 1995], während rund 90% der Patientinnen mit Thoraxwandrezidiven nach modifizierter Radikaloperation bereits eine Generalisierung der Erkrankung zeigen [Recht et al. 1996b]. Die Rezidive werden in der Regel klinisch erfaßt; die regelmäßige Mammographie ist in der Nachsorge jedoch für eine kleine, aber prognostisch wichtig zu erfassende Gruppe von Patientinnen notwendig [Kurtz u. Spitalier 1990] (s. Kap. 1.3.7).

1986 hat die Deutsche Gesellschaft für Senologie Empfehlungen zur Bestrahlung der supraklavikulären, parasternalen und axillären Lymphabflußwege herausgegeben, die nach wie vor umstritten sind. Danach werden die *Supra- und die Infraklavikulärregion* immer dann bestrahlt, wenn in den axillären Lymphknoten Metastasen nachgewiesen wurden, und keine Chemotherapie erfolgt. Bei Patientinnen mit mehr als 3 metastatisch befallenen Lymphknoten oder histologisch nachgewiesenem metastatischem Durchbruch der Lymphknotenkapsel wird die Bestrahlung der Supra- und Infraklavikulärregion auch in den Fällen empfohlen, bei denen zusätzlich eine adjuvante Chemotherapie erfolgt. Eine Indikation zur Bestrahlung der *Axilla* ist dann gegeben, wenn weniger als 8 axilläre Lymphknoten operativ entfernt oder ein metastatischer Durchbruch der Lymphknotenkapsel nachgewiesen wurden. Die *Parasternalregion* soll nach diesen Empfehlungen bestrahlt werden, wenn der Primärtumor zentral oder medial in einem der beiden inneren Quadranten lag. Die Axillaregion sowie die Supra- und Infraklavikularregion erhalten je 48 Gy in Serie. Es handelt sich dabei um eine opponierende Bestrahlung mit LINAC-Photonen. In die Parasternalregion werden ebenfalls 48 Gy eingestrahlt und zwar je 24 Gy mit LINAC-Photonen (4–8 MeV) und schnellen Elektronen (Energie je nach erforderlicher Eindringtiefe).

Auf eine Strahlentherapie der Brust nach brusterhaltender Therapie darf so lange nicht verzichtet werden, so lange prognostisch günstige Gruppen mit sehr geringem Lokalrezidivrisiko nicht sicher definiert sind.

1.6.3
Strahlentherapie zur Verminderung des Lokalrezidivs nach Ablatio bzw. modifizierter Radikaloperation bei Risikosituationen

Bei einem Status nach modifizierter Radikaloperation des Mammakarzinoms ist der Einsatz der adjuvanten Strahlentherapie im lokoregionären Bereich (Thoraxwand, Axilla, Parasternal- sowie Supra- und Infraklavikularregion) umstritten [Early Breast Cancer Trialists' Collaborative Group 1995; Frommhold 1995; Lütolf 1992].

Indikationen, die diskutiert werden, sind:

- bei verbleibendem Tumorrest,
- bei Infiltration des Primärtumors in die Haut, in die Pektoralisfaszie oder in die Pektoralismuskulatur,
- bei metastatischem Befall von 10 oder mehr axillären Lymphknoten,
- bei Infiltration ins paranodale Fettgewebe, in Blut- und/oder Lymphgefäße,
- bei metastatischem Befall der Lymphknoten der Infra- und Supraklavikulärgrube.

Effektiv ist die postoperative adjuvante Bestrahlung nach modifizierter Radikaloperation zur Verhinderung von Lokalrezidiven [Early Breast Cancer Trialists' Collaborative Group 1995; Fisher et al. 1985 a]. Nach einer modifizierten Radikaloperation zeigen 4–6 % aller Mammakarzinome im Stadium pT1, pN0 und M0 und knapp 20 % aller pN1-Fälle ein lokoregionäres Rezidiv [Donegan 1967; Haagensen 1971]. Durch eine sachgerechte postoperative primäre Bestrahlung kann diese Gesamtrate von 15 % lokoregionären Rezidiven auf 5 % gesenkt werden [Turnball et al. 1978; Weichselbaum et al. 1970].

Eine Verbesserung der Überlebenschance konnte aber bis auf wenige Ausnahmen bei diesen Patientinnen nicht nachgewiesen werden [Griem et al. 1987]. Das regionäre Rezidiv in der Axilla ist bei ausreichender chirurgischer Therapie eine ausgesprochene Seltenheit. Die Zehnjahresüberlebensrate mit und ohne postoperativer adjuvanter Radiotherapie der Axilla ist dieselbe [Wallgreen et al. 1986]. Die Dosis für die adjuvante Strahlentherapie nach einer modifizierten Radikaloperation mit Axilladissektion beträgt im Bereich der Brustwand und der Lymphabflußwege je 45–50 Gy.

1.6.4
Strahlentherapie beim lokoregionären Rezidiv

Bei einem Lokalrezidiv ohne frühere Bestrahlung führt die alleinige Strahlentherapie mit 45–50 Gy in 80–90 % der Fälle zur vollständigen klinischen Remission. Eine vorgängige durchgeführte Exzision des Lokalrezidivs vermag die Dauer der Remission bzw. die Rate der definitiven Tumorkontrolle zu erhöhen [Lütolf u. Jungi 1985; Bedwinek 1990]. Eine zusätzliche „sekundär adjuvante" Systemtherapie mit Tamoxifen bei hormonrezeptor-positiven Patientinnen ist sinnvoll [Borner et al. 1994].

Beim Lokalrezidiv nach früherer Bestrahlung ist evtl. nur noch eine Bestrahlung der befallenen Region möglich, wobei große Felder und eine Dosis von 50 Gy angestrebt werden sollten. Die Dosis der früheren Bestrahlung, das Intervall bis zum Auftreten des Lokalrezidivs und der Zustand der Haut müssen bei der Bestrahlungsplanung berücksichtigt werden. Beim Auftreten eines Lokalrezidivs nach Operation und Bestrahlung eines ersten Lokalrezidivs ohne Anhaltspunkte für eine bestehende Fernmetastasierung läßt sich auch vertreten, das Lokalrezidiv wiederum operativ anzugehen und die Patientin weiterhin engmaschig im Hinblick auf eine evtl. auftretende Fernmetastasierung zu kontrollieren.

Beim Auftreten eines regionären Rezidivs in den axillären, supraklavikulären, infraklavikulären oder parasternalen Lymphknoten ist die Strahlentherapie die wirksamste Möglichkeit der Tumorkontrolle. Sie soll frühzeitig eingesetzt werden, um tumorverursachte Nervenschädigungen oder Gefäßkompressionen zu vermeiden. Diese Lymhknotenstationen als Parameter für das Ansprechen einer Chemo- oder Hormontherapie zu reservieren, erachten wir im Hinblick auf die möglichen lokalen Komplikationen als nicht vertretbar.

1.6.5
Strahlentherapie beim primär metastasierenden Mammakarzinom

In diesem Fall hat die Strahlentherapie einen rein palliativen Charakter. Ihre Wirksamkeit ist nachgewiesen. Wird die Bestrahlung zur Bekämpfung von klinischen Beschwerden bei solitären Fernmetastsasen oder bei besonders hartnäckigen Herden im Rahmen eines disseminierten Geschehens als Ergänzung zu systemischen Maßnahmen eingesetzt, ist der lokale Erfolg im Bereiche der Metastasen mit hoher Wahrscheinlichkeit gewährleistet. Hauptindikationsgebiete [Pestalozzi 1996] sind:

- *Knochenmetastasen*: Die Bestrahlung ist die lokal wirkungsvollste und gleichzeitig risikoärmste Behandlung und führt nach einer Übersichtsarbeit von Bessler u. Weber (1977) in über 90 % der Fälle zu einer Rückbildung der metastasenbedingten Knochenschmerzen. Die Gesamtherddosis liegt zwischen 35 und 45 Gy. Auch bei multiplen Knochenmetastasen ist die Radiotherapie eine willkommene Ergänzung der systemischen Behandlung. Innerhalb von 2–5 Wochen wird häufig eine lokale Schmerzfreiheit erreicht. Bei solitären Metastasen der Extremitäten kann primär eine operative Intervention zur Stabilisierung nötig sein. Eine anschließende Radiotherapie sollte nur dann erfolgen, wenn chirurgisch größere Tumorareale nicht entfernt werden konnten.
- *Hirnmetastasen*: Das Auftreten von Hirnmetastasen ist beim metastasierenden Mammakarzinom nicht selten. Eine Therapie mit Steroiden ist in der Lage, in kurzer Zeit ZNS-Symptome abzubauen. Je nach Lokalisation der Hirnmetastase ist eine operative Exzision oder eine palliative Bestrahlung indiziert. Eine applizierte Dosis von 30–40 Gy bei üblicher Fraktionierung soll nicht überschritten werden. Die Symptome lassen sich in den meisten

Fällen vollständig zur Rückbildung bringen.
- *Andere Lokalisationen*: Auch Aderhaut- und Retrobulbärmetastasen lassen sich mit ionisierenden Strahlen erfolgversprechend und relativ nebenwirkungsarm beeinflussen. Weitere seltene Lokalisationen sind isolierte Lungenmetastasen, isolierte Lebermetastasen, Lymphknoten- und Hautmetastasen.

1.6.6
Strahlentherapie beim inoperablen Mammakarzinom

Beim fortgeschrittenen, inoperablen Mammakarzinom, das häufig exophytisch wächst, ist heute einer multimodalen Therapie unbedingt der Vorzug zu geben. Mit einer alleinigen Bestrahlung werden Oberflächenblutungen und Schmerzen deutlich reduziert und in etwa 80 % der Fälle wird eine wesentliche Besserung der Situation erreicht. Evtl. können radioaktive Strahlen interstitiell appliziert werden [Krishnan et al. 1990; Mazeron et al. 1991]. Bei großen Tumoren mit primärer Inoperabilität ist auch der Einsatz einer präoperativen Hormon- oder Chemotherapie in Erwägung zu ziehen, wobei die vorherige Bestimmung des Rezeptorstatus sinnvoll ist. Nach der später durchgeführten Operation erfolgt im allgemeinen eine weitere Systemtherapie. Die kombinierte Chemo-/Radiotherapie bringt deutlich bessere Ergebnisse als die alleinige Radiotherapie [Committee for Radiation Oncology Studies 1976; Veronesi 1977]. Dabei ist klar, daß eine solche Kombinationstherapie wesentlich riskanter ist.

1.7
Follow-up und Nachsorge
(s. Kap. 1.8.3 u. Kap. 1.8.11)

1.7.1
Allgemeines

Frauen, die an einem Mammakarzinom erkranken, bleiben Zeit ihres Lebens Risikopatientinnen. Im Gegensatz zu anderen Karzinomen, die nach einigen Jahren der Rezidivfreiheit als geheilt betrachtet werden können, ist dies beim Mammakarzinom nicht der Fall. Noch nach 20 Jahren und später treten Tumorrezidive auf. Eine lebenslange Nachsorge ist deshalb notwendig. Gefährdet sind in fallender Häufigkeit [Hellmann et al. 1982]:

- Lymphknoten,
- Skelettsystem,
- Mammae,
- Leber,
- Lunge/Pleura,

- Haut,
- ZNS,
- Ovarien und andere.

Die konkrete Heilungserwartung hängt im Einzelfall u. a. speziell von den Risikomerkmalen Größe des Primärtumors, Zahl der metastatisch befallenen axillären Lymphknoten, Tumorgrading und Rezeptorstatus ab.

Mammakarzinome mit günstigen Prognosefaktoren wie Hormonrezeptorpositivität metastasieren später als solche mit ungünstigen Prognosefaktoren (s. Kap. 1.3.9 und 1.4). Eine besonders schlechte Prognose ist z. B. zu erwarten, wenn ein kleines Karzinom mit einem ausgedehnten Befall der axillären Lymphknoten einhergeht und zudem rezeptornegativ ist.

60–80 % aller Rezidive bzw. Metastasen manifestieren sich innerhalb der ersten 3 Jahre nach der Primärbehandlung, davon wiederum mehr als die Hälfte innerhalb der ersten 2 Jahre. In etwa 6 % der Fälle werden Spätrezidive nach dem 10. Jahr beobachtet. Die mediane Überlebenszeit nach Rezidivdiagnose beträgt nur etwa 1,5–2 Jahre [Tomin u. Donegan 1987; Umbach et al. 1988], wobei die Art und die Lokalisation des Rezidivs eine Rolle spielen. Wichtig erscheint die Tatsache, daß sich durch eine frühzeitige Therapie kein signifikanter Überlebensvorteil ergibt [Feig 1986; Umbach et al. 1988]. Diese Tatsache muß nicht zuletzt aus ökonomischen Gründen in den Nachsorgeplan der Mammakarzinompatientinnen miteinbezogen werden. Voraussetzung für eine adäquate Nachsorge ist eine definitive Klärung der ärztlichen Zuständigkeit und eine vollständige Dokumentation. Eine gute Zusammenarbeit mit dem Hausarzt ist wichtig. Die primäre Verantwortung für die Nachsorge liegt immer bei der Klinik. Die effektivste Früherkennungsmethode im Rahmen der Nachsorge stellt aber die Selbstuntersuchung dar (s. Kap. 1.2.2).

■ *Ziele der Nachsorge.* Die Ziele der Nachsorge sind vielfältig [Betzler 1981; Diehl 1980; Illiger 1981; Jäger et al. 1991; Meerwein 1981; Wandt et al. 1990]:

- Frühzeitiges Erkennen eines intramammären Rezidivs und entsprechende Therapie, da dadurch die Langzeitprognose nur unwesentlich, wenn überhaupt, beeinflußt wird [Fisher et al. 1991; Fourquet et al. 1989; Haffty et al. 1989; Kurtz et al. 1989; Recht et al. 1989; Stotter et al. 1989; Veronesi 1994]. Eine gleichzeitige Generalisierung der Erkrankung findet nur in etwa 10 % der Fälle [Recht et al. 1991] statt, im Gegensatz zu rund 90 % [Recht et al. 1996 b] beim Thoraxwandrezidiv nach der modifizierten Radikaloperation. Die Rate intramammärer Rezidive nach einer brusterhaltenden Thera-

pie wird zwischen 6 und 10 % für 5 Jahre [Recht et al. 1989] und mit etwa 14 % für 10 Jahre angegeben [Kurtz et al. 1990 a] (s. Kap. 1.3.7 und 1.6.4).
- Frühzeitiges Erkennen eines Zweitkarzinoms in der sog. gesunden Brust, das ebenfalls kurativ behandelt werden kann. Das Zweitkarzinomrisiko in der anderen Brust ist je nach Primärtumor und Anamnese deutlich höher. Die Frequenz dieser Zweitkarzinome beträgt 0,75 %/Jahr [Fisher et al. 1984]. Durch regelmäßige Mammographien werden diese Zweittumoren in frühen Stadien entdeckt (s. Kap. 1.2.4).
- Frühzeitiges Erkennen eines Lokalrezidivs, das im Frühstadium durch eine unkomplizierte chirurgische Exzision effektiv behandelt werden kann, da bei relativ langer Überlebenszeit die Lebensqualität ganz entscheidend von der Beherrschung des für die Patientin sichtbaren und tastbaren Lokalrezidivs abhängt (s. Kap. 1.3.7 und 1.6.4).
- Da in den ersten 3 Jahren 60–80 % sämtlicher Rezidive auftreten und diese im Gegensatz zum Primärtumor nur in etwa der Hälfte der Fälle von den Patientinnen entdeckt werden, sind regelmäßige ärztliche Kontrollen wichtig [Streit et al. 1987].
- Wichtig ist auch die Früherkennung von Metastasen in Skelettabschnitten mit hoher statischer Belastung durch eine exakte Anamnese, um pathologische Frakturen zu verhindern, was durch eine frühzeitige Bestrahlung möglich ist. [Meuret 1994 c].
- Frühzeitige Erfassung und Behandlung therapieinduzierter Morbidität, z. B. Endometriumkarzinom nach Tamoxifenbehandlung [Anderson et al. 1991; Anderson et al. 1992; Fornander et al. 1989; Henderson 1991; Sunderland u. Osborne 1991; von Minckwitz 1998] (s. Kap. 1.8.11).
- Rechtzeitige Behandlung von Folgezuständen der Primärtherapie, z. B. rezidivierende axilläre Lymphozelen [Hawighorst et al. 1998].
- Menschliche Betreuung bzw. ärztliche Zuwendung, Induzieren von Zuversicht.
- Psychosoziale und berufliche Rehabilitation fördern.
- Beratung bei psychosexuellen Problemen.
- Durchführung und Überwachung von Langzeittherapien (z. B. adjuvante Systemtherapie).
- Sicherung des Behandlungserfolges.
- Präventives Ausschalten von Risikofaktoren.
- Vorsorge hinsichtlich anderer Krebskrankheiten.
- Früherkennung von Folge- und Begleiterkrankungen.

Dieser Maßnahmenkatalog setzt ein erhebliches Engagement des betreuenden Arztes und den gezielten Einsatz bestimmter Untersuchungsmethoden voraus. Eine gewisse Regelmäßigkeit der Kontrollen muß dabei von der Patientin akzeptiert werden. Metastasenverdächtige Symptome sind:

- lokale umschriebene Hautrötungen,
- Rückenschmerzen (*CAVE:* Krankengymnastik, Massagen und bekannte degenerative Veränderungen der Wirbelsäule),
- Schmerzen im Bereiche des Schultergürtels,
- verstärkte Venenzeichnung im Bereich des Thorax und/oder des Abdomens,
- Spannungsgefühl in der verbliebenen Brust,
- Auftreten eines Lymphödems des Arms,
- Parästhesien und unklare, oft nur passagere neurologische Symptome,
- neu aufgetretene Kopfschmerzen,
- Wesensveränderungen,
- Zunahme des Bauchumfangs (Leber, Aszites),
- Heiserkeit (Recurrensparese),
- Schlafstörungen,
- Zunahme des Halsumfangs,
- Dyspnoe und/oder Tachykardie (Lungenmetastasen),
- Leistungsknick,
- Anstieg der Tumormarker, vor allem des Ca 15-3, weniger des CEA.

1.7.2
Dreiphasennachsorgeprogramm

Auch beim Mammakarzinom kann ein Dreiphasennachsorgeprogramm erstellt werden (Tabelle 1.7). Entscheidend für die gewählten zeitlichen Intervalle sind die Rezidivhäufigkeiten. Es gilt als anerkannt, daß sich in den ersten 3 Jahren 60–80% aller Rezidive manifestieren. Innerhalb der ersten 5 Jahre treten 80–90% aller Rezidive auf [Umbach et al. 1988]; trotzdem ist eine lebenslange Nachsorge notwendig.

Folgende Kontrollen sind sinnvoll:

- Kontrolle der operierten und kontralateralen Mamma durch
  - Selbstuntersuchung,

  - regelmäßige Mammographie,
  - Anamnese und klinische Untersuchung.
- Lokoregionäre Kontrolle durch
  - regelmäßige ärztliche Kontrolle mit Anamnese und klinischer Untersuchung,
  - Selbstuntersuchung.
- Kontrolle etwaiger Fernmetastasen durch
  - Anamnese und klinische Untersuchung,
  - gezielten Einsatz von Labor und bildgebenden Verfahren nur bei Verdacht auf eine Metastasierung.

Wichtige *Anmerkungen zum Nachsorgeschema:*

- Wird brusterhaltend therapiert, so wird die kontralaterale Brust jährlich mammographiert. Die ipsilaterale Brust sollte ein halbes Jahr nach Bestrahlung (Ausgangsbild) mammographiert werden, danach in jährlichen Abständen.
- Wie intensiv bei brusterhaltender Therapie kontrolliert werden sollte, ist noch ungewiß, da die Erfahrungen über die zeitliche Rezidivverteilung bei brusterhaltender Therapie noch unvollständig sind (Abgrenzung Phase II/III).
- Die oben festgelegten Kontrollintervalle gelten als allgemeine Empfehlungen. Sie müssen im Individualfall der Prognose entsprechend zusätzlich angepaßt werden. Die als „High risk" eingestuften Fälle sollten in kürzeren Abständen überprüft werden als die sog. „Low-risk"-Fälle.
- Das NSABP sowie die Ludwig-Breast-Cancer-Study-Group und andere kamen zu der Überzeugung, daß nur ein Ausgangsszintigramm bei der Primärtherapie sinnvoll ist. Ansonsten bringt ein Szintigramm nur bei Verdacht auf Knochenmetastasen eine zusätzliche Information.
- Auch mit regelmäßigen Röntgenthoraxuntersuchungen konnten keine Überlebensvorteile bewiesen werden.
- Routineuntersuchungen zur Suche nach Lebermetastasen sind nicht sinnvoll, da kein Vorteil einer frühzeitigeren Therapie gezeigt werden konnte.
- Eine möglichst frühe Kenntnis einer laborchemisch diagnostizierten Metastasierung bringt der Patientin keinen Nutzen.

Tabelle 1.7. Dreiphasennachsorgeprogramm

Dauer	Phase I Erste 3 Jahre	Phase II Jahr 4 und 5	Phase III > 5 Jahre
Anamnese, Klinische Untersuchung	3monatlich	6monatlich	12monatlich
Selbstuntersuchung	Monatlich	Monatlich	Monatlich
Mammographie	Jährlich	Jährlich	Jährlich
Labor	Bei Verdacht auf Metastasen	Bei Verdacht auf Metastasen	Bei Verdacht auf Metastasen
Bildgebende Verfahren	Bei Verdacht auf Metastasen	Bei Verdacht auf Metastasen	Bei Verdacht auf Metastasen

● Der klinischen Untersuchung und der genauen Anamnese ist vor allem Bedeutung zu schenken. Sie sollten darüber entscheiden, ob weitere diagnostische Maßnahmen nötig sind.

Der Patientin müssen u. a. folgende Fragen gestellt werden:

● Haben Sie Beschwerden in der Muskulatur oder in den Knochen bemerkt?
● Sind Ihnen die Beschwerden in dieser Form schon bekannt, oder haben sich die Beschwerden geändert, oder sind sie gar erstmals aufgetreten?
● Sind die Beschwerden anders als das Rheuma, das Sie schon immer haben?

Bei dieser Gelegenheit sollte die Patientin auch darauf hingewiesen werden, daß sie sich beim Auftreten irgendwelcher Beschwerden und Symptome auch im Intervall unabhängig von den festgelegten vorgeplanten Nachsorgeterminen bei ihrem Arzt melden soll.

■ *Armlymphödem* (s. Kap. 1.6.1). Trotz eingeschränktem operativem Vorgehen und grundsätzlichem Verzicht auf die adjuvante axilläre Bestrahlung läßt sich die Entwicklung eines Armlymphödems nicht ganz vermeiden [Kubli et al. 1978]. Man unterscheidet je nach Umfangdifferenz der Arme 4 Schweregrade des Lymphödems:

Grad 1: 1–2 cm,
Grad 2: > 2–6 cm,
Grad 3: > 6–10 cm,
Grad 4: > 10 cm.

Das Lymphödem kann entweder direkt postoperativ bzw. nach Abschluß der Bestrahlung, oft allerdings auch erst 2–3 Jahre nach der Primärtherapie auftreten. Der Ausschluß einer karzinomatös bedingten Schwellung ist schwierig, wenn diese erst längere Zeit nach der Primärtherapie auftritt, da ein positiver Tastbefund in der Axilla meist nicht nachweisbar ist. In diesen Fällen bedarf es mitunter eines Computertomogrammes der Axilla sowie des Plexusbereichs, notfalls auch einer operativen Revision der Axilla, um eine karzinomatös bedingte Schwellung ausschließen zu können.

Die Therapie des Armlymphödems ist problematisch, besonders bei den Graden 3 und 4. Man kann meistens nur eine Reduzierung der Schwellung erreichen. Sofern ein axilläres Karzinomrezidiv ausgeschlossen ist, können folgende Maßnahmen versucht werden:

● manuelle Lymphdrainage durch speziell ausgebildete Fachkräfte,
● Hochlagerung des Armes im Liegen,
● Gummistrumpfbandagen nach Maß und medikamentöse Therapieversuche (Heparin oder Acetylsalizylsäure, durchblutungsfördernde Mittel, Antiphlogistika oder Diuretika).

1.7.3
Tumormarker

Beim Mammakarzinom hat bis heute nur die Kombination der beiden Tumormarker CA 15-3 und CEA eine besondere Bedeutung erlangt. In beiden Markertests werden monoklonale Antikörper, die verschiedene Antigene erkennen, eingesetzt. Bei den monoklonalen Antikörpern handelt es sich um spezifische Antikörper gegen Substanzen der Karzinomzelle. Die Problematik liegt in der großen Antigenheterogenität innerhalb des Tumors oder zwischen Tumor und dessen Metastase.

Die Bestimmung dieser Marker sollte vor, spätestens aber direkt nach der Primäroperation eines Mammakarzinoms durchgeführt werden. Mammakarzinomfälle mit Tumormarkerspiegeln, die bereits präopertiv erhöht sind, sind grundsätzlich auf ein primär metastasierendes Stadium verdächtig. Dies vor allem dann, wenn die erhöhten Werte postoperativ nicht in den Normbereich abfallen. Eine sorgfältige Metastasenabklärung (Lebersonographie, Skelettszintigraphie, Labor u. a.) ist dann notwendig.

Der Einsatz dieser Marker kann weiter sinnvoll sein in der Therapiekontrolle metastasierender Stadien und in der Tumornachsorge von „High-risk"-Fällen, wobei die Grenzwerte anhand der 95er Perzentile nicht metastasierter Mammakarzinompatientinnen für die CEA-Konzentration bei 6 ng/ml und für die CA 15-3-Konzentration bei 40 U/ml liegen [Jäger et al. 1991]. Im Rahmen des Gesamtnachsorgeschemas sind die Markerbestimmungen jedoch kritisch zu werten (s. Kap. 1.7.2).

In der Regel gehen die Markeranstiege der klinisch manifesten Generalisierung um Monate voraus. Beim metastasierenden Mammakarzinom ist bei simultaner Ca 15-3- und CEA-Bestimmung in 80–85% der Fälle mit einer Markererhöhung zu rechnen. Besonders wichtig ist die Markerkontrolle im Verlauf systematischer Therapien bei bereits erwiesener Metastasierung. Unter einer effektiven Therapie wird nach einem möglichen passageren Markeranstieg während des Tumorzellzerfalls ein kontinuierlicher Markerabfall zu beobachten sein. Dieser Abfall erfolgt bei wirksamer Chemotherapie schneller als bei wirksamer Hormontherapie. Umgekehrt können die Tumormarker wieder ansteigen, wenn eine sekundäre Therapieresistenz einsetzt bzw. wenn die primäre Therapie ineffektiv ist [Hoffmann et al. 1987;

Scheele et al. 1989; Schmid et al. 1987; van Dalen et al. 1987; von Ingersleben et al. 1987].

Im Idealfall würden bestimmte Tumorzellen selektiv spezifische Tumormarker bilden. Leider ist dies nicht der Fall. Die Tumormarker unterscheiden sich qualitativ z. T. nur geringfügig von normalen Gewebsantigenen, werden aber von Tumorträgern intensiver gebildet als von gesunden Personen [Bastert et al. 1987; Gross 1986; Uhlenbuck 1986]. Teilweise handelt es sich, wie z. B. beim CEA, um Substanzen, die von Normalgewebe zwar im Verlauf der embryonalen bzw. fetalen Differenzierungsphase, nicht aber im Stadium der abgeschlossenen Ausdifferenzierung synthetisiert werden [Kreienberg 1985; Staab 1985]. Im Falle einer Krebserkrankung kann das CEA mit zunehmendem Differenzierungsverlust der Tumorzellen erneut gebildet werden.

1.7.4
Psychologische Betreuung

Die Diagnose Krebs bedeutet für viele betroffene Frauen eine existentielle Bedrohung. Das weitere Leben wird durch den Konflikt zwischen Hoffnung und Selbstaufgabe beeinträchtigt, obwohl objektiv oft nur eine geringe Beeinträchtigung der Lebensqualität besteht. Die Unsicherheit über den weiteren Verlauf der Krankheit führt zu Angst, auf die die Patientin entweder mit Bewältigungs- oder Abwehrmechanismen reagiert. Nach Kübler-Ross (1969) verursacht die lebensbedrohende Krankheit bei der Patientin einen typischen phasenhaften Verlauf emotionaler Reaktionen. Diese 5 Phasen sind:

- Verleugnung und Isolierung,
- Zorn,
- Verhandeln,
- Depression und Zustimmung,
- Akzeptieren des Sterbens.

Eine Aufklärung der Patientin hat im allgemeinen keine negativen Auswirkungen [Köhle et al. 1979]. Alle Einzelheiten müssen der Patientin jedoch nicht gesagt werden. Von juristischer Seite wird aber gefordert, daß alles besprochen wird, was ein vernünftiger Patient für die Entscheidung zu einer Behandlung wissen muß [Kümmerle et al. 1983]. Bei der Aufklärung über die Prognose sollte man zurückhaltend sein. Man darf die Aufklärung auch einschränken, wenn dadurch der Heilungserfolg beeinträchtigt oder die allgemeine Gesundheit der Patientin gefährdet werden. Die Patientin erwartet von ihrem Arzt eine klare Führung. Vor allem muß sich der Arzt für wiederholte Gespräche Zeit nehmen.

Das Ausmaß der Tumorbegleitprobleme ist unter anderem abhängig von der Tragfähigkeit des sozialen Umfeldes der kranken Patientin. Bei der psychischen Bewältigung dieser Krankheit spielt die Familie eine wichtige Rolle. Die Einstellung der einzelnen Familienmitglieder ist dabei entscheidend. Eine Abkehr von der Krebspatientin oder eine übertriebene Fürsorge sollten vermieden werden. Für viele Frauen bedeutet die Rückkehr in den Beruf ein wichtiges Feld für die Selbstbestätigung. Auch die Beziehungen zum gesellschaftlichen Umfeld müssen aufrechterhalten werden.

Die sexuelle Beeinträchtigung durch die Brustkrebserkrankung kann erheblich sein. Die Wiederaufnahme des sexuellen Verkehrs sollte den Patientinnen deshalb frühzeitig empfohlen werden.

Erholungskuren sind im Anschluß an die Erstbehandlung unbedingt zu empfehlen. Die Verminderung der Erwerbsfähigkeit als Folge der Krankheit führt zu verschiedenen Vergünstigungen wie Kündigungsschutz und Urlaubsverlängerung. Diesen Vergünstigungen sind allerdings die möglichen psychisch negativen Auswirkungen gegenüberzustellen, die dadurch entstehen, daß der Kranken ihre Situation auch noch amtlich bescheinigt wird. Häufig sind auch Rehabilitationsmaßnahmen wie physikalische Therapien notwendig. Nach Abschluß der klinischen Behandlung können unter Berücksichtigung der speziellen Gegebenheiten neben der Krankschreibung auch Rente auf Zeit bzw. Dauerverrentung erwogen werden. In der Regel sollte zunächst nur die Krankschreibung erfolgen. Ihre Dauer ist der vorausgegangenen Belastung und dem gegenwärtigen Zustand der Kranken anzupassen. Man sollte von der Krankschreibung jedenfalls großzügig Gebrauch machen. Bei operierten Patientinnen sind etwa 6 Wochen, bei bestrahlten Frauen 8–10 Wochen gerechtfertigt. Es ist sicher unzweckmäßig, schon bei Therapieabschluß Fragen der Berentung anzuschneiden. Abgesehen davon, daß man dies unmittelbar nach der Primärtherapie kaum beurteilen kann, würde man damit indirekt eine Unheilbarkeit suggerieren und dadurch nur schaden. Bei mastektomierten Patientinnen sollte vor der Entlassung aus der Klinik die Frage der prothetischen Versorgung besprochen und in die Wege geleitet werden, da eine nach außen intakte Körpersilhouette für die Frauen von großer Wichtigkeit sein kann.

1.7.5
Dokumentation

Für die Dokumentation der Nachsorge gelten die grundsätzlichen Überlegungen analog dem Ovarialkarzinom (s. Kap. 9.7.4). Speziell in der Behandlung von Mammakarzinompatientinnen erscheint die Qualitätssicherung außerordentlich wichtig, da noch sehr viele Therapieansätze wissenschaftlicher Bestätigung bedürfen. Die Mitarbeit an kontrollierten prospektiven Studien ist unbedingt zu fördern.

1.8
Offene Fragen und Studien

Im Zusammenhang mit dem Mammakarzinom sind heute noch viele Probleme nicht definitiv gelöst. Anhand von 11 offenen Fragen werden folgende Teilaspekte diskutiert:

- Was bringt das Mammascreening der asymptomatischen Frau?
- Was sind relevante diagnostische Methoden für die Früherfassung des Mammakarzinoms?
- Wert der neuen Stadieneinteilung der UICC – AIC 1989, relevante Methoden für die Prognosebestimmung und für die Diagnostik in der Nachsorge?
- Wie sollen Präkanzerosen der Mamma therapiert werden?
- Welche therapeutischen Konsequenzen haben Multizentrizität und Bilateralität des Mammakarzinoms?
- Offene Fragen bei der systemischen Behandlung mit Zytostatika.
- Offene Fragen in der Hormontherapie.
- Welche neuen Erkenntnisse sind in der Systemtherapie in den nächsten Jahren zu erwarten?
- Ist die Lebensqualität bei zytostatischer Chemotherapie meßbar?
- Wo liegen heute die Grenzen der brusterhaltenden Therapie und welchen Stellenwert hat die adjuvante Radiotherapie generell in der Behandlung des Mammakarzinoms?
- Welche neuen Erkenntnisse werden die Diagnostik und Therapie des Mammakarzinoms in den nächsten Jahren beeinflussen?

1.8.1
Was bringt das Mammascreening der asymptomatischen Frau?

Eine primäre Prävention des Mammakarzinoms ist z.Z. nicht möglich. Klare Risikogruppen für eine sekundäre Prophylaxe zu bestimmen, die einer systematischen Sekundärprävention zuzuführen sind, ist schwierig. Die Mortalität des Mammakarzinoms ist insgesamt gesehen trotz aller präventiver und therapeutischer Bemühungen weitgehend konstant. Entweder hat sich in den vergangenen Jahrzehnten nichts geändert, oder leichte Verbesserungen in der Prognose dieses Leidens sind durch einen Anstieg der Inzidenz kompensiert worden. Konstante Mortalität und fehlende primäre Prävention unterstreichen die Bedeutung der sekundären Prävention.

Die sekundäre Prävention fragt nach der Möglichkeit und dem Nutzen der Früherfassung durch ein Mammakarzinomscreening. Bei der Früherfassung des Mammakarzinoms handelt es sich lediglich um eine etwas frühere Erfassung des Leidens als beim Abwarten bis zur symptomatischen Phase des Tumors. Die Frage, ob diese Früherfassung noch rechtzeitig vor dem Übergang des lokalen Geschehens zur Systemerkrankung erfolgt, ist von zentraler Bedeutung. Unbestritten ist, daß die Früherfassungsmethoden und unter diesen vor allem die Mammographie tatsächlich in der Lage sind, asymptomatische Tumoren im präklinischen Stadium zu erfassen und dadurch die Brustkrebsmortalität um bis zu 30 % zu senken [Fletcher et al. 1993; Hurley u. Kaldor 1992; Koch 1996; Morrison 1993].

Fragen:

- Ändert die frühzeitige Diagnose grundsätzlich die Prognose der Krankheit, d.h. kommt es zu einer verlängerten Überlebenszeit, nicht infolge der Vorverlegung der Diagnose, sondern infolge der Wirksamkeit der Frühbehandlung?
- Was haben lead time bias, length bias, selection bias und over diagnosis bias tatsächlich für eine Bedeutung?
- Entwickelt sich jede mammographisch erfaßte Frühform zu einem malignen Tumor, der klinisch manifest wird?
- Wie kann eine Gesamtbevölkerung durch das Screening erfaßt werden?
- Wie wirkt sich die Abneigung der Bevölkerung gegen Strahlenbelastung jeder Art auf den Screeningerfolg aus?
- Verbessert eine zusätzliche klinische Untersuchung die Früherfassung durch Mammographie?
- Rechtfertigt sich der zusätzliche diagnostische Aufwand, der im Fall eines „positiven" mammographischen Befundes getrieben werden muß?
- Schließlich ist die Kostenfrage zu diskutieren, wenn pro verhütetem Todesfall 5.000 Mammographien/Jahr durchgeführt werden müssen.
- Genügt beim Screening evtl. nur eine Mammographieebene?

1.8.2
Was sind relevante diagnostische Methoden für die Früherfassung des Mammakarzinoms?

Die Diagnose Mammakarzinom wird heute im allgemeinen durch die Triple-Diagnostik Klinik, Mammographie und Feinnadelaspirationszytologie sowie durch die Selbstuntersuchung der Frau gestellt.

Fragen:

- Was bringt die regelmäßige Selbstuntersuchung für die Mammakarzinomfrüherfassung wirklich?
- Kann die Motivation zur Selbstuntersuchung tatsächlich verbessert werden?
- Wie zuverlässig ist die klinisch ärztliche Untersuchung in bezug auf die Früherfassung des Mammakarzinoms?
- Soll nicht jeder solide Knoten unabhängig von Klinik, Mammographie und Feinnadelaspirationszytologie entfernt werden?
- Sind mindestens 5 polymorphe Verkalkungen von Salzkorncharakter mit je weniger als 1 mm Durchmesser in 1 ml Volumen nötig, damit eine bioptische Abklärung gerechtfertigt ist?
- Besteht tatsächlich kein Karzinomrisiko für die Brust bei wiederholten Mammographien in 2 Ebenen während vieler Jahre?
- Wie ist die Wertigkeit der Galaktographie?
- Kann die Pneumozystographie nicht durch Ultraschall und Feinnadelaspirationszytologie ersetzt werden?
- Kann bei positiver Zytologie vor der definitiven Therapie auf eine histologische Verifizierung verzichtet werden?
- Ist die Abklärung des Mammabefundes durch Tru-cut-Biopsie-Technik noch gerechtfertigt?
- Welches ist die effizienteste und gleichzeitig für die Patientin die am wenigsten belastende Lokalisationstechnik?
- Werden sich computer-unterstützte stereoskopische und stereotaktische Biopsietechniken in der Routine durchsetzen (z. B. ABBI; siehe 1.8.11)?

1.8.3
Wert der Stadieneinteilung der UICC – AJCC 1989, relevante Methoden für die Prognosebestimmung und für die diagnostische Überwachung in der Nachsorge?

Die Klassifikation von Mammakarzinomen nach dem TNM-System dient in erster Linie dem Kliniker bei der Therapieplanung und gibt ihm Hinweise auf die Prognose der Krankheit. Die Beurteilung der Tumorausbreitung, d. h. die Stadienbestimmung, beeinflußt die Entscheidung über die einzuschlagende Therapie. Da die prätherapeutische TNM-Einteilung auf einer rein klinischen Untersuchung beruht, ist ihre Bestimmung der Tumorausdehnung wesentlich ungenauer als die auf histologischen Befunden basierende, postoperative histo-pathologische pTNM-Klassiffikation.

Anerkannte Prognosefaktoren sind: Tumorgröße, Lymphknotenstatus, histologisches Grading und Hormonrezeptorstatus.

Die postoperative Überwachung erfolgt entsprechend einem Nachsorgeschema, das auf regelmäßigen Intervallen mit exakter Anamnese, genauer klinischer Untersuchung und jährlicher Mammographie beruht.

Fragen:

- Ist es sinnvoll, bei den heutigen wenigen Tumoren < 1 cm Durchmesser zwischen pT1a (bis 5 mm) und pT1b (bis 10 mm) zu unterscheiden?
- Wie beeinflußt die zunehmende Screeningaktivität die Tumorfallzahlen im pT1a- und pT1b-Bereich?
- Welche klinsche Relevanz hat das Stadium pT1 mic?
- Bedeutet es nicht ein Risiko, alle Patientinnen mit 4 und mehr positiven Lymphknoten in die gleiche prognostische Gruppe einzuteilen?
- Welche Anzahl entfernter axillärer Lymphknoten ist für adjuvante Therapieentscheidungen wirklich repräsentativ?
- Hat das zytologische Kerngrading nicht eine bessere prognostische Signifikanz als das histologische Grading?
- Gibt es neben den klassischen Prognosefaktoren Tumorgröße, Lymphknotenstatus, histologisches Grading und Hormonrezeptorstatus weitere unabhängige Prognosefaktoren, die jene nodalnegativen Mammakarzinompatientinnen eingrenzen, die von einer Systemtherapie profitieren?
- Was ist die Bedeutung des Proliferationsmarkers Ki 67 in seiner prognostischen Aussage?
- Bringt die Früherfassung von Rezidiven bzw. Fernmetastasen durch den routinemäßigen Einsatz bildgebender Methoden tatsächlich für die Patientin kein Benefit?
- Hat die gleichzeitige Bestimmung der Tumormarker CA 15-3 und CEA in der Nachsorge symptomfreier Mammakarzinompatientinnen keinen Stellenwert?
- Ist der Einsatz einer systemischen Therapie bei massivem Anstieg der Tumormarkerwerte CA 15-3 und CEA in kurzer Zeit ohne Nachweis eines Rezidivs bzw. einer Fernmetastasierung gerechtfertigt?

1.8.4
Wie sollen Präkanzerosen der Mamma therapiert werden?

Die Definition Präkanzerose ist uneinheitlich. Gesprochen wird von den fakultativen Präkanzerosen: Atypische lobuläre bzw. duktale Hyperplasie, Papillomatose mit Atypie, Strahlige Narbe, Carcinoma lobulare in situ und von einer obligaten Präkanzerose: Carcinoma ductale in situ. Die Begriffe „prämaligne Präkanzerosen" (atypische lobuläre bzw. duktale

Hyperplasie, Papillomatose mit Atypien, strahlige Narbe, Carcinoma lobulare in situ) und „präinvasive Präkanzerosen" (Carcinoma ductale in situ) erscheinen den Autoren als die bessere Unterscheidung. Damit ist klar, daß einerseits Vorstufen mit deutlich erhöhtem Risiko wie die atypische lobuläre bzw. duktale Hyperplasie, die Papillomatose mit Atypien, die strahlige Narbe und das Carcinoma lobulare in situ und andererseits das nicht invasive intraduktale Karzinom existieren, die in ihrer Dignität anders zu werten sind.

Die atypische lobuläre bzw. duktale Hyperplasie, die Papillomatose mit Atypien und die strahlige Narbe finden sich sehr viel seltener, als früher angenommen wurde. Ihr Risiko hinsichtlich der Entwicklung eines Karzinoms wird zusätzlich geringer eingeschätzt. Es zeichnet sich der Trend ab, daß sich das Carcinoma lobulare in situ zumindest in seiner Dignität ähnlich verhält. Damit stellt sich die Frage, ob der Begriff Karzinom für diese spezielle morphologische Veränderung (Carcinoma lobulare in situ) weiter aufrecht erhalten werden soll. Sicher ist hingegen, daß diese 4 prämalignen Präkanzerosen morphologische Risikofaktoren von unterschiedlichem Ausmaß bedeuten.

Ganz anders ist das intraduktale In-situ-Karzinom zu werten. Dabei handelt es sich um ein echtes Karzinom, das lediglich noch nicht oder noch nicht erkennbar die Basalmembran durchbrochen hat. Es wird in typischer Weise meistens mammographisch anhand von Mikroverkalkungen entdeckt. Von 100 Fällen mit klinisch okkultem DCIS wiesen 72% Mikroverkalkungen, 12% Mikrokalzifikationen und eine Weichteilabnormität und 10% eine Weichteilabnormität auf. Bei 6% wurde DCIS als Zufallsbefund in der Biopsie festgestellt, ohne daß sich mammographisch typische Veränderungen nachweisen ließen [Stomper et al. 1989]. Die histologische Diagnose des DCIS ist nicht immer einfach [Schnitt et al. 1992]. Das differentialdiagnostische Spektrum umfaßt einerseits die benigne atypische duktale Hyperplasie, andererseits aber auch das DCIS mit fokaler Invasion, das dann als invasives Mammakarzinom klassifiziert werden muß. Klinisch bedeutsam ist, daß die papillären, soliden, kribriformen und mikropapillären Typen zur Untergruppe der Nicht-Komedo-DCIS gehören und demzufolge vom Komedotyp zu unterscheiden sind.

Fragen:

- Ist die strahlige Narbe wirklich eine „prämaligne" Präkanzerose?
- Wie kann die Diagnostik der klinisch okkulten präinvasiven Präkanzerosen verbessert werden?
- Ist die modifizierte radikale Mastektomie beim Carcinoma lobulare in situ tatsächlich gerechtfertigt?

- Gibt es eine allgemein gültige Einteilung des Carcinoma ductale in situ?
- Wie häufig und in welchem Zeitraum entwickelt sich aus dem DCIS ein invasives Mammakarzinom?
- Ist eine sichere prognostische Klassifizierung des DCIS aufgrund von Mammographie und Histologie möglich?
- Ab welcher Größe und bei welchen zusätzlichen schlechten Prognosefaktoren des DCIS steigt die Inzidenz von invasiven Karzinomen?
- Unter welchen Bedingungen kann ein DCIS brusterhaltend operiert werden?
- Bringt die postoperative Radiotherapie nach Tumorektomie des DICS für die Patientin in jedem Fall ein Benefit [Fisher et al. 1993]?
- Bis zu welcher Ausdehnung kann bei Untergruppen des DICS mit Ausnahme des Komedotyps – tumorfreie Schnittränder vorausgesetzt – auf eine postoperative Bestrahlung verzichtet werden?
- Welche prognostischen Unterschiede existieren zwischen Komedotyp und Nicht-Komedotyp?

1.8.5
Welche therapeutischen Konsequenzen haben Multizentrizität und Bilateralität des Mammakarzinoms?

Brusterhaltende Operationstechniken haben die Frage der Multizentrizität des Mammakarzinoms aktualisiert. Die Möglichkeit einer multizentrischen Erkrankung [Haagensen 1986] ist dabei das wichtigste theoretische Argument gegen die brusterhaltende Therapie. In einer Literaturübersicht konnten Anton et al. (1989) zeigen, daß es sich beim Mammakarzinom in 12–74% der Fälle um eine multizentrische Erkrankung handelt. Die große Differenz in diesen Angaben liegt einerseits an der Definition von Multizentrizität, andererseits an der präparativen Technik bei der Untersuchung des Brustdrüsengewebes sowie an den verschiedenen histologischen Formen. Die wirkliche Häufigkeit der Multizentrizität kann nur bei kompletter histologischer Untersuchung des gesamten Drüsenkörpers gefunden werden. Anton et al. (1989) entdeckten bei insgesamt 103 exakt untersuchten Fällen eine Multizentrizität von 24%. Ronay et al. (1989) fanden in 38% der Fälle eine Multizentrizität und zwar in 29% beim duktalen Typ, in 61% beim duktalen und lobulären Mischtyp und in 74% beim lobulären Typ.

Fragen:

- Wie groß ist der Einfluß der Familienanamnese auf die Multizentrizität?
- Erhöht die Mamillenbeteiligung des Karzinoms die Anzahl der multizentrischen Herde?

- Welchen Einfluß hat die Primärtumorgröße auf die Multizentrizität?
- Erhöht jeder ausgedehnte In-situ-Anteil eines invasiven Karzinoms die Multizentrizität?
- Wie hoch ist die tatsächliche Multizentrizität beim DCIS?
- Wie zuverlässig ist die Magnetresonanztomographie zum Nachweis der Multizentrizität?
- Ist es sinnvoll, bei jedem Mammakarzinom die Multizentrizität durch ein MR-Tomogramm auszuschließen?
- Kann bei nachgewiesener Multizentrizität nicht brusterhaltend operiert werden?
- Ist es gerechtfertigt, die kontralatrale, sog. gesunde Brust ohne mammographischen oder klinischen Hinweis histologisch abzuklären?
- Was sind sinnvolle Abklärungen der sog. gesunden kontralateralen Brust: Blinde Biopsie im oberen äußeren Quadranten, Biopsien nur bei klinischen oder mammographischen Befunden, lediglich klinische und mammographische Überwachung oder beidseits subkutane Reduktionsplastik mit Axilladissektion auf der erkrankten Seite?

1.8.6
Offene Fragen bei der systemischen Behandlung mit Zytostatika

Adjuvante Chemotherapie
Die regelmäßig durchgeführten Konsensus-Treffen dürfen nicht darüber hinwegtäuschen, daß bei der adjuvanten Chemotherapie des Mammakarzinoms auch heute noch viele Fragen offen sind. Es ergeben sich folgende Fragen:

- Welches ist die beste adjuvante Chemotherapie bei Patientinnen mit über 10 Lymphknoten und weiteren schlechten Prognosefaktoren?
- In welchen Situationen ist der Einsatz der Anthrazykline wirklich gerechtfertigt, in welchen Situationen sollte lediglich CMF eingesetzt werden und bei welchen Patientinnen spielt die Kardiotoxizität durch die Anthrazykline klinisch eine relevante Rolle?
- Inwieweit darf die Lebensqualität der Patientinnen durch eine adjuvante Chemotherapie, z.B. bei Vorliegen von ungünstigen Prognosefaktoren, beeinträchtigt werden?
- Können durch eine spätere Reinduktion der Therapie nach therapiefreien Intervallen die Resultate der adjuvanten Chemotherapie verbessert werden?
- Wann ist der ideale Zeitpunkt für die postoperative Strahlentherapie bei einer nötigen adjuvanten Chemotherapie bei brusterhaltender Primärtherapie? Ist es sinnvoll, das sog. Sandwich-Verfahren zu wählen mit Chemotherapie-Radiotherapie-Chemotherapie?
- Verschlechtert eine intensiv durchgeführte adjuvante Chemotherapie die Chancen für eine spätere Systemtherapie bei Metastasen?
- Welche multivariat signifikanten, d.h. unabhängigen neuen Prognosefaktoren helfen uns in der Zukunft zusätzlich bei der Indikationsstellung zur adjuvanten Chemotherapie?
- Welchen Wert hat die chemoendokrine Kombinationstherapie in der Prä- und Postmenopause? Bringt möglicherweise eine initiale Chemo-/Hormontherapie gefolgt von einer kontinuierlichen Hormontherapie (Tamoxifen) bessere Resultate?
- Welche Patientinnengruppe braucht tatsächlich keine adjuvante Chemotherapie?
- Welchen Stellenwert erlangt die Hochdosischemotherapie im klinischen Alltag?
- Welche Patientinnen qualifizieren für eine Hochdosischemotherapie mit einer Gabe von peripheren Stammzellen?

Metastasierendes Mammakarzinom
Hierbei ergeben sich folgende Fragen:

- Wann ist der ideale Zeitpunkt für die Indikationsstellung einer Chemotherapie bei metastasierendem Mammakarzinom?
- Welche Untergruppe von Patientinnen profitiert von einer Chemotherapie mit einer Lebensverlängerung?
- Werden Metastasen nur laborchemisch oder in bildgebenden Verfahren erkannt; soll dann schon chemotherapeutisch vorgegangen werden oder erst bei klinischer Symptomatik?
- Sind die heute verwendeten Remissions- und Progressionskriterien veraltet? Müßten nicht mehr von der Patientin verspürte Kriterien in unsere Beurteilung der Wirksamkeit einer Therapie miteinbezogen werden?
- Sind durch eine sequentielle Gabe der Chemotherapie bessere Resultate zu erwarten?
- Ist die Kombinationschemotherapie der Monotherapie bezüglich des therapeutischen Indexes wirklich überlegen?
- Ist ein eskalierendes Vorgehen in der Wahl der Chemotherapieschemata der metastasierenden Mammakarzinome angezeigt oder sollte, wie dies in den USA oft vorgeschlagen wird, primär aggressiv therapiert werden? Wie lange soll optimal die Chemotherapie gegeben werden?
- Induziert die Gabe von monoklonalen Antikörpern gegen ErbB2 (Herceptin) alleine oder in Kombination mit Chemotherapie höhere Remissionen bzw. einen Überlebensvorteil?

Diese Fragen stellen nur einen Teil vieler offener Fragen beim Mammakarzinom dar. Beantwortet werden können sie letztlich nur, wenn möglichst viele Patientinnen im Rahmen von klinischen Studien behandelt werden.

1.8.7
Offene Fragen in der Hormontherapie

Hier stellen sich nachstehende Fragen:

- Welche Therapie ist bei den nodalnegativen prämenopausalen Frauen vorzuziehen? Eine adjuvante LH-RH-Analogagabe, evtl. kombiniert mit CMF, Tamoxifen, oder eine adjuvante Chemotherapie?
- Welche Therapie ist bei nodalnegativen postmenopausalen Patientinnen vorzuziehen? Tamoxifen, kombinierte Hormon-/Chemotherapie z. B. mit CMF und Tamoxifen kombiniert, oder eine adjuvante Chemotherapie?
- Welchen Stellenwert werden die „SERM's" einnehmen? (= Selektive Östrogenrezeptor-Modulatoren; z. B. Raloxifen)?
- Bringen neue Antiöstrogene wie z. B. Droloxifen, Toremifen mit anderer Kinetik und Wirkprofil bessere Therapieerfolge?
- Werden sich die neuen selektiven Aromatasehemmer auch in der adjuvanten Gabe durchsetzen?
- In welchem Ausmaß ist mit dem klinischen Einsatz von „biological response modifiers" zu rechnen? Könnten diese die Hormonrezeptoren und andere Faktoren positiv modifizieren?
- Ersetzt ein LH-RH-Agonist in jedem Fall die Ovarektomie?
- Ist die Tamoxifengabe bei ErbB2-positiven Tumoren noch gerechtfertigt oder sogar von Nachteil?
- Könnten mit einer sequentiellen Hormongabe und Chemotherapie bessere Ergebnisse erzielt werden?
- Ab welcher Endometriumhöhe sollte bei einer asymptomatischen Frau unter Tamoxifen eine Diagnostik erzwungen werden?

Verschiedene klinische Studien beschäftigen sich z. Z. mit der Beantwortung der obigen Fragen. Es ist deshalb zu befürworten, Patientinnen mit Mammakarzinom im Rahmen von kontrollierten randomisierten Studien zu therapieren.

1.8.8
Welche neuen Erkenntnisse sind in der Systemtherapie in den nächsten Jahren zu erwarten?

Es ist zu erwarten, daß zumindest ein Teil der obengenannten offenen Fragen in den nächsten Jahren beantwortet werden kann. In den USA werden z. Z. viele Therapieoptionen auch bezüglich der Wirtschaftlichkeit untersucht. Auch bei uns in Europa ist diese Tendenz vorhanden. Wir müssen deshalb versuchen, die Kollektive, die tatsächlich von einer adjuvanten Chemotherapie profitieren, noch genauer zu bestimmen. Insbesondere im nodalnegativen Kollektiv besteht die Gefahr der Übertherapie. Bekanntlich fehlt es nicht an immer wieder neu entdeckten Prognosefaktoren beim Mammakarzinom, sondern an der prospektiven systematischen Evaluation von Prognosefaktorgruppen. Was die zytostatische Chemotherapie betrifft, scheint für die Ansprechrate ohne Hochdosischemotherapie ein Niveau erreicht zu sein, das bislang nicht überschritten werden konnte. Die Zukunft muß zeigen, ob durch die Modulation mit nichtzytostatischen Substanzen, neuen Applikationsrhythmen, chemosensibilisierenden Substanzen und In-vitro-Chemosensibilitätstestungen ein Fortschritt möglich ist. Vielleicht ergeben sich auch Verbesserungen durch den Einsatz neuer Analoga bzw. Substanzgruppen bei vertretbarer Toxizität. Erste Hochdosischemotherapiestudien zeigen, daß das Outcome der Patientin durch den Einsatz dieser aufwendigen neuen Therapiemodalität signifikant verbessert werden kann. Die Frage bleibt jedoch, bei welchem Patientinnenkollektiv diese Therapie eingesetzt werden sollte und ob die erheblichen Kosten tragbar sind. Bestimmt wird sich die neoadjuvante Systemtherapie noch vermehrt durchsetzen. Durch den Einsatz der Taxane beim Mammakarzinom, insbesondere bei Kombination mit Anthrazyklinen konnte über sehr hohe Remissionsraten berichtet werden. Es gilt abzuwarten, was der Einsatz der Taxane in der adjuvanten und neoadjuvanten Therapie beim Mammakarzinom bringen wird. Es ist auch zu erwarten, daß es in der Zukunft zu einer Weiterentwicklung von nebenwirkungsarmen Hormontherapien kommen wird. Insbesondere sind nebenwirkungsarme und hochspezifische Aromatasehemmer auf den Markt gekommen und werden in der adjuvanten Situation geprüft. Ferner ist zu erwarten, daß in den nächsten Jahren der Wert der „biologic response modifiers" in der adjuvanten Systemtherapie beim Mammakarzinom noch besser als heute definiert sein wird.

1.8.9
Ist die Lebensqualität bei einer zytostatischen Chemotherapie meßbar?

Die Lebensqualität wird nicht nur durch verschiedene Variablen, sondern auch sehr individuell beeinflußt. Sie wird durch die aktuellen physischen Möglichkeiten der Patientin bestimmt sowie durch möglicherweise limitierende Krankheitssymptome, durch die Toxizität der Therapie, durch das momentane emotionale Empfinden, durch die Möglichkeiten der Krankheitsverarbeitung, durch die zwischenmenschlichen Beziehungen und durch das soziale Umfeld der Patientin.

Erste Versuche einer Gradmessung der Lebensqualität wurden in den 40er Jahren mit Einführung des Karnofsky-Aktivitätsindex versucht (s. Anhang). Eine weitere Möglichkeit besteht in der Bestimmung der „TWiST" („time without symptoms of disease and toxicity"), d.h. der Zeitspanne ohne Nebenwirkungen der Therapie und ohne krankheitsbedingte Symptome. Von der Gesamtüberlebenszeit werden die Monate mit subjektiver Toxizität oder mit symptomatischer metastatischer Krankheit abgezogen. Die übrigbleibende Zeit ist dann die „TWiST". Diese Untersuchungen sind retrospektiv oder besser prospektiv möglich. Es stellt sich jedoch die Frage, wie die subjektive Wirklichkeit der Patientin erfaßt, untersucht und objektiviert werden kann. Einfach handhabbar bei einer großen Patientenzahl sind die quantitativen Lebenqualitätsuntersuchungen mittels Fragebogen. Die qualitativen Lebensqualitätsuntersuchungen sind schwieriger prüfbar.

Folgende psychomotorische Skalen sind u.a. vorgeschlagen worden: *LASA-Skalen* (Linear Analogue Self-Assessment) können für verschiedene Aspekte der Lebensqualität erstellt werden, z.B. für Appetit, Wohlbefinden, Stimmung etc. Auf einer linearen Skala zeichnet die Patientin ihre Bewertung ein. Dabei bestimmt sie ihre subjektive Bewertung zwischen „sehr gut" und „sehr schlecht". Die so bestimmten Scores können dann z.B. mit dem objektiven Ansprechen des Tumors auf die Therapie in Korrelation gesetzt werden.

Das *SLCU* (Subjective Life Change Unit Score) untersucht die Fähigkeit der Frau, mit ihrer Erkrankung umzugehen (sog. Coping). Die Patientinnen werden befragt, wieviel Mühe es sie kostet, mit ihrer Krankheit fertig zu werden. Die Patientin kann zwischen „keine Mühe" und „sehr viel Mühe" auf einer linearen Skala ihre Bewertung abgeben.

Die *Befindlichkeitsskala,* die aus einer Adjektivliste besteht, ist speziell für die Bestimmung des Allgemeinbefindens wertvoll.

Die SAKK-Studie 24/85 (Schweizerische Arbeitsgruppe für klinische Krebsforschung) untersuchte den Wert einer wöchentlichen niedrigdosierten Verabreichung von Anthrazyklinen bei Patientinnen mit metastasierendem Mammakarzinom. Ein interessantes Ergebnis war, daß Patientinnen, die im Verlaufe der Therapie eine Remission erreichten, schon initial eine Besserung der Lebensqualitätsscores zeigten [Castiglione u. Goldhirsch 1989]. Im Rahmen der International Breast Cancer Study Groups VI und VII ist die prospektive Erfassung von Lebensqualitätsaspekten integriert. Die Lebensqualitätsdaten sollen u.a. zu einer erweiterten Verfeinerung der „TWiST-Analyse" dienen. Das subjektive Empfinden der Patientin wird mitberücksichtigt. Die Lebensqualität wird in dieser Studie mit Hilfe von 3 LASA-Skalen für „Wohlbefinden", „Stimmung" und „Appetit", mit einem SLCU und mit der „Befundskala von Zerssen" erfaßt. Die Patientinnen füllen die Lebensqualitätsformulare das erste Mal bei der ersten Konsultation nach der Operation des Primätumors, jedoch vor Beginn der adjuvanten Behandlung, d.h. innerhalb von 6 Wochen nach der Operation aus. Anschließend werden die Daten alle 3 Monate erhoben bis zum Abschluß des zweiten postoperativen Jahres. Weitere Fragen, die innerhalb der Studie getestet werden sollen, beziehen sich auf die prognostischen Werte des Coping und des Wohlbefindens unmittelbar postoperativ sowie auf den Einfluß der verschiedenen Therapien auf Coping und Wohlbefinden.

Präliminäre Beobachtungen sind bekannt [Castiglione u. Goldhirsch 1989]. Trotzdem ist das Erleben der Patientin während einer palliativen und adjuvanten Therapie noch weitgehend unbekannt. Die dargestellten Meßgrößen der Lebensqualität scheinen jedoch taugliche Instrumente zu sein. Weitere Modelle werden entwickelt bzw. verbessert werden. Es scheint sinnvoll, das Erleben der Patientin in die Planung zukünftiger Studien zu integrieren.

1.8.10
Wo liegen heute die Grenzen der brusterhaltenden Therapie und welchen Stellenwert hat die adjuvante Radiotherapie generell in der Behandlung des Mammakarzinoms?

Aufgrund einer großen Anzahl von Studien (s. Kap. 1.3.4), die bei einer mittleren Beobachtungszeit von 10 Jahren klar feststellen, daß die Langzeitprognose bei Status nach einer brusterhaltenden Therapie mit Nachbestrahlung der Brust und bei Status nach radikaleren Eingriffen identisch ist, wurde auch die brusterhaltende Therapie neben der modifizierten Radikaloperation zu einem Standardeingriff für die Behandlung des Mammakarzinoms. Allgemein gilt, daß das Mammakarzinom brusterhaltend therapiert werden kann, wenn die Größenrelation zwischen Tumor und Brust günstig ist. Für diese Therapie existieren aber nach wie vor klare Kontraindikationen wie tumorpositive Schnittränder trotz Nachresektaten, palpatorisch und mammographisch erkennbare Multizentrizität, die Ablehnung der postoperativen Bestrahlung durch die Patientin oder deren Unmöglichkeit, das Fehlen einer gut abgestimmten interdisziplinären Behandlungsgruppe von Ärzten und eine nicht gesicherte Nachsorge.

Verschiedene Autoren fanden in 19–60 % der Fälle bei Status nach brusterhaltender Therapie des Mammakarzinoms bis zu einem Durchmesser von 4 cm in den anschließend untersuchten Mastektomiepräparaten residuales Tumorgewebe oder multizentrische Herde, und zwar je weniger, je weiter vom ursprünglichen Tumor entfernt (s. Kap. 1.6.2).

Bei der brusterhaltenden Therapie ist die adjuvante Radiotherapie mit wenigen Ausnahmen (s. Kap. 1.3.4) obligat. Die adjuvante Bestrahlung nach einer modifizierten Radikaloperation wird in den meisten Studien ignoriert. Über ihren Einsatz besteht unter den Radioonkologen kein Konsens [Kurtz 1994]. Möglicherweise würden einige Patientinnen von dieser zusätzlichen Therapie profitieren und erhalten sie nicht. In gewissen Subgruppen kann diese adjuvante lokoregionäre Strahlentherapie für die Langzeitkontrolle der Krankheit essentiell sein [Klefstrom et al. 1987; Ragaz et al. 1993].

Fragen:

- Können Tumoren mit einem Durchmesser von über 4 cm bei gutem Tumor-Brust-Index ohne negativen Einfluß auf das rezidivfreie- oder Gesamtüberleben brusterhaltend operiert werden?
- Können der Morbus Paget der Mamille und das retromamillär gelegene Mammakarzinom brusterhaltend operiert werden?
- Wie zuverlässig ist die histopathologische Diagnose „tumorfreier Schnittrand?"
- Wie soll die histologische Schnittrandbeurteilung klassifiziert werden?
- Welche klinische Bedeutung hat der histologisch tumorfreie Schnittrand?
- Sind histologisch tumorfreie Schnittränder eine Versicherung für ein niedriges Lokalrezidivrisiko und für ein langes Gesamtüberleben?
- Welche Bedeutung haben postoperativ in der Brust zurückgelassene Tumorfoci für die Langzeitprognose?
- Können duktale In-situ-Karzinome durch eine lokale Exzision komplett entfernt werden?
- Besteht bei der „nichtinvasiven Läsion" nicht die Gefahr der Übertherapie?
- Können multizentrische Herde nicht brusterhaltend operiert werden?
- Wird es in Zukunft möglich sein, Frauen mit hohem Lokalrezidivrisiko oder mit kosmetisch ungünstigem Tumor-Brust-Index vor der operativen und radioonkologischen Primärtherapie mit einer neoadjuvanten Chemotherapie zu behandeln und damit ein brusterhaltendes Vorgehen zu ermöglichen?

- Vermag die neoadjuvante Chemotherapie mit anschließender brusterhaltenden Therapie und Nachbestrahlung der Brust auch das Lokalrezidivrisiko zu senken?
- Muß die Axilladissektion auch dort durchgeführt werden, wo die Stadieneinteilung keine Konsequenzen hat oder ist sie aus onkologischen Gründen (Tumordebulking) obligat?
- Brauchen alle invasiven Karzinome, die brusterhaltend operiert wurden, eine Nachbestrahlung?
- Wie zuverlässig ist die adjuvante Radiotherapie in der Behandlung zurückgelassener Tumorfoci nach brusterhaltender Therapie?
- Welches ist die ideale Sequenz für die postoperative Chemotherapie und die Radiotherapie?
- Kann das Lokalrezidivrisiko durch gezielte radioonkologische Maßnahmen (individuelle Anpassung der Dosierung, Einsatz der Lokalaufsättigung usw.) reduziert werden?
- Kann bei Patientinnen mit sehr niedrigem Rezidivrisiko (Alter, Histologie, Tumorstadium etc.) auf eine Radiotherapie verzichtet werden?
- Gibt es tatsächlich Subgruppen, die nach modifizierter Radikaloperation von einer postoperativen, adjuvanten lokoregionären Radiotherapie profitieren können?

1.8.11
Welche neuen Erkenntnisse werden die Diagnostik und Therapie des Mammakarzinoms in den nächsten Jahren beeinflussen?

Die minimal-invasive Chirurgie hat sich im gynäkologischen Fach fest etabliert. Neu ist, daß sie auch in der Diagnostik und Therapie der weiblichen Brusterkrankungen eingesetzt wird [Köchli 1998]. Beispiel dafür ist das neue stereoskopische Mammabiopsie-System „ABBI" (Advanced Breast Biopsy Instrument), das eine sichere stereoskopische Lokalisation mammographisch erkennbarer Herde erlaubt. Durch die Einführung eines Mammographie-Screenings nehmen laut internationalen Erfahrungen die nichtpalpablen Läsionen bzw. Läsionen mit Mikroverkalkungen stark zu, insbesondere auch das duktale Carcinoma in situ. Dadurch steigt die Forderung nach exakten, einfachen und ambulanten Abklärungen von nichtpalpablen Läsionen. Das „ABBI" macht eine genaue Lokalisation und Entfernung des Befundes in einer Sitzung in Lokalanästhesie möglich und ist deshalb zukunftsträchtig.

Außerdem wird seit kurzem auch beim Mammakarzinom nach dem sog. „sentinel lymph node" gesucht. Für die Selektion des sog. Pförtnerlymphknotens steht neuerdings u. a. auch ein tragbares System mit Radioisotopenmessung zur Verfügung. Die Detektion mit Blaufarbstoff (z.B.Lymphazurin) ist allerdings in geübten Händen ebenfalls sehr sicher und praktikabel. Dank dieser Methode kann die Morbidität der axillären Chirurgie gesenkt werden, da unter Umständen nur eine Biopsie und keine vollständige axilläre Lymphadenektomie erfolgen muß.

Die Einführung der Axilloskopie nach Liposuktion der Achselhöhle stellt eine neue endoskopische Methode bei der Behandlung von Patientinnen mit Mammakarzinom dar. Dank der Liposuktion im Axillabereich und der entsprechend schonenden Präparation zeichnet sich diese Methode als sehr patientenfreundlich und morbiditätssenkend aus. Dabei werden die axillären Lymphknoten endoskopisch entfernt und histologisch genau untersucht. Erste mittelfristige Follow-up-Analysen sind vielversprechend; Langzeiterfahrungen liegen jedoch noch nicht vor.

Im Bereich der medikamentösen Therapien ist laut St. Galler Konsensus 1998 der Einsatz der neoadjuvanten Chemotherapie erwähnenswert. Diese hat bereits einen festen Platz im Behandlungskonzept und wird sicher noch an Bedeutung gewinnen. Die adjuvante und neoadjuvante Therapie fordert zunehmend prognostische Faktoren zur Beurteilung von Apoptose, Angiogenese, Resistenz, Differenzierung und Proliferation, genetischen Veränderungen sowie prädiktive Faktoren zur Abschätzung des Therapieerfolges.

In der Nachsorge von Mammakarzinom-Patientinnen ist eine klar, ausformulierte Konsensusstellungnahme der Deutschen Gesellschaft für Gynäkologie und Geburtshilfe vorhanden, an die man sich halten sollte. Zusätzlich hat sich allerdings gezeigt, daß bei Tamoxifen-Patientinnen eine mindestens einjährliche Endometriumsbeurteilung mittels Vaginalsonographie durchgeführt werden sollte. Es geht nun in den nächsten Jahren darum, diese Konzepte auch wirklich in die Praxis umzusetzen und nicht nach den alten Schemata zu verfahren.

Die moderne Molekulargenetik hat es möglich gemacht, bei einer beschränkten Anzahl von Risikogesunden, aber auch bei Mammakarzinom-Patientinnen das sog. Mammakarzinomgen (BRCA I und II) zu bestimmen. Dafür ist eine ausführliche genetische Beratung nötig, und die genaue Indikationsstellung für den Test sollte möglichst eingehalten werden. Der *Gentest* ist in folgenden Fällen indiziert:

- Mindestens 2 Personen aus der Familie (z.B. Mutter, Schwester, Tochter oder selbst erkrankt) mit Mamma- und/oder Ovarialkarzinom, wobei mindestens eine Frau zum Zeitpunkt der Erkrankung unter 50 Jahre alt gewesen ist.
- Eine Frau der Familie (Mutter, Schwester, Tochter oder selbst erkrankt) mit einseitigem Brustkrebs, wobei die Erkrankung im Alter von 30 Jahren oder früher aufgetreten ist.
- Eine Frau der Familie (Mutter, Schwester, Tochter oder selbst erkrankt) mit beidseitigem Brustkrebs, wobei die Erkrankung im Alter von 40 Jahren oder früher aufgetreten ist.
- Eine Frau der Familie (Mutter, Schwester, Tochter oder selbst erkrankt) mit Eierstockkrebs, wobei die Erkrankung im Alter von 40 Jahren oder früher aufgetreten ist.
- Ein männlicher Verwandter mit Brustkrebs.

Bei positivem Gentest wird die Patientin im Team ausführlich über die therapeutischen bzw. prophylaktischen Möglichkeiten wie frequente Bildgebung, Chemoprävention und prophylaktische Chirurgie bzw. exspektatives Verhalten interdisziplinär beraten.

Literatur

Aigner et al. (1982) Die isolierte Leberperfusion mit 5-Fluorouracil (5-FU) beim Menschen. Chirurg 53:571–579

Aigner KR et al. (1985) Die isolierte Leberperfusion. Onkologie 21:43–83

Alanko A, Heinonen E, Scheinin T, Tolppanen EM, Vihko R (1985) Significance of estrogen and progesteron receptors, disease free interval, and site of first metastasis on survival of breast cancer patients. Cancer 56:1696

Allison AB, Howorth MG (1978) Carcinoma in the nipple preserved for heterotopic autoimplantation. N Engl J Med 298:1132–1133

Almendral A (1992) Brusterhaltende Therapie des Mammakarzinoms: Die Grundlagen für ihre Durchführung. In: Benz J (ed) Senologie. Bäbler Bern, pp 134–144

Alt D, von Boehm G, Weiss G (1986) Miteinander reden. Brustkrebskranke Frauen sprechen mit Experten. Springer, Berlin Heidelberg New York Tokyo

American College of Radiology (1982) Guidelines for mammography. Am Coll Radiol Bull 38:6

American Joint Committee on Cancer (1989) Manual for staging for breast carcinoma, 3rd edn

Andersen J, Nielsen M, Christensen L (1985) New aspects of the natural history of in situ and invasive carcinoma in the female breast. Results from autopsy investigations. Verh Dtsch Ges Pathol 69:88–95

Andersen JA, Pallesen RM (1979) Spread to the nipple and areolar in carcinoma of the breast. Ann Surg 189: 367

Andersen JA, Gram JB, Pallesen RM (1981) Involvement of the nipple and areola in the breast cancer, value of clinical findings. Sand J Plast Reconstr Surg 15:39–42

Anderson DE (1982) Die familiäre und genetische Prädisposition bei Erkrankungen der Brust. In: Frischbier HJ (Hrsg) Die Erkrankungen der weiblichen Brustdrüse. Thieme, Stuttgart, S 1

Andersson M, Mouridsen HT (1987) IV. Mitoxantrone as single chemotherapeutic agent for advanced breast cancer: The Phase II Trial Experience. In: Mouridsen HT, Zalmen AA (eds) The role of mitoxantrone in malignant diseases. PharmaLibri, Chicago Morristown/NJ, Tokyo Zürich, pp 31–47

Andersson M, Storm HH, Mouridsen HT (1991) Incidence of new primary cancers after adjuvant tamoxifen therapy and radiotherapy for early breast cancer. J Nat Cancer Inst 83:1013

Andersson M, Storm HH, Mouridsen HT (1992) Carcinogenic effects of adjuvant tamoxifen treatment and radiotherapy for early breast cancer. Acta Oncol 31:259

Anton HW (1993) Ergebnisse, Komplikationen und Rezidive nach brusterhaltender Therapie 1971–1991, n=1580. Arch Gynecol Obstet 254:876–878

Anton HW, Guhr A, Müller A, Abel U (1989) Multicentricity in breast carcinoma. In: Kubli F, von Fournier D, Bauer M, Jungermann H, Kaufmann M (eds) Breast diseases. Breast-conserving therapy, non-invasive lesions, mastopathy. Springer, Berlin Heidelberg New York Tokyo, pp 48–56

Arriagada R, Lê MG, Rochard F, Contesso G (1996) Conservative treatment versus mastectomy in early breast cancer: patterns of failure with 15 years of follow-up data. Institut Gustave-Roussy Breast Cancer Group. J Clin Oncol 14: 1558–1564

Asbury RF, Bakemeier RF, Fölsch E, McCune CS, Savlov E, Bennett JM (1981) Treatment of metastatic breast cancer with aminoglutethimide. Cancer 47:1954–1958

Auberger T, Bayerl A, Lindner H, Lukas P, Molls M, von Rottkay P (1996) Strahlentherapie nach brusterhaltender Operation. In: Sauer HJ (ed) Empfehlungen zur Diagnostik, Therapie und Nachsorge der Mammakarzinome des Tumorzentrums München, pp 52–57

Auchincloss H (1963) Significance of location and number axillary metastases in carcinoma of the breast. Ann Surg 158:37

Auer G, Caspersson TO, Wallgren AS (1980) DNA content and survival in breast cancer. Anal Quant Cytol 2:161–165

Auer G, Askenstein U, Ahrens O (1989) Cytophotometry. Pathologe 20:518–527

Axelsson CK, Mouridsen HT, Zedeler K (1992) Axillary dissection for level I and II lymph nodes is important in breast cancer classification. The Danish Breast Cancer Cooperative Group (DBCG). Eur J Cancer 28A:1415–1418

Bahnsen J (1987) Bedeutung der Mammographie für die Brustkrebs-Vorsorgeuntersuchung. Gynäkologe 20:243–253

Baines CJ, McFarlane DV, Miller AB et al. (1988) Sensitivity and specificity of first screen mammography in 15 NBSS centers. J Canad Assoc Radiol 39:273

Ballo MS, Sneige N [1996] Can core needle biopsy replace fine-needle aspiration cytology in the diagnosis of palpable breast carcinoma? A comparative study of 124 women. Cancer 78:773–777

Bannwart F (1995) Diagnostische Knacknüsse in der Differentialdiagnose. In: Haefliger J-M, Weber W (Hrsg) Dépistage du cancer du sein. Schweizerische Krebsliga, Bern, S 63–65

Bartelink H, Borger J, Van Dongen J, Peterse J (1988) The impact of tumor size and histology on local control and breast conserving therapy. Radiother Oncol 11:297–303

Barth A, Köchli OR, Brenner RJ, Giuliano AE, Castiglione M (1995) Duktales Carcinoma in situ der Brust. Schweiz Med Wochenschr 125:103–112

Bässler R (1978) Pathologie der Brüste. In: Doerr W, Seifert G, Uehlinger E (Hrsg) Spezielle pathologische Anatomie, Bd 11. Springer, Berlin Heidelberg New York, S 527–531

Bässler R (1983) Anatomische Grundlagen des Mammakarzinoms. In: Feiereis H, Grewe HE, Johannigmann J et al. (Hrsg) Brustkrebs der Frau. Marseille, München, S 32

Bässler R (1984) Mamma. In: Remmele W (Hrsg) Pathologie 3. Springer, Berlin Heidelberg New York Tokyo, S 305–391

Bastert G (1989a) Die Behandlung des metastasierenden Mammakarzinoms mit Antiöstrogenen. In: Becher R, Höffken K (Hrsg) Die Systemtherapie des Mammakarzinoms. Zuckschwerdt, München, S 65–72

Bastert G (1989b) Malignome der Mamma. In: Schmidt-Matthiesen H (Hrsg) Spezielle gynäkologische Onkologie II. Urban & Schwarzenberg, München, S 131–227

Bastert G, Schmidt-Matthiesen H (1987) Neue Methoden zur Charakterisierung von Tumorzellen und Tumoren sowie deren klinische Relevanz. Arch Gynecol 242:227–231

Bastert G, Costa SD (1996) Operative Primärtherapie des Mammakarzinoms. In: Bastert G (ed) Spezielle gynäkologische Onkologie II. 3. Aufl. Urban-Schwarzenberg München, pp 169–195

Baxter N, McCready DR, Chapman JA, Fish EB, Kahn H, Hanna W et al. (1996) Clinical behaviour of untreated axillary nodes after local threatment for primary breast cancer. Ann Surg Oncol 3:235–240

Becher R, Höffken K (1989) LH-RH-Agonisten in der Therapie des Mammakarzinoms. In: Becher R, Höffken K (Hrsg) Die Systemtherapie des Mammakarzinoms. Zuckschwerdt, München Bern Wien San Francisco, S 73–80

Beck T, Schweikhart G (1985) Die Häufigkeit des Mamillenbefalls beim invasiven Mammakarzinom und Kriterien zum Erhalt der Mamillenhaut. Tumor Diagn Ther 6:139

Becker N, Frentzel-Beyme R, Wagner G (1984) Atlas of cancer mortality in the Federal Republic of Germany. Springer, Berlin Heidelberg New York Tokyo

Bedwani R, Vana J, Rosner D, Schmitz RL, Murphy GP (1981) Management and survical of female patients with „minimal breast cancer": as observed in the long-term and short-term surveys of the American College of Surgeons. Cancer 47: 2769–2778

Bedwinek J (1990) Radiation therapy of isolated local-regional recurrence of breast cancer. Int J Radiat Oncol Biol Phys 19: 1093–1095

Beller FK (1982) Angleichung der Brüste bei Krebserkrankung und nach Mastektomie. 2. Tagung Deutsche Gesellschaft für Senologie, Köln

Beller FK (1985) Atlas der Mammachirurgie. Schattauer, Stuttgart

Beller FK (1990) Die subkutane Mastektomie als Krebsoperation – was steht dagegen? 1. Jahrestagung der AWO, Internationales Symposium über neue Entwicklungen zur Erhaltung und Wiederherstellung der Brust beim Mamma-Carcinom. Berlin, 23.–25.2.90

Beller FK, Schnepper E (1981) Konservative Primäroperation des Mamma-Karzinoms. Dtsch Med Wochenschr 106:329

Bennett SE, Larence RS, Fleischmann KH, Gifford CS, Slack WV (1983) Profile of women practicing breast self examination. JAMA 249:488–491

Benz J (1987) Mammadiagnostik. Die Wertigkeit von senologischen Untersuchungsmethoden. Inform Arzt 8:56–64

Benz J (1989) Problematik und klinische Diagnostik. In: Mammakarzinom, Mamma-Symposium Winterthur 1988. Bäbler, Bern, S 9–20

Benz J (1992) Modifizierte radikale Mastektomie und Rekonstruktion der Brust. In: Benz J (ed) Senologie. Bäbler Bern, pp 161–174

Benz P (1995) Der prognostische Wert des histologischen und cytologischen Gradings beim invasiv-duktalen Mammakarzinom. Inaugural-Dissertation, Universität Zürich

Benz-Baumann B, Benz J, Egloff B, Sulser H (1988) Histologische und zytologische Abklärung von Mammaveränderungen. Helv Chir Acta 55:937–941

Beretta G, Tabiadon D, Tedeschi L, Luporini G (1982) Hormonotherapy of advanced breast carcinoma: comparative evaluation of tamoxifen citrate versus medorxyprogesterone acetat. In: Jacobelli S, Lippman ME, Robustelli della Cuna G (eds) The role of tamoxifen in breast cancer. Raven, New York, p 113

Berg JW, Robbins GF (1962) A late look at the safety of aspiration biopsy. Cancer 15:826

Bergholz M, Schauer A, Reck H, Gregl A (1979) Krebsrisiko bei papillären Proliferationen der Brustdrüse. Arch Klin Chir 348:157–165

Bergkvist L et al. (1989) The risk of breast cancer after estrogen and estrogen-progestin replacement. N Engl J Med 321: 293–297

Bernstein L, Pike MC, Krailo M, Henderson BE (1990) Update of the Los Angeles study of oral contraceptives and breast cancer 1981 and 1983. In: Mann R (ed) Oral contraceptives and breast cancer. Parthenon, London, p 169

Bessler W, Weber S (1977) Die Strahlenbehandlung von Knochenmetastasen beim Mammakarzinom. Praxis 66:140–146

Betzler M (1981) Beispiele für die ambulante Nachsorge: Mammakarzinom. Vorschlag des Tumorzentrums Ulm. Münchner Med Wochenschr 123:1644

Bhatia S, Robison LL, Oberlin O, Greenberg M, Bunin G, Fossati-Bellani F et al (1996) Breast cancer and other second neoplasms after childhood Hodgkin's disease. N Engl J Med 334:745–751

Blichert-Toft M, Rose C, Andersen JA, Overgaard M, Axelsson CK, Andersen KW et al. (1992) Danish randomized trial comparing breast conservation therapy with mastectomy: six years of life-table analysis. Danish Breast Cancer Cooperative Group. J Natl Cancer Inst Monogr 11:19–25

Bloom HJG, Richardson WW (1957) Histologic grading and prognosis in breast cancer. A study of 1409 cases which 359 have been followed for 15 years. Br J Cancer 11:359

Bloom ND, Fishman JH (1983) Tamoxifen treatment failures in hormonally responsive breast cancers. Correlation steroid receptors. Cancer 51:1190–1194

Blossey HC, Wander HE, Nagel GA, Köbberling J, Kleeberg U (1982) Medroxyprogesteronacetat in hoher Dosierung beim metastasierenden Mammakarzinom. Onkologie [Sonderheft] 5:13–16

Böhm W, Dietrich R (1998) Östrogen- und Progesteronrezeptorbestimmung beim Mammakarzinom – Methodische Standortbestimmung. Geburtsh u Frauenheilk 58:13–18

Bohmert H (1987) Rekonstruktion der weiblichen Brust nach Mastektomie. In: Strömbeck JO, Rosato FE (Hrsg) Mammachirurgie. Thieme, Stuttgart, S 272–297

Bohmert H (Hrsg) (1989) Brustkrebs. Organerhaltung und Rekonstruktion. Thieme, Stuttgart New York

Bohmert H, Bubb C, Drzezga W, Eiermann W, Gabka C, Jänicke F, Jauch KW, Thomssen C, Untch M (1996) Interdisziplinäres Vorgehen in der Primärtherapie des Mammakarzinoms. In: Sauer HJ (ed) Empfehlungen zur Diagnostik, Therapie und Nachsorge der Mammakarzinome des Tumorzentrums München, pp 35–51

Bonadonna G (1996) Future developments for paclitaxel in the treatment of breast cancer. Semin Oncol 23 [Suppl 1]:65–68

Bonadonna G, Veronesi U, Branbilla C et al. (1989) ASCO-Meeting, Abstr 74

Bonneterre J, Coppens H, Mauriac L et al. (1985) Aminoglutethimide in advanced breast cancer: clinical results of a French multicenter randomised trial comparing 500 mg and 1 g/day. Europ J Cancer Clin Oncol 21:1153

Boova RS, Bonanni R, Rosato FE (1982) Patterns of axillary nodal involvement in breast cancer. Predictability of level one dissection. Ann Surg 196/6:642

Boquoi E, Kreuzer G (1984) Die Zytodiagnostik der Neoplasie der Brustdrüse. In: Kubli F, von Fournier D (Hrsg) Neue Konzepte der Diagnostik und Therapie des Mammakarzinoms. Springer, Berlin Heidelberg New York Tokyo, S 48–53

Borger JJ, Keijser AH (1987) Conservative breast cancer treatment; analysis of cosmetic results and the role of concomitant adjuvant chemotherapy. Int J Radiat Oncol Biol Phys 13: 1173–1177

Borner M, Bacchi M, Goldhirsch A, Greiner R, Harder F et al (1994) First isolated locoregional recurrence following mastectomy for breast cancer: Results of a phase III multicenter study comparing systemic treatment with observation after excision and readiation. J Clin Oncol 12: 2071–2077

Bostwick J (1989) Prinzipien bei der Wahl der Lappenplastik zur Rekonstruktion der Brust. In: Bohmert H (Hrsg) Brustkrebs. Organerhaltung und Rekonstruktion. Thieme, Stuttgart, S 258–266

Bouvier B (1977) Problems in breast reconstruction. Med J Aust 1:937

Bratschi HU, Haller U (1990) Die Bedeutung des Nervus intercostobrachialis bei der axillären Lymphonodektomie. Geburtshilfe Frauenheilkd 50:689–693

British Columbia Cancer Agency (1995) Cancer Treatment Policies: Breast Tumours Group Section 5th rev ed. Vancouver: The Agency

Brun del Re R (1992) Klinik, Abklärung und Therapie gutartiger Brustdrüsenerkrankungen. In: Benz J (Hrsg) Senologie. Bäbler, Bern, S 23–53

Brun del Re R, Stucki D, Herbst S, Almendral A (1977) Vorgehen bei mammographisch suspekten Veränderungen ohne lokalisierten palpablen Befund. Gynäkol Rundsch 17: 85–87

Brun del Re R, Stucki D, Dickreuter W, Almendral A, Lüscher K, Torhorst J (1981) Erfahrungen mit der neuen automatischen Biopsiepistole für Tru-Cut-Nadelbiopsie. Gynäkol Rundsch 21:41–44

Brunner KW (1985) Die internistische Therapie des metastasierenden Mammakarzinoms. In: Büchner T, Urbanitz D, von de Loo J (Hrsg) Therapie des Mammakarzinoms. Springer, Berlin Heidelberg New York, S 51–68

Brunner KW (1987) Palliative Tumor-Chemotherapie und Lebensqualität: was ist optimal? Schweiz Med Wochenschr 117: 688–692

Brunner KW (1989) Die Kombinations-Chemotherapie beim metastasierenden Mammakarzinom. In: Becher R, Höffken K (Hrsg) Die Systemtherapie des Mammakarzinoms. Zuckschwerdt, München Bern, S 114–121

Brunner KW, Harder F, Greiner R, Frost M et al. (1988) Das lokoregionale Rezidiv nach operativem Mammakarzinom: prognostische Faktoren und therapeutische Konsequenzen. Schweiz Med Wochenschr 118:1976–1981

Brunnert K (1991) Klinische Erfahrungen mit Polyurethan beschichteten Implantaten. 2. Jahrestagung der AWO. Internationales Symposium: Autologe versus heterologe Brustrekonstruktion und Rekonstruktion der Vagina. Baden-Baden, 22.–24.02.91

Caines JS, McPhee MD, Konok GP, Wright BA (1994) Stereotaxis needle core biopsy of breast lesions using a regular mammography table with an adaptable stereotaxis device. AJR Am J Roentgenol 163:317–321

Caines JS, Chantziantoniou K, Wright BA, Konok GP, Iles S, Bodurtha A et al (1996) Nova Scotia Breast Screening Program experience: use of needle core biopsy in the diagnosis of screening-detected abnormalities. Radiology 198:125–130

Calle R, Pilleron JP (1979) Radiation therapy with and without lymphectomy for operable breast cancer. Dis Breast 54:2

Calle R, Vilcoq JR, Zafrani B, Vielh P et al. (1986) Local control and survival of breast cancer treated by limited surgery followed by irradiation. Int J Radiat Oncol Biol Phys 12: 873–878

Canadian cancer statistics (1996) Toronto: National Cancer Institute of Canada

Cappelaere P, Querlen D (1980) L'avenir obstetrical des cancereuses après traitement. Gynecologie 31:329

Carroll KK, Braden LM, Bell JA, Kalamegham R (1986) Fat and cancer. Cancer [Suppl] 58/8:1818–1825

Carter CL, Allen C, Henson DE (1989) Relation of tumor size, lymph node status and survival in 24.740 breast cancer cases. Cancer 63:181–187

Castiglione M, Goldhirsch A (1989) Lebensqualität bei zytostatischer Chemotherapie: Meßbarkeit und Beurteilung. In: Becher R, Höffken K (Hrsg) Die Systemtherapie des Mammakarzinoms. Zuckschwerdt, München, S 135–140

Cavalli F (1983) Was gibt es Neues auf dem Gebiet der Hormontherapie und der kombinierten Hormono-Chemotherapie? In: Hellriegel KP, Sack H (Hrsg) Bronchialkarzinom Mammakarzinom. Springer, Berlin Heidelberg New York, S 83–114

Cavalli F, Goldhirsch A, Alberto P (1984a) Die SAKK-Erfahrungen mit Aminoglutethimid. In: Nagel GA, Schmidt-Matthiesen H, Drees N (Hrsg) Aminoglutethimid: Ein Antiöstrogen mit Aromatasehemmung. Zuckschwerdt, München, S 35

Cavalli FA, Goldhirsch A, Joss RA, Brunner KW (1984b) Adriamycin in the treatment of breast cancer: the European experience with particular emphasis on the studies of the Swiss group for clinical cancer research (SAKK). In: Ogawa M, Muggia FM, Rozencweig M (eds) Adriamycin: its expanding role in cancer treatment. Elsevier, Amsterdam (Excerpta Medica), p 81

Chang-Claude J, Becher H, Hamann U, Schroeder-Kurth T (1995) Risikoabschätzung für das familiäre Auftreten von Brustkrebs. Zentralbl Gynäkol 117:423–434

Chaudary MA, Millis RR, Davies GC, Hayard GL (1982) Nipple discharge: the diagnostic value of testing for occult blood. Ann Surg 196:651–655

Cheung PS, Yan KW, Alagaratnam TT (1987) The complementary role of fine needle aspiration cytology and tru-cut-needle-biopsy in the management of breast masses. Aust NZ J Surg 57:615–620

Chlebowski RT, Paroly WS, Pugh RP et al. (1980) Adriamycin given as a weekly schedule without a loading course: clinically effective with reduced incidence of cardiotoxicity. Cancer Treatm Rep 64:47

Chu FCH, Lin F, Kim J, Huh SH, Garmatis CJ (1976) Locally recurrent carcinoma of the breast. Results of radiation therapy. Cancer 37:2677–2681

Ciatto S (1987) Breast cancer diagnosis. (Vortrag gehalten am Postgraduate Course on Breast Cancer, 21st–25th Sept, European School on Oncology, Milan, Italy, Chairman: U. Veronesi)

Clark GM (1996) Prognostic and predictive factors. In: Harris JR, Lippman ME, Morrow M, Hellman S (eds) Diseases of the breast. Philadelphia. Lippincott-Raven p 462

Clark GM, Dressler LG, Owens MA, Ponds G et al. (1989) Prediction of relapse or survival in patients with node-negative breast cancer by DNA flow cytometry. N Engl J Med 320:627–633

Claus EB, Risch N, Thompson WD (1990) Using age of onset to distinguish between subforms of breast cancer. Ann Hum Genet 54:169–177

Coates A (1995) Management of early breast cancer: an Australian Consensus Report. Oncology 52:82–85

Cody HS, Egeli RA, Urban JA (1984) Rotter's node metastases. Therapeutic and prognostic considerations in early breast carcinoma. Ann Surg 199/3:266

Colditz GA, Willet WC, Hunter DJ, Stampfer MJ, Manson JE, Hennekens CH et al. (1993) Family history, age, and risk of breast cancer. Prospective data from the Nurses Health Study. JAMA 270:338–343

Cole MP (1970) Prophylactic compared with therapeutic x-ray artificial menopause. In: Joslin CAF, Gleave EM (eds) The clinical management of advanced breast cancer. 2nd Tenovus Workshop on Breast Cancer. Alpha Omega Alpha, Cardiff, pp 2–11

Collaborative group on Hormonal Factors in Breast Cancer (1996) OH und Brustkrebsrisiko. Lancet 347:1713–1727

Collaborative Group on Hormonal Factors in Breast Cancer (1997) Breast cancer and hormone replacement therapy: collaborative reanalysis of data from 51 epidemiological studies of 52705 women with breast cancer and 180411 women without breast cancer. Lancet 350:1047–1059

Committee for Radiation Oncology Studies (1976) Research plan for radiation oncology. Radiation therapy and chemotherapy. Cancer 37:2093–2107

Consensus Meeting (1979) Therapie des metastasierenden Mammakarzinoms in Abhängigkeit vom Hormonrezeptorstatus. National Institute of Health. Bethesda, Washington

Cooke J, Hansell DM, Parsons C (1987) Mammography. Wolfe Medical, London

Cooper RA (1989) Mammography. Clin Obstet Gynecol 32/4:768–785

Cowan LD, Gordis L, Tonascia JA et al. (1981) Breast cancer incidence in women with a history of progesterone deficiency. Am J Epidemiol 114:209

Crombach G, Ingenhorst A, Göhring U-J, Scharl A et al. (1994) Prognostische Bedeutung von Kathepsin D beim primären Mammakarzinom. Geburtshilfe Frauenheilkd 54:545–551

Dahl-Iversen E (1952) Recherches sur les métastases microscopiques des cancers du sein dans les ganglions lymphatiques parasternaux et supraclaviculaires. Mém Acad Chir 78:651

Del Villano BC (1985) Tumormarkers in cancer diagnosis – Present and future. In: Klietman W (Hrsg) Aktuelle Tumormarker. Schattauer, Stuttgart, S 9

Denecke H et al. (1986) Technik und Methoden bei regionaler Leberperfusion. In: Schölmerich P, Kleinsorge H (Hrsg) Apparative Technik und Pharmakotherapie. Fischer, Stuttgart, S 107–116

Der Hagopion RP, Zaworski PC, Sugerbaker EV, Ketcham AS (1981) Management of locally recurrent breast cancer adjacent to prosthetic implants. Am J Surg 141:590

DeVita VT, Hellman S, Rosenberg SA (1989) Cancer: principles and practice of oncology, 3rd edn. Lippincott, Philadelphia

Dexeus S, Serrat X, Tolosa HA (1982) Der Einfluß von Schwangerschaft und Laktation auf die Prognose beim Mammakarzinom. In: Frischbier HJ (Hrsg) Die Erkrankungen der weiblichen Brustdrüse. Thieme, Stuttgart, S 153

Di Pietro S, Berfario L, Piva L (1980) Prognosis and treatment of loco-regional breast cancer recurrences: critical considerations on 120 cases. Tumori 66:331–338

Diehl V (1980) Nachsorge für Krebspatienten. Med Klin 75:602–608

Dixon JM, Love CDB, Tucker S, Bellamy D, Cameron D, Miller WR, Leonard RCF (1997) Letrozole as primary medical therapy for locally advanced breast cancer. Abstr 5th Nottingham Intern Breast Cancer Conference 0–75

Donegan WL (1967) Staging and end results. In: Spratt J, Donegan W (eds) Cancer of the breast. Saunders, Philadelphia, p 117

Donegan WL (1977) Breast cancer and pregnancy. Obstet Gynecol 50:244

Donegan WL (1992) Evaluation of a palpable breast mass. Current Concepts N Engl J Med 327:937–942

Donegan WL (1995a) Diagnosis. In: Donegan WL, Spratt JS (eds) Cancer of the breast. Philadelphia: WB Saunders p 157–205

Donegan WL (1995b) Staging and primary treatment. In: Donegan WL, Spratt JS, (eds) Cancer of the breast. Philadelphia: WB Saunders p 357–442

Dood GD (1984) Mammography: state of the art. Cancer 53:652

Dowden RV, Horton CE, Rosato FE (1979) Reconstruction of the breast after mastectomy. Surg Gynecol Obstet 149:109

Dowlatshahi K, Jokich PM, Schmidt R, Bibbo M, Dawson PJ (1987) Cytologic diagnosis of occult breast lesions using stereotaxic needle aspiration. A preliminary report. Arch Surg 122:1343–1346

Dowle CS, Mitchell A, Elston CW, Roebuck EJ, Hinton CP, Holliday H, Blamery RW (1987) Preliminary results of the Nottingham breast self-examination education programme. Br J Surg 74:217–219

Early Breast Cancer Trialists' Collaborative Group (1992) Systemic treatment for early breast cancer by hormonal, cytotoxic, or immune therapy: 133 randomized trials involving 31 000 recurrences and 24 000 deaths among 75 000 women. Lancet 339:1–5, 71–85

Early Breast Cancer Trialits' Collaborative Group (1995) Effects of radiotherapy and surgery in early breast cancer. An overview of the randomized trials. N Engl J Med 333: 1444–1455

Early Breast Cancer Trialits' Collaborative Group (1998) Tamoxifen for early breast cancer: an overview of the randomized trials. Lancet: 351:1451–1467

Easton DF, Narod SA, Ford D et al. (1994) The genetic epidemiology of BRCA1. Lancet 344:761

Eberlein TJ (1994) Current management of carcinoma of the breast. Ann Surg 220:121–136

Eberlein TJ, Connolly JL, Schnitt SJ et al. (1990) Predictors of local recurrence following conservative breast surgery and radiation therapy: the influence of tumor size. Arch Surg 125:771–777

Edeiken S (1988) Mammography and palpable cancer of the breast. Cancer 61:263–265

Egan RL (1960) Experience with mammography in a tumor institution. Evaluation of 1000 studies. Radiology 75: 894–900

Egan RL (1988) Breast imaging: diagnosis and morphology of breast disease. Saunders, Philadelphia

Elmore JG, Barton MB, Moceri VM, Polk S, Arena PJ, Fletcher SW (1998) Ten-year risk of false positiv screening mammogramms and clinical breast examinations. N Engl J Med 338: 1089–1096

Engel JN, Ahmann DL, Green SJ et al. (1981) Randomized clinical trial of diethylstillbestrol versus tamoxifen in postmenopausal women with advanced breast cancer. N Engl J Med 304:16

Fabian C, Sternson L, El-Serafi M, Cain L, Hearne E (1981) Clinical pharmacology of tamoxifen in patients with breast cancer: correlation with clinical data. Cancer 48:876–882

Fallenius AG, Carstensen JM (1988) Prognostic significance of DNA measurements in 409 consecutive breast cancer patients. Cancer 62:331–341

Feichter GE, von Fournier D, Kaufmann M (1989) S-Phase fractions and DNA ploidy a prognostic factors in breast cancer. In: Kubli F, von Fournier D, Bauer M, Junkermann H, Kaufmann M (eds) Breast diseases. Springer, Berlin Heidelberg New York Tokyo, pp 43–47

Feig SA (1984) Radiation risk from mammography: is it clinically significant? AJR 143:469–475

Feig SA (1986) The role of new imaging modalities in staging and follow-up of breast cancer. Semin Oncol 13:402–414

Feig SA, Schwartz GE (1984) Prognostic pathologic factors among breast cancer detection on screening by mammography. In: Brünner S, Langfeld B, Andersen PE (eds) Early detection of breast cancer. Springer, Berlin Heidelberg New York Tokyo, p 148

Feldman JG, Carter AC, Nicastri AD, Hosat ST (1981) Breast self-examination. Relationship to stage of breast cancer at diagnosis. Cancer 47:2740–2745

Fey MF, Brunner KW, Sonntag RW (1981) Prognostic factors in metastatic breast cancer. Cancer Clin Trials 4:237

Fisher B (1980) Laboratory and clinical research in breast cancer – a personal adventure. The Davia A. Karnofsky Memorial Lecture. Cancer Res 40:3863–3874

Fisher B, Fisher ER (1966) Transmigration of lymph nodes by tumor cells. Science 152:1397–1398

Fisher B, Slack NH (1970) Number of lymph nodes examined and the prognosis of breast carcinoma. Surg Gynecol Obstet 131:79–88

Fisher B, Slack NH, Bross IDJ (1969) Cancer of the breast. Size of neoplasm and prognosis. Cancer 24:1071

Fisher B, Wolmark N (1986) Conservative surgery. The American experience. Semin Oncol 13:425–433

Fisher B, Montagne E, Redmond C et al. (1977) Comparison of radical mastectomy with alternative treatments for primary breast cancer. Cancer 39:2827

Fisher B, Womark N, Redmond C, Deutsch M, Fisher E (1981a) Comparison of radical mastectomy with alternative treatments II. The clinical and biological significance of Medical-Center breast cancer. Cancer 48:1863

Fisher B, Wolmark N, Bauer M, Redmond C, Gebhardt M (1981b) The accuracy of clinical nodal staging and of limited axillary dissection as a determinant of histologic and nodal status in carcinoma of the breast. Surg Gynecol Obstet 152:765–772

Fisher B, Bauer M, Wickerham L, Redmond C, Fisher E (1983) Relation of number of positive axillary nodes to the prognosis of patients with primary breast cancer – an NSABP update. Cancer 52:1551–1557

Fisher B, Bauer M, Margolese R et al. (1985a) Five-year results of randomized clinical trial comparing total mastectomy and segmental mastectomy with or without radiation in the treatment of breast cancer. N Engl J Med 312:665–673

Fisher B, Redmond C, Fisher ER et al. (1985b) Ten-year results of a randomized clinical trial comparing radical mastectomy and total mastectomy with or without radiation. N Engl J Med 312:674–681

Fisher B, Redmond C, Fisher ER, Caplan R and other contributing National Surgical Adjuvant Breast and Bowel Project Investigators (1988) Realtive worth of estrogen or progesterone receptor and pathologic characteristics of differentiation as indicators of prognosis in node negative breast cancer patients: Findings from National Surgical Adjuvant Breast and Bowel Project Protocol B-06. J Clin Oncol 6:1076

Fisher B, Redmond C, Poisson R et al. (1989b) Eight year results of a randomized clinical trial comparing total mastectomy and lumpectomy with or without irradiation in the treatment of breast cancer. N Engl J Med 320:822–828

Fisher B, Redmond C, Legault-Poisson S et al. (1990) Postoperative chemotherapy and tamoxifen compared with tamoxifen alone in the treatment of positive-node breast cancer patients aged 50 years and older with tumors responsive to tamoxifen: results from the National Surgical Adjuvant Breast and Bowel Project B-16. J Clin Oncol 8:1005–1018

Fisher B, Anderson S, Fisher ER et al. (1991) Significance of ipsilateral breast tumor recurrence after lumpectomy. Lancet 338:327–331

Fisher B, Costantino J, Redmond C, Fisher E et al. (1993) Lumpectomy compared with lumpectomy and radiation therapy for the treatment of intraductal breast cancer. N Engl J Med 328:1581–1586

Fisher B, Anderson S, Redmond CK, Wolmark M, Wickerham DL, Cronin WM (1995) Reanalysis and results after 12 years of follow-up in a randomized clinical trial comparing total mastectomy with lumpectomy with or without irradiation in the treatment of breast cancer. N Engl J Med 333: 1456–1461

Fisher B, Brown A, Mamounas E, Wieland S, Robidioux A, Margolese RG, Cruz AB Jr, Fisher ER, Wickerham DL, Wolmark N, CeCillis A, Hoehn JL, Lees AW, Dimitrov NV (1997) Effect of preoperative chemotherapy on local-regional disease in women with operable breast cancer: Findings from national surgial adjuvant breast and bowel project B-18. J Clin Oncol 15:2483–2493

Fisher ER, Gregorio R, Redmond C et al. (1975a) Pathologic findings from the national surgical adjuvant project (Protocol no. 4). I: Observations concerning the multicentricity of mammary cancer. Cancer 35:247–254

Fisher ER, Gregorio RM, Fisher B (1975b) The pathology of invasive breast cancer. Cancer 36:1

Fisher ER, Fisher B, Sass R et al. (1984) Pathologic findings from the National Surgical Adjuvant Breast Project (Protocol no. 4). XI. Bilateral breast cancer. Cancer 54:3002

Fisher ER et al. (1986) Pathologic findings from the national surgical adjuvant breast project (Protocol 6). II. Relation of local breast recurrence to multicentricity. Cancer 57:1717–1724

Fisher ER, Redmond C, Fisher B, Bass G (1990) Pathologic findings from the National Surgical Adjuvant Breast and Bowel Projects (NSABP). Prognostic discriminants for 8-year survival for node-negative invasive breast cancer patients. Cancer 65:2121–2128

Fletcher SW, Black W, Harris R, Rimer BK, Shapiro S (1993) Report of the international workshop on screening for breast cancer. J Natl Cancer Inst 85/20:1644–1656

Fletcher WF, O'Malley MS, Earp JAL et al. (1990) How best to teach women breast selfexamination. Ann Intern Med 112:772

Foekens JA, Portengen H, van Putten WLJ, Peters HA et al. (1989) Prognostic value of estrogen and progesterone receptors measured by enzyme immunoassays in human breast cancer cytosols. Cancer Res 49:5823

Fornander T, Cedermark B, Mattson A et al. (1989) Adjuvant tamoxifen in early breast cancer: occurence of new primary cancers. Lancet 1:117–120

Forrest-Report (1987) Breast cancer screening report to the Health Ministers of England, Wales, Scotland and Northern Irland by a Working Group. H.M. Stationery Office, London. Lancet I: 543–544, 575–576

Foster RS, Constanza MC (1984) Breast self-examination practices and breast cancer survival. Cancer 53: 999–1005

Forster RS (1996) Biopsy techniques. In: Harris JP, Lippman ME, Morrow M, Hellman S (eds) Diseases of the breast. Philadelphia: Lippincott-Raven, p 133–138

Fournier von D, Weber E, Hoeffken W, Bauer M, Kubli F (1980) Growth rate of 147 mammary carcinomas. Cancer 45: 2198–2208

Fournier von D, Junkermann H, Krapfl E, Anton HW, Stolz W, Heep J (1989a) Überblick über Therapieformen gutartiger Brusterkrankungen. Gynäkologe 22:246–254

Fournier von D, Müller A, Junkermann H, Schlegel W (1989b) Status of radiotherapy after ablative and breast-preserving treatment of breast cancer. In: Kubli F, von Fournier D, Bauer M, Junkermann H, Kaufmann M (eds) Breast diseases. Breast-conserving therapy, non-invasive lesions, mastopathy. Springer, Berlin Heidelberg New York Tokyo, pp 240–261

Fournier von D, Kubli F, Bauer M, Müller A, Schmid H, Anton HW (1989c) Erfahrungen mit der brusterhaltenden Behandlung – Kontraindikationen, Risiken, Komplikationen. In: von Bohmert H (Hrsg) Brustkrebs, Organerhaltung und Rekonstruktion. Thieme, Stuttgart New York, S 126–134

Fourquet A, Campana F, Zafrani B et al. (1989) Prognostic factors of breast recurrence in the conservative management of early breast cancer: a 25-year follow-up. Int J Radiat Oncol Biol Phys 17:719–725

Frank JW, Mai V (1985) Breast self-examination in young women: more harm than good? Lancet II:654–657

Friberg S, Mattson S (1997) On the growth rates of human malignant tumors: implications for medical decision making. J Surg Oncol 65 (4):284–297

Friedrich M, Semmler W (1987) MR-Tomographie der Brust. Zusatzinformation in ausgewählten Fällen. Radiologe 27:165

Frischbier HJ, Bahnsen J (1989) Die Screening-Mammographie: ihre Bedeutung für die Senkung der Brustkrebsmortalität und Möglichkeiten der praktischen Umsetzung. Hamburger Ärztebl 1989:121–131

Frischbier HJ, Lohbeck HU (1977) Frühdiagnostik des Mammakarzinoms. Klinische, röntgenologische, therapeutische und zytologische Untersuchungsmethoden und ihre Wertigkeit. Thieme, Stuttgart

Frommhold H (1995) Radiotherapie. In: Meuret G (Hrsg) Mammakarzinom. Grundlagen, Diagnostik, Therapie und Nachsorge. Thieme, Stuttgart New York, S 46–55

Frykberg ER, Bland KI (1994) Overview of the biology and management of ductal carcinoma in situ of the breast. Cancer [Suppl] 74, pp 350–362

Gardellin G, Natale F, Perin B (1986) Localizzazione preoperativa delle lesioni mammarie non palpabili. Radiol Med (Torino) 72:199–203

Garfinkel L, Boring CC, Heath CW jr (1994) Changing trends: an overview of breast cancer incidence and mortality. Cancer 74:222–227

Gent HJ, Sprenger E, Dowlatshahi K (1986) Stereotaxic needle localization and cytological diagnosis of occult breast lesions. Ann Surg 204:580–584

George SI, Hoogstraten B (1978) Prognostic factors in the initial response to therapy by patients with advanced breast cancer. J Natl Cancer Inst 4:731

Gilchrist KW et al. (1985) Interobserver reproducibility of histopathological features in stage II breast cancer. Breast Cancer Res Treat 5:3

Gohagan JK, Spitznagel EL, McCrate MM, Frank TB (1984) ROC analysis of mammography and palpation for breast screening. Invest Radiol 19:587–592

Goldhirsch A (1990) Modifizierter Auszug aus dem „Consensus Development Conference Statement" (18.–21.6.1990). Schweiz Krebsbull 10:36–37

Goldhirsch A, Gelber RD (1988) Treatment of overt metastatic breast cancer. Baillières Clin Oncol 2:215–229

Graeff H, Jänicke F (1992) Prognosefaktoren beim Mammacarcinom und ihre Konsequenzen für die Therapieentscheidung. Chirurg 63:461–468

Granitzka S (1990) Motivationen zur Brustrekonstruktion bei Frauen mit Ablatio mammae. 1. Jahrestagung der AWO. Internationales Symposium über neue Entwicklungen zur Erhaltung und Wiederherstellung der Brust beim Mamma-Karzinom. Berlin, 23.–25.2.90

Greenwald P, Nasca PC, Lawrence CE, Horton J, McGarrah RP, Gabriele T, Carlton K (1978) Estimated effect of breast self-examination and routine physician examinations on breast cancer mortality. N Engl J Med 299:271–273

Griem KL, Henderson IC, Gelman R et al. (1987) The five-year results of a randomized trial of adjuvant irradiation therapy after chemotherapy in breast cancer patients treated with mastectomy. J Clin Oncol 5:1546–1555

Griffith CN, Kern WH, Mikkelsen WP (1986) Needle aspiration cytologic examination in the management of suspicious lesions of the breast. Surg Gynecol Obstet 162:142–144

Grodstein F, Stampfer MJ, Colditz GA, Willet WC, Manson JE, Joffe M, Rosner B, Fuchs C, Hankinson SE, Hunter DJ, Hennekens CH, Speizer FE (1997) Postmenopausal hormone therapy and mortality. New Engl J Med 336:1769–1775

Gros R (1987) Die weibliche Brust. de Gruyter, Berlin

Gross R (1986) Tumormarker: Eine kritische Zwischenbilanz. Dtsch Ärztebl 83:2289

Gullino PM (1977) Natural history of breast cancer. Cancer 39: 2697–2703

Gump FE (1990) Lobular carcinoma in situ: pathology and treatment. Surg Clin N Amer 70:873–883

Haagensen CD (1971) Diseases of the breast, 2nd edn. Saunders, Philadelphia

Haagensen CD (1986) Disease of the breast, 3rd edn. Saunders, Philadelphia

Hackelöer BJ (1989) Einsatzplan für die Ultrasonographie. In: Benz J (Hrsg) Mammakarzinom. Aktueller Stand der Diagnostik. Mamma-Symposium Winterthur, 1988. Bäbler, Bern

Haffty BG, Goldberg NB, Rose M et al. (1989) Conservative surgery with radiation therapy in clinical stage I and II breast cancer. Results of a 20-year experience. Arch Surg 124:1266–1270

Haller U (1987) Breast reconstruction following mastectomy. In: Takagi S, Friedberg V, Haller U, Knapstein PG, Sevin BU (eds) Gynecologic oncology, surgery and urology. Proc. of the 3rd Int Symp Japan. Central Foreign Books Tokyo, pp 46–59

Haller U (1992) Die axilläre Lymphonodektomie beim invasiven Mammakarzinom. In: Benz J (Hrsg) Senologie. Bäbler, Bern, pp 145–160

Halsted WS (1894) The results of operations for the cure of cancer of the breast performed at the John Hopkins Hospital from June 1889 to January 1894. Arch Surg 20:497

Halverson KJ, Taylor ME, Perez CA, Garcia DM, Myerson R, Philpott G et al. (1993) Regional nodal management and patterns of failure following conservative surgery and radiation therapy for stage I and II breast cancer. Int J Rad Oncol Biol Phys 26:593–599

Hammond S, Keyhani-Rotagha S, O'Toole RV (1986) Statistical analysis of fine needle aspiration cytology of breast. A review of 678 cases plus 4265 cases from the literature. Acta Cytol 31:276–280

Harder F, Laffer U (1995) Brusterhaltende Behandlung des Mammakarzinoms: 10 Fragezeichen. In: Haefliger JM, Weber W (eds) Aépistage du cancer du sein, Bern: Schweizerische Krebsliga, pp 137–154

Harder F, Laffer U, Almendral AC, Hünig R et al. (1989) Behandlung des kleinen Mammakarzinoms nach den Richtlinien der Basler Studie. In: von Bohmert H (Hrsg) Brustkrebs. Organerhaltung und Rekonstruktion. Thieme, Stuttgart New York, S 104–119

Harder F et al. (1991) Methodenwahl beim kleinen Mammacarcinom. Chirurg 62:85–90

Harding C, Knox WF, Faragher EB, Baildam A, Bundred NJ (1996) Hormone replacement therapy and tumor grade in breast cancer: prospective study in screening unit. Br Med J 312:1646–1647

Hardley RS (1975) Carcinoma of the breast. Ann Roy Coll Surg Engl 57:59

Harland SJ, Waxman JH, Rees L, Ford HT et al. (1985) The treatment of premenopausal patients with breast cancer with buserelin nasal spray. Br J Cancer 52:421

Harris JR, Morrow M (1996) Local Management of Invasive Breast Cancer: In: Harris JR, Lippman ME, Morrow M, Hellman S (eds) Breast diseases. Lippincott-Raven, Philadelphia New York, pp 487–547

Harvey HA, Lipton A, Max D (1986) LH-RH-agonist treatment of breast cancer: a phase II study in the USA. Eur J Cancer Clin Oncol 22:724

Hawighorst T, Braun V, Kreienberg R (1998) Therapy der axillären Lymphozele durch axiloperitoneale Shuntanlage. Gyn Spectrum 1:11–12

Heberer G, Wilmanns W, Günther B, Sauer H (1981) Das Mammakarzinom – operative und interdisziplinäre Aspekte. Chirurg 52:212

Heidenreich W, Majewski A (1986) Klinik des Cystosarcoma phylloides. Gynäkol Praxis 10:489

Hellman S, Harris JR, Canellos GP, Fisher B (1982) Cancer of the breast. In: DeVita VT, Hellman S, Rosenberg SA (eds) Cancer: principles and practice of oncology. Lippincott, Philadelphia, pp 914–970

Hellriegel KP (1990) Brusterhaltende Therapie beim Mammakarzinom. Indikation und Konsequenzen. Ergebnisse einer multidisziplinären Konsensus-Tagung. Gynäkologie und Geburtshilfe 2:15–18

Henderson IC (1984) Chemotherapy for advanced disease. In: Bonadonna G (ed) Breast cancer. Diagnosis and management. Wiley, New York, pp 247–280

Henderson IC (1987a) Chemotherapy for advanced disease. In: Harris JR, Hellman S, Henderson JG, Kinne DW (eds) Breast diseases. Lippincott, Philadelphia, pp 428–479

Henderson IC (1987b) V. Mitoxantrone for advanced breast cancer: comparisons with other standard agents. In: Mouridsen HT, Zalmen AA (eds) The role of mitoxantrone in malignant diseases. PharmaLibri, Chicago Morristown/NJ Tokyo Zürich, pp 49–66

Henderson IC, Harris JR, Klune DW, Hellman S (1989) Cancer of the breast. In: DeVita VT, Hellman S, Rosenberg SA (eds) Cancer, principles and practice of oncology, 3rd edn. Lippincott, Philadelphia, pp 1197–1268

Heywang-Köbrunner SH (1994) Progress in clinical radialogy. Contrast-enhanced magnetic resonance imaging of the breast. Invest Radiol 29:94–104

Heywang SH, Frenzl G, Beck R, Hahn D et al. (1986) Anwendung von GD-DTPA bei der kernspintomographischen Untersuchung der Mamma. Fortschr Geb Roentgenstr 145:565

Höffken K, Miller AA, Miller B, Becher R et al. (1987) Niedrigdosierte Aminoglutethimid-Therapie ohne Cortisol-Substitution beim metastasierenden Mammakarzinom in der Postmenopause. Med Klin 81:638

Höffken K, Oesterdickhoff C, Becher R, Callies R et al. (1989) LH-RH-agonist treatment with buserelin in premenopausal patients with advanced breast cancer. A phase II study. Cancer Ther Control 1:13–20

Hoffmann L, Heinzerling D, Schäfer E, Scheele A, Klapdor R (1987) CA 15-3 and CEA monitoring in the evaluation of the course of metastasizing breast cancer. In: Klapdor R (ed) New tumormarkers and their monoclonal antibodies. Thieme, Stuttgart, pp 74–79

Hoffmeister H (1987) Bevölkerungsbezogene Krebsregister in der Bundesrepublik Deutschland. MMV, München

Holland R, Hendriks JHCL, Mravuanac M (1983) Mammographically occult breast cancer. A pathologic and radiologic study. Cancer 52:1810–1819

Holland R, Velig SHJ, Mravunac M, Hendriks JHCL (1985) Histologic multifocality of Tis, T1–2 breast carcinomas. Cancer 56:979–990

Holmberg L, Lund E, Bergström R et al. (1994) Oral contraceptives and prognosis in breast cancer: effects of duration, latency, recency, age at first use and relation to parity and body mass index in young women with breast cancer. Eur J Cancer 30A:351–354

Horsley JS, Newsome HH, Brown PW, Neifeld JP, Terz JJ, Lawrence W jr (1982) Medical adrenalectomy in patients with advanced breast cancer. Cancer 49:1145–1149

Hortobagyi G, Ames F, Buzdar A (1987) Effective multidisciplinary therapy of inoperable stage III breast cancer. Proc Am Soc Clin Oncol 6:64

Hortobagyi GN, Smith TL, Legha SS, Swenerton KD et al. (1983) Multivariate analysis of prognostic factors in metastatic breast cancer. J Clin Oncol 1:776

Howe GR (1984) Epidemiology of radiogenic breast cancer. In: Boice JD jr, Fraumeni JF jr (eds) Radiation carcinogenesis: epidemiology and biological significance. Raven, New York, pp 119–129

Howel A, Dowsett M (1997) Recent advances in endocrine therapy of breast cancer. BMJ 315:863–866

Hughes LE, Forbes JF (1978) Early breast cancer, part I: Surgical pathology and preoperative assessment. Br J Surg 65:753–763

Huguley CM, Brown RL (1981) The value of breast self-examination. Cancer 47:989–995

Hurley SF, Kaldor JM (1992) The benefits and risks of mammographic screening for breast cancer. Epidemiol Rev 14:101–130

Hüter J (1990) Die wiederaufbaugünstige Mastektomie. 1. Jahrestagung der AWO, Internationales Symposium über neue Entwicklungen zur Erhaltung und Wiederherstellung der Brust beim Mamma-Ca. Berlin, 23.–25.2.90

Hüter J, Meyer-Menk W, Klingemann H (1984) Die subkutane Reduktionsmastektomie. In: Kubli F, von Fournier D (Hrsg) Neue Konzepte der Diagnostik und Therapie des Mammakarzinoms. Springer, Berlin Heidelberg New York Tokyo, S 108–116

Hüter-Löliger S (1986) Rekonstruktion von Areola und Mamille. In: 97. Tagung der Nordwestdeutschen Gesellschaft für Gynäkologie und Geburtshilfe. Alete Wissenschaftlicher Dienst, Hildesheim, S 40–42

Illiger HJ (1981) Aufgaben, Konzepte und Praxis der Tumornachsorge aus der Sicht des Klinikers. In: Hartwich (Hrsg) Aktuelle internistische Tumortherapie. Akt Onkologie 2: 15–25

Ingersleben von G, Souchon R, Brand U, Fitzner R (1987) CA 15-3 in comparison with CEA in the follow-up and therapy control of breast carcinoma – new aspects. In: Klapdor R (ed) New tumormarkers and their monoclonal antibodies. Thieme, Stuttgart, pp 113–117

Ingle JN, Ahmann DL, Green SJ et al. (1981) Randomized clinical trial of diethystilbestrol versus tamoxifen in postmenopausal women with advanced breast cancer. N Engl J Med 304:16–21

Jacobson JA, Danforth DN, Cowan KH, D'Angelo T, Steinberg S, Pierce L et al. (1995) Ten-years results of a comparison of conservation with mastectomy in the treatment of stage I and II breast cancer. N Engl J Med 332:907–911

Jacquemier J, Kurtz JM, Amalric R, Brandone H, Ayme Y, Spitalier JM (1990) An assessment of extensive intraductal components as a risk for local recurrence after breast conserving therapy. Br J Cancer 61:873–876

Jacquillat CI, Weil M, Baillet F, Auclerc G, Khayat D, Auclerc MS, Facchini T (1987) Pre-operative (neoad.) chemotherapy and radiotherapy in breast cancer. In: Salmon SE (ed) Adjuvant therapy of cancer V. Grune & Stratton, New York

Jäger W, Cilaci S, Merkle E, Palapelas V, Lang N (1991) Analyse der Ersthinweise auf eine Metastasierung bei Mammakarzinom-Patientinnen. Tumordiagn Ther 12:60–64

Jakesz R, Kies A, Kolb R, Reiner G, Assmann H, Spona J (1982) Oestrogen- und Progesteronrezeptoren beim primären Mammakarzinom. In: Jonat W, Maass H (Hrsg) Steroidhormonrezeptoren im Karzinomgewebe. Enge, Stuttgart, S 31

Jenny J, Schreiner W, Pedio G, Otto R (1985) Epidemiologie und Diagnostik des Mammakarzinoms. In: Jenny I (Hrsg) Die Brustdrüse. Anatomie, Physiologie, Klinik, Histopathologie und Zytologie unter besonderer Berücksichtigung der möglichst frühen Erfassung des Mammakarzinoms. Hug, Zürich, S 19–38

Jonat W, Maass H (1982) Steroidhormonrezeptoren im Karzinomgewebe. Enke, Stuttgart

Jonat W, Maass H (1983) Steroidrezeptor-Bestimmung und Hormontherapie. In: Feiereis H, Grewe HE, Johannigmann J et al. (Hrsg) Brustkrebs der Frau. Marseille, München, S 161

Jonat W, Eidtmann H, Friedrichs K (1994) Prognosefaktoren beim Mammakarzinom. Gynäkologe 27:37–44

Jungi WF (1987) Die Chemotherapie des rezidivierenden metastasierenden Mammakarzinoms. Gynäkol Praxis 11: 691–699

Jungi WF (1989) Die zytostatische Monochemotherapie einschließlich neuer Substanzen. In: Becher R, Höffken K (Hrsg) Die Systemtherapie des Mammakarzinoms. Zuckschwerdt, München, S 107–113

Junkermann H (1989) Diagnostik gutartiger Brusterkrankungen. Gynäkologe 22:226–229

Kato K, Callies R (1998) Diagnostische Sicherheit und Grenzen der Mammosonographie. Geburtsh u Frauenheilk 58:1–5

Kaufmann M (1983) Biochemische prognostische Faktoren beim Mammakarzinom. In: Kubli F, Nagel GA, Kadach U, Kaufmann M (Hrsg) Neue Wege in der Brustkrebsbehandlung. Akt Onkol 8:46–61

Kaufmann M (1988) Consensus-Development Konferenz zur Therapie des metastasierten Mammakarzinoms: Leitlinien zur palliativen Behandlung. Münch Med Wochenschr 130: 93–102

Kaufmann M, Schmid H (1987) Mitoxantron in Kombination mit Prednimustin. In: Wilmanns W, Possinger K (Hrsg) FAC Mitoxantron II. Futuramed, München, Bd 6–9, S 1425–1428

Kaufmann M, Feichter GE, Nhila A, Klinga K, Abel U (1988a) Flow-zytophotometrische Parameter, Hormonrezeptoren und axillärer Lymphknotenstatus als Prognosefaktoren beim primären Mammakarzinom. Geburtshilfe Frauenheilkd 48:705–709

Kaufmann M, Schmid H, Kiesel L, Klinga K (1988b) GnRH-Agonisten (Zoladex)-Therapie bei prämenopausalen Frauen mit metastasierendem Mammakarzinom. Geburtshilfe Frauenheilkd 48:528–532

Kaufmann M, Jonat W, Kleeberg U et al. (1989) Goserelin, a depot gonadotropin-releasing hormone agonist in the treatment of premenopausal patients with metastatic breast cancer. J Clin Oncol 7/8:1113–1119

Ketcham AS, Moffat FL (1990) Vexed surgeons, perplexed patients, and breast cancer which may not be cancer. Cancer 65:387–393

Kindermann G (1985) Diagnostic value of galactography in the detection of breast cancer. In: Zander J, Baltzer J (eds) Early breast cancer. Springer, Berlin Heidelberg New York, p 136

Kindermann G (1986) Histopathologie der Mammakarzinome: Diagnostisch/prognostische Hilfe für die Klinik. Gyne 7: 12–17

Kiricuta CI, Tausch J (1992) A mathematical model of axillary lymph node involvement based on 1446 complete axillary dissections in patients with breast carinoma. Cancer 69: 2496–2501

Klefstrom P, Grohn P, Heinonen E et al. (1987) Adjuvant postoperative radiotherapy, chemotherapy, and immunotherapy in Stage III breast cancer. Cancer 60:936–942

Kline TS (1991) Survery of aspiration biopsy of the breast. Diagn Cytopathol 7:98–105

Klinga K, Kaufmann M, Runnebaum B, Kubli F (1982) Steroidhormonrezeptoren beim Mammakarzinom. Dtsch Med Wochenschr 107:313–315

Klusemann H, Link TM, Friedberg V, Thelen M (1988) Präoperative Lokalisation pathologischer Befunde in der Mammographie. Fortschr Geb Roentgenstr 149:636

Knapstein PG, Friedberg V (1987) Plastische Chirurgie in der Gynäkologie. Thieme, Stuttgart, S 50

Koch MG (1996) Handout zur Frage der Mammographie als Krebsfrüherkennungsmaßnahme. Arch Gynecol Obstet 259 [Suppl] (in press)

Köchli OR (1998) Brustkrebs: Diagnose und Therapie. Was gibt es Neues? Der informierte Arzt 19:523–528

Köchli OR, Avner BP, Sevin BU, Avner B, Perras JP, Robinson DS, Averette HE (1993) Application of the adonosine triphosphate-cell viability assay in the human breast cancer chemosensitivity testing. Report on the first results. J Surg Oncol 54: 119–125

Köchli OR, Perras JP, Sevin BU (1994a) ATP-cell-viability-assay methodology: in both, fresh gynecologic tumors and cell lines. In: Köchli OR, Sevin BU, Haller U (eds) Contributions to gynecology and obstetrics. [Keller PJ, Zador G (series eds) Chemosensitivity testing in gynecologic malignancies and breast cancer]. Karger, Basel, pp 108–121

Köchli OR, Schär G, Seifert B, Hornung R, Haller U, Eppenberger U, Mueller H (1994b) Mutant p53 protein associated with chemosensitivity in breast cancer specimens. Letter. Lancet 344:1647–1648

Köchli OR, Sevin BU, Schär G, Haller U (1995) Etablierung des Adenosintriphosphat-Chemosensibilität Assays zur prätherapeutischen Bestimmung der Chemosensibilität von

Mammakarzinomzellen in der Zellkultur. Geburtshilfe Frauenheilkd 55:7–16

Köhle K, Simons C, Urban H (1979) Zum Umgang mit unheilbar Kranken. In: Uexküll T von (Hrsg) Lehrbuch der psychosomatischen Medizin. Urban & Schwarzenberg, München, S 812

Köhler G, Bässler R (1986) Östrogen-Rezeptor-Status in Mammakarzinomen. Dtsch Med Wochenschr 14:1954–1960

Kopans DB (1996) Imaging Analysis of Breast Lesions. In: Harris JR, Lippman ME, Morrow M, Hellman S (eds) Diseases of the Breast. Lippincott-Raven, Philadelphia New York, pp 71–84

Kopans DB, Swann CA (1989) Preoperative imaging-guided needle placement and localization of clinically occult breast lesions. AJR 152:1

Kopans DB, Meyer JE, Lindfors KK (1985) Whole-breast US imaging. Four-year follow-up. Radiology 157:505–507

Kreienberg R (1985) Aktuelle Marker beim Ovarialkarzinom (CA 125). In: Klietmann W (Hrsg) Aktuelle Tumormarker. Schattauer, Stuttgart, S 39

Kreuzer G, Boquoi E (1981) Zytologie der weiblichen Brustdrüse. Thieme, Stuttgart, S 18–21

Krishnan EC, Krishnan L, Cytaki EP, Woolf CD, Henry MM, Lin F, Jewell WR (1990) Radiobiological advantages of an immediate interstitial boost dose in conservative treatment of breast cancer. Int J Radiat Oncol Biol Phys 18:419–424

Krokowski E (1979) Krebsvorsorge – Sinn und Möglichkeiten. In: Krokowski E (Hrsg) Neue Aspekte der Krebsbekämpfung. Thieme, Stuttgart, S 1–8

Kroman N, Jensen MB, Melbye H, Wohlfahrt J, Mouridsen HT, (1997a) Should women be advised against pregnancy after breast cancer treatment. Lancet 350:319–322

Kroman N, Wohlfahrt J, Andersen KW, Mouridsen HT, Westergaard T, Melbye M (1997b) Time since childbirth and prognosis in primary breast cancer: population based study. Brit Med J 315:851–855

Kübler-Ross E (1969) Interviews mit Sterbenden. Kreuz, Stuttgart

Kubli F, von Fournier D, Kaufmann M, Lammers G, Bothmann GA, Drings P (1978) Praxis der onkologischen Nachsorge beim Genital- und Mammakarzinom. Manual der Universitätsfrauenklinik, Heidelberg

Kubli F, Lorenz U, Rüttgers H (1982) Prognose der Patientin mit Mammacarcinom und chirurgische Rekonstruktion nach Ablatio. 12. Tagung der Vereinigung der Dtsch Plastischen Chirurgen, Frankfurt, September

Kubli F, Müller A, Kaufmann M (1988) Die axilläre Lymphonodektomie in der Therapieplanung beim invasiven Mammakarzinom. In: Hepp H, Schneidel P, Monaghan JM (Hrsg) Lymphonodektomie in der gynäkologischen Onkologie. Urban & Schwarzenberg, München Wien Baltimore, S 115–124

Kümmerle F, Schreiber HL, Lilie H (1983) Medizinische und juristische Aspekte der Aufklärung bei Tumorpatienten. In: Fischer J (Hrsg) Taschenbuch der Onkologie. Urban & Schwarzenberg, München, S 161–171

Kurtz JM (1990) Zur Frage des Risikos der Entwicklung eines kontralateralen Mammakarzinoms. 1. Jahrestagung der AWO. Internationales Symposion über neue Entwicklungen zur Erhaltung und Wiederherstellung der Brust beim Mammakarzinom. Berlin, 23.–25.2.90

Kurtz JM (1994) Radiotherapy in the curative treatment of breast cancer: current status and future trends. An opinion sample of radiation oncologists active in breast cancer research. Radiother Oncol 32:21–28

Kurtz JM, Spitalier JM (1990) Local recurrence after breast-conserving surgery and radiotherapy: what have we learned? Int J Radiat Oncol Biol Phys 19:1087–1108

Kurtz JM, Amalric R, Delouche G, Pierquin B, Roth J, Spitalier JM (1987) The second ten years: long-term risks of breast conservation in early breast cancer. Int J Radiat Oncol Biol Phys 13:1327–1332

Kurtz JM, Amalric R, Brandone H, Ayme Y, Spitalier JM (1988) Contralateral breast cancer and other second malignancies in patients treated by breast-conserving therapy with radiation. Int J Radiat Oncol Biol Phys 15:277–284

Kurtz JM, Amalric R, Brandone H et al. (1989) Local recurrence after breast-conserving surgery and radiotherapy. Frequency, time course and prognosis. Cancer 63:1912–1917

Kurtz JM, Spitalier JM, Amalric R, Brandone H, Ayme Y et al. (1990a) The prognostic significance of late local recurrence after breast-conserving therapy. Int J Radiat Oncol Biol Phys 18:87–93

Kurtz J, Jacquemier J, Amalric R, Brandone H, Ayme Y, Hans D et al. (1990b) Why are local reccurences after breast conserving therapy more frequent in younger patients? J Clin Oncol 8:591–598

Kurtz JM, Amalric R, Brandone H, Ayme Y, Spitalier JM (1991) How important is adequate radiotherapy for long-term results of breat-conserving treatment? Radiother Oncol 20:84–90

Lacour J, Cucalossi P, Cacers E et al. (1976) Radical mastectomy versus radical mastectomy plus internal mammary dissection. Five-year results of an international co-operative study. Cancer 37:206–214

Laffer U (1994) Chirurgische Therapie. In: Meuret G (ed) Mammakarzinom. 2. Aufl. Thieme Stuttgart, pp 40–45

Laffer U, Harder F, Hünig R, Almendral A, Torhorst J (1990) Die Behandlung der pT1pNO-Tumoren und des Carcinoma in situ der Mamma. Arch Gynecol Obstet 247:91–97

Lamnin DR, Silverman JF, Walker CH (1986) Cost-effectiveness of fine needle biopsy of the breast. Ann Surg 203:474–480

Lawrence BV, Lipton A, Harvey HA, Santen RJ, et al. (1980) Influence of estrogen receptor status on response of metastatic breast cancer to aminoglutethimide therapy. Cancer 45:786

Layfield LJ, Glasgow BJ, Cramer H (1989) Fine-needle aspiration in the management of breast masses. Pathol Annu 24:23–62

Lee KR, Foster RS, Papillo JL (1987) Fine needle aspiration of the breast. Importance of the aspirator. Acta Cytol 31:81–284

Lee RA, Beahrs OH (1989) Surgical techniques of the modified radical mastectomy for the treatment of breast cancer. Clin Obstet Gynecol 32/4:830–834

Legha SS, Buzdar AU, Hortobagyi GN, Wiseman C, Benjamin RS, Blumenschein GR (1979) Tamoxifen. Use in treatment of metastatic breast cancer refractory to combination chemotherapy. J Am Med Assoc 242:49

Leis HP Jr, Cammarata A, La Raja RD (1985) Nipple discharge: significance and treatment. Breast 11:6–12

Leis HP jr (1988) Breast lesions. Diagnosis and treatment. In: Barber HRK (ed) Gynecology. Practice of surgery. Woodbury, Conn

Lejour M (1982) Reconstruction of the breast with a contralateral epigastric rectus myocutaneous flap. Chir Plast 6:181

Lelle RJ (1990) In-situ-Bestimmung der Ki-67-Wachstumsfraktion (Ki-67-WF) an menschlichen Tumoren (Ergebnisse beim Mammakarzinom). Acta Histochem [Suppl] 39:109

Lemperle G, Nievergelt J (1989) Plastische Mammachirurgie. Springer, Berlin Heidelberg New York

Leopold KA, Recht A, Schnitt SJ, Connolly JL, Rose MA, Silver B et al. (1989) Results of conservative surgery and radiation therapy for multiple synchronous cancers of the breast. Int J Radiat Oncol Biol Phys 16:11–16

Lerner HJ, Band PR, Israel L, Leung BS (1976) Phase II study of tamoxifen: report of 74 patients with stage IV breast cancer. Cancer Treatm Rep 60:1431–1435

Lesnick GJ (1977) Detection of breast in young women. JAMA 237:967–969

Linell F, Ljungberg I, Andersson J (1980) Breast carcinoma. Aspects of early stages progression and related problems. Munksgaard, Copenhagen

Lippman ME, Sorace RA, Bagley C et al. (1986b) Treatment of locally advanced breast cancer using primary induction chemotherapy with hormonal synchronization followed by radiation therapy with or without debulking surgery. NCI Monogr 1:153–159

Lipton A, Harvey HA, Santen RJ, Boucher A et al. (1982) Randomized trial of aminoglutethimide versus tamoxifen in metastatic breast cancer. Cancer Res [Suppl] 42:3434

Loebel M, Schöndorf H, Bastert G (1987) Die Kerngröße von Mammakarzinomzellen in der Punktionszytologie als objektiver Malignitätsparameter. Arch Gynecol 242: 294–296

Luscietti P (1995) Lobuläres Carcinoma in situ (lobuläre Neoplasie), atypische lobuläre Hyperplasie. In: Haefliger JM, Weber W (eds) Dépistage du cancer du sein. Schweizerische Krebsliga, S 48–51

Lütolf U (1992) Rolle der Strahlentherapie bei der Behandlung des Mammakarzinoms. In: Benz J (Hrsg) Senologie. Bäbler, Bern, S 175–183

Lütolf UM, Jungi WF (1985) Lokoregionäres Rezidiv beim Mammakarzinom – was tun? Schweiz Med Wochenschr 115: 1721–1726

Maass H (1979) Die klinische Anwendung von Antiöstrogenen. Gynäkologie 12:212–218

Maass H (1985a) Epidemiologie gynäkologischer Tumoren. In: Schmidt-Matthiesen H (Hrsg) Klinik der Frauenheilkunde und Geburtshilfe, vol 10. Allgemeine gynäkologische Onkologie. Urban & Schwarzenberg, München, S 23–40

Maass H (1985b) Erkrankungen der Brustdrüse. Das primäre Mammakarzinom. Epidemiologie, Ätiologie, Risikofaktoren, prognostische Faktoren. In: Käser O, Friedberg V, Ober KG, Thomsen K, Zander J (Hrsg) Gynäkologie und Geburtshilfe, vol 3/1: Spezielle Gynäkologie 1. Thieme, Stuttgart, S 3.21–3.23

Maass H (1988) Epidemiologie gynäkologischer Tumoren. In: Käser O, Friedberg V, Ober KG, Thomsen K, Zander J (Hrsg) Gynäkologie und Geburtshilfe, vol 3/2: Spezielle Gynäkologie 2. Thieme, Stuttgart, S 14–44

Maass H, Engel B, Trams G, Nowakowski H, Stolzenbach G (1975) Steroid hormone receptors in human breast cancer and the clinical significance. J steroid Biochem 6:743

Maass H, Eidtmann H, Schreer I (1993) Behandlung der Carcinoma in situ. Mitt-Bl Dtsch Ges Senologie 17:9

MacMahon B, Lin TM, Lowe CR et al. (1970) Lactation and cancer of the breast: a summary of an international study. Bull WHO 42:185–194

Madden JL (1965) Modified radical mastectomy. Surg Gynecol Obstet 121:1221

Maillard GF (1990) Le tramf en reconstruction du sein. Bulletin, Schweiz Ges für Senologie 2: 5–11 (Bäbler, Bern)

Maillot von K (1983) Steroidrezeptor-Bestimmung und Hormontherapie. In: Feiereis H, Grewe HE, Johannigmann J et al. (Hrsg) Brustkrebs der Frau. Marseille, München, S 161

Maliniac JW (1943) Arterial blood supply of the breast. Arch Surg 47:329

Manni A, Arafah BM (1981) Tamoxifen-induced remission in breast cancer by escalating the dose to 40 mg daily after progression on 20 mg daily: a case report and review of the literature. Cancer 48:873–875

Manni A, Pearson OH (1980) Antiestrogen-induced remissions in premenopausal women with stage IV breast cancer: effects on ovarian function. Cancer Treatm Rep 64:779

Margolese RG (1996) Surgical treatment of breast cancer relapse. In: Senn H, Gelber R, Goldhirsch A, Thürlimann B (Hrsg) Recent results in cancer research. Adjuvant therapy of breast cancer V. Berlin: Springer 159–167

Masamura S, Adlercreutz H, Harvey H, Lipton A, Demers LM, Santen RJ, Santner SJ (1995) Aromatase inhibitor development for treatment of breast cancer. Breast Cancer Res Treat 33/1:19–26

Mattsson W (1980) A phase III trial of treatment with tamoxifen versus treatment with high-dose medroxy-progesterone acetate in advanced postmenopausal breast cancer. In: Jacobelli S, Di Marco AR (eds) Role of medroxyprogesterone in endocrine-related tumors. Raven Press, New York, p 65

Maxwell GP (1991) The use of tectured silicon tissue expanders in breast reconstruction. 2. Jahrestagung der AWO, Internationales Symposium: Autologe versus heterologe Brustrekonstruktion und Rekonstruktion der Vagina. Baden-Baden, 22.–24.01.91

Mazeron JJ, Simon JM, Crook J, Calitchi E, Otmezguine Y et al. (1991) Influence of dose rate on local control of breast carcinoma treated by external beam irradiation plus iridium 192 implant. Int J Radiat Oncol Biol Phys 21:1173–1177

McDivitt RW, Stewart FS, Berg JS (1968b) Atlas of tumour pathology, tumours of the breast. Armed Forces Institute of Pathology. Walter Reed Hospital, Washington DC

McGuire WL (1988) Estrogen receptor versus nuclear grade as prognostic factors in axillary node negative breast cancer. J Clin Oncol 6:1071–1072

McGuire WL, Tandon AK, Allred DC, Chammes GC, Clark GM (1990) Commentaries. How to use prognostic factors in axillary node-negative breast cancer patients. J Natl Cancer Inst 82:12

McWhirter R (1955) Simple mastectomy and radiotherapy in the treatment of breast cancer. Br J Radiol 28: 128

Meerwein F (1981) Einführung in die Psycho-Onkologie. Huber, Bern

Merkel DE, McGuire WL (1990) Ploidy, proliferative activity and prognosis. DNA flow cytometry of solid tumors. Cancer 65:1194–1205

Metzger U, Weder W, Roethlin, Largiadèr F (1991) Phase II-study of intraarterial fluorouracil and mitomycin-C for liver metastases of colorectal cancer. Recent Results Cancer Res, vol 121, (in press)

Meuret G (1994) Grundlagen. In: Meuret G (Hrsg) Mammakarzinom, 2. Aufl. Thieme, Stuttgart, S 1–25

Meuret G (1994) Mammakarzinom und Gravidität. In: Meuret G (Hrsg) Mammakarzinom, 2. Aufl. Thieme, Stuttgart, S 175

Meuret G (1994) Nachsorge. In: Meuret G (Hrsg) Mammakarzinom. Grundlagen, Diagnostik, Therapie und Nachsorge, 2. Aufl. Thieme, Stuttgart New York, S 190–194

Miccoli F, Iacconi P, Simi U, Roncella M, Arganini M, Melis GB (1986) Fine needle aspiration in the diagnosis of breast masses: our experience. Eur J Surg Oncol 12:123–126

Michel RT, Bastert G, Fortmeyer HP (1987) Steroidhormonrezeptoren unter hormoneller und zytostatischer Behandlung. Therapieergebnisse an heterotransplantierten menschlichen Mammakarzinomen. In: Schmidt CG, Schmid-Matthiesen H (Hrsg) Medroxyprogesteronacetat (MPA) in der Onkologie. Schattauer, Stuttgart New York, S 187

Miller AB (1986) Dietary fat and the epidemiology of breast cancer. Prog Clin Biol Res 222:17–32

Miller DR, Rosenberg I, Kaufman DW et al. (1986) Breast cancer risk in relation to early oral contraceptive use. Obstet Gynecol 68:863

Millis RR (1984) Needle biopsy of the breast. Monogr Pathol 25: 186–203

Minckwitz G (1998) Erfahrungen mit „sentinel node" und Endometrium-Monitoring während Tamoxifen-Behandlung. Gyn Spectrum 1.9–10

Minkowitz S, Moskowitz R, Khafit RA, Alderete MN (1986) Tru-cut-needle biopsy of the breast. An analysis of its specificity and sensivity. Cancer 57:320–323

Mirsky D, O'Brien SE, McCready DR, Newman TE, Whelan TJ, Levine MN et al. (1997) Surgical management of early stage breast cancer (stage I and II). Cancer Prev Control 1:10–17

Morrow M (1996) Physical Examination of the Breast. In: Harris JR, Lippman ME, Morrow M, Hellman S (eds) Diseases of the Breast. Lippincott-Raven, Philadelphia New York, pp 67–70

Morrison AS (1993) Screening for cancer of the breast. Epidemiol Rev 15/1:244–255

Morrow M, Schnitt SJ (1996) Lobular Carcinoma in situ. In: Harris JR, Lippman ME, Morrow M, Hellman S (eds) Diseases of the Breast. Lippincott-Raven, Philadelphia New York, pp 369–373

Morrow M, Schnitt SJ, Harris JR (1996) Ductal Carcinoma in situ. In: Harris JR, Lippman ME, Morrow M, Hellman S (eds) Diseases of the Breast. Lippincott-Raven, Philadelphia New York, pp 355–368

Mouridsen HT, Palshof T, Engelsman E, Sylvester R (1980) CMF versus CMF plus tamoxifen in advanced breast cancer in postmenopausal women. An EORTC trial. In: Mouridsen HT, Palshof T (eds) Breast cancer. Experimental and clinical aspects. Pergamon Press, Oxford, p 119

Mouridsen HT, Salimtschik M, Dombernowsky P et al. (1980) Therapeutic effect of tamoxifen versus combined tamoxifen and diethylstilboestrol in advanced breast cancer in postmenopausal women. In: Mouridsen HT, Palshof T (eds) Breast cancer. Experimental and clinical aspects. Pergamon Press, Oxford, p 107

Muir C, Waterhouse J, Mack T et al. (1987) Cancer incidence in five continents. IARC Scientific Publication, vol 5, No 88, Lyon, International Agency for Research on Cancer

Mühe E, Gall FP, Hermanek P, Angermann B (1979) Hat die Berechnung der Geschwindigkeit des Geschwulstwachstums klinische Bedeutung? Onkologie 2:166–173

Müller A, Kubli F, Tschahargane C, Schindler E, Kaufmann M (1985) Bedeutung der histologischen Aufarbeitung der Axilla bei Staging des invasiven Mammacarcinoms. In: Hermanek P (Hrsg) Bedeutung des TNM-Systems für die klinische Onkologie. Zuckschwerdt, München

Müller HJ (1990) Dominant inheritance in human cancer. Anticancer Research 10:505–512

Müller HJ, Mosimann S, Gebhardt M, Scott R, Spycher M, Weber W (1992) Tumorkrankheiten in den Familien von 600 Mammakarzinom-Patientinnen unter besonderer Berücksichtigung der familiären Adenokarzinomatose und des Li-Fraumeni-/SBLA-Syndroms. Helv Chir Acta 59:23–245

Murray RML, Pitt P (1984) Die Behandlung des fortgeschrittenen Mamma-, Prostata- und Endometriumkarzinoms mit Aminoglutethimid. In: Nagel GA, Schmidt-Matthiesen H, Drees N (Hrsg) Aminoglutethimid: Ein Antiöstrogen mit Aromatasehemmung. Zuckschwerdt, München, S 68

Musch E, Mackes KG, Bode U, Werner A, Merkle E, Peiss J (1988) Intrapleurale Applikation von Mitoxantron. In: Seeber S, Aigner KR, Enghofer E (Hrsg) Die lokoregionale Tumortherapie. Onkologisches Kolloquium 2. de Gruyter, Berlin New York, S 71–79

Namer M, Chevalier B, Guiochet N et al. (1987) Epirubicin in advanced breast cancer. Preliminary results. 4th EORTC Breast Cancer Working Conference. London, abstr F 2.13

National Cancer Instutite (1980) Breast cancer: a measure of progress in public understanding. Publication No. 81–2291, PHS, DHHS

National Center of Health Statistics (1984) Vital statistics in the United States, vol 2. Mortality, part B: 1982. National Center for Health Statistics, Rockville

Nemoto T, Vana J, Bedwani RN, Baker HW, McGregor FH, Murphy GP (1980) Management and survival of female breast cancer. Cancer 45:2917–2924

Nissen-Meyer R (1979) One short chemotherapy course in primary breast cancer: 12 year follow-up in Series 1 of the Scandinavian Adjuvant Chemotherapy Study Group. In: Jones SE, Salmon SE (eds) Adjuvant therapy of cancer II. Grune & Stratton, New York

Nowak R (1994) Breast cancer gene offers surprises. Science 265:1796–1799

NIH Consensus Conference Treatment of early-stage breast cancer (1991) JAMA 265:391–395

Nugent P, O'Connell TX (1985) Breast cancer and pregnancy. Arch Surg 120:122

Nyström L, Rutqvist LE, Wall S, Lindgren A, Lindqvist M, Rydén S et al. (1993) Breast cancer screening with mammography: overview of Swedish randomized trials. Lancet 341:973–978

Oster MW, Park Y (1983) Vincristine, adriamycin, and mitomycin (VAM) therapy for previously treated breast cancer. Cancer 51:203

Osuch JR (1996) Abnormalities on physical examination. In: Harris JP, Lippman ME, Morrow M, Hellman S (eds) Diseases of the breast. Philadelphia: Lippincott-Raven, p 110–113

Otto R (1989) Die Ultraschalluntersuchung der Brustdrüse: Untersuchungstechnik-Kriterien der Diagnostik. Ther Umsch 46:185–193

Otto R (1991) Gedanken zum Brustkrebsscreening in der Schweiz. Schweizerische Gesellschaft für Senologie, Bulletin 2. Bäbler, Bern, S 5–14

Otto R (1992) Radiologische und ultrasonographische Diagnostik der Brustdrüsenerkrankungen. In: Benz J (Hrsg) Senologie. Bäbler, Bern, S 103–133

Overgaard M, Hansen PS, Overgaard J, Rose C, Andersson M, Bach F, Kjaer M, Gadeberg CC, Mouridsen HT, Jensen MB, Zedeler K (1997) Postoperative Radiotherapie in High-Risk Premenopausal Women with Breast cancer who receive Adjuvant Chemotherapy. N Engl J Med 337:949–962

Page DL (1984) 6th International Conference on Prevention and Early Detection of Cancer, Vienna

Page DL, Rogers LW (1992) Combined histologic and cytologic criteria for the diagnosis of mammary atypical ductal hyperplasia. Human Pathol 23:1095–1097

Page DL (1994) The clinical significance of atypical hyperplasia, multientricity and bilaterality. In: Wise J, Johnson M Jr (eds) Breast cancer, Controversies in management. New York: Futura Publishing, pp 203–216

Paget (1874) On the disease of the mammary areola preceding cancer of the mammary gland. St. Barth Hosp Rep 10:87–89

Pannuti F, Martoni A, Di Marco AD, Piana E et al. (1979) Prospective, randomized clinical trial of two different high dosages of medroxyprogesterone acetate (MPA) in the treatment of metastatic breast cancer. Europ J Cancer 15:593–601

Parkin DM, Laara E, Muir CS (1988) Estimates of the worldwide frequency of sixteen major cancers in 1980. Int J Cancer 41:184

Parl FF, Schmidt BP, Dupont WD, Wagner RK (1984) Prognostic significance of estrogen receptor status in breast cancer in relation to tumor stage, axillary node metastasis and histopathologic grading. Cancer 54:2237

Paterok EM, Siebzehnrübl E, Meyer M (1995) Altersspezifische und alterskorrigierte Mortalität gynäkologischer Karzinome – einschl. Mamma-Karzinom. Geburtshilfe Frauenheilkd 55:177–181

Patey DH, Dyson WH (1948) The prognosis of carcinoma of the breast in relation to type of operation performed. Br J Cancer 2:7

Pavesi L, Preti P, Cuzzoni Q, Da Prada GA et al. (1983) Hochdosiertes Medroxyprogesteronacetat (HD-MAP) in Kombination mit Zytostatika in der Behandlung des fortgeschrittenen Brustkrebses. In: Lanius P, Nagel GA, Robustelli della Cuna G (Hrsg) Deutsch-italienisches onkologisches Symposium: Medroxyprogesteronacetat in der Therapie des fortgeschrittenen Mammakarzinoms. Kehrer, Freiburg/Br, S 123

Pearson OH (1982) Moderne Aspekte bei der endokrinen Behandlung des Mammakarzinoms. In: Frischbier HJ (Hrsg) Die Erkrankungen der weiblichen Brustdrüse. Thieme, Stuttgart New York, S 233

Pestalozzi BC (1996) Mammakarzinom: State of the art. Schweiz Med Wochenschr 126:2049–2058

Petrek JA (1996) Breast cancer and pregnancy. In: Harris JR, Hellman S, Henderson IC, Kinne DW (eds) Breast diseases, 2nd edn. Lippincott, Philadelphia, p 883–892

Philip J, Harris WG, Flaherty C, Joslin CA, Rustage JH, Wijesinghe DP (1984) Breast self-examination: clinical results from a population-based prospective study. Br J Cancer 50:7–12

Philip J, Harris WG, Flaherty C, Joslin CA (1986) Clinical measures to assess the practice and efficiency of breast self-examination. Cancer 58:973–977

Pierquin B, Owen RW, Maylin C, Otmezguine Y, Raynal M, Müller W, Hannoun S (1980) Radical radiation therapy of breast cancer. Int J Radiat Oncol Biol Phys 6:17–24

Pigott L, Nichols R, Maddox WA, Balch CM (1984) Metastases to the upper levels of the axillary nodes in carcinoma of the breast and its implications for nodal sampling procedures. Surg Gynec Obstet 158:255

Poortmann JJ, Thijssen HH, Schwartz F (1973) Androgen production and conversion to estrogens in normal postmenopausal women and in selected breast cancer patients. J Clin Endocrinol 37:101

Possinger K, Sauer HJ, Wilmanns W (1988) Chemotherapie metastasierter Mammakarzinome. Dtsch Med Wochenschr 113:224–231

Powles TJ, Coombs RC, Smith IE (1984) Erfahrungen mit Aminoglutethimid in der Behandlung von Patientinnen mit metastasierendem Mammakarzinom. In: Nagel GA, Schmidt-Matthiesen H, Drees N (Hrsg) Aminoglutethimid: Ein Antiöstrogen mit Aromatasehemmung. Zuckschwerdt, München, S 35

Preda F, Pizzocaro G, Oriana S, Riboldi G et al. (1979) Correlation between clinical response to bilateral oophorectomy, estrogen receptors and urinary androgen excretion in 49 patients with advanced breast cancer. Tumori 65:325–330

Preda F, Oriana S, Di Fronzo G, Secretto G et al. (1983) Long-term response to ovariectomy in 35 premenopausal patients with advanced breast cancer, treated in coherence with hormonal tests. Tumori 69:343–347

Preece PE, Baum M, Mansel RE, Webster DJ, Fortt RW et al. (1982) The important of mastalgia in operable breast cancer. Br Med J 284:1299–1300

Prioleau J, Schnitt SJ (1995) p53 antigen loss in stored paraffin slides. N Engl J Med 332:1521–1522

Pritchard KI, Thomson DB, Myers RE, Sutherland DJA, Mobbs BG, Meakin JW (1980) Tamoxifen therapy in premenopausal patients with metastatic breast cancer. Cancer Treatm Rep 64:787

Prpic RW, Martinac P (1982) Reconstruction of the breast as a primary and secondary procedure. Breast cancer and breast reconstruction. Thieme, Stuttgart, S 175–177

Ragaz J, Manji M, Olivotto I et al. (1987a) Role of mastectomy in preoperative (neoadjuvant) combined modality therapy of locally advanced breast cancer. Proc Am Soc Clin Oncol 6:55

Ragaz J, Goldie JH, Baird R, Rebbeck P, Basco V, Coldman A (1989) Experimental basis and clinical reality of preoperative (neoadjuvant) chemotherapy in breast cancer. In: Senn HJ, Goldhirsch A, Gelber RD, Osterwalder B (eds) Adjuvant therapy of primary breast cancer. Springer, Berlin Heidelberg New York, pp 28–35

Ragaz J, Jackson SM, Plenderleith IH et al. (1993) Can adjuvant radiotherapy improve the overall survival of breast cancer patients in the presence of adjuvant chemotherapy: 10 year analysis of the British Columbia randomized trial. Proceedings ASCO 12:60

Recht A, Schnitt SJ, Connolly JL et al. (1989) Prognosis following local or regional recurrence after conservative surgery and radiotherapy for early stage breast carcinoma. Int J Radiat Oncol Biol Phys 16:3–9

Recht A, Pierce SM, Abner A, Vicine F, Osteen RT, Love SM et al. (1991) Regional nodal failure after conservative surgery and radiotherapy for early-stage breast carcinoma. J Clin Oncol 9:988–996

Recht A, Come SE, Hendersen IC, Gelman RS, Silver B et al. (1996a) The sequencing of chemotherapy and radiation therapy after conservative surgery for early-stage breast cancer. N Engl J Med 334:1356–1361

Recht A, Hayes DF, Eberlein TJ, Sadowsky NL (1996b) Local-Regional Recurrence after Mastectomy or Breast-Conserving Therapy. In: Harris JR, Lippman ME, Morrow M, Hellman S (eds) Diseases of the Breast. Lippincott-Raven, Philadelphia New York, pp 649–667

Reiner A, Neumeister B, Spona J, Reiner G, Schemoer M, Jakesz R (1990) Immunogytochemical localization of estrogen and progesterone receptor and prognosis in human primary breast cancer. Cancer Res 50:7057–7061

Robustelli Della Cuna G, Calciati A, Bernardo-Strada MR, Bumma C, Campio L (1978) High-dose MPA treatment in metastatic carcinoma of the breast. A dose response evaluation. Tumori 64:143–149

Robustelli della Cuna G, Pellegrini A (1984) Medroxyprogesterone acetate in combination with chemotherapy for advanced breast cancer: Updated results and criticisms. In: Pellegrini A, Robustelli della Cuna G, Pannuti F, Pouillart P, Jonat W (eds) Role of medroxyprogesterone in endocrine-related tumors. Raven Press, New York, vol 3, p 91

Rochefort HJ, Augereau P, Briozzo P, Brouillet JP et al. (1989) Estrogen-induced cathepsin D in breast cancer. From biology to clinical applications. In: Rich MA, Hager JC, Keydar I (eds) Breast cancer. Progress in biology, clinical management and prevention. Kluwer, Boston, p 171

Rodes ND, Lopez MJ, Pearson DK et al. (1986) The impact of breast cancer screening on survival: a 5 to 10 year follow-up study. Cancer 57:581

Ronay G (1990) Prophylaktische, onkologische Aspekte für die Behandlung der kontralateralen Brust. 1. Jahrestagung der AWO. Internationales Symposium über neue Entwicklungen zur Erhaltung und Wiederherstellung der Brust beim Mammakarzinom. Berlin, 23.–25.2.90

Ronay G, Tulusan AH, Schmidt C, Mennel C (1989) Multizentrizität invasiver und mikroinvasiver Mammakarzinome. Arch Gynecol Obstet 245:726–727

Rosato FE (1987) Chirurgische Technik der Lumpektomie, Mammaamputation, modifiziert radikalen und radikalen Mastektomie. In: Strömbeck JD, Rosato FE (Hrsg) Mammachirurgie. Thieme, Stuttgart, S 144–150

Rose JH (1980) Carcinoma in a transplanted nipple. Arch Surg 116:1131

Rosen PP, Lieberman PH, Braun DW et al. (1978) Lobular carcinoma in situ of the breast. Amer J Surg Pathol 2:225

Rosen PP, Saigo PE, Braun DW jr et al. (1981) Prognosis in stage II (T1N1M0) breast cancer. Ann Surg 194:576

Rosen PP, Lesser ML, Kinne DW (1983) Discontinuous or "skip" metastases in breast carcinoma. Analysis of 1228 axillary dissections. Ann Surg 197/3:276

Rosen PP, Groshen S, Saigo PE et al. (1989) A longterm follow-up study of survival in stage (T1N0M0) and stage II (T1N1M0) breast carcinoma. J Clin Oncol 7:355

Rosen PP, Groshen S (1990) Factors influencing survival and prognosis in early breast carcinoma (TINoMo-TINIMo): assessment of 644 patients with median follow-up of 18 years. Surg Clin N Amer 70:937–962

Rosen PP, Oberman HA (1992) Tumors of the mammary gland: atlas of tumor pathology. Third series, fascicle 7. Armed Forces Institute of Pathology, Washington DC

Rosenberg AL, Schwartz JF, Feig SA (1987) Clinically occult breast lesions: localization and significance. Radiology 162: 167

Roses DF, Bell DA, Flotte TJ et al. (1982) Pathologic predictors of recurrence in stage 1 (T1NoMo) breast cancer. Amer J Clin Pathol 78:817

Rosner D, Nemoto T, Lane WW (1988) Sequential hormonal-chemotherapy improves survival in metastatic breast cancer in estrogen receptor positive and unknown patients. Proc Am Soc Clin Oncol 7:66

Ross MB, Buzdar AU, Blumenschein GR (1982) Treatment of advanced breast cancer with megestrol acetate after therapy with tamoxifen. Cancer 49:413–417

Rotter H (1896) Günstigere Dauererfolge durch ein verbessertes Operationsverfahren der Mammakarzinome. Klin Wochenschr 1:99

Rouvière H (1932) Anatomie des lymphatiques de l'homme. Masson, Paris

Rüegg P, Sulser H (1975) Cystosarcoma phylloides mammae. Analyse von 58 Fällen. Schweiz Med Wochenschr 105: 1346

Ruffin WK, Stecey-Clear A, Younger J, Hoover HC Jr (1995) Rationale for routine axillary dissection in carcinoma of the breast [review]. J Am Colll Surg 180:245–251

Rutsch MT (1995) Prognosefaktoren beim operablen Mammakarzinom: Histologisches Grading versus Hormonrezeptorstatus. Inaugural-Dissertation der Medizinischen Fakultät der Universität Zürich

Rutqvist LE (1996) Radialion Therapy in the Primary Management of Early-Stage Breast Cancer. In: Senn HJ, Gelber RD, Goldhirsch A, Thürlimann B (eds) Recent Results in Cancer Research. Springer Berlin, pp 241–250

Saltzstein SL (1984) Limits of physical examination and breast self-examination in detecting cancers of the breast. An unselected population-based study of 1302 cases. Cancer 54: 1443–1446

Santen RJ, Lipton A, Harvey H, Boucher AE, Henderson C (1983) Pharmacologic mechanisms of estrogen suppression with aminoglutethimide in women with breast cancer. Proc. 13th Int. Congress Chemotherapy Part 218:21–26

Santen RJ, Samojlik E, Lipton A, Harvey H, Ruby EB, Wells SA, Kendall J (1977) Kinetic, hormonal and clinical studies with aminoglutethimide in breast cancer. Cancer 39: 2948–2958

Santen RJ, Samojlik E, Worgul TJ (1981a) Aminoglutethimide. In: Santen RJ, Henderson IC (eds) Aminoglutethimid. Karger, Basel, S 101–160

Santen RJ, Santner S, Davis B, Veldhuis J et al. (1978) Aminoglutethimide inhibits extraglandular estrogen production in postmenopausal women with breast cancer. J Clin Endocr 47:1257

Santen RJ, Wiorgul TJ, Samojlik E, Interrante A et al. (1981) A randomized trial comparing surgical adrenalectomy with aminoglutethimide plus hydrocortisone in women with advanced breast cancer. N Engl J Med 305:545–551

Sarrazin D, Le MG, Arriagada R et al. (1989) Ten-year results of a randomized trial comparing a conservative treatment to mastectomy in early breast cancer. Radiother Oncol 14: 177–184

Scharl A, Vierbuchen M, Würz H (1989) Immunhistochemischer Nachweis von Östrogen- und Progesteronrezeptoren beim Mammakarzinom mit Hilfe monoklonaler Antikörper: Vergleich mit der biochemischen Rezeptoranalyse. Pathologe 10:31–38

Schauer A (1981) Mammacarcinom. Pathol A 3:6–39

Schauer A (1985) Pathologie. In: Schildberg FW, Kiffner E (Hrsg) Interdisziplinäre Therapie des Mammakarzinoms. Meducation Foundation, Clyancourt Corporation AG, Cham, S 28–84

Scheele M, Hoffmann L, Müllerleile U (1989) CEA und CA 15-3 als Parameter für Therapieentscheidungen beim metastasierten Mammakarzinom. Arch Gynecol Obstet 245/1–4: 678–679

Schenck U, Soost HJ (1983) Zytodiagnostik der Mamma. In: Feiereis H, Grewe HE, Johannigmann J et al. (Hrsg) Brustkrebs der Frau. Marseille, München, S 125

Schenck U, Burger G, Jütting U, Eiermann W (1986) Zytomorphologisches Grading und Hormonrezeptorstatus beim Mammakarzinom. Dtsch Med Wochenschr 51/52:1949–1953

Schenck U (1989) Leistungsfähigkeit der Feinnadelaspirationszytologie. In: Benz J (Hrsg) Mamma-Karzinom. Aktueller Stand der Diagnostik. Mamma-Symposium Winterthur 1988. Bäbler, Bern, S 62–67

Schmid L, Schröck R, Langhammer C et al. (1987) CA 15-3 and CEA in the follow-up of patients with metastatic breast cancer undergoing endocrine or cytotoxic therapy. In: Klapdor R (ed) New tumormarkers and their monoclonal antibodies. Thieme, Stuttgart, pp 80–86

Schmidt-Matthiesen H, Bastert G (1993) Gynäkologische Onkologie, 4. Aufl. In: Schmidt-Matthiesen H, Bastert G (Hrsg) Mammakarzinom. Schattauer, Stuttgart, S 99–147

Schmitt EL, Threatt BA (1985b) Effective breast detection with film-screen mammography. J Can Assoc Radiol 36:304–307

Schnitt SJ, Connolly JL, Harris JR, Hellman S, Cohen RB (1984) Pathological predictors of early local recurrence in stage I and II breast cancer treated by primary radiation threapy. Cancer 53:1049–1057

Schnitt SJ, Wang HH (1989) Histologic sampling of grossly benign breast biopsies. How much is enough? Amer J Surg Pathol 13:505–512

Schnitt SJ, Connolly JL, Tavassoli FA, Fechner RE, Kempson RL et al. (1992) Interobserver reproducibility in the diagnosis of ductal proliferative breast lesions using standardized criteria. Am J Surg Pathol 16:1133–1143

Schnitt SJ, Abner A, Gelman R et al. (1994) The relationship between microscopic margins of resection and the risk of local recurrence in breast cancer patients treated with breast-conserving surgery and radiation therapy. Cancer 74:1746–1751

Schüler G (1996) Der Brustkrebs: Häufigkeit, Risikofaktoren. Und die Prävention? Senologie-Bulletin (CH) 1:2–10

Schüler G, Bopp M, Tschopp A (1995) Die Brustkrebsmortalität in der Schweiz. In: Haefliger JM, Weber W (Hrsg) Dépistage du cancer du sein. Schweizerische Krebsliga, Bern, S 108–114

Schünemann H, Beaufort F (1986) Gynäkologische Malignome. Systemische Therapie metastasierter Mamma- und Genitalmalignome, 2. Aufl. Zuckschwerdt, München Bern Wien

Schwaiger N, Herfarth C (1979) Erkrankungen der Brustdrüse. In: Schwalm H, Döderlein G (Hrsg) Klinik der Frauenheilkunde und Geburtshilfe, Bd VII. Urban & Schwarzenberg, München, S 559

Schweppe KW, Beller FK (1983) Schwangerschaft und maligne gynäkologische Tumoren. In: Beller FK, Kyank H (Hrsg) Erkrankungen während der Schwangerschaft. Thieme, Stuttgart, S 558–576

Seltzer MH, Perloff LJ, Kelley RI, Fitts WT Jr (1970) The significance of age in patients with nipple discharge. Surg Gynecol Obstet 131:519–522

Senn HJ, Gelber RD, Goldhirsch A, Thürlimann B (eds) (1996) Adjuvant therapy of breast cancer V: Recent results in cancer research. Springer, Berlin Heidelberg New York

Shapiro CL, Henderson IC (1994) Late cardiac effects of adjuvant therapy; too soon to tell? Ann Oncol 5:196–198

Shaefer O (1969) Cancer of the breast and lactation. Can Med Assoc J 100:625

Shibata HR (1994) How important is a full axillary dissection: the case for surgery without full dissection. In: Wise L, Johnson HR Jr (eds) Breast cancer: controversies in management. Armonk (NY): Futura Publishing, p 177–185

Shipp SK, Muss HB, Westrick MA et al. (1983) Vincristine, doxorubicin and mitomycin (VAM) in patients with advanced breast cancer previously treated with cyclophosphamide, methotrexate and fluorouracil (CMF). Cancer Chemother Pharmacol 11:30

Shousha S (1989) Histopathology of breast carcinoma and related conditions. In: Hoogstraten B, Burn I, Bloom HJG (eds) Breast cancer. Springer, Berlin Heidelberg New York Tokyo, pp 13–44

Sickles EA (1986) Mammographic features of 300 consecutive nonpalpable breast cancers. AJR 146:661

Siegrist W, Benz P, Benz-Baumann B, Benz J (1995) Prognostische Wertigkeit des histologischen und zytologischen Grading bei invasiv duktalem Mammakarzinom. Vortrag Davos

Sigurdsson H, Baldetorp B, Borg A, Dalber M et al. (1990) Indicators of prognosis in node-negative breast cancer. N Engl J Med 322:1045–1053

Silverberg E, Lubera J (1988) Cancer statistics 1988. Cancer J Clin 38:2

Silverman JF, Lannin DR, O'Brian K, Norris HT (1987) The triage role of fine needle aspiration biopsy of palpable breast masses. Diagnostic accuracy and cost-effectiveness. Acta Cytol 31:731–736

Silverstein MJ (1997) Ductal Carcinoma in situ of the Breast. Williams u. Wilkins, Baltimore

Silverstein MJ, Rosser RJ, Gierson ED, Waisman JR, Gamagami P et al. (1987) Axillary lymph node dissection for intraductal breast carcinoma – is it indicated? Cancer 59:1819

Silverstein MJ, Gierson E, Waisman JR, Senofsky GM et al. (1994) Axillary lymph node dissection for T1a breast carcinoma. Is it indicated? Cancer 73:664–667

Simon N, Lemanne D, Schwartz A, Martino S, Swanson G (1993) Recent trends in incidence of in situ and invasive breast cancer in the Detroit Metropolitan area (1975–1988). Cancer 71:769–774

Smallwood J, Herbert A, Guyer P, Taylor I (1985) Accuracy of aspiration cytology in the diagnosis of breast disease. Br J Surg 72:841–843

Smeets HJ, Saltzstein SL, Meurer WT, Pilch YH (1986) Needle biopsies in breast cancer diagnosis: techniques in search of an audience. J Surg Oncol 32:11–15

Smith IE, Harris AL, Morgan M et al. (1981) Tamoxifen versus aminoglutethimide in advanced breast carcinoma: a randomised crossover trial. Br Med J 283:1432–1434

Solin LJ, Fowble BL, Schultz DJ, Goodman RL (1991) The significance of pathology margins of the tumor excision on the outcome of patients treated with definitive radiation for early stage breast cancer. Int J Radiat Oncol Biol Phys 21:279–287

Soost HJ, Baur S (1980) Organisation und Arbeitsweise eines zytologischen Laboratoriums. In: Smolka H, Soost HJ (Hrsg) Gynäkologische Zytodiagnostik. Thieme, Stuttgart, S 294–295

Spitalier JM, Gambarelli J, Brandone H et al. (1986) Breast conserving surgery with radiation therapy for operable mamma carcinoma: a 25-year experience. World J Surg 10:1014–1020

Spyratos F, Maudelonde T, Brouillet JP, Brunet M et al. (1989) Cathepsin D: an independent prognostic factor for metastasis of breast cancer. Lancet 11:1115

Staab HJ (1985) CEA in der Diagnostik und Verlaufskontrolle von Tumorerkrankungen. In: Klietmann W (Hrsg) Aktuelle Tumormarker. Schattauer, Stuttgart, S 21

Statistisches Bundesamt Wiesbaden (1987) Statistisches Jahrbuch 1987 für die Bundesrepublik Deutschland. Kohlhammer, Stuttgart Mainz

Stauch G, Georgii A (1985) Über den Einfluß von Probeexzisionen wegen Karzinomen der Brustdrüse auf die Lebenserwartung. In: Herfarth C, Betzler M (Hrsg) Das Mammakarzinom – eine interdisziplinäre Situationsanalyse. Karger, Basel, S 44

Stehlin JS, de Ipolyi PD, Greff PJ, Gutierrez AE, Hardy RJ, Dahiya SL (1987) A ten year study of partial mastectomy for carcinoma of the breast. Surg Gynecol Obstet 165:191

Stein RC, Dougherty L, Gazet JC, Ford HT, Coombes RC (1989) Comparison of methotrexate and mitozantrone with and without mitomycin C in the treatment of advanced breast cancer. 5th European Conference on Clinical Oncology (ECCO), London, September 3–7

Steinbeck R, Askensten U, Auer G (1989) Die Wertigkeit der DNA-Analyse in soliden Tumoren. Eine Übersicht für den klinisch tätigen Pathologen. Pathologe 10:171–176

Stenkvist B et al. (1983) Histopathological systems of breast cancer classification. Reproducibility and clinical significance. J Clin Pathol 36:392

Stewart HJ, Forrest AP, Gunn JM, Hamilton T, Langlands AO, McFadyen IJ, Roberts MM (1980) The tamoxifen trial – a double blind comparison with stilboestrol in post-menopausal women with advanced breast cancer. In: Mouridsen HT, Palshof T (eds) Breast cancer – experimental and clinical aspects. Pergamon Press, Oxford, pp 83–88

Stomper PC, Connolly JL, Meyer JE, Harris JR (1989) Clinically occult ductal carcinoma in situ detected with mammography: analysis of 100 cases with radiologic-pathologic correlation. Radiology 172:235–241

Strax P (1982) Die Zielsetzung bei der Durchführung von Reihenuntersuchungen zur Früherkennung des Mammakarzinoms. In: Frischbier HJ (Hrsg) Die Erkrankungen der weiblichen Brustdrüse. Thieme, Stuttgart, S 63

Streit A et al. (1987) Welche Untersuchungen sind zur Diagnose von Rezidiven beim operablen Mammakarzinom geeignet? Schweiz Med Wochenschr 117:1615–1619

Strömbeck JO (1987) Kosmetische Mammachirurgie. In: Knapstein PG, Friedberg V (Hrsg) Plastische Chirurgie in der Gynäkologie. Thieme, Stuttgart, S 11–33

Stucki D, Brun del Ré, Dickreuter W, Almendral AC, Zehnder A, Stauffer HJ (1984) Isometrische Markierung nicht palpabler mammographisch erkannter Läsionen. In: Kubli F, Fournier D von (Hrsg) Neue Konzepte der Diagnostik und Therapie des Mammakarzinoms. Springer, Berlin Heidelberg New York Tokyo, S 35–36

Sunderland MC, Osborne CK (1991) Tamoxifen in premenopausal patients with metastatic breast cancer: a review. J Clin Oncol 9:1283–1297

Swain SM, Lippmann ME (1989) Treatment of patients with inflammatory breast cancer. In: DeVita VT, Hellman S, Rosenberg SA (eds) Important advances in oncology, pp 129–150

Tabar L (1990) Control of breast cancer through screening mammography. Radiology 174:655

Taylor SE, Lichtmann RR, Wood JV, Bluming AZ, Dosik GM, Leibowitz RL (1984) Breast self-examination among diagnosed breast cancer patients. Cancer 54:2528–2532

Tchendekar ID (1979) Carcinoma in a heterotopically autoimplanted nipple. Cancer 42:2502

Thomas DB, Noonan EA and the WHO Collaborative Study of Neoplasia and Steroid Contraceptives (1993) (Fred Hutchinson Cancer Research Ctr, Seattle). Int J Epidemiol 22:619–626

Thomsen K, Stegner HE, Frischbier HJ (1980) Grundlagen und Grenzen der brusterhaltenden Therapie kleiner Mammakarzinome. Gynäkologe 13:56

Thorpe SM, Rochefort H, Garcia H, Freiss G et al. (1989) Association between high concentrations of M, 52.000 cathepsin D and poor prognosis in primary human breast cancer. Cancer Res 49:6008

Thorpe SM, Rose C (1992) Prognostic factors in primary breast cancer: second thoughts. In: Goldhirsch A (ed) Endocrine therapy of breast cancer. European School of Oncology, Monographs, Springer

Threatt B, Norbeck JM, Ullman NS, Rosele P (1980) Thermography and breast cancer: an analysis of blind reading. Am NY Acad Sci 335:501–519

Tomin R, Donegan WL (1987) Screening for recurrent breast cancer – its effectiveness and prognostic value. J Clin Oncol 5:62–67

Töndury G (1970) Angewandte und topographische Anatomie. Fretz & Wasmuth, Zürich

Tonkelaar J, Blankenstein MA, Collette HJ, de Waard F, Thijssen JH (1989) A prospective study on corpus lutenm function and breast cancer risk. Gynecol Endocrinol, pp 11–19

Torhorst J (1994) Unpublizierte Daten Vereinigung Schweiz. Krebsregister

Torhorst J (1995a) Arbeitsgruppe „Epidemiologie". In: Haefliger JM, Weber W (Hrsg) Dépistage du cancer du sein. Schweizerische Krebsliga, Bern, S 6–8

Torhorst J (1995b) Wo liegen heute die Grenzen brusterhaltender Therapie? 6. Fortbildungskurs Senologie (SGS/SSS) Winterthur

Tormey DC, Lippman ME, Edwards BK (1983) Evaluation to tamoxifen doses with and without fluoxymesterone in advanced breast cancer. Ann Intern Med 98:139–144

Tormey DC, Rasmussen P, Jordan VC (1987) Long-term adjuvant tamoxifen study: clinical update. Breast Cancer Res Treat 9:157–158

Treurmiet-Donker AD, Helle PA, van Putten WLJ (1986) Adjuvant postoperative radiotherapy in operable node positive mammary cancer: a comparison of three treatment protocols. Int J Radiat Oncol Biol Phys 12: 2067–2072

Tulusan AH (1993) Pathology of the breast cancer. In: Burghardt E (ed) Surgical gynecologic oncology. Thieme, Stuttgart New York, pp 542–561

Tulusan AH, Ronay G, Egger H, Willgeroth F (1985) A contribution to the natural history of breast cancer, 5: bilateral primary breast cancer: incidence, risks, and diagnosis of simultaneous primary cancer in the opposite breast. Arch Gynecol 237:85–91

Tulusan AH, Reitzenstein M, Ronay G, Schmidt C et al. (1989a) Pathologic-anatomical aspects of breast cancer, with therapeutic considerations. In: Bohmert HH, Leis HP, Jackson IT (eds) Breast cancer conservative and reconstructive surgery. Thieme, Stuttgart New York, pp 36–38

Tulusan AH, Ronay G, Adam R, Reitzenstein M (1989b) The contralateral breast: bilateral primary breast cancer. In: Kubli F, von Fournier D, Baur M, Jungermann H, Kaufmann M (eds) Breast diseases. Breast-conserving therapy, non-invasive lesions, mastopathy. Springer, Berlin Heidelberg New York Tokyo, pp 56–61

Turnball AR, Chant ADB, Buchanan RB, Turner DTL, Shepard JM, Fraser JD (1978) Treatment of early cancer. Lancet II:7

Uhlenbuck G (1986) Tumormarker: Biochemische Aspekte und neue Perspektiven. Med Klin 81:174

UICC (1987) TNM Klassifikation maligner Tumoren, 4. Aufl. Springer, Berlin Heidelberg New York Tokyo

Umbach GR et al. (1988) Erfahrungen in der Nachsorge von Patientinnen mit Mammakarzinom. Geburtshilfe Frauenheilkd 48:292–298

Ungeheuer E, Lüders K (1978) Chirurgische Behandlung des Mammakarzinoms. Dtsch Ärztebl 4:161

Untch M, Harbeck N, Eiermann W (1989) Tumorzellen im Knochenmark bei Brustkrebspatientinnen zum Zeitpunkt der Primärtherapie: Nachbeobachtungen über 3 Jahre. Arch Gynecol Obstet 245:724–726

Urban JA (1973) Reconstruction after mastectomy. In: Synderman RK (ed) Symposium on neoplastic and reconstructive problems of the female breast. Mosby, St.Louis, pp 65–73

Valagussa P, Bonadonna G, Veronesi U (1978) Patterns of relapse and survival following radical mastectomy. Cancer 41:1170

Valagussa P, Brambilla C, Bonadonna G (1989) Chemotherapy of advanced disease. In: Hoogstraten B, Burn I, Bloom HJG (eds) Breast cancer, UICC. Springer, Berlin Heidelberg New York, pp 233–256

Van Dalen A, Dupree HW, Heering KJ, van der Linde DL (1987) The determination of CA 15-3 during therapy monotoring of breast cancer patients. In: Klapdor R (ed) New tumormarkers and their monoclonal antibodies. Thieme, Stuttgart, pp 105–112

Van Dam PA, Van Goethem MLA, Kersschot E, Vervliet J et al. (1988) Palpable solid breast masses: retrospective single- and multimodality evaluation of 201 lesions. Radiology 166: 435–439

Van der Linde F (1989) Neue Gesichtspunkte zur Epidemiologie. In: Benz J (Hrsg) Mamma-Karzinom. Aktueller Stand der Diagnostik. Mamma-Symposium Winterthur 1988. Bäbler, Bern, S 21–29

Van Dongen JA, Bartelink H, Fentiman IS et al. (1992) Factors influencing local relapse and survival and results of salvage treatment after breast conserving therapy in operable breast cancer: EORTC 10801 trial, comparing breast conservation with mastectomy in TNM stage I and II breast cancer.

Vermund L (1964) Trends in radiotherapy of breast cancer. In: Proc of the Fifth National Cancer Conference. Lippincott, Philadelphia, pp 183–204

Veronesi U (1977) New trends in the treatment of breast cancer at the cancer institute of Milan. AJR 128:287–289

Veronesi U (1985a) Randomized trials comparing conservation techniques with conventional surgery: an overview. Manage Malignant Dis Ser 9:131–152

Veronesi U (1987) Rationale and indications for limited surgery in breast cancer: current data. World J Surg 11:493

Veronesi U (1994) How important is the assessment of resection margins in conservative surgery for breast cancer? Cancer 74/6:1660–1661

Veronesi U, Zucali R, Luini A, Belli F, Crispino F, Merson M (1985a) Conservative treatment of breast cancer with the „QU.A.R.T" technique. In: Zander J, Baltzer J (eds) Early breast cancer: histopathology, diagnosis and treatment. Springer, Berlin Heidelberg New York, pp 264–270

Veronesi U, Cascinelli N, Greco M, Bufalino R et al. (1985b) Prognosis of breast cancer patients after mastectomy and dissection of internal mammary nodes. Ann Surg 202: 702–707

Veronesi U, Volterrani F, Luini A et al. (1990a) Quadrantectomy versus lumpectomy for small size breast XX cancer. Europ J Cancer 26:671–673

Veronesi U, Banfi A, Salvadori B et al. (1990b) Breast conservations is the treatment of choice in small breast cancer. Long-term results of a randomised trial. Eur J Cancer 26:668–670

Veronesi U, Luini A, Calimberti V, Zurrida S (1994) Conservation Approaches for the Management of Stage I/II Carcinoma of the Breast: Milan Cancer Institute Trials. World J Surg 18:70–75

Veronesi U, Salvadori B, Luini A, Greco M, Saccozzi R, Del Vecchio M, Mariami L, Zurrida S, Rilke F (1995a) Breast conservation is a safe method in patients with small cancer of the breast. Long-term results of three randomized trials on 1973 patients. Euro J Cancer 31 A:1574–1579

Veronesi U, Marubini E, Del Vecchio M, Manzari A, Andreola S, Greco M, Luimi A, Merson M, Saccozzi R, Rilke F (1995 b) Local recurrences and distant metastases after conservative breast cancer treatments: partly independent events. J Natl Cancer Inst 87:19–27

Virchow R (1858) Cellularpathologie in ihrer Begründung auf die physiologische und pathologische Gewebelehre. Hirschwald, Berlin

Vorherr H (1981) Pathobiology of breast cancer: hypothesis of biological predetermination and long-term survival. Klin Wochenschr 59:819

Wada T, Koyama H, Terasawa T (1981) Effect of tamoxifen in premenopausal Japanese women with advanced breast cancer. Cancer Treatm Rep 65:728

Wagner H (1985) Topographische Anatomie der weiblichen Brust. In: Beller FK (Hrsg) Atlas der Mammachirurgie. Schattauer, Stuttgart New York, S 2–26

Wallack MK, Wolf JA jr, Bredwinck J et al. (1983) Gestational carcinoma of the female breast. Curr Probl Cancer 7:1

Wallgren A, Arner O, Bergström J et al. (1986) Radiation therapy in operable breast cancer: results from the Stockholm trial on adjuvant radiotherapy. Int J Radiat Oncol Biol Phys 12:533–537

Walther E, Hünig R, Almendral AC et al. (1988) Brusterhaltende Therapie: diagnostische Probleme in der Nachsorge. Helv Chir Acta 55:909–915

Wander HE, Nagel GA (1983) Adjuvante Chemotherapie beim Mammakarzinom. Dtsch Ärztebl 42:47–53

Wander HE, Kleeberg UR, Schachner-Wünschmann E, Nagel GA (1987) A long-acting depot preparation of a synthetic GnRH agonist (Zoladex) in the treatment of pre- and postmenopausal advanced breast cancer (BC). 3rd International Congress on Hormones and Cancer, Hamburg, abstr

Wandt H, Bruntsch U, Gallmeier WM (1990) Sinnvolle Nachsorge des Mammakarzinoms. Gynäkol Prax 14:1–9

Ward RM, Evans HL (1986) Cystosarcoma phylloides. A clinicopathologic study of 26 cases. Cancer 58:2282–2289

Waterhouse J, Muir C, Shanmugaratnam K et al. (1982) Cancer incidence in five continents, vol 4. IARC Scientific Publication No 42. Lyon, International Agency for Research on Cancer

Watson DP, McGuire M, Nicholson F, Given HF (1987) Aspiration cytology and its relevance to the diagnosis of solid tumors of the breast. Surg Gynecol Obstet 165:435–441

Weichselbaum RR, Marck A, Hellmann S (1976) The role of postoperative irridiation in carcinoma of the breast. Cancer 37:2882

Weikel B, Beck T, Mitze M, Knapstein PG (1991) Immunhistochemical evaluation of growth fraction in human breast cancers using monoclonal antibody Ki-67. Breast Cancer Res Treat 18:149

Wertheim U, Ozello L (1980) Neoplastic involvement of nipple and skin flap in carcinoma of the breast. Am J Surg Pathol 4:543

Westerhausen M (1995) Metastasierendes Mammakarzinom. In: Meuret G (Hrsg) Mammakarzinom. Grundlagen, Diagnostik, Therapie und Nachsorge, 2. Aufl. Thieme, Stuttgart New York, S 136–147

White E, Malone KE, Weiss NS et al. (1994) Breast cancer among young US women in relation to oral contraceptive use. J Natl Cancer Inst 86:505–514

Williams MR, Walerk KJ, Turkes A, Blamey RW, Nicholson RJ (1986) The use of an LH-RH-agonist (ICI 118630, Zoladex) in advanced premenopausal breast cancer. Br J Cancer 53:629–636

Willis SL, Ramzy I (1995) Analysis of false results in a series of 835 fine needle aspirates of breast lesions. Acta Cytol 39:858–864

Wilson RE, Donegan WL, Mettlin C, Smart CR, Murphy GP (1984) The 1982 National Survey of Carcinoma of the Breast in the United States by the American College of Surgeons. Surg Gynecol Obstet 159:309–318

Winchester D, Cox J (1992) Standards for breast conservation treatment. CA Cancer J Clin 42:134

Wintzer HO, Zipfel I, Schulte-Monting J, Hellerich U, von Kleist S (1991) Ki-67 immunostaining in human breast tumors and its relationship to prognosis. Cancer 67:421

Wolfe JN, Albert S, Belle S, Salane M (1982) Breast parenchymal patterns: analysis of 332 incident breast carcinomas. AJR 138:113–118

Wolfe JN, Buck K, Salane M et al. (1987) Xeroradiography of the breast: overview of 21.057 consecutive cases. Radiology 165:305

Wood WC, Budman DR, Korzun AH et al. (1994) Dose and dose intensity of adjuvant chemotherapy for stage II, node-positive breast carcinoma. N Engl J Med 330:1253–1259

World Health Organization (1981) Histological typing of breast tumours, 2nd edn. International Histological Classification of Tumours No 2, Geneva

Wynder EL, Fujita Y, Harris RE, Hirayama T, Hiyama T (1991) Comparative epidemiology of cancer between the United States and Japan. Cancer 67:746–763

Young GP, Somers RG, Young I, Kaplan M, Cowan DF (1986) Experience with a modified fine-needle aspiration biopsy technique in 533 breast cases. Diagn Cytopathol 212:91–98

Zajicek J (1978) Aspiration biopsy cytology of breast carcinoma. In: Grundmann E, Beck L (eds) Early diagnosis of breast cancer, methods and results. Fischer, Stuttgart, Cancer Campaign 1:175–181

B.-U. Sevin und O.R. Köchli

Maligne Tumoren der Vulva

B.-U. Sevin und O.R. Köchli

2.1
Allgemeines

Das zentrale Ziel der Therapie maligner Vulvatumoren ist eine möglichst hohe Heilungsrate bei optimaler Funktionserhaltung.

Am häufigsten ist das Plattenepithelkarzinom der Vulva (82%), von dem folgende andere Vulvamalignome abzugrenzen sind [Naujoks 1986]:

- Melanome (6%),
- Basaliome (5,5%),
- Adenokarzinome, vor allem der Bartholin-Drüsen (5,5%),
- Sarkome (1,5%).

Zudem sollten vom Vulvakarzinom folgende Erkrankungen differentialdiagnostisch abgegrenzt werden:

- Nichtneoplastische Epithelstörungen:
  A. Lichen sclerosus
  B. Plattenepithelhyperplasie
  C. Andere Dermatosen
- Gemischte Epithelstörungen
- Intraepitheliale Neoplasien
  (Ng 1991, ISSVD 1987)

Viele dieser Krankheitsformen können ohne klinische Symptome verlaufen. Treten Symptome auf, so ist der Pruritus vulvae am wichtigsten. Er ist sowohl bei den Präneoplasien als auch beim invasiven Karzinom häufig das erste und einzige Symptom. Dieses kann den sichtbaren Vulvaveränderungen jahrelang vorausgehen.

Weitere Symptome sind:

- Mißempfindungen im Vulvabereich,
- Brennen und Nässen,
- unklare, z. T. stechende Schmerzen bzw. Dyspareunie,
- palpabler Tumor oft mit Ulzerationen.

Später können auftreten:
- Dauerschmerzen,
- persistierende Miktionsstörungen,
- lokale Infektionen mit u. a. Ulzerationen.

Die Hauptlokalisation des Vulvakarzinoms betrifft in etwa 70% der Erkrankungen die Labien. In über der Hälfte der Fälle ist das Karzinom mit Dystrophien oder einer vulvären intraepithelialen Neoplasie (VIN) vergesellschaftet [Köchli et al. 1995].

Das Prädilektionsalter für ein Vulvakarzinom liegt zwischen dem 60. und 70. Lebensjahr. Es tritt in 80–85% der Fälle nach der Menopause auf [Hillemanns u. Hilgarth 1986]; 22% der Patientinnen sind aber jünger als 60 Jahre, 9,5% unter 50 und 3% unter 40 Jahren [Volk u. Schmidt-Matthiesen 1983]. Besonders in den USA werden vermehrt auch jüngere Frauen wegen eines Vulvakarzinoms behandelt [Friedrich u. Wilkinson 1986].

Die Standardtherapie des Vulvakarzinoms ist die radikale Vulvektomie mit beidseitiger inguinaler Lymphadenektomie.

Da ältere Patientinnen funktionellen Störungen und Belastungen nach einer radikalen Vulvektomie oft nicht gewachsen sind und die psychosexuellen Auswirkungen eines solchen Eingriffs besonders auch bei jüngeren Patientinnen erheblich sind, wurde in den letzten Jahren bei speziellen Indikationen vermehrt nach Alternativen zur radikalen Vulvektomie gesucht. Jeder Eingriff, der weniger radikal ist, muß jedoch folgende Forderungen erfüllen:

- genügende Tumorkontrolle im Bereich des Primärtumors an der Vulva;
- ausreichende diagnostische Aussage zur weiteren Therapieplanung bezüglich Primärtumor und regionalen Lymphabflußwegen;
- therapeutische Kontrolle über die regionalen Lymphknotenstationen.

Zudem besteht z. Z. die Tendenz zu einer vermehrt individualisierten Therapie. Analog zum Zervixkarzinom wurde versucht, ein „mikroinvasives Karzinom" (Stadium Ia) der Vulva abzugrenzen. Bei diesem treten regionale Lymphknotenmetastasen in weniger als 2% der Fälle auf [Hicks et al. 1993], und somit ist eine weniger radikale Therapie ohne Verringerung der Heilungschance möglich [Wharton et al. 1974; Kneale 1984; Kneale et al. 1984; Friedrich

1983 a, b; Friedrich u. Wilkinson 1986; Zucker u. Berkowitz 1985; Sevin 1986; Kneale 1984].

Dagegen wird beim fortgeschrittenen Karzinom anstelle einer ultraradikalen Operation vermehrt eine Kombination von Strahlentherapie nach eingeschränkt radikaler Chirurgie vorgeschlagen.

Für die radikale wie auch die konservative operative Therapie ist die Kenntnis der Anatomie des lymphatischen Abflusses aus dem Vulvabereich als Grundlage der lymphatischen Metastasierung (Abb. 2.1) von äußerster Wichtigkeit [DiSaia et al. 1979; Plentl u. Friedman 1971; Sevin 1988].

Das dichte Netz lymphatischer Gefäße der Vulva scheint gut von den Nachbarbezirken abgegrenzt zu sein und beschränkt sich auf das Gebiet zwischen Hymen zentral, Labiokruralfalten lateral, Analgegend dorsal sowie dem Mons pubis, der Klitoris und dem kranialen Drittel der Urethra ventral. Die Lymphbahnen verlaufen von dorsal nach ventral entlang der Labia majora [Parry-Jones 1963]. Das lymphatische Netz besitzt kollaterale Gefäßverbindungen zwischen beiden Seiten der Vulva, was eine Metastasierung in die kollateralen Leistenlymphknoten ermöglicht.

Im allgemeinen entsteht beim Vulvakarzinom eine Metastasierung zu den regionalen Lymphknoten auf embolischem Wege, wobei die ipsilateralen inguinalen Lymphknoten primär und am häufigsten befallen werden. Es ist noch nicht geklärt, ob die oberflächlichen inguinalen Lymphknoten oberhalb der Fascia cribriformis immer die erste Auffangstation sind, von der aus sich die Metastasierung zu den tiefen inguinalen Lymphknoten unterhalb der Fascia cribriformis einschließlich der Cloquet-Rosenmüller-Knoten fortsetzt.

Mit Hilfe von Isosulfan-Blau kann der Chirurg intraoperativ die primären lymphatischen Abflußwege des Primärtumors nachweisen [Levenback et al.

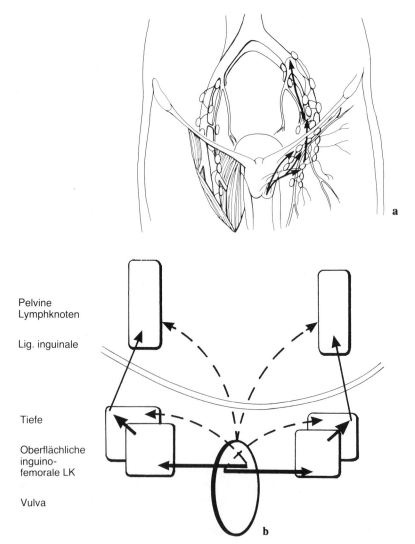

Pelvine
Lymphknoten

Lig. inguinale

Tiefe

Oberflächliche
inguino-
femorale LK

Vulva

Abb. 2.1 a, b. a Regionale Lymphabflußwege der Vulva; *links* oberflächliche, *rechts* tiefe Strukturen. **b** Schematische Darstellung der lymphogenen Metastasierung

1995]. In einem Fall lag der primäre Lymphknoten („sentinel node") unter der Fascia cribriformis.

Weniger gut ausgeprägte lymphatische Ausbreitungswege verlaufen ventral von der Klitoris infrapubisch entlang der Urethra und dorsal von der Kommissur entlang der A. pudenda interna direkt zu den pelvinen Lymphknoten. Im allgemeinen sind pelvine Lymphknotenmetastasen bei negativem inguinalem Lymphknotenstatus äußerst selten (0–4%). Bei positivem inguinalem Lymphknotenstatus treten Beckenlymphknotenmetastasen in 20–25% der Fälle auf [Käser et al. 1983; Sevin u. Homesley 1986].

Der die *Therapieplanung* des Vulvakarzinoms am meisten beeinflussende Parameter ist die Häufigkeit positiver inguinofemoraler Lymphknoten. Bei negativen inguinofemoralen Lymphknoten werden laut einer Sammelstatistik Fünfjahresüberlebensraten von 70–100%, bei positiven Knoten von 21–53% angegeben [DiSaia u. Creasman 1989a]. In einem Einzelkollektiv von 260 Patientinnen wurden bei negativen Lymphknoten Fünfjahresüberlebensraten von über 90%, und bei positiven Knoten von 60% beschrieben [Monaghan 1985, 1987].

Da die große Bedeutung des inguinalen Lymphknotenstatus für die Therapieplanung und für das Überleben erkannt worden ist, wurde versucht, prognostische histopathologische Faktoren zu definieren, die eine Aussage über die Wahrscheinlichkeit der Lymphknotenmetastasierung erlauben.

Eine umfangreiche Studie, die sich diesem Thema widmete, wurde von der GOG organisiert. Im Protokoll GOG 36 wurden untenstehende Parameter in Relation zu inguinalen Lymphknotenmetastasen prospektiv untersucht [Homesley et al. 1993]. Alle Patientinnen wurden mit einer standardisierten radikalen Vulvektomie und beidseitiger inguinaler Lymphadenektomie behandelt. Diese umfaßte die oberflächlichen und tiefen Lymphknoten. Folgende Parameter wurden in Abhängigkeit vom histologisch verifizierten inguinalen Lymphknotenstatus untersucht:

- FIGO-Stadium,
- Tumordurchmesser,
- klinischer Lymphknotenstatus,
- Invasionstiefe,
- Differenzierungsgrad,
- Tumordurchmesser.

In den Tabellen 2.1–2.7 sind die Ergebnisse dieser Studie zusammengefaßt [Sevin u. Homesley 1986].
Folgende Ergebnisse sind besonders hervorzuheben:

- Bei Tumoren mit einem maximalen Durchmesser von 2 cm im Stadium I finden sich bei 10% der Fälle Lymphknotenmetastasen (Tabelle 2.1).

Tabelle 2.1. Vulvakarzinom (GOG 36). FIGO-Stadium vs. inguinale Lymphknotenmetastasen

FIGO-Stadium	Anzahl der Pat.	Metastasen [%]
I	150	10,0
II	207	30,0
III	191	48,7
IV	30	90,0

- Es besteht kein signifikanter Unterschied zwischen Tumoren mit einem Durchmesser von 1 cm (17%) und solchen mit 1,1–2 cm (17,8%) bezüglich der Lymphknotenmetastasierung. Ein drastischer Anstieg der Metastasierungswahrscheinlichkeit ergibt sich folglich bei Tumorgrößen ab 2 cm (Tabelle 2.2).
- Bei Tumoren mit einem Durchmesser von > 2 cm sind kontralaterale bzw. bilaterale Lymphknotenmetastasen nicht sehr häufig (3,2% bzw. 9,0%; Tabelle 2.6). Dies gilt nur für unilaterale Tumoren, d. h. nicht bei Tumoren, die die Klitoris oder die hintere Kommissur befallen haben.
- Ein Viertel aller klinisch als unverdächtig eingeschätzten Lymphknoten erweist sich bei histologischer Aufarbeitung als tatsächlich befallen (klinisch falsch-negativ). Ebenso erweist sich ein Viertel aller klinisch als verdächtig eingeschätzten Lymphknoten bei histologischer Aufarbeitung als nicht tumorbefallen (klinisch falsch-positiv; Tabelle 2.3).
- Bei Tumoren mit Invasion von 1 mm von der Basalmembran in das darunter gelegene Stroma finden sich bei 3,2% der Fälle Metastasen. Bei einer Invasion bis 2 mm wird eine Häufigkeit inguinaler Metastasierung von 8,8% angegeben (Tabelle 2.4).

Tabelle 2.2. Vulvakarzinom (GOG 36). Tumordurchmesser vs. inguinale Lymphknotenmetastasen

Tumorgröße [cm]	Anzahl der Pat.	Metastasen [%]
1	59	17,0
1,1–2	124	17,8
2,1–3	175	31,4
> 3	209	50,0

Tabelle 2.3. Vulvakarzinom (GOG 36). Klinische vs. histologische inguinale Lymphknotenbefunde

Klinischer Befund	Anzahl der Pat.	Negativ [%]	Positiv [%]
N0	468	76,3	23,7
N1	81	24,7	75,3
N2	27	7,4	92,6

Tabelle 2.4. Vulvakarzinom (GOG 36). Invasionstiefe vs. inguinale Lymphknotenmetastasen

Invasionstiefe [mm]	Anzahl der Pat.	Metastasen [%]
1	31	3,2
1,1–2	57	8,8
2,1–3	58	19,0
3,1–4	68	32,4
4,1–5	58	32,8
5,1–10	190	45,8
> 10	86	50,0

Tabelle 2.5. Vulvakarzinom (GOG 36). Differenzierungsgrad vs. inguinale Lymphknotenmetastasen

Differenzierungsgrad	Anzahl der Pat.	Metastasen [%]
I	227	26,9
II	260	35,8
III	71	55,0

- Bei unilateralen Tumoren mit einer Invasionstiefe von 1–2 mm sind die kontralateralen Lymphknoten nicht befallen. Bei einer Tiefe von 3–5 mm beträgt der Prozentsatz der befallenen kontralateralen Knoten nur 1,9 (Tabelle 2.7).

Ein auf diesen Erkenntnissen und Überlegungen basierendes Therapieschema ist in Abb. 2.2 dargestellt. Es wird entsprechend der erforderlichen adäquaten Therapie abgestuft radikal nach folgendem Prinzip vorgegangen: „So viel wie nötig, so wenig wie möglich".

Die 3 Grade der primären operativen Radikalität umfassen:

- breite Tumorexstirpation der Läsion im Gesunden;
- konservativer Eingriff (z.B. breite Tumorexstirpation, Hemivulvektomie, partielle Vulvektomie, einfache Vulvektomie mit ipsilateraler Lymphadenektomie);
- radikale Vulvektomie mit beidseitiger inguinofemoraler Lymphadenektomie.

Dieses Konzept der individualisierten adäquaten Therapie erlaubt ein möglichst hohes Maß an Funktionserhaltung. Das weitere Vorgehen bis hin zur Vervollständigung des Eingriffs analog einer radikalen Vulvektomie wird durch gesicherte histopathologische Prognosefaktoren bestimmt. Nur so kann eine Überbehandlung (Overtreatment) verhindert werden.

Auf die Gefahr der inadäquaten Behandlung durch klinische Fehleinschätzung des Lymphknotenstatus wurde bereits durch Sevin u. Homesley (1986) hingewiesen. Von anderen Autoren werden je nach Kollektiv z.T. weit höhere Zahlen der inadäquaten Einschätzung erwähnt [Podratz 1983; Haller et al. 1988]. Grundsätzlich neigt der Kliniker in den frühen Stadien I und II eher zu einer Unterschätzung, und in den fortgeschrittenen Stadien III und IV eher zu einer Überschätzung des Lymphknotenstatus bzw. der Krankheitsausbreitung [Podratz et al. 1983].

Betrachtet man zudem die Komplikationen der radikalen Vulvektomie, so wird die Notwendigkeit eines individuell abgestuften Vorgehens im Therapiekonzept des Vulvakarzinoms offensichtlich. Sowohl die Früh- als auch die Spätkomplikationen

Tabelle 2.6. Vulvakarzinom (GOG 36). Tumordurchmesser vs. inguinale Lymphknotenmetastasen bei unilateral gelegenen Tumoren

Tumorgröße [cm]	Anzahl der Pat.	Metastasen [%]		
		Ipsilateral	Kontralateral	Bilateral
2	122	13,9	2,5	0,0
> 2	156	26,3	3,2	9,0

Tabelle 2.7. Vulvakarzinom (GOG 36). Invasionstiefe vs. inguinale Lymphknotenmetastasen bei unilateral gelegenen Tumoren

Invasionstiefe [cm]	Anzahl der Pat.	Metastasen [%]		
		Ipsilateral	Kontralateral	Bilateral
1–2	53	7,5	0,0	0,0
3–5	106	21,7	1,9	1,9
6–10	78	28,2	3,8	10,3
> 10	39	30,8	7,7	10,3

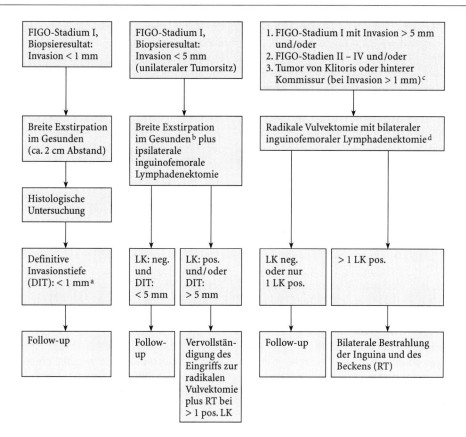

Abb. 2.2. Konzept der Behandlung des Vulvakarzinoms.

[a] Bzw. bei Tumorinvasion zwischen 1 mm und 1,5 mm bei gleichzeitiger Diagnose eines G1-Tumors ohne Lymphgefäßeinbrüche.

[b] Als Option je nach Lokalisation: Hemivulvektomie, partielle Vulvektomie, einfache Vulvektomie.

[c] Als Option bei medianem Tumorsitz und Tumorinvasion zwischen 1 mm und maximal 2 mm: je nach Lokalisation auch partielle Vulvektomie mit beidseitiger Lymphadenektomie möglich.

[d] Je nach Tumorinvasion im Stadium III und IV:

- neben radikaler Vulvektomie mit bilateraler inguinofemoraler Lymphadenektomie zusätzliche Teilresektion von Urethra, Vagina oder Anus oder
- Exenteration (anteriore, posteriore, totale), oder
- präoperative Bestrahlung und danach eingeschränkt radikale Chirurgie [Boronow 1982, 1991].

der radikalen Vulvektomie sind schwerwiegend (s. Kap. 2.3).

Die Schnittführung bei der radikalen Vulvektomie muß individuell angepaßt erfolgen. Der Hautverlust ist dabei sehr unterschiedlich. Es hat sich jedoch mit zunehmender Tendenz zur eingeschränkten Radikalität gezeigt, daß der metastatische Befall der Hautbrücken zwischen Vulva und Leistenlymphknoten bei reduziert radikaler Operationstechnik bzw. Schnittführung offenbar extrem selten ist [Bender 1988]. Die früher am meisten verwendete „Butterfly-inzision" wird zunehmend durch weniger radikale Hautinzisionen ersetzt (s. Kap. 2.3).

Die erwähnten Behandlungsmöglichkeiten bei den sog. Frühfällen des Vulvakarzinoms dürfen nicht darüber hinwegtäuschen, daß etwa die Hälfte aller Therapieversager durch Lokalrezidive verursacht wird [Di Re et al. 1987; Podratz 1982; Homesley u. Sevin 1991]. Aus diesem Grund ist bei einer individualisierten Therapie jeder Fall genau zu prüfen. Bei vielen Patientinnen wird weiterhin eine Form der radikalen Vulvektomie z. T. unter Zuhilfenahme wiederherstellender Maßnahmen nötig sein. Ziele plastischer Maßnahmen sind in erster Linie der spannungsfreie Verschluß und die ungestörte Primärheilung der großen Wundflächen. In besonderen Situationen ist aber auch die Wiederherstellung der Vulva unter Einsatz aufwendiger myokutaner Lappenplastiken nötig [Knapstein et al. 1986, 1988; Knapstein u. Poleska 1987].

Als Alternative zur operativen Therapie des Vulvakarzinoms wurde die Elektrokoagulation bzw. Elektroresektion des Tumors mit anschließender Elektrokoagulation vorgeschlagen. Dabei wird die Inguina ohne Wundverschluß sekundär bestrahlt. Nötigenfalls werden große Lymphknoten der Leiste entfernt. Bei diesem Verfahren (sog. *Wiener Methode*) wird über Gesamt-Fünfjahresüberlebensraten von 60 % (n = 600) berichtet. Die Fünfjahresüberlebensraten in den FIGO-Stadien I und II, d.h. den klinischen lymphknoten-negativen Fällen lagen bei 78% [Kucera u. Weghaupt 1988].

Bei der sog. *Münchner Methode* wurde an die Elektrokoagulation weit im Gesunden eine Elektronenbestrahlung der Vulva mit 40 Gy angeschlossen. Die Inguinalregion wird ebenfalls mit 40 Gy bestrahlt [Tiefenbestrahlung mit Gammatron; Lochmüller 1986]. Belastend ist bei diesen Methoden u.a. die langwierige Sekundärheilung [Käser 1987; Weghaupt 1986; Kucera u. Weghaupt 1988].

Eine weitere Möglichkeit in der Therapie des Vulvakarzinoms ist bei bestimmten Fällen die Strahlenbehandlung. Sie kann präoperativ, postoperativ, und als alleinige Strahlentherapie angewendet werden.

Die Daten bezüglich der präoperativen Radiotherapie stammen fast ausschließlich von nichteuropäischen Zentren. Die Anwendung beschränkt sich auf lokal fortgeschrittene Fälle, bei denen durch den Einsatz der kombinierten Therapie eine Exenteration umgangen werden kann [Hamberger u. Wharton 1980; Boronow 1982, 1991; Hacker et al. 1984a].

Die Daten zur postoperativen Bestrahlung waren lange Zeit oft uneinheitlich und basierten auf Studien mit unterschiedlichen und z.T. kleinen Patientinnenkollektiven [Müller 1982; Frischbier 1986]. Die ersten Resultate einer prospektiven, randomisierten GOG-Studie zeigten jedoch für die nachbestrahlten Patientinnen mit positiven Lymphknoten einen signifikanten Vorteil im Zweijahresüberleben. Von denjenigen Patientinnen, die nach radikaler Vulvektomie eine Inguinal- und Beckenbestrahlung erhielten, überlebten 75%. Jene, die nur chirurgisch inklusive pelviner Lymphadenektomie behandelt wurden, zeigten ein Zweijahresüberleben von lediglich 56%.

Ein Vorteil bezüglich der Überlebenszeit konnte vor allem bei Patientinnen mit mehr als einem positiven Lymphknoten gezeigt werden [GOG-Protokoll Nr. 37; Homesley et al. 1986; Homesley u. Sevin 1991].

Zur ausschließlichen Radiotherapie werden vor allem Elektronen verwendet. Bei der sog. *Hamburger Methode* umfaßt das Bestrahlungsfeld die gesamte Vulva. Nach kranial werden lückenlos die Leistenfelder miteinbezogen. Die Leisten werden je zur Hälfte mit 18-MeV-Elektronen und einer Telekobaltradiotherapie bestrahlt (s. Kap. 2.6); [Frischbier 1986].

In Tabelle 2.8 sind die Fünfjahresheilungsraten der 3 erwähnten Alternativen im Vergleich zur „messerchirurgischen" Therapie dargestellt. Es sei ausdrücklich darauf hingewiesen, daß die Häufigkeitsverteilung der einzelnen Stadien nicht übereinstimmt und u.a. deshalb ein direkter Vergleich nur begrenzt möglich ist.

Bei den chirurgisch behandelten Patientinnen wird in Statistiken oft eine präzisere Unterscheidung zwischen Patientinnen mit histologisch nachgewiesenen negativen bzw. positiven Lymphknoten gemacht. Wie bereits dargestellt, ergeben sich dabei deutliche Unterschiede. Patientinnen mit negativen Lymphknoten überleben laut Sammelstatistik in über 90% der Fälle 5 Jahre [Hacker 1989].

Die stadiengerechten Fünfjahresüberlebensraten von 1035 in kurativer Absicht chirurgisch behandelten Patientinnen sind in Tabelle 2.9 dargestellt. Das chirurgische Vorgehen mit der radikalen Vulvektomie als Standardoperation zeigt die besten Langzeitresultate. Sie ist als Methode der Wahl anzusehen.

Der Einsatz der Chemotherapie ist beim Vulvakarzinom eingeschränkt. Es muß jedoch betont werden, daß ein Teil der Vulvakarzinome auf eine Chemothe-

Tabelle 2.8. Fünfjahresüberlebensraten beim Vulvakarzinom mit nichtmesserchirurgischen Therapiemodalitäten. [Gerundete Zahlen nach Frischbier 1986; Lochmüller 1986; Weghaupt 1986]

	Hamburger Methode (n = 446) [%]	Münchner Methode (n = 159) [%]	Wiener Methode (n = 487) [%]
Stadium I/II	53	62	77
Stadium III/IV	39	24	40

Tabelle 2.9. Fünfjahresüberleben beim Vulvakarzinom nach chirurgischem Vorgehen. [Nach Hacker 1989]

FIGO-Stadium	Anzahl der Pat.	Am Vulvakarzinom verstorben	Korrigiertes Fünfjahres-überleben [%]
I	376	36	90,4
II	310	71	77,1
III	238	116	51,3
IV	111	91	18,0
Gesamt	1035	314	69,7

rapie, besonders mit Bleomycin ansprechen kann, wenn die Dosis genügend hoch ist. Ihr Einsatz muß aber auf Sonderfälle beschränkt bleiben [Pfleiderer 1986]. Bis heute findet sich keine zwingende Notwendigkeit, die zytostatische Therapie in das primäre Behandlungskonzept des Vulvakarzinoms zu integrieren (s. auch Kap. 2.4).

2.2
Diagnostik

2.2.1
Diagnosesicherung

Die Diagnose Vulvakarzinom bzw. Malignom der Vulva muß immer histologisch gesichert sein, bevor eine Therapie begonnen werden kann.

Es liegt jedoch an der Art der Erkrankung und der typischen Altersverteilung, daß die Diagnostik bei den malignen Erkrankungen der Vulva oft erschwert ist. Der Therapiebeginn wird nicht nur durch die Patientin, sondern oft auch durch den Arzt verschleppt („doctor's delay"). Diese Verzögerung beträgt durchschnittlich 1 Jahr. Folgende Faktoren sind für Verschleppung des Therapiebeginns verantwortlich:

- Fragen aus dem Intimbereich werden nur ungern gestellt und beantwortet.
- Die oft älteren Frauen haben ein reduziertes Erinnerungsvermögen.
- Die Indolenz, die z. T. auch bei größeren Tumoren vorhanden sein kann, macht den Arztbesuch nicht unbedingt notwendig. Zudem können Leitsymptome wie Pruritus, Brennen, Parästhesien oder Dyspareunie ohne große sichtbare Veränderungen einhergehen.
- Frauen in der Postmenopause gehen seltener zu Vorsorgeuntersuchungen.
- Oft liegen noch andere chronisch-pathologische Zustände vor, die eine Differentialdiagnostik erschweren (Diabetes mellitus, chronische Inkontinenz, spezielle dermatologische Krankheitsbilder, psychoneurotische Zustände).
- Der Arzt behandelt die „Irritation" mit Creme, ohne eine Biopsie zu veranlassen.

Grundsätzlich stehen in der Diagnostik der Vulvamalignome folgende Methoden zur Verfügung:

- Anamnese;
- Inspektion:
  - einfache Inspektion,
  - optische Vergrößerungen (Lupe, Kolposkop),
  - Photographie (Verlaufskontrolle),
  - Collins-Test (Toluidinblauprobe);
- Palpation;
- Zytologie (Exfoliationszytologie);

- Biopsie:
  - Stanzbiopsie,
  - Probebiopsie,
  - Tumorexzision;
- weitere diagnostische Methoden (bildgebende Verfahren);
- Labor.

Bezüglich der präoperativen Untersuchungen sei auf die Kap. 9.2.1 bzw. 6.2.2 verwiesen.

Im folgenden sind die Punkte aufgeführt, die in der Diagnostik des Vulvakarzinoms speziell zu beachten sind.

Anamnese
Es sollte speziell nach Pruritus, Brennen, Mißempfindungen, Schmerzen, Dyspareunie und Miktionsstörungen sowie ausdrücklich nach dem Vorhandensein einer sichtbaren oder spürbaren Veränderung gefragt werden. Es ist von Bedeutung, die Patientinnen zu fragen, ob sie Zigaretten rauchen, rezidivierende Entzündungen im Genitalbereich hatten und ob bereits einmal eine HPV-Erkrankung diagnostiziert wurde. Diese anamnestischen Daten können einen Hinweis auf ein erhöhtes Risiko für eine Vulvadysplasie oder ein Karzinom darstellen.

Inspektion
Neben der Inspektion mit dem bloßen Auge sollten vermehrt auch die Lupe bzw. das Kolposkop eingesetzt werden. Damit können Epithelveränderungen genauer gesehen und beschrieben werden. Die Hautfarbe, die von mehreren Faktoren abhängt, ist ziemlich unspezifisch. Je nach Schichtdicke von Stratum corneum, restlichem Epithel und Stroma manifestiert sich eine Läsion als Leukoplakie (Hyperkeratose, Akanthose, Sklerose) oder als Erythroplakie (Hyperkeratose, Atrophie, Hyperämie). Das Stroma wirkt dabei als indirekte Lichtquelle [Nauth 1986]. Die Photographie kann in der Verlaufskontrolle bei präinvasiven Erkrankungen hilfreich sein.

Oft ist aber auch der Einsatz von Zusatzmethoden wie der Toluidinprobe nötig, um eine Läsion genauer zu beschreiben (Collins-Test). Dabei wird 2 %ige Toluidinblaulösung mit dem Tupfer oder Watteträger auf die Vulva appliziert und nach 2–3 min Einwirkungszeit mit verdünnter 3 %iger Essigsäure abgewaschen. Bei der Toluidinprobe kommt es zu einer Kernzellfärbung. Bei Neoplasien, Ulzerationen, Infektionen und speziell bei der Parakeratose wird der aufgebrachte Vitalfarbstoff gespeichert. Das Resultat ist bei positivem Ausfall zwar unspezifisch, bei negativem Ausfall hingegen ist ein neoplastischer Prozeß unwahrscheinlich. Die hohe Rate an falsch-positiven Ergebnissen sollte nicht dazu führen, den Test nicht durchzuführen. Bei der histologischen Gewebsentnahme kann er analog der Kolposkopie eine gezieltere Biopsie von selektioniertem Gewebe ermöglichen [Friedrich 1983a, c].

Palpation

Speziell sollte auf Niveauveränderungen der Haut, Tumorbildungen besonders mit oberflächlichen Ulzerationen, Verhärtungen oder Verdichtungen des gesamten Gewebes im Bereich der Vulva geachtet werden. Eine Palpation der inguinalen Lymphknoten beidseits sollte immer durchgeführt werden.

Zytologie

Die Exfoliationszytologie ist eine relativ gute nicht-invasive Methode zur Differenzierung benigner und bösartiger Veränderungen der Vulva [Friedrich 1983a; Nauth 1984, 1986; Nauth u. Schilke 1982]. Ihr Einsatz ist allerdings an ein erfahrenes Zytologieteam gebunden. Da falsch-negative Befunde nicht selten sind, ist die Aussagekraft bei positivem Befund am höchsten.

Biopsie

Vor allem an mit Haut bedeckter Vulva sollte die Stanzbiopsie (z.B. Einweginstrumentarium) durchgeführt werden. Die Indikationsstellung für diese Untersuchungstechnik sollte großzügig gewählt werden. Sie ist in Lokalanästhesie fast schmerzlos, einfach durchführbar und sehr aussagekräftig. Die Biopsie bildet fast immer die Grundlage für die Therapieplanung. Das genaue Ausmessen der Läsion und die histologische Untersuchung sind besonders wichtig. Auf die genaue Technik der Ausmessung sollte

stets geachtet werden. Aber nicht nur der Stanzbiopsie, sondern auch der Probeexzision oder der Tumorexzision kommt je nach Lokalisation bzw. Größe Bedeutung zu.

Weitere diagnostische Methoden

Der Einsatz bildgebender Verfahren muß sich nach dem Gesamttherapieplan richten. Das präoperative Staging des fortgeschrittenen Vulvakarzinoms umfaßt neben der bimanuellen Untersuchung ähnlich wie beim Zervixkarzinom folgendes Mindestmaß an Untersuchungen:

- Thoraxaufnahme,
- IVP,
- Zystoskopie,
- Rektosigmoidoskopie.

Andere bildgebende Verfahren wie CT, MRT oder Lymphographien sind nicht notwendig. Ihr Einsatz kann in Spezialfällen diskutiert werden.

Labor

Neben den üblichen Laborparametern, die bei jedem Genitalkarzinom zu bestimmen sind, wäre das Vorhandensein eines Tumormarkers wünschenswert. Ob der Tumormarker SCC („sqamous cell carcinoma") dem CEA (karzinoembryonales Antigen) überlegen ist, müssen weitere Untersuchungen zeigen [Kreienberg 1989]. Zur Zeit ist jedoch kein Tumormarker mit genügend hoher Spezifität und Sensitivität beim Plattenepithelkarzinom der Vulva klinisch routinemäßig im Einsatz.

Tabelle 2.10. Stadieneinteilung des Vulvakarzinoms

TNM	FIGO	Befund
Tis	0	Carcinoma in situ, intraepitheliales Karzinom
T1 N0 M0	I	Tumor ist auf Vulva und/oder Perineum begrenzt. Seine Größe beträgt in der größten Ausdehnung 2 cm oder weniger. Es sind keine Lymphknotenmetastasen nachgewiesen
T1a N0 M0	Ia	Stromainvasion ist maximal 1 mm
T1b N0 M0	Ib	Stromainvasion ist tiefer als 1 mm
T2 N0 M0	II	Tumor ist auf Vulva und/oder Perineum begrenzt. Seine Größe beträgt in der größten Ausdehnung mehr als 2 cm. Es sind keine Lymphknotenmetastasen nachgewiesen
T3 N0 M0 T3 N1 M0 T1 N1 M0 T2 N1 M0	III	Tumor jeglicher Größe mit: (1) Übergang auf die distale Urethra und/oder Vagina oder Anus und/oder (2) Unilateralem regionalem metastatischem Lymphknotenbefall
T1 N2 M0 T2 N2 M0 T3 N2 M0 T4 N0–2 M0	IVa	Tumorinvasion in folgende Gewebe bzw. Organe: Proximale Urethra, Blasenschleimhaut, Rektalschleimhaut, Beckenknochen und/oder Bilateraler regionaler metastatischer Lymphknotenbefall
T1–4 N0–2 M1	IVb	Fernmetastasen inklusive Beckenlymphknotenmetastasen

2.2.2
Stadieneinteilung

Die Stadien sind nach der FIGO-Klassifikation von 1994 (Tabelle 2.10) bzw. der TNM-Einteilung (s. Übersicht) definiert.

Folgende Änderungen gegenüber der alten FIGO-Einteilung sollen speziell hervorgehoben werden [Shepherd 1989]:

- Perineumbefall bedeutet nicht mehr automatisch ein Stadium III.
- Die Kriterien für den metastatischen Lymphknotenbefall haben sich grundsätzlich geändert; es gibt keine Vierteilung (N0–N3) mehr.

2.2.3
Pathologie

Die histologische Einteilung der Dystrophien wurde in Kap. 2.1 kurz beschrieben. An dieser Stelle wird auf die intraepithelialen Neoplasien und Malignome der Vulva eingegangen.

Intraepitheliale Neoplasien (VIN)
Die Nomenklatur der intraepithelialen Neoplasien war längere Zeit unklar. Es wurden u.a. 4 Begriffe verwendet:

- Erythroplasie Queyrat,
- Morbus Bowen, Bowenoide Papulose
- Carcinoma in situ,
- Morbus Paget.

Die International Society for the Study of Vulvar Disease (ISSVD) beschloß, die Punkte 1–3 unter dem Begriff „vulväre intraepitheliale Neoplasie" (VIN) zusammenzufassen. Der Morbus Paget wird davon abgetrennt (s. Übersicht).

Aktuelle Klassifikation der Vulvaveränderungen

- Nichtneoplastische Epithelstörungen
  - A. Lichen sclerosus
  - B. Plattenepithelhyperplasie
  - C. Andere Dermatosen
- Gemischte nichtneoplastische und neoplastische Epithelstörungen
- Intraepitheliale Neoplasie
  - A. Intraepitheliale Plattenepithelneoplasie
    1. VIN I   leichte Dysplasie
    2. VIN II   mäßige Dysplasie
    3. VIN III schwere Dysplasie
            = Ca in situ
  - B. Nichtplattenepitheliale intraepitheliale Neoplasie
    1. Morbus Paget der Vulva
    2. Nichtinvasive Melanozytentumoren

TNM-Klassifikation des Vulvakarzinoms

T   Primärtumor
Tis Präinvasives Karzinom (Ca. in situ)
T1 Tumor ist auf die Vulva und/oder das Perineum beschränkt. Seine Größe beträgt in der größten Ausdehnung weniger als 2 cm

  T1a Stromainvasion[1] ist maximal 1 mm
  T1b Stromainvasion[1] ist tiefer als 1 mm

T2 Tumor ist auf die Vulva und/oder das Perineum beschränkt. Seine Größe beträgt in der größten Ausdehnung mehr als 2 cm
T3 Tumor jeglicher Größe mit Übergang auf die Urethra und/oder die Vagina und/oder den Anus
T4 Tumor jeglicher Größe mit Tumorinfiltration der Blasenschleimhaut inklusive proximalem Teil der Urethraschleimhaut und/oder der Tumor ist auf Knochen fixiert

N   Regionale Lymphknoten
N0 Keine Lymphknoten befallen bzw. keine Lymphknotenmetastasen
N1 Unilateral regionale Lymphknotenmetastasen
N2 Bilateral regionale Lymphknotenmetastasen

M   Fernmetastasen
M0 Klinisch keine Fernmetastasen
M1 Fernmetastasen (inklusive Beckenlymphknotenmetastasen)

---

[1] Die Invasionstiefe wird von der anliegenden, oberflächlichsten Hautpapille bis zum tiefsten Invasionspunkt gemessen.

Tabelle 2.11. Histologische Einteilung der Malignome der Vulva und ihre Häufigkeit (n = 1378; [DiSaia 1989a])

Malignom	Häufigkeit [%]
Plattenepithelkarzinome	86,2
Melanome	4,8
Sarkome	2,2
Basaliome	1,4
Karzinome der Bartholin-Drüse	1,0
Plattenepithelkarzinom	0,4
Adenokarzinome	0,6
Andere	3,0

Malignome der Vulva

Die histologische Einteilung der Malignome der Vulva und ihre Häufigkeit ist in Tabelle 2.11 zusammengefaßt.

Eine Sonderform des Plattenepithelkarzinoms wird wegen ihrer Wachstumsform als „verruköses Karzinom" bezeichnet. Makro- und mikroskopisch hat es große Ähnlichkeit mit einer Verruca vulgaris oder mit einer Condylomata acuminata. Von einigen Klinikern wird das sog. „Riesenkondylom Buschke-Löwenstein" als gleiche Läsion wie das verruköse Karzinom angesehen [Andreasson et al. 1983; Japaze et al. 1982]. Es wird postuliert, daß es evtl. auf dem Boden einer langbestehenden Condylomata-acuminata-Infektion zur Entwicklung dieser Neoplasie kommt. Dieser Zusammenhang ist noch nicht in vollem Umfang geklärt. Klinisch wächst das verruköse Karzinom langsam, aber trotzdem lokal destruierend. Eine Lymphknotenmetastasierung wurde beschrieben, ist aber extrem selten [Gallousis 1972]. Die radikale lokale Entfernung stellt die Basisbehandlung dar [Partridge et al. 1980]. Eine Radiotherapie ist kontraindiziert, weil dadurch eine erhöhte Tumorvirulenz auftreten kann.

2.3
Operative Therapiestrategie

2.3.1
Operative Therapie der intraepithelialen Neoplasien

Operative Therapie der vulvären intraepithelialen Neoplasie (VIN)

Die VIN werden mit Vorteil chirurgisch behandelt. Eine vorherige histologische Diagnose ist absolute Voraussetzung für jede Form der Therapie [Köchli et al. 1995].

Die mittlere Progressionsdauer vom intraepithelialen zum invasiven Karzinom wird mit 10–15 Jahren angegeben und entspricht ungefähr der beim Zervixkarzinom. Zur Entartungsfrequenz von atypi-

schen Epithelhyperplasien und Carcinomata in situ sind die Daten noch unzureichend. Laut einer Schätzung gehen solche Läsionen zu 25 % in ein invasives Karzinom über [Stegner 1986].

Folgende chirurgische Eingriffe bzw. Methoden stehen bei der Behandlung der VIN zur Verfügung:

- Exzision im Gesunden,
- partielle Vulvektomie,
- einfache Vulvektomie,
- „skinning vulvectomy" mit Deckung des Defekts durch einen Spalthautlappen [Rutledge u. Sinclair 1968; Lucas 1981; DiSaia u. Creasman 1989c],
- Laserablationstherapie,
- Leep-Exzision („loop electric excision procedure").

Der Einsatz dieser Möglichkeiten wird weitgehend durch den primären Sitz bzw. durch die mögliche Multizentrizität der Läsion und das Alter der Patientin bestimmt. Der Multizentrizität kommt ganz besondere Bedeutung zu. Sie ist bei prämenopausalen Patientinnen mit begleitender Kondylomatose weitaus häufiger als bei postmenopausalen Frauen ohne assoziierte kondylomatöse Läsionen.

Bei jüngeren Frauen wird vermehrt eine kosmetisch befriedigende Therapie verlangt. Diese ist auch durch den Einsatz des Lasers möglich. Die Therapieerfolge bei der Laserbehandlung der VIN sind hoch und liegen um 90 % [Townsend et al. 1982]. Ein großer Vorteil der Laserbehandlung liegt darin, daß auch Rezidive oder Residualherde erneut mit Lasertherapie behandelt werden können. Ihre Erkennung ist kolposkopisch einfach und bei der nötigen sorgfältigen Nachsorge relativ früh möglich. Einschränkend muß aber erwähnt werden, daß das destruierte Gewebe nicht histologisch untersucht werden kann. Aus diesem Grund müssen prätherapeutisch eine sorgfältige Diagnostik und nach erfolgter Therapie eine gute Nachsorge erfolgen [Stegner 1986]. Außerdem ist oft eine einmalige Lasertherapie nicht ausreichend, so daß mehrere Sitzungen, größtenteils in Vollnarkose, nötig sind [Townsend 1982].

Auch mit der „skinning vulvectomy" können kosmetisch gute Resultate erreicht werden. Dyspareunien treten dabei selten auf [DiSaia u. Creasman 1989c].

Bei älteren Patientinnen kann bei Vorliegen einer VIN eine einfache Vulvektomie mit direktem Hautverschluß durchgeführt werden. Diese hat u.a. den Vorteil, daß die Patientinnen schneller mobil sind. Die Wünsche der Patientinnen nach einem kosmetisch befriedigendem Resultat und nach sexueller Funktionsfähigkeit müssen bei der Behandlung der VIN besonders berücksichtigt werden. Bei begrenztem Vulvabefall ist eine weite Exzision oder eine partielle Vulvektomie funktionell und kosmetisch oft am besten.

Über die lokale zytostatische Behandlung der VIN bzw. des Carcinoma in situ wurde verschiedentlich berichtet. Es ist allerdings zu bemerken, daß dies nur bei motivierten und zuverlässigen Patientinnen in Betracht gezogen werden sollte (s. Kap. 2.4 u. 2.8.7).

Operative Therapie des extramammären Morbus Paget

Der Morbus Paget wird vom Carcinoma in situ abgegrenzt. Die Paget-Zelle entspricht histogenetisch am ehesten einer abnorm differenzierten epidermalen Stammzelle. Seine Prognose wird als gut angegeben [Hillemanns u. Hilgarth 1986]. In etwa 20 % der Fälle findet sich in Zusammenhang mit dem Morbus Paget ein invasives Adenokarzinom. Die Tatsache, daß Adenokarzinome mit dem Morbus Paget vergesellschaftet sein können, muß bei der Diagnose, aber auch bei der Therapie mitberücksichtigt werden. Eine Biopsie bei Verdacht auf Morbus Paget sollte deshalb immer tief genug sein (> 6 mm bzw. das ganze Corium bis zur Fettschicht) und an verschiedenen Stellen durchgeführt werden. Ebenso sollte bei

Diagnose eines Morbus Paget immer auch nach anderen Malignomen gesucht werden. Es bestehen gehäuft Assoziationen mit Karzinomen folgender anderer Lokalisationen:

- Adenokarzinom der Schweißdrüsen,
- Karzinome der Cervix uteri,
- Karzinome des Gastrointestinaltraktes,
- Mammakarzinome.

Bei der Therapie muß die lokale intraepitheliale Form von jener in Kombination mit einem invasiven Adenokarzinom bzw. invasiven Paget-Karzinom unterschieden werden [Köchli et al. 1992].

Bei ersterer kann eine adäquate Therapie entweder durch eine einfache Vulvektomie oder durch eine großzügige, tiefe Exzision im Gesunden, allenfalls in Verbindung mit plastisch-chirurgischen Maßnahmen, erfolgen [Lohe et al. 1986]. Ob immer eine vollständige Vulvektomie durchgeführt werden sollte, ist umstritten. Bekannt ist allerdings, daß auch bei makroskopisch normal erscheinenden Hautbezirken selbst in der kontralateralen Vulvahälfte Paget-Zellen nachgewiesen werden können [Friedrich et al. 1975]. Es wurden sowohl Früh- als auch Spätrezidive beobachtet. Selbst im Bereich von Spalthautlappen wurden Rezidive beschrieben [DiSaia et al. 1995; Geisler et al. 1995].

Lokale Rezidive sind häufiger, wenn die Resektionsränder noch Paget-Zellen enthalten. Deshalb empfehlen einige Autoren in solchen Fällen immer eine Schnellschnittuntersuchung bzw. eine weite Resektion im Gesunden [DiSaia u. Creasman 1989a]. Eine Studie von Fishman et al. (1995) konnte allerdings keinen Unterschied zwischen reiner Inspektion und Schnellschnittuntersuchung der Wundränder feststellen.

Beim invasiven Adenokarzinom ist analog dem invasiven Plattenepithelkarzinom vorzugehen. Sind die Lymphknoten nicht befallen, ist die Prognose gut. Wirklich infiltrative Paget-Karzinome sind sehr selten jedoch prognostisch schlecht.

Abb. 2.3. Individualisierte operative Therapiestrategie beim Vulvakarzinom.
[a] Bei Tumorinvasion zwischen 1 mm und 1,5 mm bei gleichzeitiger Diagnose eines G1-Tumors ohne Lymphgefäßeinbrüche.
[b] Als Option: je nach Lokalisation Hemivulvektomie, partielle Vulvektomie, einfache Vulvektomie.
[c] Als Option bei medianem Tumorsitz und Tumorinvasion zwischen 1 mm und maximal 2 mm: je nach Lokalisation auch partielle Vulvektomie mit beidseitiger Lymphadenektomie möglich.
[d] Je nach Tumorinvasion im Stadium III und IV:
 – neben radikaler Vulvektomie mit bilateraler inguinofemoraler Lymphadenektomie zusätzliche Teilresektion von Urethra, Vagina oder Anus oder
 – Exenteration (anteriore, posteriore, totale) oder
 – präoperative Bestrahlung und danach eingeschränkt radikale Chirurgie [Boronow 1991].

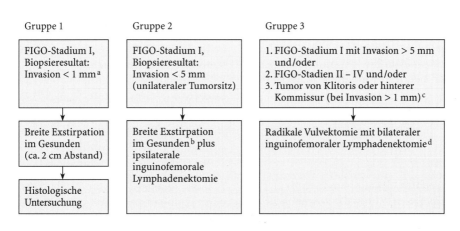

2.3.2
Operative Therapie des Vulvakarzinoms

Allgemeines

Die Standardbehandlung des invasiven Vulvakarzinoms ist die radikale Vulvektomie mit bilateraler Lymphadenektomie. Wie im allgemeinen Teil ausführlich beschrieben, wird bei einer modernen Therapieplanung vermehrt operativ vorgegangen. Die inguinalen Lymphknoten, die Invasionstiefe und der Tumordurchmesser sind bei der Operationsplanung der lokoregionären Primärtherapie von großer Bedeutung.

Ein individualisiertes operatives Therapieschema unterscheidet deshalb beim Vulvakarzinom die in Abb. 2.3 dargestellten 3 Gruppen.

Es ergeben sich je nach Ausgangssituation, die durch die klinische Untersuchung und die Biopsie bzw. den Tumorsitz definiert wird, verschiedene, abgestuft radikale operative Vorgehensweisen:

- breite Exstirpation ohne Lymphadenektomie,
- breite Exstirpation mit ipsilateraler inguinofemoraler Lymphadenektomie,
- radikale Vulvektomie mit inguinofemoraler Lymphadenektomie (individualisierte Hautinzisionen, u. a. separate Inzisionen),
- ultraradikale Eingriffe beim Vulvakarzinom bzw. kombinierte radiologisch-chirurgische Behandlung.

Breite Tumorexstirpation im Gesunden

Beim Mikrokarzinom mit Tumorinvasion bis 1 mm ist nach derzeitigem Wissen eine eingeschränkte Radikalität mit lediglich breiter Tumorexstirpation im Gesunden ohne Lymphadenektomie vertretbar. Die eingeschränkte Radikalität mit breiter Tumorexstirpation im Gesunden ist sowohl bei medial als auch bei lateral liegenden Tumoren zulässig. Je nach Einzelfall kann auch eine etwas größere Tumorexstirpation im Sinne einer Hemivulvektomie bzw. einer partiellen Vulvektomie durchgeführt werden [Kelley et al. 1992; Gitsch et al. 1996]

Die vorliegenden Daten deuten darauf hin, daß unter bestimmten Voraussetzungen selbst bei Tumoren mit Invasionstiefen bis 1,5 mm noch eingeschränkt radikal operiert werden kann. Dies gilt jedoch nur bei:

- gleichzeitiger Diagnose eines G1-Tumors (Grading),
- gleichzeitigem sicherem Ausschluß von Lymphgefäßeinbrüchen.

Bei breiter Tumorexstirpation und Hemivulvektomie sollte der Operateur immer das kosmetische und funktionelle Endresultat im Auge behalten. Wichtig

dabei ist, daß der Urinstrahl durch die anatomische Veränderung nicht zur Seite abgelenkt wird. Dies führt nämlich zu chronischen Beschwerden mit irritierenden Ulzerationen am Oberschenkel. Oft ist es besser, bilateral symmetrisch zu operieren, um ein besseres funktionelles und kosmetisches Resultat zu erhalten.

Die Tumorexstirpation sollte dabei mit einem Sicherheitsabstand von mindestens 1 (– 2) cm durchgeführt werden. In der Tiefe sollte bis an die Faszie vorgegangen werden [Hacker et al. 1993].

Bei diesen histologisch gesicherten Konstellationen ist eine weitere Therapie nicht nötig. Große Bedeutung kommt allerdings einer sorgfältigen Nachsorge zu.

Breite Tumorexstirpation im Gesunden mit ipsilateraler inguinofemoraler Lymphadenektomie

Bei einer Tumorinvasion von 1 – 5 mm ist im Stadium I bei unilateralen Tumoren eine breite Tumorresektion im Gesunden mit ipsilateraler inguinofemoraler Lymphadenektomie mit getrennten Inzisionen möglich. Je nach Einzelfall kann allerdings auch eine Hemivulvektomie, eine partielle Vulvektomie oder eine einfache Vulvektomie in Verbindung mit einer ipsilateraler Lymphadenektomie durchgeführt werden [s. Kap. 2.1, Abb. 2.2; Stehman et al. 1992; Farias-Eisner et al. 1994]

Ergibt die definitive histologische Untersuchung der Lymphknoten keinen metastatischen Befall und bestätigt sich die Tumorinvasionstiefe von unter 5 mm, so reicht diese Therapie aus. Auch hier ist eine sorgfältige Nachsorge besonders wichtig.

Sind allerdings die inguinofemoralen Lymphknoten positiv bzw. ergibt die definitive Histologie des Tumors eine Tumorinvasion von über 5 mm, so muß sekundär in einem zweiten Eingriff die Operation im Sinne einer radikalen Vulvektomie mit bilateraler Lymphadenektomie vervollständigt werden.

Außerdem sollte bei mehr als einem positiven inguinofemoralen Lymphknoten eine Beckenbestrahlung einschließlich beider Inguinae durchgeführt werden (s. Kap. 2.6.3).

Radikale Vulvektomie mit bilateraler inguinofemoraler Lymphadenektomie

Eine radikale Vulvektomie ist bei Patientinnen mit folgenden Tumorcharakteristika nötig:

- FIGO-Stadium I mit Invasion > 5 mm und/oder
- FIGO-Stadien II-IV und/oder
- Tumoren der Klitoris oder der hinteren Kommissur (exklusive „Mikrokarzinom").

Bei medianen Tumoren ist die Wahrscheinlichkeit einer lymphatischen Streuung auf beide Seiten vorhanden. Aus diesem Grunde sollten außer beim

„Mikrokarzinom", d.h. bei einer Invasionstiefe von
< 1 mm, die Lymphknotenstationen beidseitig aus-
geräumt werden.

Als Option ist auch bei medianen Tumoren, z.B.
der hinteren Kommissur, mit einer eingeschränkten
Invasionstiefe von 1–2 mm, lediglich eine partielle
Vulvektomie möglich. Langzeitresultate für diese Art
der eingeschränkten Radikalität sind bis heute noch
nicht verfügbar. Aus diesem Grund muß die Indikation dafür mit der Patientin genau besprochen und
eine sorgfältige Nachsorge gefordert werden.

Heutzutage ist eine radikale Vulvektomie mit beidseitiger Lymphadenektomie mit getrennten Inzisionen bei Tumoren im Stadium I, aber auch bei größeren Tumoren, bei sorgfältiger Nachsorge durchaus
vertretbar [Monaghan 1988].

Früher wurde die radikale Vulvektomie recht stan-
dardisiert in den meisten Fällen mit der sog. Butter-
fly-Inzision durchgeführt [Way u. Hennigan 1966;
Käser et al. 1983]. Im Zuge der Individualisierung der
Vulvakarzinomtherapie und der Einschränkung der
Radikalität des Eingriffs werden zunehmend auch
bei der radikalen Vulvektomie bestimmte operative
Schritte modifiziert.

Die heutige Standardinzision der radikalen Vulvektomie mit beidseitiger Lymphadenektomie ist in
Abb. 2.4b dargestellt. Die Umschneidungsfigur der
Vulva posterior wird so gewählt, damit ein möglichst
spannungsfreier Verschluß erfolgen kann. Auf die besondere Bedeutung der gründlichen Unterminierung
sei speziell hingewiesen. Diese ist in der Abbildung
durch die unterbrochene Linie dargestellt. In Ausnahmefällen ist auch bei dieser Technik zusätzlich
eine plastisch-chirurgische Methode notwendig. Bei
größeren, einseitigen, verbackenen Lymphknoten
muß u. U. zusätzlich die darüberliegende Haut reseziert werden. Vor Nahtverschluß sollten die Resektionsränder angefrischt werden.

In Abb. 2.4a sind die Hautschnitte mit getrennten
Inzisionen für die Vulvektomie bzw. Lymphadenekto-
mie dargestellt. Es ist jedoch zu betonen, daß diese
Vorgehensweise nicht ohne Risiko für eine Rezidiv-
entwicklung in der verbliebenen Hautbrücke ist
[Christopherson et al. 1985]. Trotzdem setzt sich diese
Methode, selbst bei relativ großen Tumoren, wegen
ihrer Vorteile zunehmend durch (kleinere Wund-
flächen, kürzere Operationszeit, keine plastische
Deckung nötig, weniger Wundheilungsstörungen,
kürzere Hospitalisationszeiten) [Siller et al. 1995]. Die
Tumorgröße und die Größe der befallenen Lymph-
knoten sind die limitierenden Faktoren. Bei größeren
Tumoren, z.B. von über 4 cm, ist oft eine erweiterte
Umschneidungsfigur analog der Abb. 2.4c zu wählen.
Zur Deckung der großen Gefäße nach der Lymphadenektomie kann entweder der M. sartorius benutzt
oder alternativ eine Deckung mit der Dura durchge-

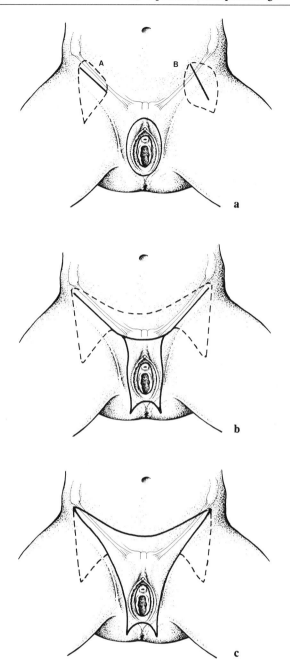

Abb. 2.4a–c. Hautinzisionen für eine radikale Vulvektomie
mit bilateraler Lymphadenektomie. **a** Getrennte Inzisionen:
A schräge Schnittführung entlang des Leistenbandes (etwa
6–8 cm lang), *B* vertikale Schnittführung entlang der großen
Gefäße (etwa 6–8 cm lang). **b** Standardinzision. **c** Inzisions-
figur für die radikale Vulvektomie bei größeren Tumoren.
(*Durchgezogene Linie:* Inzision, *gestrichelte Linie:* unter-
miniertes Gebiet)

führt werden [Sevin 1990]. Bei größeren Tumoren, die eine weitere Umschneidungsfigur erfordern, müssen oft plastisch-chirurgische Zusatzeingriffe durchgeführt werden [Knapstein et al. 1990]. Eine weitere Möglichkeit besteht in der Mittellinieninzision [Goldberg et al. 1979]. Diese ist vor allem dann ratsam, wenn gleichzeitig ein abdominaler Eingriff durchgeführt werden muß. Bei dieser Methode ist ein ausgiebiges Unterminieren erforderlich.

Über die Indikation zur pelvinen Lymphadenektomie bzw. pelvinen postoperativen Bestrahlung herrscht zumindest in Europa keine Einigkeit. Von bestimmten Autoren wird die Indikation zur pelvinen Lymphadenektomie von der Tumorgröße abhängig gemacht [Monaghan 1988] z.B. ab 4 cm. Andere Autoren fällen die Entscheidung für eine pelvine Lymphadenektomie je nach Anzahl der befallenen inguinofemoralen Lymphknoten und nach den Möglichkeiten der Patientin (Allgemeinzustand, Lebenserwartung). Dabei wird z.T. das weitere Vorgehen von einer Schnellschnittuntersuchung oder Feinnadelpunktion [Nadji et al. 1994] der inguinofemoralen Lymphknoten abhängig gemacht [Schmidt-Matthiesen u. Bastert 1987]. In den USA wird seit Bekanntwerden der Resultate der GOG-Studie Nr. 37 vermehrt pelvin bestrahlt und auf die pelvine Lymphadenektomie verzichtet (s. Kap. 2.6.5 und 2.8).

In letzter Zeit haben Wain u. Hacker (1996) auf den möglichen Nutzen einer pelvinen Lymphknotenresektion von metastatisch befallenen Beckenlymphknoten in Form eines „Tumordebulkings" vor der Strahlentherapie hingewiesen.

Auf die Notwendigkeit einer plastischen Versorgung des Defekts großer Tumoren, die eine erweiterte Hautinzision verlangen, wurde bereits hingewiesen [Knapstein 1990]. Es bieten sich dabei folgende Methoden bzw. Plastiken an:

- Mobilisierung der Bauchhaut,
- allgemein plastisch-chirurgische Plastiken (Z- oder C-Plastik),
- Transpositionslappenplastik (Transposition von Hautlappen),
- Tensor-fasciae-latae-Lappen-Plastik (vor allem bei anterioren Vulvadefekten),
- Glutaeus-maximus-Plastik (vor allem bei posterioren Vulvadefekten).

Die Komplikationsrate hängt von der Erfahrung des Operateurs ab. Folgende Komplikationen werden hauptsächlich beobachtet [Knapstein u. Poleska 1987]:

- Lappenspitzennekrosen,
- Hämatome,
- Wunddehiszenz auf der Seite der Entnahme,
- Phlegmonen.

Ultraradikale Eingriffe beim Vulvakarzinom bzw. chirurgisch-radiologisch kombinierte Behandlung

Fortgeschrittene Tumoren (T3, T4) machen z.T. ultraradikale Eingriffe notwendig. Als Alternative dazu wird jedoch vermehrt die präoperative Bestrahlung in Kombination mit einer individualisierten Vulvektomie und inguinaler Lymphadenektomie vorgeschlagen [Boronow 1991; s. auch Kap. 2.6 und 2.8).

Bei T3- und T4-Tumoren können folglich 4 verschiedene Konzepte verfolgt werden:

- Neben radikaler Vulvektomie mit bilateraler inguinofemoraler Lymphadenektomie, wenn möglich, lediglich eine zusätzliche Teilresektion von Urethra, Vagina oder Anus [Käser et al. 1982].
- Exenteration [anteriore, posteriore, totale; Miller et al. 1995; Hopkins u. Morley 1992].
- Präoperative Bestrahlung und danach eingeschränkt radikale Operation [Boronow 1991].
- Präoperative Bestrahlung und Chemotherapie, um nach der Tumorverkleinerung den operativen Eingriff besser vornehmen zu können.

In Bezug auf die Exenterationen sei auf die Kap. 6.3.4 und 2.8 hingewiesen. Die dort erwähnten Grundprinzipien der Exenteration gelten analog auch für das Vulvakarzinom. Betont sei allerdings, daß bei der Indikationsstellung der Allgemeinstatus und das Alter zu berücksichtigen sind. Diese Problematik führte u.a. zur Entwicklung der anderen, oben erwähnten wenig belastenden Therapiekonzepte.

Alternative zur radikalen Vulvektomie

Auf die Möglichkeit der Elektroresektion bzw. -koagulation wurde bereits im allgemeinen Teil eingegangen (s. Kap. 2.1). Bei dieser Methode wird der Primärtumor weit im Gesunden elektrochirurgisch abgetragen. Danach folgt eine Elektrokoagulation des Wundbettes. Die Methode wurde vor allem von der Wiener Schule verfeinert, die sie schon seit Jahren ausschließlich einsetzt [Weghaupt 1986]. Die Verkochung muß die gesamte veränderte Haut erfassen und außerdem gut 1–2 cm ins gesunde Gewebe reichen. Nur so können die sehr geringen Rezidivraten erreicht werden. Obwohl von relativ guten Ergebnissen berichtet wird (s. Kap. 2.1), konnte sich die Methode in Europa nur vereinzelt durchsetzen; in den USA ist sie nicht verbreitet.

In den letzten Jahren wurde am 10.–12. Tag nach der Elektrokoagulation in allen Stadien eine Telekobaltbestrahlung der Inguina angeschlossen [Kucera u. Weghaupt 1988]. Die verabreichte Dosis betrug 60 Gy pro Seite. Nur in Ausnahmefällen bzw. bei größeren, derben Lymphknoten wurde eine zusätzliche inguinale Lymphadenektomie durchgeführt. Auf eine Bestrahlung der Inguina wurde auch bei diesen Fällen nicht verzichtet [Weghaupt 1986].

Rezidivbehandlung des Vulvakarzinoms

Die Therapie der Wahl ist die Chirurgie. Selbst bei radiologisch vorbehandelten Karzinomen ist ein operativer Eingriff am erfolgversprechendsten. Bei einer sorgfältigen Nachsorge sollten die Rezidive in einem relativ frühen Stadium entdeckt werden. Eine chirurgische Exzision macht dann meistens keine Probleme. Bei ungünstigen Lokalisationen oder bei besonders stark vorgeschädigter Haut sind u. U. zusätzliche plastisch-chirurgische Eingriffe nötig. Eine Exenteration ist nur in Ausnahmefällen durchzuführen.

Alternativ kann bei einem primär operierten Tumor auch eine Strahlentherapie erwogen werden. Der Erfolg ist jedoch wegen der Vorschädigung des Gewebes durch die Operation und durch die relativ schlechte Strahlensensibilität der Plattenepithelkarzinome der Vulva beschränkt. Mit dem Einsatz einer kombinierten Chemo-/Radiotherapie ergeben sich u. a. in der Rezidivtherapie neue Möglichkeiten. Verwendete Zytostatika sind vor allem 5-Fluorouracil und Mitomycin C [Thomas et al. 1989; s. auch Kap. 2.8.10]. Auf die photodynamische Therapie sei ebenfalls hingewiesen (s. Kap. 2.8.10).

2.3.3
Operative Therapie bei anderen Vulvamalignomen

Neben dem Vulvakarzinom treten in sinkender Häufigkeit folgende Vulvamalignome auf:

- maligne Melanome,
- Basaliome,
- Sarkome.

Die Karzinome der Bartholin-Drüse und das Urethrakarzinom werden separat in den Kap. 3 bzw. 5 behandelt.

Operative Therapie der malignen Melanome der Vulva

Allgemeines

Das klinische FIGO-Stagingsystem, das beim Vulvakarzinom gebraucht wird, ist für maligne Melanome nicht gut anwendbar. Bei malignen Melanomen ist der histologische Befund ausschlaggebend.

■ *Einteilung nach Clark (1969).* Sie hat direkte prognostische Bedeutung [Friedrich 1983]. Man unterscheidet:

Level I: Nur intraepitheliale Veränderungen.
Level II: Die Tumorzellen dringen in das Stratum papillare ein.
Level III: Die Tumorzellen füllen das Stratum papillare aus.

Level IV: Befall des Stratum reticulare.
Level V: Die Tumorzellen dringen in das subkutane Fettgewebe ein.

Die Levels I und II haben eine sehr gute, Level III eine mäßig gute und die Levels IV und V eine schlechte Prognose.

Im Schleimhautbereich läßt sich die Clark-Einteilung jedoch schlechter anwenden. Hier ist die Unterteilung nach Breslow von Vorteil [Breslow 1975; Chung et al. 1975]. Diese kann sowohl bei Schleimhaut- als auch bei Hautläsionen angewendet werden.

■ *Breslow-Unterteilung.* Das Kriterium ist hier die Invasionstiefe. Man unterscheidet:

Stadium I: < 0,76 mm, niedriges Metastasierungsrisiko;
Stadium II: 0,76–1,5 mm;
Stadium III: 1,51–3,0 mm;
Stadium IV: > 3,0 mm, hohes Metastasierungsrisiko.

■ *pTNM-Einteilung.* Die Einteilung der AJCC (American Joint Committee on Cancer) bzw. die TNM-Einteilung der UICC vereinigt die oben erwähnten Einteilungen; pT2 bedeutet z. B. Tumordicke > 0,75 mm, aber nicht mehr als 1,5 mm, und/oder die Tumorzellen füllen das Stratum papillare aus (Clark-Level III). N1 bedeutet regionale Lymphknotenmetastasen < 3 cm Größe [Beahrs et al. 1988]. Diese Einteilung kommt bei den malignen Melanomen hauptsächlich zur Anwendung.

■ *Zuordnung von pTNM- und Breslow-Einteilung.* Damit ergeben sich folgende Entsprechungen:

pT1:   Stadium I
pT2:   Stadium II
pT3a: Stadium III
pT3b, pT4: Stadium IV

Es wurden Versuche unternommen, die Prognose noch genauer zu definieren. Dabei konnte eine Gruppe identifiziert werden, bei der die Progressionswahrscheinlichkeit lediglich bei etwa 5 % liegt [Schmoeckel 1983]:

- Tumordicke < 0,76 mm,
- Mitoseindex < 5 Mit/mm²,
- klinischer Durchmesser < 3 cm.

Die 2 häufigsten histologischen Formen von malignen Melanomen der Vulva sind das oberflächlich spreitende sowie das noduläre Melanom. Das oberflächlich spreitende Melanom besitzt eine bessere Prognose als das noduläre [Podratz et al. 1983].

Operative Therapie

In der Literatur steht die operative Therapie klar im Vordergrund. Bei Patientinnen mit hohem Metastasierungsrisiko oder klinisch verdächtigen Lymphknotenmetastasen wird die radikale Vulvektomie mit inguinofemoraler Lymphadenektomie, bei Patientinnen mit niedrigem Risiko ein operativer Eingriff mit eingeschränkter Radikalität empfohlen [Podratz et al. 1983].

Das wesentliche Kriterium ist dabei die stromale Invasion:

- Stromale Invasion < 0,76 mm: weite lokale Exzision im Gesunden.
- Stromale Invasion > 0,76 mm: radikale Vulvektomie mit bilateraler inguinofemoraler Lymphadenektomie. Eine pelvine Lymphadenektomie brachte keine Vorteile [Jaramillo et al. 1985; Podratz et al. 1983].

Dieses chirurgische Vorgehen kann z. Z. empfohlen werden [Dunton et al. 1995]. Weitere histopathologische Studien in Kombination mit eingeschränkt radikalen operativen Methoden haben nachgewiesen, daß die weite lokale Exzision bzw. die Hemivulvektomie eine adäquate Therapie darstellt. Ferner hat sich gezeigt, daß die AJCC- und Breslow-Stadien die besten prognostischen Indikatoren für das Überleben darstellen [Phillips et al. 1994]. Zusätzlich ist bekannt geworden, daß positive Lymphknoten, zentrale Lokalisationen, Lymphangiosis, hohes Alter und die Aneuploidie unabhängige Risikofaktoren darstellen [Phillips et al. 1994; Scheistroen et al. 1995; Trimble et al. 1992].

Ob ein Einsatz von Chemotherapie bzw. prä- oder postoperativer Radiotherapie die z. T. mäßigen Resultate verbessern könnte, bleibt dahingestellt. Bis heute hat keine dieser Formen einen festen Einzug in die Therapie der malignen Melanome gefunden. Bei metastasierenden malignen Melanomen wird die Gabe von Interferon-α geprüft.

Operative Therapie der Basaliome der Vulva

Da diese Tumoren praktisch nie metastasieren, jedoch relativ langsam invasiv und destruierend wachsen, besteht ihre Therapie aus einer Exzision weit im Gesunden [Copas et al. 1996]. Bei größeren Defekten ist eine Deckung durch plastische Verfahren erforderlich.

Operative Therapie der Sarkome der Vulva

Ein Sarkom der Vulva kann sich hinter einer Schwellung der Labien verbergen. Es unterscheidet sich dadurch vom Plattenepithelkarzinom, das primär immer äußerlich liegt und damit in Erscheinung tritt. Auch das Durchschnittsalter der Patientinnen ist beim Sarkom der Vulva niedriger als bei den Karzinomen. Prognose und Therapie hängen wie bei den anderen Sarkomen, z. B. des Uterus, von histologischen Kriterien ab. Vor allem das Vorhandensein von

> 10 Mitosen pro großem Gesichtsfeld (HPF) bzw. von undifferenzierten Formen macht eine Metastasierung wahrscheinlich [Curtin et al. 1995]. Die Therapie besteht in der radikalen Vulvektomie mit bilateraler inguinofemoraler Lymphadenektomie. Alternativ kann unter bestimmten Bedingungen ein weniger einschneidendes operatives Vorgehen gewählt werden [Aartsen et al. 1994].

Bedingungen dafür sind:

- Mitosen < 10/HPF,
- kleinere, gut abgrenzbare Sarkome,
- hoher Differenzierungsgrad.

Wird bei diesen Fällen lediglich eine Exzision im Gesunden durchgeführt, so ist eine sorgfältige Nachsorge obligat.

Eine Zusatztherapie wie bei den Uterussarkomen (Radio- bzw. Chemotherapie) kann diskutiert werden. Sie muß auch von der primären Operabilität des Tumors abhängig gemacht werden [Andrassy et al. 1995].

2.3.4
Komplikationen der chirurgischen Therapie von Malignomen der Vulva

Die Komplikationen der radikalen Vulvektomie sind erheblich. Einerseits bestehen rein körperliche Folgezustände, andererseits sind auch psychische, soziale und sexuelle Störungen nicht zu vernachlässigen.

Bei den Komplikationen der großen radikalen Eingriffe an der Vulva können Früh- und Spätkomplikationen unterschieden werden (Tabelle 2.12).

Bei den Frühkomplikationen stehen die Dehiszenz, die Infektion und die Nekrose der Wunde deutlich im Vordergrund. Diese sind oft für längere Hospitalisationen verantwortlich. Bei den Spätkomplikationen dominieren die Beinödeme.

Tabelle 2.12. Komplikationen der radikalen Vulvektomie (n = 175). [Nach Podratz 1983]

Komplikationen	[%]
Frühkomplikationen	
Dehiszenz, Infektion, Nekrose	85
Harnwegsinfekte	18
Serome	11
Phlebitiden	9
Spätkomplikationen	
Beinödeme	69
Lymphangitiden, Phlebitiden	13
Vaginalstenosen, Dyspareunie	13
„Pelvic relaxation"	11
Streßinkontinenz	11
Hernien	5
Fisteln	2

2.4
Chemotherapie

Die Chemotherapie ist beim Vulvakarzinom bis heute kaum in den Therapieplan integriert. Ob dies wirklich an der fehlenden Indikation, an einer Chemoresistenz, an einem Mangel an potenten Zytostatika oder an fehlender Erfahrung liegt, bleibt offen.

Bis heute wurden hauptsächlich folgende Formen der Chemotherapie bei Vorstufen bzw. beim Vulvakarzinom eingesetzt:

- Carcinoma in situ:
    - 5-Fluorouracil als 5%ige Creme: [Pfleiderer 1986],
    - Bleomycin in Form einer wässrigen Suspension [Roberts et al. 1980],
    - Dinitrochlorobenzen (DNCB) als Creme [Foster u. Woodruff 1981].
- Vulvakarzinom [Deppe et al. 1979; Yordan et al. 1984; Pfleiderer 1986; DiSaia u. Creasman 1989]:
    - Adjuvant systemisch:
        - Bleomycin,
        - Mitomycin C,
        - Cyclophosphamid,
        - Methotrexat.
    - Lokale Chemotherapie (Umspritzung des Tumors):
        - Vinblastin,
        - Bleomycin.
    - Systemische Chemotherapie bei metastasierenden Vulvakarzinomen:
        - Einzelsubstanzen mit objektiven Remissionen (Bleomycin, Adriamycin, Cisplatin, Methotrexat, Mitoxantron),
        - Hauptsächlich untersuchte Kombinationschemotherapie mit objektiven Remissionen (Bleomycin + Mitomycin C).
    - Kombination von präoperativer systemischer Chemo- mit lokaler Radiotherapie: Bleomycin, Mitomycin C, 5-FU als Radiosensitizer kombiniert mit perkutaner Radiotherapie.
    - Kombination von systemischer Chemo- mit lokaler Radiotherapie bei Rezidiven: 5-FU und Mitomycin C in Kombination mit perkutaner Radiotherapie [Landoni et al.1996; Lupi et al. 1996; Wahlen et al. 1995; Eifel et al. 1995; s. auch Kap. 2.8.10].

Aus den Erfahrungen mit der Chemotherapie beim Vulvakarzinom kann gefolgert werden:

- Bei den intraepithelialen Vulvaneoplasien sind die lokalen konservativen Methoden mit Creme oder Suspensionen den chirurgischen Methoden (inklusive Laser) bezüglich Therapieerfolg und Compliance unterlegen. Zudem erfordern sie eine hohe Zuverlässigkeit und Motivation seitens der Patientin. Die lokale Therapie muß bis 3mal täglich über mehrere Wochen durchgeführt werden und ist zudem schmerzhaft. In Kenntnis dieser Problematik kann sie nur in Ausnahmefällen als Alternative angeraten werden (5%ige 5-FU-Creme).
- Angesichts der vorliegenden Resultate ist eine adjuvante Chemotherapie beim Vulvakarzinom mit den bis heute eingesetzten Zytostatika nicht zu empfehlen.
- Durch die lokale Umspritzung des Tumors mit Bleomycin läßt sich trotz guten Ansprechens weder eine deutlich bessere Operabilität noch eine niedrigere Frequenz an Lokalrezidiven erreichen. Auch beim Überleben zeigen sich, wenn überhaupt, nur sehr geringe Vorteile. Der Einsatz der lokalen Chemotherapie sollte deshalb nur ganz speziellen Indikationen, z.B. inoperablen Fällen, vorbehalten bleiben.
- Die Erfahrungen mit der Chemotherapie beim metastasierenden Vulvakarzinom sind gering. Ein Erfolg scheint vor allem an den Einsatz von Bleomycin gebunden zu sein. Nur knapp die Hälfte der Patientinnen zeigt ein Ansprechen auf die bis heute eingesetzten Kombinationschemotherapieschemata. Modernere cisplatinhaltige Chemotherapieschemata sind noch unzureichend untersucht.
- Eine Verkleinerung von „lokal inoperablen Tumoren" durch eine Chemotherapie, insbesondere in Kombination mit einer Strahlentherapie, ist möglich. Das Lokalrezidiv kann jedoch damit nicht verhindert werden. Es folgt relativ rasch. Ein Dauererfolg ist bis heute nicht nachgewiesen.
- In der Rezidivtherapie sind möglicherweise mit der Kombination von Chemo- und Radiotherapie beschränkte Erfolge zu erreichen.

Abschließend muß betont werden, daß die Einsatzmöglichkeit der Chemotherapie beim Vulvakarzinom äußerst beschränkt ist. Zudem sind ihre Nebenwirkungen bei den oft älteren, polymorbiden Patientinnen mit Vulvakarzinom sorgfältig gegen den Nutzen abzuwägen.

Bezüglich der Nebenwirkungen der einzelnen Zytostatika sei auch auf Kap. 13 verwiesen.

2.5
Hormontherapie

Die Hormontherapie ist in der antineoplastischen Therapie der Vulva unbedeutend. Rezeptoren können zwar für die Hormone Östrogen, Progesteron, Testosteron und Kortison in der Vulva nachgewiesen werden, die Häufigkeit ihres Auftretens ist jedoch relativ gering [Zippel et al. 1985]. Es konnte gezeigt werden, daß vor allem die Progesteronrezeptoren bei prämalignen Veränderungen der Vulva abnehmen. Ob eine Therapieplanung mittels Rezeptorbestimmungen in der Zukunft hilfreich sein könnte, ist noch unbekannt.

In die Therapie dystropher Vulvaveränderungen ist dagegen die Hormontherapie schon lange integriert. Sowohl eine lokale Dauertherapie mit Östrogenen als auch eine lokale Testosteron- und Kortikosteroidbehandlung werden durchgeführt [Dapunt u. Daxenbichler 1986]. In der lokalen Therapie kommen somit u. a. folgende Hormone zum Einsatz:

- hypertrophe Läsion der Vulva: Kortikosteroide;
- atrophe Läsion der Vulva: Testosteron;
- atrophe Veränderungen der Vagina und des vulvovaginalen Übergangs: Östrogene.

2.6
Strahlentherapie

2.6.1
Allgemeines

Bei der Bestrahlung des Vulvakarzinoms sollte immer zwischen der Bestrahlung des Primärtumors und jener der regionalen Lymphknoten (inguinofemorale, pelvine) unterschieden werden. Der Einsatz der Radiotherapie erfolgt beim Vulvakarzinom entweder in Kombination mit einer Operation oder im Rahmen einer primären Strahlentherapie.

Der primären Strahlentherapie kommt bei lokaler oder allgemeiner Inoperabilität bzw. bei Verweigerung der Operation Bedeutung zu.

Ein wesentliches Problem bei der Erfolgsbeurteilung der Strahlentherapie liegt darin, daß der Lymphknotenstatus nur klinisch und nicht chirurgisch-pathologisch beurteilt werden kann. Ein Vergleich von primär radiotherapeutischen, chirurgischen und kombinierten Methoden muß deshalb immer unter diesem kritischen Gesichtspunkt gesehen werden.

Der Einsatz der primären Strahlentherapie sollte zurückhaltend erfolgen. Ein operabler Befund sollte, wenn immer möglich, chirurgisch angegangen werden, da dadurch bessere Heilungserfolge zu erwarten sind [Kottmeier 1982]. Selbst bei Patientinnen mit primär unvollständiger Tumorexzision sollte eine adäquate Operation (s. Kap. 2.3) nachgeholt und nicht auf eine kurative Nachbestrahlung gehofft werden.

Seit der Einführung von Megavoltenergien in die Radiotherapie sind die strahlentherapeutischen Bedingungen für die Tumorbehandlung an der Vulva besser. Insbesondere die Elektronentherapie mit ihrer Steuerbarkeit der Eindringtiefe, aber auch die Photonenbestrahlung mit dem Aufbaueffekt und der Schonung der Oberfläche haben günstigere Voraus-

setzungen für die Radiotherapie der Vulva geschaffen [Frischbier 1986].

Beim Vulvakarzinom ergeben sich folgende Indikationen für eine Radiotherapie:

- präoperative Bestrahlung,
- postoperative Bestrahlung,
- alleinige Bestrahlung,
- Rezidivbestrahlung.

2.6.2
Präoperative Bestrahlung

Bei den frühen Stadien ist die routinemäßige präoperative Bestrahlung nicht im primären Therapiekonzept enthalten. Sie kommt jedoch bei lokal fortgeschrittenen Tumoren als Alternative zu einer Beckenexenteration in Betracht. Einer Kombination von intrakavitärer Einlage und Perkutanbestrahlung folgt direkt eine begrenzt radikale Operation des Primärtumors und auch möglicherweise metastatisch befallener Lymphknoten. In einer Untersuchung wurde bei 26 so behandelten Fällen nur einmal ein Lokalrezidiv beobachtet [Boronow 1982, 1991]. Auch andere Autoren kamen mit ähnlichen Therapieansätzen bzw. präoperativer Perkutanbestrahlung und eingeschränkt radikaler Operation zu analogen Ergebnissen [Hacker et al. 1984a].

2.6.3
Postoperative Bestrahlung

Bei der postoperativen Bestrahlung werden 3 verschiedene Formen der Bestrahlung unterschieden.

■ *Postoperative Bestrahlung der Vulva.* Die Kollektive postoperativ bestrahlter Patientinnen und die Indikationen für eine Bestrahlung sind bei den meisten Studien unterschiedlich. In einer Literaturübersicht der Behandlungsergebnisse von kombiniert chirurgisch-radiotherapeutisch behandelten Vulvakarzinomen werden Fünfjahresüberlebensraten von 23–82 % angegeben [Müller et al. 1982]. Ein direkter Vergleich erscheint unmöglich.

Es sei allerdings betont, daß nach heutigem Stand des Wissens bei korrekter Operationstechnik nach der radikalen Vulvektomie auf eine postoperative Bestrahlung der Vulva verzichtet werden kann.

Wird das Therapieschema der „Münchner Methode" eingehalten, folgt nach Elektroresektion und primärem Offenlassen der Wunde eine Lokalbestrahlung des Vulvagebietes mit schnellen Elektronen bzw. eine Inguinatiefenbestrahlung. Nach 8wöchigem Intervall folgt evtl. selektiv eine zweite Bestrahlungsserie [Lochmüller 1986].

■ *Postoperative Bestrahlung der Inguina.* Bei klinisch unauffälligem Lymphknotenbefund der Inguina kann alternativ zur operativen Dissektion der Lymphknoten neben der Vulvektomie eine Bestrahlung der Inguina diskutiert werden [Ries u. Breiz 1988].

Ob eine radikale Vulvektomie mit bilateraler Lymphadenektomie einer radikalen Vulvektomie mit bilateraler inguinaler Radiotherapie überlegen ist, wurde von der GOG im Protokoll 88 untersucht. Diese Studie wurde vorzeitig beendet, weil die Rezidivrate bei alleiniger inguinaler Strahlentherapie bei 18,5 % lag. In der anderen Gruppe fanden sich hingegen in der Inguina bei einer histologisch gesicherten Lymphknotenmetastasenrate von 20 % keine Rezidive [Stehman et al. 1992; Keys et al. 1993]. Es sollte jedoch betont werden, daß ein großes Problem dieser erwähnten Studie darin bestand, daß die maximale Bestrahlungstiefe ungenügend war, da ein Großteil der inguinalen Lymphknoten tiefer als 3 cm lag [McCall 1995]. Dennoch ist klar bewiesen, daß eine inguinofemorale Lymphadenektomie der primären inguinalen Bestrahlung, wenn immer möglich, vorzuziehen ist.

■ *Postoperative Bestrahlung des Beckens inklusive der Inguina.* Besonders bei mehr als einem tumorpositiven inguinalen Lymphknoten ist die Beckenbestrahlung inklusive inguinaler Lymphknoten der pelvinen Lymphadenektomie bezüglich des Überlebens überlegen [Homesley et al. 1986; Homesley u. Sevin 1991; Keys 1993].

Im Therapiekonzept spielt somit die pelvine Lymphadenektomie nur eine untergeordnete Rolle, d. h. sie sollte sich nur noch auf Spezialindikationen wie z. B. große Beckenlymphknoten im Sinne des Tumordebulkings vor der Strahlentherapie beschränken [Wain et al. 1996; s. Abb. 2.2 sowie Kap. 2.8.4 und Kap. 2.8.5].

2.6.4
Alleinige Bestrahlung

Die für die Strahlentherapie nötige große Volumendosis in Verbindung mit der relativ geringen Strahlentoleranz des normalen Gewebes ergibt einen geringen therapeutischen Spielraum. Die entscheidende Rolle spielt somit nicht, wie früher oft behauptet, die schlechte Strahlensensibilität, sondern die geringe therapeutische Breite.

Vor allem aus historischen Gründen verfügen bestimmte Kliniken über große Erfahrung in der alleinigen Bestrahlung des Vulvakarzinoms. So wurden in bestimmten Institutionen eine Zeitlang alle operablen und inoperablen Patientinnen primär bestrahlt [Frischbier 1986]. Wie bereits in Kap. 2.1 dargestellt, werden mit dieser Methode in den Stadien I/II 53 % und in den Stadien III/IV 39 % Fünfjahresheilungen

erreicht. Diese Resultate sind stark altersabhängig. Bei der Interpretation der Ergebnisse muß die Tatsache mitberücksichtigt werden, daß kein chirurgisch-pathologisches Staging erfolgte. Wie bereits berichtet, ist das klinische Staging in mindestens 25 % der Fälle nicht korrekt. Ein differenzierter, direkter Vergleich ist somit problematisch. Ein weiterer Nachteil der primären Radiotherapie sind die danach eingeschränkten Möglichkeiten in der Rezidivtherapie. Bei der Wahl der Therapie sollte jedoch auch das Ausmaß der Komplikationen mitberücksichtigt werden. Die Vulva als Endorgan reagiert auf die Strahlentherapie u. a. mit Nekrosen und chronischen Fibrosierungen der Haut. Das kosmetische Resultat und die subjektiven Beurteilungen der Therapie sollten deshalb auch bei den Therapieergebnissen erwähnt werden.

Eine Kombination von eingeschränkter Chirurgie und individualisiert eingesetzter, aber dennoch genügend hoch dosierter Strahlentherapie (50–65 Gy) bietet eine Therapiealternative, die besonders bei alten Patientinnen in Betracht gezogen werden kann [Perez et al. 1993].

2.6.5
Rezidivbestrahlung

Wie oben erwähnt, ist die primäre Rezidivtherapie der Wahl die chirurgische Exzision. Als Alternative bietet sich die Strahlentherapie an (perkutane oder interstitielle Radiotherapie mit Afterloadingtechnik). Bei Vulvarezidiven mit einer Größe von bis zu 5 cm und inguinalen Lymphknotenmetastasen < 2 cm konnten mit der Radiotherapie Heilungen erzielt werden [Prempree u. Amornmaro 1984]. Die Kombination von Chemo- und Radiotherapie kann u. U. die Erfolge in der Rezidivtherapie verbessern [Thomas et al. 1989; s. auch Kap. 2.8.10].

2.6.6
Komplikationen der Bestrahlungstherapie

Nach einer Strahlentherapie der Vulva sind vor allem chronische Hautveränderungen zu beobachten: Pigmentverschiebungen, Hautatrophien mit Teleangiektasien, subkutane Indurationen, Schrumpfungserscheinungen, z. T. mit Stenosen von Introitus oder Urethra. Die Vulva kann potentiell bei einer postoperativen Bestrahlung je nach Situation auch durch einen Block geschützt werden. Allerdings haben Dusenbery et al. (1994) bei dieser Methode deutlich mehr Rezidive festgestellt.

Außerdem treten folgende Spätfolgen der Radiotherapie auf: Ulzerationen, Abszeßbildungen, Knochennekrosen, Urethra- und Rektumstenosen [Frischkorn 1983; Frischbier et al. 1985].

2.7
Follow-up und Nachsorge

2.7.1
Allgemeines

In der Nachsorge der Vulvakarzinome ist in den meisten Fällen ein individuelles Vorgehen nötig. Mit zunehmender Tendenz zur eingeschränkten Radikalität der Operation ist eine sorgfältig geplante Nachsorge besonders wichtig. Allgemein gültige Prinzipien und Schemata basieren auf folgenden Erfahrungen [Podratz 1982]:

- Etwa 80 % der Rezidive treten innerhalb der ersten 2 Jahre nach der Primärtherapie auf (n = 224).
- Bei gut einem Viertel der Patientinnen muß mit einem Rezidiv oder einem weiterwachsenden Tumor gerechnet werden.
- Therapieversager treten stadienabhängig auf: im Stadium I 14 %, im Stadium IV 71 %.
- Lokalrezidive an der Vulva sind mit 18 % etwa 3mal häufiger als jene in den Leisten, im Becken oder als Fernmetastasen. Die Überlebensraten sind jedoch bei den Lokalrezidiven an der Vulva deutlich besser als bei regionalen oder Fernmetastasen [Stehman et al. 1992; Dusenbery et al. 1994; Stehman et al. 1996]
- Besonders rezidivgefährdet sind Patientinnen mit Tumoren über 4 cm Größe bzw. mit tumorpositiven Lymphknoten.

Die Nachsorge beim Vulvakarzinom verfolgt hat Ziele:

- Rezidivfrüherkennung,
- Erkennung und Bekämpfung von Nebenwirkungen der Primärtherapie,
- psychische Betreuung,
- eigene Qualitätskontrolle.

2.7.2
Dreiphasennachsorge

Aufgrund der erwähnten Fakten erscheint auch hier eine Dreiteilung sinnvoll:

Phase I: Primäroperation (-therapie) bis 2 Jahre,
Phase II: Jahr 3, 4 und 5,
Phase III: nach 5 Jahren.

Wie beim Zervixkarzinom stehen auch beim Vulvakarzinom verschiedene diagnostische Methoden zur Verfügung.

Zwischenanamnese
Durch eine sorgfältige Zwischenanamnese können bereits verschiedene Ziele der Nachsorge erreicht werden. Vor allem sollte nach neu aufgetretenen Symptomen und Warnzeichen gefragt werden. Eine gynäkologische Zwischenanamnese gibt u.a. Aufschluß über etwaige Miktionsstörungen, die möglicherweise behandelt werden können.

Klinische Untersuchung
Die bei jeder Konsultation durchgeführte klinische Untersuchung umfaßt neben dem gynäkologischen Status auch eine kurze allgemeine Untersuchung (inkl. Gewicht, Beinumfangsbestimmung etc.).

Zytologische Kontrollen
Eine Pap-Kontrolle erfolgt ohne Vorliegen spezieller Pathologien einmal jährlich. Die Exfoliationszytologie der Vulva ist an ein spezielles Labor gebunden und kann nicht überall vorgenommen werden.

Karzinomspezifische Untersuchungen
Eine sorgfältige Kolposkopie der Vulva sollte bei jeder Konsultation durchgeführt werden. Speziell bei eingeschränkt radikalen Therapieformen ist ihr besondere Aufmerksamkeit zu schenken. Bei Verdacht auf eine neue Läsion ist auch der Collins-Test durchzuführen, bei Verdacht auf ein Rezidiv muß biopsiert werden.

Laboruntersuchungen
Diese sind nur bei Beschwerden oder bei Verdacht auf ein Rezidiv bzw. eine Metastasierung gezielt einzusetzen.

Tumormarker
Der Einsatz des SCC-Tumormarkers ist möglich [Crombach et al. 1988]. Bei 70 – 80 % aller Patientinnen konnten mit Hilfe einer simultanen Bestimmung des SCC und des CEA die Effektivität von Primär- und Sekundärtherapien überwacht und Rezidive frühzeitig erkannt werden [Kreienberg 1989]. Trotzdem ist die Tumormarkerbestimmung lediglich eine Zusatzuntersuchung und die gynäkologische Inspektion bzw. Palpation von viel größerer Bedeutung.

Bildgebende Verfahren
Im Vordergrund steht die Thoraxaufnahme. Ultraschalluntersuchungen, CT, MRT und Szintigraphien sollten speziellen Indikationen vorbehalten werden.

Das Dreiphasennachsorgeprogramm des Vulvakarzinoms ist in Tabelle 2.13 zusammengefaßt.

Es sei nochmals betont, daß das Vulvakarzinom heutzutage vermehrt individuell behandelt wird. Somit ist auch die Nachsorge individuell zu gestalten. Die oben dargestellten Richtlinien sind sinngemäß dem jeweiligen Fall anzupassen.

2.7.3
Psychologische Betreuung (s. auch Kap. 9.7.3)

Beim Vulvakarzinom ist zu beachten, daß – anders als beim Korpus- oder Zervixkarzinom – ein sichtbares primäres Geschlechtsmerkmal durch die Therapie stark in seinem Aussehen verändert wird. Der Eingriff ist am ehesten mit einer Brustamputation zu vergleichen. Vor allem bei jüngeren Frauen führt eine radikale Vulvektomie oft zu sexuellen Störungen mit Anorgasmie und damit verbundenen psychischen Veränderungen [Andersen u. Hacker 1983; Moth et al. 1983]. Zusätzlich ist ein Zustand nach Vulvektomie jedoch relativ selten, so daß – anders als beim Mammakarzinom – eine Unterstützung z. B. durch Selbsthilfegruppen kaum stattfindet. Hier ist es die Aufgabe des Arztes, im Rahmen der Nachsorge das Gespräch mit seiner Patientin zu suchen. Bei den oft älteren Patientinnen wiegen sexuelle Probleme allerdings im allgemeinen weniger schwer.

2.7.4
Dokumentation

Durch die Tendenz zur eingeschränkten Radikalität in der Therapie des Vulvakarzinoms muß die Dokumentation jedes einzelnen Falles besonders sorgfältig sein. Die relative Seltenheit des Vulvakarzinoms macht den Gebrauch eines Nachsorgekalenders besonders wünschenswert (s. Kap. 9.7.4). Auf jeden Fall ist der persönliche Arztbrief zu fordern, in dem die operative Therapie und das genaue Procedere zusammengefaßt sind.

Der eigenen Qualitätskontrolle kommt beim Vulvakarzinom spezielle Bedeutung zu. Bei konservativer bzw. weniger radikaler chirurgischer Therapie interessieren speziell mögliche Therapieversager. Da ihr prozentuales Auftreten gut gegen den Nutzen eines konservativen bzw. weniger radikalen Vorgehens abgewogen werden muß, sind diesbezügliche Publikationen bei einem solch seltenen Karzinom besonders nützlich [Podratz 1982]. Von besonderer Bedeutung ist die Dokumentation von Komplikationen sowie der Lebensqualität insbesondere hinsichtlich des Sexuallebens.

2.8
Offene Fragen und aktuelle Studien

Im folgenden wird nochmals auf die wichtigsten ungelösten Probleme in der Therapie maligner Tumoren der Vulva eingegangen. Speziell beim Vulvakarzinom haben sich in letzter Zeit einige Änderungen ergeben. Bestimmte Fragen sind aber bis heute noch zu wenig untersucht, um als gesichertes Wissen betrachtet werden zu können. Einige der wichtigsten offenen Fragen sollen anhand von 10 Diskussionspunkten nochmals beleuchtet werden:

- Neueste Stadieneinteilung des Vulvakarzinoms durch die FIGO (1996).
- Wert des klinischen Stagings beim Vulvakarzinom.
- Inguinale Lymphadenektomie und ihr Wert in der Therapieplanung.
- Pelvine Lymphadenektomie vs. pelvine Bestrahlung bei positiven inguinalen Lymphknoten.
- Bedeutung der paraaortalen Lymphknoten beim Vulvakarzinom.
- Wert der Exenteration im heutigen Therapiekonzept des Vulvakarzinoms.
- Klinischer Wert der photodynamischen Therapie (PDT) bei der vulvären intraepithelialen Neoplasie (VIN).
- Rauchen und Vulvakarzinom.

Tabelle 2.13. Nachsorgeprogramm beim Vulvakarzinom

	Phase I	Phase II	Phase III
Intention	Frührezidiverkennung Frühkomplikationen erkennen und bekämpfen	Rezidiverkennung Spätkomplikationen erkennen und bekämpfen	Spätrezidiverkennung Spätkomplikationen erkennen und bekämpfen
Dauer	Bis 2 Jahre	Bis 3./4./5. Jahr	> 5 Jahre
Klinische Untersuchung inkl. tumorspezifische Untersuchung	3monatlich	4- bis 6monatlich	6- bis 12monatlich
Thorax-Rö	6monatlich	Nach Bedarf	Nach Bedarf
Andere bildgebende Verfahren	Nach Bedarf	Nach Bedarf	Nach Bedarf
Tumormarker	3monatlich	4- bis 6monatlich	> 12monatlich
Blutbild	Nach Bedarf	Nach Bedarf	Nach Bedarf
Serumwerte	Nach Bedarf	Nach Bedarf	Nach Bedarf

- Ursachen des Vulvakarzinoms auf molekularbiologischer Ebene.
- Welche neuen Erkenntnisse sind in den nächsten Jahren bei den malignen Tumoren der Vulva zu erwarten?

2.8.1
Neueste Stadieneinteilung des Vulvakarzinoms der FIGO, 1994

Für Vergleiche von Therapieresultaten aus verschiedenen Jahren sind die Änderungen von 1988 und 1994 wichtig: Die Einführung des Stadiums Ia erlaubt es dem Kliniker, das ganz frühe Karzinom nun offiziell als solches zu klassifizieren (Durchmesser 2 cm, Invasionstiefe 1 mm) und entsprechend konservativ zu behandeln.

Die Lymphknotenbeurteilung erfordert neue Kriterien: Es werden nur noch N0, N1 und N2 unterschieden. Das Beurteilungskriterium ist der Metastasenbefall (s. Kap. 2.2.2). Ein N1-Befund bedeutet somit automatisch Stadium III. In der alten Einteilung konnte ein solcher Befund auch dem Stadium I bzw. II zugeordnet werden. Diese Differenzen machen den Vergleich von Therapieresultaten schwierig. In der Übergangsphase sollte bei Publikationen deshalb die Angabe zur Art des Stagingsystems nicht fehlen. Im reinen TNM-System muß immer angegeben werden, ob die Lymphknotendiagnose klinisch oder pathologisch gestellt wurde.

2.8.2
Wert des klinischen Stagings beim Vulvakarzinom

Die Auswertung der histopathologischen GOG-Studie des Vulvakarzinoms hat u. a. gezeigt, daß selbst unter den kontrollierten Bedingungen einer Studie in etwa 25 % der Fälle eine Falscheinschätzung des Lymphknotenstatus erfolgt [Sevin u. Homesley 1986; s. Tabelle 2.4).

In einem Viertel der Fälle stellt folglich der Kliniker einen unkorrekten Lymphknotenstatus fest. Diese Tatsache ist in der Therapieplanung des Vulvakarzinoms zu berücksichtigen. Wie im Therapiekonzept (s. Abb. 2.2) dargestellt, sollte nur im Stadium I, d. h. bei einem klinisch negativen Lymphknotenstatus, eine eingeschränkte radikale Operation durchgeführt werden. Der klinischen Untersuchung kommt folglich bei den eingeschränkt radikalen Operationskonzepten eine große Bedeutung zu. Wird jedoch trotz eingeschränkt radikaler Operation histologisch eine Lymphknotenmetastase diagnostiziert, sollte der Eingriff zu einer radikalen Vulvektomie mit beidseitiger Lymphadenektomie vervollständigt und je nach Anzahl der positiven Lymphknoten eine Radiotherapie durchgeführt werden.

Doch nicht nur die sorgfältige Erhebung des Lymphknotenstatus ist wichtig, sondern auch die genaue Suche nach multifokalen Tumorherden an der Vulva. Ebenso müssen der Durchmesser der Läsion und die Lokalisation genau dokumentiert werden. All diese prätherapeutischen Daten beeinflussen zusammen mit der histologischen Diagnose, besonders der Invasionstiefe und der Lymphangiosis, die weitere Therapieplanung.

2.8.3
Inguinale Lymphadenektomie und ihr Wert in der Therapieplanung

Die Kenntnis des Tumorbefalls der inguinalen Lymphknoten hat in der Therapieplanung entscheidende Konsequenzen. Im allgemeinen sind pelvine Lymphknotenmetastasen bei negativem inguinalem Lymphknotenstatus äußerst selten (0 – 4 %). Bei positiven inguinalen Lymphknoten tritt ein metastatischer Befall der Beckenlymphknoten in 20 – 25 % der Fälle auf [Käser et al. 1983; Sevin 1988].

Auf die lymphatische Ausbreitung des Vulvakarzinoms wurde in Kap. 2.1 eingegangen. Es ist bekannt, daß sich das Vulvakarzinom regelmäßig und entsprechend einer bestimmten Ordnung ausbreitet [Käser 1987]. Nach vorerst langsamem, lokalem und oft unizentrischem Wachstum erfolgt die lymphogene, vor allem embolisch-metastatische Ausbreitung der Erkrankung. Die Lymphknotenstationen werden abschnittsweise in zeitlich abschätzbaren Abständen befallen. Das Skipping-Phänomen, d.h. das Überspringen von Lymphknotenstationen, wird praktisch nie beobachtet.

Durch Embolisation von Tumorzellen und erst relativ spät durch kontinuierliches Einwachsen in die regionalen Lymphspalten (Lymphangiosis) kommt es zur Tumorausbreitung. Ein Hautbefall erfolgt aus diesem Grund relativ spät, was im Therapiekonzept bzw. bei der Planung der Hautinzision mitberücksichtigt werden kann.

Obwohl die lymphatische Ausbreitung des Vulvakarzinoms regelmäßig erfolgt, wurde jahrelang diskutiert, ob die oberflächlichen inguinalen Lymphknoten oberhalb der Fascia cribriformis immer die erste Auffangstation bilden. Es scheint jetzt nachgewiesen zu sein, daß die Metastasierung sowohl zu den oberflächlichen wie auch tiefen inguinalen Lymphknoten unterhalb der Fascia cribriformis erfolgt. Die Fascia cribriformis stellt keine klare anatomische Grenze dar. Das Auftreten von femoralen Rezidiven nach negativer oberflächlicher Lymphadenektomie wurde in der GOG-Studie nachgewiesen, in der 121 Patientinnen mit einem frühen Vulvakarzinom nur mit einer oberflächlichen inguinofemoralen Lymphadnekektomie behandelt wurden. Von 9 Patientinnen mit Rezidiven entwickelten 6 ihr Rezidiv in der ipsilateralen Inguina. Dies ist im Vergleich zur historischen Kontrollstudie (GOG Nr. 36), in der eine vollständige (oberflächliche und tiefe) Lymphadenektomie durchgeführt worden war, relativ hoch [Chu et al. 1981; Stehman et al. 1992]. Eine En-bloc-Lymphadenektomie mit oberflächlichen und tiefen inguinalen Lymphknoten ist deshalb immer vorzuziehen [Sevin 1988].

2.8.4
Pelvine Lymphadenektomie vs. pelvine Bestrahlung bei positiven inguinalen Lymphknoten

Die GOG-Studie 37 untersuchte randomisiert bei 114 Patientinnen mit positiven Lymphknoten, welche Folgetherapie die besten Resultate zeigt. In der einen Gruppe wurden Patientinnen mit positiven inguinalen Lymphknoten pelvin lymphadenektomiert, in der anderen wurde das Becken inklusive der Inguina bestrahlt [Homesley et al. 1986]. Beide Therapiegruppen zeigten eine vergleichbare Verteilung in Hinsicht auf klinische Stadien, inguinale Lymphknotenmetastasen, Differenzierungsgrad, Invasionstiefe, Tumordurchmesser und Tumorlokalisation [Sevin u. Homesley 1986]. Da allgemein mehr als 80 % aller Rezidive in den ersten 2 Jahren auftreten, können aus den vorliegenden frühen Resultaten bereits folgende Schlüsse gezogen werden:

- Bei etwa 25 % der Patientinnen mit positiven inguinalen Lymphknoten finden sich auch tumorpositive pelvine Lymphknoten. Andere Autoren berichteten vorher über weit niedrigere Zahlen [Monaghan u. Hammond 1984].
- Werden positive pelvine Lymphknoten nachgewiesen, verschlechtert sich die Prognose drastisch. Das Zweijahresüberleben sinkt von 62 % bei negativen auf 23 % bei positiven pelvinen Lymphknoten.
- Das Zweijahresüberleben ist für Patientinnen der Radiotherapiegruppe (68 %) signifikant besser als für jene der Lymphadenektomiegruppe (54 %). Es erwies sich, daß der Vorteil im Überleben auch von der Anzahl der positiven inguinalen Lymphknoten abhängt. Der größte Vorteil zeigt sich bei Patientinnen mit mehr als einem positiven inguinalen Lymphknoten [Homesley u. Sevin 1986; Homesley et al. 1991; Sevin u. Homesley 1986; Keys 1993].
- Die prozentuale Verteilung der Rezidive zeigte, daß diese Vorteile auch durch die adjuvante Be-

strahlung der Inguina bedingt sein könnten. In der Radiotherapiegruppe traten nämlich signifikant weniger Inguinarezidive auf. Bei beiden Gruppen waren Rezidive an der Vulva gleich häufig [Homesley u. Sevin 1991].
- Bezüglich der Therapiekomplikationen ergaben sich keine größeren Unterschiede. Wird allerdings in Zukunft auch die Vulva mitbestrahlt, könnten sich vermehrt Probleme durch die reduzierte Toleranz der Haut ergeben.

Diese Daten aus einer randomisierten Studie mit relativ großen Fallzahlen zeigen somit den Vorteil der pelvinen und inguinalen Bestrahlung bei positiven inguinalen Lymphknoten. Zumindest in den USA hat deshalb dieses Therapiekonzept zunehmend Verwendung gefunden.

2.8.5
Bedeutung der paraaortalen Lymphknoten beim Vulvakarzinom

In Verbindung mit den pelvinen Lymphknoten sind auch die paraaortalen Lymphknoten zu erwähnen. Wie bereits dargestellt, haben bis zu 25 % aller Patientinnen mit positiven inguinalen Lymphknoten auch tumorpositive pelvine Lymphknoten. Somit ist auch der Befall der paraaortalen Lymphknoten theoretisch von Interesse [Di Re et al. 1987].

Für die Praxis ist dies jedoch im heutigen Therapiekonzept zumindest in den frühen Stadien ohne Bedeutung. Wird in 20 % der Fälle ein Befall der paraaortalen Lymphknoten zusammen mit den pelvinen Lymphknoten postuliert, so ist insgesamt mit einem Befall von knapp 5 % zu rechnen. Zudem ist zu betonen, daß bei positiven paraaortalen Lymphknoten die Heilung eines Vulvakarzinoms mit heutigen Mitteln fast unmöglich erscheint: Der Wert des „Tumordebulkings" der retroperitonealen, insbesondere paraaortalen Lymphknoten ist bis heute unklar. Durch eine paraaortale Lymphadenektomie steigt außerdem die Morbidität speziell bei den oft älteren Patientinnen. Die Indikation für eine paraaortale Lymphadenektomie beim primären Vulvakarzinom, das ohne Exenteration operiert werden kann, erscheint somit äußerst fraglich.

2.8.6
Wert der Exenteration im heutigen Therapiekonzept des Vulvakarzinoms

Beim fortgeschrittenen Vulvakarzinom mit Einbruch in Blase oder Rektum besteht die Option zur primären Beckenexenteration in Verbindung mit radikaler Vulvektomie und bilateraler inguinaler

Lymphadenektomie. Eine Exenteration scheint in der Regel nur dann sinnvoll, wenn die vorher durchgeführte Explorationslaparotomie keinen Tumorbefall außerhalb des Operationsgebietes ergibt (s. Kap. 2.3.4). Im Gegensatz zum Zervixkarzinom, bei welchem eine Exenteration fast ausschließlich bei Patientinnen mit Rezidiven, die vorher bestrahlt worden sind, durchgeführt werden muß, kann beim Vulvakarzinom bei Tumorbefall der Blase und/oder des Rektums eine primäre Exenteration notwendig sein. Die Heilungschancen wären somit theoretisch besser [DiSaia u. Creasman 1989 b]. Es wird von Fünfjahresüberlebensraten von etwa 60 % berichtet [Phillips et al. 1981; Cavanagh u. Shepherd 1982; Hopkins et al. 1992; Miller et al. 1995].

Trotzdem wurde nach Alternativen gesucht. Der Grund liegt u. a. darin, daß den älteren Patientinnen eine Exenteration aus körperlichen und psychischen Gründen kaum zumutbar ist. Als Alternative wurde die Kombination von präoperativer Radiotherapie mit einer radikalen Vulvektomie mit Lymphadenektomie vorgeschlagen [Boronow 1973, 1982, 1991]. Bei 26 auf diese Art behandelten Patientinnen mit fortgeschrittenem Vulvakarzinom kam es zu nur einem Lokalrezidiv. Bei 12 % kam es zu Fisteln und bei 19 % der Fälle zu Strahlennekrosen. Auch von anderen Institutionen konnten durch ein kombiniertes Vorgehen mit Einsatz von perkutaner präoperativer Therapie und eingeschränkt radikaler Operation günstige Resultate erzielt werden [Hacker et al. 1984 a].

Es zeigt sich somit, daß die Indikation zur Exenteration heutzutage enger gestellt wird und die Möglichkeit der kombinierten Therapie (präoperative Bestrahlung und Operation) immer zuerst in Erwägung gezogen werden sollte. Gerade in letzter Zeit wurden in besonderem Maß die Kombination von Chemo- und Strahlentherapie untersucht, um die Heilungschancen zu verbessern. Organerhaltende Operationen sind ein integraler Teil dieser hoch individualisierten Therapiepläne [Eifel et al. 1995; Whalen et al. 1995; Lupe et al. 1996; Landoni et al. 1996]. Eine individuelle interstitielle Strahlentherapie mit ^{192}Ir kann u. U. auch in Betracht gezogen werden [Pohar et al. 1995].

2.8.7
Klinischer Wert der photodynamischen Therapie (PDT) bei der vulvären intraepithelialen Neoplasie (VIN)

Das Prinzip der photodynamischen Therapie besteht in der systemischen oder topischen Verabreichung eines Photosensibilisators, der sich vorzugsweise im zu zerstörenden Gewebe anreichern soll. Bei Bestrahlung mit Licht von genügender Energie und geeigneter Wellenlänge bewirkt der im Gewebe gespeicherte Photosensibilisator eine phototoxische Reaktion, die meist über Sauerstoffradikale oder Oxidationsprodukte abläuft, wodurch gezielt nur die Gewebe zerstört werden, die den Photosensibilisator gespeichert haben. Mehrere gynäkologische Applikationen mit systemischen Hämatoporphyrinderivaten (z. B. Photofrin II) wurden beschrieben, einschließlich multifokalem Plattenepithelkarzinom der Vagina, Morbus Bowen der Vulva [Mc Caughan et al. 1985], Carcinoma in situ der Zervix [Soma et al. 1983] und Zervixkarzinomrezidiven [Rettenmaier et al. 1984]. Unglücklicherweise persistieren diese Photosensibilisatoren nach systemischer Applikation über Wochen in der Haut und führen zu einer generalisierten Photosensibilisierung [Dougherty et al. 1978; Henderson 1989; Zalar et al. 1977; Mullooly et al. 1990]. Um dies zu umgehen, wurde Photofrin II mit 4 % Azone als Penetrationsverstärker topisch eingesetzt, allerdings ohne klinisches Ansprechen bei 3 Patientinnen mit VIN. Photofrin II scheint generell die keratinisierte Haut der Vulva schlecht zu penetrieren, unabhängig davon, ob Eucerin oder ob Azone als Vehikel benutzt wird (unpublizierte Daten).

Anders verhält es sich mit topisch aufgetragener 5-Aminolävulinsäure als Photosensibilisator. Die 5-Aminolävulinsäure (ALA) ist eine natürlich vorkommende, körpereigene Substanz, die das erste Substrat zur Biosynthese von Häm darstellt. Die Verabreichung von ALA resultiert in der intrazellulären Produktion von Porphyrinen, insbesondere Protoporphyrin IX (Pp IX), das rot fluoresziert [Divaris et al. 1990].

Die topische Applikation von ALA in Konzentrationen, die die natürlich vorkommenden Konzentrationen bei weitem übersteigen, führt besonders in epithelialen Geweben zu einer photosensibilisierenden Pp-IX-Akkumulation, die bei Lichtexposition die photochemische Reaktion auslöst. Die Hautsensibilisierung durch das endogene Pp IX bleibt auf die Auftragungsstelle beschränkt und sistiert in wenigen Tagen. Die kutane Photosensibilisierung durch Porphyrine ist vom Formenkreis der Porphyrine, insbesondere von der erythropoetischen Protoporphyrie, gut bekannt. Klinisch wird die topische Applikation von ALA in der photodynamischen Therapie von oberflächlichen Basalzellkarzinomen, Pflasterzellkarzinomen, aktinischer Keratose [Kennedy et al. 1992], Psoriasis [Boehncke et al. 1994] und bowenoider Papulose ohne schwere, langandauernde Photosensibilisierung angewendet, die mit anderen Porphyrinen assoziiert ist. Dickere Hautläsionen wie maligne Melanome, Mammakarzinommetastasen und noduläre Basalzellkarzinome zeigten jedoch schlechte Ansprechraten, wahrscheinlich aufgrund der ungenügenden ALA-Penetration [Cairnduff et al. 1994].

Bei VIN handelt es sich jedoch um oberflächliche, oft multizentrische Läsionen von einer Dicke zwischen 0,1 und 1,9 mm, durchschnittlich 0,5 mm [Bendet et al. 1991], die einer topischen Medikamenten- und Lichtapplikation gut zugänglich sind. Bei vulvären Condylomata acuminata konnte sowohl mittels der In-vivo-Fluoreszenzdiagnostik wie auch der Fluoreszenzmikroskopie gezeigt werden, daß eine selektive Photosensibilisierung dieser Läsionen mit niedriger ALA-Konzentration und kurzen Zeitintervallen möglich ist [Fehr et al. 1996]. Die maximale Epitheldicke der Kondylome betrug in dieser Studie ähnlich der von VIN etwa 0,4 mm. Da Kondylome wie VIN hyperproliferative Läsionen mit gestörter epithelialer Architektur und erhöhtem zellulärem Metabolismus darstellen, darf auch eine selektive Penetration und Konversion der ALA in VIN angenommen werden. Die veränderte Keratinschicht dieser Läsionen wird rascher von ALA penetriert als ihr normales Gegenstück der umgebenden gesunden Haut, weshalb die Applikation nicht auf die zu behandelnde Läsion beschränkt werden muß. Präliminäre Ergebnisse der ersten klinischen Studien weisen auf eine mögliche Effektivität dieser Behandlungsmodalität hin [Korell et al. 1994]. Die potentiellen Vorteile dieser neuen, ambulanten Methode liegen darin, daß es zu keiner Narbenbildung kommt, sie wiederholbar ist, keine Anästhesie benötigt, und die Abheilung nur wenige Tage dauert. Die Effizienz muß jedoch noch in größeren Studien nachgewiesen werden.

2.8.8
Rauchen und Vulvakarzinom

Die Präventivmedizin wird in Zukunft immer bedeutsamer. Es ist schon länger bekannt, daß das Rauchen ein Risikofaktor für das Vulvakarzinom ist. Da dieses Karzinom jedoch relativ selten ist, sind in dieser Hinsicht noch ungenügend flächendeckende präventive Aktionen durchgeführt worden. Von besonderem Interesse ist die Studie von Kirschner, in der gezeigt wurde, daß das Rauchen, die Lymphknotenmetastasierung und der Tumordurchmesser die 3 wichtigsten Parameter für das Überleben waren [Kirschner et al. 1995]. Raucherinnen hatten dabei ein 6mal höheres Risiko als Nichtraucherinnen. Bei der ärztlichen Betreuung von Patientinnen mit präinvasiven und invasiven Läsionen der Vulva sollte somit vermehrt darauf hingewiesen werden, daß das Rauchen wegen der erhöhten Rate an Rezidiven und Zweitmalignomen tatsächlich beendet werden sollte [Sturgeon et al. 1996; Friedrich et al. 1992; Daling et al. 1992]

2.8.9
Ursachen des Vulvakarzinoms auf molekularbiologischer Ebene

Molekularbiologische Studien beim präinvasiven und invasiven Vulvakarzinom haben gezeigt, daß HPV 6, 16, 18, 51 und 56 zu einer funktionellen Inaktivierung des p53-Suppressorgens führen. Zu dieser kommt es entweder durch Mutation oder durch Interaktion mit dem HPV-E6-Onkoprotein [Nagano et al. 1996; Pilotti et al. 1995; Kim et al. 1996]. HPV- und Onkogenanalysen am bioptischen Material können somit in Zukunft möglicherweise dazu beitragen, eine effektivere Frühdiagnose zu ermöglichen.

2.8.10
Welche neuen Erkenntnisse sind in den nächsten Jahren bei den malignen Tumoren der Vulva zu erwarten?

Von besonderem Interesse sind künftig die Auswirkungen der zunehmenden Tendenz zur eingeschränkt radikalen Chirurgie bei der Behandlung der Vulvakarzinome. Die vorliegenden Daten weisen darauf hin, daß die heute verfolgten modernen Therapiekonzepte mindestens zu gleich guten Resultaten führen wie die alten, aber weniger Komplikationen und psychische Alterationen für die Patientinnen mit sich bringen.

Die Einführung des Begriffs „Mikrokarzinom" der Vulva in das FIGO-Stadium Ia hat zudem eine konservative Therapie mit weiter lokaler Exzision akzeptabel gemacht.

Die Resultate verschiedener Studien mit kombiniertem Einsatz von Chirurgie und Radiotherapie im Sinne der multimodalen Therapie haben gezeigt, daß das Therapiekonzept von Way mit rein radikalem chirurgischem Vorgehen modifiziert werden muß.

Weitere Untersuchungen mit Radio-Chemotherapie-Kombinationen könnten in der Zukunft bessere Remissionen ergeben. Hierbei ist Paclitaxel (Taxol) als strahlensensibilisierende Substanz von besonderem Interesse [Jaakola et al. 1996; Steren et al. 1993]

In der Rezidivtherapie und bei fortgeschrittenen Karzinomen scheint sich auch beim Vulvakarzinom mit der kombinierten Chemo-Radiotherapie eine neuere Therapiemöglichkeit abzuzeichnen. Die dabei eingesetzten Zytostatika sind vor allem 5-FU und Mitomycin C. Die Gesamtbestrahlungsdosis beträgt für die Vulva 51 Gy und für die Inguinalregion 45 Gy [Thomas et al. 1989]. Besteht bei einem Vulvakarzinom eine Indikation zur Radiotherapie, könnten auch bei diesem Karzinom durch den Einsatz von Radiosensitizern die Erfolge verbessert werden.

In den nächsten Jahren ist bei bestimmten vulvären Läsionen ebenso wie bei den anderen gynäkologischen Malignomen mit dem weiteren Einsatz von BRM zu rechnen. Möglicherweise ergeben sich dabei neue Therapiemöglichkeiten auch beim Melanom der Vulva (z. B. mit spezifisch aktivierten zytotoxischen T-Lymphozyten). Darüber hinaus ist der topische und systemische Einsatz von Interferonen bei der vulvären intraepithelialen Neoplasie (VIN) weiter zu untersuchen.

Auf die photodynamische Therapie (PDT) wurde in Kap. 2.8.7 eingegangen. Seit den ersten Mitteilungen des klinischen Einsatzes der PDT [Lele et al. 1989] sind gerade in neuerer Zeit viele neue Therapiemöglichkeiten dazugekommen, die gerade bei der VIN zukunftsträchtig erscheinen.

Wie fast bei keinem anderen gynäkologischen Karzinom ist bei den Malignomen der Vulva wegen der Seltenheit ihres Auftretens die Zusammenarbeit mehrerer Kliniken in Arbeitsgemeinschaften zur klinischen Forschung von großer Bedeutung und weiter zu fördern.

Literatur

Aartsen EJ, Albus-Lutter CE (1994) Vulvar sarcoma: clinical implications. Eur J Obstet Gynecol Reprod Biol 56:181–189

Anderson BL, Hacker NF (1983) Psychosexual adjustment after vulvar surgery. Obstet Gynecol 62:457–462

Andrassy RJ, Hays DM, Raney RB et al. (1995) Conservative surgical management of vaginal and vulvar pediatric rhabdomyosarcoma: a report from the Intergroup Rhabdomyosarcoma Study III. J Pediatric Surg 30:1034–1036

Andreasson B, Bock JE, Stern KV et al. (1983) Verrucous carcinoma of the vulvar region. Acta Obstet Gynecol Scand 62:183

Beahrs OH, Henson DE, Hutter RVP, Myers MH (1988) Melanoma of the skin (excluding eyelid). In: Beahrs OH, Henson DE, Hutter RVP, Myers MH (eds) Manual for staging of cancer. Lippincott, Philadelphia, pp 139–142

Bender HG (1988) Voraussetzungen und Möglichkeiten der Funktionserhaltung bei der Therapie des Vulvakarzinoms. Gynäkologe 21:289–293

Bendet JL, Wilson PS, Matisic J (1991) Epidermal thickness and skin appendage involvement in vulvar intraepithelial neoplasia. J Reprod Med 36/8:608–612

Boehncke WH, Sterry W, Kaufmann R (1994) Treatment of psoriasis by topical photodynamic therapy with polychromatic light. Lancet 343:801

Boronow RC (1973) Therapeutic alternative to primary exenteration for advanced vulvo-vaginal cancer. Gynecol Oncol 1:223

Boronow RC (1982) Combined therapy as an alternative to exenteration for locally advanced vulvo-vaginal cancer. Cancer 49:1085

Boronow RC (1991) Combined radiation and surgery for locally advanced cancer of the vulva. In: Di Re F, DiSaia P, Knapstein PG, Haller U, Sevin BU (eds) Malignancies of the vulva. Thieme, Stuttgart

Breslow A (1975) Tumorthickness, level of invasion and node dissection in stage I cutaneous melanoma. Ann Surg 182:572–573

Cairnduff F, Stringer MR, Hudson EJ, Ash DV, Bown SB (1994) Superficial photodynamic therapy with topical 5-aminolaevulinic acid for superficial primary and secondary skin cancer. Br J Cancer 69:605–608

Cavanagh D, Shepherd JH (1982) The place of pelvic exenteration in the primary management of advanced carcinoma of the vulva. Gynecol Oncol 13:318

Christopherson W, Buchsbaum HJ, Voet R, Lifschitz S (1985) Radical vulvectomy and bilateral groin lymphadenectomy utilising separate groin incisions: Report of a case with recurrence in the intervening skin bridge. Gynecol Oncol 21:247–251

Chu J, Tamimi HK, Figge DC (1981) Femoral node metastases with negative superficial inguinal nodes in early vulvar cancer. Am J Obstet Gynecol 140:337

Chung AF, Woodruff JM, Lewi JL (1975) Malignant melanoma of the vulva. Obstet Gynecol 45:638–646

Clark WH (1969) The histogenesis and biological behavior of primary malignant melanoma of the skin. Cancer Res 29:705–717

Copas PR, Spann CO, Majmudar B, Horowitz IR (1996) Basal cell carcinoma of the vulva. A report of four cases. J Reprod Med 41:283–286

Crombach G, Würz H, Kreienberg R, Möbus V et al. (1988) Evaluation of SCC antigen as a tumor marker for cervical cancer – a cooperative study of the GTMG. J Tumor Marker Oncol 3:59

Curtin JP, Saigo P, Slucher B, Venkatraman ES, Mychalczak B, Hoskins WJ (1995) Soft-tissue sarcoma of the vagina and vulva: a clinicopathologic study. Obstet Gynecol 86:269–272

Daling JR, Sherman KJ, Hislop TG, Maden C, Mandelson MT, Beckmann AM, Weiss NS (1992) Cigarette smoking and the risk of anogenital cancer. Am J Epidemiol 135:180–189

Dapunt O, Daxenbichler G (1986) Das äußere Genitale in verschiedenen Lebensphasen der Frau. In: Zander J, Baltzer J (Hrsg) Erkrankungen der Vulva. Urban & Schwarzenberg, München, S 4–10

Davidson T, Kissin M, Westbury G (1987) Vulvo-vaginal melanoma – should radical surgery be abandoned? Br J Obstet Gynaecol 94:473–476

Deppe G, Cohen CJ, Bruckner HW (1979) Chemotherapy of squamous cell carcinoma of the vulva: a review. Gynecol Oncol 7:345–348

De Re F, Lupi G, Fontanelli R, Baeli A (1987) Cancer of the vulva: Pelvic and paraaortic lymphadenectomy. In: Takagi S, Friedberg V, Haller U, Knapstein PG, Sevin BU (eds) Gynecologic oncology, surgery and urology. Central Foreign Books, Tokyo, pp 221–224

DiSaia PJ (1987) The case against the surgical concept of en bloc dissection for certain malignancies of the reproductive tract. Cancer 60:2025–2034

DiSaia PJ, Creasman WT (1989a) Invasive cancer of the vulva. In: DiSaia PJ, Creasman WT (eds) Clinical gynecologic oncology. Mosby. St. Louis, pp 241–272

DiSaia PJ, Creasman WT (1989b) Invasive cervical cancer. In: DiSaia PJ, Creasman WT (eds) Clinical gynecologic oncology. Mosby, St. Louis, pp 67–132

DiSaia PJ, Creasman WT (1989c) Preinvasive disease of the cervix, vagina and vulva. In: DiSaia PJ, Creasman WT (eds) Clinical gynecologic oncology. Mosby, St. Louis, pp 1–48

DiSaia PJ, Creasman WT, Rich WM (1979) An alternative approach to early cancer of the vulva. Am J Obstet Gynecol 133:825

DiSaia PJ, Dorion GE, Cappuccini F, Carpenter PM (1995) A report ot two cases of recurrent Paget's disease of the vulva in a split-thickness graft and its possible pathogenesis-labled retrodissemination. Gynecol Oncol 57:109–112

Divaris DXG, Kennedy JC, Pottier RH (1990) Phototoxic damage to sebaceous glands and hair follicles of mice following systemic administration of 5-aminolevulinic acid correlates with localized protoporphyrine IX fluorescence. Am J Pathol 136 : 891–897

Dougherty TJ, Kaufmann JE, Goldfarb A (1978) Photoradiation therapy for the treatment of malignant tumors. Cancer Res 38 : 2628–2635

Dunton CJ, Kautzky M, Hanau C (1995) Malignant melanoma of the vulva: a review. Obstet Gynecol Surv 50 : 739–746

Dusenbery KE, Carlson JW, LaPorte RM et al. (1994) Radical vulvectomy with postoperative irradiation for vulvar cancer: therapeutic implications of a central block. Int J Radiat Oncol Biol Phys 29 : 989–998

Eifel PJ, Morris M, Burke TW, Levenback C, Gershenson DM (1995) Prolonged contiuous infusion cisplatin and 5-fluorouracil with radiation for locally advanced carcinoma of the vulva. Gynecol Oncol 59 : 51–56

Farias-Einser R, Cirisano FD, Grouse D, Leuchter RS, Karlan BY, Lagasse LD, Berek JS (1994) Conservative and individualized surgery for early squamous carcinoma of the vulva: the treatment of choice for stage I and II (T1 2No 1Mo). Gynecol Oncol 53 : 55–58

Fehr MK, Chapman CF, Krasieva T, Tromberg BJ, McCullough JL, Berns MW, Tadir Y (1996) Selective photosensitizer distribution in vulvar condyloma acuminatum after topical application of 5-aminolevulinic acid. Am J Obstet Gynecol 174 : 951–957

Fisher G, Spurrett B, Fischer A (1995) The chronically symptomatic vulva: aetiology and management. Br J Obstet Gynaecol 102 : 773–779

Fishman DA, Chambers SK, Schwartz PE, Kohorn EL, Chambers JT (1995) Extramammary paget's disease of the vulva. Gynecol Oncol 56 : 266–270

Foster DC, Woodruff JD (1981) The use of dinitrochlorobenzene in the treatment of vulvar carcinoma in situ. Gynecol Oncol 11 : 330–339

Friedrich EG (1983a) Diagnosis and therapy. In: Friedrich EG (Hrsg) Vulva disease. Saunders, Philadelphia, pp 35–59

Friedrich EG (1983b) Squamous carcinoma of the vulva: new concepts. Ann Ned Ver Obstet Gynecol [Suppl] 1 : 11–14

Friedrich EG (1983c) Parakeratosis, papule formation, pigment incontinence. In: Friedrich EG (ed) Vulvar disease. Saunders, Philadelphia, pp 93–105

Friedrich EG, Wilkinson EJ (1986) Das mikroinvasive Karzinom der Vulva. In: Zander J, Baltzer J (Hrsg) Erkrankungen der Vulva. Urban & Schwarzenberg, München, pp 88–91

Friedrich EG, Wilkinson EJ, Teingraeber PH, Lewis JD (1975) Paget's disease of the vulva and carcinoma of the breast. Obstet Gynecol 46 : 130–134

Friedrich R, Schaefer P, Krauer F (1992) Intraepithelial neoplasia of the vulva and smoking. Gynäkol Geburtsh Rdsch 32 : 92–94

Frischbier HJ (1986) Die Strahlentherapie des Vulvakarzinoms (Hamburger Methode). In: Zander J, Baltzer J (Hrsg) Erkrankungen der Vulva. Urban & Schwarzenberg, München, S 161–167

Frischbier HJ, Thomson K, Schmermund HJ, Oberheuser F, Höhne G, Lohbeck HU (1985) Die Strahlenbehandlung des Vulvakarzinoms. Geburtshilfe Frauenheilkd 45 : 1

Frischkorn R (1983) Möglichkeiten und Grenzen der Strahlentherapie beim Vulvakarzinom einschließlich einer kurzen Stellungnahme zur Elektrokoagulation. Arbeitsgemeinschaft für gynäkologische Onkologie (AGO), Mitteilungsblatt 4

Gallousis S (1972) Verrucous carcinoma: report of three vulvar cases and a review of the literature. Obstet Gynecol 40 : 502

Geisler JP, Stowell MJ, Melton ME, Maloney CD, Geisler HE (1995) Extramammy Paget's disease of the vulva recurring in a skin graft. Gynecol Oncol 56 : 446–447

Gitsch G (1996) Therapy of vulvar carcinoma in the early stages. Geburtshilfe Frauenheilkd 56 : 63–69

Goldberg MI, Belinson JL, Ford JH, Averette HE (1979) Surgical management of invasive carcinoma of the vulva utilizing a lower abdominal midline incision. Gynecol Oncol 7 : 296–308

Gross G, Wagner D, Hauser-Brauner B, Ikenberg H, Gissmann L (1985a) Bowenoide Papulose und Carcinoma in situ der Cervix uteri bei Sexualpartnern. Ein Beispiel für die Übertragbarkeit der HPV 16-Infektion. Hautarzt 36 : 465–469

Gross G, Hagedorn M, Ikenberg H, Rufli T, Dahlet C, Grossmans E, Gissmann L (1985b) Presence of human papillomavirus (HPV) structural antigens and of HPV 16 related DNA sequences in bowenoid papulosis. Arch Dermatol 121 : 858

Hacker NF (1989) Vulvar cancer. In: Berek JS, Hacker NF (eds) Practical gynecologic oncology. Williams & Wilkins, Baltimore, pp 391–424

Hacker NF, Berek JS, Juillard GJF, Lagasse LD (1984a) Preoperative radiation therapy for locally advanced vulvar cancer. Cancer 54 : 2056

Hacker NF, Berek JS, Lagasse LD, Nieberg RK, Leuchter RS (1984b) Individualization of treatment for stage I squamous cell vulvar carcinoma. Obstet Gynecol 63 : 155–162

Hacker NF, Van der Velden J (1993) Conservative management of early vulvar cancer. Cancer 71 : 1673–1677

Haller U, Iklè FA, Szalmay G (1988) Festschrift zum Geburtstag von O. Käser. Schwabe, Basel, S 78–109

Hamberger AD, Wharton JT (1980)Vulva. In: Fletcher GH (ed) Textbook of radiotherapy. Ley & Febiger, Philadelphia, pp 828–834

Henderson B (1989) Photodynamic therapy – coming of age. Photodermatology 6 : 200–211

Hicks ML, Hempling RE, Piver MS (1993) Vulvar carcinoma with 0,5 mm of invasion and associated inguinal lymph node metastasis. J Surg Oncol 54 : 271–273

Hillemanns HG, Hilgarth HM (1986) Präneoplasien und Malignome der Vulva. In: Schmidt-Matthiesen H (Hrsg) Spezielle gynäkologische Onkologie. Urban & Schwarzenberg, München Wien Baltimore, S 69–130

Homesley HD, Sevin BU (1990) Treatment of vulvar cancer – the GOG experience. In: Di Re F, DiSaia P, Knapstein PG, Haller U, Sevin BU (eds) Malignancies of the vulva. Thieme, Stuttgart

Homesley HD, Bundy BN, Sedlis A, Adcock L (1986) Radiation therapy versus pelvic node resection for carcinoma of the vulva with positive groin nodes. Obstet Gynecol 68 : 733–740

Homesley HD, Bundy BN, Sedlis A, Yordan E, Berek JS, Jahshan A, Mortel R (1993) Prognostic factors for groin node metastasis in squamous cell carcinoma of the vulva (a gynecologic oncology group study). Gynecol Oncol 49 : 279–283

Hopkins MP, Morley GW (1992) Pelvic exenteration for the treatment of vulvar cancer. Cancer 70 : 2835–2838

Iversen T, Abeler V, Aalders J (1981) Individualized treatment of stage I carcinoma of the vulva. Obstet Gynecol 57 : 85

Jaakkola M, Rantanen V, Grenman S, Kulmala J, Grenman R (1996) In vitro concurrent paclitaxel and radiation of four vulvar cell carcinoma cell lines. Cancer 77 : 1940–1946

Japaze H, Van Dinh T, Woodruff JD (1982) Verrucous carcinoma of the vulva: a study of 24 cases. Obstet Gynecol 80 : 462

Jaramillo BA, Ganjei P, Averette HE, Sevin BU, Lovecchio JL (1985) Malignant melanoma of the vulva. Obstet Gynecol 66 : 398–401

Käser O (1987) Operative gynäkologische Onkologie, Perspektiven. In: Starck G (Hrsg) 4. Nürnberger Symposium: Geburtshilfe und Gynäkologie: Heute und morgen? – Standortbestimmung und Ausblick. Demeter, Nürnberg, S 48–58

Käser O, Iklè FA, Hirsch HA (1993) Vulva- und Vaginalkarzinom. In: Käser O, Iklè FA, Hirsch HA (Hrsg) Atlas der gynäkologischen Operationen. Thieme, Stuttgart, S 17

Kelley JL, Burke TW, Tornos C, Morris M, Gershenson DM, Silva EG, Wharton JT (1992) Minimally invasive vulvar carcinoma: an indication for conervative surgical therapy. Gynecol Oncol 44:240–244

Kennedy JC, Pottier RH (1992) Endogenous protoporphyrin IX, a clinically useful photosensitizer for photodynamic therapy. J Photochem Photobiol B: Biol 14:275–292

Keys H (1993) Gynecologic oncology group randomized trials of combined technique therapy for vulvar cancer. Cancer 71:1691–1696

Kim YT, Thomas NF, Kessis TD, Wilkinson EJ, Hedrick L, Cho KR (1996) p53 mutations and clonality in vulvar carcinomas and squamous hyperplasias: evidence suggesting that squamous hyperplasias do not serve as direct precursors of human papillomavirus-negative vulvar carcinomas. Hum Pathol 27:389–395

Kirschner CV, Yordan EL, DeGeest K, Welbanks GD (1995) Smoking, obesity and survival in squamous cell carcinoma of the vulva. Gynecol Oncol 56:79–84

Knapstein PG, Poleska W (1987) Extended radical vulvectomy. In: Takagi S, Friedberg V, Haller U, Knapstein PG, Sevin BU (eds) Gynecology oncology, surgery and urology. Central Foreign Books, Tokyo, pp 212–220

Knapstein PG, Mahlke M, Poleska W, Zeuner W (1986) Wiederherstellungschirurgie im Bereich der Vulva. In: Zander J, Baltzer J (Hrsg) Erkrankungen der Vulva. Urban & Schwarzenberg, München, S 185–191

Knapstein PG, Mahlke M, Poleska W, Zeuner W (1988) Wiederherstellende Maßnahmen bei radikalen Vulvaoperationen. Gynäkologe 21:294–297

Knapstein P, Friedberg V, Sevin B-U (eds) (1990) Reconstructive surgery in gynecology. Thieme, Stuttgart

Kneale B (1984) Microinvasive cancer of the vulva: report of the ISSVD task force. J Reprod Med 20:454

Kneale BLG, Elliot PM, McDonald AJ (1981) Microinvasive carcinoma of the vulva: clincal features and management. In: Coppleson M (ed) Gynecologic oncology, vol 1: Churchill Livingstone, London, p 320

Köchli OR, Baltisser I, Eberhard J (1991) Beitrag zum besseren Verständnis des Morbus Paget der Vulva – Fallbericht eines inguinal metastasierenden Morbus Paget der Vulva. Arch Gynecol Obstet 249:179

Köchli OR, Schär GN, Fehr MK, Haller U (1995) Vulväre intraepitheliale Neoplasien (VIN). In: Burg G, Dummer R (Hrsg) Operative und onkologische Dermatologie. Blackwell, Berlin, S 112–115

Korell M, Abels C, Untch M, Kirschstein M, Baumgartner R, Hepp H (1994) Photodynamische Lasertherapie nach topischer ALA-Applikation bei Dysplasien von Vulva und Portio – Penetrationsstudien als Vorbedingung für den klinischen Einsatz. Lasermedizin 10:107

Kottmeier HL (1982) Annual report on the results of treatment in gynecologic cancer, Vol 18: FIGO, Stockholm

Kreienberg R (1989) Allgemeine und spezifische Laborparameter im Rahmen der Tumornachsorge bei gynäkologischen Malignomen und beim Mammakarzinom. Gynäkologe 22:55–62

Kucera H, Weghaupt K (1988) The electrosurgical operation of vulvar carcinoma with the postoperative irradiation of inguinal lymph nodes. Gynecol Oncol 29:158–167

Landoni F, Maneo A, Zanetta G, Colombo A, Nava S, Placa F, Tancini G, Mangioni C (1996) Concurrent preoperative chemotherapy with 5-fluorouracil and mitomycin C and radiotherapy (FUMIR) followed by limited surgery in locally advanced and recurrent vulvar carcinoma. Gynecol Oncol 61:321–327

Lele SB, Piver MS, Mang TS, Dougherty TJ Tomczak MJ (1989) Photodynamic therapy in gynecologic malignancies. Gynecol Oncol 34:350–352

Levenback C, Burke TW, Morris M, Malpica A, Lucas KR, Gershenson DM (1995) Potential applications of intraoperative lymphatic mapping in vulvar cancer. Gynecol Oncol 59:216–220

Lochmüller H (1986) Radiologische Behandlungsmethoden des Vulvakarzinoms (Münchner Methode). In: Zander J, Baltzer J (Hrsg) Erkrankungen der Vulva. Urban & Schwarzenberg, München Wien Baltimore, S 168–173

Lohe KJ, Kürzl R, Zander J (1986) Morbus Paget der Vulva. In: Zander J, Baltzer J (Hrsg) Erkrankungen der Vulva. Urban & Schwarzenberg, München, S 93–97

Lupi G, Raspagliesi F, Zucali R, Fontanelli R, Paladini D, Kenda R, Di Re F (1996) Combined preoperative chemoradiotherapy followed by radical surgery in locally advanced vulvar carcinoma. A pilot study. Cancer 77:1472–1478

McCall A, Olson MC, Potkul RK (1995) The variation of inguinal lymph node depth in adult women and its importance in planning elective irradiation for vulvar cancer. Cancer 75:2286–2288

Mc Caughan JS, Schellhas HF, Lomano J, Bethel BH (1985) Photodynamic therapy of gynecologic neoplasms after presensitization with hematoporphyrin derivate. Lasers Surg Med 5/5:491–498

Miller B, Morris M, Levenback C, Burke TW, Gershenson DM (1995) Pelvic exenteration for primary and recurrent vulvar cancer. Gynecol Oncol 58:202–205

Monaghan JM (1985) The management of carcinoma of the vulva. In: Shepherd JH, Monaghan JM (eds) Clinical gynecologic oncology. Blackwell, London, p 133

Monaghan JM (1987) Vulvar carcinoma: the case for individualization of treatment. In: Baillière's clinical obstetrics and gynaecology, vol 1/2. Baillière Tindall, Eashorne, pp 263–276

Monaghan JM (1988) Der Lymphknotenstatus und sein Einfluß auf die intra- und postoperative Therapieplanung des Zervix-, Endometrium- und Vulvakarzinoms. In: Hepp H, Scheidel P, Monaghan JM (Hrsg) Lymphonodektomie in der gynäkologischen Onkologie. Urban & Schwarzenberg, München, S 73–91

Monaghan JM, Hammond IG (1984) Pelvic node dissection in the treatment of vulval carcinoma – is it necessary? Brit J Obstet Gynaecol 91:270–274

Morrow CP, DiSaia PJ (1976) Malignant melanoma of the female genitalia: a clinical analysis. Obstet Gynecol Surv 31:233

Moth I, Andreasson B, Jensen SB, Bock JE (1983) Sexual function arid psychosomatic reactions after vulvectomy. Danish Med Bull 30 [Suppl 2]:27–30

Müller RP, Fischediek P, Schnepper E (1982) Beitrag zur Klinik und Hochvolttherapie (Elektronentherapie) des Vulvakarzinoms. Strahlentherapie 158:594

Mullooly VM, Abramson AL, Shikowitz MJ (1990) Dihematopotphyrin-ether-induced photosensitivity in laryngeal papilloma patients. Lasers Surg Med 10:349–356

Nadji M, Defortuna S, Sevin BU, Ganjei P (1994) Fine-needle aspiration cytology of palpable lesions of the lower female genital tract. Int J Gynecol Pathol 13:54–61

Nagano H, Yoshikawa H, Kawana T et al. (1996) Association of multiple human papillomavirus types with vulvar neoplasias. J Obstet Gynecol Res 22:1–8

Naujoks H (1986) Vorsorge und Früherkennung. Genitalorgane. In: Schmidt-Matthiesen H (Hrsg) Spezielle gynäkologische Onkologie I. Urban & Schwarzenberg, München, S 4–35

Nauth HF (1984) Quantitative und qualitative Strukturanalyse der bei normalen, benignen, präkanzerösen und malignen Vulvaläsionen exfoliierten Zellen. Geburtshilfe Frauenheilkd 44:485–494

Nauth HF (1986) Wertigkeit diagnostischer Methoden bei Erkrankungen der Vulva. In: Zander J, Baltzer J (Hrsg) Erkrankungen der Vulva. Urban & Schwarzenberg, München, S 52 – 66

Nauth HF, Schilke E (1982) Cytology of the exfoliative layer in normal and diseased vulvar skin: correlation with histology. Acta Cytol 26 : 269 – 283

Ng A (1991) Histopathology of premalignant lesions. In: Di Re F, DiSaia PJ, Knapstein PG, Haller U, Sevin BU (eds) Malignancies of the vulva. Thieme, Stuttgart

Parazzini F, Moroni S, Negri E, La Vecchia C, Dal Pino D, Cavalleri E (1995) Selected food intake and risk of vulvar cancer. Cancer 76 : 2291 – 2296

Parry-Jones E (1963) Lymphatics of the vulva. Obstet Gynaecol Brit CwIth 70 : 751

Partridge EE, Murad R, Shingleton HM et al. (1980) Verrucous lesions of the female genitalia. Verrucous carcinoma. Am J Obstet Gynecol 137 : 419

Perez C, Grigsby PW, Galktos A, Swanson R, Camel HM, Kao MS, Lockett MA (1993) Radiation therapy in managment of carcinoma of the vulva with emphasis on conservative therapy. Cancer 71 : 3707 – 3716

Pfleiderer A (1986) Zytostatische Therapie des Vulvakarzinoms. In: Zander J, Baltzer J (Hrsg) Erkrankungen der Vulva. Urban & Schwarzenberg, München S 174 – 184

Phillips B, Buchsbaum JH, Lifshitz S (1981) Pelvic exenteration for vulvovaginal carcinoma. Am J Obstet Gynecol 141 : 1038

Phillips GL, Bundy BN, Okagaki T, Kucera PR, Stehman FB (1994) Malignant melanoma of the vulva treated by radical hemivulvectomy: a prospective study of the Gynecologic Oncology Group. Cancer 73 : 2626 – 2632

Pilotti S, D'Amato L, Della Torre G et al. (1995) Papillomavirus, p 53 alteration, and primary carcinoma of the vulva. Diagn Mol Pathol 4 : 239 – 248

Plentl AA, Friedman EA (1971) Lymphatic system of the female genitalia. Saunders, Philadelphia

Podratz KC (1982) Carcinoma of the vulva: analysis of treatment failures. Am J Obstet Gynecol 143 : 340

Podratz KC (1983) Carcinoma of the vulva. Analysis of treatment and survival. Obstet Gynecol 61 : 63

Podratz KC, Gaffey TA, Symmonds RE, Johansen KL, O'Brien PE (1983) Melanoma of the vulva: an update. Gynecol Oncol 16 : 153 – 168

Pohar S, Hoffstetter S, Peiffert D, Luporsi E, Pernot M (1995) Effectivness of brachytherapy in treating carcinoma of the vulva. Int J Radiat Oncol Biol Phys 32 : 1455 – 1460

Prempree T, Amornmarn R (1984) Radiation treatment or recurrence of the vulva. Cancer 54 : 1943

Rettenmaier MA, Berman ML, DiSaia PJ, Burns RG (1984) Photoradiation therapy of gynecologic malignancies. Gynecol Oncol 17 : 200 – 206

Ries G, Breit A (1988) Strahlentherapeutische Maßnahmen in der Gynäkologie. In: Martius G (Hrsg) Therapie in der Geburtshilfe und Gynäkologie, Bd II. Thieme, Stuttgart, S 256 – 271

Roberts JA, Watring WG, Lagasse LD (1980) Treatment of vulvar intraepithelial neoplasia (VIN) with local bleomycin. Cancer Clin Trials 3 : 351 – 354

Rutledge F, Sinclair M (1968) Treatment of intreapithelial carcinoma of the vulva by skin excision and graft. Am J Obstet Gynecol 102 : 806

Scheistroen M, Trope C, Koern J, Pettersen EO, Abeler VM, Kristensen GB (1995) Malignant melanoma of the vulva. Evaluation of prognostic factors with emphasis on DNA ploidy in 75 patients. Cancer 75 : 72 – 80

Schmidt-Matthiesen H, Bastert G (1987) Vulvakarzinom. In: Schmidt-Matthiesen H, Bastert G (Hrsg) Gynäkologische Onkologie. Schattauer, Stuttgart, S 103 – 119

Schmoeckel Ch (1983) Klassifikation und Einschätzung prognostischer Kriterien bei malinen Melanomen. In: Braun-Falco O, Burg G (Hrsg) Fortschritte der praktischen Dermatologie und Venerologie, Bd X. Springer, Berlin Heidelberg New York, S 272 – 278

Sedlis A, Marshall R, Homesley H, Bundy B (1984) Positive groin lymph nodes in vulvar cancer with superficial tumor penetration. Gynecol Oncol 17 : 259 – 260

Sevin BU (1988) Die prätherapeutische Staginglaparotomie. In: Hepp H, Scheidel P, Monaghan JM (Hrsg) Lymphonodektomie in der gynäkologischen Onkologie. Urban & Schwarzenberg, München, S 19 – 31

Sevin BU (1990) Dura mater allograft in gynecologic reconstruction. In: Knapstein P, Friedberg V, Sevin BU (eds) Reconstructive surgery in gynecology. Thieme, Stuttgart, p 151 – 164

Sevin BU, Homesley HD (1986) Das Vulvakarzinom. Gynäkologe 19 : 109 – 115

Siller BS, Alvarez RD, Conner WD, McCullough CH, Kilgore LC, Partridge EE, Austin JM (1995) T2/3 vulvar cancer: a case-control study of triple incision versus en bloc radical vulvectomy and inguinal lymphadenectomy. Gynecol Oncol 57 : 335 – 339

Soma H, Nutahara S (1983) Cancer of the female genitalia. In: Hayata Y, Dougherty TJ (eds) Lasers and hematopotphyrin derivative in cancer. Igaku-Shoin, Tokyo, pp 97 – 109

Shepherd JH (1989) Revised FIGO Staging for gynaecological cancer. Br J Obstet Gynaecol 96 : 889 – 892

Stegner HE (1988) Das Carcinoma in situ der Vulva – keratinozytäre (squamöse) Präneoplasie. In: Zander K, Baltzer J (Hrsg) Erkrankungen der Vulva. Urban & Schwarzenberg, München, S 80 – 87

Stehman FB, Bundy BN, Dvoretsky PM, Creasman WT (1992 a) Early stage I carcinoma of the vulva treated with ipsilateral superficial inguinal lymphadenectomy and modified radical hemivulvectomy: a prospective study of the Gynecologic Oncology Group. Obstet Gynecol 79 : 490 – 497

Stehman FB, Bundy Thomas G, Varia M, Okagaki T, Roberts J, Bell J, Heller PB (1992 b) Groin dissection verus groin radiation in carcinoma of the vulva: a gynecologic oncology group study. Int J Radiat Oncol Biol Phys 24 : 389 – 396

Stehman FB, Bundy BN, Ball H, Clarke-Pearson DL (1996) Sites of failure and times to failure in carcinoma of the vulva treated conservatively: a gynecologic oncology group study. Am J Obstet Gynecol 174 : 1128 – 1132

Steren A, Sevin BU, Perras JP et al. (1993) Taxol as a radiation sensitizer: a flow cytometric study. Gynecol Oncol 50 : 89 – 93

Sturgeon SR, Curtis RE, Johnson K, Ries L, Brinton LA (1996) Second primary cancers after vulvar and vaginal cancers. Am J Obstet Gynecol 174 : 929 – 933

Thomas G, Dembo A, DePetrillo A et al. (1989) Concurrent radiation and chemotherapy in vulvar carcinoma. Gynecol Oncol 34 : 263 – 267

Townsend DE et al. (1982) Management of vulvar intraepithelial neoplasia by carbon dioxide laser. Obstet Gynecol 60 : 49

Trimble EL, Lewis JL, Williams LL et al. (1992) Management of vulvar melanoma. Gynecol Oncol 45 : 254 – 258

Veronesi U, Adamus J, Bandiera DC, Brennhovd O, Caceres E et al. (1982) Delayed regional lymph node dissection in stage I melanoma of skin of lower extremities. Cancer 49 : 2420 – 2430

Volk M, Schmidt-Matthiesen H (1983) Therapieergebnisse beim Vulvakarzinom. Mitteil Blatt der Arbeitsgemeinschaft für gynäkologische Onkologie (AGO) 4 : 13

Wahlen SA, Slater JD, Wagner RJ et al. (1995) Concurrent radiation therapy and chemotherapy in the treatment of primary squamous cell carcinoma of the vulva. Cancer 75 : 2289 – 2294

Wain GV, Hacker NF (1996) Vulva and vagina. In: Sevin B-U, Knapstein PG, Köchli OR (eds) Multimodality therapy in gynecologic oncology. Thieme, Stuttgart, pp 6–30

Way St, Hennigan M (1966) Late results of extended radical vulvectomy for carcinoma of the vulva. J Obstet Gynaecol Br CwIth 73:594

Weghaupt K (1986) Vulvakarzinom – Elektrosektion und Elektrokoagulation der Vulva – (Wiener Methode). In: Zander J, Baltzer J (Hrsg) Erkrankungen der Vulva. Urban & Schwarzenberg, München, S 150–160

Wharton JT, Gallager S, Rutledge FN (1974) Microinvasive carcinoma of the vulva. Am J Obstet Gynecol 118:159

Wilkinson EJ, Rico MJ, Pierson KK (1982) Microinvasive carcinoma of the vulva. Int J Gynecol Pathol 1:29–39

Yordan EL, Bonomi PD, Wilbanks GD (1984) Chemotherapy of vulvar and vaginal neoplasms. In: Deppe G (ed) Chemotherapy of gynecologic cancer. Liss, New York, pp 85–101

Zalar GL, Poh-Fitzpatrick M, Krohn DL et al. (1977) Induction of drug photosensitizen in man after parenteral exposure to hematoporphyrin. Arch Dermatol 113:1392–1397

Zippel HH, Sander W, Würz H (1985) Steroidhormon-Rezeptoren in normalen, dystrophischen, dysplastischen und karzinomatiösen Vulvageweben. Geburtshilfe Frauenheilkd 45:220

Zucker PK, Berkowitz RS (1985) The issue of microinvasive squamous cell carcinoma of the vulva: an evaluation of the criteria of diagnosis and methods of therapy. Obstet Gynecol Surv 40:136

Maligne Tumoren der Bartholin-Drüse

E. PETRU, O.R. KÖCHLI UND B.-U. SEVIN

Maligne Tumoren der Bartholin-Drüse

3

E. Petru, O. R. Köchli und B.-U. Sevin

3.1
Allgemeines

3.1.1
Häufigkeit, Ätiologie

Das primäre Karzinom der Bartholin-Drüse ist sehr selten (etwa 0,001% aller gynäkologischen Malignome) und macht etwa 1–5% aller Vulvakarzinome aus [Copeland et al. 1986a; Leuchter et al. 1982; Visco et al. 1996; Wahlström et al. 1978]. Neben 700 benignen Läsionen der Bartholin-Drüse wurden nur 7 primäre Karzinome beobachtet (1%) [Dodson et al. 1970]. Das mittlere Lebensalter zum Zeitpunkt der Diagnose beträgt etwa 55 Jahre [Deppe u. Lawrence 1988].

Die Ätiologie der Malignome der Bartholin-Drüse ist weitgehend unklar. Vereinzelt wurden in Adenokarzinomen Human-papilloma-Viren (vor allem HPV 16) nachgewiesen, was auf deren mögliche Rolle in der Karzinogenese hinweisen könnte [Felix et al. 1993]. Nur etwa 8% aller Frauen mit einem Karzinom der Bartholin-Drüse weisen in der Anamnese einen inflammatorischen Prozeß der Vulva auf [Leuchter et al. 1982].

3.1.2
Ausbreitung

Das Karzinom der Bartholin-Drüse tendiert zur Metastasierung in die Fossa ischiorectalis und die regionären Lymphknoten [DiSaia u. Creasman 1989]. Inguinale Metastasen treten bei 33–55% der Patientinnen auf [Copeland et al. 1986a; Leuchter et al. 1982; Wheelock et al. 1984]. Kontralaterale inguinale Lymphknotenmetastasen werden bei 4,5–11% der Frauen diagnostiziert [Copeland et al. 1986a; Leuchter et al. 1982; Wheelock et al. 1984]. Isolierte pelvine Lymphknotenmetastasen bei negativen inguinalen Lymphknoten kommen nur in maximal 4% der Fälle vor [Copeland et al. 1986a; Leuchter et al. 1982]. Pelvine Lymphknotenmetastasen treten bei 13–18% der Patientinnen mit inguinalem Lymphknotenbefall auf [Copeland et al. 1986a; Leuchter et al. 1982; Wheelock et al. 1984].

Eine Sonderform des Adenokarzinoms ist das *adenoid-zystische Karzinom* [Abrao et al. 1985; Copeland et al. 1986b; Rosenberg et al. 1989]. Es wächst besonders langsam und neigt zu lokalen Rezidiven [DePasquale et al. 1996; Lelle et al. 1994]. Nach vielen Jahren Latenz können auch Fernmetastasen vor allem in der Lunge auftreten [Abrao et al. 1985]. Lymphknotenmetastasen sind beim adenoid-zystischen Karzinom seltener als bei den übrigen Karzinomen der Bartholin-Drüse [Copeland et al. 1986b; DiSaia u. Creasman 1989; Leuchter et al. 1982]. Die Gesamtüberlebensrate liegt bei 71%, d.h. in jenem Bereich, der auch generell beim Karzinom der Bartholin-Drüse angegeben wird [Literaturübersicht über 32 Patientinnen; Copeland et al. 1986b].

3.1.3
Prognose

Die Fünfjahresgesamtüberlebensrate liegt zwischen 60 und 84% [Copeland et al. 1986a; Leuchter et al. 1982; Wheelock et al. 1984]. Der inguinale Lymphknotenstatus ist der wichtigste prognostische Faktor beim primären Malignom der Bartholin-Drüse [Leuchter et al. 1982; Wheelock et al. 1984; Wilkinson u. Friedrich 1987].

3.2
Diagnostik

3.2.1
Symptome, klinische Zeichen

Typisch sind:

- ein palpabler Tumor der Vulva; die meisten Tumoren messen zum Zeitpunkt der Diagnose 3–4 cm (FIGO-Stadium II) [Copeland et al. 1986a],
- Dyspareunie,
- vaginale Blutung,
- Fluor,

- Pruritus vulvae,
- Schmerzen an der Vulva,
- vergrößerte inguinale Lymphknoten; bei bis zu 50 % der Patientinnen, die histologisch Lymphknotenmetastasen aufweisen, werden diese bereits klinisch palpatorisch als suspekt eingestuft [Copeland et al. 1986a].

Oft wird der maligne Tumor der Bartholin-Drüse zunächst als Abszeß oder Zyste fehlinterpretiert. Dieser Umstand bewirkt nicht selten eine Verzögerung des Behandlungsbeginns. Das durchschnittliche Intervall zwischen den ersten Symptomen und der Diagnosestellung eines Karzinoms beträgt 9 Monate [Leuchter et al. 1982]. Da ein Bartholin-Abszeß bei postmenopausalen Frauen praktisch nicht vorkommt [Morrow u. Townsend 1987], sollte bei jeder Frau über 40 Jahren mit einem Tumor an der Vulva eine Biopsie zur histologischen Abklärung entnommen werden. Bei Patientinnen, bei denen auch nach einer Marsupialisation wegen eines Bartholin-Abszesses oder einer Bartholin-Zyste ein Tumor bestehen bleibt, sollte an die Möglichkeit eines Malignoms gedacht werden [Dodson et al. 1970].

3.2.2
Diagnosesicherung

Die Diagnose wird durch eine Biopsie oder Probeexzision histologisch gesichert. Auch die zytologische Untersuchung kann Hinweise auf ein Malignom der Bartholin-Drüse liefern.

3.2.3
Stadieneinteilung

Sie wird analog zum Vulvakarzinom vorgenommen (s. Kap. 2.2).

3.2.4
Histologie

Für die histologische Diagnose eines primären Malignoms der Bartholin-Drüse gelten folgende Kriterien:

- Nachweis des histologischen Übergangs von benignen zu neoplastischen Strukturen der Bartholin-Drüse. Dieses Kriterium ist am wichtigsten.
- Korrekte Lokalisation des Tumors im Bereich der Bartholin-Drüse an der Grenze zwischen hinterem und mittlerem Drittel der Vulva tief im Labium majus.
- Ausschluß einer Metastasierung anderer Primärtumoren.

Tabelle 3.1. Prozentuale Verteilung der Histologien beim primären Malignom der Bartholin-Drüse (Literaturübersicht über 88 Patientinnen). [Nach Leuchter et al. 1982]

Histologie	Häufigkeit [%]
Plattenepithelkarzinom	39
Adenokarzinom	33
Adenoid-zystisches Karzinom	17
Gemischtes Karzinom	6
Übergangsepithelkarzinom	3
Undifferenziertes Karzinom	2

Die prozentuale Verteilung der Malignome der Bartholin-Drüse zeigt Tabelle 3.1 [Leuchter et al. 1992].

3.3
Operative Therapiestrategie

Das in Abb. 3.1 gezeigte Therapieschema wird vielerorts angewendet. Aufgrund der hohen Lokalrezidivrate gelten allgemein eine Vulvektomie und eine bilaterale inguinale Lymphadenektomie als therapeutischer Standard [Leuchter et al. 1982; Lichtinger et al. 1986; Wheelock et al. 1984]. Andere Autoren halten eine weite Exzision im Gesunden bzw. eine Hemivulvektomie und einseitige Lymphadenektomie in Kombination mit einer Strahlentherapie für ausreichend [Copeland et al. 1986a].

Erweisen sich die inguinalen Lymphknoten als positiv (vor allem bei mehreren positiven Lymphknoten), ist eine pelvine Lymphadenektomie indiziert, da die Beckenlymphknoten in bis zu 18 % der Fälle metastatisch befallen sind [Leuchter et al. 1982].

Karzinom der Bartholin'schen Drüse

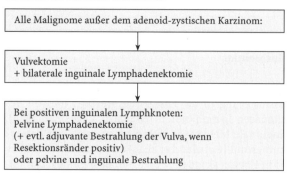

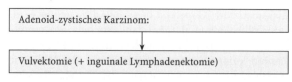

Abb. 3.1. Mögliches Behandlungsschema beim primären Malignom der Bartholin-Drüse

Unter Umständen kann es bei fortgeschrittenen Tumoren notwendig sein, Teile der Vagina und des Rektums sowie des Ramus inferior ossis pubis zu resezieren. Alternativ kann je nach Tumorausdehnung und Knochenbeteiligung präoperativ eine Strahlentherapie indiziert werden, um bei guter Radiosensitivität eine eingeschränkt radikale Operation durchführen zu können.

Beim *adenoid-zystischen Karzinom* der Bartholin-Drüse besteht kein Konsens über die erforderliche Radikalität der Operation. Von einigen Autoren wird dasselbe Vorgehen wie bei den anderen histologischen Untertypen des Malignoms der Bartholin-Drüse empfohlen [Duun et al. 1995; Leuchter et al. 1982; Lelle et al. 1994; Morrow u. Townsend 1987]. Andere empfehlen eine weite Exzision des Tumors im Gesunden und eine einseitige inguinale Lymphadenektomie [Copeland et al. 1986b; Rosenberg et al. 1989]. Wieder andere Arbeitsgruppen führen eine inguinale Lymphadenektomie nur bei Patientinnen mit klinisch verdächtigen Lymphknoten durch [Amichetti und Aldovini 1988; Bernstein et al. 1983].

Rezidive werden oft operativ (z.B. Exzision) mit einer nachfolgenden Bestrahlung behandelt [Copeland et al. 1986a; DiSaia u. Creasman 1989; Leuchter et al. 1982; Wheelock et al. 1984]. Die Prognose von Patientinnen mit Rezidiv, die positive Lymphknoten bei der Primäroperation aufweisen, ist signifikant ungünstiger, als wenn diese nicht metastatisch befallen waren [Copeland et al. 1986a]. Bis zu 44% der Patientinnen überleben nach einem Rezidiv [Copeland et al. 1986a].

3.4
Chemotherapie

Es bestehen nur geringe Erfahrungen mit einer zytostatischen Therapie beim Karzinom der Bartholin-Drüse. Doxorubicin scheint am ehesten effektiv zu sein [Bernstein et al. 1983; Copeland et al. 1986b; Rosenberg et al. 1989; Wheelock et al. 1984]. Ein Ansprechen wurde vereinzelt auch nach Therapie mit Cisplatin, Cyclophosphamid, Vincristin, 5-Fluoruracil und Mitomycin C beobachtet [Copeland et al. 1986b].

3.5
Hormontherapie

Die Hormontherapie besitzt bei diesem Tumor keine Bedeutung. Eine hormonelle Substitutionstherapie kann bei Bedarf aus onkologischer Sicht bedenkenlos verabreicht werden.

3.6
Strahlentherapie

Beim primären Karzinom der Bartholin-Drüse halten viele Zentren eine generelle adjuvante Strahlentherapie (perkutane Strahlentherapie des Beckens und beider Inguinae mit 50–54 Gy und des Perineums mit 20–30 Gy für nicht indiziert [Rosenberg et al. 1989; Dodson et al. 1970; Wheelock et al. 1984]. Allerdings traten in einer größeren (retrospektiven) Studie mit 36 Patientinnen bei 27% der Frauen ohne adjuvante Strahlentherapie Lokalrezidive auf, was im bestrahlten Kollektiv nur bei 7% der Fall war. Die Autoren empfahlen deshalb bei Patientinnen mit erhöhtem lokalem Rezidivrisiko – d.h. großen Tumoren, positiven Resektionsrändern, positiven Lymphknoten oder eingeschränkter Operation (z.B. Hemivulvektomie oder weite Exzision im Gesunden) – eine adjuvante Radiotherapie [Copeland et al. 1986a].

Beim adenoid-zystischen Karzinom konnte der Wert einer adjuvanten Bestrahlung bei Risikopatientinnen bisher nicht nachgewiesen werden [Bernstein et al. 1983].

Bei der Therapie von Lokalrezidiven wird häufig eine Radiotherapie (u.a. eine interstitielle Brachytherapie) eingesetzt [Wheelock et al. 1984].

3.7
Follow-up und Nachsorge

Lokalrezidive sind am häufigsten. In absteigender Reihenfolge werden auch Metastasen in der Lunge, den Lymphknoten, im Skelettsystem und in der Leber beobachtet [Copeland et al. 1986a, b; Lelle et al. 1994] (s. auch Kap. 2.7).

3.8
Offene Fragen und laufende Studien

Hierzu sei auf Kap. 2.8 verwiesen.

Literatur

Abrao F, Marques A, Marziona F, Abrao M, Junqueira L (1985) Adenoid cystic carcinoma of Bartholin's gland: review of the literature and report of two cases. J Surg Oncol 30: 132–137

Amichetti M, Aldovini D (1988) Primary adenoid cystic carcinoma of the Bartholin's gland: a clinical, histological and immunocytochemical study of a case. Eur J Surg Oncol 14: 335–339

Bernstein S, Voet R, Lifshitz S, Buchsbaum H (1983) Adenoid cystic carcinoma of Bartholin's gland. Am J Obstet Gynecol 147:385–390

Copeland L, Sneige N, Gershenson D, McGuffee V, Abdul-Karim F, Rutledge F (1986a) Bartholin gland carcinoma. Obstet Gynecol 67:794–801

Copeland L, Sneige N, Gershenson D, Saul P, Stringer A, Seski J (1986b) Adenoid cystic carcinoma of Bartholin gland. Obstet Gynecol 67:115–120

DePasquale S, McGuinness T, Mangan C, Husson M, Woodland M (1996) Adenoid cystic carcinoma of Bartholin's gland: a review of the literature and report of a patient. Gynecol Oncol 61:122–125

DiSaia P, Creasman W (eds) (1989) Clinical Gynecologic Oncology. Mosby, St. Louis Washington Toronto

Dodson M, O'Leary J, Averette H (1970) Primary carcinoma of Bartholin's gland. Obstet Gynecol 35:578–584

Duun S (1995) Adenoid cystic carcinoma of Bartholin's gland – a review of the literature and report of a patient. Acta Obstet Gynecol Scand 74:78–80

Felix J, Cote R, Kramer E, Saigo P, Goldman G (1993) Carcinomas of Bartholin's gland. Histogenesis and the etiological role of human papillomavirus. Am J Pathol 142:925–933

Lelle R, Davis K, Roberts J (1994) Adenoid cystic carcinoma of the Bartholin's gland: the University of Michigan experience. Int J Gynecol Oncol 4:145–149

Leuchter R, Hacker N, Voet R, Berek J, Townsend D, Lagasse L (1982) Primary carcinoma of the Bartholin gland: A report of 14 cases and review of the literature. Obstet Gynecol 60:361–368

Lichtinger M, Girtanner R, Averette H, Jarrell M, Sevin BU, Penalver M (1986) Primary malignant Bartholin's gland tumors. J Reprod Med 31:981

Morrow P, Townsend D (eds) (1987) Synopsis of Gynecologic Oncology. Wiley & Sons, New York Chichester Brisbane Toronto Singapore

Rosenberg P, Simonsen E, Risberg B (1989) Adenoid cystic carcinoma of Bartholin's gland: a report of five new cases treated with surgery and radiotherapy. Gynecol Oncol 34:145–147

Visco A, Del Priore G (1996) Postmenopausal Bartholin gland enlargement: a hospital-based cancer risk assessment. Obstet Gynecol 87:286–290

Wahlström T, Vesterinen E, Saksela E (1978) Primary carcinoma of Bartholin' gland: a morphological and clinical study of six cases including a transitional cell carcinoma. Gynecol Oncol 6:354–362

Wheelock J, Goplerud D, Dunn L, Oates J (1984) Primary carcinoma of the Bartholin gland: a report of ten cases. Obstet Gynecol 63:820–824

Kapitel 4

Maligne Tumoren der Vagina

4

E. Petru, O.R. Köchli und B.-U. Sevin

Maligne Tumoren der Vagina

4

E. PETRU, O.R. KÖCHLI UND B.-U. SEVIN

4.1
Allgemeines

4.1.1
Häufigkeit, Definition

Das primäre Vaginalkarzinom macht etwa 2% aller malignen gynäkologischen Tumoren aus und weist eine Inzidenz von 0,6 auf 100.000 Frauen pro Jahr auf. Häufiger als ein primäres Karzinom der Vagina ist ihr metastatischer Befall oder ein Rezidiv bei primären Tumoren von Corpus oder Cervix uteri, Vulva, Ovar, Urethra, Harnblase, Niere, Kolon, Mamma und dem Trophoblastgewebe. Das Vaginalkarzinom tritt vorwiegend im höheren Lebensalter auf (Altersgipfel um 60 Jahre).

Ein Scheidentumor, der auf das Orificium externum canalis cervicis übergegriffen hat, ist laut FIGO als Zervixkarzinom zu klassifizieren. Ein Tumor, der die Vagina und die Vulva befallen hat, wird zu den Vulvakarzinomen gezählt.

4.1.2
Ätiologie, Definition

Die Ätiologie des Plattenepithelkarzinoms, das den häufigsten Typ aller malignen Vaginaltumoren darstellt (etwa 85%), ist nur teilweise bekannt. Es kommen vor allem eine Infektion mit dem Human Papilloma Virus (HPV) und chronische Reizzustände, z.B. durch die Langzeitanwendung von Pessaren bedingt [Bouma et al. 1994], in Frage. Für eine HPV-Infektion würde das oft multifokale Auftreten von präinvasiven sowie invasiven Formen des Vaginalkarzinoms sprechen. Häufig werden Neoplasien der Scheide im Zusammenhang mit anderen prämalignen und malignen Tumoren der Zervix (in 22–41% der Fälle) [Andersen 1989; Kirkbride et al. 1995; Peters et al. 1985] oder seltener der Vulva beobachtet. Bis zu 21% der Patientinnen mit einem Vaginalkarzinom waren wegen eines anderen Karzinoms bereits einer Strahlentherapie unterzogen worden [Eddy et al. 1991; Peters et al. 1985]. Somit kommt beim Vaginalkarzi-

nom ätiologisch auch eine karzinogene Wirkung der Strahlentherapie in Frage. Liegt bei einer Patientin mit einem Scheidenkarzinom die Diagnose eines Zervixkarzinoms 10 Jahre oder länger zurück, ist ein primäres Scheidenkarzinom anzunehmen. Bei einer Latenzzeit von <10 Jahren nach der Erstdiagnose eines Zervixkarzinoms ist ein Rezidiv dessen wahrscheinlich.

Diese Zusammenhänge weisen auf die Wichtigkeit regelmäßiger PAP-Abstrich-Kontrollen besonders bei der Risikogruppe von Patientinnen mit der Anamnese eines Zervixkarzinoms hin.

Da bei bis zu 50% der Patientinnen mit einem Vaginalkarzinom eine Hysterektomie wegen benigner Erkrankungen vorausgegangen war [Bell et al. 1984; Stock et al. 1995], ist auch bei diesen Patientinnen eine regelmäßige Kontrolle der Vaginalzytologie indiziert. Auch Vaginalkarzinome in der Neovagina wurden beschrieben.

Das maligne Potential einer vaginalen intraepithelialen Neoplasie (VAIN, Carcinoma in situ, Vaginalkarzinom des Stadiums 0) ist noch nicht sicher beurteilbar. Das Risiko einer Persistenz bzw. eines Rezidivs liegt bei 25% und ist bei multifokalen Läsionen, assoziierter CIN und Immunsuppression erhöht [Silman et al. 1997]. Ein invasives Karzinom der Vagina entwickeln 3–5% der Patientinnen mit VAIN nach unterschiedlicher Primärtherapie in der Folge [Silman et al. 1997].

Für das bei etwa 8% der Frauen mit malignen Tumoren der Vagina auftretende *Adenokarzinom* (meist vom klarzelligen Typ) besteht bei zwei Dritteln der Fälle ein Zusammenhang mit einer mütterlichen Exposition gegenüber Diethylstilbestrol (DES) im 1. Trimenon. DES wurde bis 1970 vor allem in den USA häufig bei habituellem oder drohendem Abortus eingesetzt [Waggoner et al. 1994]. Das Risiko, an einem Vaginalkarzinom bzw. Zervixkarzinom zu erkranken, beträgt 1:1000. DES-induzierte klarzellige Karzinome zeigen einen ersten Altersgipfel um das 20.–25. Lebensjahr und einen zweiten um das 70. Lebensjahr [Hanselaar et al. 1997]. In den USA werden auch heute noch an die 35 neue Fälle von DES-induzierten Adenokarzinomen beobachtet. Die Prognose von Patientinnen mit klarzelligen Karzinomen nach DES-Exposition ist signifikant besser als jene bei Frauen ohne DES-Exposition [Waggoner et al. 1994].

Adenokarzinome können auch im Bereich einer häufigen (gutartigen) vaginalen Adenose entstehen, ohne daß bis heute für sie eine präkanzeröse Potenz nachgewiesen worden wäre [Morrow u. Townsend 1987]. Allerdings ist bei Adenose das Risiko einer CIN (zervikale intraepitheliale Neoplasie) und VAIN erhöht. Ätiologisch kommen als Entstehungsort des Adenokarzinoms embryonale Reste oder Endometrioseherde in Betracht [Hacker 1989].

4.1.3
Ausbreitung

- Direktes Übergreifen auf die Nachbarorgane per continuitatem (Parakolpium, Blase, Rektum, Skelett).
- Lymphatische Ausbreitung.
  - Tumoren des oberen Drittels der Vagina metastasieren bevorzugt in die pelvinen Lymphknoten (vor allem Lnn. praesacrales, Lnn. obturatorii, Lnn. iliaci communes et interni).
  - Tumoren des mittleren Scheidenabschnittes metastasieren bevorzugt in die Lnn. iliaci interni und obturatorii.
  - Tumoren des unteren Scheidendrittels weisen üblicherweise zuerst Metastasen in den inguinofemoralen Lymphknoten und pelvinen Lymphknoten (vor allem Lnn. iliaci externi) auf.

Eine systematische Studie zum Lymphknotenbefall bei 35 Patientinnen mit Vaginalkarzinom ergab in 29 % bzw. 17 % der Fälle einen pelvinen bzw. inguinalen Lymphknotenbefall. In den Stadien I und II wurde in 14 % und 32 % sowie im Stadium IV in 33 % der Fälle ein pelviner Lymphknotenbefall nachgewiesen. Die inguinalen Lymphknoten waren im Stadium I in 29 %, im Stadium II in 11 %, und im Stadium IV in 22 % der Fälle befallen. Im Stadium III wurde keine Patientin einer Lymphadenektomie unterzogen [Al-Kurdi u. Monaghan 1981].

Bei isoliertem Befall sowohl des oberen als auch des unteren Drittels der Vagina fanden sich in je 23 % der Fälle pelvine Lymphknotenmetastasen. Bei Befall der gesamten Vagina erhöhte sich der Anteil positiver Beckenlymphknoten auf 67 %. Bei Vaginalkarzinomen im oberen und mittleren Drittel wurden keine inguinalen Metastasen beobachtet. Bei Befall des unteren Drittels der Vagina bzw. wenn die gesamte Vagina tumorös befallen war, fanden sich in 38 % und 17 % der Fälle inguinale Lymphknotenmetastasen [Al-Kurdi u. Monaghan 1981].

- Hämatogene Aussaat. Die Ausbreitung des Vaginalkarzinoms bleibt – wie beim Zervixkarzinom – lange auf das Becken beschränkt. Hämatogene Fernmetastasen in Lunge, Leber und Skelettsystem sind selten.

4.1.4
Prognosefaktoren

Das Stadium und die Tumorgröße sind die wesentlichen Einflußgrößen hinsichtlich des Überlebens. In einigen Studien wurden zusätzlich ein hoher Differenzierungsgrad, ein höheres Lebensalter, das Bestehen von Symptomen zum Zeitpunkt der Diagnose, tumoröser Befall der distalen Vagina, über 2 Drittel Befall der Vagina und der Befall mehrerer Vaginalwände als negative Prognosefaktoren ermittelt [Al-Kurdi u. Monaghan 1981; Ball et al. 1982; Bouma et al. 1994; Davis et al. 1991; Dixit et al. 1993; Eddy et al. 1991; Fine et al. 1996; Kirkbride et al. 1995; Kucera et al. 1991; Manetta et al. 1990; Peters et al. 1985; Urbanski et al. 1996]. In einer weiteren großen Studie mit 301 Patientinnen wiesen Patientinnen mit einem nicht-klarzelligen Adenokarzinom eine signifikant schlechtere Prognose als Patientinnen mit einem Plattenepithelkarzinom auf [Chyle et al. 1996].

4.2
Diagnostik

4.2.1
Symptome

Folgende Symptome und klinische Zeichen können bei Vaginaltumoren auftreten:

- vaginale Blutungen (oft postkoital),
- vaginaler Fluor, oft blutig tingiert und/oder übelriechend,
- Dysurie,
- Beschwerden bei der Defäkation,
- Schmerzen (in etwa 5 % der Fälle),
- keine Symptome in 5 – 10 % der Fälle (Diagnose bei der gynäkologischen Routineuntersuchung und/oder dem PAP-Zellabstrich).

4.2.2
Diagnosesicherung, Staging

- Genaue Anamnese (Blutungsanomalien, Fluor, Harn- und Stuhlunregelmäßigkeiten).
- Äußere klinische Untersuchung (vor allem Palpation der inguinalen und supraklavikulären Lymphknoten).

- Gynäkologische Untersuchung einschließlich zytologischem PAP-Abstrich, vaginaler Kolposkopie und Biopsie verdächtiger Areale. Dabei ist die Anwendung von Lugol-Lösung (Schiller-Jodprobe) zur Abgrenzung verdächtiger, jodnegativer Areale oft von Nutzen. Nicht selten wird vor allem ein kleines, distal an der Vorder- oder Hinterwand gelegenes Vaginalkarzinom bei der ersten Untersuchung übersehen, wenn es durch die Specula verdeckt wird. Aus diesem Grund wird immer eine sorgfältige Inspektion der Vagina durch langsames Herausnehmen der Specula unter drehender Bewegung empfohlen. Die meisten Karzinome der Vagina sind im oberen Drittel und an der Hinterwand lokalisiert [Dixit et al. 1993]. Makroskopisch sind sie meist exophytisch, exulzerierend oder (seltener) endophytisch.
- Abklärung des Uterus (Hysteroskopie mit fraktionierter Kürettage zum Ausschluß eines primären Zervix- oder Korpuskarzinoms). Nicht selten weist erst ein pathologischer oder suspekter zytologischer Befund auf das Vorhandensein eines Malignoms des Genitale hin.
- Thorax-Röntgen,
- i.v.-Pyelographie (Urographie) oder Sonographie der Nieren,
- Zystoskopie,
- Rektoskopie,
- evtl. Skelettröntgen bei Verdacht auf Knochenmetastasen,
- evtl. MRT bzw. CT des Beckens und des Abdomens (vor allem wenn keine Operation, sondern eine primäre Strahlentherapie vorgesehen ist).

4.2.3
Stadieneinteilung

In Tabelle 4.1 ist eine Korrelation der auf pathologischen Kriterien basierenden TNM-Einteilung mit der aktuellen, auf klinischen Kriterien beruhenden FIGO-Stadieneinteilung dargestellt. Anhand einer Literaturübersicht über 785 Patientinnen ergibt sich die in Tabelle 4.2 aufgeführte Verteilung innerhalb der FIGO-Stadien [Hacker 1989].

4.2.4
Histologie

Die histologischen Typen der primären vaginalen Malignome und deren Häufigkeit sind anhand einer Literaturübersicht über 698 Patientinnen in Tabelle 4.3 aufgeführt [Hacker 1989].

- *Plattenepithelkarzinom.* Seine kleinzellige, anaplastische Variante zeigt ein besonders aggressives Wachstum (s. auch Kap. 6).

Tabelle 4.1. Stadieneinteilung der Malignome der Vagina

TNM	FIGO-Stadium	Befund
Tis	0	VAIN III (vaginale intraepitheliale Neoplasie Grad III = Carcinoma in situ)
T1	I	Tumor auf die Vagina begrenzt
T2	II	Tumorinvasion ins paravaginale Gewebe, aber nicht bis zur Beckenwand
T3	III	Tumorausbreitung bis zur Beckenwand
T4[a]	IVa	Tumorinvasion von Blasen- oder Rektumschleimhaut oder Ausbreitung über das Becken hinaus
M1	IVb	Fernmetastasen
NX		Regionäre Lymphknoten nicht beurteilbar
N0		Keine regionären Lymphknotenmetastasen
Proximale 2 Drittel der Vagina		
N1		Pelvine Lymphknotenmetastasen
Distales Drittel der Vagina		
N1		Einseitige inguinale Lymphknotenmetastasen
N2		Beidseitige inguinale Lymphknotenmetastasen
M0		Keine Fernmetastasen
M1	IVb	Fernmetastasen
Nach dem Differenzierungsgrad wird unterschieden		
G1		Hochdifferenziert
G2		Mittelgradig differenziert
G3		Gering differenziert

[a] Das Vorhandensein eines bullösen Ödems reicht nicht aus, einen Tumor dem Stadium IVa (T4) zuzuordnen. Ist die Mukosa nicht befallen, handelt es sich um ein Stadium III (T3).

Tabelle 4.2. Verteilung der FIGO-Stadien des primären Vaginalkarzinoms. [Literaturübersicht, nach Hacker 1989]

Stadium	Verteilung [%]
I	26
II	32
III	26
IV	16

- *Adenokarzinom.* Es ist zunächst die Herkunft eines Tumors folgender Lokalisationen auszuschließen, bevor die Diagnose eines primären Vaginalkarzinoms gestellt werden kann:

- Endometrium,
- Zervix,

Tabelle 4.3. Verteilung der histologischen Typen beim primären Malignom der Vagina. [Literaturübersicht, nach Hacker 1989]

Histologie	Verteilung [%]
Plattenepithelkarzinome	83
Adenokarzinome	8
Sarkome	3
Melanome	3
Undifferenzierte Karzinome, kleinzellige Karzinome, Lymphome	3

- Ovar,
- Kolon,
- Bartholin-Drüse.

■ *Klarzellkarzinom.* Sonderform des Adenokarzinoms, das spontan oder nach DES-Exposition vorkommt.

■ *Endodermaler Sinustumor.* Sehr seltener Keimzelltumor, der zumeist bei Mädchen vor dem 3. Lebensjahr auftritt.

■ *Embryonales Rhabdomyosarkom.* Häufigstes, hochmalignes Sarkom der Kindheit. Typischerweise traubenförmiges Wachstum („botrys", Sarcoma botryoides) [Bell et al. 1986].

■ *Andere Sarkome.* Im Erwachsenenalter sind Leiomyosarkome am häufigsten. Sie weisen eine bessere Prognose als die Karzinosarkome (maligne Müllersche Mischtumoren) auf [Peters et al. 1985].

■ *Melanome.* Typisch sind blau-schwarze Tumoren, es gibt aber auch amelanotische Formen.

4.3
Operative Therapiestrategie

Generell gültige Therapiekonzepte gibt es bei den Malignomen der Vagina nicht. Dieser Umstand erklärt sich u. a. durch deren relative Seltenheit.

Die Therapie wird individualisiert, d. h. in Abhängigkeit von

- dem Alter der Patientin,
- ihrem Karnofsky-Status,
- der Größe und der Lokalisation des Tumors,
- dem Umstand, ob sich der Uterus noch in situ befindet und ob bereits eine Vorbestrahlung der Vagina erfolgt ist.

Ein wesentliches Therapieziel stellt die Erhaltung der Funktionsfähigkeit der Vagina dar. Jede Form der Therapie muß ausführlich mit der Patientin und deren Partner besprochen werden. Nur durch eine offene Darstellung der Zusammenhänge des Therapiekonzepts durch den Arzt kann erwartet werden, daß eine Aufrechterhaltung des gewohnten Lebensstils einschließlich der Vita sexualis möglich ist.

Die aufgrund der topographischen Nähe von Blase, Rektum und Urethra anatomisch ungünstige Situation limitiert die (möglicherweise) kurative Therapie einer Bestrahlung und/oder Operation. Bei letzterer existiert vor allem die Schwierigkeit – von der Exenteration abgesehen –, ausreichend weite Resektionsränder vom Tumor zu erreichen.

Beim Vaginalkarzinom ist die Strahlentherapie die häufigste Behandlungsform. Alle Stadien zusammengenommen, beträgt die Fünfjahresüberlebensrate unabhängig von der Therapieform zwischen 37 und 45 % [Al-Kurdi u. Monaghan 1981; Hacker 1989; Kucera u. Vavra 1991; Rubin et al. 1985]. Unabhängig von der Primärtherapie finden sich in den einzelnen Stadien des Vaginalkarzinoms die in Tabelle 4.4 angeführten Fünfjahresüberlebensraten [Hacker 1989]. Die Gesamtüberlebensraten scheinen in den Stadien I und II bei primär chirurgischer Therapie jener der primären Radiotherapie ähnlich zu sein [Kirkbride et al. 1995; Kucera u. Vavra 1991], obwohl sich aus vereinzelten retrospektiven Studien der Hinweis auf einen Vorteil der Operation gegenüber der primären Radiotherapie ergab [Ball et al. 1982; Stock et al. 1995]. Nach primär operativer Behandlung besteht bei einem Rezidiv in erster Linie die Möglichkeit einer Strahlentherapie (z. B. interstitielle Brachytherapie).

Mit zunehmendem Stadium steigt die lokale Rezidivrate, aber auch die Rate an Fernmetastasen. Letztere werden im späten Krankheitsverlauf im Stadium I in 16 %, im Stadium II in 38 %, im Stadium III in 62 % und im Stadium IV in 50 % der Fälle beobachtet [Perez et al. 1988].

Die Komplikationen einer Strahlentherapie und chirurgischen Therapie halten sich die Waage. Als Hauptkomplikationen der radikalen operativen Therapie werden in erster Linie Blasenentleerungsstörungen, Vesikovaginal- und Rektovaginalfisteln sowie thromboembolische Komplikationen beob-

Tabelle 4.4. Fünfjahresüberlebensraten beim primären Vaginalkarzinom in Abhängigkeit vom FIGO-Stadium. [Literaturübersicht über 634 Patientinnen; nach Hacker 1989]

Stadium	Verteilung [%]
I	68
II	47
III	30
IV	17
Gesamt	42

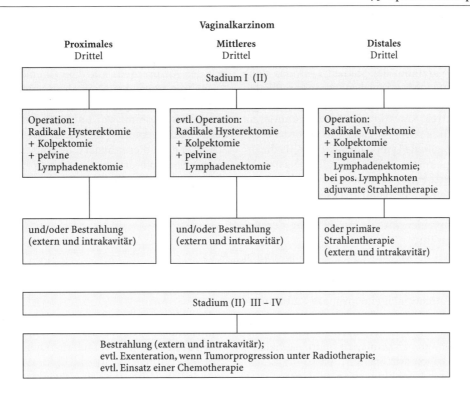

Vaginalkarzinom

Proximales Drittel	Mittleres Drittel	Distales Drittel

Stadium I (II)

Operation: Radikale Hysterektomie + Kolpektomie + pelvine Lymphadenektomie	evtl. Operation: Radikale Hysterektomie + Kolpektomie + pelvine Lymphadenektomie	Operation: Radikale Vulvektomie + Kolpektomie + inguinale Lymphadenektomie; bei pos. Lymphknoten adjuvante Strahlentherapie
und/oder Bestrahlung (extern und intrakavitär)	und/oder Bestrahlung (extern und intrakavitär)	oder primäre Strahlentherapie (extern und intrakavitär)

Stadium (II) III – IV

Bestrahlung (extern und intrakavitär);
evtl. Exenteration, wenn Tumorprogression unter Radiotherapie;
evtl. Einsatz einer Chemotherapie

Abb. 4.1. Behandlungsschema beim primären invasiven Karzinom der Vagina

achtet. Bezüglich der Nebenwirkungen der Strahlentherapie s. Kap. 4.1.6. Beim Vaginalkarzinom kann das in Abb. 4.1 dargestellte Therapieschema herangezogen werden.

4.3.1
Operative Therapie der vaginalen intraepithelialen Neoplasie (VAIN)

Bevor die Diagnose VAIN gestellt werden kann, muß durch Biopsien bzw. eine Probeexzision der Vagina ein invasives Wachstum ausgeschlossen werden. Bei kleinen, umschriebenen Läsionen wird meist eine vollständige lokale Exzision durchgeführt. Die Anwendung von Kaliumjodid (Schiller-Jodprobe) erlaubt eine Differenzierung von unauffälligem, jodpositivem Scheidenepithel und pathologischem, jodnegativem Epithel. Heute wird in vielen Zentren zunehmend eine CO_2-Lasertherapie zur Behandlung der VAIN eingesetzt [Krebs et al. 1989]. Diese eignet sich auch zur Therapie einer begrenzten Anzahl kleinerer Läsionen. Es ist aber immer zu berücksichtigen, daß im Gegensatz zur chirurgischen Exzision eine histologische Kontrolle der Vollständigkeit einer Lasertherapie infolge der Gewebsdestruktion

unmöglich ist. Deshalb ist besonders vor einer Laserdestruktion eine genaue bioptische Abklärung aller suspekten Läsionen unter kolposkopischer Sicht essentiell. Im Zweifelsfall ist eine operative Exzision anzuraten, um mit Hilfe eines adäquaten histologischen Präparats frühinvasives Wachstum auszuschließen.

Wird eine Kolpektomie bei ausgedehnten Läsionen nötig, ist die Bildung einer künstlichen Vagina (Neovagina) mittels myokutaner Lappenplastik, Maschengitter- („Meshgraft"-)Hauttransplantat oder Dickdarm zu diskutieren.

4.3.2
Operative Therapie invasiver Karzinome der Vagina

Die Operation hat in der primären Therapie des Vaginalkarzinoms besonders im Stadium I Bedeutung [Davis et al. 1991]. Bei Beschränkung des Tumorwachstums auf das obere Drittel (< 2 cm Durchmesser) ist bei vorhandenem Uterus eine radikale Hysterektomie mit pelviner Lymphadenektomie und partieller Kolpektomie analog dem Zervixkarzinom indiziert. Bei der Kolpektomie ist besonders auf einen ausreichenden distalen Resektionsrand zu achten (≥ 2 cm). Wird eine ausgedehnte Resektion der Vagina vorgenommen, sollte die Bildung einer Neovagina in die primäre Therapieplanung miteinbezogen werden. Wurde die Patientin bereits früher hysterektomiert, sollte eine radikale obere Kolpektomie mit Dissektion der Parametrien und Parakolpien sowie eine pelvine Lymphadenektomie durchgeführt werden.

Bei einem Karzinom der Stadien I–II, das nahe dem Introitus lokalisiert ist, ist außer einer radikalen Kolpektomie manchmal eine Vulvektomie notwendig, um tumorfreie Resektionsränder zu garantieren. Karzinome im distalen Vaginaldrittel erfordern zusätzlich eine inguinale Lymphadenektomie, da die inguinalen Lymphknoten in 38% der Fälle metastatisch befallen sind [Al-Kurdi u. Monaghan 1981]. Bei Tumoren des unteren Scheidendrittels, die primär einer Strahlentherapie unterzogen werden, hat sich eine inguinale Lymphadenektomie zur Planung der Radiotherapie bewährt.

Im Stadium II wird bei über 50 % der Patientinnen eine Radikaloperation durchgeführt (radikale Hysterektomie bzw. vordere Exenteration), während bei den übrigen Patientinnen eine primäre Radiotherapie erfolgt [Davis et al. 1991; Stock et al. 1995].

Ist eine Strahlentherapie geplant, kann im Rahmen einer Staginglaparotomie, die beim Vaginalkarzinom jedoch selten durchgeführt wird, eine Resektion vergrößerter Lymphknoten (pelvin, paraaortal, inguinal) und bei jungen Patientinnen eine Transposition der Ovarien aus dem Bestrahlungsfeld erfolgen [Hacker 1989]. Bezüglich des Vorgehens bei der pelvinen, paraaortalen und inguinalen Lymphadenektomie wird auf die Kap. 2 und 6 verwiesen.

4.3.3
Operative Therapie bei endodermalen Sinustumoren der Vagina

Dieser extrem seltene, meist bei jungen Mädchen diagnostizierte Keimzelltumor wird heute infolge der Wirksamkeit der Chemotherapie meist primär zytostatisch (neoadjuvante Chemotherapie) und erst danach operativ behandelt. Hier steht die weite Exzision des Primärtumors im Gesunden im Vordergrund.

4.3.4
Operative Therapie von Sarkomen der Vagina

Zumeist handelt es sich dabei um große Tumoren im Erwachsenenalter, die im oberen Drittel der Vagina entstehen. Wegen ihrer Chemoresistenz und auch ihrer relativen Radioresistenz ist die Radikaloperation die Behandlung der Wahl [Peters et al. 1985]. Handelt es sich um hochdifferenzierte Sarkome und sind die Resektionsränder nicht befallen, ist die Prognose günstiger [Curtin et al. 1995]. Die hohe Frequenz von Lokal- bzw. Beckenrezidiven bestätigt indirekt die Notwendigkeit einer möglichst radikalen

Primärtherapie in Kombination mit einer adjuvanten Radiotherapie.

Das embryonale Rhabdomyosarkom bildet bezüglich des Ansprechens auf eine Chemotherapie eine Ausnahme unter den Vaginalsarkomen. Bei diesem Tumor, der vorwiegend bei Mädchen vor dem 15. Lebensjahr vorkommt, wird aufgrund der Effektivität der Chemotherapie (vor allem nach dem VAC-Schema) nach dieser meist eine konservative chirurgische Therapievariante gewählt (z. B. lokale Exzision). Dadurch kann die Lebensqualität dieser Patientinnen verbessert werden [Bell et al. 1986; Copeland et al. 1985a; Maurer et al. 1988].

4.3.5
Operative Therapie beim primären Melanom der Vagina

Melanome treten bevorzugt im distalen Drittel der Vagina und an deren Vorderwand auf. In den meisten Fällen besteht zum Zeitpunkt der Diagnose eine tiefe Invasion [Chung et al. 1980]. Die Tumorgröße beeinflußt die Überlebensrate signifikant [Reid et al. 1989; Petru et al. 1998].

Eine eingeschränkte Radikaloperation (weite Exzision des Primärtumors bzw. Kolpektomie ± Vulvektomie und die Entfernung der pelvinen bzw. inguinalen Lymphknoten) stellt eine geeignete Primärtherapie dar [Reid et al. 1988]. Bei der Operation kommt es vor allem auf das Vorhandensein tumorfreier Resektionsränder an, da sonst die Rate an Lokalrezidiven exzessiv ansteigt. Nach einer lokalen Exzision oder einer partiellen Kolpektomie ist bei kleinen Tumoren < 3 cm zwar die Lokalrezidivrate gegenüber ultraradikalen Therapieformen wie einer Exenteration erhöht, sie wirkt sich aber nicht negativ auf das Gesamtüberleben aus [Petru et al. 1998].

Die Prognose von Vaginalmelanomen ist besonders ungünstig. Die Fünfjahresüberlebensrate liegt zwischen 0 und 21 % [Chung et al. 1988; Petru et al. 1998; Reid et al. 1988].

4.3.6
Exenteration

Eine primäre Exenteration ist beim Vaginalkarzinom im Stadium IVa indiziert, wenn eine Vesikovaginal- oder Rektovaginalfistel besteht. Vorbedingung für eine Exenteration mit kurativer Intention ist, daß sich die Patientin in einem guten Allgemeinzustand (Karnofsky-Status > 70) befindet, daß sich zum Zeitpunkt der explorativen Laparotomie keine Metastasen z. B. in den paraaortalen oder supraklavikulären Lymphknoten finden und daß operativ tumorfreie Resektionsränder erreicht werden können. Wird eine Exenteration bei sexuell aktiven Frauen durchgeführt, sollte die Rekonstruktion der Scheide in die Therapieplanung miteinbezogen werden. Die Exenteration ist auch bei Patientinnen mit zentralem Rezidiv nach primärer Radiotherapie, bei denen die Strahlentoleranzgrenze erreicht wurde [Averette et al. 1984], und bei Patientinnen mit Sarkomen der Vagina mit Ausnahme des embryonalen Rhabdomyosarkoms indiziert [Peters et al. 1985].

Beim fortgeschrittenen vulvovaginalen Karzinom oder bei Rezidiven nach einer Radiotherapie kann eine Fixation des Tumors im Bereich des knöchernen Beckens bestehen. In diesen Fällen kann eine Resektion der befallenen Knochenpartien (Ramus inferior ossis pubis, Symphysis pubica) als Teil der Operation notwendig sein. Die Überlebensrate betrug bei 12 so behandelten Patientinnen 83 % [King et al. 1989].

Bezüglich der Exenteration wird auch auf Kap. 6 verwiesen.

4.4
Chemotherapie

4.4.1
Lokale Chemotherapie bei der vaginalen intraepithelialen Neoplasie (VAIN)

Multiple Herde einer VAIN können nach dem vorherigen histologischen Ausschluß von invasivem Tumorwachstum mit topischem 5-Fluoruracil in 80 % der Fälle erfolgreich therapiert werden [Krebs et al. 1980]:

Über 10 Wochen wird 5 % 5-Fluoruracil-Creme (1,5 g) 1mal wöchentlich abends tief intravaginal mittels Applikator (zu $^1/_3$ gefüllt) eingebracht. Danach wird eine dicke Schicht Zinkoxidsalbe oder Vaseline auf die äußere Haut aufgetragen, um deren schmerzhafte Irritation so gering wie möglich zu halten. Bei Patientinnen mit Läsionen in den beiden proximalen Dritteln sollte der Introitus nach 5-FU-Applikation mit einem Tampon verschlossen werden. Als Nebenwirkungen einer lokalen 5-FU-Therapie wurden starker Fluor bei 38 %, vulvovaginale Irritationen bei 29 % sowie asymptomatische Erosionen nahe dem Scheidenfornix bei 23 % der Frauen beobachtet. Diese Form der Chemotherapie stellt vor allem bei Patientinnen, die bereits wegen anderer Genitalmalignome vorbestrahlt worden sind, eine Therapiealternative dar. Bei einer mittleren Nachbeobachtung von 2,8 Jahren traten nur bei 5 % der Frauen mit VAIN Rezidive auf [Krebs et al. 1980].

4.4.2
Chemotherapie invasiver Karzinome der Vagina

Hinsichtlich einer systemischen zytostatischen Chemotherapie beim Vaginalkarzinom bestehen nur geringe Erfahrungen. Nur 6–20 % der Patientinnen weisen unter einer Chemotherapie eine Remission auf. Beim Vaginalkarzinom werden vorwiegend jene Zytostatika eingesetzt, die auch beim Zervixkarzinom Verwendung finden. Mit Cisplatin bestehen die relativ meisten Erfahrungen; es werden aber auch Doxorubicin, Vinca-Alkaloide, Cyclophosphamid und Methotrexat eingesetzt [Dixit et al. 1993; Long et al. 1995; Peters et al. 1985; Thigpen et al. 1986].

4.4.3
Chemotherapie endodermaler Sinustumoren der Vagina

Neben einer Exzision steht die Chemotherapie bei der Behandlung dieses Keimzelltumors junger Mädchen im Vordergrund. Es kommt vor allem das VAC-(Vincristin-Actinomycin D-Cyclophosphamid-)Schema zum Einsatz [Copeland et al. 1985b] (s. Kap. 13). Nach Abschluß der VAC-Therapie lebten 4 von 6 Patientinnen rezidivfrei (2–23 Jahre Nachbeobachtung). Ein weiterer Bericht über 9 Patientinnen bestätigte die Wirksamkeit der VAC-Kombination [Young and Scully 1984].

Als Alternative zum VAC-Schema oder nach dessen Versagen kann das BEP-(Bleomycin-Etoposid-Cisplatin-)Schema analog den Keimzelltumoren des Ovars angewendet werden (s. Kap. 13).

4.4.4
Chemotherapie von Sarkomen der Vagina

Die Frage der Lebensqualität steht ganz besonders bei Kindern mit Rhabdomyosarkomen der Vagina im Vordergrund [Bell et al. 1986]. Da die psychische Belastung einer Exenteration erheblich ist und diese Operationsform keinen Überlebensvorteil mit sich bringt, wurde in den letzten Jahren alternativ eine neoadjuvante Chemotherapie vor allem nach dem VAC-Schema (s. Kap. 13) eingesetzt. Sie erfolgt meist in Kombination mit der Radiotherapie und einer möglichst konservativen chirurgischen Therapie. Über Fünfjahresüberlebensraten von 78 % wurde bei großen Patientenkollektiven berichtet [Maurer et al. 1988]. Am häufigsten wird das VAC-Schema [Copeland et al. 1985] und alternativ das BEP-Schema verwendet (s. Kap. 13). Als Nebenwirkungen des VAC-Schemas wurden vor allem Leukopenien, Alopezie und eine vincristininduzierte Neurotoxizität mit Obstipation oder paralytischem Ileus beobachtet.

Tritt nach einer primären Chemotherapie keine Remission auf, wird die Radiotherapie eingesetzt. Ist auch diese erfolglos, ist eine sekundäre Radikalchirurgie indiziert (meist Exenteration). Bewirkt jedoch die Strahlenbehandlung eine partielle Remission, läßt sich mit einer begrenzt radikalen Tumorektomie meist eine teilweise Erhaltung von Blase oder Rektum erreichen. Bei Patientinnen mit Lymphknotenmetastasen oder Resttumoren kann erneut eine Radiotherapie angeschlossen werden.

Bei den anderen Sarkomtypen der Vagina wie dem Leiomyosarkom oder Karzinosarkom besitzt die Chemotherapie bis heute keinen Stellenwert [Peters et al. 1985].

4.4.5
Chemotherapie von Melanomen der Vagina

Vereinzelt konnte durch eine Chemotherapie (z. B. mit Dacarbazin) oder Chemotherapie und Immuntherapie (z. B. Bacillus Calmette Guerin) eine Stabilisierung des Krankheitsbildes erreicht werden [Reid et al. 1989].

4.5
Hormontherapie

Die systemische Hormontherapie spielt beim Vaginalkarzinom keine Rolle, wohl aber die lokale Anwendung östrogenhaltiger Suppositorien oder Cremes, um die Vagina funktionsfähig zu erhalten.

4.6
Strahlentherapie

4.6.1
Allgemeines

Die Strahlentherapie stellt den Eckpfeiler im Gesamtbehandlungskonzept des Vaginalkarzinoms dar. Weltweit werden 44–77% der Patientinnen primär strahlentherapiert [Al-Kurdi und Monaghan 1981; Ball et al. 1982; Kirkbride et al. 1982; Manetta et al. 1990; Stock et al. 1995]. Beim Vergleich der Therapieresultate im Stadium I und II scheint die Strahlentherapie der primär operativen Therapie ebenbürtig zu sein [Davis et al. 1991]. Beim invasiven Vaginalkarzinom ist eine Brachytherapie (Kontakttherapie) oder eine externe Radiotherapie allein einer Kombination von externer Radiotherapie und Brachytherapie unterlegen [Dixit et al. 1993]. Der Nachteil der Brachytherapie ist vor allem ihr starker Dosisabfall und damit ihre geringe Reichweite. Nur etwa ein Viertel der vaginalen Kontaktdosis gelangt an die Beckenwand. Ohne eine externe Radiotherapie würden somit evtl. vorhandene pelvine Lymphknotenmetastasen unzureichend behandelt werden.

Die externe Radiotherapie (Teletherapie) weist vor allem eine Wirkung auf das Becken auf, während die Brachytherapie ihre Hauptwirkung auf den Primärtumor der Vagina ausübt. Die (mögliche) zentrale Aussparung bei der Teletherapie schont die Blase und das Rektum, die als relativ radiosensitive Organe bereits bei der Kontakttherapie belastet werden. Bei der Vagina existiert eine Abnahme der Strahlentoleranz von kranial nach kaudal. Während die Strahlentoleranzdosis im proximalen Drittel zwischen 90 und 120 Gy liegt, beträgt diese im mittleren Vaginaldrittel 70–80 Gy und im distalen Drittel nur 50–65 Gy [von Fournier et al. 1986].

4.6.2
Teletherapie (externe Radiotherapie) des Beckens

Eine externe Bestrahlung mittels Photonen oder Kobalt 60 erfolgt zumeist mit 45–50 Gy über 4–5 Wochen (Einzelherddosis meist 2 Gy). In den Stadien I und II zeigte sich mit alleiniger Teletherapie eine signifikant schlechtere lokale Kontrolle als mit einer kombinierten Tele- und Brachytherapie [Eddy et al. 1993]. In den fortgeschrittenen Stadien III oder IV beschränkt man sich nicht selten auf eine ausschließliche externe Teletherapie. Dabei können Dosen von 60–70 Gy verabreicht werden.

Der Wert erweiterter Bestrahlungsfelder zur Therapie paraaortaler Lymphknotenmetastasen beim Vaginalkarzinom kann aufgrund der geringen Erfahrungen noch nicht beurteilt werden. Allerdings birgt eine solche Behandlung auch ein erhebliches Maß an Toxizität in sich (s. auch Kap. 6.6).

Bei einem Beckenwandrezidiv ist eine Bestrahlung mit ultraharten Röntgenstrahlen eine gute Therapieoption. Zentrale Scheidenrezidive können einer intrakavitären oder interstitiellen Strahlenbehandlung zugeführt werden und besitzen eine deutlich bessere Prognose als Beckenwandrezidive [von Fournier et al. 1986].

4.6.3
Brachytherapie (Kontaktstrahlentherapie)

Eine primäre Strahlentherapie des Carcinoma in situ (VAIN) sollte älteren Frauen, bei denen die Funktionsfähigkeit der Vagina keine Rolle spielt oder eine chirurgische Behandlung nicht in Frage kommt, vorbehalten bleiben.

Wird ausschließlich eine intrakavitäre Radiotherapie durchgeführt, kann die Dosis höher als bei einer Kombination mit externer Bestrahlung gewählt werden. Als Kontakttherapie (Dosis 60–70 Gy) kommt sowohl eine intrakavitäre (in der Vagina bzw. im Canalis cervicis) als auch eine interstitielle Behandlung (mit Spickdrähten) in Betracht. Bei der intrakavitären Therapie werden Applikatoren (Kolpostate) aus Plexiglas, Plastik oder Hartgummi mit der Strahlungsquelle (z.B. Radium 226, Cäsium 137) in die Vagina eingebracht, die einen definierten Abstand zwischen der Strahlenquelle und der Scheidenwand garantieren. Die Applikatoren können zylindrisch oder oval sein; ihre Form ist von der Tiefenausdehnung des Karzinoms abhängig. Je größer der Durchmesser des Applikators, desto besser ist die Dosisverteilung besonders bei tiefer Tumorinvasion. Die intrakavitäre Behandlung erfolgt bei in situ befindlichem Uterus und Tumorbefall der oberen Vagina durch das sog. intrauterine Tandem oder mit einem ovoiden Strahlenapplikator.

Bei der interstitiellen Bestrahlung werden Nadeln z.B. mit Iridium 192 verwendet. Dadurch wird am Tumor selektiv eine hohe Dosis erzielt [Barber 1989]. Dieses Verfahren ist u.U. auch nach vorausgegangener Bestrahlung indiziert, da die Bestrahlung fast ausschließlich am Tumor lokalisiert bleibt. Die Kontaktbestrahlung erfolgt meist im „Nachladeverfahren" (Afterloading, s. Kap. 6).

Ab 3 Jahre nach der Primärtherapie besteht bei einem Lokalrezidiv evtl. die Möglichkeit, eine Kontakttherapie mit 60–80% der ursprünglichen Gesamtdosis zu wiederholen. Bei einem zentralen, intravaginalen Rezidiv sollte eine möglichst hohe Kontaktdosis unter Verzicht auf die Teletherapie erfolgen [von Fournier et al. 1986].

4.6.4
Kombination von Teletherapie und Brachytherapie

Diese kann primär oder als Adjuvans nach chirurgischer Behandlung bei erhöhtem Rezidivrisiko (z.B. großer Primärtumor, pelvine und/oder inguinale Lymphknotenmetastasen und/oder Resektion non in sano) erfolgen. Die Teletherapie wird meist mit 50 Gy begonnen, um initial das Tumorvolumen zu reduzieren und die Beckenlymphknoten, die in einem Prozentsatz von bis zu 67% befallen sein können [Al-Kurdi u. Monaghan 1981], zu behandeln. Eine solche Tumorverkleinerung ist Voraussetzung für den Erfolg der nachfolgenden intrakavitären und/oder interstitiellen Therapie.

Diese wird nur noch als Aufsättigung der Teletherapie aufgefaßt (Dosis 30–40 Gy). Bei einer Kombination aus Kontakttherapie und externer Strahlentherapie ist eine Gesamtdosis von 90 Gy die obere Toleranzgrenze.

Bei Tumoren im unteren Drittel der Vagina sollten vor einer Strahlenbehandlung die inguinalen Lymphknoten vorzugsweise chirurgisch exstirpiert werden. Ist das nicht möglich oder erweisen sie sich als histologisch positiv, sollten sie in die Teletherapie miteinbezogen werden (perkutane Therapie mit 50 Gy). In der Folge läßt sich eine interstitielle Therapie der Scheidenläsion mit 30–40 Gy anschließen [Wharton 1988].

Im Stadium I zeigte die zusätzliche externe Teletherapie gegenüber einer interstitiellen oder intrakavitären Behandlung allein keinen Überlebensvorteil [Perez et al. 1988]. Dafür sprechen auch Daten von Kucera et al. (1991), die im Stadium I für die Brachytherapie allein ein Fünfjahresüberleben von 85% berichteten.

4.6.5
Strahlentherapie von Sarkomen der Vagina

Mit Ausnahme des Rhabdomyosarkoms gelten Sarkome der Vagina allgemein als wenig strahlensensibel [Peters et al. 1985].

4.6.6
Strahlentherapie von Melanomen der Vagina

Melanome der Vagina weisen generell eine geringe Strahlensensitivität auf. Deshalb wird die operative Primärtherapie vorgezogen [Reid et al. 1989]. Dennoch sind in Einzelfällen mit Tumoren ≤ 3 cm Langzeitremissionen nach Radiotherapie beschrieben worden [Petru et al. 1998].

Eine palliative Radiotherapie kann insbesondere bei Rezidiven indiziert sein, da selbst nach Exenterationen keine Fünfjahresheilungen erreichbar sind [Reid et al. 1989].

4.6.7
Nebenwirkungen der Strahlentherapie

Schwere Komplikationen durch die Strahlentherapie treten bei 10–15% aller Behandelten auf [Dixit et al. 1993; Rubin et al. 1985; Urbanski et al. 1996], was in erster Linie auf die ungünstige topographische Nähe von Harnblase, Urethra und Rektum zurückzuführen ist.

Hauptsächlich werden beobachtet:

- Akute Nebenwirkungen:
  - Strahlenzystitis,
  - Strahlenproktitis,
  - Ulzerationen der Vagina,
  - vaginale Blutungen,
  - Thrombophlebitis.
- Spätkomplikationen:
  - chronische Proktitis,
  - chronische Strahlenkolpitis,
  - Vaginalfibrosen und -stenosen,
  - Rektumstrikturen,
  - Ureterfibrosen und -stenosen,
  - Vesikovaginal- und Rektovaginalfisteln (ausschließlich radiogen bei 2–5% der Patientinnen),
  - Beinödeme.

Tumorbedingte Fisteln treten bei 5–20% der Patientinnen mit meist fortgeschrittenen Tumoren auf [von Fournier et al. 1986].

4.7
Follow-up und Nachsorge

4.7.1
Allgemeines

Zu Rezidiven eines Vaginalkarzinoms kommt es meist innerhalb der ersten 18 Monate [Rubin et al. 1985]. In 83–93% der Fälle sind die Vagina oder das Becken allein oder in Kombination mit anderen Manifestationen betroffen [Al-Kurdi u. Monaghan 1981; Kirkbride et al. 1995]. Fernmetastasen treten spät vor allem in der Lunge, der Leber und im Skelettsystem auf [Kirkbride et al. 1995]. Nur 9–12% der Patientinnen mit Rezidiv überleben tumorfrei die Fünfjahresgrenze [Chyle et al. 1996; Rubin et al. 1985].

Die hohe Lokalrezidivrate macht deutlich, daß die Durchgängigkeit der Vagina vor allem bei primär bestrahlten Patientinnen zu erhalten ist, um eine adäquate Nachsorge einschließlich PAP-Kontrollen, Kolposkopie und evtl. Biopsie zu gewährleisten. Eine Vorbeugung von Vaginalfibrosen, -stenosen und -verklebungen ist durch die Anwendung von östrogenhaltigen Suppositorien, Salben, Cremes und Vaginaldilatatoren möglich. Dadurch kann in vielen Fällen eine Erhaltung der Vita sexualis erreicht und die oft problematische Interpretation zytologischer Veränderungen nach Radiotherapie (Strahlenatypien) erleichtert werden.

Hinsichtlich der Nachsorge von Patientinnen mit malignen Tumoren der Vagina können die in Kap. 6.7 angegebenen Richtlinien Berücksichtigung finden.

Aufgrund nur kleiner Fallzahlen läßt sich die Bedeutung des Tumormarkers Squamous Cell Carcinoma Antigen (SCCA) beim Vaginalkarzinom noch nicht sicher beurteilen. Beim Adenokarzinom kann zur Überwachung das Cancer Antigen 125 (CA-125) verwendet werden. Beim endodermalen Sinustumor wird als Tumormarker das Alphafetoprotein verwendet [Young u. Scully 1984].

4.7.2
Psychologische Betreuung

Die Funktionseinschränkung der Vagina durch eine Strahlentherapie oder den operativen Verlust des Organs und/oder das Bestehen schwerer Behandlungskomplikationen (z. B. Fisteln) stellen höchste Belastungen für die Patientin und ihren Partner dar. Die Rekonstruktion der Vagina (Bildung einer Neovagina) sollte vor der operativen Behandlung in die Planung miteinbezogen werden. Patientinnen, die sexuell aktiv sind, sollten dazu ermutigt werden, auch nach der Therapie mit einem verständnisvollen Partner den Geschlechtsverkehr aufrechtzuerhalten (s. auch Kap. 2 und 6).

4.7.3
Dokumentation

Aufgrund der Seltenheit der vaginalen Malignome kommt ihrer qualitativ hochwertigen Dokumentation vorzugsweise in Behandlungszentren große Bedeutung zu. Von der Möglichkeit, sich an Multizenterstudien zu beteiligen, sollte besonders bei diesen seltenen Tumoren Gebrauch gemacht werden.

4.8
Offene Fragen und aktuelle Studien

Welche neuen Erkenntnisse sind in den nächsten Jahren bei den Malignomen der Vagina zu erwarten?

Aufgrund der Seltenheit vaginaler Malignome liegen bisher nur geringe Erfahrungen mit Zytostatika vor. Allerdings weisen die wenigen publizierten Resultate auf eine nur geringe Wirksamkeit dieser Behandlungsmodalität hin [Thigpen et al. 1986]. Auch besteht eine relative Radioresistenz von Sarkomen und Melanomen der Vagina. Ob die kombinierte Anwendung von Chemotherapie und Radiotherapie in Kombination oder im Sinne eines „Radiosensitizer-Effekts" der Chemotherapie bei malignen Vaginaltumoren die Therapieergebnisse verbessern kann, ist noch nicht abzuschätzen.

Literatur

Al-Kurdi M, Monaghan J (1981) Thirty-two years experience in management of primary tumours of the vagina. Br J Obstet Gynaecol 88:1145–1150

Andersen E (1989) Primary carcinoma of the vagina: a study of 29 cases. Gynecol Oncol 33:317–320

Averette H, Lichtinger M, Sevin B-U, Girtanner R (1984) Pelvic exenteration: a 15-year experience in a general metropolitan hospital. Am J Obstet Gynecol 150:179–184

Ball H, Berman M (1982) Management of primary vaginal carcinoma. Gynecol Oncol 14:154–163

Bell J, Sevin B-U, Averette H, Nadji M (1984) Vaginal cancer after hysterectomy for benign disease: value of cytologic screening. Obstet Gynecol 64:699–702

Bell J, Averette H, Davis J, Toledano S (1986) Genital rhabdomyosarcoma: current management and review of the literature. Obstet Gynecol Survey 41:257–263

Bouma J, Burger M, Krans M, Hollema H, Pras E (1994) Squamous cell carcinoma of the vagina: a report of 32 cases. Int J Gynecol Cancer 4:389–394

Chung A, Casey M, Flannery J, Woodruff J, Lewis J (1980) Malignant melanoma of the vagina – report of 19 cases. Obstet Gynecol 55:720–727

Chyle V, Zagars G, Wheeler J, Wharton T, Delclos L (1996) Definitive radiotherapy for carcinoma of the vagina: outcome and prognostic factors. Int J Radiat Oncol Biol Phys 35:891–905

Copeland L, Gershenson D, Saul P, Sneige N, Stringer A, Edwards C (1985a) Sarcoma botryoides of the female genital tract. Obstet Gynecol 66:262–266

Copeland L, Sneige N, Ordonez N et al. (1985b) Endodermal sinus tumor of the vagina and cervix. Cancer 55:2558–2565

Curtin J, Saigo P, Slucher B et al. (1995) Soft-tissue sarcoma of the vagina and vulva: a clinicopathologic study. Obstet Gynecol 86:269–272

Davis K, Stanhope R, Garton G, Atkinson E, O'Brien P (1991) Invasive vaginal carcinoma: an analysis of early-stage disease. Gynecol Oncol 42:131–136

Dixit S, Singhal S, Baboo H (1993) Squamous cell carcinoma of the vagina: a review of 70 cases. Gynecol Oncol 48:80–87

Eddy G, Marks R, Miller C, Underwood P (1991) Primary invasive vaginal carcinoma. Am J Obstet Gynecol 165:292–298

Eddy G, Jenrette J, Creasman W (1993) Effect of radiotherapeutic technique on local control in primary vaginal carcinoma. Int J Gynecol Cancer 3:399–404

Fine B, Piver S, McAuley M, Driscoll D (1996) The curative potential of radiation therapy in the treatment of primary vaginal carcinoma. Am J Clin Oncol 19:39–44

Fournier D v, Leppien G, Junkermann H (1986) Präneoplasien und Malignome der Vagina. In: Schmidt-Matthiesen H (Hrsg) Spezielle gynäkologische Onkologie I. Urban & Schwarzenberg, München, S 131–152

Hacker N (1989) Vaginal cancer. In: Berek J, Hacker N (eds) Practical Gynecologic Oncology. Williams & Wilkins, Baltimore, pp 425–440

Hanselaar A, Loosbroek M, Schnuurbiers O, Helmerhorst T, Bulten J, Bernheim J (1997) Clear cell adenocarcinoma of the vagina and cervix. Cancer 79:2229–2236

King L, Downey G, Savage J, Twiggs L, Oakley G, Prem K (1989) Resection of the pubic bone as an adjunct to management of primary, recurrent, and metastatic pelvic malignancies. Obstet Gynecol 73:1022–1026

Kirkbride P, Fyles A, Rawlings G et al. (1995) Carcinoma of the vagina – experience of the Princess Margaret Hospital (1974–1989). Gynecol Oncol 56:435–443

Krebs H (1989) Treatment of vaginal intraepithelial neoplasia with laser and topical 5-fluorouracil. Obstet Gynecol 73:657–660

Kucera H, Vavra N (1991) Radiation management of primary carcinoma of the vagina: clinical and histopathological variables associated with survival. Gynecol Oncol 40:12–16

Long H, Cross W, Wieand H et al. (1995) Phase II trial of methotrexate, vinblastine, doxorubicin, and cisplatin in advanced/recurrent carcinoma of the uterine cervix and vagina. Gynecol Oncol 57:235–239

Manetta A, Gutrecht E, Berman M, DiSaia P (1990) Primary invasive carcinoma of the vagina. Obstet Gynecol 76:639–642

Maurer H, Beltangady M, Gehan E et al. (1988) The intergroup rhabdomyosarcoma study I. Cancer 61:209–220

Perez C, Camel M, Galakatos A et al. (1988) Definitive irradiation in carcinoma of the vagina: long-term evaluation of results. Int J Radiat Oncol Biol Phys 15:1283–1290

Peters W, Kumar N, Andersen W, Morley G (1985a) Primary sarcoma of the adult vagina: a clinicopathologic study. Obstet Gynecol 65:699–704

Peters W, Kumar N, Morley G (1985b) Carcinoma of the vagina. Cancer 55:892–897

Petru E, Nagele F, Czerwenka K et al. (1998) Primary malignant melanoma of the vagina: long-term remission following radiation therapy. Gynecol Oncol (im Druck)

Reid G, Schmidt R, Roberts J, Hopkins M, Barrett R, Morley G (1989) Primary melanoma of the vagina: a clinicopathologic analysis. Obstet Gynecol 74:190–199

Rubin S, Young J, Mikuta J (1985) Squamous carcinoma of the vagina: treatment, complications, and long-term follow-up. Gynecol Oncol 20:346–353

Sillman F, Fruchter R, Chen Y, Camilien L, Sedlis A, McTigue E (1997) Vaginal intraepithelial neoplasia: risk factors for persistence, recurrence, and invasion and its management. Am J Obstet Gynecol 176:93–99

Stock R, Chen A, Seski J (1995) A 30-year experience in the management of primary carcinoma of the vagina: analysis of prognostic factors and treatment modalities. Gynecol Oncol 56:45–52

Thigpen J, Blessing J, Homesley H, Berek J, Creasman W (1986) Phase II trial of cisplatin in advanced or recurrent cancer of the vagina. A Gynecologic Oncology Group Study. Gynecol Oncol 23:101–104

Urbanski K, Kojs Z, Reinfuss M, Fabisiak W (1996) Primary invasive vaginal carcinoma treated with radiotherapy: analysis of prognostic factors. Gynecol Oncol 60:16–21

Waggoner S, Mittendorf R, Biney N, Anderson D, Herbst A (1994) Influence of in utero diethylstilbestrol exposure on the prognosis and biologic behavior of vaginal clear-cell adenocarcinoma. Gynecol Oncol 55:238–244

Young R, Scully R (1984) Endodermal sinus tumor of the vagina: a report of nine cases and review of the literature. Gynecol Oncol 18:380–392

Maligne Tumoren der weiblichen Urethra

E. Petru, O.R. Köchli und B.-U. Sevin

Maligne Tumoren der weiblichen Urethra

5

E. PETRU, O. R. KÖCHLI UND B.-U. SEVIN

5.1
Allgemeines

5.1.1
Häufigkeit, Ätiologie

Das primäre Karzinom der Urethra ist extrem selten: Es macht etwa 0,02 % aller weiblichen Malignome aus. Der Altersgipfel liegt um das 65. Lebensjahr. Etwa zwei Drittel der Karzinome betreffen die distale und ein Drittel die proximale Urethra [Weghaupt et al. 1984].

In der Ätiologie des Urethrakarzinoms scheint u. a. eine Infektion mit dem Human Papilloma Virus (HPV, vor allem Typ 16) eine Rolle zu spielen [Wiener u. Walther 1994]. Außerdem werden chronische Entzündungsprozesse wie bei Urethradivertikeln, die zu etwa 10 % mit einem Urethrakarzinom assoziiert sind, [DeEulis 1989] diskutiert. In etwa 20 % der Fälle von Urethrakarzinom bestehen Zweittumoren anderer Lokalisationen [Bolduan u. Farah 1981; DeEulis 1989].

5.1.2
Ausbreitung

Distale Tumoren der Urethra metastasieren bevorzugt in die inguinalen Lymphknoten [Weghaupt et al. 1984], wogegen proximale Tumoren vor allem die pelvinen Lymphknoten befallen [Bracken et al. 1976; DiSaia 1989]. Das Urethrakarzinom breitet sich zumeist per continuitatem bzw. contingentatem aus (Blase, Vagina, Vulva) [Wharton et al. 1988]. Als Lokalisationen für Fernmetastasen kommen Lunge, Leber, Peritoneum, Skelettsystem sowie Gehirn in Betracht [DeEulis 1989].

5.1.3
Prognosefaktoren

Als wichtigste negative Prognosefaktoren gelten:

- Befall der gesamten bzw. der proximalen Urethra im Gegensatz zum isolierten distalen Urethrabefall [Garden et al. 1993; Hahn et al. 1991; Prempree et al. 1984; Weghaupt et al. 1984; Wharton et al. 1988];

- tumoröse Infiltration umgebender Strukturen wie Blasenhals, Harnblase und Vagina [Garden et al. 1993; Prempree et al. 1984];
- hohes klinisches Stadium [Bracken et al. 1976; Foens et al. 1991; Hahn et al. 1991];
- große Primärtumoren [Bracken et al. 1976];
- Fixation des Urethratumors [Garden et al. 1993];
- Anwendung von Brachytherapie oder Teletherapie allein gegenüber einer kombinierten Radiotherapie [Prempree et al. 1984].

5.2
Diagnostik

5.2.1
Symptome, klinische Zeichen

Typisch sind:

- Blutungen aus der Urethra, seltener Hämaturie,
- Zeichen einer Harnwegsinfektion,
- Dysurie,
- Pollakisurie,
- Zeichen einer Urethraobstruktion mit Harnentleerungsstörungen,
- tastbarer Tumor am Introitus vaginae,
- retropubische Schmerzen,
- Harninkontinenz.

In 5–10 % der Fälle verläuft das Urethrakarzinom jedoch asymptomatisch. Aufgrund der Seltenheit des Urethrakarzinoms wird in der Diagnostik oft primär an ein Urethrakarunkel, einen Urethrapolyp oder einen Schleimhautprolaps der Urethra gedacht. Eine obligatorische Biopsie asymptomatischer Urethrakarunkel, die keine Größenzunahme zeigen, kann jedoch nicht empfohlen werden [Bolduan u. Farah 1981].

5.2.2
Diagnosesicherung

Folgende Untersuchungen sollten zur Diagnosesicherung und Stadienzuordnung durchgeführt werden:

- Genaue Anamnese (Blutungsanomalien? Auffälligkeiten des Harns? Miktionsstörungen? Fluor?);
- allgemein-klinische Untersuchung (u. a. inguinale Lymphknoten);
- gynäkologische Untersuchung einschließlich Pap-Abstrich und vaginaler Kolposkopie;
- Biopsie verdächtiger Areale;
- Harnsediment und -kultur;
- Urethrozystoskopie (mit Biopsien), vorsichtige Urethrakürettage;
- i. v.-Pyelographie (Urographie);
- Thoraxröntgen;
- evtl. Rektoskopie;
- evtl. Skelettröntgen bei Verdacht auf Knochenmetastasen;
- evtl. CT oder MRT des Beckens und Abdomens (vor allem, wenn kein chirurgisches Staging, sondern eine primäre Strahlentherapie vorgesehen ist).

Ein möglicher Blasenhalsbefall sollte im Rahmen des initialen Stagings mit besonders großer Genauigkeit zystoskopisch-bioptisch ausgeschlossen oder bestätigt werden [Hacker 1989].

5.2.3
Stadieneinteilung

Es existiert keine Stadieneinteilung der FIGO. Das in Tabelle 5.1 aufgeführte Stagingsystem, das auf dem histologischen Befund beruht [Grabstald et al. 1966], und das in Tabelle 5.2 aufgelistete klinische Stagingsystem [Prempee et al. 1984] werden am häufigsten verwendet.

Tabelle 5.1. Histologisches Stagingsystem beim primären Urethrakarzinom

Stadium	Befund
0	Carcinoma in situ (nur Schleimhautbefall)
A	Befall der Submukosa (nicht darüber hinaus)
B	Befall der periurethralen Muskulatur
C	Periurethraler Befall 1. Infiltration der Muskulatur der Vagina 2. Infiltration der Muskulatur der Vagina und der vaginalen Schleimhaut 3. Infiltration anderer umgebender Strukturen wie Harnblase, der Labia pudenda und der Klitoris
D	Metastasen 1. Inguinale Lymphknoten 2. Pelvine Lymphknoten kaudal der Aortenbifurkation 3. Lymphknoten kranial der Aortenbifurkation 4. Fernmetastasen

Tabelle 5.2. Klinisches Staging beim primären Urethrakarzinom

Stadium	Befund
I	Befall der distalen Hälfte der Urethra
II	Befall der gesamten Urethra und des periurethralen Gewebes, aber nicht der Vulva oder des Blasenhalses
III	Befall der Vulva, der vaginalen Schleimhaut und/oder des Blasenhalses
IV	a) Parametrien- oder Parakolpienbefall b) Metastasen in den inguinalen, pelvinen oder paraaortalen Lymphknoten bzw. Fernmetastasen

5.2.4
Histologie

Anhand einer Literaturübersicht über 181 Fälle ergibt sich die in Tabelle 5.3 aufgeführte Verteilung bezüglich der Histologie primärer Urethrakarzinome [Hacker 1989]. Karzinome der distalen beiden Drittel der Urethra sind meist Plattenepithelkarzinome, während die des oberen Drittels Tumoren des Übergangsepithels darstellen. Adenokarzinome leiten sich von den paraurethralen Drüsen ab.

Tabelle 5.3. Histologische Typen und deren Häufigkeit beim primären Urethrakarzinom. [Nach Hacker 1989]

Histologie	Häufigkeit [%]
Plattenepithelkarzinom	54
Übergangsepithelkarzinom	21
Adenokarzinom	19
Undifferenziertes Karzinom	4
Malignes Melanom	2

5.3
Operative Therapiestrategie

Die Behandlung erfolgt individualisiert und richtet sich nach

- dem Karnofsky-Index und dem Alter der Patientin,
- der Lokalisation des Primärtumors (proximale Urethra?) und seiner evtl. Metastasen,
- dem Tumorstadium,
- dem Umstand, ob bereits eine Strahlentherapie erfolgt ist.

Prinzipiell können distal gelegene Urethrakarzinome evtl. ohne Verlust der Harnkontinenz operativ entfernt werden. Proximale Karzinome werden vor-

Abb. 5.1. Mögliches Therapieschema beim primären Urethrakarzinom

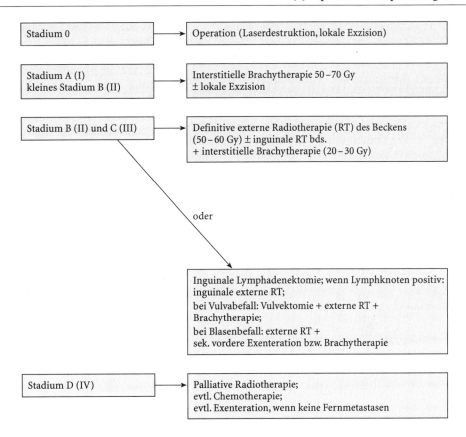

wiegend primär bestrahlt [Fletcher et al. 1980]. Distale Urethrakarzinome weisen im Gegensatz zu den proximalen eine günstigere Prognose auf. Dies liegt auch daran, daß sie durch eine frühere klinische Symptomatik meist früher entdeckt werden [Weghaupt et al. 1984]. Außerdem sind sie chirurgisch leichter therapierbar als proximale Läsionen [Bolduan u. Farah 1981].

Bei Patientinnen mit ausgedehntem distalem Urethrabefall ist meist auch eine Vulvektomie notwendig [Hacker 1989]. In den Stadien B (II) und C (III) sollte sowohl aus diagnostischen als auch therapeutischen Gründen eine inguinale Lymphadenektomie erfolgen, da dort Rezidive häufig sind [DiSaia u. Creasman 1989; Foens et al. 1991]. In Abb. 5.1 ist ein mögliches Therapieschema des primären Urethrakarzinoms dargestellt.

Bei fortgeschrittenen und vor allem proximal gelegenen Tumoren (Stadium B bzw. II und vor allem Stadium C bzw. III) wird oft eine Kombination aus initial tumorreduzierender, externer Radiotherapie des Beckens mit nachfolgender Radikalchirurgie eingesetzt. Bei letzterer ist zumeist eine vordere Exenteration einschließlich pelviner (und paraaortaler Lymphadendektomie) notwendig [Benson et al. 1982].

Die Gesamtüberlebensraten liegen beim Urethrakarzinom zwischen 27 und 64% [Bolduan u. Farah 1981; Bracken et al. 1976; Foens et al. 1991; Garden et al. 1993; Weghaupt et al. 1984]. Im Stadium 0 beträgt die Fünfjahresüberlebensrate 100%, im Stadium A (I) um 90% und im Stadium B (II) um 55% [DeEulis 1989]. Im Stadium C (III) werden Überlebensraten bis 50% beschrieben [Prempree et al. 1984].

Exenteration

Eine Exenteration wird am häufigsten bei proximal gelegenen Urethra- oder Blasenhalstumoren, die aufgrund ihrer Lokalisation nur ineffektiv mit einer Brachytherapie kontrolliert werden können, nach einer initialen Teletherapie des Beckens durchgeführt [Benson et al. 1982; Klein et al. 1983; Prempree et al. 1984]. Daneben kommt eine Exenteration nach einem Versagen der Strahlentherapie meist in den Stadien B (II) und C (III) bei einem zentralen Rezidiv in Frage. Eine ultraradikale exenterative Chirurgie einschließlich einer Teilresektion des Schambeins führt bei selektierten Patientinnen zwar zu einer hohen Rate an lokaler Rezidivfreiheit und Überleben, ist aber auch mit einem beträchtlichen Maß an Mortalität verbunden [Klein et al. 1983]. Es wird auf die ausführliche Darstellung der Exenteration in Kap. 6 verwiesen.

5.4
Chemotherapie

Beim metastasierten Karzinom des Übergangs-epithels hat eine randomisierte Studie mit 269 Patientinnen eine signifikant höhere Remissionsrate (39 vs. 12 %) und einen signifikanten Überlebensvorteil für die Kombination von Cisplatin, Methotrexat, Vinblastin und Doxorubicin gegenüber Cisplatin allein ergeben; allerdings war die Toxizitätsrate der Kombinationstherapie (vor allem febrile Leukopenie und Mukositis) auch deutlich höher [Löhrer et al. 1992]. Auch Carboplatin, Paclitaxel und Gemcitabine weisen beim Urothelkarzinom signifikante Aktivität auf [Roth et al. 1994; Sengelov et al. 1995].

5.5
Hormontherapie

Die Hormontherapie spielt beim primären Karzinom der Urethra keine Rolle, wohl aber eine hormonelle Substitutionstherapie zur Prophylaxe einer Vaginalstenose und -fibrose.

5.6
Strahlentherapie

Die Strahlentherapie stellt den Eckpfeiler im Gesamtbehandlungskonzept des Urethrakarzinoms dar [Foens et al. 1991; Garden et al. 1993; Weghaupt et al. 1984]. Ursache für die Bevorzugung strahlentherapeutischer Maßnahmen bei invasiven Tumoren ist die enge anatomische Beziehung der Urethra zu den in ihrer Nachbarschaft liegenden Hohlorganen und die damit verbundene Gefahr chirurgischer Organläsionen.

5.6.1
Teletherapie (externe Strahlentherapie)

Meist erfolgt sie in Kombination mit einer interstitiellen Brachytherapie. Eine ausschließliche externe Strahlentherapie kann bei Blaseneinbruch (Stadium C bzw. III) oder im Stadium D (IV) vorgenommen werden. Dabei werden Gesamtdosen von 60–70 Gy über opponierende Strahlenfelder verabreicht [Bracken et al. 1976; Fletcher et al. 1980]. In zwei Dritteln der Fälle kann damit eine im Durchschnitt bis zu 6 Monate anhaltende Palliation erzielt werden [Prempree et al. 1984]. Die inguinale Teletherapie mit 50–60 Gy führt nach einer Studie mit 42 Patientinnen zu einer signifikanten Reduktion der inguinalen

Rezidive und einem signifikanten Überlebensvorteil [Foens et al. 1991].

5.6.2
Brachytherapie (Kontaktstrahlentherapie)

Die Techniken der interstitiellen und intrakavitären Brachytherapie sind jenen beim Vaginalkarzinom ähnlich (s. Kap. 4.6). Meist werden bei alleiniger Brachytherapie Dosen von 60–70 Gy appliziert [Wharton et al. 1988]. Im Stadium A (I) wird vielfach eine ausschließliche interstitielle Brachytherapie als ausreichend angesehen (s. Abb. 5.1), da in diesem Stadium sowohl pelvine als auch inguinale Metastasen selten sind [Bracken et al. 1976; DeEulis et al. 1984; Garden et al. 1993; Prempree et al. 1984]. Bei proximal gelegenen Urethrakarzinomen kann auch eine operative Harnblaseneröffnung (Zystotomie) zur exakten Plazierung der Implantate notwendig sein.

5.6.3
Kombination von Teletherapie und Brachytherapie

Im Stadium A (I) wird bei Läsionen > 4 cm Durchmesser neben der Kontakttherapie zusätzlich eine externe Strahlentherapie empfohlen [Nori et al. 1987]. In den Stadien B (II) und C (III) wird meist zunächst eine externe Bestrahlung des Beckens samt inguinalen Lymphknoten z.B. mit Telecobalt 60 oder Photonen mit opponierenden Strahlenfeldern (Dosis 40–50 Gy) vorgenommen. Spricht der Tumor mit einer Regression an, wird die Behandlung mit einer interstitiellen Therapie (30–40 Gy) komplettiert. Zeigt der Tumor nach der Teletherapie keine Remission, sollte entweder eine Radikalchirurgie (vordere Exenteration) erfolgen, oder es kann die externe Teletherapie bis zu einer Gesamtdosis von 65–70 Gy fortgesetzt werden [Fletcher et al. 1980; Wharton et al. 1988]. Generell führt in den Stadien B (II) und C (III) die Kombination aus Teletherapie und interstitieller Brachytherapie zu einer signifikant besseren lokalen Kontrolle als eine der beiden Therapieformen allein [Foens et al. 1991].

5.6.4
Nebenwirkungen der Strahlentherapie

Die Komplikationsrate steigt bei radiotherapeutischen Dosen von 70–75 Gy überproportional an [Garden et al. 1993]. Folgende Komplikationen werden nach primärer Strahlentherapie beobachtet [Bracken et al. 1976; Garden et al. 1993]:

- Urethrastrikturen, die eine operative Dilatation notwendig machen,

- Urethrovaginal- und Vesikovaginalfisteln,
- Strahlenzystitis,
- Harninkontinenz,
- lokale Nekrosen,
- Vulvaabszesse,
- vaginale Stenosen,
- Osteomyelitis des Schambeins,
- Lymphödeme der unteren Extremität.

5.7
Follow-up und Nachsorge

Ein zentrales Problem in der Behandlung des Ure-thrakarzinoms ist das häufige Auftreten von Lokalre-zidiven in bis zu 46 % der Fälle [Ampiel 1985; Bracken et al. 1976; Foens et al. 1991; Garden et al. 1993]. Außer-dem kommt es in bis zu 36 % der Fälle zu regionalen Rezidiven in den inguinalen Lymphknoten [Foens et al. 1991]. Beim Urethrakarzinom ist eine Anlehnung an die Richtlinien der Nachsorge beim Vaginalkarzi-nom sinnvoll (s. Kap. 4.7).

5.8
Offene Fragen und aktuelle Studien

Welche neuen Erkenntnisse sind in den nächsten Jah-ren bei den Malignomen der Urethra zu erwarten?

Heute wird meist präoperativ eine externe Strah-lentherapie durchgeführt, um die beim Urethrakarzi-nom hohe Lokalrezidivrate von bis zu 64 % zu senken [Benson et al. 1982; Bracken et al. 1976; Prempree et al. 1984]. Allerdings ist die Komplikationsrate bei einem solchen Vorgehen vor allem in den Stadien C (III) und D (IV) erheblich.

Vielleicht kann eine kombinierte Anwendung von Chemo- und Strahlentherapie (z. B. mit 5-Fluoruracil und Mitomycin C; [Licht et al. 1995]) in der Zukunft dazu beitragen, daß insbesondere fortgeschrittene Karzinome der Urethra therapeutisch besser ange-gangen werden können.

Literatur

Ampil F (1985) Primary malignant neoplasm of the female urethra. Obstet Gynecol 66:799–804

Benson R, Tunca J, Buchler D, Uehling D (1982) Primary carci-noma of the female urethra. Gynecol Oncol 14:313–318

Bolduan J, Farah R (1981) Primary urethral neoplasms: review of 30 cases. J Urol 125:198–200

Bracken RD, Johnson D, Miller L, Ayala A, Gomez J, Rutledge F (1976) Primary carcinoma of the female urethra. J Urol 116: 188–192

DeEulis T (1989) Urethral cancer. In: Piver S (ed) Manual of Gynecologic Oncology and Gynecology. Little, Brown, Boston, pp 171–174

DiSaia P, Creasman W (eds) (1989) Clinical Gynecologic Onco-logy. Mosby, St. Louis Washington Toronto

Fletcher G, Delclos L, Wharton T, Rutledge F (1980) Tumors of the vagina and urethra. In: Fletcher G (ed) Textbook of radiotherapy. Lea & Febiger, Philadelphia, pp 812–828

Foens C, Hussey D, Staples J, Doornbos F, Wen C, Vigliotti A (1991) A comparison of the roles of surgery and radiation therapy in the management of carcinoma of the female urethra. Int J Radiat Oncol Biol Phys 21:961–968

Garden A, Zagars G, Delclos L (1993) Primary carcinoma of the female urethra. Cancer 71:3102–3108

Grabstald H, Hilaris B, Henschke U, Whitmore W (1966) Can-cer of the female urethra. J Am Med Assoc 197:835–842

Hacker N (1989) Vaginal cancer. In: Berek J, Hacker N (eds) Practical Gynecologic Oncology. Williams & Wilkins, Balti-more Hong Kong London Sydney, pp 436–440

Hahn P, Krepart G, Malaker K (1991) Carcinoma of female ure-thra. Manitoba experience 1958–1987. Urology 37:106–109

Klein F, Whitmore W, Herr H, Morse M, Sogani P (1983) Inferior pubic rami resection with en bloc radical excision for inva-sive proximal urethral carcinoma. Cancer 51:1238–1242

Licht M, Klein E, Bukowski R, Montie J, Saxton J (1995) Combi-nation radiation and chemotherapy for the treatment of squamous cell carcinoma of the male and female urethra. J Urol 153:1918–1920

Loehrer P, Einhorn L, Elson P et al. (1992) A randomized com-parison of cisplatin alone or in combination with metho-trexate, vinblastine, and doxorubicin in patients with meta-static urothelial carcinoma: a cooperative group study. J Clin Oncol 10:1066–1073

Nori D, Hilaris B, Batata M (1987) Cancer of the urethra. In: Nori D, Hilaris B (eds) Radiation therapy of gynecological cancer. Liss, New York, pp 199–205

Prempree T, Amornmarn R, Patanaphan V (1984) Radiation therapy in primary carcinoma of the female urethra. Cancer 54:729–733

Roth B, Dreicer R, Einhorn L et al. (1994) Significant activity of paclitaxel in advanced transitional-cell carcinoma of the urothelium: a phase II trial of the Eastern Cooperative Oncology Group. J Clin Oncol 12:2264–2270

Sengelov L, Nielsen O, Kamby C, Maase H (1995) Platinum ana-logue combination chemotherapy: cisplatin, carboplatin, and methotrexate in patients with metastatic urothelial tract tumors. Cancer 76:1797–1803

Weghaupt K, Gerstner G, Kucera H (1984) Radiation therapy for primary carcinoma of the female urethra: A survey over 25 years. Gynecol Oncol 17:58–63

Wharton T, Smith J, Delclos L, Fletcher G (1988) Radiation therapy for vaginal and urethral carcinoma. In: Buchsbaum H, Sciarra J (eds) Gynecology and Obstetrics, Vol 4. Lippin-cott, Philadelphia, pp 1–9

Wiener J, Walther P (1994) A high association of oncogenic human papillomaviruses with carcinomas of the female urethra: polymerase chain reaction-based analysis of mul-tiple histological types. J Urol 151:49–53

E. Petru, O.R. Köchli und B.-U. Sevin

Maligne Tumoren der Cervix uteri 6

E. PETRU, O. R. KÖCHLI UND B.-U. SEVIN

6.1
Allgemeines

Das Zervixkarzinom ist der bei weitem am häufigsten vorkommende maligne Tumor der Zervix. Die Inzidenz liegt in Mitteleuropa bei 16/100.000 Frauen pro Jahr und ist in verschiedenen Ländern sehr unterschiedlich. Dies hängt mit der Effektivität des Screenings und der Verteilung von Risikofaktoren in der Bevölkerung zusammen. Das Zervixkarzinom zeigt in seiner Inzidenz einen ersten Gipfel zwischen dem 35. und 45. Lebensjahr und einen zweiten zwischen dem 65. und 75. Lebensjahr. Präinvasive Formen des Zervixkarzinoms treten deutlich häufiger bei Frauen vor dem 40. Lebensjahr auf. Invasive Zervixkarzinome sind in den letzten Jahren weltweit zurückgegangen. Spiegelbildlich kam es in diesem Zeitraum zu einem Anstieg präinvasiver Neoplasien der Zervix.

6.1.1
Epidemiologie des Zervixkarzinoms

Als Risikofaktoren für das Zervixkarzinom werden Promiskuität und eine frühe sexuelle Aktivität angesehen. Hier spielt die Anzahl der Sexualpartner, vor allem aber die Anzahl hetero- und homosexueller Beziehungen des eigenen Partners eine Rolle. Somit kann das Zervixkarzinom als eine sexuell übertragbare Erkrankung betrachtet werden; Nonnen erkranken nur extrem selten an einem Zervixkarzinom.

Im Zusammenhang mit dem Sexualverhalten spielt die Infektion mit dem Human Papilloma Virus (HPV) eine Rolle [Stoler 1996]. Bei etwa 90 % der Frauen mit Zervixkarzinom kann eine anogenitale HPV-Infektion nachgewiesen werden [Stoler 1996]. Von der HPV-DNA wurden bisher mehr als 73 verschiedene Genotypen charakterisiert [Mohamed et al. 1996]. Man unterscheidet, was das maligne Entartungsrisiko angeht, Genotypen mit einem hohen, intermediären und niedrigen onkogenen Risiko. Als Subtypen mit hohem Malignitätsrisiko gelten die HPV-Genome 16, 18, 31, (33) und 45, wobei die beiden ersten bei präinvasiven und invasiven Karzinomformen dominierend nachweisbar sind. HPV-DNA 16 kommt vorwiegend bei Läsionen vom Plattenepitheltyp und HPV-DNA 18 vorwiegend beim Adenokarzinom bzw. dem kleinzelligen, neuroendokrinen Karzinom vor [Park et al. 1994; Stoler 1996]. Die hochonkogenen HPV-Subtypen produzieren die onkogenen Proteine E6 und E7. Die Subtypen HPV-DNA 6, 11 (31, 39, 51, 56, 59, 66, 68, 70) kommen in erster Linie bei benignen Erkrankungen der Zervix (z. B. Condylomata acuminata) und milden Dysplasieformen vor. Nur selten werden sie bei prämalignen und malignen Läsionen der Zervix diagnostiziert.

Die HPV-Typisierung ist heute aus dem Zellabstrichmaterial und aus Gewebsschnitten möglich (s. Kap. 6.2.1). HPV-DNA konnte neben dem Primärtumor sowohl in metastatisch als auch in nichtmetastatisch befallenen Lymphknoten nachgewiesen werden [Park et al. 1994]. Eine persistierende HPV-Infektion wurde auch bei persistierendem und rezidivierendem Zervixkarzinom beobachtet, was auf eine mögliche Rolle des HPV bei der Erhaltung der malignen Potenz hinweist [Ikenberg et al. 1993]. Die prognostische Rolle der HPV-Infektion beim Zervixkarzinom ist noch unklar [Viladiu et al. 1997], wobei es Hinweise darauf gibt, daß HPV-negative Zervixkarzinome gegenüber HPV-positiven Tumoren eine schlechtere Prognose aufweisen [Higgins et al. 1991].

Der Durchseuchungsgrad der klinisch gesunden Bevölkerung mit HPV ist hoch. Bei mehr als 40 % aller geschlechtsreifen Frauen ist eine HPV-Infektion nachweisbar. Nur jede 600. Frau mit einer nachgewiesenen HPV-Infektion entwickelt jedoch tatsächlich ein Zervixkarzinom. Der Nachweis einer HPV-Infektion allein ohne den Nachweis prämaligner oder maligner Veränderungen der Zervix führt nach dem heutigen Wissensstand nicht zu einer spezifischen Therapie. Da aber das Vorliegen einer HPV-Infektion mit einem erhöhten Auftreten von Neoplasien an der Zervix verbunden ist, wird entsprechend der Bethesda-Nomenklatur jede zytologische Veränderung an der Zervix im Sinne einer HPV-Infektion auch bereits ohne zelluläre Atypien als Low-grade squamous intraepithelial lesion klassifiziert (LGSIL, geringgradige intraepitheliale Läsion des Plattenepithels) (s. Übersicht Seite 156–157). Diese zytologische Klassifikation soll zu einer intensiveren Nachsorge solcher Patientinnen führen. Neuere Studien haben einen Zusammenhang zwischen der HPV-Infektion und der Aneuploidie im Zusammenhang mit dem Auftreten einer High-grade Squamous Intraepithelial Lesion (HGSIL) beschrieben (s. Kap. 6.9.12).

Die Angaben bezüglich eines Zusammenhangs zwischen einer Infektion mit dem Herpes-simplex-Virus und einer CIN (zervikale intraepitheliale Neoplasie) bzw. einem Zervixkarzinom sind kontrovers. Das HSV kann wahrscheinlich nicht als onkogenes Agens, sondern als Kofaktor angesehen werden. Ähnliches gilt für das Zytomegalievirus.

Auch bei Frauen mit Immunsuppression wie z. B. einer Infektion mit dem Human Immune Deficiency Virus (HIV) wird gehäuft eine CIN diagnostiziert. Das Zervixkarzinomrisiko ist auch bei Raucherinnen erhöht. Bei Frauen mit geringgradiger CIN konnte nach Sistieren des Nikotinkonsums eine deutliche Befundverbesserung erzielt werden, was für die (teilweise) Rückbildungsfähigkeit dieser Veränderungen spricht [Szarewski et al. 1996]. Als nicht eigenständige Risikofaktoren für ein Zervixkarzinom gelten Multiparität, ein niedriger sozioökonomischer Status und die Pilleneinnahme [Stoler 1996].

6.1.2
Karzinogenese des Zervixkarzinoms

Abbildung 6.1 stellt die formale Karzinogenese dar. Das Zervixkarzinom entwickelt sich in den meisten Fällen über mehrere Jahre aus seinen Vorstufen, den zervikalen intraepithelialen Neoplasien (CIN bzw. Carcinoma in situ) [Burghardt 1984]. Nur bei höchstens einem Viertel der Patientinnen mit invasivem Zervixkarzinom kann tatsächlich ein negativer Zellabstrich während der letzten 3 Jahre nachgewiesen werden, was dafür spricht, daß es sich meist aus einer Dysplasie entwickelt [Schwartz et al. 1996]. Das Zervixkarzinom kann aber auch primär ohne das Vorliegen einer Dysplasie entstehen.

Die CIN wird in 3 Gruppen unterteilt (Abb. 6.1). Die spontane Rückbildungsrate beträgt bei CIN I etwa 50 %, bei CIN II um 25 % und bei CIN III unter 10 %. Grundsätzlich bedürfen alle Fälle von CIN III bzw. dem Carcinoma in situ einer sofortigen Therapie. Bei Patientinnen mit CIN I–II kann abgewartet, kontrolliert und bei einer nicht garantierten Nachkontrolle auch unmittelbar therapeutisch vorgegangen werden.

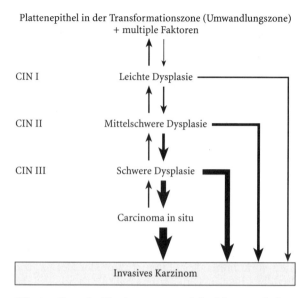

Abb. 6.1. Formale Karzinogenese und Beziehung zwischen verschiedenen Dysplasieformen der Cervix uteri. (*CIN* zervikale intraepitheliale Neoplasie)

6.1.3
Prognosefaktoren

Beim Zervixkarzinom existieren, was die Rezidivhäufigkeit und damit eine Verschlechterung der Überlebenszeit in den (Früh-)stadien Ib und IIa angeht, folgende unabhängige Risikofaktoren [Burghardt et al. 1987; Delgado et al. 1990; Perez et al. 1992; Sevin et al. 1995, 1996; Stehman et al. 1991]:

- Lymphknotenbefall,
- Tumorgröße bzw. Tumorvolumen,
- Invasionstiefe,
- Allgemeinzustand,
- Lymphgefäßeinbruch.

Für das mikroskopische Stadium Ia ist eine genauere Differenzierung nötig. Generell gilt: je größer die Invasionstiefe bzw. das Tumorvolumen und je häufiger ein Lymphgefäßeinbruch, desto wahrscheinlicher ist ein Lymphknotenbefall [Buckley et al. 1996; Burghardt et al. 1991; Seski et al. 1977; Sevin et al. 1992].

Der metastatische Lymphknotenbefall ist der wichtigste prognostische Faktor beim Zervixkarzinom. Sind im Stadium Ib bzw. IIa die Lymphknoten befallen, verschlechtert sich die Fünfjahresüberlebensrate von 91 auf 68 % bzw. von 88 auf 52 % [Petterson 1994]. Prognostisch spielt auch die Anzahl der befallenen Lymphknoten eine Rolle [Alvarez et al. 1989; Burghardt et al. 1987; Inoue et al. 1990; Köchli et al. 1993]. Neuere Arbeiten haben auch die Tumorangioneogenese als unabhängigen Risikofaktor identifiziert [Brenner et al. 1996].

Folgende Faktoren gelten als nicht sicher unabhängige Prognosefaktoren beim Zervixkarzinom:

- histologischer Zelltyp,
- histologisches Grading (Differenzierungsgrad),
- parametraner Befall,
- chirurgischer Resektionsrand,
- Alter,
- Tumorinfiltration in das Corpus uteri.

Adenokarzinome scheinen eine schlechtere Prognose als Plattenepithelkarzinome aufzuweisen, wobei dieser Umstand kontrovers diskutiert wird [Brand et al. 1988] (s. Kap. 6.8.2).

Im fortgeschrittenen Stadium des Zervixkarzinoms ist der Status der intravenösen Pyelographie (Urographie) entscheidend. Patientinnen ohne Harnstau besitzen signifikant bessere Überlebenschancen als jene mit Harnstau durch eine Ureterobstruktion [Hopkins u. Morley 1993].

Neueren Studien zufolge sind der Epidermal Growth Factor Receptor, Kathepsin D sowie der Nachweis von CD44-Adhäsionsmolekülen im Tumor Hinweiszeichen auf eine aggressive Verlaufsform eines Zervixkarzinoms [Kainz et al. 1995a; Kristensen et al. 1996]. Die DNS-Ploidie, S-Phase wie auch die Expression von mutantem p53 und c-erbB-2 ist beim Zervixkarzinom nicht von prognostischer Relevanz [Kainz et al. 1995b; Kristensen et al. 1995, 1996; Zanetta et al. 1992].

6.1.4
Tumorausbreitung

Die Tumorausbreitung bleibt beim Zervixkarzinom im Gegensatz zum Ovarialkarzinom lange auf das kleine Becken beschränkt. Sie erfolgt

- über die Lymphbahnen (Lymphknoten),
- durch direkte Invasion in Nachbarorgane (Parametrien, Harnblase, Rektum, Vagina bzw. das Corpus uteri),
- hämatogen,
- intraperitoneal.

Bei 5,8% der Patientinnen der Stadien Ib–IVa liegt initial bereits ein dokumentiertes intraperitoneales Tumorwachstum vor. Zwei Drittel dieser Patientinnen weisen zusätzlich paraaortale Metastasen auf [Podczaski et al. 1989].

Die lymphogene Ausbreitung ist beim Zervixkarzinom vorrangig und erfolgt weitgehend systematisch entlang der Beckenlymphbahnen, die von der Cervix uteri ausgehen (Abb. 6.2). Dabei werden folgende retroperitoneale Lymphknoten befallen:

- Lymphknoten (LK) der A. obturatoria,
- LK der A. iliaca externa,
- LK der A. iliaca interna (hypogastrica).

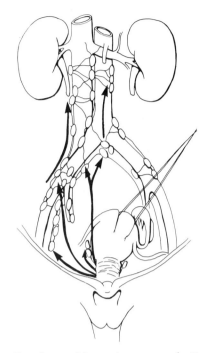

Abb. 6.2. Lymphogene Metastasierungswege des Zervixkarzinoms

Später werden auch die weiter kranial gelegenen LK befallen:

- LK der A. iliaca communis,
- LK der A. sacralis.

In der Folge kommt es auch zum extrapelvinen LK-Befall:

- LK der Aorta (paraaortale LK),
- LK der Skalenusregion links.

Sind die paraaortalen LK befallen, bestehen bereits bei 30% der Patientinnen okkulte Metastasen der Skalenusregion [Lee et al. 1981]. Die mittlere Überlebenszeit der Patientinnen mit positiven Skalenusknoten liegt bei 8 Monaten.

Aus einer Literaturübersicht ergeben sich bezüglich Stadium und metastatischem Lymphknotenbefall bei 1869 Patientinnen folgende Zusammenhänge [Piver 1987]:

Stadium I   6%   (n = 530),
Stadium II   16%   (n = 675),
Stadium III   28%   (n = 589),
Stadium IV   33%   (n = 75).

Eine Übersichtsarbeit [Burghardt et al. 1994] hat in den Stadien Ib, IIa und IIb einen metastatischen pelvinen Lymphknotenbefall in 9–31%, 7–38% und 16–57% der Fälle ergeben.

6.1.5
Staging (Feststellung der Tumorausdehnung)

Das chirurgische Staging ist verständlicherweise besser als das klinische Staging in der Lage, die individuelle, tatsächliche Tumorausbreitung festzustellen, auf deren Basis eine adäquate Therapie erfolgen kann. In bis zu 71% der Fälle liegt eine Diskrepanz zwischen klinischem und chirurgischem Staging vor [Friedberg u. Herzog 1988]. In Institutionen, bei denen eine prätherapeutische MRT möglich ist, scheint sich gegenüber der rein klinischen Einschätzung die nichtinvasive Volumenbestimmung der Tumoren zur Abstimmung der operativen Radikalität zu bewähren [Winter 1995]. Größere Untersuchungen fehlen allerdings bis heute.

6.1.6
Therapiekonzepte beim Zervixkarzinom

Die am häufigsten angewendeten Therapiekonzepte beim Zervixkarzinom sind der folgenden Übersicht zu entnehmen.

Häufigste Therapiekonzepte bei Zervixkarzinom

(CIN II), CIN III (Carcinoma in situ)

- Konisation (Messerkonisation, Laserkonisation, Schlingenkonisation = LEEP („loop electrical excision procedure")
- LLETZ („large loop excision of the transformation zone")
- Lokal destruierende Maßnahmen (LDM)
- Einfache Hysterektomie

Stadium Ia (mikroinvasives Karzinom)

- Konisation bei Wunsch nach Erhaltung der Fertilität und Fehlen von histopathologischen Risikofaktoren
- Einfache Hysterektomie
- Einfache Hysterektomie (evtl. eingeschränkt radikale Hysterektomie nach Te Linde) + pelvine Lymphadenektomie bei Vorliegen eines Lymphgefäßeinbruchs
- Eventuell kann ein laparoskopisches Staging der paraaortalen und pelvinen Lymphknoten, gefolgt von einer Trachelektomie nach Dargent (Portioamputation unter Mitnahme eines Parametriumanteils und einer Scheidenmanschette) bei Wunsch nach Fertilitätserhaltung angewendet werden (derzeit experimentelle Therapie)
- Intrakavitäre Strahlentherapie (nur in Ausnahmefällen)

Frühes invasives Karzinom: Stadien Ib–IIa (IIb)

- Radikale Hysterektomie + pelvine Lymphadenektomie, evtl. mit postoperativer Radiotherapie oder Chemotherapie
- Kombinierte, primäre Strahlentherapie (Teletherapie, intrakavitäre Strahlentherapie), evtl. Kombination mit Chemotherapie bzw. anderen Radiosensitizern (d. h. Substanzen, die die Tumorzellen gegenüber der Radiotherapie sensibler machen sollen)

Fortgeschrittenes Karzinom: (IIb), IIIa–IVb

- Kombinierte primäre Strahlentherapie (Teletherapie, intrakavitäre Strahlentherapie)
- Chemotherapie (systemisch, evtl. intraarteriell = lokoregionär)
- Kombinierte Chemoradiotherapie
- Radikale Hysterektomie im Stadium IIb
- Exenteration beim Stadium IVa

Lokalrezidive

- Zentrale Beckenrezidive
  - Bei selektionierten Patientinnen: Exenteration
  - Radiotherapie (extern, interstitiell, intrakavitär)
  - Chemoradiotherapie
- Beckenwandrezidive
  - Radiotherapie (extern, interstitiell)
  - Chemotherapie
  - Eventuell kombinierte chirurgisch-radiologische Therapie (CORT) [Höckel et al. 1996]
- Extrapelvine Rezidive
  - Chemotherapie
  - Selten Radiotherapie (z. B. paraaortale Metastasen)
  - Bei isolierten Fernmetastasen evtl. Operation (extrem selten)

6.1.7
Rezidive des Zervixkarzinoms

Ist die Initialtherapie nicht erfolgreich, kann das z. T. auf eine primäre Metastasierung jenseits des Beckens zurückgeführt werden, da die radikale Hysterektomie bzw. die pelvine Radiotherapie nur die Tumorausbreitung im Becken erfaßt. Beim Nachweis einer extrapelvinen Metastasierung gibt es prinzipiell folgende Möglichkeiten:

- chirurgische Therapie,
- Radiotherapie,
- Chemotherapie,
- verschiedene Formen einer Kombinationstherapie.

Man unterscheidet hinsichtlich ihrer Lokalisation und der sich daraus ableitenden therapeutischen Konsequenz:

- zentrale Rezidive (diese müssen gegenüber der seitlichen Umgebung abgrenzbar sein),
- Beckenwandrezidive,
- extrapelvine Läsionen vor allem in Lunge, Leber oder Skelett.

Lokoregionäre Rezidive im Becken sind am häufigsten (etwa 42%). Isolierte Fernmetastasen treten in etwa 28% der Fälle auf. Eine Kombination mit lokoregionären Rezidiven liegt in 30% der Fälle vor [Thomas u. Dembo 1991]. Klinisch treten meist Schmerzen im Beckenbereich, Thrombosen und/oder Beinödeme bzw. Beschwerden durch eine Ureterobstruktion auf.

Für die Therapieplanung ist entscheidend, ob ein Rezidiv nach primär chirurgischer Therapie oder nach primärer Strahlentherapie auftritt.

Für eine chirurgische Therapie eignen sich vorwiegend isolierte zentrale Rezidive nach einer primären Strahlentherapie. Zentrale Rezidive nach einer primären chirurgischen Therapie sind oft am Scheidenstumpf lokalisiert. Bei einem zentralen Rezidiv besteht prinzipiell die Möglichkeit einer Exenteration. Liegt nach einer radikalen Hysterektomie mit Lymphadenektomie ein Rezidiv vor, ist der Lymphknotenstatus bei der Primäroperation für die Heilungsaussichten von großer Bedeutung [Webb u. Symmonds 1980]. 15–45% der Patientinnen mit pelvinen Rezidiven nach primärer Operation können geheilt werden [Thomas u. Dembo 1991].

6.1.8
Zervixkarzinom und Schwangerschaft

Bei CIN III sollte in der Schwangerschaft nur in Ausnahmefällen eine Konisation erfolgen, da die Rate an unvollständigen Exzisionen und Blutungen übermäßig hoch ist.

Bei einem invasiven Karzinom, das sich in der Frühschwangerschaft manifestiert, wird der Entschluß zur Interruptio und Radikaloperation vor allem bei abgeschlossener Familienplanung leichter fallen als im 2. Trimenon oder zu Beginn des 3. Trimenons, in dem heute meist ein konservatives Vorgehen gewählt wird, um die Überlebenschancen des Kindes zu erhöhen. Nach Lungenreifeinduktion erfolgt meist ab der 32. Schwangerschaftswoche im Anschluß an eine Sectio caesarea eine radikale Hysterektomie. Insgesamt ist die Prognose eines Zervixkarzinoms in der Schwangerschaft nicht schlechter als außerhalb der Schwangerschaft [Jones et al. 1996].

6.2
Diagnostik

6.2.1
Screening

Das Zervixkarzinom ist generell einer Vorsorge gut zugänglich. Es kann bereits in seinem präinvasiven Zustand diagnostiziert werden. Ein invasives Karzinom entwickelt sich meist erst nach mehreren Jahren.

Zur Vorsorgeuntersuchung stehen 2 Möglichkeiten zur Verfügung:

- Zytologie,
- Kolposkopie.

Beiden Methoden wird weltweit unterschiedliche Bedeutung beigemessen. Während in Teilen Europas die Kolposkopie neben der Zytologie schon bei der Routineuntersuchung angewendet wird [Burghardt 1984], gilt vor allem in den USA nur die Zytologie als primäre Screeningmethode. Erst bei suspektem oder positivem zytologischem Abstrich erfolgt mittels Kolposkopie eine erweiterte Diagnostik.

Nach wie vor unterzieht sich nur ein kleiner Prozentsatz der Frauen regelmäßigen Vorsorgeuntersuchungen. Dies gilt in besonderem Maße für Angehörige niedriger sozioökonomischer Bevölkerungsgruppen und niedrig entwickelter Länder. Gerade diese wären jedoch Zielgruppen, die aufgrund eines höheren Karzinomrisikos vom Screening profitieren würden. Außerdem wird oft durch die Verharmlosung von Frühsymptomen wie Kontaktblutungen die Diagnose des Zervixkarzinoms verschleppt.

6.2.2
Diagnosesicherung beim präinvasiven Karzinom

Im Gegensatz zum klinisch manifesten invasiven Karzinom können präklinische Neoplasien weder durch eine einfache Inspektion ohne Kolposkop noch durch eine Palpation erfaßt werden. Die Zytologie und die Kolposkopie sind bei der Entdeckung der CIN essentiell. Ergibt sich bei diesen Untersuchungen der Verdacht auf ein mikroinvasives oder invasives Wachstum, wird eine histologische Abklärung angeschlossen (z.B. Knipsbiopsie, Kürettage des Zervikalkanals, Schlingenexzision, LLETZ, evtl. Konisation).

Zytologie
Zunächst sollte die Portio von Schleimansammlungen und Verunreinigungen mittels Wattetupfer befreit werden. Mit einem Instrument [Wattetäger, Holzspatel, Bürste etc.] wird anschließend unter kol-

Tabelle 6.1. Klassifikation des PAP-Zervixabstrichs. [Nach Nelson et al. 1989]

Klasse	Definition nach Papanicolaou	Moderne Definition	CIN-Stufe
I	Negativ	Normaler Abstrich, keine abnormen Zellen	
II	Negativ	Nicht dysplastische Veränderungen („atypical"): Entzündliche, regenerative, metaplastische oder degenerative Veränderungen, Hyper- und Parakeratosezellen	
III	Zweifelhaft	Abnorme Zellen mit Dysplasie vereinbar	I, II
IV	Möglicherweise tumorpositiv	Abnorme Zellen mit Carcinoma in situ vereinbar	III
V	Tumorpositiv	Abnorme Zellen mit invasivem Karzinom vereinbar	

poskopischer Sicht Zellmaterial von der Portiooberfläche und auch möglichst tief aus dem Zervikalkanal gewonnen. Dieses wird auf einem vorher beschrifteten Objektträger abgestrichen und fixiert. Die Zellabstriche werden nach der Methode von Papanicolaou gefärbt und in 5 Gruppen eingeteilt (PAP I–V; s. Tabelle 6.1).

Etwa 12 % aller Abstriche sind technisch inadäquat. Das liegt vor allem daran, daß sie zunächst luftgetrocknet und nicht immer sofort fixiert werden. Trotz korrekter Abnahme weisen etwa 20 % der Patientinnen mit CIN einen normalen Abstrich auf [Cannistra u. Nilloff 1996]. Aus diesen Zusammenhängen wird klar, daß es nur durch ein jährliches zytologisches Screening gelingen kann, die Entwicklung eines Zervixkarzinoms zu verhindern.

Ein wichtiger Bestandteil des zytologischen Befundes ist die Beurteilung der Qualität des Abstrichs (s. Tabelle 6.2 und Übersicht S. 156). Das Fehlen endozervikaler Zellen im Abstrich muß vom Zytologen vermerkt werden. Es sollen auch Zeichen einer Infektion, insbesondere mit HPV, im Befund ihren Niederschlag finden (s. Tabelle 6.2 und Übersicht S. 156). In einigen Forschungslabors wird anhand von Zellabstrichmaterial parallel zur zytologischen Untersuchung auch eine HPV-Typisierung vorgenommen. Somit kann eine latente HPV-Infektion nachgewiesen werden, die eine bessere Abschätzung des klinischen Verlaufs (z. B. Progression einer intraepithelialen Neoplasie in ein invasives Karzinom) ermöglicht. Auf dieser Basis wird z. B. der Nachweis einer HPV-Infektion mit dem Genotyp 16 eher zu einer definitiven Therapie führen als eine mit niedrigem Risiko [Stoler 1996]. Durch eine Entfernung der intraepithelialen Läsion kommt es auch zum Verschwinden der Infektionszeichen (HPV-Antikörper im Serum) [Elfgren et al. 1996]. Eine HPV-Infektion ist z.T. auch zytologisch-morphologisch erfaßbar. Koilozyten stellen mikroskopische perinukleäre Vakuolisierungen des Zytoplasmas dar und sind pathognomisch für eine HPV-Infektion.

Die Nomenklatur ist zwar weltweit nicht einheitlich, folgt aber einem prinzipiellen Schema. In Tabelle 6.1 ist die Einteilung nach Papanicolao dargestellt, die in den USA häufig Verwendung findet [Nelson et al. 1989]. In vielen deutschsprachigen Ländern wird das sog. „Münchener Schema" (Münchener Nomenklatur II) für die Wiedergabe der Befunde in der gynäkologischen Zytologie verwendet (Tabelle 6.2). Dabei gibt es geringe Modifikationen. So ist in der Schweiz und Österreich zusätzlich eine Unterteilung der Klasse II üblich. Unter PAP IIw werden Epithelzellen mit entzündlichen oder atrophischen Veränderungen zusammengefaßt. Eine Kontrolle eines PAP IIw wird nach antiinflammatorischer Therapie bzw. Therapie mit Östrogenen empfohlen.

Seit 1988 wird in den USA zunehmend eine zytologische Klassifikation nach dem Bethesda-System vorgenommen [National Cancer Institute 1989] (s. Übersicht S. 156–157). Für die Einteilung der intraepithelialen Neoplasie wurden die Begriffe „low-grade" und „high-grade squamous intraepithelial lesion" (LG-SIL bzw. HG-SIL) eingeführt. Dies entspricht im Prinzip der Einteilung PAP III und PAP IV bzw. PAP IIID und PAP IVa nach der Münchener Nomenklatur. Während im deutschen Sprachraum bisher histologisch vor allem aus Gründen der Therapiebedürftigkeit meist die Grenzen zwischen CIN II und CIN III gezogen wurden, geschieht dies von amerikanischer Seite bereits zwischen CIN I und CIN II. Dies hängt u. a. mit der Möglichkeit einer Nachsorge der Patientinnen zusammen. Muß man damit rechnen, daß die Kontrolltermine von der Patientin nicht verläßlich eingehalten werden, kann es sinnvoll sein, schon eine (eigentlich noch nicht unmittelbar therapiebedürftige) CIN-II-Läsion (HG-SIL) unmittelbar einer definitiven Diagnostik und Behandlung zuzuführen („see and treat policy"). Wird beim wiederholten Vorliegen einer zytologisch diagnostizierten mäßigen Dysplasie kolposkopisch keine Abnormität gesehen, wird nach der Abklärung des Zervikalkanals (Kürettage) eine diagnostische Konisation empfohlen.

Tabelle 6.2. Münchener Nomenklatur II (1990) des Zellabstrichs von Zervix und Vagina mit den empfohlenen diagnostischen Konsequenzen. [Nach den Konsensusempfehlungen]

A Qualität des Abstrichs

Ausreichend
Bedingt ausreichend
Nicht ausreichend

Bei Abstrichen mit bedingt ausreichender oder nicht ausreichender Qualität ist die Ursache dafür anzugeben. Beispiele für mögliche Ursachen einer bedingt ausreichenden oder nicht ausreichenden Qualität des Abstrichs sind:

a   Zu wenig Zellmaterial
b   Unzureichende Fixierung
c   Schwere degenerative Zellveränderungen
d   Starke Entzündung
e   Stark blutiger Abstrich
f   Starke Zellüberlagerungen
g   Keine endozervikalen Zellen

B Proliferationsgrad nach A. Schmitt (östrogenabhängig)

C Mikroorganismen

Beispiele

a   Döderlein-Flora mit oder ohne Zytolyse
b   Bakterielle Mischflora
c   Kokkenflora/Gardnerella
d   Pilze
e   Trichomonaden
f   Sonstige

D Klassifikation zytologischer Befunde

Gruppe	Begriffsdefinitionen der Gruppen
I	Normales Zellbild, dem Alter entsprechend, einschließlich leichter entzündlicher und degenerativer Veränderungen sowie bakterieller Zytolyse *Empfehlung*: Kontrolle alljährlich, nach 3 negativen Abstrichen evtl. 2jährlich
II	Deutlich entzündliche Veränderungen an Zellen des Plattenepithels und zervikalen Zylinderepithels Zellen aus Regenerationsepithel, unreife metaplastische Zellen, stärkere degenerative Zellveränderungen, Para- und Hyperkeratosezellen' Normale Endometriumzellen, auch nach der Menopause Ferner spezielle Zellbilder wie follikuläre Zervizitis, Zellveränderungen bei IUP Zeichen einer HPV-Infektion, wesentliche Kernveränderungen, Zeichen einer Herpes- oder Zytomegalievirusinfektion *Empfehlung*: Nur ggf. zytologische Kontrolle, Zeitabstand je nach klinischem Befund – evtl. nach vorheriger Entzündungsbehandlung oder Aufhellung durch Hormongabe
IIID	Zellen einer Dysplasie leichten bis mäßigen Grades (Zeichen einer HPV-Infektion sollten besonders erwähnt werden) *Empfehlung*: Kontrolle in 3 Monaten
IVa	Zeichen einer schweren Dysplasie oder eines Carcinoma in situ (Zeichen einer HPV-Infektion sollten besonders erwähnt werden) *Empfehlung*: Histologische Klärung, ausnahmsweise zytologische Kontrollen
IVb	Zellen einer schweren Dysplasie oder eines Carcinoma in situ, Zellen eines invasiven Karzinoms nicht auszuschließen *Empfehlung*: Histologische Klärung
V	Zellen eines malignen Tumors Zellen eines Plattenepithelkarzinoms (verhornend oder nicht verhornend) Zellen eines Adenokarzinoms, möglichst mit dem Hinweis, ob endometrialen, endozervikalen oder extrauterinen Ursprungs *Empfehlung*: Histologische Klärung
III	Unklarer Befund Schwere entzündliche, degenerative oder iatrogene Zellveränderungen, die eine sichere Beurteilung zwischen gut- und bösartig nicht zulassen Auffällige Zellen eines Drüsenepithels, deren Herkunft aus einem Karzinom nicht sicher auszuschließen ist, möglichst mit Hinweis, ob die Zellen endometrialen, endozervikalen oder extrauterinen Ursprungs sind *Empfehlung*: Je nach klinischem Befund kurzfristige zytologische Kontrollen oder sofortige histologische Abklärung

Bethesda-System zur zytologischen Diagnostik an Zervix und Vagina. (National Cancer Institute 1988)

A   *Angabe über die Zulänglichkeit des Abstrichs*

A.I   Ausreichend

A.II   Nicht optimal (je nach Empfehlung des Zytopathologen: neuerliche Zytologie-Abnahme oder Verkürzung des Untersuchungsintervalls)

A.III Nicht ausreichend (neuerliche Zytologie-Abnahme indiziert!)
       Ursachen für A.II oder A.III können sein:
       a Spärliches Zellmaterial
       b Schlechte Fixierung oder Aufbewahrung
       c Vorhandensein von Fremdmaterial
       d Unklarheit durch Entzündung
       e Unklarheit durch Blutbeimengung
       f Starke Zytolyse und Autolyse
       g Keine endozervikalen Zellen bei prämenopausalen Frauen
       h Repräsentiert nicht die anatomische Lokalisation
       i Andere (genauere Angaben):

B   *Generelle Kategorisierung*

B.I   Normal

B.II   Andere (s. deskriptive Diagnose)
       A Kein weiteres Vorgehen empfohlen
       B Weiteres Vorgehen empfohlen (genauere Angaben):

C   *Deskriptive Diagnose*

C.I   Infektionen
       A Pilzinfektionen
          1 Candida albicans
          2 Andere Pilzinfektionen (genauere Angaben):
       B Bakteriell
          1 Gardnerella sp.
          2 Actinomyces sp.
          3 Chlamydia sp.
          4 Andere bakterielle Mikroorganismen (genauere Angaben):
       C Protozoen
          1 Trichomonas vaginalis
          2 Andere Protozoen (genauere Angaben):
       D Viren
          1 Zytomegalie
          2 Herpes simplex
          3 Andere Virusinfektion (genauere Angaben): (bei HPV-Infektion: Berücksichtigung unter C.III.A = zelluläre epitheliale Veränderungen)
       E Andere Infektionen (genauere Angaben):

C.II   Reaktive und reparative Veränderungen
       A Entzündung
          1 Assoziierte zelluläre Veränderungen
          2 Follikuläre Zervizitis
       B Verschiedene
          1 Therapieeffekte
             A Ionisierende Strahlen
             B Chemotherapie
          2 Effekte eines Intrauterinpessars oder anderer mechanischer Mittel
          3 Effekte einer Diethylstilböstrol-Exposition
          4 Andere (genauere Angaben):

C.III Epitheliale Zellabnormalitäten
  A Plattenepithel
    1 Atypische Plattenepithelien unbestimmter Relevanz (Nachkontrollen und/oder weitere Untersuchungen empfohlen)
    2 Intraepitheliale Läsionen des Plattenepithels (Squamous intraepithelial lesions = SIL)
      a Geringgradige intraepitheliale Läsion des Plattenepithels (Low-grade SIL) einschließlich: zelluläre Veränderungen vereinbar mit einer HPV-Infektion; geringe Dysplasie/zervikale intraepitheliale Neoplasie Grad 1 (CIN I)
      b Hochgradige intraepitheliale Läsion des Plattenepithels (High-grade SIL) einschließlich: mäßige Dysplasie/CIN II; schwere Dysplasie/CIN III; Carcinoma in situ/CIN III
    3 Plattenepithelkarzinom
  B Drüsenepithel
    1 Vorhandensein von Endometriumzellen unter folgenden Umständen:
      a Außerhalb der Phase bei einer menstruierenden Frau
      b Bei einer postmenopausalen Frau
      c Wenn keine Angaben zur Menstruation vorliegen
    2 Atypisches Drüsenepithel mit unklarer Bedeutung (Nachkontrollen und/oder weiterführende Untersuchungen empfohlen)
      a Endometrium
      b Endozervikal
      c Nicht anderwertig spezifiziert
    3 Adenokarzinom
      a Wahrscheinlicher Ursprung: endozervikal
      b Wahrscheinlicher Ursprung: Endometrium
      c Wahrscheinlicher Ursprung: extrauterin
      d Nicht anderwertig spezifiziert
  C Anderes epitheliales Malignom (genauere Angaben):
C.IV Nichtepitheliale Malignome (genauere Angaben):
C.V Hormonelle Beurteilung (nur bei vaginalen Zellabstrichen)
  A Hormonelles Muster mit dem Alter und der Krankengeschichte vereinbar
  B Hormonelles Muster mit dem Alter und der Krankengeschichte nicht vereinbar (genauere Angaben):
  C Hormonelle Beurteilung nicht möglich:
    1 Zervixabstrich
    2 Entzündung
    3 Ungenügende Angaben zur Patientenanamnese
C.VI Andere (weitere Angaben):

Während in der Bethesda-Klassifikation eine HPV-Infektion auch ohne Zellatypien bereits als LGSIL klassifiziert wird, gibt es in der Münchener Nomenklatur dafür keine separate Untergruppe.

Kolposkopie

Die Kolposkopie ist die Betrachtung von Vagina, Portiooberfläche und einsehbarem Anteil des Zervikalkanals mit einer vergrößernden Optik (Auflichtmikroskopie). Sie wird an vielen Kliniken im deutschsprachigen Raum im Screening eingesetzt und kann die Sensitivität der Zytologie um 5–10 % erhöhen. Die Kolposkopie hat insbesondere bei der Auswahl des geeigneten Operationsverfahrens (Bestimmung der Ausdehnung des suspekten Areals,

Einsehbarkeit der Plattenepithel-Zylinderepithel-Grenze) einen wesentlichen Stellenwert.

Nach der Reinigung der Portio mit einem Wattetupfer und der Abnahme des zytologischen Abstrichs wird die Portio mit einem in 3%iger Essigsäure getränkten Wattetupfer benetzt. Dann erfolgt der erste Schritt der Kolposkopie. Im Anschluß wird die Schiller-Jodprobe mit Kaliumjodid (Lugol-Lösung) durchgeführt und neuerlich kolposkopiert.

Normales, reifes, glykogenhaltiges Plattenepithel der Zervix und Vagina färbt sich bei der Essigsäureprobe zartrosa und nach Jodapplikation mahagonibraun an. Eine jodpositive Reaktion schließt die Existenz einer Epithelatypie der Ektozervix mit großer Wahrscheinlichkeit aus. Eine Jodprobe kann u. a. bei

Metaplasie, Infektion, Ektopie, Dysplasie oder Karzinom negativ ausfallen. Die Umwandlungszone (Transformationszone) stellt die Grenze zwischen dem Plattenepithel der Ektozervix und dem Zylinderepithel der Endozervix dar. Sie kann jodnegativ oder teilweise jodpositiv sein und ist der häufigste Ort der Entwicklung einer CIN oder eines invasiven Karzinoms. Kolposkopisch zeigt sich eine atypische Umwandlungszone meist als essigweißes Epithel und/oder Punktierung und/oder Mosaik [Burghardt 1984; Petru et al. 1997]. Ein diagnostisches Problem stellt bei postmenopausalen Patientinnen das Zurückweichen der Transformationszone von der Ektozervix in den Zervikalkanal dar. Damit ist die Plattenepithel-Zylinderepithelgrenze nicht sichtbar. Für Informationen zur Kolposkopie sei auf das Lehrbuch von Burghardt (1984) und die aktuelle internationale Nomenklatur verwiesen [Stafl et al. 1991].

Der Kliniker sollte die Resultate aus Zytologie, Kolposkopie und Histologie kritisch miteinander vergleichen. Liegen größere Diskrepanzen vor, sollte die Patientin reevaluiert werden (Zytologie, Biopsie, Kürettage des Zervikalkanals). In Tabelle 6.3 ist das weitere Vorgehen nach Vorliegen des histologischen Befundes dargestellt.

Biopsie

Nach der Spekulumeinstellung kann eine Knipsbiopsie ohne Kolposkopie vom suspekten Areal bzw. eine gezielte Biopsie unter Führung des Kolposkops erfolgen. Bei kolposkopisch auffälligen Befunden beträgt die Aufdeckungsrate einer CIN oder eines frühinvasiven Karzinoms nur etwa 20%, was auf eine niedrige Spezifität der Kolposkopie hinweist [Burghardt 1984].

Konisation

Nach der Jodprobe ist die ektozervikale Grenze der Umwandlungszone bzw. des atypischen Epithels dargestellt. Es wird ein konischer Gewebskegel im jodpositiven Bereich herausgeschnitten.

Portioabschabung

Sie hat eine deutlich geringere Komplikationsrate als die Konisation und führt zu einem geringen histologischen Untersuchungsaufwand. Die Eindringtiefe ist jedoch beschränkt und ihre Aussagekraft somit limitiert.

Kürettage

Eine Strichkürettage des Zervikalkanals kann ambulant ohne Narkose durchgeführt werden. In Regionalanästhesie (Parazervikalblock) oder Allgemeinnarkose kann auch eine getrennte Kürettage der Cervix und des Corpus uteri erfolgen.

Hysterektomie

Bei Patientinnen mit abgeschlossener Familienplanung kann nach histologischer Abklärung und nach Ausschluß eines invasiven Geschehens eine Hysterektomie vorgenommen werden. Dieses Vorgehen ist vor allem beim Vorliegen zusätzlicher Indikationen wie z. B. einem Uterus myomatosus oder einem Senkungszustand des Genitales indiziert.

6.2.3
Diagnosesicherung beim invasiven Karzinom

Anamnese

Selten sind Patientinnen asymptomatisch oder weisen lediglich unspezifische Symptome auf. Oft klagen die Patientinnen über postkoitale Blutungen und/oder übelriechenden vaginalen Fluor. In fortgeschrittenen Fällen kommt es zu rezidivierenden Harnwegsinfekten, Schmerzen als Folge einer Harnwegsobstruktion, einer Infiltration des Plexus lumbosacralis oder zu Knochenmetastasen. Ebenso treten einseitige Beinödeme und tiefe Bein- oder Beckenvenenthrombosen gehäuft auf.

Äußere klinische Untersuchung

Während diese beim Frühstadium unauffällig ist, kann bei fortgeschrittenen Karzinomen infolge des

Tabelle 6.3. Therapeutische Konsequenzen der histologischen Klärung eines suspekten Befundes an der Cervix uteri

Befund		Therapeutische Konsequenzen
A	Endozervikale Kürettage negativ	
	Biopsie ergibt CIN I	Kontrolle in 6, 12 Monaten oder Exzision, evtl. lokal destruierende Maßnahmen
	Biopsie ergibt CIN II	Kontrollen in 6 Monaten oder Exzision
	Biopsie ergibt CIN III	Exzision (Konisation, LLETZ, Schlingen-Exzision)
B	Endozervikale Kürettage positiv (Nachweis von Dysplasiezellen)	Stets diagnostische Konisation; diese ist in den meisten Fällen auch therapeutisch
C	Biopsie ergibt Mikroinvasion	Konisation und evtl. weitere therapeutische Schritte (s. Kap. 6.3.2)
D	Biopsie ergibt invasives Karzinom	Staging und stadiengerechte Therapie

Harnstaus durch die Parametrieninfiltration eine Klopfschmerzhaftigkeit der Nierenlager gefunden werden. Im Bereich der Skalenusregion links und evtl. im Bereich der Inguinalregion können vergrößerte Lymphknoten tastbar sein.

Spekulumuntersuchung

Bei der Spekulumuntersuchung und der Kolposkopie sind eine hochgradige Vulnerabilität und eine Blutungsneigung der kolposkopisch sichtbaren Läsion typisch. Häufig imponiert diese wie ausgestanzt oder es zeigt sich eine Kraterbildung bzw. ein polypöser Exophyt. Mit einer Chrobak-Sonde kann eine Invasion klinisch nachgewiesen werden. Ein widerstandsloses Eindringen der Sonde in die klinisch verdächtige Läsion spricht für ein invasives Wachstum.

Mit Hilfe eines scharfen Löffels (Exkochleation) oder einer Biopsiezange erfolgt die histologische Sicherung des Karzinoms. Eine Konisation ist bei einem klinisch invasiven Karzinom kontraindiziert. In seltenen Fällen kann es trotzdem vorkommen, daß sie bei einem sehr kleinen, invasiven Karzinom (Stadium Ib1) primär durchgeführt wird.

Gynäkologische Palpation

Der vaginale Tastbefund kann in einigen Karzinomfällen unauffällig sein. Häufiger fällt eine aufgetriebene, derbe und unregelmäßige Portio bzw. deren Stufenbildung auf. Außerdem zeigt sich eine verringerte Beweglichkeit der Zervix. Bei der rektalen Palpation kann die Beweglichkeit der Zervix, der Verdacht auf eine Infiltration der Parametrien, deren Beziehung zur Beckenwand und eine evtl. Infiltration des Rektums festgestellt werden.

Der bimanuellen Untersuchung kommt für das FIGO-Staging eine entscheidende Rolle zu. Unter- und Überschätzungen sind beschrieben worden. Gerade beim Stadium IIb stimmt das klinische mit dem chirurgischen Stadium oft nicht überein [Friedberg u. Herzog 1988].

Die klinische Unterscheidung zwischen einem Zervixkarzinom im Stadium Ib und einem primären Endometriumkarzinom mit Zervixbefall (Stadium II) kann schwierig sein. Ein vergrößerter, weicher Uterus ohne Auftreibung der Zervix spricht für ein primäres Endometriumkarzinom. Die vaginosonographische Bestimmung des Endometriumechos und evtl. eine Hysteroskopie können weitere Hinweise liefern. Immunhistochemisch deuten der Muzinnachweis und eine Anfärbbarkeit mit CEA eher auf ein Zervixkarzinom als auf ein Endometriumkarzinom hin.

Weitere Untersuchungen beim invasiven Zervixkarzinom

Diese sind bei großen Tumoren für ein exaktes Staging nach den Kriterien der FIGO notwendig:

- Thoraxröntgen a.-p. und seitlich.
- Intravenöse Urographie (Pyelographie) zum Ausschluß einer Ureterobstruktion.
- An Stelle der i. v.-Urographie wird heute vielfach eine Nierensonographie eingesetzt.
- Zystoskopie, bei Blaseneinbruch Biopsie (+/– Harnzytologie).
- Rekto-(Sigmoido-)skopie.

Weitere diagnostische Methoden wie die MRT zur präoperativen Bestimmung des Tumorvolumens und der Abgrenzung der Zervix von Nachbarorganen [Winter et al. 1996a] oder gezielte Feinnadelpunktionen vergrößerter Lymphknoten (z. B. im Paraaortalbereich nach Durchführung eines Planungs-CT bei primärer Radiotherapie) werden heute in vielen Zentren angewendet. Demgegenüber werden CT und Lymphangiographien deutlich seltener eingesetzt. Der Wert der CT liegt in der Bestrahlungsplanung und der Verlaufskontrolle bzw. Nachsorge. Für das FIGO-Staging dürfen diese Befunde jedoch nicht herangezogen werden.

6.2.4
Stadieneinteilung

Die FIGO-Stadieneinteilung aus dem Jahre 1994 hat für die Stadien Ia und Ib Neuerungen gebracht. Nach wie vor stellt sie für die Behandlung des Stadiums Ia keine therapeutische Richtlinie dar. Durch die Unterteilung des Stadiums Ib in Tumoren < 4 cm (Ib1) und > 4 cm (Ib2) wird der Bedeutung des Tumorausmaßes bzw. -volumens auch im Frühstadium Rechnung getragen. Die FIGO- und die TNM-Einteilung der UICC sind in Tabelle 6.4 dargestellt (s. auch Kap. 6.1.5). Sie stellt auch nach der Änderung 1994 keine Richtlinie für die Behandlung des Stadiums Ia dar.

Die regionalen bzw. regionären Lymphknotenstationen umfassen die parametranen, obturatorischen, iliakalen (Lnn. iliacae communes, interni, externi) präsakralen und sakralen Lymphknoten. Positive paraaortale oder supraklavikuläre Lymphknoten (positive Skalenusbiopsie) werden nach dem TNM-System bereits als Metastasen klassifiziert.

Es soll nochmals betont werden, daß beim Zervixkarzinom die Stadienzuordnung ausschließlich klinisch und präoperativ möglichst in Narkose zu erfolgen hat [Petterson et al. 1994]. Das hängt damit zusammen, daß ein wesentlicher Anteil der Zervixkarzinome primär bestrahlt wird. Somit kann auch kein noch so ausgeprägter intra- oder postoperativer histologischer Befund (z. B. intraperitoneale Metastasen) die primäre Stadienzuordnung verändern.

Tabelle 6.4. Stadieneinteilung des Zervixkarzinoms

TNM	FIGO	Definition
Tis	0	Carcinoma in situ
T1	I	Invasives, auf die Zervix beschränktes Karzinom. Die Ausdehnung auf das Corpus uteri bleibt dabei unberücksichtigt
T1a	Ia	Präklinisches, invasives Karzinom (nur mikroskopische Diagnose)
T1a1	Ia1	Stromainvasion ≤ 3 mm in die Tiefe ab Basalmembran und/oder < 7 mm im Oberflächendurchmesser
T1a2	Ia2	Stromainvasion > 3 mm ≤ 5 mm in die Tiefe ab Basalmembran und/oder ≤ 7 mm im Oberflächendurchmesser
T1b	Ib	Tumor größer als T1a2 (Ia2) bzw. alle Läsionen, die makroskopisch erkennbar sind, selbst wenn nur eine oberflächliche Invasion vorliegt
	Ib1	Klinische Läsion ≤ 4 cm im Durchmesser
	Ib2	Klinische Läsion > 4 cm im Durchmesser
T2	II	Zervixüberschreitendes Karzinom, Beckenwand noch nicht erreicht. Befall der Vagina, aber nicht des unteren Drittels
T2a	IIa	Keine Infiltration des Parametriums
T2b	IIb	Infiltration des Parametriums
T3	III	Ausdehnung des Karzinoms bis zur Beckenwand und/oder Übergreifen auf das untere Drittel der Vagina und/oder karzinombedingte Hydronephrose bzw. stumme Niere
T3a	IIIa	Unteres Drittel der Vagina befallen, nicht aber die Beckenwand
T3b	IIIb	Ausdehnung bis zur Beckenwand und/oder karzinombedingte Hydronephrose bzw. stumme Niere
T4	IV	Karzinom hat das kleine Becken überschritten oder ist in die Blasen- oder Rektumschleimhaut eingewachsen
T4a	IVa	Harnblasen- oder Rektumschleimhautinfiltration
T4b (M1)	IVb	Karzinom hat das kleine Becken überschritten

6.2.5
Pathologie

Die Vorstadien des Zervixkarzinoms werden in leichte (CIN I), mäßige (CIN II) und schwere zervikale intraepitheliale Neoplasien (CIN III) unterteilt (s. Abb. 6.1). Es existiert bis dato keine international gültige histologische Einteilung.

Hinsichtlich des Differenzierungsgrades des invasiven Karzinoms unterscheidet man hochdifferenzierte (G1), mäßig differenzierte (G2) und schlecht differenzierte Tumoren (G3). Die meisten Zervixkarzinome sind mäßig differenziert, G1-Tumoren kommen am seltensten vor:

- Karzinome:
  - Plattenepithelkarzinome (86% aller Malignome der Zervix [Petterson 1994].
    2 spezielle Subtypen: verruköses Plattenepithelkarzinom (ist am meisten hochdifferenziert) und kleinzelliges Plattenepithelkarzinom; letzteres hat eine besonders schlechte Prognose [Abeler et al. 1994; Sevin et al. 1996].
  - Adenokarzinome: 5–12% aller Malignome der Zervix.

Man unterscheidet in erster Linie Adenokarzinome vom endometrioiden und endozervikalen Typ. Weiter gibt es seltenere Formen vom muzinösen Typ. Das Adenoma malignum, das serös-papilläre und das klarzellige Karzinom haben allesamt eine besonders schlechte Prognose.
- Gemischte epitheliale Karzinome in etwa 2% der Fälle (z.B. adenosquamöses Karzinom, mukoepidermoides Karzinom).
- Seltene Karzinome, z.B. Karzinoid, primäres malignes Melanom.
- Sarkome:
  - Leiomyosarkome,
  - maligne, gemischte mesodermale Tumoren (Karzinosarkome),
  - embryonale Rhabdomyosarkome in der Kindheit (Sarcoma botryoides = Traubensarkom),
  - sonstige Sarkome.
- Lymphome.
- Metastasen eines:
  - Adenokarzinoms des Endometriums,
  - Mammakarzinoms,
  - Chorionkarzinoms,
  - Harnblasenkarzinoms.

6.3
Operative Strategie

6.3.1
Operative Eingriffe bei (CIN I, CIN II und) CIN III (Carcinoma in situ)

CIN I und II bedürfen im Normalfall keiner sofortigen Therapie. Erst ab CIN III (Carcinoma in situ) ist unmittelbar eine Therapie indiziert. Generell sind die aufgeführten Operationsarten bei invasivem Krebswachstum kontraindiziert bzw. vor der definitiven Therapie unnötig.

Exzisionstechniken

Messerkonisation
Tabelle 6.5 zeigt eine Gegenüberstellung der verschiedenen Exzisionstechniken [Ferenczy et al. 1996; Girardi et al. 1994; Mathevet et al. 1994]. Bei der Konisation richtet sich die Schnittführung vor allem nach der Lokalisation der Veränderung (Ektozervix oder Endozervix). Bei jüngeren Patientinnen wird meist ein flacher, bei postmenopausalen Frauen meist ein steiler Konus exzidiert. Die Abortrate ist nach Konisation nicht erhöht.

Bei histologisch bestätigter vollkommener Entfernung der CIN ist das Therapieziel erreicht. Die Patientin muß nun lediglich in der Nachsorge regelmäßig kontrolliert werden (s. Kap. 6.7). In etwa 25 % der Fälle wird die CIN unvollkommen entfernt. Allerdings liegt die Rezidivrate für eine neuerliche CIN nur zwischen 1 und 2 %. Lediglich etwa 0,6 % der Patientinnen mit CIN III entwickeln nach der Konisation innerhalb von 10 Jahren ein invasives Karzinom. Erfolgte die Entfernung der CIN-III-Läsion nicht im Gesunden, kann abgewartet und kontrolliert werden. Auch eine neuerliche Konisation oder Hysterektomie kommen in Frage.

Schlingenexzision (Loop-Exzision), LLETZ („large loop excision of the transformation zone")
Mit einer bis zu 2 cm breiten Schlinge werden unter geringer Druckanwendung ektozervikale Läsionen gezielt durch eine Kombination aus Schneiden und Koagulieren entfernt.

Schlingenkonisation [LEEP-(„loop electrical excision procedure-)Konisation]
Der erste Therapieschritt erfolgt wie bei der Schlingenexzision an der Ektozervix. Danach wird mittels kleinerer Schlinge die intrazervikale Läsion ausgeschnitten. Dadurch entstehen eine „cowboyhutartige" Exzisionsfigur und 2 getrennte Operationspräparate. Alternativ: Schlingen-Konisation mit einem Konuspräparat.

Laserkonisation
Ein Gewebszylinder wird mittels steuerbarem CO_2-Laserstrahl entfernt.

Elektrokonisation
Konisation mit der Feinnadelelektrode.

Tabelle 6.5. Messerkonisation, Schlingenexzision und Laserkonisation im Vergleich

	Messerkonisation	Schlingenexzision	Laserkonisation
Indikation	CIN III, Diskrepanz zwischen Zytologie und Histologie, endozervikale Läsion, Verdacht auf frühinvasives Karzinom	Ektozervikale Läsion CIN III (CIN II)	CIN III (CIN II)
Relativkontraindikation	Klinisch invasives Karzinom	Verdacht auf endozervikales Karzinom	Verdacht auf endozervikales Karzinom
Durchführung	Meist stationär	Ambulant	Ambulant
Schmerzausschaltung	Allgemeinnarkose, selten Lokalanästhesie	Lokalanästhesie	Allgemeinnarkose, selten Lokalanästhesie
Operationsdauer	++	(+)	++
Aufwand, Kosten	+	(+)	++
Chirurgischer Portiodefekt	++	(+)	+
Blutverlust	gering	Minimal	Minimal
Histologische Befundung der Resektionsränder	Problemlos	Erschwert, manchmal unmöglich	Erschwert, manchmal unmöglich
Komplikationen	Nachblutungen in 5–15 %, Sehr selten Zervikalstenosen, sehr selten Infektionen	Nachblutungen deutlich seltener als bei Messerkonisation	Nachblutungen deutlich seltener als bei Messerkonisation, Zervikalstenosen in bis zu 10 %

Lokal destruierende Maßnahmen (LDM)

Darunter versteht man die ablativen, konservativen und (meist) ambulant durchführbaren Techniken Kryotherapie, Laservaporisation oder Elektrokoagulation.

Bei CIN I und CIN II können LDM angewendet werden, sofern nicht konservativ abgewartet und kontrolliert werden kann. Ein wesentlicher Nachteil ist die Gewebszerstörung. Dadurch entzieht sich das Substrat teilweise einer histologischen Abklärung. LDM sind deshalb nur indiziert, wenn vorher ein präinvasives oder invasives Wachstum mittels Biopsie und endozervikaler Kürettage histologisch ausgeschlossen wurde. LDM weisen generell eine niedrigere Komplikationsrate auf als die Konisation. Dies bezieht sich vor allem auf Nachblutungen. Für LDM müssen folgende Bedingungen erfüllt sein:

- Läsion auf die Ektozervix beschränkt,
- Grenzen der Läsion deutlich erkennbar,
- Gewährleistung engmaschiger Nachkontrollen nach ausreichender Information der Patientin.

Auf die Möglichkeit der LLETZ (s. Kap. 6.3.1) sei hier als Option hingewiesen. Diese Methode gewinnt zunehmend an Bedeutung.

Kryotherapie

Darunter versteht man eine Gewebsdestruktion durch Kontaktvereisung mit Kühlmitteln (Flüssigstickstoff; Lachgas, Freon, Kohlendioxid).

Vorteile:

- ambulanter, rascher Eingriff,
- keine Anästhesie nötig,
- Abheilung ohne Narbenbildung;

Nachteile:

- Tiefenwirkung nicht steuerbar,
- während der Applikation keine Einsicht möglich,
- postoperativ Grenze zwischen Plattenepithel und Zylinderepithel nicht mehr einsehbar.

Vor allem in den USA wurde mehrfach über invasive Karzinome nach Kryotherapie berichtet, die zu diesem Zeitpunkt nicht erkannt worden waren. Der Grund dafür liegt in der ungenügenden präoperativen Abklärung [Sevin et al. 1979].

Laservaporisation

Darunter wird eine Gewebsdestruktion mit koagulatorischem Lasereffekt verstanden.

Vorteile:

- Destruktion unter kolposkopischer Kontrolle gut steuerbar,
- rasche Abheilung,
- Zervikalstenosen seltener als nach Kryochirurgie,
- postoperativ Grenze zwischen Plattenepithel und Zylinderepithel besser einsehbar;

Nachteile:

- s. Laserkonisation.

Elektrokoagulation

Dieser Begriff bezeichnet eine Gewebszerstörung durch Hitzeapplikation.

Vorteil:

- billige, einfache Methode;

Nachteile:

- meist Allgemeinnarkose notwendig,
- ungenaueste und am schlechtesten zu kontrollierende LDM,
- Stenosen des Zervikalkanals nicht selten.

Hysterektomie

Bei Frauen mit abgeschlossener Familienplanung und/oder gleichzeitigem Vorliegen eines weiteren pathologischen Befundes (z.B. Uterus myomatosus, Descensus uteri) kann speziell bei CIN III nach Ausschluß einer Invasion eine Hysterektomie in Betracht gezogen werden.

6.3.2
Operative Eingriffe bei den Stadien Ia1 und Ia2

Die FIGO-Klassifikation stellt auch nach der Änderung 1994 keine Richtlinie für die Behandlung des Stadiums Ia dar.

Konisation

Eine suffiziente Diagnose des Stadiums Ia wird üblicherweise nicht anhand der Biopsie, sondern erst am Konuspräparat gestellt [Seski et al. 1977]. Eine genaue histologische Aufarbeitung in Serienschnitten ist dabei essentiell. Wenn die Resektion des Mikrokarzinoms in sano erfolgte und keine Risikofaktoren wie Lymph- oder Blutgefäßeinbruch vorliegen, ist die Konisation ausreichend.

Einfache Hysterektomie

Ist die Familienplanung abgeschlossen, kann im Stadium Ia1 ohne Risikofaktoren eine einfache Hysterektomie durchgeführt werden.

(Radikale) Hysterektomie +
pelvine Lymphadenektomie

Beim Vorliegen eines Lymphgefäßeinbruchs muß mit dem Auftreten von Lymphknotenmetastasen und einem erhöhten Rezidivrisiko gerechnet werden [Benedet und Anderson 1996; Buckley et al. 1996; Burghardt et al. 1991; Sevin et al. 1992]. Der Prozentsatz positiver Lymphknoten bei Läsionen von 3–5 mm (Stadium Ia2) wurde in Literaturübersichten mit 6,8–8,1% angegeben [Tab. 6.8, Benedet u. Anderson

1996; Piver et al. 1988; Sevin et al. 1992]. In diesen Fällen wird in den meisten Kliniken eine modifiziert radikale Hysterektomie (z. B. nach Te Linde) oder lediglich eine (extrafasziale) Hysterektomie, jedoch immer mit pelviner Lymphadenektomie durchgeführt [Benedet und Anderson 1996; Burghardt et al. 1992 in einer Sammelstudie dreier Referenzkliniken; Girardi et al. 1994b] (s. auch Kap. 6.8). Parametrienbefall ist beim Stadium Ia2 extrem selten.

Laparoskopisches Sampling der paraaortalen und pelvinen Lymphknoten + Trachelektomie

Als Alternative zur abdominalen Radikalchirurgie wird auch ein laparoskopisches Lymphknotensampling der paraaortalen und pelvinen Lymphknoten [Spirtos et al. 1995] und bei negativer Schnellschnittuntersuchung eine Trachelektomie nach Dargent (= vaginale Resektion der distalen $1/2$–$2/3$ der Portio + Resektion einer Scheidenmanschette + des medialen, halben Parametriums) bei jungen Frauen in den Stadien Ia2 + Ib1 diskutiert, um deren Fertilität zu erhalten. Diese Behandlungskonzepte sind als experimentell zu betrachten und nur im Rahmen von Studienprotokollen anzuwenden.

6.3.3
Operative Eingriffe beim invasiven Karzinom der Stadien Ib, IIa (IIb)

Staging-Laparotomie zur Therapieplanung

Das klinische FIGO-Staging beschreibt in 25–70 % der Fälle der Stadien Ib–IV nicht die tatsächliche Ausbreitung des Zervixkarzinoms. Unabhängig von den Befunden der Staging-Laparotomie bleibt es in jedem Fall beim präoperativ festgelegten Stadium, das klinisch, nach den Richtlinien der FIGO, bestimmt wird (s. Kap. 6.2.4). Von den Befürwortern der Staging-Laparotomie wird gefordert, daß immer dann, wenn kein offensichtlicher, z. B. knotiger, Parametrienbefall palpabel ist, chirurgisch vorgegangen werden sollte. Die Staging-Laparotomie umfaßt:

- Exakte vaginale und rektale Untersuchung in Narkose.
- Entnahme einer Peritonealzytologie.
- Inspektion und Palpation des gesamten Abdominalraums, des Beckens und des Retroperitonealraumes getrennt vom Primärtumor der Zervix.
- Biopsien aller verdächtiger Areale in den beschriebenen Bezirken und histologische Untersuchung im Schnellschnitt.
- Entfernung von Pathologien an den Adnexen (z. B. entzündliche Adnextumoren oder Endometrioseherde), die einen parametranen Befall des Zervixkarzinoms vortäuschen könnten. Außerdem sollte die Entfernung von Myomen, die sich wie Adnex-

pathologien negativ auf eine nachfolgende Bestrahlung auswirken könnten, erfolgen.

- Chirurgisches „Debulking" vergrößerter metastatischer Lymphknoten (>1–2 cm Durchmesser). Der therapeutische Wert dieses operativen Schrittes ist jedoch nicht gesichert.
- Diagnostische paraaortale Lymphadenektomie, falls kein Tumor im Schnellschnitt nachgewiesen wird.
- Abschätzung der gesamten Tumorausdehnung bezüglich Befall der Parametrien und der umliegenden Organe wie Blase, Rektum usw. und bei Verdacht auf Tumorbefall Biopsie. Für die Erkennung der Tumorausdehung lateral der Zervix ist die Eröffnung der pararektalen und paravesikalen Räume erforderlich.

Die Staging-Laparotomie liefert Informationen für die individuelle Therapieplanung. Im Stadium I wurde bei 940 Patientinnen aufgrund paraaortaler Lymphknotenmetastasen (11 %) oder intraperitonealer Metastasen (1 %) keine radikale Hysterektomie durchgeführt [Delgado et al. 1989]. Nimmt man die Stadien Ib–IVa zusammen, kommen in 17–24 % der Fälle paraaortale Metastasen und in 5,8 % intraperitoneale Metastasen vor [Podczaski et al. 1989; Winter et al. 1988]. In Abhängigkeit vom intraoperativen Befund wird bei negativen Schnellschnittuntersuchungen eine radikale Hysterektomie durchgeführt bzw. bei positivem Befund eine primäre Strahlentherapie geplant (Abb. 6.3).

In den Stadien Ib–IIa (IIb) stellt die radikale Hysterektomie mit pelviner Lymphadenektomie den Standard dar. Ob die Lymphadenektomie der Paraaortalregion systematisch durchgeführt werden sollte oder ob sie nur die vergrößerten Lymphknoten umfassen sollte, ist unklar (s. Kap. 6.8.4).

Ebenso ist in Diskussion, ob das Zervixkarzinom bis zum Stadium IIa oder IIb primär operiert werden sollte (s. Kap. 6.8.5). In den meisten Zentren der USA wird die Grenze des operativen Vorgehens beim Stadium IIa gesetzt [Sevin et al. 1995, 1996], während in den operativen Zentren Europas auch das Stadium IIb einer operativen Behandlung zugeführt wird [Burghardt et al. 1992 in einer Sammelstudie dreier Referenzkliniken; Di Re et al. 1990; Friedberg u. Herzog 1988]. Tabelle 6.6 zeigt die Häufigkeit des histolo-

Tabelle 6.6. Histologischer Befall des Parametriums bei Patientinnen, die klinisch den Stadien Ib–IIb zugeordnet worden waren. [Literaturübersicht bei Herzog u. Friedberg 1988]

Klinisches Stadium	Anzahl der Patientinnen	%
Ib	3530	12
IIa	1215	14
IIb	1702	29

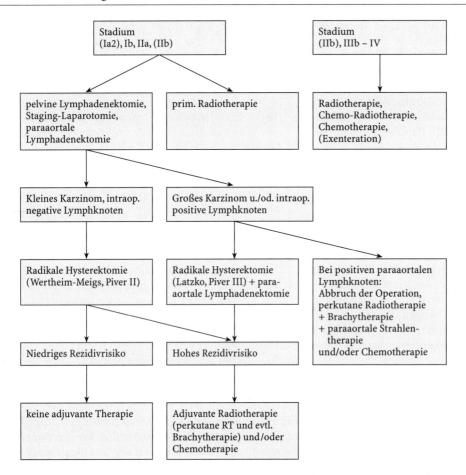

Abb. 6.3. Praktikables Therapiekonzept beim invasiven Zervixkarzinom

gischen parametranen Befalls bei Patientinnen in den Stadien Ib, IIa und IIb [Friedberg u. Herzog 1988]. Daraus ergeben sich eine enorme Ungenauigkeit und Fehleinschätzung in der (subjektiven) präoperativen Stadieneinteilung, die den direkten Vergleich von Therapieresultaten verschiedener Kliniken nach allein klinischer Stadienbeurteilung unmöglich machen.

Insgesamt nimmt die Diskrepanz zwischen klinischem und chirurgischem Stadium vom Stadium I zum Stadium II zu bzw. von den Stadien III–IV ab.

Mögliche Indikationen für eine Staging-Laparotomie sind:

- Stadium Ib,
- Stadium IIa,
- Stadium IIb, bei dem Zweifel vorhanden sind, ob nicht evtl. ein niedrigeres Stadium vorliegt.

In den fortgeschrittenen Stadien erscheint es außerhalb eines Studienprotokolls nicht indiziert, eine Staging-Laparotomie durchzuführen. Bei diesen Patientinnen kann vielmehr eine primäre Strahlentherapie durchgeführt werden.

Radikale abdominale Hysterektomie

Diese Operation wird als Wertheim-Radikaloperation bezeichnet. Der Eingriff erfuhr zahlreiche Modifikationen und wird immer mit der pelvinen Lymphadenektomie durchgeführt. Die Radikalität der Operation wurde dem individuellen Tumorausmaß entsprechend angepaßt. Fünf Typen einer erweiterten Hysterektomie wurden beschrieben [Piver et al. 1974; Tabelle 6.7).

Die meisten Autoren führen heute eine individuell angepaßte, parametrane Exzision durch [Averette et al. 1993; Winter et al. 1996]. Vorteile der weniger radikalen Entfernung des Parametriums sind das seltenere Auftreten postoperativer Funktionsstörungen der Blase und des Rektums sowie eine geringere Fistelrate. Bei den Stadien Ib2 und IIb ist wegen des regellosen parametranen Befalls [Girardi et al. 1989] eine seitliche Parametrienexzision bis zur Beckenwand indiziert [Winter et al. 1996].

In den Stadien Ib – IIa wird in einem Zentrum anstatt einer abdominalen radikalen Hysterektomie eine vaginale radikale Hysterektomie (ohne pelvine

Tabelle 6.7. Klassifikation der erweiterten Hysterektomieformen. [Nach Piver et al. 1974]

Klasse	Beschreibung	Indikation
I	= Te Linde-Modifikation: Extrafasziale Hysterektomie; die Inzision des Lig. Pubocervicale erlaubt das laterale Abschieben des Ureters	Stadium Ia
II	Entfernung der medialen Hälfte der Ligg. cardinalia und sacrouterina; Entfernung des oberen Drittels der Vagina	Stadium Ib1, kleines Rezidiv der Zervix nach primärer Radiotherapie
III	Entfernung der gesamten Ligg. cardinalia und sacrouterina; Entfernung der oberen Hälfte der Vagina	Stadien Ib2, IIa (IIb)
IV	Entfernung des gesamten periureteralen Gewebes, Unterbindung der A. vesicalis superior sowie Entfernung von 3 Vierteln der Vagina	Zentrales Rezidiv, bei dem die Blase erhalten bleiben kann
V	Entfernung von distalen Anteilen des Ureters und der Blase (= vordere Exenteration)	Zentrales Rezidiv, bei dem die Blase und/oder der distale Ureter befallen ist

Lymphadenektomie) nach Schauta-Amreich durchgeführt [Massi et al. 1993].

Grundsätzlich kann die „radikale abdominale Hysterektomie beim Zervixkarzinom" in folgende 3 Schritte unterteilt werden, wobei die meisten Zentren mit der Lymphadenektomie beginnen.

■ *Pelvine Lymphadenektomie* (s. auch Kap. 6.1.3). Das Operationsgebiet erstreckt sich vom Anulus femoralis bis zur Aortenbifurkation [Winter 1993]. Schritt für Schritt werden die Lymphknoten entlang den Aa. iliacae externae, communes, internae, subaortal und in der obturatorischen Grube entfernt. Je mehr Lymphfettgewebe in den einzelnen Stationen entfernt werden kann, desto sinnvoller ist dieser Operationsschritt auch in Hinblick auf eine evtl. anschließende Radiotherapie [Hacker et al. 1995]. Beim Zervixkarzinom ist die Intention der Lymphadenektomie primär therapeutisch und in zweiter Linie diagnostisch. Eine sorgfältige Aufarbeitung des Lymphfettgewebes durch den Pathologen ist essentiell. Auch die Anzahl der entfernten Lymphknoten läßt einen Rückschluß auf die Sorgfalt des Operateurs zu. Die Entfernung von 25 Knoten im Becken ist anzustreben.

■ *Paraaortale Lymphadenektomie.* Sind die pelvinen Lymphknoten befallen und/oder liegt bereits extrazervikales Tumorwachstum vor, steigt das Risiko paraaortaler Metastasen stark an [Hackett et al. 1995]. Grundsätzlich kann sie über 2 Zugangswege durchgeführt werden: transperitoneal (s. Staging-Laparotomie) oder extraperitoneal [Winter 1993]. Ist nur eine Staging-Laparotomie mit nachfolgender Radiotherapie geplant, hat sich der extraperitoneale Zugang als günstiger erwiesen, da die Komplikationsrate der Strahlentherapie bei diesem operativen Zugang reduziert ist [LaPolla et al. 1996]. Die wichtigsten zusätzlichen Komplikationen einer paraaortalen Lymphadenektomie sind intraoperative Blutungen, Wundheilungsstörungen und Thrombosen [Nelson et al. 1977; Winter et al. 1991].

Zeigt der Schnellschnitt der Kommunislymphknoten metastastischen Tumorbefall, erscheint eine paraaortale Lymphadenektomie sinnvoll.

■ *Radikale abdominale Hysterektomie.* Das Prinzip der Operation besteht in einer Exstirpation des Uterus mit anhängenden Parametrien und Scheidenmanschette unter Schonung des Ureters, der Blase und des Rektums. Grundsätzlich ist eine radikale Hysterektomie technisch möglich, solange eine „Operationsebene" zwischen dem Tumor und der Beckenwand vorhanden ist. Somit kann eine radikale Hysterektomie bis einschließlich dem Stadium IIb prinzipiell durchgeführt werden. Ob auch das Stadium IIb tatsächlich operiert und nicht bestrahlt werden sollte, ist weitgehend unklar (s. Kap. 6.8.4).

Bei prämenopausalen Frauen können die Adnexe, sofern sie makroskopisch unauffällig sind, erhalten bleiben, da Adnexmetastasen im Stadium Ib beim Plattenepithelkarzinom nur in 0,5 % und beim Adenokarzinom nur in 1,7 % der Fälle vorkommen [Sutton et al. 1992]. Beim Adenokarzinom sollte eine Metastasierung in andere Organe (z. B. in die pelvinen Lymphknoten) jedoch ausgeschlossen werden, da in diesen Fällen Ovarialmetastasen möglich sind [Brown et al. 1990]. Trotz des Belassens der Adnexe tritt dennoch bei etwa 27 % der prämenopausalen Patientinnen nach radikaler Hysterektomie eine frühe Ovarialinsuffizienz auf [Parker et al. 1993].

In den Stadien Ib und IIa des Zervixkarzinoms können sowohl mit einer primären Strahlentherapie als auch mit einer radikalen Hysterektomie mit pelviner Lymphadenektomie Fünfjahresüberlebensraten von etwa 90 % erreicht werden. Als Argumente für eine radikale Hysterektomie und gegen eine Radiotherapie in den Frühstadien gelten:

● Zumindest in zwei Dritteln der Fälle Erhaltung der Ovarial- und Sexualfunktion bei jungen Frauen [Parker et al. 1993]. Allerdings ist bei der primären

Strahlentherapie prinzipiell die Möglichkeit einer Transposition der Ovarien außerhalb des Beckens gegeben. Die Transposition ist jedoch nur in etwa 50 % der Fälle mit einer intakten Ovarialfunktion verbunden (sekundäre Ovarialinsuffizienz oder Adnexprozesse, die eine Ovarektomie nötig machen) [Anderson et al. 1993].

- Die Vita sexualis wird durch die Operation im allgemeinen weniger in Mitleidenschaft gezogen als bei einer primären Radiotherapie.
- Kürzere Gesamtbehandlungsdauer.
- Eliminierung des Primärtumors.
- Vermeidung radiogener Spätkomplikationen wie Fistelbildungen, die operativ nur äußerst schwierig zu korrigieren sind.
- Vergleichbare Überlebensraten wie nach primärer Radiotherapie.
- Keine höheren Komplikationsraten als nach primärer Radiotherapie (?).
- Nach primärer Strahlentherapie sind die Möglichkeiten der Therapie eines Rezidivs eingeschränkt.
- Möglichst genaue Bestimmung der Tumorausdehnung bei der Operation.

Um beim operativen Vorgehen möglichst niedrige Komplikationsraten zu erreichen, sind folgende präoperative Vorkehrungen empfohlen:

- präoperative Darmentleerung mit isotoner Glykol-Mannit-Lösung;
- perioperative Antibiotikaprophylaxe;
- Thromboseprophylaxe mit niedermolekularem Heparin, Standardheparin oder pneumatischen Kompressionsstrümpfen;
- vaginale Desinfektion;
- evtl. bei der paraaortalen Lymphadenektomie Legen einer Magensonde mit intermittierendem Sog, um eine Dekompression des Darmtrakts zu erreichen;
- evtl. Rektalsonde zur Dekompression des Rektosigmoids.

Die Mortalitätsrate wurde in einer Literaturübersicht mit 1,4 % angegeben [Averette et al. 1993]. Vesikovaginalfisteln oder Ureterovaginalfisteln (zusammen bis zu 4,4 %) machen den Hauptteil der schweren Komplikationen aus [Übersicht bei Averette et al. 1993]. Mit zunehmender Radikalität der Operation nimmt auch die Komplikationsrate zu. Die Entwicklung von Lymphzysten ist häufig. Sie sind meist asymptomatisch, können aber auch Fieber, Schmerzen, Thrombosen oder einseitige Ödeme verursachen. Nur in 5–10 % aller Lymphzysten ist eine Intervention wie Punktion, Drainage oder Fenestrierung notwendig [Petru et al. 1989].

■ *Operation bei Zustand nach einfacher Hysterektomie bei okkultem invasivem Zervixkarzinom.* Gele-gentlich werden Patientinnen einer einfachen Hysterektomie unterzogen, wobei erst die endgültige Histologie ein invasives Karzinom ergibt. In diesen Fällen ist eine sekundäre pelvine Lymphadenektomie mit sekundärer Parametrienexzision indiziert [Winter 1993 b]. Die Prognose dieser Patientinnen hängt entscheidend davon ab, ob nach der einfachen Hysterektomie noch makroskopischer Tumor nachgewiesen werden kann [Roman et al. 1993].

6.3.4
Operative Eingriffe beim Rezidiv bzw. Tumorpersistenz

Hier ist anzumerken:

- Die Mehrzahl der Rezidive tritt in den ersten 2 Jahren nach der Erstoperation auf.
- Die meisten Rezidive sind auf das Becken beschränkt.
- Gut ein Drittel der Patientinnen mit Rezidiv entwickelt trotz negativer paraaortaler Lymphknoten bei der Primäroperation Fernmetastasen.

Histologische Sicherung eines Rezidivs
Bei Verdacht auf ein pelvines Rezidiv kann eine histologische Abklärung mit einer Punktionsnadel (z. B. transvaginale Tru-cut-Punktion, Feinnadelpunktion) in Kurznarkose erfolgen [Sevin et al. 1980]. Dabei wird ein Stanzzylinder des Gewebes gewonnen. Bei einem Scheidengrundrezidiv erfolgt eine Biopsie oder eine Exkochleation.

Einfache (extrafasziale) Hysterektomie
Nach einer primären Radiotherapie kann vor allem bei großen, aber auf die Zervix beschränkten Tumoren (Tonnenkarzinom im Stadium Ib) oder wenn eine adäquate Verabreichung der radiotherapeutischen Dosen nicht möglich war, eine Tumorpersistenz mittels einfacher Hysterektomie therapiert werden [Cannistra 1996].

(Sekundäre) radikale abdominale Hysterektomie
Diese kann nach einer primären Radiotherapie und Tumorpersistenz durchgeführt werden, sofern keine Exenteration nötig ist, weist jedoch eine hohe Komplikationsrate auf (vor allem Fistelbildungen).

Paraaortale Lymphadenektomie bei isolierten Rezidiven in der Paraaortalregion
Keine von 20 Patientinnen mit isolierten paraaortalen Metastasen als einzige Rezidivlokalisation nach einer primären Radiotherapie überlebte die Zweijahresgrenze [Grigsby et al. 1993]. In dieser Situation mit infauster Prognose stellt möglicher-

weise die paraaortale Lymphadenektomie mit nachfolgender Chemotherapie einen therapeutischen Ausweg dar.

Exenteration

Indikationen sind:

- Zentrales Rezidiv nach primärer Radiotherapie.
- Zentrales Rezidiv nach Primäroperation +/− Radiotherapie (z. B. Scheidengrundrezidiv).
- In seltenen Fällen bei anderen, zentral im Becken fortgeschrittenen Karzinomen des Corpus uteri, der Vagina, der Vulva, der Harnblase oder des Rektums.
- Primär fortgeschrittene Zervixkarzinome wie z. B. Stadium IVa mit Kloakenbildung, d. h. Ausbildung einer Rektovaginalfistel und einer Vesikovaginalfistel, wenn die Parametrien nicht bis zur Beckenwand infiltriert sind.
- Patientinnen mit schweren Strahlentherapienekrosen und Fistelbildungen und/oder starken Schmerzen durch Tumorinfiltration des Os pubis [Magrina et al. 1997].

Eine Heilung ist vor allem bei Patientinnen mit einem Alter < 69 Jahren, einem Rezidivtumor, der mobil ist und später als 3 Jahre nach der Ersttherapie auftritt, und negativen Resektionsrändern bei der Exenteration wahrscheinlich [Miller et al. 1993; Shepherd et al. 1995; Shingleton et al. 1989]. Eine Exenteration sollte in erster Linie in kurativer Intention zur Verbesserung der Lebensqualität erfolgen. Bei tumorfreien Resektionsrändern können Fünfjahresüberlebensraten von bis zu 60%, bei tumorbefallenen Resektionsrändern nur zwischen 0 und 5% erreicht werden.

Die präoperative Abklärung und die Selektion der Patientinnen sind von großer Bedeutung. Positive Skalenus-Lymphknoten stellen wie ein an die Beckenwand fixiertes Rezidiv eine Kontraindikation für eine Exenteration dar. Es ist unwahrscheinlich, daß Patientinnen mit positiven Lymphknoten, Plexus- oder Beckenbodeninfiltration, Ureterobstruktion oder einseitigen Beinödemen von einer Exenteration profitieren. Der Karnofsky-Index der Patientinnen sollte 70 oder mehr betragen.

Die Diagnose des Rezidivs muß histologisch gesichert, das Vorliegen von Fernmetastasen klinisch ausgeschlossen sein (CT bzw. MRT des Beckens und Abdomens, Zystoskopie, Rektoskopie, Thoraxröntgen und evtl. gezielte Feinnadelpunktionen). Allerdings kann eine Dissemination präoperativ nur sehr schwer nachgewiesen werden [Miller et al. 1993]. Essentiell ist ein ausführliches Aufklärungsgespräch, bei dem der Patientin mögliche Heilungsaussichten, die wesentlichen Operationsschritte einschließlich der Rekonstruktionen, mögliche Komplikationen und Konsequenzen für das tägliche Leben (Vita sexualis, Kolostoma, Urostoma mit Selbstkatheterismus, evtl. Fistelbildungen etc.) in detaillierter Form dargestellt werden. So ist bekannt, daß mehr als 50% der Patientinnen nach einer Exenteration keinen Geschlechtsverkehr mehr haben. Es sollte präoperativ besprochen werden, daß im Fall von lokaler Inoperabilität oder intraoperativ festgestellten Fernmetastasen (z. B. nicht resektable paraaortale Metastasen) auf eine Exenteration verzichtet werden würde. Dies trifft trotz genauer präoperativer Abklärung in 28–50% der Operationen zu [Miller et al. 1993; Shepherd et al. 1995].

Bei der Exenteration werden zuerst jene Anteile reseziert, die am ausgeprägtesten tumorös befallen sind. Weiters werden von multiplen Stellen, so u. a. von der seitlichen Beckenwand, Schnellschnittuntersuchungen veranlaßt. Nach der Exstirpation der Beckenorgane (Vagina, Harnblase, Rektum etc.) beginnt die Phase der operativen Rekonstruktion: Kolostomie, möglichst kontinente Harnableitung mit Hilfe der Appendix, eines Anteils aus dem Ileum, Sigma oder Colon transversum, Rekonstruktion des Beckenbodens mit einem Omentumlappen [Miller at al. 1995] und evtl. Bildung einer Neovagina z. B. mit Hilfe eines Grazilis-Haut-Muskel-Lappens.

Komplikationen der Exenteration sind:

- Wundinfektionen einschließlich Beckenabszessen,
- Harnwegsinfektionen,
- Pneumonien,
- Thromboembolien,
- Dünndarmobstruktionen,
- Dünndarmfisteln mit hoher Mortalität,
- Dickdarmfisteln mit hoher Mortalität.

Die meisten Darmfisteln sind infektiös bedingt [Miller et al. 1995]. Heute liegen die operative Mortalitätsrate bei 5–6% [Miller et al. 1995] und das Fünfjahresüberleben bei 50% [Shingleton et al. 1989]. Diese Operation sollte unbedingt spezialisierten Zentralkrankenhäusern vorbehalten bleiben.

Kombinierte operativ-radiologische Therapie bei Beckenwandrezidiven („combined operative and radiotherapeutic treatment", CORT)

Hier werden nach makroskopisch möglichst kompletter Tumorreduktion Kunststoffhülsen in das Resektionsbett eingebracht und in deren Umgebung autologes Gewebe (z. B. Muskulatur, Omentumanteile) transplantiert. Anschließend erfolgt eine interstitielle transkutane Radiotherapie mittels Afterloading. Diese Operationsmethode ist nur in spezialisierten Zentren möglich. Die Fünfjahresüberlebensrate liegt bei 44% [Höckel et al. 1996].

Angiographische, palliative Tumorembolisation der A. iliaca interna

Bei einer vitalen vaginalen Blutung erfolgt zunächst eine Tamponade der Vagina mit einem Hämostyptikum-angereicherten Streifen. Nach vorhergehender Punktion der A. femoralis und Arteriographie der Beckenarterien können die Blutungsquelle identifiziert und selektiv die zuführenden Gefäße mittels verschiedener Embolisate wie Polyvinylalkohol, Silikonpartikel oder Gelatine verschlossen werden.

6.4
Chemotherapie

Beim Zervixkarzinom stehen traditionell die chirurgische Behandlung und die Strahlentherapie im Vordergrund. Die Chemotherapie stellt einen palliativen Behandlungsansatz beim Rezidiv dar.

Ist bei Patientinnen mit Rezidiv eine adjuvante Radiotherapie vorausgegangen, so wirkt sich dieser Umstand negativ auf die Knochenmarkreserve, die Mikrozirkulation und damit die möglichen Zytostatikakonzentrationen am Rezidivtumor aus. Außerdem besteht bei vielen Patientinnen mit Rezidiv eine chronische Niereninsuffizienz aufgrund einer Ureterobstruktion. Somit ist in diesen Fällen die Toleranz für nephrotoxische Zytostatika wie Cisplatin oder andere, die über die Nieren ausgeschieden werden, herabgesetzt. Bei einer Ureterobstruktion kann eine Nephrostomie bzw. eine Ureterschienung das Fortschreiten der Niereninsuffizienz verhindern. Generell ist das Ansprechen eines Rezidivs auf eine Chemotherapie eher zu erwarten, wenn der Karnofsky-Index hoch ist, ein langes therapiefreies Intervall besteht, das Rezidiv außerhalb des primären Bestrahlungsfeldes gelegen ist, isolierte Lungenmetastasen vorliegen und die Anzahl der Metastasen gering ist.

Cisplatin ist das am besten untersuchte und relativ effektivste Zytostatikum beim Plattenepithelkarzinom der Zervix (Remissionsraten zwischen 15 und 30 % bei einer Dosis von 100 mg/m^2). Carboplatin, Ifosfamid, Vincristin, 5-Fluorouracil, Mitomycin C, Methotrexat und Bleomycin besitzen als Einzelsubstanzen mäßige Wirksamkeit (Gesamtremissionsraten von etwa 10 – 20 %). Die Remissionsdauer beträgt im allgemeinen nur etwa 3 – 6 Monate.

Die angeführten Substanzen wurden und werden in zahlreichen Kombinationen eingesetzt. Dabei können Remissionsraten von 30 – 80 % erzielt werden. In der Palliativsituation hat eine randomisierte Studie für die Kombination von Cisplatin + Ifosfamid signifikant bessere Überlebensraten mit Tumorfreiheit als für Cisplatin allein ergeben [Omura et al. 1997]. Neuere Substanzen wie Gemcitabin, Vinorelbin, Pac-litaxel, Retinoide, Topotecan und Irinotecan haben in Phase-II-Studien erste erfolgversprechende Resultate erbracht. Die heute üblichen Therapieschemata sind in Kap. 13 aufgelistet.

Beim Adenokarzinom und beim kleinzelligen Plattenepithelkarzinom der Zervix liegen vergleichsweise wenige Daten zur Wirksamkeit einer Chemotherapie vor. Bislang kamen bei diesen histologischen Untertypen vor allem Cisplatin, Doxorubicin, Etoposid, Ifosfamid, Bleomycin und Methotrexat zum Einsatz [Benedetti-Panici et al. 1996; Morris et al. 1992].

Auf den möglichen Nutzen einer neoadjuvanten Chemotherapie, adjuvanten Chemotherapie und kombinierten Chemoradiotherapie wird im Kap. 6.8 detailliert eingegangen. Zusammenfassend soll betont werden, daß mit Ausnahme der Palliativsituation die Chemotherapie beim Zervixkarzinom noch keine etablierte Therapieform darstellt. Sie sollte im Rahmen kontrollierter Studien zum Einsatz kommen.

6.5
Hormontherapie

Obwohl beim Zervixkarzinom in 30 – 40 % der Fälle Hormonrezeptoren nachweisbar sind, hat die Hormontherapie beim Plattenepithelkarzinom der Zervix keine klinische Relevanz. Es gilt als hormonunempfindlich. Die Belassung der Ovarien bei der operativen Therapie führt zu keiner Verschlechterung des Krankheitsverlaufs. Auch eine Hormonsubstitution bei einem Ausfall der hormonellen Ovarialfunktion (z. B. nach Radiotherapie) kann ohne Bedenken verabfolgt werden.

6.6
Strahlentherapie

6.6.1
Allgemeines

Aufgrund des guten Zugangs der Strahlenquellen zum Uterus gehört das Zervixkarzinom zu den radiologisch am besten zu behandelnden Malignomen. Die Radiotherapie gilt bei fortgeschrittenen Tumoren ab dem Stadium IIIb (IIb) als Therapie der Wahl [Perez et al. 1992]. Sie kann bei Patientinnen mit niedrigem Karnofsky-Index (s. Kap. 13), hochgradiger Adipositas oder einer Kontraindikation zur Operation als Alternative zur Operation auch in den frühen Stadien erfolgversprechend angewendet werden. Generell sind die Überlebensergebnisse einer primären Radiotherapie mit jenen der operativen Therapie bis zum Stadium IIb vergleichbar [Perez et al. 1992; Thomas u. Dembo 1991].

Ähnlich wie für die zytostatische Therapie gilt für die Radiotherapie, daß sie möglichst in der vorgeschriebenen Zeit und in der geplanten Dosis verabreicht werden sollte, da sich sonst die Therapieresultate signifikant verschlechtern [Lanciano et al. 1993; Perez et al. 1995].

Primäre externe Radiotherapie (Teletherapie)

Das Zielvolumen der Radiotherapie umfaßt den Primärtumor, die Parametrien und die Lymphknoten des kleinen Beckens bis zur Aortenbifurkation.

Die perkutane, externe Radiotherapie (Bestrahlung aus der Ferne = Teletherapie) erfolgt meist über eine Mehrfeldertechnik am Linearbeschleuniger mit Photonen und in täglichen Fraktionen von 1,8–2 Gy (entsprechend 180–200 rad) bis zu einer Gesamtdosis von 45–50 Gy (etwa 25 Bestrahlungseinheiten). Die Strahlentherapie sollte möglichst bei gefüllter Harnblase vorgenommen werden.

Die Dosis von 45–50 Gy ist für die Risikoorgane wie Blase und Rektum tolerabel und für eine lokale Tumorkontrolle ausreichend. Für die Eradikation des Primärtumors ist jedoch eine weitaus höhere Bestrahlungsdosis notwendig. Diese erreicht man durch eine intrakavitäre Brachytherapie.

Unabhängig von der Bestrahlungsart müssen immer die Strahlentoleranzgrenzen der Risikoorgane beachtet werden. Diese betragen z.B. für die Blase und das Rektum etwa 60 Gy, d.h., daß bei 60 Gy die Wahrscheinlichkeit von Komplikationen innerhalb der nächsten 5 Jahre bei 5% liegt. Für den Dünndarm liegen die Strahlentoleranzgrenzen niedriger (etwa 45 Gy). Die seit einiger Zeit durchgeführte pelvine Strahlentherapie in Bauchlage führt zu einer geringeren Dünndarmbelastung, da dabei große Teile des Intestinums nicht bestrahlt werden. Sollte zusätzlich zur externen Radiotherapie eine Kontaktbestrahlung bei niedrigem Karnofsky-Index, verengter Vagina, blutenden exophytischen Tumoren, Tonnenkarzinomen oder nekrotisch zerfallenen Tumoren unmöglich sein, kann anstelle der Brachytherapie zusätzlich eine gezielte externe Bestrahlung des Tumors durchgeführt werden.

Brachytherapie (intrakavitäre Einlagen, Kontaktbestrahlung)

Bei der Brachytherapie (Bestrahlung aus der Nähe) werden Applikatoren meist in Allgemeinnarkose innerhalb oder in unmittelbarer Nähe des zu behandelnden Tumors plaziert. Diese Applikatoren werden nachträglich ferngesteuert mit einem Strahlungsträger beladen (Afterloadingtechnik), was gegenüber früher geübten Praktiken der Applikation zu einem Wegfall der Strahlenexposition des Personals führt. Durch Ausnützen des steilen Dosisabfalls in der Umgebung der Strahlungsquelle gelingt es mit der Brachytherapie, eine hohe Dosis am Tumor zu applizieren und dabei die benachbarten Risikoorgane (vor allem Blase und Rektum) weitgehend zu schonen.

Die Strahlenwirkung der Brachytherapie fällt im Bereich der Parametrien steil ab und ist an der Beckenwand und den Lymphabflußwegen nur gering. Der steile Dosisabfall der Brachytherapie ist aber auch der Grund dafür, daß sie allein, ohne externe Strahlentherapie, zur Tumorsanierung nicht ausreicht. Erfolgte z.B. die Resektion eines Zervixkarzinoms vaginalwärts nicht im Gesunden und sollte deshalb eine Brachytherapie des Scheidenstumpfes erfolgen, endet der Wirkungsbereich der Brachytherapie 0,5 cm distal der Oberfläche des Vaginalapplikators.

Die Brachytherapie kann erfolgen:

- intrakavitär (z.B. im Cavum uteri),
- interstitiell (z.B. in den Parametrien oder der Vagina),
- intraluminal (z.B. in der Vagina).

Sogenannte Isodosenpläne werden auf der Basis eines Planungs-CT erstellt und erlauben eine exakte Information über die räumliche Dosisverteilung. Die Dosiskalkulation erfolgt an vielen Zentren, unabhängig von der verwendeten Strahlungsquelle, auf der Basis der an den Referenzpunkten A bzw. B erreichten Strahlendosis in Gy. Der Punkt „A" liegt 2 cm parazentral in bezug auf die Uterusachse und 2 cm kranial der Schleimhaut des lateralen Fornix. Der Punkt „B" liegt 3 cm lateral vom Punkt „A", also 5 cm parazentral. In Abb. 6.4 sind diese Punkte an 2 Beispielen

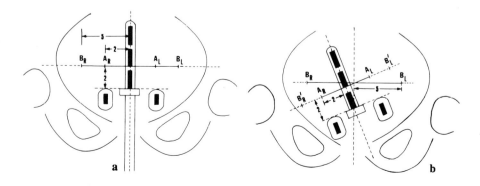

Abb. 6.4a, b. a Lage der Bezugspunkte *A* und *B* für die Strahlentherapie im kleinen Becken beim Zervixkarzinom. b Exzentrische Verlagerung der Bezugspunkte bei z.B. tumorbedingter Dextroposition des Uterus. [Nach Shingleton u. Kim 1988]

Abb. 6.5 a, b. Mögliche Therapieanordnung
für die Brachytherapie mit Isodosenverteilung.
a a.-p.-Projektion, **b** Seitenprojektion.
[Nach Wang 1988]

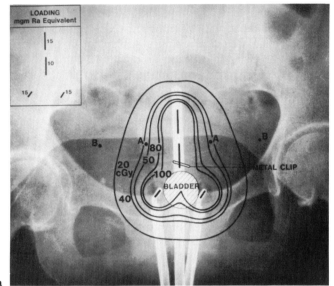

a

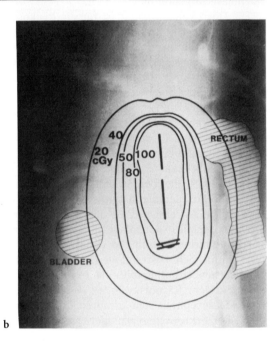

b

dargestellt. Abbildung 6.5 zeigt eine mögliche Therapieanordnung. Durch die angegebenen Referenzpunkte ist es möglich, die Dosis der Brachytherapie mit jener der perkutanen Teletherapie einigermaßen zu vergleichen bzw. sie zur Dosis der Teletherapie zu addieren (z.B. ergeben 45 Gy Teletherapie + 40 Gy Brachytherapie im Punkt „A" eine Gesamtdosis von 85 Gy im Punkt „A"). Die tatsächliche Dosisverteilung innerhalb eines Bestrahlungsvolumens ergibt sich aus der Beziehung zwischen dem Isodosenverlauf der Strahlenquelle und der räumlichen Ausdehnung des Tumors.

Die Brachytherapie kann als kontinuierliche Bestrahlung mit einer geringen Dosisrate über mehrere

Stunden bis Tage in 1–2 Fraktionen (sog. Low-dose rate = LDR-Brachytherapie) erfolgen. Die am häufigsten verwendete Strahlenquelle war in der Vergangenheit ^{226}Ra und ist heute ^{137}Cs.

In den letzten Jahren wird zunehmend eine Bestrahlung mit einer hohen Dosisrate innerhalb weniger Minuten in 3–6 Fraktionen in wöchentlichen Abständen (sog. High-dose rate = HDR-Brachytherapie) durchgeführt. Als Strahlenquelle kommen vor allem ^{192}Ir und ^{60}Co zum Einsatz. Die Gesamtdosis beträgt dann unter Einbeziehung des Beitrags der Teletherapie 65–80 Gy auf dem Punkt „A".

Randomisierte Studien haben gezeigt, daß die HDR-Technik der LDR-Technik hinsichtlich der lokoregionären Kontrolle und der Überlebensraten ebenbürtig ist [Patel et al. 1993; Teshima et al. 1993]. Die Komplikationsraten waren unterschiedlich. Während in der ersten Arbeit die rektosigmoidale Komplikationsrate signifikant niedriger als bei der LDR-Gruppe war [Patel et al. 1993], war die Gesamtkomplikationsrate in der 2. Studie deutlich erhöht [Teshima et al. 1993]. Die stationären Aufnahmen sind bei der LDR-Brachytherapie häufiger und die Liegedauer länger, was eine erhöhte Thromboembolierate dieser Methode gegenüber der HDR-Technik bedingt [Arai et al. 1992].

Kombinierte externe Radiotherapie + Brachytherapie

In den meisten Zervixkarzinomfällen wird eine sequentielle perkutane Teletherapie + Brachytherapie angewendet. Mit der externen Radiotherapie sollen zunächst eine Verkleinerung des Tumors und damit eine Reduktion des Referenzvolumens für die Radiotherapie sowie eine Sanierung der lymphatischen Ausbreitungswege erreicht werden. Insgesamt dauert eine kombinierte Radiotherapie etwa 6–7 Wochen. Eine stationäre Aufnahme ist nur in Fällen, bei denen während der Brachytherapie die Positionierung der Applikatoren eine Narkose notwendig macht, erforderlich, während die Teletherapie meist ambulant erfolgen kann.

Nebenwirkungen und Komplikationen der externen Strahlentherapie und Brachytherapie

Trotz moderner Entwicklungen der Strahlentherapie (individuelle, CT-unterstützte Strahlentherapieplanung, Miniaturisierung der Bestrahlungsquellen, Afterloadingtechnik) und einer Verbesserung der supportiven Maßnahmen (z.B. Loperamid bei Diarrhö, Erythropoietin, granulozytenkoloniestimulierende Faktoren, Antiemetika) werden die unten angeführten teilweise schwerwiegenden Nebenwirkungen bzw. Komplikationen auch heute noch beobachtet. Die Reihenfolge der Empfindlichkeit der Organe im gynäkologischen Bereich gegenüber der Radiotherapie lautet: Dünndarm – Dickdarm – Harnblase – Ureteren. Ein Scoresystem der strahlentherapieinduzierten Spätkomplikationen des Darms und der Harnblase wurde von der Radiotherapy Oncology Group (RTOG) entwickelt [Marcial u. Marcial 1993]. Das Auftreten schwerer Nebenwirkungen ist in erster Linie stadienabhängig [Kapp et al. 1997]. Schwere Nebenwirkungen sind insbesondere bei jenen Patientinnen zu erwarten, bei denen es postoperativ zur Fixierung von Darmanteilen in das Bestrahlungsfeld gekommen ist. Die Radikaloperation + Strahlentherapie weist deutlich mehr Nebenwirkungen als die primäre Radiotherapie auf [Thomas u. Dembo 1991].

■ *Frühreaktionen.* Müdigkeit, Meteorismus, Diarrhö, Darmkrämpfe evtl. mit Blut- und Schleimabgang, Pollakisurie, Dysurie, Kolpitis, Hautreaktionen (meist Erytheme), Übelkeit, selten Erbrechen. Diese Reaktionen sind passager. Weiter kann eine Myelosuppression vorkommen.

■ *Spätreaktionen.* Ihre Bedeutung ist wesentlich gravierender einzustufen. Sie manifestieren sich oft erst nach Jahren und bedingen längere Hospitalisationen und seltener auch Todesfälle. Meteorismus, Diarrhö, Schleim- und Blutabgänge (chronische, postaktinische Proktitis), Stenosen des Rektosigmoids, Schrumpfblase, chronische tw. hämorrhagische chronische Zystitis, Lymphödeme, Ulzera in Vagina, Blase und Rektum, Rektovaginalfisteln, Vesikovaginalfisteln, Dünndarmileus durch Adhäsionen und Stenosierungen, Ureterstrikturen- und Nekrosen, Vaginalstenosen und -fibrosen. In den meisten Kliniken werden Spätkomplikationen in etwa 6–10 % aller Fälle beobachtet. Bei 2–3 % der bestrahlten Patientinnen ist eine chirurgische Intervention erforderlich [Marcial u. Marcial 1993]. Die Mortalität liegt um 1 % [Thomas u. Dembo 1991].

6.6.2
Primäre Strahlentherapie beim Stadium Ia

Ist eine Hysterektomie im Stadium Ia nicht möglich, kann stattdessen eine Strahlentherapie erfolgen. Die Art der Strahlentherapie ergibt sich meist aus der Histologie des Konisats. In der Mehrzahl der Fälle beim Stadium Ia wird in Anbetracht eines geringen Rezidivrisikos nur eine Brachytherapie notwendig sein. Die pelvinen Lymphknoten sind im Stadium Ia mit Lymphgefäßinvasion bei einer Invasionstiefe von 3–5 mm nach einer Sammelstatistik in 6,8–7,4 % der Fälle positiv [Piver et al. 1988; Sevin et al. 1992] (Tabelle 6.8). Folglich ist bei Patientinnen mit einer Invasion >3 mm und einem erhöhten Rezidivrisiko (Vorliegen einer Lymphgefäßinvasion) eine perkutane Strahlentherapie indiziert, die die pelvinen Lymphknoten miteinbezieht.

Tabelle 6.8. Pelvine Lymphknotenmetastasen bei Patientinnen im Stadium Ia in Abhängigkeit von der Invasionstiefe und dem Lymphgefäßeinbruch. [Literaturübersicht nach Benedet u. Anderson 1996]

	Invasionstiefe	
	≤ 3 mm (n = 420)	3,1 – 5,0 mm (n = 161)
Kein Lymphgefäßeinbruch	0,8 %	8,3 %
Lymphgefäßeinbruch	8,2 %	7,5 %
Alle Patientinnen	1,7 %	8,1 %

6.6.3
Primäre Strahlentherapie bei den Stadien Ib–IIa (IIb)

Karzinome dieser Stadien werden meist primär operiert. Bei Kontraindikationen für eine Operation (vor allem Karnofsky-Index < 70, Alter über 75 Jahre, schwere Begleiterkrankungen) oder einer Präferenz für die Radiotherapie kann alternativ zur Operation eine primäre Strahlentherapie (perkutan und Brachytherapie) erfolgen.

Eine Vielzahl von Studien hat gezeigt, daß die operative Therapie und die Radiotherapie in den Stadien I und II zu vergleichbaren Behandlungsresultaten führen [Petterson 1994]. Es muß allerdings darauf hingewiesen werden, daß viele Patientinnen, die primär operiert wurden, eine adjuvante Strahlentherapie erhalten haben, wenn histologisch ein Tumorbefall in den Parametrien, den Resektionsrändern oder Lymphknoten nachgewiesen wurde.

6.6.4
Adjuvante Strahlentherapie

Lokoregionär treten 42 % aller Rezidive auf, weitere 30 % in Kombination mit Fernmetastasen. Der Sinn einer adjuvanten Strahlentherapie wäre es, diese Rezidivrate zu senken [Thomas u. Dembo 1991]. Der Wert der adjuvanten, postoperativen Bestrahlung ist umstritten. Die Kombination von Operation und Radiotherapie führt, verglichen mit der primären Radiotherapie, zu einer erhöhten Rate schwerer Nebenwirkungen. Zwar wird mit der adjuvanten Strahlentherapie die Anzahl der Lokalrezidive gesenkt [Stock et al. 1995; Thomas u. Dembo 1991], doch eine Verbesserung der Überlebensraten ist nicht belegt. Ihr Wert ist auch davon abhängig, ob die Lymphknoten reseziert werden können [Inoue et al. 1995]. Durch die adjuvante Radiotherapie werden Vorteile der operativen Therapie, wie z. B. die Erhaltung der Ovarialfunktion bei jungen Frauen, wieder aufgehoben. Es besteht jedoch prinzipiell die Möglichkeit der Transposition der Ovarien außerhalb des Bestrahlungsfeldes.

Das Hauptaugenmerk gilt der Selektion von Patientinnen, die von einer adjuvanten Radiotherapie profitieren können. Die postoperative Bestrahlung (meist Photonentherapie mit 45–50 Gy +/- Brachytherapie, 3–6 Applikationen zu je 5–7 Gy) wird an vielen Kliniken nach wie vor bei Patientinnen mit Lymphknotenbefall und/oder verbliebenem Resttumor in der Vagina durchgeführt [Stock et al. 1995].

Beim Adenokarzinom der Zervix werden häufig auch große Primärtumoren sowie Lymph- und Blutgefäßeinbrüche als Indikation zur adjuvanten Radiotherapie angesehen. Die GOG bzw. RTOG in den USA untersuchen derzeit in einer randomisierten Studie den Wert einer adjuvanten Radiotherapie beim Zervixkarzinom Ib mit ausgewählten Risikofaktoren (s. Kap. 6.8.8).

6.6.5
Paraaortale Strahlentherapie

Die Inzidenz positiver paraaortaler Lymphknoten beträgt in den Stadien Ib und IIa 10–11 %, im Stadium IIb 20–23 %, im Stadium III 30–34 % und im Stadium IV 36–50 % [Berman et al. 1984; Lovecchio et al. 1989; Marcial u. Marcial 1993; Winter et al. 1988]. Patientinnen mit positiven paraaortalen Lymphknoten haben eine besonders ungünstige Prognose. Werden alle Stadien berücksichtigt, beträgt die Fünfjahresüberlebensrate nur zwischen 21 und 32 % [Piver et al. 1981; Stehman et al. 1992; Vigliotti et al. 1992]. In den Stadien Ib und IIa wurde anhand von 36 Patientinnen die Fünfjahresüberlebensrate mit 50 % angegeben [Lovecchio et al. 1989]. In einer Studie der GOG wurde bei 40 Patientinnen im Stadium IIb eine Dreijahresüberlebensrate von 43 % berechnet [Berman et al. 1984]. Die Prognose von Patientinnen mit positiven paraaortalen Lymphknoten hängt vom Ausmaß des Befalls ab [Vigliotti et al. 1992].

Da in den frühen Stadien des Zervixkarzinoms meist eine Tumorkontrolle im kleinen Becken erreicht werden kann, erscheint der zusätzliche Einsatz einer paraaortalen Bestrahlung prinzipiell sinnvoll. Eine randomisierte Studie der RTOG ermittelte im großen Stadium Ib bzw. Stadium IIb bei klinisch nicht vergrößerten paraaortalen Lymphknoten für die Gruppe von Patientinnen mit pelviner + paraaortaler Bestrahlung eine höhere Fünfjahresüberlebensrate als für jene mit ausschließlicher pelviner Radiotherapie [Rotman et al. 1990]. Die Rate an Fernmetastasen wurde dadurch jedoch nicht signifikant reduziert. Die schweren bis lebensbedrohlichen und fatalen Komplikationen waren in der Gruppe mit paraaortaler Bestrahlung deutlich erhöht. Eine zweite randomisierte Studie der EORTC konnte für die Gruppe der Patientinnen in den Stadien Ib–III mit paraaortaler Radiotherapie keinen Überlebensvorteil nachweisen [Haie et al. 1988]. Einige Autoren bestreiten den Wert der prophylaktischen paraaortalen Radiotherapie bei positiven pelvinen Lymphknoten, da isolierte paraaortale Rezidive äußerst selten sind [Stock et al. 1995]. Die paraaortale Bestrahlung kann in Abhängigkeit von der Dosis mit erheblichen, vor allem intestinalen Komplikationen wie Ileus, Fistelbildungen, Ileitis oder Kolitis einhergehen [Nelson et al. 1977; Piver et al. 1981]. Während früher nach Verabreichung von einer möglicherweise kurativ wirksamen Dosis von 55–65 Gy bis zu ein Drittel der

Patientinnen schwerste Komplikationen wie z. B. intestinale Fisteln, Dünndarmileus oder Strahlenenteritis erlitten, kommen solche Nebenwirkungen heutzutage bei einer Dosis von 45 Gy (1,6 – 1,8 Gy/Tag 5mal/Woche) in deutlich geringerem Ausmaß vor (etwa 10 %) [Cunningham et al. 1991; Horii et al. 1988; Piver et al. 1981; Weiser et al. 1989]. Außerdem ist beim extraperitonealen Zugang zu den paraaortalen Lymphknoten im Gegensatz zum transperitonealen Zugang die Rate an Strahlentherapiekomplikationen erniedrigt [Rotman 1990; Vigliotti 1992; Weiser et al. 1989]. In jedem Fall sind der mögliche Nutzen und das Risiko einer Paraaortalbestrahlung gut gegeneinander abzuwägen.

Es ist ungeklärt, ob das Vorliegen positiver paraaortaler Lymphknoten zur Beendigung des operative Eingriffes führen sollte, um die Patientin direkt einer Bestrahlung zuzuführen. Dieses Prozedere wird von vielen Kliniken verfolgt [Hackett et al. 1995; Lovecchio et al. 1989]. Einige Zentren sehen hingegen in der systematischen paraaortalen Lymphadenektomie eine kurative Chance und setzen eine adjuvante Chemotherapie ein [Winter et al. 1996]. Leider liegen zum Wert dieser Maßnahmen bei positiven paraaortalen Lymphknoten noch keine Daten prospektiver, randomisierter Studien vor.

Die ungünstigen Überlebensraten von Patientinnen mit positiven paraaortalen Lymphknoten auch in den frühen Stadien deuten darauf hin, daß vor allem bei makroskopisch vergrößerten paraaortalen Lymphknoten bereits eine okkulte Systemkrankheit vorliegt. Von diesen Patientinnen erleiden 50 – 75 % extrapelvine Rezidive [Nelson et al. 1977; Lovecchio et al. 1989]. Diese Daten weisen darauf hin, daß bei Patientinnen mit paraaortalem Lymphknotenbefall evtl. eine wirksame systemische Chemotherapie sinnvoller wäre.

6.6.6
Strahlentherapie beim fortgeschrittenen Zervixkarzinom

Eine radikale Hysterektomie ist technisch nur bis zum Stadium IIb möglich, da ab dem Stadium IIIb zwischen dem Tumor und der Beckenwand keine „Operationsebene" mehr existiert. Traditionell stellen in den Stadien IIIa – IVa die perkutane Radiotherapie und die Brachytherapie den Standard dar. Obwohl Patientinnen mit Fernmetastasen (Stadium IVb) meist eine systemische Therapie benötigen, können sie auch von einer Radiotherapie des Beckens profitieren [Cannistra u. Niloff 1996].

Alternativen zur ausschließlichen Strahlentherapie sind neben einer primären Chemotherapie die kombinierte Chemoradiotherapie und die Exenteration (s. Kap. 6.4 und 6.8).

Tabelle 6.9. Fünfjahresüberlebensraten beim Zervixkarzinom unabhängig vom Therapiemodus. [Petterson 1994; Annual Report of the FIGO]

Stadium	Plattenepithelkarzinom Fünfjahresüberleben [%]	Adenokarzinom Fünfjahresüberleben [%]
Ia	97	–
Ib	84	79
IIa	73	64
IIb	65	53
IIIa	32	21
IIIb	40	29
IVa	15	7[a]
IVb	11	–

[a] Stadium IV.

Aus Tabelle 6.9, die die Gesamtüberlebensraten in allen Stadien unabhängig von der Therapiemodalität aufführt, ist ersichtlich, daß im Stadium III nur etwa ein Drittel und im Stadium IV nur etwa 10 % der Patientinnen 5 Jahre überleben.

Der Hauptgrund dafür, daß das Überleben in den Stadien III und IV auch in den letzten Jahren nicht entscheidend verbessert werden konnte, liegt darin, daß die Strahlentoleranz des Darmes und der Blase limitiert ist und die Hypoxie im Zentrum des Tumors seine Radiosensitivität reduziert.

Die hohe Rate positiver Lymphknoten in den fortgeschrittenen Stadien [Piver 1987] hat Anlaß dazu gegeben, neben dem Becken die Paraaortalregion ebenfalls zu bestrahlen. Die Resultate dieser Bestrahlung waren jedoch unerwartet ungünstig. Die Fünfjahresüberlebensraten von Patientinnen mit positiven paraaortalen Lymphknoten, die einer paraaortalen Bestrahlung unterzogen werden, liegen zwischen 10 und 30 %.

Diese ungünstigen Therapieresultate und die folgenden Argumente haben dazu geführt, daß in den fortgeschrittenen Fällen beim Zervixkarzinom ohne den Nachweis von Metastasen routinemäßig keine paraaortale Bestrahlung mehr angewendet wird und eine ausschließliche Bestrahlung des kleinen Beckens in der Regel der Therapiestandard ist:

- Die paraaortale Bestrahlung stellt für zwei Drittel der Patientinnen mit fortgeschrittenem Karzinom eine Überbehandlung mit erheblicher, vor allem intestinaler Toxizität dar.
- Das Zervixkarzinom zeigt oft im kleinen Becken eine Tumorpersistenz.
- Es ist bekannt, daß über 50 % der Patientinnen mit positiven paraaortalen Lymphknoten später Fernmetastasen entwickeln und die Fünfjahresgrenze nicht erleben.

Bezüglich neuerer Therapieansätze einer neoadjuvanten Chemotherapie und Chemo-Radiotherapie s. Kap. 6.8.5, 6.8.7 und 6.8.8.

6.6.7
Strahlentherapie beim Lokalrezidiv des Zervixkarzinoms

Klinische Zeichen eines Tumorwachstums und eine positive Zytologie bzw. Histologie (Biopsie, Zervikalkanalkürettage, Feinnadelaspiration) führen zur Diagnose eines Rezidivs bzw. einer Tumorpersistenz. Nach primärer vollständiger Radiotherapie stellt eine Exenteration eine Option dar (s. Kap. 6.3.4). Beckenwandrezidive sind prognostisch am ungünstigsten. Hier konnten in den letzten Jahren mit einer Kombination aufwendiger zytoreduktiv-plastischer und brachytherapeutischer Maßnahmen („combined operative and radiotherapeutic treatment", CORT) Teilerfolge erzielt werden [Höckel et al. 1996].

Treten ein zentrales Rezidiv oder vulvovaginale Metastasen nach primär operativem Vorgehen auf, ist die Radiotherapie eine kurative Therapiemöglichkeit. Prognostisch relativ günstig sind nach vorangegangener Strahlentherapie auch regionale Metastasen außerhalb des ehemaligen Bestrahlungsvolumens (z. B. distale Vaginalmetastasen).

Eine erneute Bestrahlung nach bereits erfolgter vollständiger Bestrahlung des Beckens ist wegen der Dosisbeschränkung bzw. erniedrigten Organtoleranz problematisch (Gefahr von Fistelbildungen etc.), kann aber in der Palliativsituation bei Knochenmetastasen oder Sakralplexusinfiltration mit dem Ziel einer kurzfristigen Tumor- und Schmerzkontrolle in Erwägung gezogen werden. Ähnliches gilt beim Befall der Skalenuslymphknoten. Eine palliative Brachytherapie (und Teletherapie) kann erfolgreich zur Blutstillung exophytischer Tumoren eingesetzt werden (hämostyptische Bestrahlung).

Insgesamt überleben nur etwa 20% aller Patientinnen mit Rezidiv die Fünfjahresgrenze. Die Entscheidung über den Einsatz einer interstitiellen Therapie (Hohlnadeln, die von außen über die Vagina oder Haut sekundär via Afterloading mit Strahlenträgern bestückt werden) sollte individuell getroffen werden. Heute stellt jedoch zunehmend auch die Chemotherapie eine Alternative oder Ergänzung im Therapiekonzept des Rezidivs dar (s. Kap. 6.4 und 6.8.6–6.8.9).

6.6.8
Strahlentherapie bei Knochenmetastasen

Von einer Strahlentherapie profitieren 70% der Patientinnen mit Schmerzen aufgrund von Knochenmetastasen. Sie wird beim Vorhandensein mehrerer Metastasen meist in Kombination mit einer Chemotherapie durchgeführt.

6.7
Follow-up und Nachsorge

6.7.1
Allgemeines

Folgende Fakten sprechen für die Wichtigkeit einer sorgfältigen Nachsorge beim Zervixkarzinom:

- Ungefähr 35% aller Patientinnen weisen nach der Primärtherapie entweder ein Rezidiv oder eine Tumorpersistenz auf.
- Über 75% der Rezidive treten in den ersten 2–3 Jahren nach der Primärtherapie auf.
- Die meisten Patientinnen mit Progression oder Rezidiv versterben innerhalb der ersten 5 Jahre nach der Diagnosestellung.
- Etwa 25% der Patientinnen mit Rezidiv sind symptomatisch.
- Bei der Diagnose eines Rezidivs bzw. von Metastasen können folgende Symptome vorhanden sein: Beinödeme, Becken- oder Beinvenenthrombosen, Schmerzen im Becken- oder Oberschenkelbereich, vaginale Blutungen, rezidivierende Harnwegsinfekte infolge Ureterobstruktion, Hämaturie, Obstipation, Blutung aus dem Rektum, Gewichtsverlust, Vergrößerung der Skalenuslymphknoten vor allem links oder der inguinalen Lymphknoten, Husten, Dyspnoe, Hämoptoe und Schmerzen im Thoraxbereich. Es ist manchmal trotz Irrigoskopie, Koloskopie, CT und MRT schwierig, das Vorliegen eines Rezidivs gegenüber Strahlenschäden des Darms oder der Blase abzugrenzen. Diese Strahlenschäden äußern sich in krampfartigen Schmerzen im Unterbauch, Diarrhö, Anorexie und Gewichtsverlust. Ausgiebige Biopsien aus klinisch verdächtigen Arealen können vor allem im Rektumbereich die Fistelentstehung begünstigen.
- Der zytologische PAP-Abstrich besitzt einen zentralen Stellenwert in der Frühdiagnose von Scheidengrundrezidiven [Tinga et al. 1992 b].
- Ein Drittel aller Rezidive bzw. Metastasen nach einer Operation und etwa ein Viertel aller Rezidive nach Radiotherapie finden sich in entfernten Organen wie der Lunge, dem Skelettsystem (vor allem LWS und BWS), der Leber und der Peritonealhöhle [Fagundes 1992].
- Bei Patientinnen, die nach der Primärtherapie Hinweise auf einen Harnstau (in der Nierensonographie) aufweisen, ist eine intensive Diagnostik zur Rezidiverkennung indiziert. Bei der Mehrzahl dieser Patientinnen bestätigt sich ein Rezidiv. Differentialdiagnostisch kommt auch eine radiogene Ureterstriktur in Frage.

Als Ziele der Nachsorge beim Zervixkarzinom ergeben sich:

- Rezidivfrüherkennung und möglichst frühzeitige Rezidivtherapie,
- Erkennung und Linderung von Nebenwirkungen der Therapie,
- psychische Betreuung,
- eigene Qualitätskontrolle.

6.7.2
Dreiphasennachsorge

Ähnlich wie beim Ovarialkarzinom können auch beim Zervixkarzinom 3 Phasen mit unterschiedlichem Rezidivrisiko unterschieden werden (Tabelle 6.10).

Phase I: Primärtherapie bis 3 Jahre danach,
Phase II: 4. und 5. Jahr nach der Primärtherapie,
Phase III: ab dem 5. Jahr nach der Primärtherapie.

In der Nachsorge stehen beim Zervixkarzinom folgende Methoden zur Verfügung:

Anamnese
Oft ist der Verdacht auf ein Rezidiv bzw. auf dessen Lokalisation bereits ohne die Anwendung invasiver Untersuchungsmethoden möglich.

Klinische Untersuchung
Sie umfaßt die Erhebung des Karnofsky-Index, die klinische Untersuchung einschließlich Palpation der Skalenuslymphknoten und Lymphknoten der Inguina sowie die gynäkologische Untersuchung einschließlich der Mammae.

Zytologische Kontrollen
Bei jeder gynäkologischen Untersuchung sollte eine Kontrolle der Zytologie erfolgen. Allerdings sind zytologische Abstriche und Biopsien kurz nach einer Radiotherapie schwierig zu beurteilen. Deshalb wird zwischen der Beendigung der Radiotherapie und der ersten Abstrichkontrolle ein Intervall von mindestens 3 Monaten empfohlen. Angaben über eine vorausgegangene Therapie sind für den Zytologen bzw. Pathologen von essentieller Bedeutung. Eine transrektale Feinnadelaspiration des kleinen Beckens kann eine Persistenz bzw. ein Rezidiv im Becken zytologisch nachweisen [Sevin et al. 1980].

Allgemeine Laboruntersuchungen
Diese schließen ein:

- Blutbild (Erythrozyten, Hämoglobin, Hämatokrit, Leukozyten und Thrombozyten);
- Leber- und Nierenparameter, Elektrolyte.

Diese Bestimmungen haben in der Nachsorge untergeordneten Wert und sollten nur bei genauer Indikationsstellung veranlaßt werden.

Tumormarker
Prätherapeutisch ist das Squamous Cell Cancer Antigen (SCC) stadienabhängig bei etwa 45 % aller Plattenepithelkarzinome erhöht. Beim Auftreten eines Rezidivs weist dieser Tumormarker eine Spezifität von etwa 90 % und eine Sensitivität von etwa 70 % auf. Beim Plattenepithelkarzinom kann evtl. auch das karzinoembryonale Antigen (CEA) verwendet werden. Beim Adenokarzinom der Zervix kann CA-125 als Tumormarker bestimmt werden.

Bildgebende Untersuchungsverfahren
Hierzu zählen:

- Thoraxröntgen a.-p. und seitlich zur Suche nach bzw. zum Ausschluß von Lungenmetastasen.
- Nierensonographie zum Ausschluß eines Harnstaus bzw. einer Ureterobstruktion. Diese Untersuchung hat vielfach die intravenöse Pyelographie ersetzt.

Tabelle 6.10. Nachsorgeschema beim Zervixkarzinom

	Phase I	Phase II	Phase III
Primäre Intention	Frührezidiverkennung, Frühkomplikationen erkennen und bekämpfen	Rezidiverkennung, Spätkomplikationen erkennen und bekämpfen	Spätrezidiverkennung, Spätkomplikationen erkennen und bekämpfen
Dauer	Bis 3 Jahre	4./5. Jahr	> 5 Jahre
Klinische Untersuchung	3monatlich	3- bis 6monatlich	6- bis 12monatlich
Thorax-Röntgen	6- (bis 12)monatlich	Bei Bedarf	Bei Bedarf
Andere bildgebende Verfahren	Nach Therapieende nach 12 und 24 Monaten	Bei Bedarf	Bei Bedarf
Tumormarker	3- bis 6monatlich	6monatlich	Bei Bedarf
Blutbild	3- bis 6monatlich	Bei Bedarf	Bei Bedarf
Serumwerte	3- bis 6monatlich	Bei Bedarf	Bei Bedarf

- CT des Abdomens und des Beckens (besonders mit Nieren- und Darmkontrast).
- Bei Verdacht auf Beckenrezidiv abdominale und transvaginale Sonographie, evtl. MRT.

Es ist klinisch im Einzelfall und auch beim wissenschaftlichen Vergleich von Patientenkollektiven notwendig, zwischen primärer Heilung, Tumorpersistenz und einem tatsächlichen Rezidiv zu unterscheiden [DiSaia 1989]:

- *Primäre Heilung nach Radiotherapie*: Die Zervix ist von normalem Plattenepithel überzogen oder die Vagina ist obliteriert. Kein Anhalt für Ulzerationen, keine vaginalen Blutungen. Die rektovaginale Untersuchung ergibt keine Knotenbildung. Die Zervix mißt in ihrer Breitenausdehnung nicht mehr als 2,5 cm. Keine Anhaltspunkte für Fernmetastasen.
- *Tumorpersistenz nach Radiotherapie*: Es ist klinisch weiterhin Tumorvolumen nachweisbar, das bereits prätherapeutisch vorlag, oder es zeigt sich unter der First-line-Therapie neuerliches Tumorwachstum im kleinen Becken.
- *Rezidivtumor nach Radiotherapie*: Neuerliches Tumorwachstum im kleinen Becken oder außerhalb des Beckens, das aber erst nach klinisch festgestellter primärer Remission bemerkt wird.
- *Primäre Heilung nach operativer Therapie*: Der Vaginalstumpf und die Umgebung sind frei von knotigen Resistenzen. Bei der rektovaginalen Untersuchung kein Anhalt für Tumor im Becken und für Fernmetastasen.
- *Persistierender Tumor nach operativer Therapie*: Entweder weiterhin Tumor im Operationsfeld (wenn die Operation nicht im Gesunden erfolgte) oder Entwicklung eines Lokalrezidivs innerhalb von 6 Monaten ab der Primärtherapie.
- *Rezidivtumor nach operativer Therapie*: Erneutes Auftreten eines Tumors nach über 6 Monaten, nachdem der Tumor bei der Primäroperation entfernt worden ist und die Resektionsränder tumorfrei waren.

6.7.3
Psychologische Betreuung

Beim Zervixkarzinom treten nach der Primärtherapie und insbesondere, wenn eine Radikaloperation mit einer Radiotherapie kombiniert worden ist, in über der Hälfte der Fälle Probleme der Vita sexualis auf, auf die in der Nachsorge speziell eingegangen werden sollte. Die neue postoperative anatomische Situation insbesondere durch die Verkürzung der Vagina sollte der Patientin und deren Partner erläutert und eine sexuelle Beratung angeschlossen werden. Vor allem nach einer intrakavitären Radiotherapie

kann es häufig zu Verklebungen und Fibrosierungen der Vagina kommen. Durch eine lokale Östrogengabe kann die Dyspareunie gebessert werden. Grundsätzlich ist es wichtig, das Paar frühzeitig zu sexueller Aktivität zu ermutigen und anzuhalten. Die Patientin sollte möglichst bereits 3–4 Wochen nach Beendigung der Strahlentherapie wieder Kohabitationen haben. Vaginalstenosen können auch zu Schwierigkeiten bei der Rezidivfrüherkennung in der Nachsorge führen.

6.7.4
Dokumentation

Auch beim Zervixkarzinom wird je nach den örtlichen Gegebenheiten die Verwendung eines Nachsorgekalenders empfohlen.

6.8
Offene Fragen und aktuelle Studien

Einige der wichtigsten offenen Fragen bzgl. des Zervixkarzinoms sollen anhand von 10 Punkten nochmals beleuchtet werden:

- FIGO-Stadieneinteilung des Zervixkarzinoms (1994).
- „Adenokarzinom" der Cervix uteri.
- Paraaortale Lymphadenektomie beim Zervixkarzinom.
- Soll das Zervixkarzinom bis zum Stadium IIa oder IIb operativ behandelt werden?
- Chemotherapie und Chemoradiotherapie beim Zervixkarzinom:
  a neoadjuvante Chemotherapie und neoadjuvante Chemoradiotherapie,
  b adjuvante Chemotherapie,
  c sequentielle Chemoradiotherapie beim fortgeschrittenen Zervixkarzinom,
  d kombinierte Chemoradiotherapie.
- Adjuvante Radiotherapie beim Zervixkarzinom in den Stadien Ib–IIb.
- Behandlung des Beckenwandrezidivs durch eine Kombination von Operation und interstitieller Radiotherapie (CORT).
- Impfstoffe und Retinoide gegen eine HPV-Infektion.
- Erleichtert die automatisierte DNS-Zytophotometrie bei HPV-assoziierten Zervixläsionen eine prognostische Einschätzung von niedriggradigen Dysplasien (Low-grade squamous intraepithelial lesions)?
- Welche weiteren neuen Erkenntnisse sind bei den malignen Tumoren der Zervix in den nächsten Jahren zu erwarten?

6.8.1
FIGO-Stadieneinteilung des Zervixkarzinoms (1994)

Neue Definition des Stadiums Ia

Die Klassifizierung des Stadiums Ia ist seit Jahrzehnten umstritten. Das liegt daran, daß die Zuordnung einer Patientin zu den FIGO-Substadien Ia1 und Ia2 nicht automatisch mit einer Therapieempfehlung verbunden werden kann. Vor allem in den USA wird vielerorts für die Therapieplanung im Stadium Ia die alte Definition der Society of Gynecologic Oncologists verwendet [Seski 1977]. Diese besagt: Beträgt die Stromainvasion weniger als 3 mm und liegt kein Kapillar- oder Lymphgefäßeinbruch vor, sollte die Patientin nicht radikal behandelt werden.

Viele Studien haben gezeigt, daß die Invasionstiefe allein nicht genügt, den Tumor ausreichend zu definieren und Patientinnen für eine radikale bzw. nicht-radikale Therapie zu selektionieren. Vor allem das Vorhandensein von Lymphgefäßeinbrüchen ist signifikant mit Lymphknotenmetastasen und einer erhöhten Rezidivrate verbunden [Tabelle 6.8; Benedet und Anderson 1996; Buckley et al. 1996; Burghardt et al. 1991; Sevin et al. 1992]. Daraus leitet sich die Forderung ab, den Gefäßeinbruch in die Stadieneinteilung im Stadium Ia einzubeziehen, um daraus das therapeutische Vorgehen ableiten zu können.

Der Gefäßeinbruch besitzt eine hohe Sensitivität, jedoch nur eine geringe Spezifität und ist in seiner Beurteilung untersucherabhängig [Burghardt et al. 1991]. Eine Analyse von 581 Patientinnen mit einem aktuellem FIGO-Stadium Ia hat ergeben, daß 6,2% der Patientinnen im Stadium Ia1 und 27,8% der Patientinnen im Stadium Ia2 einen Gefäßeinbruch aufweisen [Pickel et al. 1996]. Wenn man nun von 6–8% Lymphknotenmetastasen im Stadium Ia2 ausgeht [Benedet und Anderson 1996; Buckley et al. 1996; Piver et al. 1988], bedeutet das, daß im Stadium Ia ein erheblicher Teil der Patientinnen aufgrund des Gefäßeinbruchs unnötig einer Radikalchirurgie unterzogen wird [Pickel et al. 1996]. Dagegen ist heute zu fordern, daß in solchen Fällen individualisiert und der Eingriff entsprechend modifiziert wird [Sevin et al. 1992].

Stadien Ib1 und Ib2

Die FIGO-Stadieneinteilung von 1994 definiert das Stadium Ib als klinische Läsion der Zervix oder eine präklinische Läsion größer als das Stadium Ia (s. Tabelle 6.4). Das Stadium Ib wird in ein Stadium Ib1 (klinische Läsion < 4 cm Größe) und ein Stadium Ib2 (klinische Läsion > 4 cm Größe) unterteilt.

Beim Stadium Ib (bis IIb) ist bis heute ungeklärt, ob die Behandlung eine Operation allein, eine Operation und Strahlentherapie, eine alleinige Strahlentherapie oder eine Operation plus zytostatische

Therapie umfassen sollte, um optimale Therapieergebnisse zu erzielen.

Es soll in Erinnerung gerufen werden, daß die FIGO-Stadieneinteilung nicht dazu geeignet ist, Therapieempfehlungen abzugeben, sondern nur dazu dient, die Inzidenzraten und Überlebensraten innerhalb realistischer Risikokategorien international berichten zu können. In der Praxis laden klinische Studien natürlich dazu ein, prognostische Risikokategorien zu definieren und davon (z.B. adjuvante) Therapieempfehlungen abzuleiten. Die Diskussion über Risikofaktoren ist besonders beim Zervixkarzinom, dessen Stadium nach wie vor – mit Ausnahme des Stadiums Ia – klinisch beurteilt wird, sehr erschwert, da die Behandlung im Stadium I bzw. II sowohl vor allem aus Operation oder Strahlentherapie oder aus beiden Therapieformen bestehen kann. Die Analyse von Riskofaktoren ist bei Patientinnen, die strahlentherapiert werden, auf klinische und radiologische Daten limitiert, während bei chirurgisch therapierten Patientinnen detaillierte Operationsdaten und histopathologische Daten zur Verfügung stehen, was einen Vergleich dieser beiden wesentlichen Therapiearten praktisch unmöglich macht.

Die härtesten Daten bezüglich Prognoseparametern stammen von Studien mit Patientinnen, die einer radikalen Hysterektomie unterzogen wurden. Folgende postoperativen Prognosefaktoren wurden in der univariaten Analyse identifiziert: Tumorgröße, Invasionstiefe, Lymphknotenmetastasen, Lymphgefäßeinbruch, parametrane Invasion, positive oder knappe Resektionsränder, klinisches Stadium, Tumorvolumen [Burghardt et al. 1992; Delgado et al. 1989; Sevin et al. 1995]. Andere Parameter wie Zelltyp, Alter und DNS-Ploidie sind ebenso diskutiert worden [Harrison et al. 1993]. Da die meisten dieser Einzelfaktoren miteinander in Verbindung stehen, wurde mittels verschiedener multivariater Analysen versucht, statistisch unabhängige Risikofaktoren zu identifizieren.

Bei über 1000 Patientinnen dreier Referenzkliniken erwiesen sich die Lymphknotenmetastasen, der Lymphgefäßeinbruch, ein parametraner Befall sowie das Tumorvolumen als prognostisch unabhängige Parameter [Burghardt et al. 1992]. In einer GOG-Studie wurden bei 732 Patientinnen 3 unabhängige Prognosefaktoren (Tumorgröße, Lymphgefäßeinbruch und Invasionstiefe) beschrieben [Delgado et al. 1990]. In einer anderen Arbeit mit 340 Patientinnen wurden Lymphknotenmetastasen, Zelltyp (Plattenepithelkarzinome mit besserer Prognose als Adenokarzinome) und Tumorgröße als unabhängige Risikofaktoren identifiziert [Kamura et al. 1992]. An den Daten weiterer 301 Patientinnen wurde eine neue Art der multivariaten Analyse, die „tree-structured survival analysis", angewendet. Dabei erwiesen sich die Invasionstiefe, der Lymphgefäßeinbruch, Lymphknotenmetastasen und das Alter als unabhängige Risikofaktoren [Sevin et al. 1996].

Wenn man die Daten dieser 3 Studien [Delgado et al. 1990; Kamura et al. 1992; Sevin et al. 1996] heranzieht, könnte die 4-cm-Grenze für die Größe einer klinischen Zervixläsion eine sinnvolle prognostische Trennmarke darstellen, um ein Stadium Ib1 von einem Stadium Ib2 zu unterscheiden. Es sollte aber auch betont werden, daß für das FIGO-Staging die Beurteilung der Tumorgröße nach wie vor klinisch in einer Dimension erfolgt und damit stark subjektiv und vom Untersucher abhängig ist [Friedberg u. Herzog 1988; Winter et al. 1996]. Ein Ausweg wäre – ähnlich wie beim Endometriumkarzinom – ein doppeltes Stagingsystem, bei dem parallel sowohl das klinische Stadium als auch ein chirurgisch-pathologisches Stadium erfaßt werden können. Weiter kann in Zentren, die über eine MRT-Einrichtung verfügen, diese prätherapeutisch Verwendung finden.

Definition des Stadiums IIb

Das Stadium IIb wird laut FIGO als tumoröser Befall des Parametriums definiert. Diese Klassifikation beruht ausschließlich auf einer klinischen Beurteilung und nicht einem histopathologischem Befund. Tabelle 6.6 zeigt, daß im klinischen Stadium IIb nur 29 % der Patientinnen einen tatsächlichen histopathologischen Befall der Parametrien aufweisen [Friedberg u. Herzog 1988]. Auch wenn generell ein chirurgisch-pathologisches Staging beim Zervixkarzinom wünschenswert wäre, ist es dennoch illusorisch, da weltweit ein erheblicher Anteil der Zervixkarzinome einer primären Radiotherapie unterzogen wird.

6.8.2
Das „Adenokarzinom" der Cervix uteri

Adenokarzinome und adenosquamöse Karzinome machen 2,5 – 15 % aller malignen Zervixtumoren aus [Harrison et al. 1993; Shingleton et al. 1995]. Übereinstimmend wird in den letzten Jahren von einer relativen Zunahme des Adenokarzinoms gegenüber dem Plattenepithelkarzinom berichtet [Übersicht bei Brand et al. 1988]. Das Adenokarzinom wird aufgrund seiner intrazervikalen Entstehung oft später als ein ektozervikales Plattenepithelkarzinom entdeckt. Lange Zeit bleibt die Portioaußenfläche intakt, und das Karzinom wird durch den zytologischen Abstrich nicht entdeckt. Die Sensitivität des PAP-Abstrichs ist in dieser Situation geringer als bei ektozervikalen Läsionen. Nicht selten entstehen sog. Tonnenkarzinome („barrel-shaped carcinoma") aufgrund der Auftreibung der Zervix.

Mehrfach wurde anhand geringerer Patientenzahlen von einer gegenüber dem Plattenepithelkarzinom schlechteren Prognose des Adenokarzinoms berichtet [Brand et al. 1988]. Allerdings wurden die verschiedenen Untertypen des Adenokarzinoms meist nicht gesondert ausgewiesen. Für die höhere (Lokal-) Rezidivrate von Adenokarzinomen scheinen am ehesten der größere Tumordurchmesser und ein schlechterer Differenzierungsgrad verantwortlich zu sein [Brand et al. 1988]. Patientinnen mit G3-Tumoren weisen deutlich häufiger Lymphknotenmetastasen auf als jene mit hochdifferenzierten Tumoren. Vielfach ist bestätigt worden, daß Patientinnen mit einem Adenokarzinom und positiven pelvinen Lymphknoten im Gegensatz zum Plattenepithelkarzinom eine deutlich schlechtere Prognose aufweisen [Brand et al. 1988; Shingleton et al. 1995; Tinga et al. 1992] (Tabelle 6.11). Das Adenokarzinom zeigt eine Tendenz zur früheren Metastasierung. Der Annual Report [Petterson 1994] zeigt bei der stadienabhängigen Analyse des Fünfjahresüberlebens jeweils bessere Überlebensraten für das Plattenepithelkarzinom als für das Adenokarzinom (s. Tabelle 6.9).

Eine multivariate Analyse retrospektiv erhobener Daten hat im Stadium Ib eine signifikante Verschlechterung des Überlebens bei Patientinnen mit Adenokarzinom unter Radiotherapie nachgewiesen [Eifel et al. 1995]. Eine andere Arbeit konnte bei Patientinnen mit radikaler Hysterektomie in den Stadien Ib – IIa keinen solchen Zusammenhang finden [Harrison et al. 1993]. In einer Sammelstudie von 11.157 Patientinnen wurde eine Verschlechterung des Überlebens für Patientinnen nur im Stadium II nachgewiesen [Shingleton et al. 1995].

Die adäquate Behandlung des Adenokarzinoms und speziell der Tonnenkarzinome in den Stadien I und II wird heftig diskutiert. Es kommen sowohl eine radikale Hysterektomie + pelvine Lymphadenektomie, eine radikale Hysterektomie + pelvine Lymphadenektomie + adjuvante Radiotherapie, eine primäre Radiotherapie wie auch eine Radiotherapie + adju-

Tabelle 6.11. Zusammenhang zwischen histologischem Subtyp, Lymphknotenmetastasen und Prognose im klinischen Stadium I des Zervixkarzinoms. [Shingleton et al. 1995]

	Anzahl der Patientinnen	LK-Metastasen [%]	Fünfjahresüberleben [%]
Plattenepithelkarzinome	2755	12,6	76,1
Adenokarzinome	409	7,6	33,3
Adenosquamöse Karzinome	129	15,5	85,7
Gesamtzahl der Patientinnen	3293		

vante extrafasziale Hysterektomie in Frage. Im laufenden GOG-Protokoll 71 wird untersucht, ob sich bei Tonnenkarzinomen im Stadium Ib eine adjuvante (extrafasziale) Hysterektomie nach kombinierter Radiotherapie auf das Überleben vorteilhaft auswirkt. In diese Studie sind Adenokarzinome miteingeschlossen.

6.8.3
Paraaortale Lymphadenektomie beim Zervixkarzinom

Bezüglich der Definitionen einer diagnostischen und systematischen Lymphadenektomie sei auf das Ovarialkarzinom (s. Kap. 9.3.1) verwiesen.

Argumente für eine diagnostische paraaortale Lymphadenektomie (= PALA)
Hier sind anzuführen:

- Da insbesondere bei klinisch befallenen paraaortalen Lymphknoten bereits eine okkulte Systemerkrankung vorliegt [Lee et al. 1981; Nelson et al. 1977; Piver et al. 1981], ist eine diagnostische PALA ausreichend. Bei 626 Patientinnen einer GOG-Studie mit Zervixkarzinom I–IVa waren in 92 Fällen die paraaortalen Lymphknoten befallen (14,7 %). Der paraaortale Lymphknotenbefall war der wichtigste prognostische Faktor [Stehman et al. 1991]. Das progressionsfreie Überleben betrug nach 5 Jahren in dieser Gruppe 21 %. Bei bis zu 30 % der Patientinnen mit positiven paraaortalen Lymphknoten sind bereits okkulte Skalenuslymphknotenmetastasen nachweisbar [Lee et al. 1981].
- Durch die diagnostische PALA können bei klinisch negativen Lymphknoten die Karzinomausbreitung besser bestimmt und daraus individuell therapeutische Konsequenzen gezogen werden (z. B. adjuvante Radio- oder Chemotherapie).
- Bei der Mehrzahl der Zervixkarzinome ist eine Tumorkontrolle im Becken möglich. Auf der Basis des Resultats der diagnostischen PALA kann eine paraaortale Bestrahlung durchgeführt werden. Sie bedingt jedoch auch bei einer Dosis von 45–50 Gy eine beträchtliche Morbidität und u. U. Mortalität [Piver et al. 1981]. Ein therapeutischer Erfolg kann nur bei paraaortalen Mikrometastasen erwartet werden. In letzter Zeit wird deshalb bei positiven paraaortalen Lymphknoten vermehrt eine adjuvante Chemotherapie in Betracht gezogen [Winter et al. 1996].
- Die therapeutische systematische PALA ist mit einer verlängerten Operationsdauer und einer erhöhten, wenn auch nicht signifikant erhöhten Komplikationsrate verbunden (vor allem Thromboembolien, Wundheilungsstörungen, Blutungen) [Nelson et al. 1977; Winter et al. 1991].

- Erweisen sich die paraaortalen Lymphknoten als negativ, besitzt die systematische PALA keinen therapeutischen Wert.

Argumente für eine therapeutische paraaortale Lymphadenektomie
Folgende Argumente sind zu nennen:

- Durch eine möglichst radikale Entfernung des retroperitonealen Lymphfettgewebes [Winter 1993] soll eine Verbesserung der Heilungsresultate erzielt und der Patientin eine Radiotherapie erspart werden.
- Makrometastasen im Paraaortalbereich können radiotherapeutisch mit 45 Gy nicht kurativ behandelt werden [Vigliotti et al. 1992].
- Mit der Radikalität der Operation steigt die diagnostische Information über die Tumorausbreitung.

6.8.4
Soll das Zervixkarzinom bis zum Stadium IIa oder IIb operativ behandelt werden?

Nach einer Literaturübersicht [Herzog u. Friedberg 1988] ist bekannt, daß nur 29 % aller Patientinnen, bei denen klinisch ein FIGO-Stadium IIb diagnostiziert worden ist, auch histologisch tatsächlich einen tumorösen Befall des Parametriums aufweisen (s. Kap. 6.3.3). Diese großen Diskrepanzen in der klinischen Einschätzung der Parametrieninvasion zeigen die Problematik des Vergleichs der Therapieresultate mehrerer Kliniken.

Argumente für die operative Therapie bis einschließlich Stadium IIb
Argumente sind:

- Im Vergleich zur Radiotherapie ist die Behandlungszeit kürzer; außerdem werden die Folgen der Strahlentherapie vermieden. Nach gleichartiger histologischer Aufarbeitung haben Vergleichsdaten dreier Referenzkliniken gezeigt, daß besonders Patientinnen mit großen Tumoren von einer Radikalchirurgie profitieren [Burghardt et al. 1992]. Bislang liegen jedoch keine Daten aus randomisierten Studien vor.
- Im Vergleich zur primären Strahlentherapie werden verbesserte Überlebensraten – auch wegen der durchgeführten therapeutischen Lymphadenektomie – postuliert.

Argumente für die operative Therapie bis zum Stadium IIa

- Es liegen bis heute keine Daten randomisierter Studien vor, aus denen hervorgeht, daß die operative Behandlung der Strahlentherapie bei chirurgisch-pathologisch gesichertem Parametrienbefall überlegen ist. Die bereits erwähnte häufige klinische Fehlbeurteilung der Stadien IIa bzw. IIb ist dabei speziell zu berücksichtigen.

- Die Operation ist beim Stadium IIa verglichen mit dem Stadium IIb technisch meist einfacher und mit weniger Komplikationen verbunden, vor allem in Hinblick auf Schädigungen des Ureters, der Harnblase und des Rektums.
- Durch den alleinigen Einsatz der Strahlentherapie im Stadium IIb wird die Operation mit ihren möglichen Komplikationen vermieden. Ob die strahlentherapeutisch induzierten Komplikationen dabei weniger schwerwiegend sind, läßt sich nicht beantworten.

6.8.5
Chemotherapie und Chemoradiotherapie beim Zervixkarzinom

a Neoadjuvante Chemotherapie und neoadjuvante Chemoradiotherapie

Die Chemotherapie wird in den letzten Jahren zunehmend nicht nur bei Rezidiven, sondern auch in der adjuvanten Therapie eingesetzt. Bei der neoadjuvanten Chemotherapie bzw. Chemoradiotherapie werden große bzw. lokal fortgeschrittene Zervixkarzinome primär zytotoxisch behandelt, um nach erfolgter Remission eine definitive Folgetherapie (Operation +/- Radiotherapie oder Radiotherapie) anzuschließen. Damit sollen deren Erfolgschancen erhöht werden. Außerdem ist das Risiko von Fernmetastasen bei großen Primärtumoren erhöht [Lee et al. 1981]. Das Rationale der primären Chemotherapie besteht somit auch darin, analog dem Mammakarzinom, durch die Chemotherapie die Rate extrapelviner Rezidive zu vermindern.

Bislang wurden bei der neoadjuvanten Chemotherapie bzw. Chemoradiotherapie von hohen Remissionsraten berichtet. Nach vorheriger histologischer Sicherung des Zervixkarzinoms in den Stadien Ib–IVa wurden in 7–19 % der Fälle pathologisch komplette Remissionen beobachtet [Benedetti Panici 1991a, 1991b; Dottino et al. 1991; Fontanelli et al. 1992; Kim et al. 1989; Sardi et al. 1993]. Sardi et al. (1993) haben präoperativ bei Patientinnen mit Zervixtumoren, deren Volumen klinisch-sonographisch auf über 27 cm³ geschätzt worden war, 3mal eine Chemotherapie mit Cisplatin, Vincristin und Bleomycin alle 10 Tage eingesetzt. Die Remissionsrate betrug 91 %, und die Vierjahresüberlebensrate war signifikant höher als nach primärer Operation und Radiotherapie. Dieser Umstand war auf eine Reduktion pelviner Rezidive zurückzuführen. Vor allem bei der Sub-

gruppe von Tumoren > 4 cm zeigte sich ein besonders günstiges Ansprechen. Im Vergleich zur primär operierten Patientengruppe wurde ein positiver Einfluß der Chemotherapie auf den Parametrienbefall, den Lymphgefäßeinbruch, das Tumorvolumen und den pelvinen Lymphknotenbefall nachgewiesen [Sardi et al. 1993]. Daß Lymphknotenmetastasen auf eine platinhaltige Chemotherapie ansprechen (35 %), konnte mit Hilfe präoperativer Feinnadelpunktionen auch in einer anderen Studie bestätigt werden [Zanetta et al. 1993].

Im Stadium IIIb liegen nur die Ergebnisse einer randomisierten Studie vor. Hier zeigte sich für die Gruppe von Patientinnen mit primärer Chemotherapie (Therapieschema wie oben beschrieben); [Sardi et al. 1993] und nachfolgender Operation + Radiotherapie bzw. Radiotherapie ein signifikant besseres Überleben als mit primärer Radiotherapie allein. Auch hier war die pelvine Rezidivrate erniedrigt [Sardi et al. 1996].

In einer nichtrandomisierten Studie wurden 42 Patientinnen mit großen Adenokarzinomen im Stadium Ib bis zum Stadium IIIb einer neoadjuvanten Chemotherapie mit Cisplatin, Bleomycin, Methotrexat und Doxorubicin über 1–3 Zyklen unterzogen. Danach konnte bei 69 % dieser Patientinnen eine radikale Hysterektomie durchgeführt werden. Die Fünfjahresgesamtüberlebensrate betrug 71 % und das der ansprechenden Patientinnen 84 % [Benedetti-Panici et al. 1996].

Mögliche Indikationen für eine neoadjuvante Therapie sind:

- große Tumoren der Stadien Ib2 – IIb (Tumorgröße in einer Dimension > 4 cm bzw. Tumorvolumen im MRT > 27 cm³ = ml),
- primär fortgeschrittene Karzinome der Stadien IIIa – IVb, um ein sog. Downstaging zu erreichen.

Die vorliegenden Daten deuten auf einen Vorteil für Patientinnen unter neoadjuvanter Chemotherapie hin, die initial auch eine geringere Toxizität als nach Vorbehandlung (z. B. Strahlentherapie) aufweist. Auch die Dosisintensität der Chemotherapie scheint wesentlich zum Therapieerfolg beizutragen, wie aus der raschen Zyklusfolge [Sardi et al. 1993, 1996] zu ersehen ist. Es sind jedoch weitere Untersuchungen nötig, um den Wert der neoadjuvanten Chemotherapie abschließend beurteilen zu können.

b Adjuvante Chemotherapie

Die Entwicklung der adjuvanten Chemotherapie, die im Gegensatz zur Strahlentherapie eine reversible Toxizität aufweist, soll bei Patientinnen mit histopathologischen Risikofaktoren zur Verminderung von Rezidiven und zu verbesserten Überlebensraten führen. In der Vergangenheit wurde beim Vorliegen von Risikofaktoren vor allem die Radiotherapie eingesetzt, obwohl auch ihr Wert bis heute umstritten ist.

Mögliche Indikationen für eine adjuvante Chemotherapie sind:

- positive pelvine und/oder paraaortale Lymphknoten,
- parametraner Befall,
- Lymphangiosis carcinomatosa.

Bei keiner von 2 randomisierten Studien, bei denen eine adjuvante Chemotherapie zum Einsatz kam, konnte ein signifikanter Überlebensvorteil erzielt werden [Tattersall et al. 1992; Lahousen et al., persönliche Mitteilung]; allerdings betrugen die Patientenzahlen in der Chemotherapiegruppe jeweils unter 40. In einer weiteren Studie kam eine sequentielle Chemoradiotherapie vs. Chemotherapie zum Einsatz. Hier zeigte sich bei 89 Patientinnen kein Vorteil für einen der beiden Therapiearme [Curtin et al. 1996]. Auch bei der adjuvanten Chemotherapie kann eine abschließende Bewertung erst nach dem Vorliegen weiterer Untersuchungen erfolgen.

c Sequentielle Chemoradiotherapie beim fortgeschrittenen Zervixkarzinom

Mehrere randomisierte Studien haben den Wert einer sequentiellen Chemoradiotherapie beim Zervixkarzinom der Stadien IIb–IVa untersucht. Dabei kamen unterschiedlichste Schemata (z.B. Cisplatin 50 mg/m^2 1mal/Woche oder Cisplatin 100 mg/m^2, Tag 1; 5-Fluorouracil 1000 mg/m^2 Tag 1–5, alle 3 Wochen 3mal) zum Einsatz. Beim Großteil dieser Arbeiten fand sich für Patientinnen, die vor einer Radiotherapie einer Chemotherapie unterzogen wurden, im Vergleich zu Patientinnen mit ausschließlicher Radiotherapie kein Überlebensvorteil, wohl aber hohe initiale Remissionsraten zwischen 47 und 72% [Chiara et al. 1994; Kumar et al. 1994; Souhami et al. 1991; Sundfor et al. 1996; Tattersall et al. 1992; Wong et al. 1989]. In einer Studie war das Ansprechen auf eine Epirubicin-Cisplatin-Kombination mit 63% zwar gut, doch blieb die Überlebensrate signifikant hinter jener bei primärer Radiotherapie zurück [Tattersall et al. 1995]. Aufgrund der geringen Patientenzahlen in den meisten Studien können die bisher vorliegenden Daten noch nicht für eine Therapieempfehlung herangezogen werden. Weitere kontrollierte Studien sind notwendig.

d Kombinierte Chemoradiotherapie

Als „Radiosensitizer" werden Substanzen bezeichnet, die als Begleittherapie zur Radiotherapie die Tumorzellen gegenüber einer Radiotherapie empfindlicher machen und so deren Effekt potenzieren können. Hydroxyharnstoff war die erste Substanz mit solchen Eigenschaften [Piver et al. 1983], weitere sind Misonidazol sowie die Zytostatika Cisplatin, Carboplatin, Mitomycin C, 5-Fluorouracil und Paclitaxel. Während der Strahlentherapie (meist extern) wird alle 4 Wochen über 5 Tage oder wöchentlich an jeweils einem Tag eine der genannten Substanzen (z.B. Cisplatin) verabreicht. Über die Wirksamkeit einer Chemoradiotherapie liegen bislang nur Daten aus einer einzigen randomisierten Studie mit 64 Patientinnen vor. Dabei war das Überleben in der Gruppe mit Chemoradiotherapie gegenüber der Radiotherapie allein nicht verbessert [Wong et al. 1989]. Es liegt jedoch ein großes Potential in Form effektiver Substanzen mit akzeptabler Toxizität vor, die zu einer Verbesserung der Effektivität der Strahlentherapie beitragen könnten.

6.8.6
Adjuvante Radiotherapie beim Zervixkarzinom in den Stadien Ib–IIb

Bislang liegen vorwiegend retrospektive Studien mit einem heterogenen Patientengut vor, die den Wert der adjuvanten Radiotherapie beim Zervixkarzinom belegen. Durch unterschiedliche Selektionskriterien der Patientinnen für eine solche Therapie kann auch heute die Patientinnengruppe, die von einer postoperativen Strahlentherapie profitieren könnte, nicht definiert werden.

Die GOG untersucht zusammen mit der RTOG in den USA seit 1988 den Wert der adjuvanten Beckenbestrahlung vs. Beobachtung im Stadium Ib (Protokoll 92). Die Stratifikation wird nach folgenden histologischen Risikofaktoren durchgeführt:

- Kapillar- und Lymphgefäßeinbruch,
- Tumorgröße,
- Stromainvasionstiefe.

Von dieser Studie sind Patientinnen mit positiven pelvinen Lymphknoten und tumorpositiven Resektionsrändern ausgeschlossen.

Von vielen Autoren vor allem in den USA wird nach wie vor bei Hochrisikopatientinnen eine pelvine Nachbestrahlung empfohlen. Im deutschsprachigen Europa wird selbst bei positiven Lymphknoten nach der Primäroperation die Nachbestrahlung nicht mehr generell empfohlen bzw. durchgeführt [Burghardt et al. 1994].

Zumindest bei Karzinomen mit niedrigem Rezidivrisiko erscheint der Verzicht auf eine Bestrahlung gerechtfertigt. Bis heute bleibt es auch zweifelhaft, ob man bei Tumoren mit hohem Rezidivrisiko und ausgeprägtem Lymphknotenbefall mit der postoperativen Bestrahlung eine Verbesserung der Behandlungsergebnisse erzielen kann.

Ähnlich wie der Wert einer postoperativen Chemotherapie sollte auch jener einer adjuvanten Radiotherapie beim Zervixkarzinom in randomisierten Studien überprüft werden; denn daß die Radiotherapie beim Zervixkarzinom eine effektive Therapiemodalität darstellt, ist bewiesen.

6.8.7
Behandlung des Beckenwandrezidivs durch eine Kombination von Operation und interstitieller Radiotherapie (CORT)

Dabei erfolgt als erster Schritt eine maximale Tumorresektion (meist Exenteration) einschließlich einer Lymphadenektomie [Höckel et al. 1996]. Anschließend werden Führungshülsen für die Brachytherapie auf das Resektionsbett implantiert. Autologe Muskel- und Muskelhautlappen sowie Anteile des Omentum majus dienen dabei zur Abschirmung benachbarter, durch die HDR-Brachytherapie gefährdete Organe wie Blase und Darm. Mit dieser Form einer postoperativen transkutanen Radiotherapie ist eine gezielte kleinvolumige Bestrahlung mit einer potentiell kurativen Dosis möglich. Einschränkend sollte angemerkt werden, daß die CORT zwar eine hoffnungsvolle Alternative für hochselektionierte Patientinnen mit einem Beckenwandrezidiv darstellt, jedoch an die Voraussetzung einer exzellenten interdisziplinären und intensivmedizinischen Zusammenarbeit gebunden ist.

6.8.8
Impfstoffe und Retinoide gegen eine HPV-Infektion

Erste Daten sprechen dafür, daß eine Antikörperbildung auf lebende, rekombinante Vaccinia-Viren, die E6- und E7-Proteine exprimieren, möglich und mit nur geringen Nebenwirkungen verbunden ist [Borysiewicz et al. 1996]. Außerdem können bei einem Teil der Patientinnen mit Zervixkarzinom auch ohne Vakzination HPV-Antikörper nachgewiesen werden. Der Titer hängt offenbar vom Tumorstadium ab [Fisher et al. 1996].

Drei Typen von humanen Impfstoffen gegen eine HPV-Infektion werden unterschieden:

- Vakzine zur Prävention einer HPV-Infektion;
- therapeutische Vakzine, die ihre Aktivität in der Latenzphase einer HPV-Infektion ohne morphologisches Korrelat entfalten sollen;
- Vakzine zur Kontrolle etablierter, HPV-induzierter Tumoren [Mohamed et al. 1996].

Beta-Karotin hat sich in einer randomisierten Studie in der Dosierung von 30 mg/Tag p. o. als ineffektiv in der Behandlung einer HPV-Infektion der Zervix erwiesen [Fairley et al. 1996].

6.8.9
Erleichtert die automatisierte DNS-Zytophotometrie bei HPV-assoziierten Zervixläsionen eine prognostische Einschätzung von niedriggradigen Dysplasien (Low-grade squamous intraepithelial lesions)?

Erste Ergebnisse deuten darauf hin, daß die Flußzytometrie in der Lage ist, im Falle niedriggradiger intraepithelialer Neoplasien zusätzliche Informationen über das Verhalten dieser Läsionen hinsichtlich Regression bzw. Progression zu geben [Ferenczy et al. 1996].

6.8.10
Welche neuen Erkenntnisse sind bei den malignen Tumoren der Zervix in den nächsten Jahren zu erwarten?

Neben den in Kap. 6.8 aufgelisteten Fragestellungen, die vorrangig Beantwortung finden sollten, sind neue Erkenntnisse bei folgenden Themenkreisen zu erwarten:

- Zunehmende Verbreitung der laporoskopischen pelvinen und paraaortalen Lymphadenektomie in Verbindung mit der vaginalen radikalen Hysterektomie. Deren Wertigkeit ist Gegenstand zahlreicher laufender Studien.
- *Interferone in der Therapie prämaligner (und maligner) Erkrankungen der Zervix.*
  In verschiedenen Studien wurde gezeigt, daß Interferone zur Rückbildung von CIN führen können. Dabei wurden Remissionsraten bis zu 90 % beschrieben [Übersicht bei Bornstein et al. 1993]. Dennoch konnte sich diese Form der Immuntherapie bis heute nicht durchsetzen. Die Gründe sind:
  - kleine Patientenzahlen,
  - das Fehlen einer Standarddosis bei geringer systemischer Toxizität,
  - die ideale Applikationsform ist nicht bekannt (intraläsional, periläsional, systemisch?),
  - ethische Bedenken, da eine Progression der Läsion unter dieser medikamentösen Therapie möglich ist und eine CIN durch einen einfachen chirurgischen Eingriff behandelbar ist.
- *Photodynamische Therapie der CIN.*
  Diese konservative Therapieform könnte besonders bei Patientinnen, bei denen auch die Vagina befallen ist, von Vorteil sein.
- *Antiangiogenese-Faktoren und deren Einfluß auf die Therapie.*
  Antiangiogenese-Faktoren wie TNP-470 werden in ersten klinischen Studien bei der Behandlung des Zervixkarzinoms eingesetzt [Mohamed et al. 1996].

Literatur

Abeler V, Holm R, Nesland J, Kjorstad K (1994) Small cell carcinoma of the cervix. Cancer 73:672–677

Alvarez R, Soong S, Kinney W et al. (1989) Identification of prognostic factors and risk groups in patients found to have metastasis at the time of radical hysterectomy for early-stage squamous carcinoma of the cervix. Gynecol Oncol 35:130–135

Anderson B, LaPolla J, Turner D, Chapman G, Buller R (1993) Ovarian transposition in cervical cancer. Gynecol Oncol 49: 206–214

Arai T, Nakano T, Morita S, Sakahita K, Nakamura Y, Fukuhisa K (1992) High-dose-rate remote afterloading intracavitary radiation therapy for cancer of the uterine cervix. Cancer 69:175–180

Averette H, Nguyen H, Donato D et al. (1993) Radical hysterectomy for invasive cervical cancer. Cancer 71:1422–1437

Benedet J, Anderson G (1996) Stage IA carcinoma of the cervix revisited. Obstet Gynecol 87:1052–1059

Benedetti-Panici P, Greggi S, Scambia G et al. (1996) Locally advanced cervical adenocarcinoma: is there a place for chemo-surgical treatment? Gynecol Oncol 61:44–49

Berman M, Keys H, Creasman W, DiSaia P, Bundy B, Blessing J (1984) Survival and patterns of recurrence in cervical cancer metastatic to the periaortic lymph nodes. Gynecol Oncol 19:8–16

Bornstein J, Ben-David Y, Atad J, Pascal B, Revel M, Abramovici H (1993) Treatment of cervical intraepithelial neoplasia and invasive squamous cell carcinoma by interferon. Obstet Gynecol Survey 48:251–260

Borysiewicz L, Fiander A, Nimako M et al. (1996) A recombinant vaccinia virus encoding human papillomavirus types 16 and 18, E6 and E7 proteins as immunotherapy for cervical cancer. Lancet 347:1523–1527

Brand E, Berek J, Hacker N (1988) Controversies in the management of cervical adenocarcinoma. Obstet Gynecol 71:261–269

Bremer G, Tiebosch A, Van der Putten H, Schouten H, De Haan J, Arends J (1996) Tumor angiogenesis: an independent prognostic parameter in cervical cancer. Am J Obstet Gynecol 174:126–131

Brown J, Fu Y, Berek J (1990) Ovarian metastases are rare in stage I adenocarcinoma of the cervix. Obstet Gynecol 76: 623–626

Buckley S, Tritz D, Van Le L et al. (1996) Lymph node metastases and prognosis in patients with stage IA2 cervical cancer. Gynecol Oncol 63:4–9

Burghardt E, Pickel H, Haas J, Lahousen M (1987) Prognostic factors and operative treatment of stages IB to IIB cervical cancer. Am J Obstet Gynecol 156:988–996

Burghardt E, Girardi F, Lahousen M, Pickel H, Tamussino K (1991) Microinvasive carcinoma of the uterine cervix (International federation of gynecology and obstetrics IA). Cancer 67:1037–1045

Burghardt E, Baltzer J, Tulusan H, Haas J (1992) Results of surgical treatment of 1028 cervical cancers studied with volumetry. Cancer 70:648–655

Burghardt E, Winter R, Tamussino K et al. (1994) Diagnosis and surgical treatment of cervical cancer. Crit Rev Oncol Hematol 17:181–231

Cannistra S, Niloff J (1996) Cancer of the uterine cervix. New Engl J Med 334:1030–1038

Chiara S, Bruzzone M, Merlini L et al. (1994) Randomized study comparing chemotherapy plus radiotherapy versus radiotherapy alone in FIGO stage IIb–III cervical carcinoma. Am J Clin Oncol 17:294–297

Cunningham M, Dunton C, Corn B et al. (1991) Extended-field radiation therapy in early-stage cervical carcinoma: survival and complications. Gynecol Oncol 43:51–54

Curtin J, Hoskins W, Venkatraman E et al. (1996) Adjuvant chemotherapy versus chemotherapy plus pelvic irradiation for high-risk cervical cancer patients after radical hysterectomy and pelvic lymphadenectomy: a andomized phase III trial. Gynecol Oncol 61:3–10

Delgado G, Bundy B, Fowler W et al. (1989) A prospective surgical pathological study of stage I squamous carcinoma of the cervix: a Gynecologic Oncology Group Study. Gynecol Oncol 35:314–320

Delgado G, Bundy B, Zaino R, Sevin B, Creasman W, Major F (1990) Prospective surgical-pathological study of disease-free interval in patients with stage IB squamous cell carcinoma of the cervix: A Gynecologic Oncology Group Study. Gynecol Oncol 38:352–357

Di Re F, Fontanelli R, Raspagliesi F, Di Re E (1990) Surgery in the treatment of stage Ib–II cervical cancer. Cervix 8:89–98

DiSaia P (1989) Invasive cervical cancer. In: DiSaia P, Creasman W (eds) Clinical Gynecologic Oncology. Mosby, St. Louis, pp 87–132

Eifel P, Burke T, Morris M, Smith T (1995) Adenocarcinoma as an independent risk factor for disease recurrence in patients with stage Ib cervical carcinoma. Gynecol Oncol 59:38–44

Elfgren K, Bistoletti P, Dillner L, Walboomers J, Meijer C, Dillner J (1996) Conization for cervical intraepithelial neoplasia is followed by disappearance of human papillomavirus desoxyribonucleic acid and a decline in serum and cervical mucus antibodies against human papillomavirus antigens. Am J Obstet Gynecol 174:937–942

Fagundes H, Perez C, Grigsby P, Lockett M (1992) Distant metastasis after irradiation alone in carcinoma of the uterine cervix. Int J Radiat Oncol Biol Phys 24:197–204

Fairley C, Tabrizi S, Chen S et al. (1996) A randomized clinical trial of beta carotene vs. placebo for the treatment of cervical HPV infection. Int J Gynecol Cancer 6:225–230

Ferenczy A, Choukroun D, Arseneau J (1996a) Loop electrosurgical excision procedure for squamous intraepithelial lesions of the cervix: advantages and potential pitfalls. Obstet Gynecol 87:332–337

Ferenczy A, Franco E, Arseneau J, Wright T, Richart R (1996b) Diagnostic performance of hybrid capture human papillomavirus deoxyribonucleic acid assay combined with liquid-based cytologic study. Am J Obstet Gynecol 175: 651–656

Fisher S, Benitez-Bribiesca L, Nindl I et al. (1996) The association of human papillomavirus type 16 E6 and E7 antibodies with stage of cervical cancer. Gynecol Oncol 61:73–78

Friedberg V, Herzog R (1988) Die Therapie der Zervixkarzinome. In: Friedberg V, Thomsen K (Hrsg) Gynäkologie und Geburtshilfe. Spezielle Gynäkologie 2. Thieme, Stuttgart, S 134–161

Girardi F, Lichtenegger W, Tamussino K, Haas J (1989) The importance of parametrial lymph nodes in the treatment of cervical cancer. Gynecol Oncol 34:206–211

Girardi F, Heydarfadai M, Koroschetz F, Pickel H, Winter R (1994a) Cold-knife conization versus loop excision: histopathologic and clinical results of a randomized trial. Gynecol Oncol 55:368–370

Girardi F, Burghardt E, Pickel H (1994b) Small FIGO stage IB cervical cancer. Gynecol Oncol 55:427–432

Grigsby P, Vest M, Perez C (1993) Recurrent carcinoma of the cervix exclusively in the paraaortic nodes following radiation therapy. Int J Radiat Oncol Biol Phys 28:451–455

Hacker N, Wain G, Nicklin J (1995) Resection of bulky lymph nodes in patients with cervical carcinoma. Int J Gynecol Cancer 5:250–256

Hackett T, Olt G, Sorosky J, Podczaski E, Harrison T, Mortel R (1995) Surgical predictors of paraaortic metastases in early-stage cervical carcinoma. Gynecol Oncol 59:15–19

Haie C, Pejoric M, Gerbaulet A et al. (1988) Is the prophylactic para-aortic irradiation worthwile in the treatment of advanced cervical carcinoma? Radiother Oncol 11:101–112

Harrison T, Sevin BU, Köchli OR et al. (1993) Adenosquamous carcinoma of the cervix: prognosis in early stage disease treated by radical hysterectomy. Gynecol Oncol 50:310–315

Higgins G, Davy M, Roder D, Uzelin D, Phillips G, Burrell C (1991) Increased age and mortality associated with cervical carcinomas negative for human papillomavirus RNA. Lancet 338:910–913

Höckel M, Schlenger K, Hamm H, Knapstein P, Hohenfellner R, Rösler H (1996) Five-year experience with combined operative and radiotherapeutic treatment of recurrent gynecologic tumors infiltrating the pelvic wall. Cancer 77:1918–1933

Hopkins M, Morley G (1993) Prognostic factors in advanced stage squamous cell cancer of the cervix. Cancer 72: 2389–2393

Horii T, Mitsumoto T, Noda K (1988) Significance of paraaortic node irradiation in the treatment of cervical cancer. Gynecol Oncol 31:371–383

Ikenberg H, Teufel G, Schmitt B, Kommoss F, Stanimirovic B, Pfleiderer A (1993) Human papillomavirus DNA in distant metastases of cervical cancer. Gynecol Oncol 48:56–60

Inoue T, Morita K (1990) The prognostic significance of number of positive nodes in cervical carcinoma stages IB, IIA, and IIB. Cancer 65:1923–1927

Inoue T, Morita K (1995) Long-term observation of patients treated by postoperative extended-field irradiation for nodal metastases from cervical carcinoma stages Ib, IIa, and IIb. Gynecol Oncol 58:4–10

Kainz C, Kohlberger P, Gitsch G, Sliutz G, Breitenecker G, Reinthaller A (1995a) Mutant p53 in patients with invasive cervical cancer stages IB to IIB. Gynecol Oncol 57:212–214

Kainz C, Kohlberger P, Sluitz G et al. (1995) Splice variants of CD44 in human cervical cancer stage IB to IIB. Gynecol Oncol 57:383–387

Kamura T, Tsukamoto N, Tsuruchi N et al. (1992) Multivariate analysis of the histopathologic prognostic factors of cervical cancer in patients undergoing radical hysterectomy. Cancer 69:181–186

Kapp K, Stücklschweiger G, Kapp D, Poschauko J, Pickel H, Hackl A (1997) Carcinoma of the cervix: analysis of complications after primary external beam radiation and Ir-192 HDR brachytherapy. Radiother Oncol 42:143–153

Kinney W, Hodge D, Egorshin E, Ballard D, Podratz K (1995) Identification of a low-risk subset of patients with stage IB invasive squamous cancer of the cervix possibly suited to less radical surgical treatment. Gynecol Oncol 57:3–6

Köchli OR, Sevin BU, Nadji M, Lu Y, Averette H (1993) Multivariate analysis of prognostic factors of early stage cervical cancer in patients undergoing radical hysterectomy. Proc Am Soc Clin Oncol 255:A807

Kristensen G, Kaern J, Abeler V, Hagmar B, Trope C, Pettersen E (1995) No prognostic impact of flow-cytometric measured DNA ploidy and S-phase fraction in cancer of the uterine cervix: a prospective study of 465 patients. Gynecol Oncol 57:79–85

Kristensen G, Holm R, Abeler V, Trope C (1996) Evaluation of the prognostic significance of cathepsin D, epidermal growth factor receptor, and c-erbB-2 in early cervical squamous carcinoma. Cancer 78:433–440

Kumar L, Kaushal R, Nandy M et al. (1994) Chemotherapy followed by radiotherapy versus radiotherapy alone in locally advanced cervical cancer: a randomized study. Gynecol Oncol 54:307–315

Lanciano R, Pajak T, Martz K, Hanks G (1993) The influence of treatment time on outcome for squamous cell cancer of the uterine cervix treated with radiation: a patterns-of-care study. Int J Radiat Oncol Biol Phys 25:391–397

LaPolla J, Schlaerth J, Gaddis O, Morrow P (1986) The influence of surgical staging on the evaluation and treatment of patients with cervical carcinoma. Gynecol Oncol 24:194–206

Lee R, Weisbaum G, Heller P, Park R (1981) Scalene node biopsy in primary and recurrent invasive carcinoma of the cervix. Gynecol Oncol 11:200–206

Lovecchio J, Averette H, Donato D, Bell J (1989) 5-Year survival of patients with periaortic nodal metastases in clinical stage IB and IIA cervical carcinoma. Gynecol Oncol 34:43–45

Magrina J, Stanhope R, Weaver A (1997) Pelvic exenterations: supralevator, infralevator, and with vulvectomy. Gynecol Oncol 64:130–135

Marcial V, Marcial L (1993) Radiation therapy of cervical cancer. Cancer 71:1438–1445

Massi G, Savino L, Susini T (1993) Schauta-Amreich vaginal hysterectomy and Wertheim-Meigs abdominal hysterectomy in the treatment of cervical cancer: a retrospective analysis. Am J Obstet Gynecol 168:928–934

Mathevet P, Dargent D, Roy M, Beau G (1994) A randomized prospective study comparing three techniques of conization: cold knife, laser, and LEEP. Gynecol Oncol 54: 175–179

Miller B, Morris M, Rutledge F et al. (1993) Aborted exenterative procedures in recurrent cervical cancer. Gynecol Oncol 50:94–99

Miller B, Morris M, Gershenson D, Levenback C, Burke T (1995) Intestinal fistulae formation following pelvic exenteration: a review of the University of Texas M. D. Anderson Cancer Center experience, 1957–1990. Gynecol Oncol 56:207–210

Mohamed E, Piamsomboom S, Kudelka A, Kavanagh J (1996) Novel treatments of cervical cancer. Int J Gynecol Cancer 6 (Suppl 1):18–27

Morris M, Gershenson D, Eifel P et al. (1992) Treatment of small cell carcinoma of the cervix with cisplatin, doxorubicin, and etoposide. Gynecol Oncol 47:62–65

National Cancer Institute Workshop (1989) The 1988 Bethesda System for reporting cervical/vaginal cytological diagnoses. J Am Med Assoc 262:931–934

Nelson J, Boyce J, Macasaet M et al. (1977) Incidence, significance, and follow-up of paraaortic lymph node metastases in late invasive carcinoma of the cervix. Am J Obstet Gynecol 128:336–340

Omura G, Blessing J, Vaccarello L et al. (1997) Randomized trial of cisplatin versus cisplatin plus mitolactol versus cisplatin plus ifosfamide in advanced squamous carcinoma of the cervix: a Gynecologic Oncology Group study. J Clin Oncol 15:165–171

Park J, Chee Y, Namkoong S et al. (1994) Human papillomavirus detection in cervical carcinoma tissues and paraaortic lymph nodes by the polymerase chain reaction. Gynecol Oncol 53:344–351

Parker M, Bosscher J, Barnhill D, Park R (1993) Ovarian management during radical hysterectomy in the premenopausal patient. Obstet Gynecol 82:187–190

Patel F, Sharma S, Negi P, Ghoshal S, Gupta B (1993) Low dose rate vs. high dose rate brachytherapy in the treatment of carcinoma of the uterine cervix: a clinical trial. Int J Radiat Oncol Biol Phys 28:335–341

Perez C, Grigsby P, Nene S et al. (1992) Effect of tumor size on the prognosis of carcinoma of the uterine cervix treated with irradiation alone. Cancer 69:2796–2806

Perez C, Grigsby P, Castro-Vita H, Lockett M (1995) Carcinoma of the uterine cervix. Impact of prolongation of overall treatment time and timing of brachytherapy on outcome of radiation therapy. Int J Radiat Oncol Biol Phys 32: 1275–1288

Pettersson F (1994) Annual Report on the results of treatment in gynecological cancer. FIGO Ann Report, vol 22

Petru E, Tamussino K, Lahousen M, Winter R, Pickel H, Haas J (1989) Pelvic and paraaortic lymphocysts after radical surgery because of cervical and ovarian cancer. Am J Obstet Gynecol 161:937–941

Petru E, Zehetleitner G, Pickel H (1997) Kolposkopische Befunde bei der zervikalen intraepithelialen Neoplasie Grad 3. Geburtsh Frauenheilk 57:148–149

Pickel H, Lahousen M, Haas J (1996) Frühinvasives Zervixkarzinom – FIGO 1994. Geburtsh Gynäkol Rundsch 36:37–45

Piver S (1987) Current management of lymph node metastasis in early and locally advanced cervical cancer. In: Rutledge F, Freedman R, Gershenson D (eds) Diagnosis and treatment strategies for gynecologic cancer. Univ Texas Press, Houston, pp 251–264

Piver S, Rutledge F, Smith J (1974) Five classes of extended hysterectomy for women with cervical cancer. Obstet Gynecol 44: 65–272

Piver S, Barlow J, Krishnamsetty R (1981) Five-year survival (with no evidence of disease) in patients with biopsy-confirmed aortic node metastasis from cervical carcinoma. Am J Obstet Gynecol 139:575–578

Piver S, Barlow J, Vongtama V, Blumenson L (1983) Hydroxyurea: a radiation potentiator in carcinoma of the uterine cervix. Am J Gynecol Oncol 147:803–808

Piver S, Rose P, Freedman M (1988) Change in International Federation of Gynecology and Obstetrics staging. Am J Obstet Gynecol 158:678

Podczaski E, Palombo C, Manetta A et al. (1989) Assessment of pretreatment laparotomy in patients with cervical carcinoma prior to radiotherapy. Gynecol Oncol 33:71–75

Roman L, Morris M, Mitchell M, Eifel P, Burke T, Atkinson N (1993) Prognostic factors for patients undergoing simple hysterectomy in the presence of invasive cancer of the cervix. Gynecol Oncol 50:179–184

Rotman M, Choi K, Guze C, Marcial V, Hornback N, John M (1990) Prophylactic irradiation of the paraaortic lymph node chain in stage IIB and bulky stage IB carcinoma of the cervix, initial treatment results of RTOG 7920. Int J Radiat Oncol Biol Phys 19:513–521

Sardi J, Sananes C, Giaroli A et al. (1993) Results of a prospective randomized trial with neoadjuvant chemotherapy in stage Ib, bulky, squamous carcinoma of the cervix. Gynecol Oncol 49:156–165

Sardi J, Giaroli A, Sananes C et al. (1996) Randomized trial with neoadjuvant chemotherapy in stage IIIb squamous carcinoma cervix uteri: an unexpected therapeutic management. Int J Gynecol Cancer 6:85–93

Schwartz P, Hadjimichael O, Lowell D, Merino M, Janerich D (1996) Rapidly progressive cervical cancer: The Connecticut experience. Am J Obstet Gynecol 175:1105–1109

Seski J, Abell M, Morley G (1977) Microinvasive squamous carcinoma of the cervix. Obstet Gynecol 50:410–413

Sevin BU, Ford J, Girtanner R et al. (1979) Invasive cancer of the cervix after cryosurgery. Obstet Gynecol 53:465–471

Sevin BU, Nadji M, Greening S et al. (1980) Fine-needle-aspiration cytology in gynecologic oncology: early detection of occult persistent, or recurrent cancer after radiation therapy. Gynecol Oncol 9:351–360

Sevin BU, Nadji M, Averette H, Hilsenbeck S, Smith D, Lampe B (1992) Microinvasive carcinoma of the cervix. Cancer 70: 2121–2128

Sevin BU, Nadji M, Lampe B, Lu Y, Hilsenbeck S, Koechli O, Averette H (1995) Prognostic factors of early stage cervical cancer treated by radical hysterectomy. Cancer 76: 1978–1986

Sevin BU, Lu Y, Bloch D, Nadji M, Koechli O, Averette H (1996a) Surgically defined prognostic parameters in patients with early cervical carcinoma. Cancer 78:1438–1446

Sevin BU, Method M, Nadji M, Lu Y, Averette H (1996b) Efficacy of radical hysterectomy as trteatment for patients with small cell carcinoma of the cervix. Cancer 77:1489–1493

Shepherd J, Ngan H, Neven P, Fryatt I, Woodhouse C, Hendry W (1994) Multivariate analysis of factors affecting survival in pelvic exenteration. Int J Gynecol Cancer 4:361–370

Shingleton H, Kim R (1988) Treatment of cancer of the cervix. In: Gusberg S, Shingleton H, Deppe G (eds) Female genital cancer. Churchill Livingstone, New York, pp 297–335

Shingleton H, Soong S, Gelder M, Hatch K, Baker V, Austin M (1989) Clinical and histopathologic factors predicting recurrence and survival after pelvic exenteration for cancer of the cervix. Obstet Gynecol 73:1027–1034

Shingleton H, Bell M, Fremgen A et al. (1995) Is there really a difference in survival of women with squamous cell carcinoma, adenocarcinoma, and adenosquamous cell carcinoma of the cervix? Cancer 76:1948–1955

Souhami L, Gil R, Allan S et al. (1991) A randomized trial of chemotherapy followed by pelvic radiation therapy in stage IIIb carcinoma of the cervix. J Clin Oncol 9:970–977

Spirtos N, Schlaerth J, Spirtos T, Schlaerth A, Indman P, Kimball R (1995) Laparoscopic bilateral pelvic and paraortic lymph node sampling: an evolving technique. Am J Obstet Gynecol 173:105–111

Stafl A, Wilbanks G (1991) An international terminology of colposcopy: report of the nomenclature committee of the international federation of cervical pathology and colposcopy. Obstet Gynecol 77:313–314

Stehman F, Bundy B, DiSaia P, Keys H, Larson J (1991) Carcinoma of the cervix treated with radiation therapy I. Cancer 67:2776–2785

Stock R, Chen A, Flickinger J, Kalnicki S, Seski J (1995) Node-positive cervical cancer: impact of pelvic irradiation and patterns of failure. Int J Radiat Oncol Biol Phys 31:31–36

Stoler M (1996) A brief synopsis of the role of human papillomaviruses in cervical carcinogenesis. Am J Obstet Gynecol 175:1091–1098

Sundfor K, Trope C, Högberg T et al. (1996) Radiotherapy and neoadjuvant chemotherapy for cervical carcinoma. Cancer 77:2371–2378

Sutton G, Bundy B, Delgado G et al. (1992) Ovarian metastases in stage IB carcinoma of the cervix: a Gynecologic Oncology Group Study. Am J Obstet Gynecol 166:50–53

Szarewski A, Jarvis M, Sasieni P et al. (1996) Effect of smoking cessation on cervical lesion size. Lancet 347:941–943

Tattersall M, Ramirez C, Coppleson M (1992a) A randomized trial of adjuvant chemotherapy after radical hysterectomy in stage Ib–IIa cervical cancer patients with pelvic lymph node metastases. Gynecol Oncol 46:176–181

Tattersall M, Ramirez C, Coppleson M (1992b) A randomized trial comparing platinum-based chemotherapy followed by radiotherapy vs. radiotherapy alone in patients with locally advanced cervical cancer. Int J Gynecol Cancer 2:244–251

Tattersall M, Lorvidhaya V, Vootiprux V et al. (1995) Randomized trial of epirubicin and cisplatin chemotherapy followed by pelvic radiation in locally advanced cervical cancer. J Clin Oncol 13:444–451

Thomas G, Dembo A (1991) Is there a role for adjuvant pelvic radiotherapy after radical hysterectomy in early stage cervical cancer? Int J Gynecol Cancer 1:1–8

Tinga D, Bouma J, Aalders J (1992a) Patients with squamous cell versus adeno(squamous) carcinoma of the cervix, what factors determine the prognosis? Int J Gynecol Cancer 2: 83–91

Tinga D, Bouma J, Boonstra H, Aalders J (1992b) Symptomatology, localization and treatment of recurrent cervical carcinoma. Int J Gynecol Cancer 2:179–188

Vigliotti A, Wen C, Hussey D et al. (1992) Extended-field irradiation for carcinoma of the uterine cervix with positive periaortic nodes. Int J Radiat Oncol Biol Phys 23:501–509

Viladiu P, Bosch F, Castellsague X et al. (1997) Human papillomavirus DNA and antibodies to human papillomaviruses

16 E2, L2, and E7 peptides as predictors of survival in patients with squamous cell cervical cancer. J Clin Oncol 15: 610–619

Wang C (1988) Principles of radiotherapy. In: Gusberg S, Shingleton H, Deppe G (eds) Female genital cancer. Churchill Livingstone, New York, pp 101–140

Webb M, Symmonds R (1980) Site of recurrence of cervical cancer after radical hysterectomy. Am J Obstet Gynecol 138:813–817

Weiser E, Bundy B, Hoskins W et al. (1989) Extraperitoneal versus transperitoneal selective paraaortic lymphadenectomy in the pretreatment surgical staging of advanced cervical carcinoma (A Gynecologic Oncology Group Study). Gynecol Oncol 33:283–289

Winter R (1993a) Lymphadenectomy. In: Burghardt E (ed) Surgical Gynecologic Oncology. Thieme, Stuttgart, S 281–290

Winter R (1993b) Radical surgery of the vaginal cuff after hysterectomy. In: Burghardt E (ed) Surgical Gynecologic Oncology. Thieme, Stuttgart, S 295–297

Winter R, Petru E, Haas J (1988) Pelvic and paraaortic lymphadenectomy in cervical cancer. Balliere's Clin Obstet Gynaecol 2:857–866

Winter R, Petru E, Lahousen M, Haas J (1991) Postoperative Komplikationen der radikalen abdominalen Hysterektomie beim Zervixkarzinom mit paraaortaler Lymphadenektomie. Arch Gynecol Obstet 250:140–141

Winter R, Lahousen M, Haas J (1996) Surgical treatment of stage Ib2 cervical cancer. J Gynecol Techn 2:207–211

Wong L, Choo Y, Choy D, Sham S, Ma H (1989) Long-term follow-up of potentiation of radiotherapy by cis-platinum in advanced cervical cancer. Gynecol Oncol 35:159–163

Zanetta G, Katzmann J, Keeney G, Kinney W, Cha S, Podratz K (1992) Flow-cytometric DNA analysis of stages IB and IIA cervical carcinoma. Gynecol Oncol 46:13–19

U. Haller, O. R. Köchli und B.-U. Sevin

Maligne Tumoren des Corpus uteri

7

U. HALLER, O. R. KÖCHLI UND B.-U. SEVIN

7.1
Allgemeines

Das Korpusmalignom ist in unseren Breiten nach den Malignomen von Brust und Kolorektum der dritthäufigste Krebs der Frau und stellt heute in der Schweiz rund 40 % der weiblichen Genitalmalignome dar [Korpus: 41,2 %, Ovar 32,3 %, Zervix 18,2 %) [Vereinigung Schweizerischer Krebsregister, VSKR, 1997]. Im internationalen Vergleich stehen die Schweizer Inzidenzraten, nach den Weißen in Nordamerika, oben in der Rangliste (Abb. 7.1) [Parkin et al. 1992].

Das Muster der Risikofaktoren ist ähnlich wie beim Brustkrebs durch endogene oder exogene Östrogenüberexposition gekennzeichnet. Und wie beim Brustkrebs ist auch ein eher höheres Risiko in den oberen Sozialklassen beschrieben [Grady u. Ernster 1996; Pukkala 1995]. Die durch Östrogenmedikation bedingte Zunahme der Inzidenz in den USA ist in den letzten Jahren wieder von Inzidenzabnahmen abgelöst worden. Die Beurteilung der Trends wird durch die unterschiedliche Prävalenz der Hysterektomie erschwert. In Europa sind die Raten eher stabil bis abnehmend (in Finnland, Schweden und Dänemark und der früheren DDR haben die Zunahmen nur die vor 1925 geborenen Frauen betroffen); dabei bilden die Zunahmen in Ost-Österreich und dem benachbarten Ungarn eine Ausnahme [Coleman et al. 1993]. Die Krebsregister der Romandie (Genf, Waadt, Neuenburg) dokumentieren seit den 70er Jahren einen Rückgang der Inzidenz [Raymond et al. 1993;

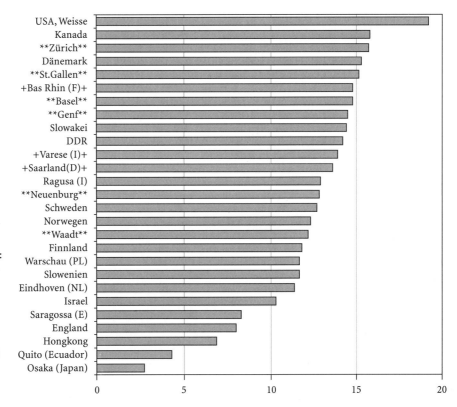

Abb. 7.1. Korpusmalignome: Inzidenz 1983–1987 anhand ausgewählter Krebsregister [Daten aus Parkin et al. 1992]; Raten (Anzahl der Neuerkrankungen pro 100.000 Frauen) standardisiert anhand der theoretischen „Welt-Altersstruktur". (** Schweizer Register, + der Schweiz benachbarte Register)

Levi et al. 1996, 1997]; das Zürcher Register vermerkt seit 1980 praktisch stabile Raten [Schüler 1997]. Im Saarland war im Zeitraum 1978–1993 die Inzidenz stabil bis abnehmend [Krebsregister Saarland 1996].

Im Gegensatz zur Inzidenz ist die Mortalität tendenziell rückläufig. Die Interpretation der Sterberaten ist jedoch dadurch erschwert, daß die Totenscheine, zumindest in der Schweiz, nicht verläßlich zwischen Zervix- und Korpuskarzinom unterscheiden. Bei den über 80jährigen Frauen fehlt ein Rückgang der Uteruskrebssterblichkeit (wahrscheinlich sind in diesen Daten frühere Uteruskarzinome, die nicht am Tod schuld waren, fälschlich mitgezählt) [Schüler u. Bopp 1997].

Krebsregister haben den Vorteil, die Organmalignome nach Histologie aufteilen zu können. Die Resultate der epidemiologischen Vollerhebung, hier anhand des Kantons Zürich für 1980–1989 dargestellt [Schüler 1997], stimmen mit den Angaben in der klinischen Literatur überein (Tabelle 7.1).

Zu Risiken des Endometriumkarzinoms als Folge einer Östrogensubstitution gibt es eine ausführliche klinisch-epidemiologische Literatur. Die kombinierte Hormonsubstitution bei Patientinnen, die nicht hysterektomiert sind, konnte das damit vergesellschaftete Risiko nicht vollständig eliminieren. Die breite Anwendung von Tamoxifen für die Behandlung, aber auch für eine potentielle Prophylaxe des Mammakarzinoms, hat eine neue Gruppe von Patientinnen geschaffen, für die in weiteren Studien die Mittel- und Langzeitergebnisse noch abgewartet werden müssen, wobei die Epidemiologen bereits jetzt eine gewisse Risikoerhöhung für wahrscheinlich halten.

Bei der klinischen Abklärung bleibt die Gewinnung von Endometriumgewebe weiterhin die Grundlage. Während der letzten Jahre sind zusätzliche moderne bildgebende Techniken entwickelt worden, die u. U. hilfreiche Informationen liefern. Hier hat sich vor allem die Vaginalsonographie einen festen Platz erobert, indem sie Bedeutung für das Auffinden von Abnormitäten und Neoplasien des Endometriums und des Myometriums erlangt hat. Die Vaginalsonographie kann Informationen über die erwartete Tiefe einer Invasion liefern und somit auch das chirurgische Staging beeinflussen. Auch die Hysteroskopie hat sich einen festen Platz in der Diagnostik von Blutungsanomalien gesichert. Weil in der Vergangenheit wohl viele Patientinnen entweder ein Under- oder aber ein Overtreatment erhalten haben, wird in der letzten Zeit vermehrt auf chirurgische Stagingkriterien geachtet, die eine individuell zugeschnittene Therapie erlauben. Auch die laparoskopischen Techniken erlangen in diesem Bereich zunehmend Bedeutung (s. Kap. 7.8.4). Neben dem chirurgischen Staging spielen zusätzliche Kriterien wie Tumorhistologie, biochemische und molekularbiologische Marker für Prognose und zusätzliche Behandlungsmaßnahmen eine wesentliche Rolle. Die Radiotherapie spielte lange Zeit eine primäre Rolle in der adjuvanten Therapie, wobei neu die Chemotherapie, insbesondere für Hochrisikofälle, zunehmend Bedeutung erlangen könnte. Neue Verfahren wie die High-dose-rate-Brachytherapie oder interstitielle Methoden haben die radiotherapeutischen Möglichkeiten erweitert.

Die meisten Endometriumkarzinome (> 75 %) werden im Stadium I diagnostiziert [Pettersson et al. 1985]; dies vor allem deshalb, weil das Endometriumkarzinom relativ früh Symptome verursacht. Es gibt jedoch kein pathognomonisches Symptom für das Endometriumkarzinom und seine Vorstufen. Häufigstes Symptom ist mit 80–90 % die pathologische Blutung, meist postmenopausal. Bei der geschlechtsreifen Frau kann sich ein Endometriumkarzinom durch eine Hypermenorrhö bzw. Menometrorrhagie äußern. Weitaus seltener sind Symptome wie uteriner Fluor und Unterleibsschmerzen [Clarke 1978; Malkasian et al. 1980]. Nur selten ist die Patientin bei Diagnosestellung symptomlos.

Das Kardinalsymptom, die pathologische Blutung, sollte immer den Verdacht auf ein Korpuskarzinom lenken und eine Abklärung zur Folge haben. Die Wahrscheinlichkeit, daß eine Blutung in der Postmenopause durch ein Karzinom verursacht ist, beträgt 10 % [Stoll et al. 1977; Samartzis u. Hauser 1976; Köchli et al. 1996].

Folgende Ursachen führen oft zu einer Verzögerung von Diagnostik und Therapie:

- Die Patientin nimmt die Symptome nicht ernst und sucht den Arzt nicht auf.

Tabelle 7.1. Das Korpusmalignom im Kanton Zürich (1980–1989) und seine Aufteilung nach Histologien: Anzahl Fälle von 1980–1989, Rohrate (jährliche Anzahl Neuerkrankungen/Jahr pro 100.000 Frauen in der Bevölkerung), standardisierte Rate („Welt"-Altersstruktur, für internationale Vergleiche). [Schüler 1997]

	n	Anteil in %	Rohrate	„Weltrate"
Alle Korpusmalignome	1550	100	26,65	15,89
Adenokarzinome	1421	91,7	24,44	14,65
Leiomyosarkome	23	1,5	0,40	0,28
Stromasarkom	17	1,1	0,29	0,15
Mesodermaler bzw. Müller-Mischtumor, Karzinosarkom	57	3,7	0,98	0,55
Andere Histologien	15	1	0,26	0,15
Ohne mikroskopische Bestätigung	17	1,1	0,29	0,1

- Die Patientin hat Angst vor dem Arztbesuch und der Diagnose mit ihren möglichen Konsequenzen
- Die letzte negative zytologische Kontrolle gibt ein falsches Sicherheitsgefühl.
- „Doctor's delay": Vorerst Beobachtung der abnormen Blutung oder Versuch einer Hormontherapie.

Es ist von besonderer Bedeutung, daß das Endometriumkarzinom hauptsächlich bei der älteren Frau vorkommt. Dies muß stets bei der Therapieplanung mitberücksichtigt werden, da das Alter und die damit verbundenen Begleitkrankheiten limitierende Faktoren darstellen können. Adipositas, Diabetes mellitus und arterielle Hypertonie sind als Risiko- und Komplikationsfaktoren bekannt. Ebenso werden Nulliparität, Anovulation und andere endogene Hormonstörungen sowie langzeitige Östrogenzufuhr [Maass 1987; Lauritzen 1987] und Langzeitanwendung von Tamoxifen beim Mammakarzinom als Risikofaktoren angegeben.

Seit den frühen 80er Jahren ist die adjuvante Langzeitanwendung des nichtsteroidalen Antiöstrogens Tamoxifen die Hormontherapie der Wahl für bestimmte Patientinnen mit Brustkrebs. Klinische Studien an über 75 000 Patientinnen hatten eine Verbesserung des rezidivfreien gesamten Überlebens bei prä- und postmenopausalen Frauen gezeigt. Daneben existieren breit angelegte Untersuchungen über die Rolle des Tamoxifens im Sinne der Chemoprävention bei gesunden Frauen mit erhöhtem Brustkrebsrisiko. Das Hauptproblem bei der Langzeitanwendung von Tamoxifen besteht in einer möglichen Entwicklung eines Endometriumkarzinoms.

Folgende Faktoren haben beim Endometriumkarzinom prognostische Bedeutung [DiSaia u. Creasman 1985a; Baltzer u. Lohe 1986; Sevin 1986; Kauppila u. Vihko 1987]:

- Stadium der Erkrankung und Tumorgröße (Volumen),
- histologischer Typ (gut differenziertes Adenokarzinom, Adenoakanthom = Adenokankroid, adenosquamöses Karzinom, hellzelliges Karzinom, seropapilläres Karzinom, Reihenfolge nach abnehmender Prognose),
- histologischer Differenzierungsgrad (Grading),
- myometrane Infiltrationstiefe,
- peritoneale Zytologie,
- Lymphknotenmetastasen (pelvin und paraaortal),
- Gefäßeinbruch,
- Metastasen im Adnexbereich,
- Ploidiestatus,
- Hormonrezeptorstatus,
- Uterusgröße (?),
- Begleitkrankheiten (?),
- Art des Tumorwachstums (exo- oder endophytisch) (?),
- kurze Symptomzeit bzw. schnell wachsender Tumor (?),
- Alter (?),
- Onkogen- und Tumorsuppressorgenveränderungen (?).

Die wichtigste Änderung der neuen FIGO-Stadieneinteilung beim Korpuskarzinom aus dem Jahre 1988 besteht darin, daß analog zum Ovarialkarzinom nun auch ein chirurgisch-histopathologisches Staging verlangt wird. Da die große Mehrzahl der Fälle primär chirurgisch therapiert wird, ist diese Änderung sinnvoll. Für jene Fälle, die primär bestrahlt werden, gilt aber weiterhin die FIGO-Einteilung von 1971, wobei ein spezieller Vermerk bei der Diagnose nicht fehlen darf. Unterdessen ist die TNM-Einteilung identisch mit dem FIGO-Schema.

In der Zeit vor der Änderung der FIGO-Klassifikation wurden folgende prätherapeutisch klinisch nachweisbaren prognostischen Parameter zur FIGO-Stadieneinteilung und Therapieplanung herangezogen:

- Uterusgröße: Stadium Ia vs. Ib, mit unterschiedlichen Fünfjahresheilungen von 84,5 % und 66,6 % [Jones 1975].
- Differenzierungsgrad: G1–G3, mit Fünfjahresheilungsraten im Stadium I von 81 % beim hochdifferenzierten Grad 1, 74 % beim Grad 2 und 50 % beim undifferenzierten Grad 3 [Jones 1975].
- Tumoreinbruch in den Zervikalkanal: Mit Fünfjahresüberlebensraten von 51 % beim Stadium II gegenüber 76 % beim Stadium I [Morrow et al. 1973].
- Klinisch erfaßbare Tumorausbreitung außerhalb des Uterus: Fünfjahresheilungsraten von 26 % beim Stadium III und 9 % beim Stadium IV [Morrow et al. 1973].

Früher wurde oft nach präoperativer intrakavitärer Radiumeinlage oder perkutaner Beckenbestrahlung eine abdominale Hysterektomie mit beidseitiger Adnexektomie durchgeführt. Wenn intraoperativ zusätzliche Risikofaktoren wie z.B. eine tiefe myometrane Invasion nachgewiesen wurden, erhielt möglicherweise ein Teil der Patientinnen eine postoperative Bestrahlung und/oder Chemotherapie [Bean u. Bryant 1978]. Wenn die Hysterektomie zu riskant erschien, wurde die Patientin primär radiotherapeutisch behandelt.

In den letzten Jahren wurde zunehmend eine differenzierte Diagnostik zur Therapieplanung beim Korpuskarzinom herangezogen. Das Ziel liegt heute vermehrt in der Verhinderung einer inadäquaten Behandlung (Under- oder Overtreatment) (s. Kap. 7.3.3). Auf der einen Seite sollen jene Patientinnen identifiziert werden, die ein hohes Rezidivrisiko haben und wahrscheinlich besser mit einer Kombination von

Tabelle 7.2. Endometriumkarzinom. Korrelation zwischen Lymphknotenmetastasen, Invasionstiefe und Grading (G1–G3) (n = 222; [nach Boronow et al. 1984])

Invasion	Lymphknotenmetastasen (%, gerundet)		
	G1	G2	G3
Pelvine LK-Metastasen			
Endometrium	2	4	0
Oberflächlich	0	3	23
Intermediär	0	25	20
Tief	25	46	44
Paraaortale LK-Metastasen			
Endometrium	2	0	0
Oberflächlich	0	0	46
Intermediär	0	25	0
Tief	0	56	36

Die vorliegenden Daten weisen darauf hin, daß sowohl in der Diagnostik als auch in einem modernen Therapieschema die Prognosefaktoren mitberücksichtigt werden müssen. Es zeigte sich, daß die myometrane Invasionstiefe und der Differenzierungsgrad hinsichtlich der chirurgisch-histopathologischen Tumorausdehnung die wichtigsten prognostischen Faktoren sind [Sevin 1986].

Die Bestimmung des histologischen Gradings [Zaino et al. 1995] zusammen mit dem chirurgischen Staging erbringen eine Abschätzung der Prognose [Wolfson et al. 1992] mit besserer Voraussagekraft als das präoperative klinische Staging [Lanciano et al. 1993]. Eine zusätzliche retroperitoneale Evaluation vermindert retroperitoneale Rezidive [Chuang et al.

Operation und Bestrahlung behandelt werden, auf der anderen Seite wird versucht, risikoarmen Patientinnen eine derartige belastende Folgetherapie zu ersparen [Sevin 1986].

Der Zusammenhang zwischen Lymphknotenmetastasen, Invasionstiefe und Grading wurde schon von Boronow et al. (1984) beschrieben (Tabelle 7.2). Der relativ hohe Prozentsatz positiver paraaortaler Lymphknoten war die Grundlage für die prospektive Untersuchung der histopathologischen Prognosefaktoren im GOG-Protokoll 33. Tabelle 7.3 zeigt die Resultate.

Das Korpuskarzinom kann im Gegensatz zum Zervixkarzinom sowohl auf dem Lymphweg als auch auf direktem Weg intrakavitär in die Bauchhöhle metastasieren. Die lymphatische Metastasierung kann im Paraaortalbereich durch Lymphbahnen entlang der Ovarialgefäße erfolgen (Abb. 7.2). Somit ist ein paraaortaler Lymphknotenbefall ohne pelvine Lymphknotenmetastasierung möglich, wenn auch relativ selten. Beim operativen Staging muß deshalb besonders sorgfältig nach pelvinen wie auch nach paraaortalen Lymphknotenmetastasen gesucht werden [Sevin 1988].

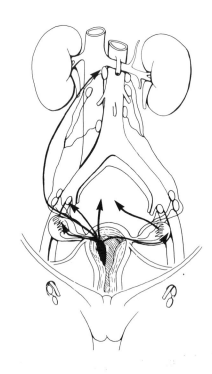

Abb. 7.2. Lymphogene Metastasierungswege des Korpuskarzinoms

Tabelle 7.3. Lymphknotenmetastasen beim Endometriumkarzinom in bezug auf FIGO-Stadium und Grading (GOG-33-Studie; [Morrow et al. 1991])

FIGO [a]	Grading	n	Pelvine Lymphknoten [%]	Paraaortale Lymphknoten [%]
Stadium IA	G1	101	2	0
	G2	169	8	4
	G3	76	11	7
Stadium IB	G1	79	4	4
	G2	119	10	7
	G3	77	26	16

[a] Alte FIGO-Stadieneinteilung.

1995] und kann das Überleben verbessern [Kilgore et al. 1995].

Die Ergebnisse der GOG-Studie machen deutlich, daß beim Korpuskarzinom, wenn immer möglich, primär eine Form der Hysterektomie mit Adnexektomie indiziert ist [Creasman et al. 1987]. Anläßlich dieser Operation sollten die retroperitonealen Lymphknotenstationen beurteilt und eine Peritonealzytologie entnommen werden. Intraoperativ ist dann zu entscheiden, ob eine weitere Diagnostik mit pelviner und paraaortaler Lymphadenektomie erfolgen soll. Diese Entscheidung kann u. a. aufgrund der myometranen Invasionstiefe gefällt werden. Liegen weitere Informationen wie z. B. Grading oder histologischer Typ vor, können auch diese prognostischen Faktoren die Entscheidung mitbeeinflussen. Intra- und postoperativ fallen mehrere chirurgisch-histopathologische Befunde an (s. Abb. 7.2 und die Tabellen 7.2–7.4).

Es sei ausdrücklich darauf hingewiesen, daß je nach Konstellation der Prognosefaktoren und je nach intraoperativer Risikoeinschätzung auf die „diagnostische Lymphadenektomie" verzichtet werden kann (s. unterbrochener Pfeil in Abb. 7.3).

Die FIGO-Stadieneinteilung von 1988 verlangt im Prinzip die histopathologische Untersuchung der pelvinen und paraaortalen Lymphknoten. Aus vorliegenden Daten wird allerdings gefolgert, daß z. B. im Stadium IA G1, also bei oberflächlicher Invasion, wo die Lymphknotenbeteiligung extrem selten ist, die Lymphadenektomie nicht nötig ist (s. die Tabellen 7.2 und 7.3). Ein erhöhtes Risiko für eine extrauterine Ausbreitung der Erkrankung besteht bei Patientinnen mit undifferenziertem Endometriumkarzinom und für bestimmte histologische Subtypen wie das serös-papilläre Karzinom [Rosenberg et al. 1993; George 1995; Carcangiu et al. 1995; Lampe et al. 1994]. Auch abnorme präoperative Pap-Abstriche verlangen Aufmerksamkeit, weil eine abnorme zervikale Zytologie mit einem höhergradigen Stadium der Erkrankung verbunden ist [Du Beshter et al. 1991; Larson et al. 1994]. Obwohl es schwierig ist, das „optimale Staging" für die einzelne Patientin zu definieren, geht aus Studien hervor, daß das Risiko einer Lymphknotenbeteiligung und extrauterinen Ausbreitung der Erkrankung mit zunehmendem Tumorgrading und Tiefe der myometranen Infiltration linear zunimmt. Der Zusammenhang zwischen schlechter Prognose, verbunden mit extrauteriner Ausbreitung (positive Peritonealzytologie, Adnex- und Netzbeteiligung) und spezifischen histologischen Subtypen ist gut dokumentiert [Patridge 1991; Morrow et al. 1991; Berek et al. 1988; Chen u. Spiegel 1991]. Aus diesem Grund sollte man immer versuchen, etwaige extrauterine Befunde aufzudecken. Bemerkenswert ist der Bericht von Bosscher et al. (1994)

Tabelle 7.4. Staginglaparotomie beim Korpuskarzinom. Stadienparameter und Ergebnisse des GOG-Protokolls 33 bei knapp 1000 Patientinnen. [Nach Sevin 1988]

	[%]
Histologischer Befund	
Adenokarzinom	74,6
Adenosquamöses Karzinom	14,9
Adenoakanthom	6,7
Klarzellkarzinom	3,1
Andere Zelltypen	0,7
FIGO-Stadium [a]	
Ia	64,6
Ib	37,2
II	16,2
Differenzierungsgrad	
G1	33,4
G2	44,0
G3	22,6
Peritonealzytologie	
Negativ	75,1
Positiv	11,4
Verdächtig	4,3
Nicht vorhanden	9,2
Tumorlokalisation	
Fundus	76,8
Isthmus/Zervix	23,2
Maximale Muskelinvasion	
Endometrium	17,7
Inneres Drittel	40,9
Mittleres Drittel	17,7
Äußeres Drittel	23,7
Gefäßeinbruch	11,8
Adnexmetastasierung	
Negativ	93,7
Mikroskopisch	5,6
Makroskopisch	0,7
Pelviner Lymphknotenbefall	
Negativ	89,7
Mikroskopisch positiv	7,0
Makroskopisch positiv	3,3
Paraaortaler Lymphknotenbefall (n = 671)	
Negativ	92,7
Mikroskopisch positiv	3,9
Makroskopisch positiv	3,4
Andere extrauterine Befunde	
Keine	3,3
Uterus-Serosa-Durchbruch	1,5
Pelvine Tumorimplantationen	1,8
Extrapelvine Tumorimplantationen	2,8

[a] Alte FIGO-Stadieneinteilung.

über Metastasen selbst bei oberflächlicher myometraner Infiltration.

Weniger als 30% der metastatischen Beckenlymphknoten sind intraoperativ bei der Palpation auffällig [Chuang et al. 1995; Creasman et al. 1987]. Die Palpation der Lymphknoten ist somit für die Erfassung der retroperitonealen Ausbreitung inadäquat. Der Großteil der metastasebefallenen Lymphknoten hat einen Durchmesser von < 2 cm [Girardi et

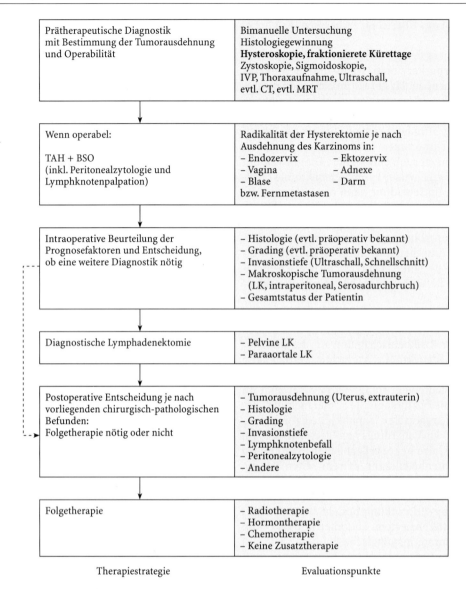

Prätherapeutische Diagnostik mit Bestimmung der Tumorausdehnung und Operabilität	Bimanuelle Untersuchung Histologiegewinnung **Hysteroskopie, fraktionierte Kürettage** Zystoskopie, Sigmoidoskopie, IVP, Thoraxaufnahme, Ultraschall, evtl. CT, evtl. MRT
Wenn operabel: TAH + BSO (inkl. Peritonealzytologie und Lymphknotenpalpation)	Radikalität der Hysterektomie je nach Ausdehnung des Karzinoms in: – Endozervix – Ektozervix – Vagina – Adnexe – Blase – Darm bzw. Fernmetastasen
Intraoperative Beurteilung der Prognosefaktoren und Entscheidung, ob eine weitere Diagnostik nötig	– Histologie (evtl. präoperativ bekannt) – Grading (evtl. präoperativ bekannt) – Invasionstiefe (Ultraschall, Schnellschnitt) – Makroskopische Tumorausdehnung (LK, intraperitoneal, Serosadurchbruch) – Gesamtstatus der Patientin
Diagnostische Lymphadenektomie	– Pelvine LK – Paraaortale LK
Postoperative Entscheidung je nach vorliegenden chirurgisch-pathologischen Befunden: Folgetherapie nötig oder nicht	– Tumorausdehnung (Uterus, extrauterin) – Histologie – Grading – Invasionstiefe – Lymphknotenbefall – Peritonealzytologie – Andere
Folgetherapie	– Radiotherapie – Hormontherapie – Chemotherapie – Keine Zusatztherapie

Therapiestrategie   Evaluationspunkte

Abb. 7.3. Therapiekonzept beim Korpuskarzinom

al. 1993]. Ein „selektives" Lymphknotensampling wurde mehrfach beschrieben, wobei der prädiktive Wert mit steigender Zahl von entfernten Lymphknoten bis zu einer bestimmten Grenze zunimmt [Chuang et al. 1995; Kilgore et al. 1995]. Eine Mindestanzahl von 20 Lymphknoten ist anzustreben. Patientinnen nach einer ausgedehnten Lymphadenektomie entwickeln weniger retroperitoneale Progression oder Rezidive als Patientinnen mit lediglich minimalem retroperitonealem Sampling [Kilgore et al. 1995].

7.2
Diagnostik

7.2.1
Klinisches Screening

Die Möglichkeit der klinischen Früherkennung beim Korpuskarzinom wird kontrovers beurteilt. Da jedoch das Korpuskarzinom mittlerweile das häufigste Genitalkarzinom der Frau darstellt, sind die Bemühungen um dessen Früherkennung in den letzten Jahren intensiviert worden. Es wäre wünschenswert, wenn man wie beim Zervixabstrich eine einfache und risikoarme Methode zur Verfügung hätte. Aus anatomischen Gründen ist der Zugang zur Materialgewinnung aus der Gebärmutter schwieriger oder manchmal sogar unmöglich. Es wurde eine Vielzahl von Abschabe- oder Aspirationsinstrumenten, Bürstchen, Schwämmchen und Uteruswaschungsmethoden entwickelt. Die Sensivität dieser Methoden wird unterschiedlich mit 80–90% angegeben [Iversen u. Segadal 1985; Mestwerdt u. Kranzfelder 1983]. Bei einer Screeningstudie mit 1280 Frauen konnten nur 8 asymptomatische Korpuskarzinome gefunden werden [Koss et al. 1981]. Angesichts dieser geringen Ausbeute kommt man zum Schluß, daß diese Methoden bei der asymptomatischen Frau ohne Risikofaktoren in der Routineuntersuchung nicht eingesetzt werden sollten, aus methodischen und aus Kostengründen.

Beim Vorliegen von Risikofaktoren wie Adipositas, Hypertonie, Diabetes, familiäre Belastung, Nulliparität, langanhaltende Östrogenexposition u. a. wurden vor allem der VABRA-Aspirator [Haller et al. 1973] und die Pipelle [Kaunitz et al. 1988] zur Gewebegewinnung angewendet. Der Wert der Untersuchung ist dabei stets gegen das Risiko abzuwägen.

7.2.2
Diagnosesicherung

Das Kardinalsymptom des Korpuskarzinoms ist die irreguläre Blutung. Eine fraktionierte Kürettage mit Untersuchung in Narkose war bisher obligat und auch im Rezidivfall gefordert [Butler 1976].

Folgende Methoden stehen analog zum Zervixkarzinom zur Bestimmung der Diagnose und Tumorausdehnung zur Verfügung:

- Diagnosemittel der ersten Wahl:
  - bimanuelle Untersuchung,
  - Vaginalsonographie,
  - Hysteroskopie,
  - Thoraxaufnahme,
  - IVP (Ausscheidungsurogramm),
  - Zystoskopie,
  - Rektoskopie.
- Weitere Möglichkeiten:
  - Röntgenuntersuchungen des Magen-Darm-Trakts,
  - CT,
  - (Lymphographie),
  - MRT,
  - Szintigraphie,
  - PET (Positronenemissionstomographie).

Vor allem die Ultraschalltechnik zeigte während der letzten 15 Jahre wesentliche Fortschritte, so daß sie heute aus der Endometriumdiagnostik, insbesondere bei Hyperplasie und Endometriumkarzinom, nicht mehr wegzudenken ist [Goldstein 1990, 1994]. Die vaginale Ultraschalldiagnostik wird denn auch in der gynäkologischen Praxis heute breiter angewen-

det. Allerdings ist ein entsprechendes fachliches Training unabdingbare Voraussetzung. Zum Einsatz kommt sie bei der Abklärung von postmenopausalen symptomatischen Patientinnen oder bei perimenopausalen Blutungen, insbesondere unter dem Gesichtspunkt der Hormonsubstitution. Mit der Ultraschalldiagnostik kann man entscheiden, welche Patientinnen weitere Untersuchungen zur Abklärung benötigen.

Ein schmales Kavum mit einem Endometrium < 4 mm schließt mit hoher Wahrscheinlichkeit ein pathologisches Endometrium aus. Je höher das Endometrium, desto höher die Wahrscheinlichkeit einer Endometriumpathologie. Dabei stellt sich die Frage nach dem Cut-off für die Endometriumdicke, der zu weiteren Abklärungen veranlassen sollte. Es ist darauf zu achten, daß die Endometriumdicke zum gegenseitigen Stratum basale in Millimetern gemessen und daß nur Gewebe ausgemessen wird. Etwaige vorhandene intrakavitäre Flüssigkeit soll nicht in die Messung eingehen. Sonographisch gemessene Endometriumdicken in Abhängigkeit vom Zyklus bzw. der Menopause sind in Tabelle 7.5 wiedergegeben [Goldstein 1994].

Die Korrelation zwischen der sonographisch gemessenen Endometriumdicke und der histopathologischen Aufarbeitung zeigt, daß bis auf einen Millimeter genau gemessen werden kann [Fleischer et al. 1986]. Die mit Ultraschall ermittelte Tiefe der Myometriuminvasion zeigt in einer andern Studie in über 70% der Fälle eine Genauigkeit in einem Bereich von 10% [Fleischer et al. 1987]. Für die Voraussetzungen zur gynäkologischen Ultraschalldiagnostik sei auf das technische Bulletin des ACOG verwiesen [American College of Obstetricians and Gynecologists 1995]. Hier wurde der Cut-off bei 4–5 mm für die a.-p.-Endometriumdicke bei Patientinnen mit postmenopausalen Blutungen festgelegt, die nicht anderweitig abgeklärt werden können. Bei einer Endometriumdicke von >5 mm wird ein Sampling von Endometriumgewebe empfohlen. Auch wenn die gynäkologische Ultraschallabklärung wesentlich zur Diagnostik der Endometriumpathologie beiträgt, kann sie doch die histopathologische Untersuchung nicht ersetzen. Be-

Tabelle 7.5. Sonographisch gemessene Endometriumdicke. [Nach Goldstein 1994]

Phase	Dicke [mm]
Menstruation	2–4
Frühe Proliferation	4–6
Präovulation	6–8
Sekretorisch	8–14
Postmenopausal	4–8
Postmenopausal mit Hormonsubstitution	4–10

züglich der Abklärung der abnormen vaginalen Blutung sei auf Abb. 7.4 verwiesen [Köchli et al. 1996].

Mit dem zunehmendem Einsatz der transvaginalen Sonographie kam auch vermehrt die Frage auf, ob diese zum Case Finding eingesetzt werden soll, und bei welchen Patientinnen eine abnorme Histopathologie des Endometriums zu erwarten ist. Ein dickes Endometrium bei postmenopausalen Patientinnen birgt die Gefahr von histopathologischen Abnormitäten in sich. Wenn man davon ausgeht, daß ca. 15 % der Frauen mit abnormen Blutungen eine Endometriumpathologie aufweisen, stellt sich die Frage, ob die transvaginale Ultrasonographie hier eine verbesserte Diagnostik bringt. Sowohl die Kürettage als auch eine Aspiration mittels Vabra oder Pipelle de Cornier [Rodriguez et al. 1993] bringen aber nicht in jedem Fall verläßliches Gewebematerial. Die hysteroskopisch geleitete Biopsie ist deshalb die beste Methode, um mit hoher Sicherheit entsprechendes Endometriumgewebe zu erfassen. Die fraktionierte Kürettage erfaßt das Endometrium im allgemeinen unvollständig, z.T. nur bis zu 60 %. Aus diesem Grunde ist es ratsam, unmittelbar vor und nach der Kürettage die diagnostische Hysteroskopie einzusetzen, falls nicht direkt hysterokopisch biopsiert wird.

Eine Studie von Dorum et al. (1993) bei Frauen mit postmenopausalen Blutungen ergab, daß die Sonographie der Endometriumdicke zur Entdeckung einer Pathologie eine gesamte Sensitivität um 80 %, eine Spezifität von 60 % und einen positiven und negativen prädiktiven Wert von 26 bzw. 94,4 % aufwies. Die Autoren sind der Meinung, daß die Sensitivität und der negative prädiktive Voraussagewert jedenfalls nicht hoch genug sind, um die histologische Untersuchung des Endometriums durch die Sonographie zu ersetzen. Bei einem schon bekannten Endometriumkarzinom eignet sich die Vaginalsonographie jedoch zur präoperativen Diagnostik der Invasionstiefe [Köchli et al. 1995].

Die Technik der sonographischen Erfassung von Dicke und Struktur des Endometriums macht laufend Fortschritte. Ob und wie weit Farbdoppleruntersuchungen Strömungsabnormitäten entdecken können, ist noch nicht ausreichend geklärt. Für die dreidimensionale Ultraschalltechnik sind noch weitere Studien notwendig.

Die tamoxifeninduzierten Veränderungen am Endometrium sind komplex und nicht selten schwierig zu interpretieren (Tabelle 7.6), dies besonders dann, wenn vor Einsatz der Tamoxifentherapie beim Brust-

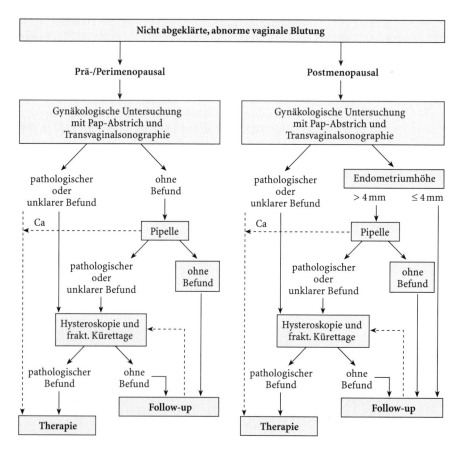

Abb. 7.4. Abklärungsschema der erstmaligen abnormen Blutung bei Frauen ohne hormonelle Substitution. [Nach Köchli et al. 1996]

Tabelle 7.6. Studie betreffend Tamoxifen und Endometriumpathologie. [Nach Barakat et al. 1994]

Autor	Patientinnen (n)	Tägl. Dosis [mg]	Durchschn. Dauer (Monate)	Polypen	Hyperplasie	Karzinom
Lahti (1993)	51	20–40	30	17 (36%)	2 (4%)	1 (2%)
Gal (1991)	49	20	> 12	unbekannt	10 (20%)	0 (0%)
Gibson (1996)	75	20	26	10 (13%)	1 (1,3%)	6 (8%)
Kedar (1994)	61	20	22	5 (8%)	10 (16%)	0 (0%)
Total	236			32 (17%)	23 (9,7%)	7 (3%)

karzinom keine Basissonographie des Endometriums durchgeführt wurde. Ob unter Tamoxifen Veränderungen im proximalen Myometrium, verbunden mit einem Stromaödem auftreten, muß noch weiter untersucht werden [Goldstein 1994]. In Untersuchungen bei asymptomatischen Patientinnen unter Tamoxifen wurden signifikante Veränderungen der Endometriumstruktur festgestellt [Bornstein et al. 1994]. Die Tamoxifenwirkung auf das Endometrium und ihre Erfaßbarkeit mittels Ultraschall ist eine noch immer ungenügend geprüfte Frage (s. Kap. 7.8.1 und 7.8.2).

Nicht alle in der Literatur vorgeschlagenen präoperativen Routineuntersuchungen sind vom diagnostischen, therapeutischen und ökonomischen Gesichtspunkt zu rechtfertigen. Die präoperativen Abklärungen aus der angebotenen Liste sollten sich nach den Symptomen der Patientin und der klinischen Untersuchung richten. Eine exakte Anamnese und klinische Untersuchung helfen zusätzlich, spezifische organsystemische Abklärungen einzuleiten, um präoperative Risiken und gleichzeitig bestehende Nebenerkrankungen zu erfassen. Eine präoperative Histologie bestätigt die Diagnose und kann das Grading und den histologischen Subtyp bestimmen. Die Kenntnis des Subtyps ist wichtig, weil bei Patientinnen mit undifferenziertem Endometriumkarzinom und bei bestimmten histologischen Subtypen ein erhöhtes Risiko einer extrauterinen Manifestation vorhanden ist, z.B. dem serös-papillären Karzinom [George et al. 1995; Rosenberg et al. 1993; Carcangiu et al. 1995; Kindermann 1993]. Abnorme präoperative Pap-Abstriche sind deshalb von Bedeutung, weil eine abnorme zervikale Zytologie mit einem höheren Stadium des Endometriumkarzinoms einhergeht [Du Beshter et al. 1991; Larson et al. 1994]. Präoperativ erhöhte CA-125-Werte weisen auf ein erhöhtes Risiko von extrauterinen Manifestationen hin. Insbesondere ist dies aber ein wichtiger Marker für die Therapiekontrolle und die Erkennung eines Rezidivs [Rose et al. 1994]. Die Thoraxradiographie erbringt nur bei etwa 2% der Patientinnen abnorme Befunde, ist aber für die präoperative Erkennung einer extrauterinen Manifestation und einer gleichzeitig bestehenden medizinischen Erkrankungen wichtig.

Etwa 2% der Patientinnen zeigen in der Zystoskopie oder unter Bariumkontrastaufnahme abnorme präoperative Befunde [Cowles et al. 1985; Abayomi et al. 1982]. Wesentliche Veränderungen in der Ausscheidungsurographie sind selten. Bei Ureterdoppelbildungen oder pathologischem Ureterverlauf ist diese Information für den Operateur hilfreich. Die Kolonoskopie kann einen Zweittumor oder eine Tumorinvasion entdecken. Die präoperative transvaginale Sonographie, die CT- und die MRT-Untersuchungen können evtl. das Ausmaß der myometranen Invasion und eventuelle extrauterine Manifestationen aufdecken [Atsukawa et al. 1994; Artner et al. 1994].

Ein CT ist indessen präoperativ nicht unbedingt nötig, falls die Patientin einer Staginglaparotomie zugeführt wird. Während CT und MRT bei Hochrisikopatientinnen nützlich sein können, sind sie zur Entdeckung kleiner extrauteriner Tumormanifestationen wenig geeignet. Über die Kosten-/Nutzen-Situation in solchen Fällen gibt es kaum Untersuchungen.

Von den Frauen mit Endometriumkarzinom haben aber 70% gleichzeitig kardiale oder pulmonale, intravaskuläre oder endokrine Begleiterscheinungen [Orr et al. 1991]. Die perioperative antibiotische Einmalprophylaxe und eine entsprechende chirurgische Technik können das perioperative Infektionsrisiko wesentlich verringern.

Die FIGO-Stadieneinteilung, die chirurgisch-pathologisch erfolgt, stellt bestimmte, vor allem teure Untersuchungsmethoden in Frage. Es erscheint sinnvoller, ein sorgfältigeres intraoperatives Staging durchzuführen, als durch teure präoperative Untersuchungen unnötig hohe Kosten zu verursachen.

Präoperativ sollten deshalb, in Analogie zum Zervixkarzinom, neben den Standardlaboruntersuchungen eine Thoraxaufnahme, ein IVP, eine Zystoskopie und bei Verdacht auf Tumorbefall des Darmes eine Sigmoidoskopie, Kolonoskopie oder Röntgenuntersuchungen des Magen-Darm-Trakts durchgeführt werden. Die Ultraschalluntersuchung kann wichtige Hinweise zur Tumorinvasion ergeben [Köchli et al. 1995]. Weitere Untersuchungen sollten speziellen Indikationen vorbehalten bleiben.

Wurde prätherapeutisch eine Hysteroskopie durchgeführt, so ist besonders gut auf die Abdominalzytologie zu achten. Tumorzellverschleppungen sind theoretisch vorstellbar, klinisch aber von geringer Relevanz. Der Verdacht auf ein Endometriumkarzinom stellt somit keine Kontraindikation zur Hysteroskopie dar.

7.2.3
Stadieneinteilung

Seit 1988 existiert eine neue FIGO-Stadieneinteilung auf der Basis chirurgisch-pathologischer Kriterien (Tabelle 7.7). Es ist jedoch weiterhin nötig, auch die alte Stadieneinteilung zu kennen, da nicht alle Korpuskarzinome chirurgisch therapiert werden können (Tabelle 7.8).

Das Grundprinzip bezüglich der Tumorlokalisation wurde von der alten Einteilung übernommen:

Stadium I	Tumor beschränkt auf das Korpus,
Stadium II	Übergang des Tumors auf die Cervix uteri,
Stadium III	Tumor beschränkt auf das kleine Becken,
Stadium IV	Fernmetastasierung bzw. Blasen- und/oder Darmbefall.

Tabelle 7.7. FIGO-Stadieneinteilung von 1988 (pathologisch). [Nach Shepherd 1989]

Stadium	Definition
0	Carcinoma in situ (präinvasives Karzinom)
I	Tumor auf das Corpus uteri beschränkt
Ia	Tumor auf das Endometrium beschränkt
Ib	Tumorinvasion von weniger als der Hälfte des Myometriums
Ic	Tumorinvasion von mehr als der Hälfte des Myometriums
II	Tumorausdehnung auf die Cervix uteri, keine extrauterine Tumormanifestation
IIa	Nur endozervikale glanduläre Tumormanifestation
IIb	Zervikale Stromainvasion von Tumorgewebe
III	Extrauterine Tumorausdehnung, jedoch nicht über das kleine Becken hinaus
IIIa	Tumorinfiltration in die Uterusserosa und/oder Adnexbefall und/oder positive peritoneale Zytologie
IIIb	Tumorbefall der Vagina
IIIc	Tumorbefall von pelvinen und/oder paraaortalen Lymphknoten
IVa	Tumorinvasion von Blase und/oder Darmmukosa und/oder Ausdehnung des Tumors über das kleine Becken
IVb	Fernmetastasen inklusive intraabdominale Lymphknoten und/oder Inguinallymphknoten

Tabelle 7.8. FIGO-Stadieneinteilung von 1971 und TNM-System

TNM	FIGO	Definition
Tis N0 M0	0	Carcinoma in situ (präinvasives Karzinom)
T1 N0 M0	I	Tumor auf das Corpus uteri beschränkt
T1a N0 M0	Ia	Sondenlänge 8 cm oder weniger
T1b N0 M0	Ib	Sondenlänge > 8 cm
T2 N0 M0	II	Übergang des Tumors auf die Cervix uteri
T1 N1 M0 T2 N1 M0	III	Ausdehnung des Tumors über den Uterus hinaus (Adnexe, Vagina), aber auf das kleine Becken beschränkt
T4 N0–1 M0	IVa	Tumoreinbruch in Blase und/oder Rektum und/oder Ausdehnung des Tumors über das kleine Becken hinaus
T1-4 N0–1 M1	IVb	Fernmetastasen

Lymphknoten (LK) beim TNM-System	
NX	Regionäre LK können nicht beurteilt werden
N0	Regionäre LK tumorfrei
N1	Regionäre LK sind von Tumor befallen

Bei allen Tumoren sämtlicher Stadien wird nach einheitlichen Richtlinien das histologische Grading von G1 – G3 bestimmt [Shepherd 1989]:

GX	Grading kann nicht beurteilt werden,
G1	gut differenziert,
G2	mäßig gute Differenzierung,
G3	schlecht differenziert bzw. undifferenziert.

7.2.4
Pathologie

Vorstadien

Endometriale Hyperplasien sind unphysiologische, nichtinvasive Proliferationen des Endometriums, die als morphologisches Hauptkriterium unregelmäßig geformte Drüsen unterschiedlicher Größe zeigen, sowie eine Zunahme ihrer Anzahl, bedingt durch ungebremste, endo- oder exogen andauernde Östrogenstimulation (Anovulation, persistierender Follikel, Substitution, Tumoren) [Mazur u. Kurman 1995; Kurman u. Norris 1994].

Der Gebrauch unterschiedlicher Klassifikationen der endometrialen Hyperplasien als Vorstufen zum endometrioiden Adenokarzinom des Corpus uteri führte in den vergangenen Jahren häufig zu Begriffsunklarheiten und Kommunikationsproblemen, einerseits zwischen verschiedenen Institutionen der

Tabelle 7.9. WHO-Klassifikation der endometrialen Hyperplasien. (Scully et al. 1994)

Hyperplasie (ohne Atypien)	Einfach Komplex (adenomatös)
Atypische Hyperplasie	Einfach Komplex (adenomatös)

Pathologie, andererseits zwischen Pathologie und gynäkologischer Klinik. Glücklicherweise konnten sich die WHO und die Internationale Gesellschaft für Gynäkopathologie (ISGYP) auf eine gemeinsame Klassifikation einigen (Tabelle 7.9). Dabei werden die Hyperplasien in 2 Formen eingeteilt, nämlich in Hyperplasien mit und Hyperplasien ohne Atypien [Scully et al. 1994].

Insbesondere die Begriffe „adenomatöse Hyperplasie" und „Carcinoma in situ" wurden einer Revision unterzogen. Die Abgrenzung der atypischen Hyperplasie vom gut differenzierten endometrioiden Adenokarzinom kann Schwierigkeiten bereiten. Mittels präzis definierter Kriterien [Hendrickson et al. 1983; Kurmann u. Norris 1982; Norris et al. 1983; Kraus 1985] kann die atypische Hyperplasie vom endometrioiden Adenokarzinom abgegrenzt werden. Der Begriff „Carcinoma in situ" ist hinfällig. Der frühere Begriff „adenomatöse Hyperplasie" wurde in Klammern neben dem Begriff „komplexe Hyperplasie" belassen, obwohl die Wahrscheinlichkeit der Entwicklung eines Endometriumkarzinoms nicht durch das zunehmende komplexe glanduläre Muster, sondern durch das Vorhandensein von Atypien bestimmt wird.

Spontanverläufe der endometrialen Hyperplasien wurden extensiv von Kurman et al. (1985) beschrieben. Hyperplasien ohne Atypien sind gewöhnlich selbstlimitierend und bilden sich in etwa 80% der Fälle spontan zurück. Die Weiterentwicklung zu einem Karzinom beträgt 1% bei der einfachen und 3% bei der komplexen Hyperplasie. Anders ist der Verlauf bei atypischen Hyperplasien. Obwohl sich auch 60% spontan zurückbilden, gehen etwa 8% der einfach atypischen und 29% der komplex atypischen Hyperplasien mit der Zeit in ein Karzinom über. Der Wert einer Einteilung von Hyperplasien in solche mit und solche ohne Atypien ist offensichtlich. Atypien sind das wichtigste prognostische Kriterium.

Karzinome

Die WHO-Klassifikation der endometrialen Adenokarzinome ist in der Übersicht wiedergegeben.

80–85% aller Karzinome sind vom endometrioiden Typ mit oder ohne plattenepitheliale Differenzierung. Ungebremste Östrogenstimulation prädisponiert zu gut oder mäßig differenzierten endome-

---

WHO-Klassifikation der endometrialen Adenokarzinome. [Nach Scully et al. 1994]

- Endometrioides Adenokarzinom (nicht näher bezeichnet)
  Varianten:
  - Flimmerzellkarzinom
  - Sekretorisches Karzinom
- Adenokarzinom (nicht näher bezeichnet) mit plattenepithelialer Differenzierung
- Muzinöses Adenokarzinom
- Seröses Adenokarzinom (serös-papilläres Karzinom)
- Hellzelliges Adenokarzinom
- Plattenepithelkarzinom
- Undifferenziertes Karzinom
- Gemischtes Karzinom
- Metastasen

---

trioiden Adenokarzinomen. Diese Tumoren zeigen eine auf die innere Hälfte des Myometriums beschränkte Infiltration. Die Prognose ist mit einer Fünfjahresüberlebensrate von 80% oder mehr sehr gut.

Klar vom endometrioiden Adenokarzinom müssen die serös-papillären und hellzelligen Karzinome abgegrenzt werden, die etwa 10–15% ausmachen. Sie infiltrieren das Myometrium tief, erreichen früh Anschluß an die Gefäßsysteme und breiten sich extrauterin diffus im Abdomen aus. Das Grading (G1–G3: gut, mäßig, wenig differenziert) spielt beim Endometriumkarzinom eine wichtige Rolle. Nicht nur das architektonische Muster, sondern auch die Kernmorphologie muß mit einbezogen werden. Grading und histologischer Subtyp sind in der histologischen Diagnose entscheidende Hinweise für das anschließende operative Vorgehen.

Maligne Tumoren nichtepithelialer Herkunft

Nach Zaloudek u. Norris (1987) sind hier zu nennen:

1. *Leiomyosarkome*
   Morphologische Kriterien wie Atypie, Zellularität und Mitoserate pro 10 HPF (High Power Field) ermöglichen die Abgrenzung der verschiedenen Untergruppen von Leiomyomen zu den Leiomyosarkomen. Die Anzahl der Mitosen, das Stadium und das Alter der Patientin sind in der multivariaten Analyse signifikante Prognosefaktoren bezüglich rezidivfreiem Überleben [Gadducci et al. 1996; Major et al. 1993].
2. *Gemischte epitheliale-mesenchymale Tumoren*
   a Maligner Müller-Mischtumor (MMT) oder Karzinosarkome, homologer oder heterologer Typ

Epitheliale und mesenchymale Anteile sind maligne. Differenzierungen in Richtung Rhabdomyosarkom, Chondrosarkom, Osteosarkom oder Liposarkom werden als heterologe Anteile gewertet. Der MMT ist der häufigste sarkomatöse Tumor des Uterus. Typischerweise tritt er im postmenopausalen Alter auf; Leitsymptom ist meist eine postmenopausale Blutung. Die Fünfjahresüberlebensrate im Stadium I ist verglichen mit dem endometrioiden Adenokarzinom deutlich schlechter. Adnexbefall, Lymphknotenbefall, Sarkomdifferenzierungsgrad und heterologer Zelltyp waren in der multivariaten Analyse signifikante ungünstige prognostische Faktoren bezüglich des progressionsfreien Überlebens bei 301 Patientinnen mit den Stadien I und II MMT, nicht jedoch die Mitosezahl [Major et al. 1993].

b Adenosarkom

Dieser polypoide Tumor, der das Cavum uteri vollständig ausfüllen kann, zeigt einen benignen epithelialen und einen malignen mesenchymalen Anteil. Der mesenchymale Anteil kann homolog oder heterolog entwickelt sein, wie beim MMT. Das Adenosarkom ist nicht so aggressiv wie der MMT. Rezidive sind mit 25–40 % häufig, das Intervall zwischen Operation und Rezidiv ist typischerweise lang (3,5–5 Jahre) [Clement u. Scully 1990].

3. *Endometriale Stromasarkome*
   a Niedrig maligne
   b Hochmaligne
      Unterschiedliche Zellmorphologie und Mitosezahl pro 10 HPF machen eine histologische Unterscheidung möglich.

4. *Andere Sarkome*
   a Angiosarkome
   b Primitive neuroektodermale Tumoren (PNET)

5. *Andere nichtepitheliale Tumoren*
   a Maligne Lymphome
   b Primitive neuroektodermale Tumoren/PNET)

7.3
Operative Therapiestrategie

7.3.1
Allgemeines

Beim Korpuskarzinom sollte, wenn immer möglich, primär operativ vorgegangen werden. Ein Verzicht auf die Operation verschlechtert die Prognose. Die Rezidivrate ist bei den primär bestrahlten Frauen in den ersten 2 Jahren mehr als doppelt so hoch wie bei den operierten [Schmidt-Matthiessen 1987].

Abbildung 7.5 zeigt die operative Therapiestrategie bei den verschiedenen Befunden. Eine Staging-

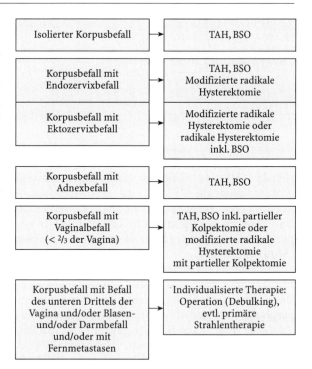

Abb. 7.5. Operative Therapiestrategie beim Korpuskarzinom. (Das Ausmaß der Vaginalmanschette richtet sich nach dem Tumorbefall und dem postoperativen Bestrahlungskonzept)

laparotomie sollte als Standard angesehen werden. Sie umfaßt u. a. eine Peritonealzytologie, die Inspektion und Palpation des kranialen Abdomens, der Nieren und der abdominalen Aorta sowie die Bestimmung der Tumorausbreitung im kleinen Becken. Jeder tumorverdächtige extrauterine Befund wird biopsiert und zur Schnellschnittuntersuchung eingesandt. Danach wird mindestens die Hysterektomie mit Adnexektomie je nach Befundaufnahme durchgeführt [Sevin 1987].

Der abdominale Zugang ist prinzipiell vorzuziehen. Operativ kann man spezielle Vorkehrungen treffen (z. B. laterales Abklemmen der Ligg. lata beidseits und der Parametrien), damit es möglichst nicht zu einer intraperitonealen lymphatischen oder hämatogenen Streuung der Tumorzellen kommt. Jede unnötige Palpation und Traumatisierung des Uterus ist aber zu vermeiden. Sobald die Gebärmutter exstirpiert ist, wird sie im Operationssaal aufgeschnitten und auf Tumorausbreitung und Invasionstiefe untersucht. Eine diagnostische pelvine bzw. paraaortale Lymphadenektomie wird u. a. aufgrund dieser Beurteilung indiziert und durchgeführt.

Die laparoskopische Lymphknotenentfernung ist noch zu wenig überprüft (s. Kap. 7.8), läßt sich aber laut ersten Studien in Verbindung mit einer vaginalen Hysterektomie durchführen. In Ausnahmesituationen (z. B. massive Adipositas) und vor allem bei gut differenzierten Karzinomen kann die Hysterektomie auch von vaginal her erfolgen. Dies hat aber Nachteile:

- Die mechanische Manipulation der karzinombefallenen Gebärmutter ist größer. Dadurch besteht ein höheres Risiko der Tumorzellstreuung.
- Die Adnexe sind schlecht zugänglich.
- Die abdominalen Lymphabflußwege lassen sich nicht beurteilen.
- Die intraabdominale Ausbreitung kann nicht beurteilt werden.

Wie in Abb. 7.5 dargestellt, muß die Radikalität einer abdominalen Hysterektomie dem prä- und intraoperativen Befund entsprechend im Rahmen des Gesamttherapiekonzepts gewählt werden. So kann bei Hochrisikofällen eine postoperative Radiotherapie erfolgen, die eine eingeschränkte operative Radikalität rechtfertigt. Ebenso ist zu berücksichtigen, daß es sich oft um ältere Patientinnen mit Begleitkrankheiten und evtl. eingeschränkter Operabilität handelt.

Bei isoliertem Korpusbefall sollte eine TAH mit BSO ("total abdominal hysterectomy with bilateral salpingo-oophorectomy") und Vaginalmanschette durchgeführt werden. Die Größe der Vaginalmanschette richtet sich grundsätzlich nach dem Gesamttherapieplan bzw. nach der geplanten postoperativen Bestrahlung einschließlich des oberen Drittels der Vagina (s. Kap. 7.6).

Bei Zervixbefall sind Endo- und Ektozervixbefall zu unterscheiden. Ist nur die Endozervix befallen (früher „okkultes Stadium II" genannt), ist eine TAH mit BSO gerechtfertigt [Creasman et al. 1987], allenfalls auch eine modifizierte radikale Hysterektomie.

Ist aber die Ektozervix befallen (Stadium II bzw. Carcinoma corporis et colli), so sind grundsätzlich 2 Therapiekonzepte möglich:

- Gleiche Behandlung wie beim Zervixkarzinom mit radikaler Hysterektomie und Adnexektomie beidseits mit oder ohne postoperative Bestrahlung.
- Modifizierte radikale Hysterektomie oder TAH, BSO mit perkutaner postoperativer Bestrahlung.

Beim Korpusbefall mit oder ohne Adnexbeteiligung empfiehlt sich eine extrafasziale Hysterektomie mit Adnexektomie (zusätzlich Erwägung einer adjuvanten Therapie, analog Ovarialkarzinom).

Beim Korpusbefall mit Vaginalbefall ist das Ausmaß des vaginalen Befalls wesentlich. Breitet sich der Tumor nur in den oberen zwei Dritteln der Vagina aus, ist ein primär operatives Vorgehen mit Kolpektomie gerechtfertig; ansonsten hat die Strahlentherapie den Vorzug. Die Radikalität der Hysterektomie ist dem Einzelfall anzupassen.

Beim Korpusbefall mit Blasen- und/oder Darmeinbruch oder bei Fernmetastasen ist individuell vorzugehen. Eine primäre Operation ist in gewissen Fällen auch im Stadium IV gerechtfertigt, von der einfachen Hysterektomie bis zur Exenteration. Die primäre Strahlentherapie sollte in solchen Fällen jedoch zuerst in Betracht gezogen werden.

Gemäß dem Gesamttherapieschema folgt dem Aufschneiden der Gebärmutter und der Beurteilung der Invasionstiefe und Tumorausdehnung (im Schnellschnitt oder makroskopisch) die Entscheidung, ob eine pelvine bzw. paraaortale Lymphadenektomie angezeigt ist. Dies ist der Fall, wenn eines der folgenden Kriterien zutrifft [Boronow et al. 1984; Creasman et al. 1987; Averette et al. 1987]:

- Tumorinvasionstiefe ins Myometrium > 50 %,
- Grading G2 und G3,
- Histologie: Klarzellkarzinom, adenosquamöses Karzinom, serös-papilläres Karzinom,
- zervikaler Tumorbefall.

Für diese Therapiestrategie inklusive Lymphadenektomie sprechen u. a. die vorliegenden Daten der umfangreichen Staginglaparotomiestudie der GOG (Protokoll 33). Die primär diagnostische Lymphadenektomie sollte sowohl pelvin als auch paraaortal makroskopisch vollständig durchgeführt werden [Sevin 1987]. Ziel dieses vor allem diagnostischen operativen Eingriffs ist die histologische Dokumentation der Tumorausbreitung (s. Kap. 9.3.1). Nach der histologischen Aufarbeitung der exstirpierten Lymphknoten kann individuell eine adjuvante Therapie (Radiotherapie, Chemotherapie, Hormontherapie) geplant werden. Ihre Stellung im Gesamttherapiekonzept des Korpuskarzinoms ist in Abb. 7.6 dargestellt.

Während festgestellt wurde, daß sich 25 % [Chuang et al. 1995] bis 35 % [Girardi et al. 1993] der Patientinnen wegen Adipositas oder anderen technischen Gründen für ein retroperitoneales Staging nicht eignen, ist zu bedenken, daß ein versierter onkologischer Operateur – bei entsprechender Infrastruktur – in bis zu 95 % der Fälle eine adäquate Lymphadenektomie durchzuführen imstande ist [Orr et al. 1991]. Es wurden auch Algorithmen beschrieben, um das Risiko bei der Lymphadenektomie zu vermindern [Vardi et al. 1992; Belinson et al. 1992; Kim u. Niloff 1993; Carey et al. 1995]. Aus den Untersuchungen geht hervor, daß die Kombination von präoperativer Histologie mit einer ausgedehnten intraoperativen Aufarbeitung der Uteruspathologie zur Selektion einer Untergruppe von Patientinnen führt, die besonders von der histologischen Evaluation der Lymphknoten profitiert [Goff u. Rice 1990; Malviya et al. 1989]. Nicht immer ist es aber möglich, am Uteruspräparat intraoperativ die Invasion zu bestimmen,

Operative Schritte im einzelnen

A

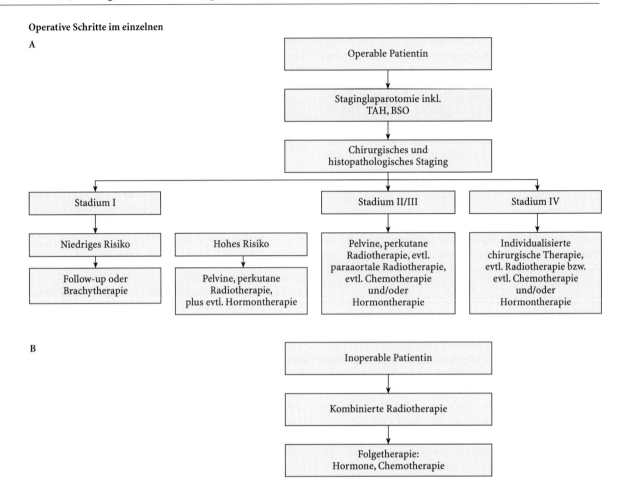

Abb. 7.6. Gesamttherapiekonzept beim Korpuskarzinom

insbesondere nicht bei einem G3-Tumor [Goff u. Rice 1990]. Auch die Beteiligung der Zervix ist nicht immer ohne weiteres festzustellen [Zorlu et al. 1993]. Selbst beim ausgedehnten intraoperativen Staging werden etwa 5–7% der Patientinnen mit hohem Risiko nicht erkannt [Fanning et al. 1990].

Operative Schritte im einzelnen

Mit entsprechender chirurgischer Erfahrung, Instrumentation und Organisation im Operationssaal sind die Risiken Blutverlust, Bluttransfusion, Operationszeit, Aufenthaltsdauer in der Klinik bei einem Vorgehen inklusive Lymphadenektomie im Vergleich zur Hysterektomie ohne oder mit selektivem Sampling kaum erhöht. Auch akute Infektionen, Wundkomplikationen, Thromboembolien und Spätkomplikationen sind dabei nicht signifikant häufiger. Die retroperitoneale Lymphadenektomie kann im Anschluß an die Hysterektomie erfolgen, während

die Schnellschnittuntersuchung für Uterus und Adnexe im Gang ist. Es ist aber festzuhalten, daß das Ausmaß der pelvinen Lymphknotenbeteiligung weder beim präoperativen noch beim interoperativen Staging abschließend bestimmt werden kann, sondern erst dann, wenn die postoperative Histopathologie vorliegt [Lampe et al. 1994]. Die Inzidenz befallener Beckenlymphknoten und paraaortaler Lymphknotenmetastasen ist bei schlechter Differenzierung und tiefer Infiltration des Karzinoms erhöht. 35% der paraaortal befallenen Lymphknoten kommen bei Fehlen einer pelvinen Lymphknotenbeteiligung vor [Creasman et al. 1987]. Laut einigen Berichten soll die paraaortale Lymphadenektomie nur einen geringen klinischen Vorteil bringen, da nur eine 50%ige Überlebensrate für Patientinnen mit paraaortaler Lymphknotenbeteiligung und entsprechender adjuvanter Radiotherapie bestehe [Rose et al. 1992]. Diese Überlebensvorteile sind vor allem wichtig bei Patientinnen mit mikroskopischer paraaortaler Lymphknotenbeteiligung. Zudem ist gezeigt worden, daß paraaortale Rezidive nach Bestrahlung bei Patientinnen, die keine paraaortale Lymphadenektomie hatten, signifikant häufiger vorkommen [Corn et al. 1992].

Die histopathologische Aufarbeitung des Uterus ergibt in 15–25 % der Fälle einen Grad-1-Tumor [Daniel u. Peters 1988; Lampe et al. 1995; Larson et al. 1995]. Zusätzlich haben 22 % der Patientinnen mit G1-Tumor eine Invasion von bis zur Mitte oder zum äußeren Teil des Myometriums [Creasman et al. 1987]. Dies zeigt, daß etwa 30 % der Patientinnen mit einem präoperativ diagnostizierten gut differenzierten Karzinom (Grad 1) entweder mittlere oder hochgradige uterine Risikofaktoren aufweisen, die eine retroperitoneale Lymphknotenbeteiligung erwarten lassen.

Aus dem Gesagten wird klar, daß die Hysterektomie mit Adnexektomie allein für die Behandlung einer tiefen Invasion oder eines schlecht differenzierten Tumors nicht genügt [Lin et al. 1995]. So ist es u. U. schwierig festzulegen, welche Patientinnen das ausgedehnte Staging nicht benötigen. Wenn postoperative histologische Daten zum Nodalstatus fehlen, ist der Arzt mit dem Dilemma konfrontiert, eine adjuvante postoperative Therapie einzuleiten, ohne über prospektive oder retrospektive Daten zu verfügen, die in bezug auf das Überleben Aussagen erbringen [Aalders et al. 1980]. Da im allgemeinen keine andere verläßliche Möglichkeit besteht, den Nodalstatus akkurat zu bestimmen, wird die chirurgische Entfernung und histopathologische Aufarbeitung doch allseits empfohlen [Orr et al. 1991; Creasman et al. 1987; Babilonti et al. 1989]. Die Befürworter glauben, daß die meisten Patientinnen mit Endometriumkarzinom, die für eine chirurgische Therapie geeignet sind, eine Aufarbeitung der Lymphknoten als integralen Bestandteil des initialen Vorgehens brauchen. Nur im Stadium IA G1, also bei oberflächlicher Invasion, kann darauf verzichtet werden, weil hier eine Lymphknotenbeteiligung extrem selten ist und deshalb die Lymphadenektomie entfällt (s. die Tabellen 7.2–7.5).

Weil das adäquate Prozedere für den einzelnen klinischen Fall nicht immer präoperativ bestimmbar ist, muß vorgesehen werden, intraoperativ das Retroperitoneum zu eröffnen, die retroperitoneale Lymphadenektomie vorzunehmen und die gesamte Abdominalhöhle nach einer metastatischen Erkrankung abzusuchen.

7.3.2
Sarkome

Sarkome machen lediglich 6 % aller malignen Gebärmuttertumore aus [Schüler 1997; s. Kap. 7.2.4]. Unterschiedliche histologische Typen von Sarkomen weisen auch unterschiedliche Charakteristika und Pro-

gnosen auf. Klinisch hat sich die Unterscheidung in folgende 4 Untergruppen bewährt:

- Leiomyosarkome (LMS),
- gemischte Mesodermalsarkome (maligne Müller-Mischtumoren, Karzinosarkome) (MMT),
- endometriale Stromasarkome (EES),
- übrige Sarkome.

Die detaillierte histologische Einteilung der Sarkome ist in Kap. 7.2.4 beschrieben.

Tabelle 7.10 führt die Parameter auf, die neben dem Stadium prognostische Bedeutung besitzen (GOG-Protokoll 40; Silverberg 1989]. Weitere Schlußfolgerungen aus dem GOG-Protokoll 40 sind:

- Lymphknotenmetastasen sind relativ selten (<15 %).
- Rezidive sind relativ häufig (knapp 50 %).
- Die meisten Rezidive treten außerhalb des kleinen Beckens auf (intra- und extraabdominal); häufig finden sich Rezidive in der Lunge (hämatogene Metastasierung).

Die Fünfjahresüberlebensresultate in den einzelnen Stadien [Salazar et al. 1978a, b] zeigen die Wichtigkeit einer sorgfältigen histopathologischen Aufarbeitung [Salazar u. Dunne 1980]:

Stadium I: Fünfjahresüberlebensrate 54 %,
Stadien II–IV: Fünfjahresüberlebensrate 11 %.

Wegen der Seltenheit der uterinen Sarkome existieren wenige Studien, die Aussagen über Management, prognostische Faktoren und Behandlungsergebnisse erlauben. Die meisten klinischen Studien konnten weder für die Radiotherapie noch für die Chemotherapie im Anschluß an die Operation signifikante Verbesserungen des Überlebens zeigen. Gleichzeitig mit dem zunehmenden Einsatz der Chemotherapie sind nämlich auch das perioperative Management für Hämodynamik und Beatmung und

Tabelle 7.10. Prognostische Faktoren bei uterinen Sarkomen (Stadien I und II). [Nach Silverberg 1989]

Parameter	Prognostisch besser
Invasion in das Myometrium	Keine Invasion
Adnexbefall	Kein Befall
Lymphknotenstatus (pelvin, paraaortal)	Negativer LK-Status
Mitoseindex pro 10 HPF („high power field")	< 20
Einbrüche in das Blut- bzw. Lymphgefäßsystem	Keine Einbrüche
Tumorgröße	< 2 cm
Grading	Grad 1

die parenterale Ernährung wesentlich verbessert worden. Dies gilt auch für das Management der Chemotherapie mit stetiger Modifikation der Dosierung. Aus diesem Grund ist es schwierig, eine Verlängerung der Überlebenszeit auf das chirurgische Vorgehen, die Chemotherapie oder die Radiotherapie zurückzuführen. Die Hormontherapie besitzt sicher eine untergeordnete Bedeutung und wird oft nur als Ultima ratio bzw. in sehr speziellen Fällen wie dem endometrialen Stromasarkom eingesetzt.

Bezüglich des Therapiekonzepts sollten aus praktischen Gründen 2 Ausgangssituationen unterschieden werden:

- Die Diagnose war präoperativ bekannt.
- Die Diagnose wurde erst postoperativ anläßlich der histologischen Untersuchung gestellt.

Zudem ist zwischen operativ vollständiger Tumorresektion und lokal inoperablen Patientinnen, wo der Tumor nur unvollständig reseziert werden kann, zu unterscheiden. Ferner gibt es auch aus medizinischen Gründen inoperable Patientinnen.

Wird die Sarkomdiagnose erst postoperativ gestellt, ist entweder eine nachfolgende Staginglaparotomie und/oder eine Zusatztherapie (Strahlen- bzw. Chemotherapie) zu empfehlen.

Da sich die histologischen Untergruppen der Sarkome klinisch unterschiedlich verhalten, soll im folgenden einzeln auf sie eingegangen werden.

Leiomyosarkome (LMS)

Das uterine Leiomyosarkom ist ein aggressiver Tumor. Die Leiomyosarkome des Uterus weisen eine jährliche Inzidenz von 0,3–0,4/100.000 Frauen auf [Harlow et al. 1986]. Sie machen 25–36 % der uterinen Sarkome aus und somit etwa 1 % der uterinen Malignome (vgl. auch Tabelle 7.1). Leiomyosarkome werden meist erst bei der histopathologischen Aufarbeitung von Hysterektomie- oder Myomektomiepräparaten diagnostiziert (s. Kap. 7.1). Wenn eine Patientin wegen eines Leiomyoms operiert wird, findet man als Überraschungsbefund in 0,2–0,3 % der Fälle leiomyosarkomatöse Gewebsabschnitte im Myom. Dieser Prozentsatz wird mit zunehmendem Alter etwas größer [Leibsohn et al. 1990].

Obwohl Leiomyosarkome meist in einem frühen Stadium entdeckt werden, bei der Diagnose aber auf den Uterus beschränkt sind, neigen sie wegen ihrer Lage im Myometrium zu frühem Gefäßeinbruch; Lokalrezidive und Fernmetastasen sind häufig [Salazar et al. 1978 b; Salazar u. Dunne 1980; Fleming et al. 1984].

Der wichtigste prognostische Faktor ist das Tumorstadium. Von den Patientinnen mit Leiomyosarkom in den Stadien I und II ohne adjuvante Therapie rezidivierten 14 von 23 (61 %) [Omura et al. 1985]. Von

90 Patientinnen mit LMS der Stadien I und II rezidivierten 38,9 % bei einer medianen Nachkontrollzeit von 55 Monaten, wobei mit einer Ausnahme alle rezidivierenden Patientinnen an der Krankheit verstarben [Gadducci et al. 1996]. Die Fünfjahresüberlebensrate von Patientinnen mit Leiomyosarkomen der Stadien I und II liegt zwischen 40 und 70 %. Die mittlere Dauer bis zum Rezidiv beträgt < 2 Jahre, wobei über 90 % der betroffenen Patientinnen Fernmetastasen, allein oder zusammen mit einem Beckenrezidiv, entwickeln [Salazar et al. 1978 b; Salazar u. Dunne 1980; Kahanpaa et al. 1986]. Die Rezidive sind meistens im Abdomen oder in den Lungen lokalisiert, während Knochen- und Hirnmetastasen eher selten sind [Salazar u. Dunne 1980; Berchuck et al. 1988; Tinkler u. Cowie 1993; Vaquero et al. 1989; Prussia et al. 1992; Wronski et al. 1994].

Ein entscheidendes Kriterium für die Differenzierung zwischen Leiomyom und Leiomyosarkom ist die Häufigkeit von Mitosen als wichtiger prognostischer Faktor [Kahanpaa et al. 1986; Van Dinh u. Woodruff 1982; Malmstrom et al. 1992; Major et al. 1993]. In der GOG-Studie über prognostische Faktoren bei Frühstadien uteriner Sarkome war die Mitosezahl der einzige Faktor, der signifikant mit dem progressionsfreien Intervall bei einem Leiomyosarkom im Zusammenhang stand [Major et al. 1993].

Die abdominale Hysterektomie mit bilateraler Adnexektomie ist auch beim uterinen Sarkom die Standardbehandlung. Allerdings wird die Notwendigkeit der Ovarektomie beim Leiomyosarkom kontrovers diskutiert. Laut einigen Autoren beeinflußte das Belassen der Ovarien das Rezidivrisiko nicht [Berchuck et al. 1988; Van Dinh u. Woodruff 1982].

Eine neuere Aufarbeitung der Resultate von 126 Patientinnen aus mehreren italienischen Kliniken [Gadducci et al. 1996] zeigte bei den unter 50jährigen Stadium-I-Patientinnen keine signifikanten Unterschiede der Rezidivrate nach abdominaler Hysterektomie mit beidseitiger Salpingoovarektomie (kompletter Adnexektomie) (33 %, 7 Rezidive bei 21 Frauen) gegenüber den Frauen, bei denen die Adnexe belassen wurden (24 %, 5 von 21 Frauen). Das Vorhandensein oder Belassen von residuellem Ovarialgewebe scheint somit den klinischen Ausgang bei Patientinnen mit Leiomyosarkom wenig zu beeinflussen. Die histopathologische Diagnose Leiomyosarkom an Myomektomiepräparaten bei jungen Frauen kann den Kliniker in ein therapeutisches Dilemma führen, denn eine Myomektomie allein wird nur ausnahmsweise als Behandlungsmodalität akzeptiert [Leibsohn et al. 1990]. In der Literatur sind allerdings wenige solcher Fälle beschrieben. Einige dieser Patientinnen wurden in der Folge sogar schwanger [Van Dinh u. Woodruff 1982; Davids 1952; Madej et al. 1985]. Auch wenn die Hysterektomie das sicherste chirurgische Vorgehen darstellt, ist ausnahmsweise ein konservatives Vorgehen nach Myomektomie für speziell selektierte junge Patientinnen möglich, die unbedingt eine Schwangerschaft anstreben.

Die Notwendigkeit der Lymphadenektomie bei Patientinnen mit Leiomyosarkom ist weiterhin unklar. Auch hier sind wenig Daten aus der Literatur bekannt. Beim Leiomyosarkom scheint der retroperitoneale Befall seltener als beim malignen mesodermalen Mischtumor zu sein [Major et al. 1993]. Die GOG-Studie [Major et al. 1993] ergab bei 57 Patientinnen mit Leiomyosarkom zu 3,5 % positive Lymphknoten, verglichen mit 17,8 % bei 287 Patientinnen mit einem malignen mesodermalen Mischtumor. Weil beim Leiomyosarkom die Lymphknoten selten befallen sind, wenn intraabdominal kein Befall festgestellt wird, ist hier wohl im Gegensatz zum mesodermalen Mischtumor die selektive Lymphadenektomie pelvin und paraaortal nicht unbedingt indiziert.

Beim Leiomyosarkom der Stadien I – II scheint das krankheitsfreie Überleben zwischen Patientinnen, die eine adjuvante Therapie erhielten, und solchen, die keine erhielten, nicht signifikant verschieden [Berchuck et al. 1988; George et al. 1986; Gadducci et al. 1996]. Allerdings müssen Ergebnisse der Radiotherapie und der Chemotherapie getrennt analysiert werden. Die Beckenbestrahlung kann Lokalrezidive verringern, ist jedoch ohne signifikanten Einfluß auf das Überleben, da ja bei den meisten Patientinnen das Rezidiv in Form von Fernmetastasen auftritt [Salazar et al. 1978; Salazar u. Dunne 1980; Kahanpaa et al. 1986]. Einige Autoren berichten, daß Leiomyosarkome weniger strahlenempfindlich sind als endometriale Stromasarkome und maligne mesodermale Mischtumoren [Rose et al. 1987]. In der italienischen Multizenterstudie traten bei den nur chirurgisch behandelten Frauen zu 39 % (25 von 64) Rezidive auf; eine zusätzliche Radiotherapie ergab keine signifikant besseren Resultate (33 %, 5 von 15 Frauen). Weitere Angaben über die Radiotherapie folgen im Kapitel 7.6.

Kleine Studien suggerierten, daß eine adjuvante Chemotherapie mit VAC (Etoposide, Adriamycin, Cyclophosphamid) bei Patientinnen mit frühem Uterussarkom mit verschiedenen histologischen Typen die Prognose verbessern könne [Van Nagell et al. 1986; Marchese et al. 1984; Buchsbaum et al. 1979]. Eine randomisierte Studie konnte dies nicht bestätigen. Die Behandlung des fortgeschrittenen oder rezidivierenden Leiomyosarkoms besteht in einer palliativen Chemotherapie. (Weitere Angaben über Chemotherapie in Kapitel 7.4.) Eine chirurgische Sanierung kann bei alleinigen Lungen- und Hirnmetastasen in Betracht gezogen werden, wenn sich keine anderen Tumormanifestationen finden [Berchuck et

al. 1988; Vaquero et al. 1989; Prussia et al. 1992; Wronski et al. 1994; Levenback et al. 1992; Patchell et al. 1990]. Bei einer solitären Hirnmetastase scheint die chirurgische Resektion bessere Ergebnisse zu bringen als die Bestrahlung [Patchell et al. 1990].

Abschließend ist festzustellen, daß das uterine Leiomyosarkom ein aggressiver Tumor mit schlechter Überlebenschance ist. Das Tumorstadium ist die prognostische Variable. Therapie der Wahl ist die chirurgische Sanierung. Die Effektivität einer adjuvanten Chemotherapie z. B. mit Adriamycin und Ifosfamid muß in weiteren Multizenterstudien geprüft werden (s. Kap. 7.4.4). Es sollten zusätzliche Phase-I- und -II-Studien geplant werden, um neue antitumoröse Substanzen bei dieser Erkrankung zu prüfen.

Mesodermale Sarkome (MMT)

Die gemischten mesodermalen Sarkome (MMT) (maligne Müller-Mischtumoren oder Karzinosarkome) weisen zu 70 – 95 % in der Korpus- oder in der endozervikalen Fraktion der Kürettage den malignen Tumor auf [Dinh et al. 1989; Wheelock et al. 1985; Arrastia et al. 1997]. Dies ist deshalb bedeutsam, weil so doch in vielen Fällen eine entsprechende operative Therapie bzw. ein Staging bei bereits bekannter Diagnose eingeleitet werden kann und die Patientin nicht erst nach einer Hysterektomie über das aggressive Verhalten des Tumors und über adjuvante Therapiemethoden informiert werden muß. Die Fünfjahresüberlebensrate für das Stadium I übersteigt in der Literatur selten 50 %. Spanos et al. (1984) berichteten über eine Fünfjahresüberlebensrate von 52 % bei auf den Uterus beschränktem MMT und 28 % bei extrauteriner Krankheitsausbreitung bei insgesamt 108 Patientinnen mit MMT. In 20 – 40 % der Fälle erfahren Karzinosarkome der Stadien I und II durch die Stagingoperation ein Upstaging zu den Stadien III und IV [Dinh et al. 1989; Olah et al. 1991; Arrastia et al. 1997]. Metastasen werden meistens in den Adnexen, in den Lymphknoten und im Omentum gefunden. Die extrapelvinen Metastasen sind wie beim Endometriumkarzinom verteilt, aber viel häufiger. 17,8 % der MMT machen Lymphknotenmetastasen [Major et al. 1993].

Wie in einer GOG-Studie [Major et al. 1993; Silverberg et al. 1989] war auch in neueren Studien [Arrastia et al. 1997] die metastatische Verbreitung abhängig von der Invasionstiefe des Tumors. Während beim Adenokarzinom des Endometriums weniger als 5 % der Patientinnen mit einer oberflächlichen Invasion Metastasen aufwiesen [Boronow et al. 1984; Creasman et al. 1987], treten bei Karzinosarkomen Metastasen mit einer Häufigkeit von bis zu 20 % auf. Pelvine oder paraaortale Lymphknotenmetastasen hatten 16,7 % von 203 Patientinnen der Stadien I und II MMT. Folgende Faktoren waren signifikant mit extrauteriner Ausbreitung assoziiert: serös-papilläre oder klarzellige Histologie des Karzinomanteils des MMT, lymphovaskuläre Einbrüche, histologischer Grad 2 oder 3 des Karzinomanteils, jedoch nicht der mitotische Index des Sarkomanteils, der Differenzierungsgrad des Sarkoms oder evtl. vorhandene heterologe Elemente im Sarkomanteil [Silverberg et al. 1989].

Die Tatsache, daß ein zurückgelassener Residualtumor einer der stärksten prognostischen Faktoren für ein schlechtes Überleben ist, zeigt, daß wie beim epithelialen Ovarialkarzinom es auch hier auf ein adäquates Tumordebulking ankommt. Während die adjuvante Therapie in den 60er Jahren in der Bestrahlung bestand, ist in den 70er Jahren ein Wechsel zur Chemotherapie festzustellen, die dann in den 80er Jahren insbesondere auf platinhaltigen Substanzen basierte. Auch bei jüngeren Studien, die eine signifikante Verbesserung des Überlebens zeigen konnten, war es nicht möglich, diese Verbesserung der letzten 15 Jahre auf eine einzelne adjuvante Therapie zurückzuführen. In der gleichen Zeit wechselten auch viele andere Variablen, wie z. B. die Durchführung der pelvinen und paraaortalen Lymphadenektomie, was auch beim längeren Überleben eine Rolle gespielt haben kann.

Adenosarkome sind ebenfalls gemischte epithelial-mesenchymale Tumore und imponieren klinisch meist als Polypen, die das Uteruskavum ausfüllen und gelegentlich von der Cervix uteri ausgehen können. Leitsymptome sind Blutungsstörungen oder „rezidivierende Polypen". Es wurden Adenosarkome bei Patientinnen beschrieben, die Tamoxifen einnahmen, und ein möglicher Zusammenhang postuliert [Clement et al. 1996]. In einer GOG-Studie zeigten 6 von 31 Patientinnen einen extrauterinen Befall: je 2 Patientinnen mit Befall der Vagina oder Lymphknoten oder mit positiver Spülzytologie. Bei je einer Patientin waren die Parametrien oder Ovarien befallen. Myometriuminvasion und extrauteriner Befall waren signifikante Risikofaktoren für die Rezidivierung [Kaku et al. 1992]. Bei den 15–20% Fällen mit Myometriuminvasion ist das Beckenrezidivrisiko mit 46% massiv erhöht gegenüber 12,7% bei Frauen ohne Myometriumrezidive [Clement u. Scully 1990]. Adenosarkome sind nicht so aggressiv wie die Karzinosarkome, und nur 24–30% der Frauen rezidivieren nach Operation, darunter nur 2–5% mit Fernmetastasen. Die Rezidive treten in einem Drittel der Fälle erst nach 5 Jahren auf [Clement u. Scully 1990; Zaloudek u. Norris 1987]. Ob die Standardtherapie der Adenosarkome die Hysterektomie mit Adnexektomie, Spülzytologie und Lymphadenektomie beinhaltet, ist umstritten. Der extrauterine Befall hat zwar starke prognostische Bedeutung, eine effektive adjuvante Therapie existiert jedoch nicht. Anderer-

seits kann eine Lymphadenektomie die Rezidivrate senken, da zu 6,5% Lymphknoten befallen sind. In der Literatur sind auch rezidivfreie Verläufe nach lokaler Exzision beschrieben. Die adjuvante Radio- oder Chemotherapie scheint keinen sicheren Vorteil zu bringen, da 7 von 21 Patientinnen trotz adjuvanter Therapie rezidivierten [Clement u. Scully 1990]. Baker sah keinen Nutzen der adjuvanten Radiotherapie, berichtet jedoch über komplette Remissionen nach Chemotherapie bei rezidivierenden Adenosarkomen; allerdings verstarben diese Patientinnen schließlich trotzdem an der Krankheit [Baker et al. 1988].

Endometriale Stromasarkome (ESS)

Endometriale Stromasarkome (ESS) machen in Zürich [Schüler 1997, s. Kap. 7.1) 1% aller uterinen Malignome und 7–15% der uterinen Sarkome aus [Larson et al. 1990; Echt et al. 1990]. Die Inzidenz beträgt jährlich 0,19/100.000 Frauen. Wie bereits Norris u. Taylor (1966) (vgl. Tabelle 7.1) vorgeschlagen haben, wird unterschieden zwischen *Low-grade-* und *High-grade- Stromasarkomen*, entsprechend der Mitosezahl unter oder über/10 „high power fields" (HPF). Diese Klassifikation hat sich weltweit bewährt.

Hauptsymptom ist die abnorme vaginale Blutung. Die klinische Untersuchung ergibt gelegentlich eine Vergrößerung des Uterus oder sogar ein Austreten des Tumors durch den äußeren Muttermund [De Fusco et al. 1989]. Die fraktionierte Kürettage führt auch hier in 70–80% der Fälle zur richtigen Diagnose [Kahanpaa et al. 1986; Taina et al. 1989].

Low-grade-Stromasarkome wachsen im allgemeinen langsam, High-grade-Sarkome oft recht aggressiv [Mansi et al. 1990; Berchuck et al. 1990]. Auch hier ist die abdominale Hysterektomie mit bilateraler Salpingoovarektomie für Low-grade- wie für High-grade-Tumore die Therapie der Wahl, während die adjuvante postoperative Therapie nach wie vor kontrovers beurteilt wird.

Der Benefit der beidseitigen Ovarektomie bei Low-grade-ESS ist nicht gesichert [Norris u. Taylor 1966]. Einige Autoren fanden allerdings, daß Rezidive nach Entfernung beider Ovarien seltener auftraten [Berchuck et al. 1990; Krieger u. Gusberg 1973]. Für High-grade-Stromasarkome wird hingegen die Entfernung der Ovarien empfohlen [De Fusco et al. 1989; Taina et al. 1989; Michalas et al. 1994; Gadducci et al. 1996]. Auch hier ist die Bedeutung der Lymphadenektomie noch nicht klar. Low-grade-ESS haben eine Fünfjahresüberlebensrate von 80–100%, aber 37–60% der Patientinnen entwickeln ein Rezidiv auch noch nach langer Zeit [Berchuck et al. 1990; Michalas et al. 1994], und 15–25% sterben an der Erkrankung [Krieger u. Gusberg 1973]. Es wurde ein

Low-grade-ESS beschrieben mit multipler Rezidivierung nach über 29 Jahren [Styron et al. 1989]. Die Rezidive treten meistens in der Vagina, im Becken, in der Peritonealhöhle auf, weniger häufig in Lunge, Leber, den Knochen und entlang der V. cava inferior [Krieger u. Gusberg 1973]. Bei den meisten Patientinnen ist das Low-grade-Stromasarkom zum Zeitpunkt der Diagnose auf den Uterus beschränkt. Im Krankengut von Gadducci et al. (1996) blieben drei Viertel der Patientinnen (15 von 20) bei einer Nachbeobachtung von im Median 86 Monaten rezidivfrei; 5 entwickelten ein Beckenrezidiv nach 4–188 Monaten (Median 36).

Einige Autoren empfahlen die adjuvante Progesterontherapie bei Low-grade-ESS [Taina et al. 1989; Styron et al. 1989]. Auch die adjuvante Beckenbestrahlung wurde durchgeführt, um die Wahrscheinlichkeit eines Lokalrezidivs zu vermindern [Berchuck et al. 1990].

Im Hinblick auf Rezidiv und Metastasierung von Low-grade-ESS ist ein möglichst weitgehendes chirurgisches Debulking sinnvoll, weil damit schließlich einige Jahre symptomfreies Leben gewonnen werden. Bei Low-grade-ESS können auch Rezidive über lange Zeit positive Steroidrezeptoren aufweisen [Styron et al. 1989], was sich therapeutisch nutzen läßt (Progesterongabe). High-grade-ESS verlaufen klinisch aggressiver, mit Tendenz zu häufigeren und früheren Rezidiven und mit einer Fünfjahresüberlebenszeit von weniger als 25–55 % [Salazar et al. 1978; Salazar u. Dunne 1980]. Die mittlere Überlebenszeit betrug in einer Untersuchung von Mansi et al. (1990) lediglich 7 Monate. Die meisten Rezidive treten im Becken, im Abdomen und in den Lungen auf; 50–85 % weisen Fernmanifestationen auf. Die Ausbreitung der Erkrankung zum Zeitpunkt der Diagnose ist ein starker Prognosefaktor in bezug auf das Überleben [Wolfson et al. 1994; Salazar et al. 1978; Salazar u. Dunne 1980].

Über einen Zusammenhang zwischen der Anzahl der Mitosen und dem Überleben besteht kein Konsens. Während die einen Autoren keinen Zusammenhang sahen [De Fusco et al. 1989], berichten andere über eine hohe mitotische Aktivität als ungünstigen prognostischen Faktor [Kahanpaa et al. 1986]. Andere wiederum fanden ebenfalls, daß das krankheitsfreie Überleben bei High-grade-ESS univariat signifikant mit dem Stadium und sowohl univariat als auch multivariat mit der Mitosezahl korreliert [Gadducci et al. 1996] (Abb. 7.7). Dieselben Autoren fanden keinen signifikanten Unterschied bei der Rezidivrate von Patientinnen der Stadien I–II High-grade-ESS, die adjuvant nachbehandelt wurden oder nicht. Allerdings sind hier die Zahlen für bindende Aussagen zu niedrig.

Lange Zeit wurden vor allem die endometrialen Stromasarkome und die malignen mesodermalen

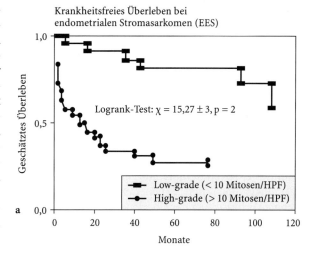

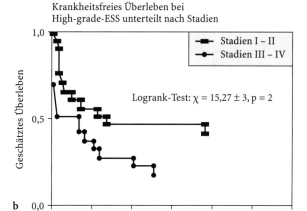

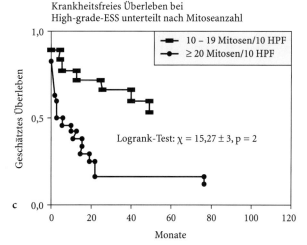

Abb. 7.7. Überleben beim endometrialen Stromasarkom. [Nach Gadducci et al. 1996]

Mischtumoren im Vergleich zu den Leiomyosarkomen als radiosensitiver beurteilt. Man hoffte, durch die adjuvante Beckenbestrahlung die Lokalrezidivrate bei Patientinnen mit High-grade-ESS zu senken [Echt et al. 1990; Mansi et al. 1990; Berchuck et al. 1990]. Bekannt ist, daß die meisten Rezidive an fernen Lokalisationen entstehen [De Fusco et al. 1989]. Die Bedeutung der Chemotherapie als adjuvante Therapie ist noch nicht abschließend zu beurteilen, da nur wenige Informationen dazu vorliegen. In einer randomisierten Studie der GOG erbrachte eine adjuvante Monotherapie mit Doxorubicin für sämtliche histologischen Typen der uterinen Sarkome keine Verbesserung der Überlebensrate [Omura et al. 1985]. Weitere Studien laufen diesbezüglich auch in der Schweiz (s. Kap. 7.4).

7.3.3
Rezidive

Bei Korpuskarzinomen mit besonderen Risikofaktoren hinsichtlich eines Rezidivs können sowohl eine Strahlen- wie auch eine Chemo- bzw. Hormontherapie mit Gestagenen oder Antiöstrogenen zur primären Behandlung bzw. postoperativen Therapie individualisiert eingesetzt werden. Die Östrogen- und Progesteronrezeptoren des Primärtumors sollten immer bestimmt werden, da der Erfolg einer Hormontherapie weitgehend vom Vorhandensein von Rezeptoren abhängt (s. Kap. 7.5). Im Gegensatz zu den Östrogenrezeptoren sind die Progesteronrezeptoren bei den reifen Karzinomen stärker ausgebildet. Die höchsten Konzentrationen werden bei hochdifferenzierten Tumoren (G1) gemessen [Ehrlich et al. 1978; Baltzer u. Lohe 1986]. Da bei hohem Rezeptorgehalt eine Gestagenbehandlung erfolgreicher ist, kann das Vorhandensein von Progesteronrezeptoren auch von prognostischer Bedeutung sein [Creasman et al. 1980].

Eine individualisierte Therapie ist besonders bei Rezidiven im Stadium IV nötig. In sehr seltenen Fällen ist eine Exenteration indiziert.

Von verschiedenen Autoren wurde versucht, Patientinnen mit Endometriumkarzinom in Risikogruppen zu unterteilen [Pfleiderer u. Kleine 1987; Morrow u. Townsend 1987; DiSaia u. Creasman 1989a]. Dabei wurden Hochrisikopatientinnen von solchen mit niedrigerem Risiko oder sogar noch eine Gruppe mit mittlerem Risiko unterschieden. Bis heute fehlt jedoch eine allgemein akzeptierte Definition dieser Risikogruppen, obwohl sie wünschenswert wäre. Einer der wichtigsten Rezidiv-Risikofaktoren ist der histologische Typ: 31% der Frauen mit serös-papillären Endometriumkarzinomen im klinischen Stadium I rezidivieren und sterben schließlich am Rezidiv. Die Rezidivrate für Endometriumadeno

karzinome beträgt für G1-Tumoren 2,8%, für G2 7,6% und für G3 21,5% [Rosenberg et al. 1993]. Bei Adenokarzinomen ist die Myometriuminvasion neben dem Differenzierungsgrad ein wichtiger Prognosefaktor. So war das Fünfjahresüberleben bei 396 Patientinnen (ohne serös-papilläre oder hellzellige Karzinome) im chirurgischen Stadium IA 100%, im Stadium IB 97% und im Stadium IC 93%. Bei allen Patientinnen wurden ein ausgedehntes chirurgisches Staging inklusive Lymphadenektomie und, mit Ausnahme des Stadiums IA G1, eine vaginale Strahlenauslastung durchgeführt [Orr et al. 1997].

Die Wahrscheinlichkeit des Auftretens von Rezidiven an verschiedenen Lokalisationen ist unterschiedlich [Aalders et al. 1984; s. auch Kap. 7.7]:

- Lokalrezidiv 50%,
- Fernmetastasen 28%,
- Lokalrezidiv plus Fernmetastasen 22%.

Während Endometriumkarzinome in den Stadien I und II eine gute Prognose haben, sind die Rezidive bei Hochrisikopatientinnen, die eine schlechte Überlebenschance haben, auch heute ein großes Problem. Bei Frühstadien beträgt die Rezidivrate 11–19% [Di Saia et al. 1985; Salazar et al. 1977]. Über 70% der Rezidive treten in den ersten 3 Jahren auf [Aalders et al. 1984; Kuten et al. 1989; Descamps et al. 1997]. Die aktuelle Dreijahresüberlebensrate für Patientinnen mit Fernmetastasen beträgt etwa 20% [Vavra et al. 1993; Descamps et al. 1997]. In einer anderen Analyse verstarben allerdings alle Patientinnen mit einem pelvinen Lokalrezidiv oder Fernmetastasen innerhalb eines Jahres [Kuten et al. 1989]. Die Rezidivtherapie beim Korpuskarzinom sollte individualisiert werden. In seltenen Fällen kann sie primär chirurgisch, in der Mehrzahl der Fälle jedoch radiotherapeutisch oder medikamentös (chemotherapeutisch, hormonell) erfolgen.

Bevorzugte Lokalisationen für eine Metastasierung waren bei 201 Patientinnen [Descamps et al. 1997] (Tabelle 7.11):

- die Peritonealkarzinose (28,6%),
- Knochenmetastasen (28,6%),
- Lungenmetastasen (21,4%).

Die beobachtete Überlebensrate betrug bei diesen Patientinnen

- nach 12 Monaten 39,2%,
- nach 36 Monaten 14,2%,
- nach 60 Monaten 7,1%.

Signifikante univariate prädiktive Faktoren waren das Alter, das Tumorstadium, das Grading und die Invasionstiefe sowie die Lymphknotenbeteiligung und die Peritonealzytologie. Bei der multivariaten Analyse dieser Variablen war die Lymphknotenbeteili

Tabelle 7.11. Daten zu den Rezidiven beim Endometriumkarzinom. [Studie von Descamps et al. 1997]

	n	%
Anzahl Patientinnen	28	
Zeitpunkt des Auftretens		
1. Jahr	14	50
< 3 Jahre	22	78,6
Lokalisation		
Peritoneale Karzinose	8	28,6
Knochen	8	28,6
Lungen	6	21,4
Leber	4	14,3
Paraaortale Lymphknoten	3	10,7
Hirn	2	7,1
Anzahl involvierter Lokalisationen		
Einzeln	12	42,8
Multiple	16	57,1

gung der beste Prädiktor für ein Rezidiv (Tabellen 7.12 und 7.13).

Zusammenfassend ist festzuhalten: Das Tumorstadium, das Grading, die myometrane Infiltration, die Peritonealzytologie und die Lymphknotenbeteiligung sind signifikante Prognosefaktoren für die Entstehung von Fernmetastasen. Um die Überlebensraten dieser Hochrisikopatientinnen zu verbessern, sind randomisierte Studien notwendig, die die adjuvante Therapie inkl. Becken- oder Abdominalbestrahlung, Chemotherapie und hormonelle Therapie miteinbeziehen.

Neben der Lokalisation des Rezidivs bestimmt die primär durchgeführte Therapie das weitere Vorgehen bei der Therapieplanung. Bei Patientinnen, die primär keine pelvine Bestrahlung erhalten hatten, kann eine externe Radiotherapie in Kombination mit einer Brachytherapie in Betracht gezogen werden. Bei lokal begrenzten Rezidiven empfiehlt sich die Resektion von metastatischem Gewebe in Kombination mit einer Radiotherapie. Zudem ist unter bestimmten Voraussetzungen bei einer etwaigen Explorationslaparotomie eine Exenteration zu erwägen. Die meisten rezidivierenden Fälle profitieren jedoch von einer medikamentösen Therapie. Bei positiven Hormonrezeptoren werden vorzugsweise

Tabelle 7.12. Univariate Analyse der prognostischen Faktoren beim Endometriumkarzinom in den klinischen Stadien I und II für das Rezidivrisiko. [Nach Descamps et al. 1997]

Prognosefaktoren	Anzahl Patientinnen	Rezidiv (n)	[%]	Signifikanz der Unterschiede zwischen den Gruppen (univariat, Chi-Quadrat)
Alter				
< 55 Jahre	41	1	2,4	P = 0,0019
55–64 Jahre	96	13	13,5	
> 65 Jahre	64	14	21,9	
Stadium				
I	138	14	10,1	P = 0,02
II	63	14	22,2	
Histologie				
Adenokarzinom	167	25	15,0	P = 0,64
Papillär	15	1	6,6	
Adenoakanthom	8	0	0	
Hellzellig	7	1	14,3	
Adenosquamös	4	1	25	
Grade				
1	84	11	13,1	P = 0,014
2	70	10	14,3	
3	17	7	41,2	
Unbekannt	30	0	0	
Invasionstiefe				
< $^1/_3$ Myometriuminvasion	99	13	13,1	P = 0,007
> $^1/_3$ Myometriuminvasion	45	12	26,7	
Unbekannt[a]	57	3	5,3	
Lymphknotenbefall				
Negativ	182	18	9,9	P < 0,0001
Positiv	19	10	52,6	
Peritonealzytologie				
Negativ	164	17	10,4	P = 0,006
Positiv	14	5	35,7	
Unbekannt	57	6	10,5	

[a] Die Invasionstiefe war unbekannt bei 47 % der Patientinnen, die keinen Resttumor nach der Brachytherapie hatten.

Tabelle 7.13. Endometriumkarzinom der Stadien I und II, prognostische Werte signifikanter Faktoren für ein Rezidiv in einer multivariaten Analyse (*RR* Relatives Risiko, *KI* Konfidenzintervall)[a]. [Nach Descamps et al. 1997]

Faktor	RR	95% KI
Alter		
55–65	4,02	(0,96–32,35)
> 65	4,78	(1,15–34,26)
Stadium		
II	1,30	(0,86–4,41)
Grad		
2	2,39	(0,64–3,75)
3	2,01	(1,2–12,87)
Invasionstiefe ins Endometrium		
> $^1/_3$	2,64	(1,89–12,96)
Peritonealzytologie		
Positiv	2,12	(1,72–11,34)
Lymphknoten		
Beteiligt	5,91	(1,62–21,52)

[a] Zum Vergleich ist jeweils die prognostisch günstigste Gruppe genommen: Alter < 55; Stadium I, histologischer Grad 1; Myometriuminvasion: keine oder weniger als ein Drittel; Peritonealzytologie negativ; kein Lymphknotenbefall.

Gestagene bzw. Antiöstrogene und bei negativen Hormonrezeptoren eine Chemotherapie (s. Kap. 7.4 und 7.5) eingesetzt.

7.4
Chemotherapie

7.4.1
Allgemeines

Die Mehrzahl der Patientinnen mit frühen Endometriumkarzinomstadien werden durch Chirurgie und evtl. adjuvante Radiotherapie geheilt [Orr et al. 1997]. So sind die Stadien IA G1 und IB G1 durch alleinige Chirurgie in den meisten Fällen heilbar. Ob die adjuvante externe Bestrahlung des kleinen Beckens bei den Stadien IB, IC, IIA (okkult) und IIB (okkult) eine weitere Verbesserung der an sich guten Prognose mit sich bringt, wird z. Z. in einer großen randomisierten Studie geprüft (GOG-Studie 99). Bei den Stadien IC, II und III hat die adjuvante externe Bestrahlung des kleinen Beckens und der paraaortalen Lymphknoten bei deren Befall gute Fünfjahresüberlebensraten bei geringer Toxizität der Radiotherapie gezeigt (GOG-Studie 34). Bei positiven pelvinen Lymphknoten resultierte diese kombinierte Therapiemodalität in einem Fünfjahresüberleben von 68%, jedoch von nur 26% bei positiven paraaortalen Lymphknoten.

Aufgrund der relativ guten Erfolge der Radiotherapie wurde die Chemotherapie im Management des fortgeschrittenen Endometriumkarzinoms bis 1974 kaum untersucht. Es wurde jedoch auch erkannt, daß gewisse histologische Typen wie das serös-papilläre und das hellzellige Endometriumkarzinom auch in optimal operierten, frühen Stadien oft rezidivieren und dann unweigerlich zum Tod führen [Rosenberg et al. 1993; Matthews et al. 1997]. Für diese histologischen Typen mit hohem Risiko wird eine adjuvante Therapie gefordert, wobei bis heute noch nicht klar ist, ob eine Ganzabdomenbestrahlung oder eine Chemotherapie erfolgen sollte [Hendrickson et al. 1994]. Zur Wirksamkeit der Ganzabdomenbestrahlung bei diesen histologischen Typen wird die GOG-Studie 122 mehr Daten liefern, bezüglich der adjuvanten Chemotherapie die GOG-Studie 156 (Doxorubicin plus Cisplatin). Beim fortgeschrittenen oder rezidivierenden Endometriumkarzinom oder beim Endometriumkarzinom mit Resttumor nach Primäroperation werden meist zuerst die Radiotherapie und eventuell die Hormontherapie eingesetzt und erst bei Versagen die zytotoxische Chemotherapie.

7.4.2
Adjuvante Chemotherapie beim Endometriumkarzinom

Die alleinige adjuvante Chemotherapie bei Hochrisikopatientinnen ohne Resttumor nach Operation wurde bisher in keiner randomisierten Studie untersucht. Die GOG prüfte in der einzigen randomisierten Studie zum Stellenwert der adjuvanten Chemotherapie die Gabe von 8 Zyklen Doxorubicin 60 mg/m² alle 3 Wochen nach externer Radiotherapie vs. Radiotherapie allein bei 181 Patientinnen. Einschlußkriterien waren Myometriuminfiltration über 50%, retroperitoneale Lymphknoten- oder Adnexmetastasen oder okkulter Zervixbefall nach Operation inklusive selektiver pelviner und paraaortaler Lymphadenektomie. Es konnten keine signifikanten Unterschiede hinsichtlich Überleben und progressionsfreiem Intervall festgestellt werden; allerdings hatten mehr Patientinnen des Doxorubicin-Arms befallene Lymphknoten und G3-Tumoren. Das Fünfjahresüberleben für die Patientinnen mit paraaortalen Lymphknotenmetastasen betrug 26%, für die Patientinnen mit nichtbefallenen paraaortalen Lymphknoten je nach Risikogruppe zwischen 63 und 70%. Extrapelvine Rezidive traten bei 16,3% der mit Doxorubicin und Radiotherapie behandelten und bei 22,5% der nur radiotherapierten Frauen auf, was jedoch keinen signifikanten Unterschied darstellt. Da die Anzahl eingeschlossener Patientinnen relativ klein war und sich die beiden Therapiearme im Risikofaktor Lymphknotenbefall unterschieden, könnte dies kleine Vorteile eines Therapiearms verwischt haben [Morrow et al. 1990].

Drei nichtrandomisierte Studien weisen lediglich auf einen möglichen Vorteil der adjuvanten Chemotherapie hin, indem mit historischen Kontrollen verglichen wird. Insbesondere war die Prognose der Patientinnen mit dem höchsten Rezidivrisiko, nämlich der mit serös-papillären Endometriumkarzinomen, trotz adjuvanter Chemotherapie sehr schlecht. Bei 62 Patientinnen mit hohem Rezidivrisiko, definiert als G2-Tumoren mit Myometriuminvasion ins mittlere oder äußere Drittel, G3-Tumoren mit jeglicher Myometriuminvasionstiefe, komplett reseziertem extrauterinem Tumor oder spezieller Histologie (serös-papillär oder hellzellig), wurde in einer prospektiven Studie die adjuvante Chemotherapie mit 6 Zyklen Cisplatin (50 mg/m²), Doxorubicin (50 mg/ m²) und Cyclophosphamid (500 mg/m²) im Abstand von 4 Wochen eingesetzt. Es rezidivierten 14 der 29 Patientinnen mit komplett reseziertem extrauterinem Tumor und 8 der 33 ohne extrauterinen Tumor; 82 % der Rezidive lagen außerhalb des kleinen Beckens. Die Dreijahres-überlebensrate für Patientinnen ohne extrauterinen Tumor betrug 82 % gegenüber 46 % für Patientinnen mit extrauterinem Tumor. Obwohl diese adjuvante Chemotherapie Rezidive nicht verhindern konnte, war die Überlebensrate für die Patientinnen mit auf den Uterus beschränktem Tumor und obigen Risikofaktoren höher als erwartet [Burke et al. 1994].

Eine weitere nichtrandomisierte Studie evaluierte den Effekt einer adjuvanten Chemotherapie mit 6 Zyklen Cisplatin (50 mg/m²), Doxorubicin (50 mg/m²) und Cyclophosphamid (500 mg/m²) vor externer Radiotherapie des Beckens bei 47 Hochrisikopatientinnen. „Hohes Risiko" war definiert als Stadium IC und Stadium II mit Myometriuminvasion ins äußere Drittel oder Stadium III und Stadium IV ohne Resttumor nach Operation. Die Patientinnen mit serös-papillären Karzinomen hatten ein 2 Jahre progressionsfreies Überleben von 22,5 % verglichen mit 72,5 % für die Patientinnen mit anderer Histologie (p = 0,007). Verglichen mit historischen Kontrollen erwies sich diese Therapiemodalität somit als vorteilhaft für Patientinnen ohne serös-papilläre Histologie [Smith et al. 1994]. Eine kleine japanische Studie behandelte 16 Patientinnen mit hohem Rezidivrisiko adjuvant mit Cisplatin, Adriamycin und Cyclophosphamid anstelle der sonst üblichen Radiotherapie. Risikofaktoren waren Myometriuminfiltration ins äußere Drittel, pelvine Lymphknotenmetastasen oder beides. Eine Patientin verstarb an neutropener Sepsis, 4 (25 %) rezidivierten im Becken, wovon 3 verstarben [Tsunoda et al. 1996].

Abschließend kann gesagt werden, daß die adjuvante Chemotherapie mit Cisplatin, Doxorubicin und Cyclophosphamid einen Vorteil bei Hochrisikopatientinnen bringen könnte und in prospektiven, randomisierten Studien evaluiert werden sollte. Die GOG-Studie 156 prüft seit 1995 die adjuvante Chemotherapie mit Doxorubicin 60 mg/m² plus Cisplatin 50 mg/m² alle 3 Wochen vs. adjuvante Radiotherapie des Beckens bei den Hochrisikostadien IA, IB, IC, IIA und IIB, wobei „hohes Risiko" definiert wird als Vorliegen von mindestens 2 der folgenden Risiken: Grad-3-Tumor, mehr als ein Drittel des Myometrium infiltriert, Zervixstroma infiltriert, Lymph- oder Hämangiosis carcinomatosa oder serös-papilläre oder hellzellige Histologie.

7.4.3
Chemotherapie beim fortgeschrittenen oder rezidivierenden Endometriumkarzinom

First-line-Monochemotherapie nach Operation plus Radiotherapie (Tabelle 7.14)
Bisher wurden mindestens 28 Zytostatika beim fortgeschrittenen Endometriumkarzinom untersucht, wobei sich Doxorubicin, Epirubicin, Paclitaxel, Cisplatin, Carboplatin, Ifosfamid, Vincristin und 5-Fluorouracil in klinischen Studien als die wirksamsten herausstellten. Die GOG-Studie 129-C, die 1995 geschlossen wurde, evaluiert den Therapieeffekt der Paclitaxelmonotherapie 200 mg/m² ohne G-CSF. First-line-Chemotherapeutika, die Ansprechraten unter 10 % in Phase-II-Studien zeigten, sind in Tabelle 7.14 nicht aufgeführt: Amonafide 300 mg/m²/Tag für 5 Tage alle 3 Wochen, das bei 38 Patientinnen eine Ansprechrate von 6 % zeigte [Malviya et al. 1994], Cyclophosphamid 666 mg/m² alle 3 Wochen mit nur einer Remission bei 25 Patientinnen [Horton et al. 1978] und Methotrexat 40 mg/m² wöchentlich mit einer Ansprechrate von 6 % [Muss et al. 1990].

Second-line-Monochemotherapie beim fortgeschrittenen oder rezidivierenden Endometriumkarzinom (Tabelle 7.15)
Die Ansprechrate auf eine Cisplatinchemotherapie bei Patientinnen mit einer vorangegangenen Chemotherapie ist mit 4 % deutlich niedriger als bei chemotherapienaiven Patientinnen (20 %). Monotherapeutika, die nach vorangehender Chemotherapie noch Ansprechraten zwischen 15 und 37 % zeigten, sind Ifosfamid und Paclitaxel.

Polychemotherapie
Obwohl einige Einzelchemotherapeutika zu klinischen Ansprechraten von bis zu 37 % mit einigen kompletten Remissionen führen, bleibt das mediane Überleben der Behandelten kurz, nämlich zwischen 4 und 8 Monaten. Kleine Phase-II-Studien mit Kombinationschemotherapien bringen bei Ansprechraten von 31–74 % z. T. erhebliche Toxizität (Tabelle 7.16). Nur 2 randomisierte Studien verglichen den Effekt

Tabelle 7.14. First-line-Monochemotherapie beim fortgeschrittenen oder rezidivierenden Endometriumkarzinom mit Ansprechraten über 10%

Therapie	Anzahl Patientinnen	Komplette Remission [%]	Partielle Remission [%]	Ansprechrate [%]
Ifosfamid 1,2 g/m²/Tag für 5 Tage alle 4 Wochen [Sutton et al. 1996]	33	6,1	18,2	24,3
Doxorubicin 60 mg/m² alle 3 Wochen [GOG 48] [Thigpen et al. 1994]	132	5	17	22
Doxorubicin 60 mg/m² alle 3 Wochen [GOG 107] [Thigpen et al. 1993]	137	8,8	18,2	27
Epirubicin 80 mg/m² alle 3 Wochen [Calero et al. 1991]	27	7	19	26
Paclitaxel 200–250 mg/m² über 24 h mit G-CSF alle 3 Wochen (Ball et al. 1996]	28	14,3	21,4	35,7
Carboplatin 300–400 mg/m² alle 4 Wochen [Long et al. 1988]	26	0	28	28
Cisplatin 50 mg/m² alle 3 Wochen [Thigpen et al. 1989]	49	4	16	20
Cisplatin 50 mg/m² alle 3 Wochen [Trope et al. 1980]	11	9	27	36
5-Fluorouracil 15 mg/kg über 5 Tage, dann Erhaltungsdosis [Carbone u. Carter 1974]	34	0	21	21
Vincristin 1,4 mg/m² wöchentlich [Broun et al. 1993]	33	3	15	18

Tabelle 7.15. Second-line-Monochemotherapie beim fortgeschrittenen oder rezidivierenden Endometriumkarzinom

Therapie	Anzahl Patientinnen	Komplette Remission [%]	Partielle Remission [%]	Ansprechrate [%]
Paclitaxel 175 mg/m² (3 h) alle 3 Wochen (alle vorbehandelt mit PAC) [Lissoni et al. 1996]	19	10,5	26	37
Ifosfamid 1,2 g/m²/Tag für 5 Tage alle 4 Wochen plus Mesna [Sutton et al. 1994]	40	7,5	7,5	15
Cisplatin 50 mg/m² alle 3 Wochen [Thigpen et al. 1984]	25	0	4	4
Etoposid 50 mg/m²/Tag per os [Rose et al. 1996]	25	0	4	4

einer Mono- mit einer Kombinationstherapie. Die erste GOG-Studie 48 verglich Doxorubicin 60 mg/m² mit Doxorubicin 60 mg/m² plus Cyclophosphamid 500 mg/m² alle 3 Wochen bei insgesamt 276 Patientinnen. Unter Berücksichtigung der Prognosefaktoren in der multivariaten Analyse zeigte sich kein signifikanter Unterschied zwischen den beiden Therapiearmen bezüglich Ansprechrate und Dauer des Ansprechens, jedoch war ein geringer, aber signifikanter Vorteil der Kombinationschemotherapie bezüglich Überleben festzustellen (medianes Überleben Doxorubicin 6,7 Monate vs. 7,3 Monate für Doxorubicin plus Cyclophosphamid) [Thigpen et al. 1994].

Die zweite Phase-III-Studie (GOG-Studie 107) verglich Doxorubicin 60 mg/m² alle 3 Wochen mit Doxorubicin 60 mg/m² plus Cisplatin 50 mg/m² alle 3 Wochen bei 275 Patientinnen mit meßbarem Resttumor nach Primäroperation oder meßbarem Rezidiv. Hier zeigte die Kombinationstherapie einen Vorteil bezüglich Ansprechrate (46,1 vs. 27%) und progressionsfreiem Überleben (5,4 vs. 3,9 Monate), nicht jedoch bezüglich Gesamtüberleben (8,8 vs. 9,2 Monate). Die definitive Analyse dieser Studie ist aber noch nicht abgeschlossen [Thigpen et al. 1993]. Eine ältere randomisierte Studie mit 114 Patientinnen der Stadien III oder IV oder rezidivierenden Endometriumkarzinomen untersuchte den Zusatz von 5-Fluorouracil zu einer anthracyclinhaltigen Zweierkombination und Gestagentherapie: Doxorubicin 40 mg/m² plus Cyclophosphamid 400 mg/m² alle

Tabelle 7.16. Polychemotherapie beim fortgeschrittenen und rezidivierenden Endometriumkarzinom (*Doxo* Doxorubicin, *Cy* Cyclophosphamid, *5-FU* 5-Fluorouracil, *Cis* Cisplatin)

Therapie	Anzahl Patientinnen	Komplette Remission [%]	Partielle Remission [%]	Ansprechrate [%]
Doxo 60 mg/m^2 + Cy 500 mg/m^2 alle 3 Wochen [Thigpen et al. 1994]	144	13	17	30
Doxo 40 mg/m^2 + Cy 600 mg/m^2 alle 4 Wochen [Campora et al. 1990]	13	8	38	46
Doxo 40–50 mg/m^2 + Cy 400–500 mg/m^2 alle 4 Wochen [Seski et al. 1981]	26	0	31	31
Doxo 60 mg/m^2 + Cis 50 mg/m^2 alle 3 Wochen [Thigpen et al. 1993]	128	20,9	25,2	46,1
Doxo 60 mg/m^2 morgens + Cis 60 mg/m^2 abends alle 4 Wochen [Barrett et al. 1993]	30	20	40	60
Doxo 50 mg/m^2 + Cis 50 mg/m^2 alle 3 Wochen [Trope et al. 1984]	20	10	50	60
5-FU 400 mg/m^2 Tag 1 + 8 Doxo 30 mg/m^2 Tag 1 Cy 400 mg/m^2 Tag 1+8 alle 4 Wochen [Ayoub et al. 1988]	20	5	10	15
Cis 50 mg/m^2 + Doxo 50 mg/m^2 + Cy 500 mg/m^2 alle 4 Wochen [Burke et al. 1994] [Dunton et al. 1991]	87 17	14	31	45 47
Paclitaxel 175 mg/m^2 (3 h) + Epirubicin 70 mg/m^2 + Cis 50 mg/m^2 alle 3 Wochen [Lissoni et al. 1997]	13	46	38	74
Doxo 30 mg/m^2 + Cis 50 mg/m^2 + Vinblastin 5 mg/m^2 alle 3–4 Wochen [Alberts et al. 1987]	42	7	24	31
Etoposid 80 mg/m^2 Tag 1–3 + 5-FU 600 mg/m^2 Tag 1–3 + Cis 35 mg/m^2 Tag 1–3 alle 4 Wochen [Pierga et al. 1996]	49	14,3	26,5	41
Doxo 30 mg/m^2 Tag 1 Etoposid 80 mg/m^2 Tag 1–3 5-FU 600 mg/m^2 Tag 1–3 Cis 35 mg/m^2 Tag 1–3 alle 4 Wochen [Pierga et al. 1997]	20	10	35	45
Methotrexat 30 mg/m^2 Tag 1 + 15 + 22 Vinblastin 3 mg/m^2 Tag 2 + 15 + 22 Doxo 30 mg/m^2 Tag 2 Cis 70 mg/m^2 Tag 2 alle 4 Wochen [Long et al. 1995]	30	27	40	67

4 Wochen plus Megestrol 240 mg/Tag kontinuierlich (MCA) wurde mit Doxorubicin 30 mg/m^2 Tag 1 plus Cyclophosphamid 250 mg/m^2 Tag 1 plus 5-Fluorouracil 300 mg/m^2 Tag 1–3 alle 4 Wochen plus Megestrol 240 mg/Tag kontinuierlich (MCAF) verglichen [Horton et al. 1982]. Die Ansprechrate unterschied sich nicht signifikant (MCA 27% vs. MCAF 16%), ebensowenig das mediane Gesamtüberleben, das in beiden Therapiearmen knapp 7 Monate betrug.

Unter Berücksichtigung der kleineren Phase-II-Studien kann gesagt werden, daß die Kombinationschemotherapie, insbesondere die Kombination von Doxorubicin mit Cisplatin, die Ansprechrate erhöht; das mediane Gesamtüberleben bleibt jedoch trotz intensiver Therapie bei 10 Monaten. Die noch intensiveren Kombinationschemotherapien mit 4 Zytostatika (Doxorubicin, Etoposid, 5-Fluorouracil, Cisplatin) werden von den Autoren der Studie wegen geringem Ansprechen angesichts der Toxizität nicht empfohlen [Pierga et al. 1997]. Die andere Phase-II-Studie mit 4 Chemotherapeutika (Methotrexat, Vinblastin, Doxorubicin, Cisplatin) zeigt zwar eine erfreulich hohe Ansprechrate von 67%, jedoch 2 therapiebedingte Todesfälle bei 30 Patientinnen. Zudem ist das mediane Überleben von 9,9 Monaten vergleichbar mit dem der anderen Studien [Long et al. 1995]. Zukünftige Studien müssen zeigen, ob die Kombination eines Taxans mit einem Anthracyclin und/oder einer Platinsubstanz bessere Resultate bei akzeptabler Toxizität erbringt.

Kombination Chemotherapie mit Hormontherapie beim fortgeschrittenen oder rezidivierenden Endometriumkarzinom

Das Endometriumkarzinom ist ein hormonsensitiver Tumor, wobei der Östrogen- und Progesteronrezeptorgehalt mit dem histologischen Differenzierungsgrad korreliert [Kohorn 1976; Thigpen et al. 1985]. Gestagene bewirken eine Ansprechrate zwischen 15 und 20% mit einer medianen Überlebenszeit von

9–20 Monaten [Podratz et al. 1985; Creasman et al. 1980; Thigpen et al. 1985]. Da die Hormontherapie mit relativ wenig Nebenwirkungen verbunden ist, liegt die Kombination einer Hormontherapie mit einer Zytostatikatherapie zur Erhöhung der Ansprechrate und des Überlebens nahe. Tamoxifen weist ebenfalls einen, wenn auch bescheidenen, Effekt auf das Endometriumkarzinom auf (GOG 81-F) und führt nach einer Gestagentherapie zu einer erneuten Zunahme der Progesteronrezeptoren im Karzinomgewebe. Deshalb wird Tamoxifen oft sequentiell mit einem Gestagen kombiniert. In einer randomisierten Studie an 46 Patientinnen mit fortgeschrittenem oder rezidivierendem Endometriumkarzinom behandelten Ayoub et al. 20 Patientinnen mit FAC-Chemotherapie und 23 Patientinnen mit der gleichen Chemotherapie, jedoch zusätzlich mit 200 mg Medroxyprogesteronacetat täglich für 3 Wochen alternierend mit Tamoxifen 20 mg täglich (Tabelle 7.17). Die mit einer Chemotherapie und Hormontherapie behandelte Gruppe sprach mit 43 vs. 15% signifikant besser an, das mediane Gesamtüberleben unterschied sich jedoch nicht signifikant (11 vs. 14 Monate) [Ayoub et al. 1988].

Aufgrund der vorliegenden Daten scheint die zusätzliche Gabe eines Gestagens zur Chemotherapie keinen Vorteil zu bringen. Das mediane Überleben in den größeren Studien betrug etwa 10 Monate, ähnlich dem bei alleiniger Chemotherapie. Zudem sind die aggressiven, schlecht differenzierten Tumoren, die chemotherapiebedürftig sind, meist hormonrezeptornegativ und sprechen somit kaum auf eine Gestagentherapie an.

7.4.4
Chemotherapie bei uterinen Sarkomen

Uterine Sarkome bilden eine heterogene Gruppe von Neoplasien, die etwa rund 6% [Schüler 1997] der Malignome des Uterus ausmachen. Überlebensraten von nur 50% für das Stadium I und von weniger als 10% für die Stadien II–IV verdeutlichen die Wichtigkeit adjuvanter Therapiekonzepte. Hohe Rezidivraten und häufiges Auftreten von Fernmetastasen machen diese Tumoren zu Kandidaten für eine systemische Therapie. Endometriale Stromasarkome (ESS) sprechen auf Hormontherapie an, nicht jedoch Leiomyosarkome (LMS) und maligne Müller-Mischtumoren (MMT; Synonym: Karzinosarkome), bei denen im Gegensatz zum endometrialen Adenokarzinom ein positiver

Tabelle 7.17. Kombination Hormon/Chemotherapie beim fortgeschrittenen und rezidivierenden Endometriumkarzinom (*Doxo* Doxorubicin, *Cy* Cyclophosphamid, *5–FU* 5-Fluorouracil, *Cis* Cisplatin, *Carbo* Carboplatin, *Tam* Tamoxifen, *Meg* Megestrol, *MPA* Medroxyprogesteronacetat)

Therapie	Anzahl Patientinnen	Komplette Remission [%]	Partielle Remission [%]	Ansprechrate [%]
Cis 20 mg/m^2 + Etoposid 75 mg/m^2 + Doxo 40 mg/m^2 alle 4 Wochen + Meg 160 mg/Tag [Piver et al. 1991]	20	55	20	75
Carbo 300 mg/m^2 alle 4 Wochen + Meg 160 mg/Tag alternierend mit Tam 40 mg/Tag alle 3 Wochen [Pinelli et al. 1996]	13	31	46	77
Cis 50 mg/m^2 + Doxo 30 mg/m^2 + Cy 500 mg/m^2 + Meg 160 mg alle 4 Wochen [Hoffman et al. 1989]	15	27	7	33
Cis 50 mg/m^2 + Doxo 30 mg/m^2 + Cy 300 mg/m^2 alle 4 Wochen + Meg 120 mg [Lovecchio et al. 1984]	15	33	27	60
5-FU 400 mg/m^2 Tag 1 + 8 Doxo 30 mg/m^2 Tag 1 Cy 400 mg/m^2 Tag 1 + 8 alle 4 Wochen + MPA 200 mg/Tag 3 Wochen alternierend mit Tam 20 mg/Tag [Ayoub et al. 1988]	23	26	17	43
Melphalan 7 mg/m^2 Tag 1–4 5-FU 525 mg/m^2 Tag 1–4 alle 4 Wochen + 180 mg Meg/Tag für 8 Wochen [Cohen et al. 1984]	77	16	22	38
5-FU 400 mg/m^2 Tag 1 Doxo 40 mg/m^2 Tag 1 Cy 400 mg/m^2 Tag 1 alle 3 Wochen + 180 mg Meg/Tag für 8 Wochen [Cohen et al. 1984]	78	17	19	36
Doxo 40 mg/m^2 + Cy 400 mg/m^2 alle 4 Wochen + Meg 240 mg/Tag [Horton et al. 1982]	56	7	20	27
5-FU 300 mg/m^2 Tag 1–3, Doxo 30 mg/m^2 Tag 1, Cy 250 mg/m^2 Tag 1 alle 4 Wochen + Meg 240 mg/Tag [Horton et al. 1982]	58	5	11	16

Hormonrezeptorstatus nicht mit einem Ansprechen auf Hormontherapie zu korrelieren scheint [Wade et al. 1990]. Obwohl die adjuvante Radiotherapie das Risiko des Lokalrezidivs bei den MMT und ESS senken könnte, ist diese Therapie bei den frühen LMS nicht von Vorteil, da Lungenmetastasen häufiger sind als pelvine Rezidive [Major et al. 1993]. Die meisten Behandlungsstudien sind nicht randomisiert und basieren auf einer kleinen Patientenzahl. Dies macht klare Schlußfolgerungen schwierig. Es hat sich jedoch herausgestellt, daß die verschiedenen histologischen Sarkomtypen (LMS, MMT und ESS) auch verschieden auf die Chemotherapie ansprechen und deshalb gesondert betrachtet werden müssen.

Adjuvante Chemotherapie bei frühen Sarkomen (Stadien I und II)

Die Fünfjahresüberlebensrate für das Stadium I MMT und High-grade-ESS übersteigt in der Literatur selten 50%, für Leiomyosarkome der Stadien I und II liegt sie bei 40 – 70%. Spanos et al. (1984) berichteten über Fünfjahresüberlebensraten von 52% bei auf den Uterus beschränkten MMT und 28% bei extrauteriner Krankheitsausbreitung bei 108 Patientinnen mit MMT. Von 90 Patientinnen mit den Stadien I und II LMS rezidivierten 38,9% bei einer medianen Nachkontrollzeit von 55 Monaten, wobei mit einer Ausnahme alle rezidivierenden Patientinnen an der Krankheit verstarben [Gadducci et al. 1996].

Obwohl manche Autoren die adjuvante Radiotherapie befürworten [Spanos et al. 1984], bleibt der Benefit dieser Therapiemodalität kontrovers. Da nur die Low-grade-ESS, die ohnehin die beste Prognose aufweisen, auf eine Hormontherapie ansprechen, ist die Chemotherapie als adjuvante systemische Therapie von großem Interesse. Erstmals wurden 1970 – 1971 in einer nichtrandomisierten Studie 17 Patientinnen mit Sarkomen der Stadien I und II (10 MMT, 5 LMS, 2 ESS) adjuvant mit Vincristin, Actinomycin D und Cyclophosphamid behandelt. Im Laufe einer Nachkontrollzeit von 3 Jahren rezidivierte der Tumor bei 8 Patientinnen [Buchsbaum et al. 1979]. Verglichen mit historischen Kontrollen dieser Institution wurde diese Rezidivrate als Erfolg betrachtet. In einer anderen kleinen Studie an 7 Patientinnen mit Stadium-I-Sarkomen (2 LMS, 5 MMT), die postoperativ adjuvant mit 6 Zyklen Vincristin, Actinomycin D und Cyclophosphamid behandelt wurden, rezidivierten 2 von 7 Patientinnen innerhalb von 6 Monaten nach der Primäroperation, was, verglichen mit historischen Kontrollen der gleichen Institution, einer überraschend niedrigen Rezidivrate entsprach [Van Nagell et al. 1986]. Diese Zahlen vermögen jedoch nicht zu überzeugen, da die Rezidivrate der von größeren Kollektiven ohne adjuvante Therapie sehr ähnlich ist. In der einzigen randomisierten Studie zeigte die adjuvante Chemotherapie mit Doxorubicin beim Stadium I keinen Überlebensvorteil [Omura et al. 1985]. Man randomisierte 156 Patientinnen mit uterinen Sarkomen der Stadien I oder II in eine exspektative und eine Chemotherapiegruppe, die 8 Zyklen Doxorubicin 60 mg/m² alle 3 Wochen nach Operation +/– Radiotherapie erhielten. Das mediane Überleben und das progressionsfreie Überleben der Kontrollgruppe und der chemotherapierten Gruppe unterschieden sich im Stadium I nicht signifikant. Im Gesamtkollektiv war das mediane Überleben der Kontrollgruppe 55 Monate verglichen mit 73,7 Monaten der Therapiegruppe. Auch die Rezidivrate war in beiden Gruppen nicht signifikant verschieden (41% mit Doxorubicin vs. 53% in der Kontrollgruppe) (Tabelle 7.18). Insbesondere konnte die Rezidivrate auch nicht in einer speziellen histologischen Subgruppe durch die adjuvante Doxorubicingabe gesenkt werden.

Eine neuere, nichtrandomisierte GOG-Studie untersuchte die adjuvante Kombinationschemotherapie mit Ifosfamid und Cisplatin an 76 Patientinnen mit den MMT-Stadien I–II, die keine Radiotherapie erhalten hatten. Verglichen mit der älteren GOG-Studie von Omura et al. ergaben sich ein höheres rezidivfreies Überleben und Zweijahresgesamtüberleben [Sutton et al. 1997] (Tabelle 7.19). Trotz dieser vielversprechenden Resultate sind Therapieempfehlungen bezüglich dieser adjuvanten Chemotherapie verfrüht.

Tabelle 7.18. Rezidivrate und medianes Überleben nach histologischem Sarkomtyp. Stadien I und II komplett reseziert, Radiotherapie optional. [Omura et al. 1985]

Histologie	Doxorubicin (n = 75)	Kontrollarm (n = 81)
Leiomyosarkom	44%	61%
Homologe MMT	40%	52%
Heterologe MMT	37%	50%
Andere	50%	44%
medianes Überleben (Monate)	73,7	55

Tabelle 7.19. MMT-Stadien I und II, komplett reseziert, ohne Radiotherapie

	Rezidivfreies 2-Jahres-Überleben [%]	2-Jahres-Gesamtüberleben [%]
Keine adjuvante Chemotherapie (GOG-Studie 20), n = 50	50	62
Doxorubicin 60 mg/m² alle 3 Wochen 8mal (GOG-Studie 20), n = 44	54,5	59,1
Ifosfamid 1,5 g/m²/Tag + Cisplatin 20 mg/m²/Tag für 4 Tage alle 3 Wochen 3mal [Sutton et al. 1997], n = 76	63,1	73,8

Fortgeschrittene oder rezidivierende uterine Sarkome

Die verschiedenen histologischen Sarkomarten unterscheiden sich bezüglich ihrer Chemosensibilität. Maligne Müller-Mischtumoren (MMT) zeigen Ansprechraten auf Cisplatin von etwa 20%, sowohl in der First-line- als auch in der Second-line-Therapie. Leiomyosarkome (LMS) reagieren jedoch kaum auf Cisplatin. Die Dauer des Ansprechens ist enttäuschend kurz. Die Überlebenszeit der Patientinnen, die auf die Therapie ansprachen, war jedoch signifikant länger als die Überlebenszeit der Patientinnen ohne Ansprechen [Thigpen et al. 1986].

Bei Karzinosarkomen ist die wohl aktivste Einzelsubstanz Ifosfamid 1,5 g/m²/Tag über 5 Tage, das, zusammen mit dem Uroprotektor Mesna alle 3 Wochen verabreicht, komplette Remissionen in 17,9% sowie partielle Remissionen in 14,3% bei 28 Patientinnen induzierte [Sutton et al. 1989]. Cisplatin führte als First-line-Therapie (50 mg/m² alle 3 Wochen) zu einer Ansprechrate von 19% mit 8% kompletten Remissionen bei 63 Patientinnen und einem medianen Gesamtüberleben von 7 Monaten [Thigpen et al. 1991]. Als Second-line-Therapie war die Ansprechrate bei identischer Dosierung gleich (18% bei 28 Patientinnen) [Thigpen et al. 1986]. Eine ähnliche Ansprechrate wie Cisplatin erzielte Doxorubicin 60 mg/m² alle 3 Wochen (18,8%) bei 61 Patientinnen [Omura et al. 1983].

Die hochdosierte Anthracyclintherapie mit Epirubicin 120 mg/m² alle 3 Wochen scheint mit einer partiellen Remission bei 3 Patientinnen nicht zu wesentlich besseren Resultaten zu führen [Lissoni et al. 1997]. Von 17 mit Mitoxantron 12 mg/m² alle 3 Wochen behandelten Patientinnen sprach keine an, und das mediane Gesamtüberleben betrug nur 4 Monate [Muss et al. 1990]. Als Kombinationschemotherapie wurde Cisplatin 15 mg/m²/Tag an den Tagen 1–4 mit Dacarbazin 200 mg/m²/Tag, Tag 1–4 und Doxorubicin 20 mg/m² am Tag 1 und 2 bei 13 Patientinnen mit Karzinosarkomen eingesetzt und zeigte eine Ansprechrate von 32,6% und 13 Monate progressionsfreies Überleben [Baker et al. 1991]. Die Ansprechrate lag somit nicht wesentlich höher als bei der Ifosfamidmonotherapie.

Die naheliegende Kombination von Cisplatin und Ifosfamid bei MMT wird z. Z. in einer GOG-Phase-III-Studie geprüft, bei der die Ifosfamidmonotherapie mit der Kombination Cisplatin mit Ifosfamid verglichen wird. Bezüglich der Kombinationstherapie Doxorubicin mit Ifosfamid wird uns die schweizerische SAKK-Studie 57/93 mehr Daten liefern.

Leiomyosarkome sprechen im Gegensatz zu den MMT kaum auf Cisplatin an, Doxorubicin und Ifosfamid zeigen jedoch Aktivität. Cisplatin 50 mg/m² alle 3 Wochen zeigte als First-line-Therapie bei 33 Patien-

tinnen lediglich bei 3% eine partielle Remission, das mediane Gesamtüberleben war 7,8 Monate [Thigpen et al. 1991]. Bei der Second-line-Therapie in identischer Dosierung war die Ansprechrate 5% bei 19 Patientinnen [Thigpen et al. 1986].

Doxorubicin 60 mg/m² alle 3 Wochen zeigte jedoch auch bei den Leiomyosarkomen Aktivität mit einer Ansprechrate von 25% bei 41 Patientinnen [Omura et al. 1983]. Die Kombination von Doxorubicin 60 mg/m² mit Cyclophosphamid 500 mg/m² alle 3 Wochen erbrachte keine Verbesserung der Ansprechrate (13%) bei 38 Patientinnen [Muss et al. 1985]. Eine intensive Anthracyclintherapie bei 13 Patientinnen mit Epirubicin 120 mg/m² alle 3 Wochen induzierte komplette Remissionen in 15% und eine Ansprechrate von 30% [Lissoni et al. 1997]. Wiederum überlebten die Patientinnen, die auf die Chemotherapie ansprachen, im Median deutlich länger, verglichen mit den nicht auf die Chemotherapie ansprechenden Patientinnen [Lissoni et al. 1997]. Wie Karzinosarkome sprechen auch Leiomyosarkome auf Ifosfamid 1,5 g/m²/Tag über 5 Tage an: Bei 35 Patientinnen konnte eine Ansprechrate von 17,2% und ein medianes progressionsfreies Überleben von 3,8 Monaten beobachtet werden [Sutton et al. 1992]. Die somit naheliegende Kombination von Doxorubicin (50 mg/m²) mit Ifosfamid (1,5 g/m²/Tag über 5 Tage) mit dem Uroprotektor Mesna alle 3 Wochen zeigte in einer Studie mit 34 Patientinnen auch die höchste Ansprechrate, nämlich 30% [Sutton et al. 1996]. Das mediane Gesamtüberleben lag allerdings bei nur 9,6 Monaten.

Diese Kombinationstherapie hat jedoch auch erhebliche Nebenwirkungen. Eine von 34 Patientinnen verstarb an neutropener Sepsis und eine weitere an der Kardiotoxizität der Medikamente. Die schweizerische SAKK-Studie 57/93 zur Kombinationsbehandlung mit Doxorubicin und Ifosfamid beim Leiomyosarkom wird uns mehr Daten liefern.

Chemotherapeutika mit schlechten Ansprechraten beim fortgeschrittenen oder rezidivierenden LMS sind Cisplatin, Paclitaxel 175 mg/m² über 3 h alle 3 Wochen (8,8% partielle Remissionen bei 34 Patientinnen) [Sutton et al. 1997], Mitoxantron 12 mg/m² alle 3 Wochen (kein Ansprechen bei 12 Patientinnen) [Muss et al. 1990] und Etoposid 100 mg/m² Tage 1, 3 und 5 alle 4 Wochen mit einer Ansprechrate von 11% bei 28 Patientinnen [Slayton et al. 1987].

Für die seltenen endometrialen Stromasarkome (ESS) könnte die Kombination von Doxorubicin und Ifosfamid die vielversprechendste Chemotherapie bei fortgeschrittener oder metastasierender Krankheit darstellen, da nur diese 2 Chemotherapeutika ordentliche Ansprechraten bewirken. Ifosfamid 1,5 g/m²/Tag über 5 Tage mit dem Uroprotektor Mesna alle 3 Wochen zeigte in einer Studie an 21 Patientinnen eine Ansprechrate von 33% [Sutton et al. 1996]. Von 4 Patientinnen unter hochdosiertem Epirubicin (120 mg/m² alle 3 Wochen) gelangten 2 in eine komplette Remission [Lissoni et al. 1997]. Für die logische Kombination von Ifosfamid mit einem Anthracyclin liegen allerdings noch keine Studien vor; dies wird jedoch in der schweizerischen SAKK-Studie 57/93 untersucht. Bezüglich anderer Chemotherapeutika wird in der spärlichen Literatur nur von einer Patientin berichtet, die auf Cyclophosphamid ansprach [Hoovis 1970). 5-Fluorouracil konnte in 2 Fallberichten kein Ansprechen induzieren [Farrow et al. 1968]. Ein weiterer Einzelbericht beschreibt die komplette Remission eines Stadium-IV-ESS mit multiplen Lungenmetastasen auf die Kombinationstherapie mit Ifosfamid, Doxorubicin und Cisplatin. Die Patientin blieb die Nachkontrollzeit von bisher 10 Monaten rezidivfrei [Yamawaki et al. 1997].

Die 2 bisher durchgeführten randomisierten Studien, die eine Monochemotherapie mit einer Kombinationschemotherapie verglichen, konnten den Nutzen der Kombinationschemotherapie nicht beweisen. Es ist jedoch zu bemerken, daß die Kombinationen mit den höchsten Ansprechraten, nämlich Doxorubicin mit Ifosfamid bei den LMS und Doxorubicin oder Cisplatin mit Ifosfamid bei den MMT, bisher nicht in einer randomisierten Studie mit einer Monochemotherapie verglichen wurden. Eine randomisierte GOG-Studie an 104 Patientinnen mit rezidivierendem oder fortgeschrittenem uterinem Sarkom (38 LMS, 51 MMT, 11 ESS und 4 andere Sarkome) verglich die Doxorubicinmonotherapie mit Doxorubicin plus Cyclophosphamid [Muss et al. 1985]. Insgesamt zeigten die MMT Ansprechraten von 25% und die LMS von 13%. Die 11 ESS wurden zusammen mit den 4 anderen Sarkomen ausgewertet; 3 Patientinnen sprachen an (21%). Die Kombinationschemotherapie erwies sich weder bezüglich medianem progressionsfreiem Überleben (5,1 vs. 4,9 Monate) noch bezüglich Gesamtüberleben als vorteilhaft (11,6 vs. 10,9 Monate) und dies auch nicht nach multivariater Berücksichtigung der Risikofaktoren Alter, Radiotherapie, Stadium, histologischer Typ, Lokalisation des Tumors und Performance status.

Eine weitere randomisierte GOG-Studie verglich Doxorubicin in Monotherapie mit Doxorubicin plus Dacarbazin an 226 Patientinnen, von denen 31 vorgängig eine Chemotherapie und 90 eine Radiotherapie erhalten hatten [Omura et al. 1983]. LMS zeigten eine Ansprechrate von 25% auf Doxorubicin und 30% auf die Kombinationstherapie, MMT 19,8 bzw. 38,4%. Diese Unterschiede waren nicht signifikant. Im Gesamtkollektiv ergab die Kombinationschemotherapie keinen Vorteil bezüglich medianem progressionsfreiem Überleben (3,5 vs. 5,5 Monate) oder Gesamtüberleben (7,7 vs. 7,3 Monate). Dies war jedoch die erste Studie, die signifikant längere mediane progressionsfreie- und Gesamtüberlebenszeiten für die Patientinnen mit Leiomyosarkomen feststellte. Dadurch wird unterstrichen, daß in zukünftigen Studien die histologischen Sarkomtypen separat analysiert werden müssen.

7.5 Hormontherapie

7.5.1 Allgemeines

Das Endometriumkarzinom ist ein hormonabhängiges Malignom. Epidemiologische Untersuchungen beweisen einen Anstieg der Endometriumkarzinomhäufigkeit bei Östrogendauerstimulation endogenen oder exogenen Ursprungs, zeigen aber auch protektive hormonelle Einflüsse durch die hormonellen Kontrazeptiva und die kombinierte sequentielle oder kontinuierliche Hormonersatztherapie.

Die letztgenannten günstigen Wirkungen von Hormonen betreffen die Prophylaxe, sind aber noch keine Beweise dafür, daß Hormone auch sinnvoll zur Therapie von Endometriumkarzinomen eingesetzt werden könnten.

Bokhman (1983) publizierte eine Theorie zweier pathogenetischer Mechanismen der Entstehung von Endometriumkarzinomen:

1. Östrogenabhängige Karzinome, die häufiger sind und bei „hyperöstrogenisierten" Frauen auftreten. Sie zeichnen sich durch ein tiefes Grading (G1), eine, wenn überhaupt, nur geringe Myometriuminfiltration, ein Ansprechen auf Gestagene und damit durch eine günstige Prognose aus.
2. Östrogenunabhängige Tumoren, die sich bei Frauen manifestieren ohne Anhaltspunkte für einen übermäßigen Östrogeneinfluß und meist wenig differenziert (G2, G3), deutlich invasiv, unbeeinflußbar durch Gestagene und prognostisch ungünstig sind.

Die meisten Endometriumkarzinome (etwa 75%) werden im Stadium I diagnostiziert und einer chirurgischen und/oder radiotherapeutischen Behandlung zugeführt, womit ein Langzeitüberleben bei 75% erreicht wird. Im Stadium II beträgt das Langzeitüberleben nur noch 50%, um in den Stadien III und IV auf 25 bzw. 5–10% abzusinken, trotz aller heute zur Verfügung stehender Therapiemodalitäten.

Im Rahmen der Hormontherapie des Endometriumkarzinoms werden derzeit folgende Substanzklassen verwendet bzw. deren Gebrauch diskutiert [Emons u. Schulz 1995]:

- Gestagene,
- Antiöstrogene (Tamoxifen, neue Substanzen ohne „intrinsic oestrogenic activity"),
- LH-RH-Analoga (LH-RH-Agonisten, LH-RH-Antagonisten),
- Aromatasehemmer,
- Antigestagene.

Die meisten klinischen Erfahrungen bestehen in der Anwendung von Gestagenen beim Endometriumkarzinom, wobei diese in erster Linie in fortgeschrittenen Tumorstadien, bei der metastasierenden Erkrankung und beim Rezidiv zum Einsatz kamen. Ansprechraten von 30–50%, wie sie in der Literatur vor 1980 berichtet wurden [Kohorn 1976], werden in neueren Arbeiten als zu optimistisch beurteilt [Neijt 1993]. Heute geht man beim Endometriumkarzinom in einem unselektierten Krankengut von einer Remissionsrate von 25% aus, wobei progesteronrezeptorpositive Patientinnen in 57% und rezeptornegative zu nur 9% auf Gestagene ansprechen [Neijt 1993]. Es besteht eine deutliche Beziehung zwischen der Progesteronrezeptoraktivität und dem histologischen Differenzierungsgrad [Richardson u. MacLaughlin 1983] (Tabelle 7.20).

Unglücklicherweise handelt es sich gerade bei den Tumoren der Stadien III und IV meist um undifferenzierte, rezeptornegative Endometriumkarzinome, weswegen gerade in diesen Fällen eine Hormontherapie häufig wirkungslos bleibt [Kauppila et al. 1986; Pliskow et al. 1989].

Praktisch verwendet werden Medroxyprogesteronacetat (MPA) in einer Dosierung von 200–1000 mg/Tag p.o. (oder 1.000 mg/Woche i.m.), Megestrolacetat (160–320 mg/Tag) oder Hydroxyprogesteroncaproat (1000–3000 mg/Woche i.m.). Beim MPA konnte nicht durchweg eine klare Dosis-Wirkungs-Beziehung gefunden werden. In einer Studie schien sogar eine niedrige Dosierung (200 mg/ Tag p.o.) der höheren Dosierung (1000 mg/Tag p.o.) überlegen [Thigpen u. Homesley 1990]. Daneben scheint die orale Applikationsform genauso effizient zu sein wie die parenterale und ist daher zu bevorzugen. Ein etwaiges Ansprechen auf eine Hormontherapie kann erst nach 3 Monaten beurteilt werden. Im Vergleich zur Chemotherapie ist die Gestagenbehandlung nebenwirkungsarm, sie ist aber nicht nebenwirkungsfrei. Problematisch sind besonders Flüssigkeitsretention, Gewichtszunahme sowie Phlebitis und thromboembolische Erkrankungen, und dies in einem Krankengut mit einer erhöhten Rate von Diabetes, Adipositas und kardiovaskulären Erkrankungen.

Die Verwendung von *Tamoxifen* beim Endometriumkarzinom beruht auf dem Bestreben, dessen antiöstrogenen und Progesteronrezeptor-induzierenden Effekt zu nutzen. Der therapeutische Nutzen bei fortgeschrittenen Tumorstadien ist jedoch umstritten, da verschiedene Studien sehr unterschiedliche Ansprechraten von 0–53% gezeigt haben [Bonte et al. 1981; Edmonson et al. 1986; Rendina et al. 1984; Slavic et al. 1984]. Da eine Gestagendauertherapie mit einer Downregulation des Progesteronrezeptors verbunden ist [Martin et al. 1990; Zaino et al. 1985] und Tamoxifen dem entgegenzuwirken schien [Carlson et al. 1984; Oriana et al. 1988; Schwartz et al. 1997], wurde eine Kombinationsbehandlung von Gestagen mit Tamoxifen 20–40 mg/Tag p.o. propagiert. Diese hat sich aber der Gestagenmonotherapie als nicht überlegen erwiesen (Ansprechrate 33%) [Carlson et al. 1984].

Ein möglicher Nachteil des Tamoxifens bei der Behandlung des Endometriumkarzinoms liegt in seiner Östrogenpartialwirkung. Neueren Antiöstrogenen fehlt diese „intrinsic oestrogenic activity", bislang liegen jedoch keine klinischen Erfahrungen mit diesen Substanzen vor [Emons u. Schulz 1995].

Das luteinisierende Releasinghormon (LH-RH) spielt eine Schlüsselrolle in der Regulation der Hypophysen-Gonaden-Achse. Für *LH-RH-Analoga*, speziell LH-RH-Antagonisten (z.B. Cetorelix), sind verschiedene therapeutische Angriffspunkte am LH-RH-Rezeptoren exprimierenden Endometrium bzw. an der Endometriumkarzinomzelle [Imai et al. 1994] beschrieben worden: eine direkte tumorizide Wirkung durch Eingriff in das autokrine Regulationssystem der Zellen [Emons u. Schulz 1995], ein Östrogenentzug durch „medizinische Kastration" sowie die Möglichkeit eines gezielten zytotoxischen Effekts durch LH-RH-Analogon-Zytostatika-Konjugate [Emons u. Schally 1994]. Monatliche i.m.-Injektionen von Leuprolide oder Goserelin führten zu einer Remission bei 35% der untersuchten Patientinnen mit Rezidiv des Endometriumkarzinoms, bei allerdings kleiner Fallzahl [Gallagher et al. 1991]. Der Gebrauch von LH-RH-Analoga wurde auch propagiert als primäre Therapieform des Endometriumkarzinoms (bei Kontraindikationen für operative und/oder radiotherapeutische Behandlungen) oder bei der prämenopausalen Frau mit komplex-atypischer Hyperplasie und nicht abgeschlossener Familienplanung (s. unten).

Tabelle 7.20. Korrelation Differenzierungsgrad des Tumors/Progesteronrezeptor-(PR-)Positivität. [Richardson u. MacLaughlin 1983]

Diff.-Grad	PR-Positivität [%]
G1	81
G2	56
G3	33

Über die Erfahrungen mit *Aromatasehemmern* beim Endometriumkarzinom liegen nur für Aminoglutethimid Daten vor. Es wurde eine Ansprechrate von 22 % beobachtet [Murray u. Pitt 1984]. Die neu entwickelten Aromatasehemmer (z. B. Letrozol, Fadrozol, Vorozol) zeichnen sich im Vergleich zum Aminoglutethimid durch eine bedeutend potentere und spezifischere Hemmung der Aromatase aus [Bhatnagar et al. 1996], wodurch auch die Nebenwirkungen reduziert werden konnten. Bislang existieren aber keine Berichte über die Anwendung dieser Substanzen bei Patientinnen mit einem Endometriumkarzinom.

Die Verwendung von *Antigestagenen* (RU-486) beim Endometriumkarzinom ist z. Z. ausschließlich spekulativ; experimentelle oder klinische Daten fehlen.

Klinischer Einsatz der Hormone beim Endometriumkarzinom

■ *In Frühstadien, insbesondere bei jungen, prämenopausalen Frauen mit nicht abgeschlossener Familienplanung, bei denen uteruserhaltend therapiert werden muß.* Während die komplexe Hyperplasie des Endometriums als eine gutartige, proliferative Antwort auf einen längerdauernden Östrogenstimulus angesehen werden kann [Kurman u. Norris 1994], liegt bei der komplexen Hyperplasie mit Atypien eine Vorstufe des Endometriumkarzinoms vor, die in knapp 30 % der Fälle innerhalb von durchschnittlich 4 Jahren zum invasiven Karzinom fortschreitet [Kurman u. Norris 1985]. Bei jungen Frauen finden sich zumeist hormonsensitive, gut differenzierte, steroidrezeptorpositive Vor- oder Frühstadien des Endometriumkarzinoms [Farhi et al. 1986]; seltener sind die hormonrezeptornegativen, wenig differenzierten Tumore, die sich aggressiv verhalten und nicht auf dem Boden eines Hyperöstrogenismus entstehen [Scurry et al. 1995]. Während bei letzteren eine Hysterektomie nicht zu umgehen ist, kann bei den hormonsensitiven Tumoren, bei noch positivem Kinderwunsch, versucht werden, den Uterus zu erhalten und nach der diagnostischen Hysteroskopie und fraktionierten Kürettage Gestagene einzusetzen mit dem Ziel der Atrophisierung. Verwendung finden Medroxyprogesteronacetat (MPA) 200–400 mg/Tag oder Megestrolacetat 160 mg/Tag über 8–12 Wochen [Farhi et al. 1986; Lai et al. 1994], gefolgt von einer erneuten histologischen Abklärung nach 6–9 Monaten und vaginalsonographischen Kontrollen. Die zuweilen empfohlene gleichzeitige Gabe von Tamoxifen zusammen mit den Gestagenen ist umstritten (s. oben). Demgegenüber dürfte die Verwendung von LH-RH-Analoga bei der prämenopausalen Frau mit einer komplexen Hyperplasie mit Atypien und positivem Kinderwunsch eine Alternative zur Gestagenbehandlung bieten [Kullander 1992].

Bei Patientinnen unter 40 Jahre können 13 % nach uteruserhaltender Therapie der atypischen Hyperplasie bzw. eines Endometriumkarzinoms mit einer normalen Schwangerschaft und Geburt rechnen [Kurman u. Norris 1994].

■ *Palliativ in fortgeschrittenen Stadien und besonders im Falle einer rezidivierenden und/oder metastasierenden Erkrankung bei hormonsensitiven Tumoren.* Therapieerfolge können mit der Hormonbehandlung fortgeschrittener Endometriumkarzinome praktisch nur bei den Progesteronrezeptorpositiven Tumoren erzielt werden; gerade diese sind selten in den Stadien III und IV. Die Art des verwendeten Gestagens, der Applikationsweg (p. o. oder i. m.) und sogar die Dosierung scheinen für das Behandlungsresultat nur von untergeordneter Bedeutung. Der Beweis, daß Kombinationen verschiedener hormonell aktiver Substanzen mit Gestagenen wirkungsvoller wären als die Gestagenmonotherapie, fehlt bislang. Der klinische Einsatz von Tamoxifen ist umstritten, der anderer Substanzen (LH-RH-Analoga, Aromatasehemmer) nicht schlüssig dokumentiert.

Die adjuvante Verwendung von Gestagenen im Stadium I des Endometriumkarzinoms hat sich als nutzlos erwiesen [Lewis et al. 1974].

7.6 Strahlentherapie

Im Rahmen onkologischer Therapien kann die Strahlentherapie als alleinige Modalität oder in Kombination mit Operation und/oder Chemotherapie eingesetzt werden (Tabelle 7.21 und Abb. 7.8).

7.6.1 Radiotherapie im Rahmen der onkologischen Therapiekonzepte

Es sind 2 verschiedene Methoden der intrakavitären Afterloadingtechnik zu unterscheiden.

Tabelle 7.21. Modalitäten der Radiotherapie

Alleinige Radiotherapie	
Radiotherapie kombiniert mit anderen Modalitätten	Radiochemotherapie (Chemotherapie zur Radiosensibilisierung) Prä- oder postoperative Radiotherapie

Strahlentherapietechniken		Therapiegerät	
Perkutane RT		Linearbeschleuniger Kobalt	
		Röntgenröhre	
Intrakavitäre RT	intravaginal intrauterin intraperitoneal	HDR oder LDR Afterloadingverfahren radioaktive Kolloide	
Interstitielle RT		Afterloading radioaktive Seeds	

Teletherapie

Brachytherapie (Die Röntgenröhre kann z. B. mit 300 KV zur Teletherapie bzw. mit 60 KV zur Brachytherapie eingesetzt werden).

Abb. 7.8. Techniken der Radiotherapie

≡ *Low-dose-rate-Afterloading (LDR).* Dabei wird eine niedrige Dosisleistung eingesetzt (herkömmliche Radium- bzw. Cäsiumtherapie). Die Strahlendosen werden entsprechend der bekannten Radiumtherapie gewählt. Die Radionuklide werden durch manuelles Afterloading oder ferngesteuert eingebracht. Die Liegezeit des Applikators beträgt zwischen 24 und 36 h.

≡ *High-dose-rate-Afterloading (HDR).* Es kommt eine hohe Dosisleistung von hochaktiven Quellen (z. B. 10 Ci ^{192}Ir) zum Einsatz. Daraus resultieren sehr kurze Behandlungszeiten (5–15 min). Bei der HDR-Afterloadingtechnik werden die Radionuklide ferngesteuert ohne jegliche Strahlenbelastung für das Personal eingelegt. Die Dosis ist schwierig festzusetzen, da direkte Erfahrungswerte wie beim LDR-Verfahren aus der Radiumbehandlung fehlen [Frischkorn 1983]. Die beim Kurzzeitafterloading hohe Dosisleistung wirft somit strahlenbiologisch neue Fragen auf. Um Spätkomplikationen zu vermeiden, muß die Zahl der Einzelfraktionen um so größer sein, je höher die Dosisleistung gewählt wird.

Bei ungenügender Fraktionierung ist mit einer Reduzierung der therapeutischen Breite zu rechnen. In der klinischen Anwendung ist eine Fraktionierung von maximal 6–7 realistisch. Die damit erzielten klinischen Resultate sind z. T. sehr unterschiedlich. Einerseits wird über Gleichwertigkeit und sogar Überlegenheit des HDR- gegenüber dem LDR-Verfahren berichtet, andererseits werden z. T. bei der Kurzzeitbehandlung auch mehr Nebenwirkungen sowie ein geringeres Ansprechen hypoxischer Tumoranteile beobachtet [Bauer 1987]. Übereinstimmend konnten die Behandlungsergebnisse nach Erhöhung der Zahl der Einzelfraktionen verbessert werden.

Komplikationen der Brachytherapie:

- Gefahr der Uterusperforation,
- sekundäre Entwicklung einer Sero- bzw. Pyometra durch Verödung des Zervixkanals,
- mögliche Tumorverschleppung durch Manipulation am Uterus.

Alleinige Perkutanbestrahlung

Ist bei Patientinnen weder eine Operation noch eine intrakavitäre Einlage möglich, kommt eine alleinige Perkutanbestrahlung in Frage. Die nötige Dosis von über 60 Gy verursacht jedoch vermehrt Dünndarmkomplikationen, weshalb diese Therapiemodalität nur in Ausnahmesituationen verwendet werden sollte. Zudem ist zu diskutieren, ob die Dosis im ganzen kleinen Becken zu applizieren ist oder ob nur beschränkte Bezirke bestrahlt werden sollen, da im Fall einer alleinigen Bestrahlung ohnedies die Therapie nur palliativ sein kann [Frischkorn 1983].

Das Standardvorgehen für operable Patientinnen mit Endometriumkarzinom besteht in der abdominalen Hysterektomie mit beidseitiger Salpingooophorektomie sowie dem regionalen Lymphknotenstaging. Es müssen diejenigen Patientinnen identifiziert werden, die ein hohes Rezidivrisiko tragen und die von einer Kombination von Operation und Bestrahlung profitieren. Dagegen sollte man versuchen, Patientinnen mit geringem Rezidivrisiko eine solche belastende Therapie zu ersparen [Sevin 1986]. Während der letzten 30 Jahre haben verschiedene Autoren versucht, prognostische Faktoren zu identifizieren, um Risikogruppen abzugrenzen und so auch festzulegen, für welche Niedrigrisikopatientinnen eine adjuvante Therapie nach der Operation ein Overtreatment bedeuten würde, da bei ihnen ein Rezidiv unwahrscheinlich ist [Kucera et al. 1990; Kadar et al. 1992; Morrow et al. 1991; Elliott et al. 1994].

Definition des Risikos bezüglich vaginalem Rezidiv
und Rezidiven im kleinen Becken

Die Rate eines vaginalen Rezidivs bei 308 Patientinnen mit Low-risk-Pathologie (definiert als Stadium I, Grading 1 und 2 und Myometriuminvasion beschränkt auf das innere Drittel) nach Hysterektomie allein, d.h. ohne adjuvante Therapie, betrug 4,9 % in 20 Jahren. Bei 163 Patientinnen mit der gleichen günstigen Konstellation traten nach adjuvanter vaginaler Auslastung keine Vaginalstumpfrezidive auf [Elliott et al. 1994]. Bei höherem Rezidivrisiko, d.h. bei 145 Patientinnen mit Endometriumkarzinomen Stadium I G3 oder Myometriuminvasion weiter als in das innere Drittel, betrug die vaginale Rezidivrate nach alleiniger Operation 14,6 % in 20 Jahren und für 39 Patientinnen mit Stadium-II-Endometriumkarzinom 16,7 % [Elliott et al.1994]. In diesen Risikogruppen konnte die vaginale Auslastung die Vaginalrezidivrate auf 1 % (87 Patientinnen) bzw. 0 % (40 Patientinnen) senken.

Orr et al. behandelten 396 Endometriumadenokarzinome mit Stagingchirurgie inklusive pelviner und paraaortaler Lymphadenektomie, wobei die Stadien IA G1 keine Brachytherapie erhielten im Gegensatz zu den Stadien IA G2/3 und den Stadien IB und IC [Orr et al. 1997]. Es traten im gesamten Kollektiv keine Vaginalstumpfrezidive auf; die Fünfjahresüberlebensrate für das Stadium IA war 100 %, fürs Stadium IB 97 % und fürs Stadium IC 93 %. Die vaginale Brachytherapie scheint somit Vaginalstumpfrezidive sehr wirksam verhindern zu können; es stellt sich jedoch die Frage, welche Patientinnen diese adjuvante Therapie nicht benötigen. Aufgrund der vorliegenden Daten profitieren Stadium-IA-G1-Endometriumkarzinome nicht von einer adjuvanten Brachytherapie, Patientinnen mit G3-Karzinomen jedoch deutlich.

In einer prospektiven Studie an 605 Patientinnen im Stadium I und mit dokumentierter myometraner Invasion, denen im Anschluß an eine Hysterektomie ohne Lymphadenektomie eine adjuvante Brachytherapie appliziert wurde, ergab sich eine Fünfjahresüberlebensrate von 91 % für Patientinnen mit Grading 2 und 3 und einer Infiltration $< \frac{1}{3}$ bzw. 100 % für Patientinnen mit Grading 1 und einer myometranen Invasion $< \frac{2}{3}$ [Kucera et al. 1990]. Andere Autoren definieren eine Low-risk-Gruppe mit histopathologischem Grading 1 und 2 und einer myometranen Infiltration von > 50 % und fanden auch hier weder Lokal- noch Fernmetastasen bei einem Kollektiv von 90 Patientinnen im Anschluß an die Hysterektomie mit adjuvanter Brachytherapie [Piver u. Hempling 1990]. Aufgrund der guten Prognose dieser unterschiedlich definierten Low-risk-Gruppe erübrigt sich die Frage nach einer adjuvanten pelvinen Radiotherapie.

Carey et al. (1995) definierten die High-risk-Gruppe mit Grad-3-Differenzierungsgrad, einer myometranen Infiltrationstiefe von > 50 %, adenosquamöser Histologie oder zervikaler Infiltration. Differenzierungsgrad 3 und eine tiefe myometrane Invasion (unterschiedlich definiert als $> \frac{1}{3}$, $> \frac{1}{2}$ oder über $> \frac{2}{3}$) gelten als etablierte ungünstige prognostische Faktoren für eine Beteiligung der Lymphknoten und ein Becken- oder Vaginalrezidiv [Greven et al. 1991; Morrow et al. 1991; Creasman et al. 1987] mit einer pelvinen Lymphknotenbeteiligung von 18–25 % [Creasman et al. 1987]. Eine GOG-Studie zum chirurgischen Staging bei 1080 Frauen der Stadien I und II, beschränkt auf den Uterus, erbrachte, daß ein histologischer Differenzierungsgrad 3, tiefe myometrale Invasion, Gefäßeinbruch, Alter und positive Zytologie unabhängige prognostische Faktoren für Rezidiv und Überleben sind [Morrow et al. 1991].

Kucera et al. behandelten High-risk-Patientinnen (Grading 2, 3 und $> \frac{1}{3}$ myometrane Invasion oder Grading 1 und $> \frac{2}{3}$ myometrane Invasion) nach Hysterektomie ohne Lymphadenektomie mit Beckenradiotherapie nach vaginaler Brachytherapie. Diese Patientinnen hatten ein Fünfjahresüberleben von 90 bzw 85 % [Kucera et al. 1990]. Carey et al. identifizierten einen hohen histologischen Grad und eine tiefe myometrane Invasion ebenfalls als High-risk-Faktoren und gaben für diese High-risk-Situation 10 % pelvine Lymphknotenbeteiligung und 15 % Vaginalrezidive an [Carey et al. 1995]. Einige erwähnte Studien weisen allerdings unvollständige Angaben oder methodische Unzulänglichkeiten auf [Lanciano et al. 1995]. Der einzige offene Punkt bei den aufgezeigten Studien hinsichtlich der Analyse der Risikosituation ist die Frage, ob bei allen Patientinnen mit dem histologischen Grad 3 unabhängig von der Tiefeninvasion und ob bei allen Frauen mit einer tiefen myometranen Invasion unabhängig vom histologischen Grad eine postoperative Radiotherapie durchgeführt werden soll.

Eine tiefe zervikale Stromainfiltration scheint die Prognose auch ungünstig zu beeinflussen. Das Stadium IIB geht mit einer 30–40 %igen Verminderung des Überlebens im Vergleich zum Stadium IIA einher [Kadar et al. 1992; Lanciano et al. 1993; Reisinger et al. 1991; Fanning et al. 1991]. Eine adenosquamöse Histologie allein sollte nicht als High-risk-Faktor für eine Lymphknotenbeteiligung bezeichnet werden. In einer GOG-Studie zum chirurgischen Staging wurde festgestellt, daß der histologische Grad und die myometrane Invasion das Risiko einer pelvinen Lymphknotenmetastasierung besser anzeigen als die adenosquamöse Histologie [Zaino et al. 1991]. Die Rolle des Progesteronrezeptorspiegels und der DNA-Ploidie als unabhängige prognostische Faktoren muß noch weiter untersucht und definiert werden [Ingram et al. 1989; Britton et al. 1989].

In letzter Zeit hat sich ein Vorgehen durchgesetzt, das aus primärem chirurgischen Staging und Behandlung besteht und je nachdem postoperativ eine adjuvante Radiotherapie einschließt, abhängig vom chirurgischen Staging und vom histopathologischen Befund [Perez et al. 1995]. Auf diese Weise sollen für den Einzelfall die prognostischen Faktoren soweit wie möglich definiert und abhängig davon die adjuvante Bestrahlung eingeleitet werden, um eine optimale Tumorkontrolle zu erreichen und damit auch eine möglichst niedrige vaginale und pelvine Rezidivhäufigkeit sowie eine möglichst hohe Lebensqualität.

7.6.2
Strahlentherapie in Kombination mit der Operation beim Korpuskarzinom

Zur Zeit wird vorwiegend die postoperative Radiotherapie eingesetzt. Daten beim Rektumkarzinom [Swedish Rectal Cancer Trial 1997] weisen jedoch auf eine Erhöhung der Überlebensrate nur bei einer präoperativen Radiotherapie hin (Devitalisierung von Tumorzellen?). Dies könnte auch für das Korpuskarzinom zu einem zukunftsträchtigen Konzept werden. Damit würde eine präoperative Radiotherapie mit modernen Techniken in Analogie zu anderen Karzinomen Gegenstand neuer Studien werden.

Präoperative Bestrahlung
Der Einsatz einer intrakavitären Bestrahlung erfolgte früher mit alten Techniken unter der Vorstellung einer Devitalisierung des Tumors und einer Verödung der regionären Lymphabflußwege.

Folgende Hauptargumente wurden gegen eine präoperative Bestrahlung angeführt:

- Verlängerung der Zeitspanne, bis die Patientin operiert werden kann.
- Komplikation bei der intrakavitären Einlage.
- Mögliche iatrogene Tumoraussaat durch die Uterusmanipulation bei der Brachytherapie, die zu einer transtubalen, lymphatischen oder hämatogenen Metastasierung führen kann.
- Maskierung pathologischer Befunde (z.B. Invasionstiefe) durch die Bestrahlung.
- Die Frequenz vaginaler Rezidive kann von maximal 15% ohne intrakavitäre Bestrahlung auf etwa 7% mit präoperativer Bestrahlung gesenkt werden. Dies bedeutet, daß möglicherweise 90% dieser Patientinnen unnötigerweise bestrahlt wurden. Eine signifikante Senkung der vaginalen Rezidivrate nach präoperativer Bestrahlung ließ

sich nur bei undifferenzierten Tumoren und tiefer myometraner Invasion nachweisen [Sevin 1986].

Bei Patientinnen mit Befall der Ektozervix oder mit großem zervikalem Tumorvolumen (Stadium II) ist u.U. eine präoperative Bestrahlung t, z.B. mittels 20 Gy auf das ganze Becken und 30 Gy auf das Parametrium mit einer Mittelschildaussparung, kombiniert mit einer intrakavitären Einlage von 5000–6000 mgh Radiumäquivalent [Perez u. Grigsby 1995]. Dies führt zu einer guten Tumorkontrolle.

Postoperative Bestrahlung
Nach der chirurgisch-pathologischen Bestimmung der Tumorausbreitung sollte heute bei Patientinnen mit erhöhtem Rezidivrisiko eine postoperative adjuvante Therapie durchgeführt werden. In der postoperativen Strahlentherapie kommen verschiedene Bestrahlungsformen unterschiedlicher Zielsetzungen zum Einsatz.

■ *Intrakavitäre vaginale postoperative Bestrahlung.* Bei Patientinnen, die zur Kontrolle der Beckenwandrezidive eine postoperative perkutane Radiotherapie erhalten, erübrigt sich u.U. eine zusätzliche intrakavitäre Bestrahlung, wenn die Vagina im Bestrahlungsvolumen eingeschlossen ist. In der Regel ist jedoch, außer beim Stadium IA G1, die Indikation zur postoperativen intrakavitären Bestrahlung gegeben. Mit zunehmender Verwendung der Afterloadingtechnik wird die Brachytherapie attraktiver. Die Bestrahlungszeiten liegen bei Verwendung von Lowdose-rate-Afterloading mit Cäsium bei etwa 20 h. Bestrahlt werden die oberen zwei Drittel der Scheide mit einer Oberflächendosis von 40 Gy [von Fournier et al. 1987]. Die Bestrahlung des Scheidenstumpfes mit der Afterloadingtechnik wurde vorerst mittels intravaginalem Zylinder oder Kolpostat durchgeführt. Dabei wurden jeweils 60–70 Gy auf die Oberfläche der Vagina appliziert und 45–50 Gy in einer Tiefe von 0,5 cm mit einer Dosisrate von 50–80 cGy/h [Grigsby et al. 1992]. Institutionen, die nur den Scheidenstumpf bestrahlen, verwenden üblicherweise Kolpostaten. Vaginale Zylinder werden angewendet, wenn weitere Teile der Vagina oder die ganze Vagina bestrahlt werden sollen. Üblicherweise werden die obere Hälfte der Vagina oder die 5 proximalen Zentimeter bestrahlt. Weil die Low-dose-Brachytherapie relativ lange Bestrahlungszeiten erfordert, muß die Patientin hospitalisiert werden, mit entsprechender Ruhigstellung zur Bestrahlung und damit auch entsprechendem Risiko einer Thromboembolie. Dies ist bei der High-dose-Technik nicht nötig.

Die Technik der Afterloading-Brachytherapie löst das Problem der Strahlenexposition des medizinischen Personals. Das Konzept entstand bereits 1937 [Sievert 1937]. Es handelt sich dabei um ein ferngesteuertes Nachladeverfahren, wobei die leeren Strahlenträger positioniert und dann aus strahlengeschützter Position außerhalb des Bestrahlungsraumes die Strahlungsquellen eingefahren werden [Bauer 1987].

■ *Pelvine postoperative Bestrahlung.* Die pelvine postoperative Bestrahlung wurde eingeführt, um die pelvine Rezidivrate zu senken und damit die Überlebensraten zu verbessern. Von verschiedenen Autoren bzw. Institutionen werden folgende Indikationen zur postoperativen Bestrahlung empfohlen:

● Kolstad (1987):
   - Myometriuminfiltration > 50 % der Wanddicke,
   - G3-Tumoren,
   - Einbruch von Tumorgewebe in Blutgefäß- und Lymphbahnen,
   - alle Tumoren mit einer Myometriuminfiltration > $^2/_3$ unabhängig vom Grading,
   - Stadien II und III;
● DiSaia u. Creasman (1989a):
   - Myometriuminfiltration > 50 % der Wanddicke,
   - G3-Tumoren,
   - positive pelvine Lymphknoten,
   - Stadien II und III;
● GOG-Protokoll 34 (1977–1986):
   - tiefe myometrane Infiltration (> 50%),
   - positive pelvine und/oder paraaortale Lymphknoten,
   - Adnexmetastasen.
   Diese Studie war auf die Stadien I und „II okkult" beschränkt.

Zum Grading ist zu erwähnen, daß eine Korrelation zwischen tiefer myometraner Invasion, positiven Lymphknoten und einem Differenzierungsgrad G3 bekannt ist [Boronow et al. 1984].

Die Indikation zur postoperativen Beckenbestrahlung muß jedoch in Abhängigkeit von der durchgeführten Lymphadenektomie diskutiert werden. Bei negativen retroperitonealen Lymphknoten und bei Untersuchungen von mindestens 20 Lymphknoten scheint eine Beckenbestrahlung nicht in allen Situationen gerechtfertigt, da mit der Lymphadenektomie und bei negativen Lymphknoten sehr wahrscheinlich keine extrauterine Erkrankung vorliegt. In der Regel werden deshalb Frauen mit negativen Lymphknoten und einer Invasion von > 50 % oder einem Grading 3 nicht obligat bestrahlt. Hingegen werden Patientinnen mit positiven Lymphknoten und solche mit einer Tumorausdehnung entsprechend den Stadien II und III in den meisten Fällen radiotherapiert. Die Resultate der GOG-Studie 99 (Chirurgie vs. Chirurgie plus pelvine

Radiotherapie) sind diesbezüglich von großer Bedeutung.

■ *Paraaoartale postoperative Bestrahlung.* Die empfohlene Dosis beträgt 45 Gy über 5–6 Wochen. Der definitive Wert der paraaortalen Bestrahlung in den frühen Stadien kann jedoch noch nicht beurteilt werden. Bisher wird sie hauptsächlich bei positiven paraaortalen Lymphknoten in Verbindung mit einer Beckenbestrahlung eingesetzt. Der Wert der primären diagnostischen Lymphadenektomie liegt somit vor allem darin, daß danach eine entsprechende Folgetherapie eingeleitet werden kann. Trotz positiver Lymphknoten mit einer Operation, gefolgt von einer paraaortalen Bestrahlung, konnten Fünfjahresüberlebensraten von 40% erreicht werden [Potish et al. 1987]. Die Indikation zu einer postoperativen paraaortalen Bestrahlung sollte trotzdem in Anbetracht der nicht unwesentlichen Komplikationsgefahr vor allem bei älteren Patientinnen sorgfältig gestellt werden.

■ *Ganzabdomenbestrahlung.* Bei intraabdominaler Ausbreitung (positive Histologie bzw. Zytologie) wird die Ganzabdomenbestrahlung diskutiert. Sie ist Gegenstand klinischer Studien. In einer GOG-Studie prüft man ihren Einsatz bei fortgeschrittenen bzw. rezidivierenden Korpuskarzinomen, bei denen ein optimales Debulking durchgeführt werden konnte. Ein Vergleich mit einer Systemtherapie wird in weiteren Studien notwendig sein.

■ *Intraperitoneale Radionuklidinstillation.* Bei tumorpositiver Peritonealzytologie ohne Lymphknotenmetastasen kann eine intraperitoneale ^{32}P-Instillation in Betracht gezogen werden [Creasman et al. 1976; Mazurka et al. 1988; s. Kap. 9.6]. Allerdings scheint ihr prognostischer und therapeutischer Wert nach wie vor unklar zu sein.

7.6.3
Alleinige Radiotherapie als Primärbehandlung beim Korpuskarzinom

Die primäre Strahlentherapie wird bei klinisch oder lokal inoperablen Patientinnen nötig. Es ist jedoch zu betonen, daß die Radiotherapie allein nicht so gute Resultate erzielt wie die Chirurgie mit eventueller Radiotherapie. Hier liegt ein grundsätzlicher Unterschied zwischen Korpus- und Zervixkarzinom. Die Zahlen des Annual Report zeigen, daß mit der Radiotherapie allein in rund 50 % und bei Kombination von Chirurgie und Radiotherapie in rund 80 % der Fälle ein Fünfjahresüberleben erreicht werden kann [Petterson et al. 1985]. Natürlich sind solche Sammelstatistiken immer problematisch, da sie keinem homogenen Krankengut entstammen und vielfach eine Selektion vorgenommen wurde (z. B. werden Patientinnen mit niedrigem Risiko ausschließlich chirurgisch behandelt). Es ist jedoch unbestritten, daß mit einer Kombination aus Operation und Radiotherapie, besonders bei Patientinnen mit erhöhtem Rezidivrisiko, die besten Fünfjahresüberlebensraten erreicht werden [Petterson et al. 1985; Kolstad 1987].

Kombinierte Strahlentherapie (intrakavitäre Kontaktbestrahlung plus Perkutanbestrahlung)

Das *Prinzip* besteht in einer Kombination aus intrauteriner Brachytherapie und Perkutanbestrahlung des kleinen Beckens.

Die Basistherapie primär inoperabler Patientinnen ist die Kombination von intrakavitärer und perkutaner Bestrahlung. Die Reihenfolge dieser 2 Bestrahlungsformen ist prinzipiell nicht festgelegt. In den USA wird vermehrt zuerst die perkutane Bestrahlung durchgeführt (s. auch Kap. 6.6). Im deutschsprachigen Europa wird oft zuerst die Kontakttherapie appliziert. Grundsätzlich wird die Priorität jedoch durch die Tumorlokalisation und das Tumorvolumen bestimmt [Bauer 1987].

Bei der intrakavitären Bestrahlung wurde historisch besonders die Kontakttherapie mit Radium bzw. Kobalt verwendet. Bei dieser wird das gesamte Cavum uteri mit kugel-, ei- oder zylinderförmigen Filtern austamponiert. Die Dosen bei dieser Packmethode (ursprünglich Heyman-Packmethode) werden je nach Uterusgröße mit 6000–7500 mgh (= Milligramm Radiumäquivalentstunden) angegeben. Die Packungen sollten in 2–3 Sitzungen im Abstand von 14 Tagen in Narkose eingesetzt werden. Die Lage der Filter muß röntgenologisch überprüft werden. Bei der Mitbehandlung der Scheide durch eine vaginale Einlage (Kolpostat) ist eine Bestrahlung der oberen Hälfte oft ausreichend. Somit kann eine stärkere Schrumpfung der Vagina verhindert werden.

Die intrauterine Therapie wird heute als Afterloadtechnik (u. a. aus Gründen des Strahlenschutzes) durchgeführt. Zunächst wird ein Applikator eingelegt, (z. B. in Tandemanordnung), dann folgen röntgenologische Kontrollen der Anordnung und Dosisberechnungen. Danach wird die radioaktive Quelle mit der berechneten Aktivität eingelegt.

Als zweiter therapeutischer Schritt folgt auf die Kontakttherapie die perkutane Bestrahlung des kleinen Beckens mit einer Dosis von 40 Gy [Frischkorn 1983].

■ *Erfolgsbeurteilung.* Die Interpretation der Resultate muß berücksichtigen, daß die klinische Stadieneinteilung bei alleiniger Radiotherapie mit pathologischer Einteilung operierter Patientinnen nicht ohne weiteres verglichen werden kann.

7.6.4
Behandlung des Vaginalrezidivs nach Hysterektomie

Die Behandlung des Vaginalrezidivs kann schwierig sein und hängt ab von der Größe, der Lokalisation, dem Tumorvolumen und der vorangegangenen Therapie. Kleine Rezidive können lokal exzidiert werden, entweder durch eine kraniale Kolpektomie von vaginal oder von abdominal her, evtl. kombiniert. Bei größeren Tumoren muß evtl. eine Exenteration in Betracht gezogen werden. Unter Umständen ist eine kombinierte Radiotherapie die Behandlung der Wahl.

Die Brachytherapie kann entweder als intrakavitäre Zylinder oder Kolpostat oder evtl. als interstitielle Implantate appliziert werden. Die intrakavitäre Brachytherapie mittels Vaginalzylinder oder Kolpostat ist einfach. Dazu können sowohl die LDR- als auch die HDR-Technik verwendet werden. Die intrakavitäre Technik braucht keine Anästhesie. Die maximale Dosierung wird auf die Vaginalhaut abgegeben und eine limitierende Dosis in die Tiefe. Aus diesem Grund sollte diese Technik kleinen oberflächlichen Rezidiven vorbehalten bleiben. Großvolumige und tief invasive Tumormanifestationen sollten eher mit interstitieller Technik behandelt werden.

7.7
Follow-up und Nachsorge

Nach den Angaben des Annual Report der FIGO stirbt etwa ein Drittel aller behandelten Patientinnen mit Korpuskarzinom innerhalb der ersten 5 Jahre [Petterson et al. 1985]. Das Risiko nimmt mit dem Stadium sowie den bekannten Risikofaktoren für eine lymphatische, hämatogene, transtubare bzw. direkte Tumorausbreitung zu.

In den Kapiteln 7.3.3 und 7.4.1 wurde bereits auf die Häufigkeit der Rezidive eingegangen; bei der Hälfte handelt es sich um Lokalrezidive. Über ein Viertel der Rezidive tritt fern vom Primärtumor auf, und bei knapp einem Viertel werden gleichzeitig lokale und ferne Herde diagnostiziert. Das durchschnittliche rezidivfreie Intervall beträgt 14 Monate bei Lokalrezidiven und 19 Monate bei Fernmetastasen [Aalders et al. 1984].

34 % aller Rezidive werden innerhalb des 1. Jahres und mehr als drei Viertel aller Rezidive innerhalb der ersten 3 Jahre nach Primärtherapie diagnostiziert. In nur 10 % der Fälle treten Rezidive nach 5 Jahren auf. Bei Patientinnen mit Uterussarkom traten in einer Untersuchung drei Viertel aller Rezidive bereits im 1. Jahr auf [Lohe et al. 1979]. 32 % aller Patientinnen mit Rezidiven sind bei deren Entdeckung symptomfrei. Von den Patientinnen mit Lokalrezidiven sind 36 %

symptomatisch, 37 % haben eine vaginale Blutung, 16 % geben Schmerzen in der Beckengegend an, und 11 % haben andere Symptome.

Nach der üblichen Primärbehandlung, also im Anschluß an die operative Therapie, folgt eine adjuvante Radio- oder Chemotherapie. Dabei wird sich der Follow-up nach dem zu erwartenden Rezidivrisiko verhalten. Somit werden die Patientinnen üblicherweise nach bestimmten Schemata nachkontrolliert, die klinische Untersuchung, Vaginalzytologie, Thoraxröntgen, Laboruntersuchungen, CA 125 etc. beinhalten. Laut Studien der letzten Jahre erbringen die Ergebnisse der aufwendigen (z. B. Drei-Phasen-) Nachsorgeprogramme, so wie sie oft vorgeschlagen wurden, nicht den erwarteten Benefit, womit wohl eine ansehnliche Anzahl von verordneten Untersuchungen überflüssig waren.

Die Nachsorge soll je nach Ausgangslage interdisziplinär gestaltet werden, weil Patientinnen mit Korpuskarzinom oft relativ alt sind und an anderen Krankheiten leiden. Es erstaunt deshalb nicht, daß ein Fünftel aller Patientinnen, die wegen eines Endometriumkarzinoms behandelt werden, interkurrent verstirbt [Pettersen et al. 1985]. Da ein Nachsorgeschema praktikabel sein sollte, wird hier auf eine Risikogruppeneinteilung verzichtet. Für die Nachsorge muß aber in jedem Fall das individuelle Rezidivrisiko abgewogen werden. Es gilt nach wie vor, daß das Endometriumkarzinom ein gynäkologischer Tumor mit einer allgemein guten Prognose ist.

Nichtsdestoweniger entwickelt eine signifikante Anzahl von Frauen ein Rezidiv, das oft nur sehr schwierig zu behandeln ist. Das Ziel der Nachsorge liegt in der Entdeckung des asymptomatischen Rezidivs zu einem Zeitpunkt, zu dem eine Behandlung das Überleben noch zu verbessern vermag. Zu diesem Zweck wurden verschiedentlich Follow-up-Protokolle erstellt, jedoch selten kritisch genug evaluiert. Reddoch et al. beobachteten 412 zwischen 1985–1992 operierte Patientinnen mit Endometriumkarzinom. Bei 44 (11 %) sahen sie ein Rezidiv, 39 davon konnten nachverfolgt werden. Interessanterweise zeigten alle Karzinomhistologien höhere Risiken, nur eine Frau hatte ein Endometriumadenokarzinom Grad 1 [Reddoch et al. 1995]. Während des Follow-up von im Median 64 Monaten starben 30 Frauen am Rezidiv, 6 waren beim Abschluß der Studie noch am Rezidiv erkrankt, aber am Leben, und nur 3 waren geheilt. Aufgrund ihrer Erfahrung schlagen die Autoren ein Überwachungsschema vor, bestehend aus klinischer Untersuchung, Vaginalzytologie, CA-125-Bestimmung, kombiniert mit sofortiger Untersuchung der Patientin bei Symptomen. Somit könnten 95 % der Rezidive erkannt werden. Ein Vorgehen mit 6- bis 12monatlichen Untersuchungen während der ersten 3 Jahre könnte beschränkt werden auf Patientinnen

mit Adenokarzinom der Grade 2–3 oder anderen Zelltypen. Allerdings ist fraglich, ob bei den erzielten schlechten Heilungsraten ein promptes Erfassen des Rezidivs eine echte Verbesserung des Überlebens erbringt (s. die Tabellen 7.11–7.13).

Basierend auf dem Standard-Follow-up waren in der erwähnten Arbeit von Reddoch 5420 Pap-Abstriche und 1822 Thoraxradiographien für die 412 Patientinnen in der Studie während 5 Jahren geplant. Man kam zu dem Schluß, daß durch Vaginalzytologien, die während der ersten 2 Jahre alle 3–4 Monate durchgeführt werden, kaum Aussicht besteht, nach der Primärtherapie ein subklinisches Rezidiv zu entdecken. Deshalb wurde postuliert, daß ein 6monatiges Intervall während der ersten 2 Jahre genügt, um dann zu normalen jährlichen gynäkologischen Routinekontrollen mit Vaginalzytologie überzugehen. Weil viele Rezidive im 1. Jahr nach der Primärbehandlung auftreten, sollten Patientinnen mit einer High-risk-Situation allerdings bereits mindestens nach 6 Monaten erstmals nachuntersucht werden. CA-125-Bestimmungen werden nur für Patientinnen mit fortgeschrittenem chirurgischem Stadium (II–IV) oder High-risk-Histologie-Subtypen empfohlen (Tabelle 7.22). In vielen Zentren werden dennoch in den ersten 2 Jahren in 3monatlichen Abständen gynäkologische Untersuchungen durchgeführt.

Thoraxröntgen und spezielle Laboruntersuchungen werden für die Routineüberwachung nicht mehr empfohlen. Alle symptomatischen Patientinnen sollten sofort diagnostischen Untersuchungen unterzogen werden, sobald die Symptome auftreten. Dabei ist die Orientierung und Unterrichtung der Patientin sehr wichtig. Folgende Symptome sollte die Patientin melden [nach Reddoch et al. 1995]:

- Schmerzen (Becken, Abdomen, Hüfte, Rücken),
- Blutungen (vaginal, Blase, Rektum),
- Schwellungen (Abdomen, Bein),
- Nausea oder Erbrechen,
- verminderten Appetit oder Gewichtsverlust,
- Schwindelgefühl oder Black-outs,
- Husten oder Kurzatmigkeit,
- Auftreten eines Tumors oder Hautveränderungen.

Tabelle 7.22. Vorschlag für ein Überwachungsschema für Patientinnen mit Endometriumkarzinom. [Nach Reddoch et al. 1995] (× alle Fälle; ○ lediglich High-risk-Fälle)

Untersuchung	Intervall nach Primärbehandlung (Monate)					
	6	12	24	36	48	60
Bimanuell klinisch	○	×	×	×	×	×
Vaginalzytologie	○	×	×	×	×	×
CA 125	○	○	○	○	○	○

Mit einem solchen Nachsorgeschema und entsprechender Diagnostik bei symptomatischen Patientinnen wären, im Gegensatz zu den alten Standardüberwachungsschemata, im erwähnten Patientinnenkollektiv 95 % der Rezidive entdeckt worden und dabei 46 % der klinischen Untersuchungen, 67 % der Pap-Abstriche und 100 % der Thoraxröntgenaufnahmen eingespart worden. Die Integration des CA 125 in die routinemäßige Nachsorgeüberwachung kommt dort in Frage, wo ein bekanntes hohes Risiko für ein Systemrezidiv vorhanden ist, also z. B. nach High-grade-Adenokarzinom, serös-papillärem Karzinom, hellzelligem Karzinom oder bereits bekannter extrauteriner Ausbreitung des Karzinoms vor einer adjuvanten Therapie. Bevor aber nicht bessere adjuvante Therapien verfügbar sind, bringt auch die Frühdiagnose eines Rezidivs wohl kaum eine Verbesserung des Überlebens.

Die vaginale Zytologie ist im Nachsorgeschema von begrenzter Bedeutung (s. auch Kap. 7.8).

7.8
Offene Fragen und aktuelle Studien

In diesem Abschnitt werden offene Fragen und aktuelle Studien, vor allem der GOG erwähnt. Die gewählten Themen und Fragestellungen ergeben sich in erster Linie aus dem vorherigen Text und erheben keinen Anspruch auf Vollständigkeit:

- Tamoxifenwirkung auf das Endometrium und Erfassung durch Ultraschall
- Zusammenhang zwischen Tamoxifen und Endometriumkarzinom?
- Chemotherapie bei uterinen Sarkomen: Wann ist eine Indikation gegeben?
- Ist das „minimal invasive" Vorgehen mit laparoskopischer Lymphadenektomie zu empfehlen?
- Hormonelle Substitutionstherapie nach operiertem Endometriumkarzinom: Bestehen Kontraindikationen?
- Bei welchen Patientinnen ist eine prophylaktische Bestrahlung (vaginale Auslastung) nach operiertem Korpuskarzinom indiziert?
- Welche Einteilung der Vorstufen des Korpuskarzinoms ist klinisch relevant?
- Welche molekularbiologischen Faktoren könnten die adjuvante Therapie des Endometriumkarzinoms beeinflussen?
- Bringen engmaschige Nachkontrollen einen Überlebensvorteil in der Nachsorge von Endometriumkarzinom-Patientinnen?
- Welche Erkenntnisse sind in den nächsten Jahren von spezieller Bedeutung beim Endometriumkarzinom?

7.8.1
Tamoxifenwirkung auf das Endometrium und Erfassung durch Ultraschall

Bornstein et al. (1994) fanden signifikante Veränderungen der Endometriumstruktur bei asymptomatischen Patientinnen unter Tamoxifen. Andere Untersuchungen ergaben hingegen keine Veränderung der sonographischen Endometriumpathologie bei asymptomatischen postmenopausalen Patientinnen [Cohen et al. 1995].

In diesem Zusammenhang stellt sich die Frage, ob asymptomatische Patientinnen möglicherweise einer unnötigen Untersuchung unterzogen werden sollen. Lahti et al. (1993) fanden mittels Vaginalsonographie bei den tamoxifenbehandelten Patientinnen ein signifikant höheres Endometrium von 10,4 mm gegenüber 4,2 mm bei den Kontrollen, ferner auch ein größeres uterines Volumen. Sie stellten dabei fest, daß ungefähr 50 % ihrer Patientinnen unnötigerweise hysteroskopiert bzw. kürettiert worden wären, wenn bei der transvaginalen Sonographie zur Erfassung des Endometriumkarzinoms die Grenze für die Endometriumdicke bei 5 mm angesetzt worden wäre. Nach ihrer Erfahrung ist die Langzeitanwendung von Tamoxifen vergesellschaftet mit Östrogennebenwirkungen, die sich unter anderem im erhöhten Vorkommen von Polypen äußern. Die Häufigkeitsangaben zur Hyperplasie des Endometriums im Zusammenhang mit Tamoxifen gehen weit auseinander. So berichteten Gal et al. (1991) über 20 %, Lahti et al. (1993) lediglich über 4 % (s. Tabelle 7.6). Was die Dosierung angeht, wird von gewissen Autoren vermutet, daß eine Kurzzeitanwendung von Tamoxifen mit 20 mg/Tag keine erhöhte Inzidenz von pathologischen Endometriumbefunden bei Brustkrebspatientinnen zur Folge hat.

Großangelegte randomisierte Studien mit Tamoxifen zur Chemoprävention für Frauen mit erhöhtem familiärem Mammakarzinom-Risiko wurden in England und den USA begonnen. Bei 111 postmenopausalen Patientinnen, die so in eine Studie einbezogen waren [Kedar et al. 1994], konnte festgestellt werden, daß die tamoxifenbehandelten Patientinnen bei der Vaginalsonographie ein größeres uterines Volumen und bei der Farbdoppleruntersuchung einen verminderten Blutfluß in den uterinen Arterien aufwiesen. Das Endometrium war bei der Tamoxifengruppe im Schnitt 9,1 mm dick gegenüber 4,8 mm in der Kontrollgruppe. Bei der Endometriumbiopsie zeigten in der Tamoxifengruppe 16 % der Patientinnen eine atypische Endometriumhyperplasie und 8 % Endometriumpolypen. In der Kontrollgruppe war keine Hyperplasie zu verzeichnen, und lediglich eine Patientin hatte einen Endometriumpolypen. In beiden Gruppen kamen Endometriumkarzinome vor. Kedar et al.

schließen mit der Feststellung, daß der prädiktive Wert der Endometriumdicke in der Vaginalsonographie von > 8 mm für eine atypische Hyperplasie oder Polypen 100 % war (16/16). Damit gewinnt die Vaginalsonographie eine gewisse Kontrollrolle bei Patientinnen mit Mammakarzinom, die mit Tamoxifen behandelt werden.

So zeigt sich die Kontroverse in bezug auf Tamoxifen und Endometriumüberwachung. Es bleibt unklar, ob bei allen mit Tamoxifen behandelten Patientinnen eine prätherapeutische ultrasonographische Untersuchung oder gar eine Biopsie vorgenommen und ob bei ihnen ein jährliches Screening auf gleiche Weise durchgeführt werden soll. Auch hier bedarf es weiterer großer Studien. Bei symptomatischen Patientinnen mit Blutungen allerdings ist die übliche Abklärung notwendig.

7.8.2
Zusammenhang zwischen Tamoxifen und Endometriumkarzinom

Da in den meisten Studien nur kleine Fallzahlen publiziert wurden, konnte bis heute der Zusammenhang zwischen Tamoxifen und der Entstehung eines Endometriumkarzinoms nicht eindeutig erwiesen werden. Zahlen mit einem gewissen Aussagewert stammen aus dem schwedischen Krebsregister und zeigten bei 1846 postmenopausalen Frauen mit frühem Brustkarzinom in einer randomisierten adjuvanten Tamoxifenstudie ein 6,4faches relatives Endometriumkarzinom-Risiko bei 931 tamoxifenbehandelten Patientinnen, verglichen mit 915 Patientinnen der Kontrollgruppe [Fornander et al. 1989]. Die Dosierung in dieser Studie betrug 40 mg/Tag, und das höchste kumulative Risiko für das Endometriumkarzinom bestand nach 5 Jahren Anwendung von Tamoxifen.

Die höchsten Fallzahlen publizierten Fisher et al. (1994). Ihre Ergebnisse stammen von 2843 östrogenpositiven, nodalnegativen Patientinnen mit invasivem Mammakarzinom mit Plazebo- oder Tamoxifenbehandlung (20 mg/Tag) und von 1220 tamoxifenbehandelten Patientinnen aus der NSABP-B-Studie, ebenfalls randomisiert. Zwei der 1424 Patientinnen, die Plazebo erhielten, entwickelten ein Endometriumkarzinom; beide erhielten aber in der Folge Tamoxifen wegen eines Mammakarzinomrezidivs. Fünfzehn Patientinnen aus der Tamoxifengruppe entwickelten ein Endometriumkarzinom. Weitere 8 Fälle mit Endometriumkarzinom stammten aus der Gruppe der 1220 tamoxifenbehandelten Patientinnen. 76 % der Endometriumkarzinome traten bei Frauen über 80 Jahre auf. Die mittlere Dauer der Tamoxifentherapie betrug 35 Monate; 36 % der

Endometriumkarzinome entwickelten sich in den ersten 2 Jahren der Therapie, 6 traten in weniger als 8 Monaten nach Behandlungsbeginn auf. Diese Karzinome bestanden also möglicherweise bereits bei Beginn der Tamoxifenbehandlung. Die erwartete durchschnittliche jährliche Karzinomrate bei der Plazebogruppe war 0,2/1000; hingegen betrug sie 1,6/1000 für die randomisierte mit Tamoxifen behandelte Gruppe. Das relative Endometriumkarzinom-Risiko in der randomisierten tamoxifenbehandelten Gruppe war somit 7,5. Ähnliche Ergebnisse waren bei den 1220 erfaßten Patientinnen mit Tamoxifenbehandlung festzustellen.

Obwohl diese letzten Untersuchungen darauf hindeuten, daß das jährliche kumulative Risiko, daß ein Endometriumkarzinom auftritt, bei tamoxifenbehandelten Patientinnen höher ist als dasjenige bei Patientinnen mit Plazebo, sind einige kritische Überlegungen angebracht. Es könnte sich dabei unter anderem um einen Bias in der Erkennung handeln, weil tamoxifenbehandelte Patientinnen öfter symptomatisch werden und deshalb auch eher den Gynäkologen konsultieren. Ferner ist die Rate von Endometriumkarzinomen in der plazebobehandelten Gruppe erstaunlich tief. Man hätte aufgrund der Inzidenz in der Bevölkerung eine Rate von 6,9 Karzinomen für die Plazebogruppe erwartet. Das relative Endometriumkarzinom-Risiko würde damit für die randomisierte tamoxifenbehandelte Gruppe nur 2,2 betragen.

Schließlich müssen beim Thema Tamoxifen und Endometriumkarzinom die Vorteile des Tamoxifens im Hinblick auf die Verhinderung des Mammakarzinomrezidivs und von neuen kontralateralen Mammakarzinomen berücksichtig werden. In der NSABP-B-Studie wurde die kumulative Rate von Brustkarzinomfällen pro 1000 von 227,8 in der Plazebogruppe auf 123,5 in der randomisierten tamoxifenbehandelten Gruppe reduziert. Dazu kommt die Verminderung der kumulativen Rate des kontralateralen Mammakarzinoms von 40,5 auf 23,5. Während einerseits die kumulative Rate des Endometriumkarzinoms anstieg, war immerhin eine 38 %ige Reduktion in der kumulativen Fünfjahresrate der tamoxifenbehandelten Gruppe zu verzeichnen. Damit kann der Schluß gezogen werden, daß der Nutzen aus der Tamoxifenbehandlung beim Brustkarzinom den potentiellen Anstieg des Endometriumkarzinomrisikos überwiegt.

Einige weitere Ergebnisse sind im Zusammenhang mit Tamoxifen von Interesse. So stellte man fest, daß bei der tamoxifenbehandelten Gruppe das Intervall zwischen der Diagnose des Mammakarzinoms und dem Endometriumkarzinom signifikant kürzer war [Magriples et al. 1993], und ferner, daß die Patientinnen aus dieser Gruppe statistisch eher am Endometriumkarzinom starben (3,3 vs. 2,6 %). Es ist zu fragen, ob Patientinnen, die zur Behandlung des Mammakarzinoms Tamoxifen erhielten, das Risiko eines schlechter differenzierten Endometriumkarzinoms mit schlechter Prognose eingehen. Es gibt aber auch neuere Studien, die nicht nachweisen konnten, daß Tamoxifen im Zusammenhang mit der Entstehung eines schlecht differenzierten Endometriumkarzinoms steht (Tabelle 7.23; s. Tabelle 7.6).

Der Zusammenhang zwischen Tamoxifen und Endometriumkarzinom bleibt somit weiterhin unklar. Möglicherweise handelt es sich um einen Karzinogeneffekt über direkte genotoxische Mechanismen. Die Metabolite des Tamoxifens im Plasma von tamoxifenbehandelten Patientinnen können evtl. mikrosomal aktiviert werden, was Addukte möglich macht. c-Ki-ras-Mutationen im Endometriumkarzinom bei Patientinnen mit Mammakarzinom kommen vor. Jedenfalls war das Zeitintervall zwischen der Diagnose Mammakarzinom und Endometriumkarzinom bei Patientinnen mit Ki-ras-Mutationen im Endometrium in der tamoxifenbehandelten Gruppe 2,4mal kürzer (4,9 vs. 11,7 Jahre). Dies alles sind vorläufige Ergebnisse.

Patientinnen mit Mammakarzinom, die Tamoxifen erhalten, sollten mindestens jährlich gynäkologisch mit Vaginalsonographie und evtl. Gewinnung von Endometriumgewebe untersucht werden. Abnorme Blutungen sollten mittels Hysteroskopie und Kürettage abgeklärt werden.

7.8.3
Chemotherapie bei uterinen Sarkomen: Wann ist eine Indikation gegeben?

Patientinnen mit uterinen Sarkomen haben auch in Frühstadien und bei operativ vollständig entferntem Tumor eine hohe Rezidivrate, so daß sich eine adjuvante Therapie aufdrängt. Da sich die verschiedenen histologischen Typen biologisch verschieden verhalten, ist eine differenzierte Betrachtung nötig. Bisher konnte sich jedoch für keinen Sarkomtyp eine adjuvante Therapieform etablieren, d. h. deren Nutzen in Studien gezeigt werden. Patientinnen mit Leiomyosarkomen Stadium I haben nach der Operation ein hohes Rezidivrisiko von 23–33 % [Gadducci et al. 1996], und die meisten Rezidive treten außerhalb des kleinen Beckens auf, so daß eine adjuvante Radiotherapie wenig sinnvoll erscheint. Die adjuvante Chemotherapie mit Doxorubicin konnte die Rezidivrate in der randomisierten GOG-Studie 20 gegenüber dem Kontrollarm nicht signifikant senken (44 vs. 61 %). Somit ist keine erwiesenermaßen wirksame adjuvante Chemotherapie bekannt. Bei fortgeschrittenen Leiomyosarkomen hat sich die Kombination von Doxorubicin mit Ifosfamid mit einer Ansprechrate von 30 % als die wirksamste herausgestellt, wobei jedoch eine erhebliche Toxizität besteht [Sutton et al. 1996]. Aufgrund der geringen Ansprechrate und der Toxizität ist somit eine adjuvante Chemotherapie mit diesen Chemotherapeutika nicht zu vertreten. Bei fort-

Tabelle 7.23. Klinische und histopathologische Daten aus Studien über Endometriumkarzinom bei tamoxifenbehandelten Patientinnen. [Nach Barakat et al. 1994; Barakat 1995]

	Magriples (1993)	Barakat (1994)	Silva (1994)	Fisher (1994)	Fornander (1993)	v. Leeuwen (1994)	Gesamt
Patientinnen (n)	15	23	15	25	17	23	118
FIGO							
I	7	15	10	21	14	17	84 (71,2 %)
II	0	2	1	1	2	3	9 (7,6 %)
III	2	5	2	1	0	0	10 (8,5 %)
IV	0	1	1	1	1	0	4 (3,4 %)
Ohne Staging	6	0	1	1	0	3	11 (9,3 %)
Histologie Endometrium	9	17	3	18	16	17	80 (67 %)
High-risk (inkl. papillär, serös, Klarzell, Sarkom)	6	6	12	7	1	6	38 (33 %)
Grading niedrig (Grade 1–2)	5	13	3	18	15	Keine Ang.	54 (74 %)
Grading hoch (Grad 3)	10	4	0	5	0	Keine Ang.	19 (26 %)
Todesfälle durch Uteruskarzinom	5 (33 %)	5 (22 %)	1 (7 %)	4 (16 %)	3 (18 %)	0 (0 %)	18 (15,3 %)

geschrittenen Leiomyosarkomen, d.h. extrauterinem Tumor, ist jedoch eine postoperative Chemotherapie mit obigen Chemotherapeutika indiziert, zumal von einer Radiotherapie wenig Nutzen erwartet werden kann.

Ähnlich verhält es sich mit den Karzinosarkomen in der adjuvanten Situation. Hier könnten die Kombinationen Cisplatin mit Ifosfamid oder Doxorubicin mit Ifosfamid möglicherweise Rezidive verhindern, insbesondere da eine Studie an 76 Patientinnen mit Karzinosarkomen der Stadien I und II, die adjuvant mit Cisplatin und Ifosfamid behandelt wurden, ein Zweijahresgesamtüberleben von 73,8% zeigte, was verglichen mit historischen Kontrollen hoch ist (62% in GOG 20 ohne adjuvante Therapie). Eine randomisierte Studie fehlt jedoch, und der Nutzen dieser Chemotherapie ist nicht derart offensichtlich, daß eine adjuvante Chemotherapie z.Z. empfohlen werden könnte.

Ob bei intraoperativem Tumornachweis außerhalb des Uterus, jedoch beschränkt auf das kleine Becken, zuerst eine postoperative Radiotherapie durchgeführt werden soll und erst bei einem Rezidiv eine Chemotherapie angebracht ist, kann aufgrund der Datenlage nicht schlüssig beantwortet werden. Bei extrauterinem Tumor außerhalb des kleinen Beckens ist die postoperative Chemotherapie indiziert. Bei endometrialen Low-grade-Stromasarkomen im frühen Stadium ist die Prognose gut, so daß sich eine toxische adjuvante Chemotherapie verbietet. Bei endometrialen High-grade-Stromasarkomen liegt die Fünfjahresüberlebensrate in den Stadien I und II bei 50%; die vorliegenden Daten können jedoch den Nutzen einer adjuvanten Chemotherapie nicht beweisen. Bei extrauterinem Tumor innerhalb des kleinen Beckens kann wiederum die Radiotherapie diskutiert werden. Bei einem Rezidiv oder Tumor außerhalb des kleinen Beckens ist die Chemotherapie indiziert, wobei möglicherweise die Kombination Doxorubicin mit Ifosfamid am vielversprechendsten ist. Solche Patientinnen sollten jedoch möglichst im Rahmen von Studien behandelt werden (SAKK 57/93).

7.8.4
Ist das „minimal invasive" Vorgehen mit laparoskopischer Lymphadenektomie zu empfehlen?

Die pelvine und die paraaortale Lymphadenektomie sind für das chirurgische Staging der meisten gynäkologischen Malignome von größter Bedeutung. Auch für neue Techniken ist die Bedingung des akkuraten chirurgischen Stagings, das für die nachfolgende Therapie entscheidende Informationen erbringt, zu erfüllen. Die Weiterentwicklung der laparoskopischen Technik hat verständlicherweise zur Anwendung des „minimal invasiven" Vorgehens auch in der gynäkologischen Onkologie geführt. Falls hier die Ergebnisse von prospektiven Untersuchungen ermutigend sind, kann – besonders für das Endometriumkarzinom – ein Gewinn erwartet werden. Wenn die laparoskopisch assistierte oder laparoskopische Hysterektomie möglich ist, um den Primärtumor zu entfernen, dann kann auch die Lymphadenektomie laparoskopisch erfolgen, um das chirurgische Staging zu erbringen. Entsprechendes Training und Erfahrung des Operateurs sind aber entscheidende Voraussetzungen für ein solches Vorgehen, bis nach einer entsprechenden „learning curve" auch adäquate Ergebnisse erzielt werden. Die Verfechter der laparoskopischen Methoden versprechen gegenüber der traditionellen Laparotomie ebenbürtige Ergebnisse mit geringerer Kurz- und Langzeitmorbidität. Sowohl für die laparoskopische Lymphadenektomie beim Endometrium- oder Zervixkarzinom als auch für die laparoskopisch assistierte vaginale Hysterektomie beim Endometriumkarzinom wird in verschiedenen Studien nicht über erhöhte Komplikationsraten berichtet [Dargent 1987; Querleu et al. 1991; Childers et al. 1994a, b; Nezhat et al. 1992; Querleu 1993; Nezhat et al. 1994, Childers et al. 1994; Schneider et al. 1996a, b]. Zu dieser Frage liegen allerdings fast nur Resultate von retrospektiven und nichtrandomisierten Studien vor.

Es wurde wiederholt angezweifelt, daß auf laparoskopischem Wege die notwendige Anzahl pelviner und paraaortaler Lymphknoten entfernt werden kann; damit wäre das operative Staging ungenügend. Gerade für die neuen laparoskopischen Techniken, die komplexe chirurgische Interventionen bedeuten, ist eine strenge Evaluation des Verfahrens und der Ergebnisse gefordert, denn die Entwicklung bringt hier einen raschen Wechsel, der in Zusammenhang mit einem aggressiven Marketing die Situation eher erschwert. Entsprechende Weiter- und Fortbildungsmöglichkeiten müssen deshalb dringend vermehrt angeboten werden [Pitkin 1992]. Es gibt wenig prospektive Studien, die sich mit der Folgemorbidität, der Lebensqualität, dem krankheitsfreien Überleben, der Weiter- und Fortbildung und auch der Kostenfrage auseinandersetzen.

In der Gynecologic Oncologic Group (GOG) der USA ist für das Endometriumkarzinom eine Studie aktiviert, die laparoskopische paraaortale und pelvine Lymphadenektomien kombiniert mit laparoskopisch assistierter vaginaler Hysterektomie untersucht und der konventionellen chirurgischen Behandlung gegenüberstellt. Dabei sollen auch die Vollständigkeit des chirurgischen Stagings, die Komplikationen, die Verweildauer im Operationssaal, die Hospitalisationszeit, die Lebensqualität etc. untersucht werden. Einschränkende Faktoren für ein laparoskopisches Vorgehen können durch die Patientin selbst (Adipositas und Adhäsionen) oder durch den Operateur (ungenügendes Training und Erfahrung) sowie durch ein inadäquates Instrumentarium bedingt sein [Childers 1992]. Bei den polymorbiden Patientinnen im hohen Alter gibt es Situationen, die ein laparoskopisches Vorgehen ausschließen. Nachdem alle diese Faktoren noch nicht genügend untersucht sind, kann eine abschließende Empfehlung noch nicht gegeben werden. Eine weitere ungeklärte Frage ist die Bedeutung der Tumordissemination und der Entstehung von Metastasen in Trocart-Kanälen [Childers et al. 1994; Mouiel et al. 1995; Kindermann 1993; Peng et al. 1996].

7.8.5
Hormonelle Substitutionstherapie nach operiertem Endometriumkarzinom: Bestehen Kontraindikationen?

Eine alleinige Östrogensubstitution erhöht in Abhängigkeit von der Therapiedauer und möglicherweise auch der Östrogendosis das Risiko, an einem Endometriumkarzinom zu erkranken, um das 2- bis 22fache. Dagegen läßt eine kombinierte Östrogen-Gestagen-Substitutionstherapie das Endometriumkarzinomrisiko im Vergleich zu einer nicht behandelten Kontrollgruppe unverändert oder senkt sie sogar möglicherweise, vorausgesetzt, daß Gestagene in ausreichender Dosierung und mindestens während 10 Tagen pro Monat verabreicht werden. Eine kombinierte Hormonersatztherapie wurde verschiedentlich postoperativ nach chirurgischer Behandlung eines frühen Endometriumkarzinoms (Stadien I und II) angewendet [Creasman et al. 1986; Lee et al. 1990; Chapman et al. 1996]. Retrospektiv fanden sich keine Hinweise auf ein verkürztes krankheitsfreies Intervall oder eine erhöhte Rezidivrate im substituierten Patientinnenkollektiv. Bei Vorliegen klimakterischer Ausfallserscheinungen sowie bei Risikofaktoren für kardiovaskuläre Erkrankungen oder Osteoporose soll eine kombinierte Hormonsubstitution bei Status nach Endometriumkarzinom der Stadien I und II großzügig indiziert werden. Die Frage nach der Hormonsubstitution bei nachgewiesenem pelvinem Lymphknotenbefall ist bis heute noch nicht schlüssig zu beantworten.

7.8.6
Bei welchen Patientinnen ist eine vaginale prophylaktische Bestrahlung (Auslastung) nach operiertem Korpuskarzinom indiziert?

Zur Senkung der vaginalen Rezidivrate bei Patientinnen mit operiertem Endometriumkarzinom wird in frühen Stadien die alleinige prophylaktische intrakavitäre Bestrahlung, in fortgeschrittenen Stadien die Kombination mit der perkutanen Strahlentherapie angewendet. Früher wurde das Risiko eines pelvinen Lymphknotenbefalls aus der Invasiontiefe und dem Differenzierungsgrad des Tumors hergeleitet. Heute wird, außer bei einem Tumor mit dem Stadium Ia G1, die pelvine Lymphadenektomie primär angestrebt, so daß aufgrund des Lymphknotenbefalls der Entscheid für eine perkutane Strahlentherapie mit 40–50 Gy, ergänzt durch 2 intrakavitäre intravaginale Auslastungen, getroffen werden kann. Das Risiko eines Beckenwandrezidivs kann damit von 20 auf 5% reduziert werden. Beim Stadium Ia G1 ist eine postoperative vaginale Bestrahlung nicht notwendig, bei höherem Stadium oder Grading kann sie empfohlen werden. Die geringe Morbidität rechtfertigt dieses Vorgehen, auch wenn zur Verbesserung des Überlebens keine wesentlichen Daten vorliegen.

7.8.7
Welche Einteilung der Vorstufen des Korpuskarzinoms ist klinisch relevant?

Die Einteilung der Hyperplasien als morphologisch nichtinvasive Proliferation des Endometriums aufgrund ihrer histologischen Gewebearchitektur und aufgrund des Vorhandenseins von Atypien hat sich in den letzten Jahren durchgesetzt und ist auch für die klinische Anwendung sinnvoll. Es muß abgeklärt werden, ob es sich von der Gewebearchitektur her um eine einfache oder eine komplexe Hyperplasie handelt, schließlich, ob Atypien vorhanden sind oder nicht. So ergeben sich morphologisch 4 verschiedene Möglichkeiten, die sich auch in ihrem biologischen Verhalten deutlich voneinander unterscheiden (s. Kap. 7.2.4). Das Hauptmerkmal ist das Vorhandensein oder Fehlen von Atypien, denn die Atypie ist das entscheidende prognostische Kriterium.

Die revidierte WHO-Klassifikation [Scully et al. 1994] unterscheidet verschiedene histologische Formen, die voneinander abzugrenzen sind (s. Kap. 7.2.4) [Mazur u. Kurman 1995; Kurman et al. 1994].

Wegweisend sind das Alter der Patientin und das Vorhandensein oder Fehlen von Atypien in der Endometriumbiopsie oder der Kürettage [Kraus 1985]. Bei den Hyperplasien ohne Atypien stehen Ovulationsinduktion oder Gestagentherapie bei Frauen unter 40 Jahren im Vordergrund. Nachkontrollen mittels Vaginalsonographie oder Hysteroskopie/ fraktionierter Kürettage sind angebracht. Eine Hysterektomie, abhängig von weiteren Risikofaktoren, der klinischen Symptomatik und dem Wunsch der Patientin, steht bei perimenopausalen und postmenopausalen Frauen im Vordergrund.

Wurde eine Hyperplasie mit Atypie in einer Endometriumbiopsie diagnostiziert, soll hysteroskopiert
und fraktioniert kürettiert werden. Bei jungen
Frauen unter 40 Jahren können Ovulationsinduktion
oder Gestagentherapie mit nachfolgender 3- bis 6mo-
natlicher Kontrolle durch Hysteroskopie und fraktionierte Kürettage und Hysteroskopie angewendet
werden. Bei peri- und postmenopausalen Frauen
steht die Hysterektomie im Vordergrund, je nach Alter mit oder ohne Adnexektomie. Eine Hormontherapie mit Kontrollkürettage kann in Ausnahmefällen
erfolgen. Es muß jedoch bedacht werden, daß bei
43 % der Patientinnen, bei denen aufgrund des Küret-
tagematerials eine atypische Hyperplasie diagnostiziert wurde, sich im Hysterektomiepräparat ein Karzinom herausgestellt hat (n = 44) [Janicek u. Rosenhein 1994].

7.8.8
Welche molekularbiologischen Faktoren könnten die adjuvante Therapie des Endometriumkarzinomes beeinflussen?

Obwohl bereits eine Vielzahl von molekulargeneti-
schen Veränderungen beim Endometriumkarzinom
nachgewiesen werden konnte, zeigten nur wenige
Faktoren eine Korrelation mit ungünstiger Prognose.

Tumorsuppressorgene
Ein funktioneller Ausfall des Tumorsuppressorgen-
produktes p53 ist verschiedentlich mit einer ungünstigen Prognose assoziiert worden. Bereits im Stadium I haben Clifford et al. (1997) eine Korrelation zu
einem hohen Grading und einem nichtendometrioi-
den Tumortyp aufgezeigt. Ein funktioneller Ausfall
des p53-Proteins kann entweder durch Punktmutation im Gen oder durch eine Genproduktinaktivie-
rung hervorgerufen werden, was sich immunhistochemisch in einer Akkumulation des p53-Proteins
zeigen kann. Ein Verlust der Heterozygosität („loss of
heterozygosity", LOH) ist beim Endometriumkarzinom nicht in hoher Frequenz anzutreffen und
scheint nicht auf wenige Chromosomen konzentriert
zu sein. Das impliziert eine geringe Bedeutung von
weiteren putativen Tumorsuppressorgenen.

Protoonkogene

Eine immunhistochemisch nachweisbare Überexpression des Genprodukts des Protoonkogens HER-
2/neu wurde bisher in verschiedenen Studien mit
fortgeschrittenem Tumorstadium, tiefer myometraner Invasion und schlechtem Fünfjahresüberleben
assoziiert [Saffari et al. 1995]. Dabei konnte die
Überexpression nicht generell auf eine Genamplifi-

kation zurückgeführt werden, was auf die Möglichkeit von Abbaustörungen des Genprodukts hindeu-
tet. In multivariaten Analysen konnte jedoch der
HER-2/neu-Status nicht als unabhängiger prognostischer Faktor bestätigt werden [Pisani et al. 1995;
Lukes et al. 1994].

Eine aktivierende Punktmutation im Protoonko-
gen Ki-ras scheint in ethnisch unterschiedlicher Prävalenz (11–31%; Caduff et al. 1995; Enomoto et al.
1995] im endometrioiden Endometriumkarzinom
vorhanden zu sein. Interessanterweise fehlen Ki-ras-
Mutationen in den klinisch sich maligne präsentie-
renden serös-papillären Endometriumkarzinomen
[Caduff et al.1995].

Microsatellite instability
Multiple Mikrosatelliteninstabilität, im angelsächsi-
schen Sprachraum als „replication error phenotype"
(RER+) bezeichnet, wird in etwa 20 % aller sporadi-
schen Endometriumkarzinome sowie in Familien
mit Endometriumkarzinom, die vom „hereditary
non-polyposis colon cancer syndrome" (HNPCC)
betroffen sind, gefunden. Der RER+-Phänotyp hat
keine prognostische Signifikanz [Myeroff et al. 1995;
Katabuchi et al. 1995].

Adhäsions- und Invasionsmoleküle
Ein Verlust der a2b1-Integrin-Expression (ein Zell-
adhäsionsmolekül) ist gemäß Lessey et al. (1995) korreliert mit Lymphknotenmetastasen, eine fehlende
Expression des CD44-Moleküls ist assoziiert mit einer vermehrten Lymphgefäßinvasion [Fujita et al.
1994].

Insgesamt werden molekularbiologische Faktoren
in nächster Zeit kaum mitberücksichtigt werden, um
die Wahl der adjuvanten Therapie festzulegen. Eine
Bestimmung des p53-Status, des HER2/neu-Status
und der CD44-Expression in speziellen Einzelfällen
ist jedoch denkbar und sinnvoll.

7.8.9
Bringen engmaschige Nachkontrollen einen Überlebensvorteil in der Nachsorge von Endo-metriumkarzinom-Patientinnen?

Um den klinischen Benefit eines Routinenachsorge-
konzepts in der Klinik nach Primärbehandlung eines
Adenokarzinoms des Endometriums zu evaluieren,
wurde am Ninewells Hospital and Medical School in
Dundee/UK, der Verlauf von 97 Patientinnen, die eine
lückenlose Nachsorge erfahren hatten, über 10 Jahre
oder bis zum Tod analysiert [Owen u. Duncan 1996].

In 17 Fällen kam es zu einem Rezidiv, lediglich
6 Frauen waren zum Zeitpunkt der Diagnosestellung
des Rezidivs asymptomatisch. Das Nachsorgeschema

bestand aus einer klinischen Untersuchung alle 3–4 Monate während des 1. Jahres, dann in 6monatigen Intervallen im 2. Jahr. Die Untersuchungen wurden entweder ambulant in der gynäkologischen Klinik oder kombiniert mit der Klinik für Radiotherapie durchgeführt. Nach 10 Jahren wurden die Patientinnen in die Nachsorge des Allgemeinpraktikers entlassen. Dies geschah schon nach 5 Jahren, wenn bis dahin kein Rezidiv gefunden worden war. Während der klinischen Nachkontrolle wurden neben der gynäkologischen Untersuchung die Zwischenanamnese erhoben und auch ein zytologischer Abstrich vom Vaginalstumpf entnommen. Thoraxröntgen und andere Bildtechniken waren nicht Teil dieser Routinenachkontrollen. Diese kleine Studie zeigte auch mit dem üblichen Nachsorgekonzept keine Verbesserung des Überlebens gegenüber üblichen klinischen Routinekontrollen. Beim Endometriumkarzinom Stadium I waren 13 Rezidive (50,7 %) zu verzeichnen. Diese Zahl entspricht den Ergebnissen einer Arbeit von DiSaia et al. (1985). Für alle Adenokarzinomfälle betrug das Verhältnis von Becken- zu extrapelvinen Rezidiven 8:9, ähnlich den Ergebnissen von Aalders et al. (1984). Innerhalb der ersten 2 Jahre wurden 82 % der Rezidive entdeckt, keine mehr nach 6 Jahren. Die Vaginalzytologie brachte bei keinem der asymptomatischen Rezidive einen Erfolg. Die Autoren kamen zu dem Schluß, daß die Diagnose eines asymptomatischen Rezidivs kein verbessertes Langzeitüberleben bringt und daß intensive Follow-up-Programme zwar sowohl den Patientinnen als auch dem Arzt eine gewisse Beruhigung bringen, andererseits aber auch Grund für eine dauernde Verängstigung der Patientin sein können. Ähnliche Verhältnisse wurden im Anschluß an eine kurative Behandlung beim Brustkarzinom und beim kolorektalen Karzinom gefunden mit dem Schluß, daß die Frequenz der Kontrolluntersuchungen ohne diagnostische Einbußen bei der Erkennung des Rezidivs reduziert werden kann [Dewar u. Kerr 1985; Tornqvist et al. 1982; Holli u. Hakama 1989].

Ähnlich lauten auch die Resultate einer retrospektiven Untersuchung eines Routine-Follow-up bei 317 Fällen von Patientinnen mit Endometriumkarzinom in Kanada [Shumsky et al. 1994] mit einem intensiven Nachfolgeprogramm. Das Protokoll basierte auf mindestens 6monatlichen klinischen Kontrollen während der ersten 5 Jahre, inkl. Vaginalzytologie bei jeder Kontrolle und Thoraxaufnahme alle 2 Jahre. Die Autoren meinen, daß die Vaginalzytologie nicht zu einer frühen Diagnose einer Persistenz oder eines Rezidivs führt, denn nach der Primärbehandlung eines Endometriumkarzinoms muß der Tumor den Scheidenstumpf durchwachsen, damit der Abstrich positiv wird. Zu diesem Zeitpunkt ist aber üblicherweise der Tumor palpabel und zeigt Symptome.

In einer anderen Arbeit konnte gezeigt werden, daß bei den asymptomatischen Rezidiven die Vaginalzytologie in einem einzigen von 24 Fällen zur Diagnose verhalf [Podczaski et al. 1992], in einer weiteren Untersuchung in keinem von 11 asymptomatischen Rezidiven [Shumsky et al. 1994]. In der Arbeit von Owen u. Duncan (1996) überlebte keine Patientin mit einem Rezidiv länger als 8 Monate nach der Diagnose. Intensive und teure Follow-up-Kontrollen sind somit nur gerechtfertigt, wenn gezeigt werden kann, daß das Langzeitüberleben oder mindestens die Lebensqualität damit verbessert werden können [Holli u. Hakama 1989].

Ziel der Nachfolgeuntersuchung ist die Entdeckung eines asymptomatischen Rezidivs, wobei das Überleben bei diesen Patientinnen verglichen werden muß mit den Ergebnissen der Patientinnen, die wegen Symptomen zur Kontrolle kommen. Im Gegensatz zu früheren Studien [Shumsky et al. 1994; Owen u. Duncan 1996] wurde in der Studie von Gordon [Gordon et al. 1997] eine kleine, aber statistisch signifikante Verbesserung des Überlebens für die Fälle festgestellt, die beim routinemäßigen Follow-up entdeckt wurden im Vergleich zu denjenigen, die bei der Diagnose symptomatisch waren. Die Gruppe um Owen und Duncan versuchte in einer Nachfolgestudie [Gordon et al. 1997; Tabelle 7.24] bei 111 Patientinnen mit Endometriumkarzinom festzustellen, ob das übliche intensive Nachfolgeprogramm einen Benefit im Hinblick auf das Überleben der Patientinnen im Vergleich zu einem reduzierten Follow-up bringt, das auf früheren Studien basierte. Das übliche Nachfol-

Tabelle 7.24. Anzahl und Prozentsatz von asymptomatischen Rezidiven beim Endometriumkarzinom innerhalb von 2 Jahren nach Primärtherapie und Anzahl durch Vaginalzytologie erkannter Rezidive. [Nach Gordon et al. 1997]

Autoren	Rezidive (n)	Rezidive innerhalb 2 Jahre (n)	Asymptomatische Rezidive (n)	Asymptomatische Rezidive innerhalb 2 Jahre (n)	Asymptomatische Rezidive, durch Vaginalzytologie entdeckt (n)
Podczaski et al. 1992	47	33 (70 %)	24 (51 %)	Keine Angabe	0
Shumsky et al. 1994	53	31 (58,55)	13 (24,5 %)	Keine Angabe	0
Reddoch et al. 1995	39	32 (82 %)	23 (59 %)	Keine Angabe	0
Owen u. Duncan 1996	17	15 (88 %)	6 (35 %)	6 (100 %)	0

geprogramm bestand aus Kontrollen durch den Gynäkologen oder Gynäkologen und Radiotherapeuten mit 4 Untersuchungen im 1. Jahr, 2 Untersuchungen im 2. Jahr und dann jährlich einer Untersuchung bis zum 5. Jahr. Dabei wurden eine bimanuelle gynäkologische Untersuchung und eine Spekulumuntersuchung des Vaginalstumpfes mit Vaginalzytologie vorgenommen. Thoraxröntgen, CA 125, Ausscheidungsurogramm und CT waren nicht Teil dieses Programmes. Von einem Rezidiv wurde gesprochen, wenn nach einer minimalen Zeit von 3 Monaten krankheitsfreien Intervalls nach der Primärtherapie die Erkrankung wieder auftrat. Auf der Basis der früheren Ergebnisse [Owen u. Duncan 1996] und anderer Arbeiten [Podczaski et al. 1992; Shumsky et al. 1994; Reddoch et al. 1995] wurde ein alternatives Nachfolgeprotokoll erstellt und retrospektiv auf das Patientengut angewendet. Auch diese Ergebnisse zeigten, daß routinemäßige Vaginalzytologien eine beschränkte Bedeutung für die Erkennung eines Rezidivs haben, wenn andere Anhaltspunkte für ein Rezidiv fehlen. Damit kann die Vaginalzytologie nach Ansicht der Autoren nach 2 Jahren Follow-up verlassen werden. Die finanzielle Einsparung durch solch ein reduziertes Follow-up-Programm, basierend auf klinischer Untersuchung und Vaginalzytologie nur bis zu 2 Jahren, ist bescheiden, aber immerhin unter der heutigen angespannten ökonomischen Situation zu beachten. Es wird abzuklären sein, ob und wieweit unnötige Routinekontrollen Quellen für eine Verängstigung der Patientin sein können und evtl. eine psychologische Behandlung nötig machen.

Intensivere Überwachungsprotokolle unter Einbezug von Thoraxröntgen [Podczaski et al. 1992] und Bestimmung des CA 125 [Tseng et al. 1989; Patsner et al. 1990] zusätzlich zur klinischen Untersuchung und Vaginalzytologie wurden vorgeschlagen. Diese Untersuchungen können zwar eine asymptomatische Erkrankung entdecken, ein verbessertes Überleben bringen aber auch sie nicht.

7.8.10
Welche Erkenntnisse sind in den nächsten Jahren von spezieller Bedeutung beim Endometriumkarzinom?

Obwohl zum Zeitpunkt der Diagnosestellung in über 50 % aller Fälle das Endometriumkarzinom auf den Uterus begrenzt ist und auch die Gesamtüberlebensrate bei über 75 % liegt, haben dennoch Untergruppen des Endometriumkarzinoms eine wesentlich schlechtere Prognose. Die etablierten Prognosefaktoren wie Tumorstadium, Differenzierungsgrad, Lymphknotenbefall, Gefäßinvasion und auch Tumorfreiheit durch die Operation sind bekannt. Über die Bedeutung von Onkogenen und Tumorsuppressor-

genen für die Entstehung und den Verlauf des Endometriumkarzinoms sind noch zu wenig Kenntnisse vorhanden. Zum Teil widersprüchlich wird die prognostische Relevanz von immunhistochemisch nachgewiesener HER2/neu-, bcl 2-, Cathepsin D- und p53-Überexpression beurteilt. Ebenso widersprüchlich wird die Wertigkeit des Rezeptorstatus, der flowzytometrisch gemessenen Growth fraction und der DNA-Ploidie bezüglich tumorfreiem- und Gesamtüberleben beurteilt. Jüngere Studien verneinen im allgemeinen eine unabhängige prognostische Bedeutung in multivariaten Analysen [Bell et al. 1997; Backe et al. 1997]. Möglicherweise ist der direkte Nachweis von HER2/neu-Amplifikationen mittels automatisierter FISH-Technik von besserer prognostischer Aussagekraft. Eine mäßige prognostische Bedeutung ist auch dem präoperativen 125-Wert zuzuordnen, der bei Werten über 65 U/ml eine extrauterine Karzinomausbreitung voraussagen kann (positiv prädiktiver Wert 69 %, negativ prädiktiver Wert 88 % nach Sood et al. 1997].

Um in der Zukunft die Therapieerfolge beurteilen zu können, ist es dringend notwendig, daß in jedem Fall die während der letzten Jahre erarbeiteten neuen Erkenntnisse in der Klinik umgesetzt werden. Dies betrifft die Anwendung der neuen FIGO-Einteilung, die korrekte Durchführung der pelvinen und ggf. der paraaortalen Lymphadenektomie, wo diese indiziert sind, und die sich daraus ergebenden Konsequenzen für die Therapie. Über den Stellenwert der Radiotherapie beim Endometriumkarzinom ist z. Z. noch keine klare Aussage möglich, dies um so mehr, als in den letzten Jahren das Behandlungskonzept geändert wurde. Bis weitere Ergebnisse prospektiver Studien auf dem Boden all dieser neuen Erkenntnisse vorliegen, werden wir nicht wissen, welche die beste Therapie für die einzelnen Stadien des Endometriumkarzinom ist. Wo Risikofaktoren etabliert sind, müssen auch die Behandlungsmodalitäten aufgrund dieser Risiken angepaßt werden.

Die weitere Entwicklung laparoskopischer Techniken wird zeigen, inwieweit sich dieses Vorgehen gerade beim Endometriumkarzinom anbietet. Dazu bedarf es aber der Ergebnisse prospektiver Studien, die über die Kurz- und Langzeitmorbidität, die Komplikationsrate, die Verweildauer im Operationssaal, die Hospitalisationszeit, das Ausmaß des chirurgischen Stagings, die Tumordissemination, die Lebensqualität und die Kostenfrage Aufschluß geben.

Literatur

Aalders J, Abeler V, Kolstad P, Onsrud M (1980) Postoperative external irradiation and prognostic parameters in stage I endometrial carcinoma. Obstet Gynecol 56:419–427

Aalders JG, Syde R v d, Poppema S, Szabo BG, Janssens J (1984) Prognostic factors and changing trends in the treatment of stage I endometrial cancer: a clinical and histopathological study of 182 patients. Int J Radiat Oncol Biol Phys 10: 2083–2088

Aalders JG, Neijt JP (1993) Aspects of surgery in ovarian and endometrial carcinoma. Eur J Cancer 29 A: 624–628

Abayomi O, Dritschilo A, Emami B, Watring WG, Piro AJ (1982) The value of "routine tests" in the staging evaluation of gynecologic malignancies: a cost effectiveness analysis. Int J Radiat Oncol Biol Phys 8: 241–244

Alberts DS, Mason NL, O'Toole RV et al. (1987) Doxorubicin-cisplatin-vinblastine combination chemotherapy of advanced endometrial carcinoma: a Southwest Oncology Group Study. Gynecol Oncol 26(2): 193–201

American College of Obstetricians and Gynecologists ACOG (1995) Technical Bulletin. Gynecologic Ultrasonography. p 215

Arrastia CD, Fruchter RG, Clark M et al. (1997) Uterine carcinosarcomas: incidence and trends in management und survival. Gynecol Oncol 65: 158–163

Artner A, Bosze P, Gonda G (1994) The value of ultrasound in preoperative assessment of the myometrial and cervical invasion in endometrial carcinoma. Gynecol Oncol 54: 147–151

Atsukawa H, Sasaki H, Tada S (1994) A multivariate analysis of assessment of myometrial invasion of endometrial carcinoma by magnetic resonance imaging. Gynecol Oncol 54: 298–306

Averette HE, Donato DM, Lovecchio JL, Sevin BU (1987) Surgical staging of gynecologic malignancies. Cancer 60: 2010–2020

Ayoub J, Audet-Lapointe P, Methot Y et al. (1988) Efficacy of sequential cyclical hormonal therapy in endometrial cancer and its correlation with steroid hormone receptor status. Gynecol Oncol 31: 327–337

Babilonti L, Di Pietro G, La Fianza A, Beretta P, Franchi M (1989) Complications of pelvic lymphadenectomy in patients with endometrial adenocarcinoma. Eur J Gynaecol Oncol 10 (2): 131–133

Backe J, Gassel AM, Krebs S, Caffier H (1997) Prognostic value of immunohistochemic cathepsin D synthesis in endometrial cancer. Geburtshilfe Frauenheilkd 57 (8): 429–434

Baker TR, Piver MS, Lele SB (1988) Stage I uterine adenosarcoma of the uterus: a report of six cases. J Surg Oncol 37: 128–132

Baker TR, Piver MS, Caglar H, Piedmonte M (1991) Prospective trial of cisplatin, adriamycin, and dacarbazine in metastatic mixed mesodermal sarcomas of the uterus and ovary. Am J Clin Oncol 14: 246–250

Ball HG, Blessing JA, Lentz SS, Mutch DG (1996) A phase II trial of paclitaxel in patients with advanced or recurrent adenocarcinoma of the endometrium: a Gynecologic Oncology Group study. Gynecol Oncol 62 (2): 278–281

Baltzer J, Lohe KJ (1986) Präneoplasien und Karzinome des Endometriums. In: Schmidt-Matthiesen H (Hrsg) Klinik der Frauenheilkunde und Geburtshilfe, Bd 11. Spezielle gynäkolgische Onkologie I. Urban & Schwarzenberg, München, S 231–263

Barakat RR, Wong G, Curtin JP, Vlamis V, Hoskins WJ (1994) Tamoxifen use in breast cancer patients who subsequently develop corpus cancer is not associated with a higher incidence of adverse histologic features. Gynecol Oncol 55: 164–168

Barakat RR (1995) The effect of tamoxifen on the endometrium. Oncology 9: 129–139

Barrett RJ, Blessing JA, Homesley HD, Twiggs L, Webster KD (1993) Circadian-timed combination doxorubicin-cisplatin chemotherapy for advanced endometrial carcinoma. A phase II study of the Gynecologic Oncology Group. Am J Clin Oncol 16(6): 494–496

Bauer M (1987) Zur intrakavitären Brachytherapie mit Lang- und Kurzzeit-Afterloading-Technik in der Gynäkologie. Gynäkologie 20: 228–236

Bean HA, Bryant AJS (1978) Carcinoma of the endometrium in Saskatchewan: 1966–1971. Gynecol Oncol 6: 503

Belinson JL, Lee KR, Badger GJ, Pretorius RG, Jorell MA (1992) Clinical stage I adenocarcinoma of the endometrium – analysis of recurrences and the potential benefit of staging lymphadenectomy. Gynecol Oncol 44: 17–23

Bell JG, Minnick A, Reid GC, Judis J, Brownell M (1997) Relationship of nonstaging pathological risk factors to lymph node metastasis and recurrence in clinical stage I endometrial carcinoma. Gynecologic Oncology 66 (3): 388–392

Berchuck A, Rubin SC, Hoskins WJ, Saigo PE, Pierce VK, Lewis JL jr (1988) Treatment of uterine leiomyosarcoma. Obstet Gynecol 71: 845–850

Berchuck A, Rubin SC, Hoskins WJ, Saigo PE, Pierce VK, Lewis JL jr (1990) Treatment of endometrial stromal tumors. Gynecol Oncol 36: 60–65

Berek JS, Hacker NF, Hatch KD, Young RC (1988) Uterine corpus and cervical cancer. Curr Probl Cancer 12 (2): 65

Bhatnagar AS, Batzl C, Häusler A (1996) Pharmacology of non-steroidal aromatase inhibitors. In: Pasqualini JR, Katzenellenbogen BS (eds) Hormone dependent cancer. Dekker, New York

Bokhman JV (1983) Two pathogenetic types of endometrial carcinoma. Gynecol Oncol 15: 10–17

Bonte J, Ide P, Biliet G, Wynants P (1981) Tamoxifen as a possible chemotherapeutic agent in endometrial adenocarcinoma. Gynecol Oncol 11: 140–161

Bornstein J, Auslender R, Pascal B, Gutterman E, Isakov D, Abramovici H (1994) Diagnostic pitfalls of ultrasonographic uterine screening in women treated with tamoxifen. J Reprod Med 39: 674–678

Boronow RC, Morrow CP, Creasman WT, DiSaia PJ, Silverberg SG, Miller A, Blessing JA (1984) Surgical staging in endometrial cancer: clinical-pathological findings of a prospective study. Obstet Gynecol 83: 825–828

Bosscher J, Barnhill D, O'Connor D, Park R (1994) Case report: clinical stage IB endometrial adenocarcinoma with an isolated small bowel metastasis. Gynecol Oncol 52: 99–101

Britton LC, Wilson TO, Gaffey TA, Lieber MM, Wieand HS, Podratz KC (1989) Flow cytometric DNA analysis of stage I endometrial carcinoma. Gynecol Oncol 34: 317–322

Broun GO, Blessing JA, Eddy GL, Adelson MD (1993) A phase II trial of vincristine in advanced or recurrent endometrial carcinoma. A Gynecologic Oncology Group study. Am J Clin Oncol 16: 18–21

Buchsbaum HJ, Lifshitz S, Blythe JG (1979) Prophylactic chemotherapy in stage I and II uterine sarcoma. Gynecol Oncol 8: 346–348

Burke TW, Gershenson DM, Morris M, Stringer CA, Levenback C, Tortolero-Luna G, Baker VV (1994) Postoperative adjuvant cisplatin, doxorubicin, and cyclophosphamide (PAC) chemotherapy in women with high-risk endometrial carcinoma. Gynecol Oncol 55(1): 47–50

Butler EB (1976) The early diagnosis of cancer of the endometrium. Clin Obstet Gynecol 3: 389–404

Caduff RF, Johnston CM, Frank TS (1995) Mutations of the K-ras oncogene in carcinoma of the endometrium. Am J Pathol 146: 182

Calero F, Asins-Codoner E, Jimeno J, Rodriguez Escudero F, Mendana J, Iglesias J, Matia F, Armas A, Diaz-Castallanos R, Garzon J (1991) Epirubicin in advanced endometrial adenocarcinoma: a phase II study of the Grupo Ginecologico Espanol para el Tratamiento Oncologico (GGETO). Eur J Cancer 27: 864–866

Campora E, Vidali A, Mammoliti S, Ragni N, Conte PF (1990) Treatment of advanced or recurrent adenocarcinoma of the endometrium with doxorubicin and cyclophosphamide. Eur J Gynaecol Oncol 11(3):181–183

Carbone PP, Carter SK (1974) Endometrial cancer: approach to development of effective chemotherapy. Gynecol Oncol 2: 348–353

Carcangiu ML, Chambers JT (1995) Early pathologic stage clear cell carcinoma and uterine papillary serous carcinoma of the endometrium: comparison of clinicopathologic features and survival. Int J Gynecol Pathol 14:30–38

Carey MS, O'Connell GJ, Johanson CR et al. (1995) Good outcome associated with a standardized treatment protocol using selective postoperative radiation in patients with clinical stage I adenocarinoma of the endometrium. Gynecol Oncol 57:138–144

Carlson JA, Allegra JC, Day TG, Wittliff JL (1984) Tamoxifen and endometrial carcinoma: alterations in estrogen and progesterone receptors in untreated patients and combination hormonal therapy in advanced neoplasia. Am J Obstet Gynecol 149:149–153

Chapman JA, DiSaia PJ, Osann K, Roth PD, Gillotte DL, Berman ML (1996) Estrogen replacement in surgical stage I and II endometrial cancer survivors. Am J Obstet Gynecol 175: 1195–1200

Chen SS, Spiegel G (1991) Stage I endometrial carcinoma. Role of omental biopsy and omentectomy. J Reprod Med 36: 627–629

Childers JM, Hatch KD, Surwit EA (1992) The role of laparoscopic lymphadenectomie in the management of cervical carcinoma. Gynecol Oncol 47:38–43

Childers JM, Spirtos NM, Brainard P, Surwit EA (1994a) Laparoscopic staging of the patient with incompletely staged early adenocarcinoma of the endometrium. Obstet Gynecol 83:497–600

Childers JM (1994b) Operative laparoscopy in gynecological oncology. Baillieres Clin Obstet Gynaecol 8:831–849

Childers JM, Aqua K, Surwit EA, Hallum A, Hatach K (1994) Abdominal wall tumor implantation following laparoscopy for malignant conditions. Gynecol Oncol 54:108

Chuang L, Burke TW, Tornos C et al. (1995) Staging laparotomy for endometrial carcinoma: assessment of retroperitoneal lymph nodes. Gynecol Oncol 58:189–193

Clarke M (1978) Cancer of the endometrium: epidemiology. In: Brush MG, King RJB, Taylor RW (eds) Endometrial cancer. Baillière Tindall, London

Clement PB, Scully RE (1990) Müllerian adenosarcoma of the uterus: a clinicopathologic study of 100 cases with a review of the literature. Hum Pathol 21:363–381

Clement PB, Oliva E, Young RH (1996) Mullerian adenosarcoma of the uterine corpus associated with tamoxifen therapy: a report of six cases and a review of tamoxifen-associated endometrial lesions. Int J Gynecol Pathol 15:222–229

Clifford SL, Kaminetsky CP, Cirisano FD et al. (1997) Racial disparity in overexpression of the p53 tumor suppressor gene in stage I endometrial cancer. Am J Obstet Gynecol 176(6):229–232

Cohen CJ, Bruckner HW, Deppe G et al. (1984) Multidrug treatment of advanced and recurrent endometrial carcinoma: a Gynecologic Oncology Group study. Obstet Gynecol 63: 719–726

Cohen I, Tepper R, Rosen DJ et al. (1995) Continuous tamoxifen treatment in asymptomatic, postmenopausal breast cancer patients does not cause gravation of endometrial pathologies. Gynecol Oncol 55/1:138–143

Coleman MP, Estève J, Damiecki P, Arslan A, Renard H (1993) Trends in cancer incidence and mortality. IARC Sci Publ 121: 455–476

Corn BW, Lanciano RM, Greven KM et al. (1992) Endometrial cancer with paraaortic adenopathy: patterns of failure and

opportunity for cure. Int J Radiat Oncol Biol Phys 24: 223–227

Cowles TA, Magrina JF, Masterson BJ, Capen CV (1985) Comparison of clinical and surgical staging in patients with endometrial carcinoma. Obstet Gynecol 66:413

Creasman WT, Boronow RC, Morrow CP, DiSaia PJ, Blessing J (1976) Adenocarcinoma of the endometrium: its metastatic lymph node potential. Gynecol Oncol 4:239–243

Creasman WT, McCarty KS, Barton TK (1980) Clinical correlates of estrogen- and progesterone-binding proteins in human endometrial adenocarcinoma. Obstet Gynecol 55: 363–370

Creasman WT, Henderson D, Hinshaw W, Clarke-Pearson DL (1986) Estrogen replacement therapy in the patients treated for endometrial cancer. Obstet Gynecol 67:326

Creasman WT, Morrow CP, Bundy L (1987) Surgical pathological spread patterns of endometrial cancer. Cancer 60:2035

Daniel AG, Peters WA (1988) Accuracy of office and operating room curettage in the grading of endometrial carcinoma. Obstet Gynecol 71:612

Dargent D (1987) A new future for Schauta's operation through a presurgical retroperitoneal pelviscopy. Eur J Gynaecol Oncol 8:292–296

Davids A (1952) Myomectomy, surgical technique and results in a series of 1150 cases. Am J Obstet Gynecol 63:592–604

De Fusco PA, Gaffey TA, Malkasian GD jr, Long HJ, Cha SS (1989) Endometrial stromal sarcoma: review of Mayo Clinic experience. Gynecol Oncol 35:8–14

Descamps P, Calais G, Moire C et al. (1997) Predictors of distant recurrence in clinical stage I oder II endometrial carcinoma treated by combination surgical and radiation therapy. Gynecol Oncol 64:54–58

Dewar JA, Kerr GR (1985) Value of routine follow up of women treated for early carcinoma of the breast. BMJ 291: 1464–1468

Dinh TV, Slavin RE, Bhagavan BS, Hannigan EV, Tiamson EM, Yandell RB (1989) Mixed Muellerian tumors of the uterus: a clinicopthologic study. Obstet Gynecol 74:388–392

DiSaia RJ, Creasman WT, Boronow RC, Blessing J (1985) Risk factors and recurrent patterns in stage I endometrial adenocarcinoma. Am J Obstet Gynecol 151:1009–1014

DiSaia PJ, Creasman WT (1989a) Adenocarcinoma of the uterus. In: DiSaia PJ, Creasman WT (eds) Synopsis of gynecologic oncology. Mosby, St. Louis, pp 161–197

Dorum A, Kristensen GB, Langebrekke A, Sornes T, Skaar O (1993) Evaluation of endometrial thickness measured by endovaginal ultrasound in women with postmenopausal bleeding. Acta Obstet Gyn Scan 72:116–119

DuBeshter B, Warshal DP, Angej C, Dvoretsky PM, Lin JY, Raubertas RF (1991) Endometrial carcinoma: the relevance of cervical cytology. Obstet Gynecol 77:458–462

Dunton CJ, Pfeifer SM, Braitman LE, Morgan MA, Carlson JA, Mikuta JJ (1991) Treatment of advanced and recurrent endometrial cancer with cisplatin, doxorubicin, and cyclophosphamide. Gynecol Oncol 41(2):113–116

Echt G, Jepson J, Steel J, Langholz B, Luseton G, Hernandez W, Astrahan M, Petrovich Z (1990) Treatment of uterine sarcomas. Cancer 66:35–39

Edmonson JH, Krook JE, Hilton JF et al. GD (1986) Ineffectiveness of tamoxifen in advanced endometrial carcinoma after failure of progestin treatment. Cancer Treat Rep 70: 1019–1020

Ehrlich CE, Cleary RE, Young PCM (1978) The use of progesterone receptors in the management of recurrent endometrial cancer. In: Brush MG, King RJB, Raylor RW (eds) Endometrial cancer. Baillière-Tindall, London

Elliott P, Green D, Coates A et al. (1994) The efficacy of postoperative vaginal irradiation in preventing vaginal recurrence in endometrial cancer. Int J Gynecol Cancer 4:84–93

Emons G, Schally AV (1994) The use of luteinizing hormone releasing hormone agonists and antagonists in gynaecological cancers. Hum Reprod 9:1364–1379

Emons G, Schulz KD (1995) New developments in the hormonal treatment of endometrial and ovarian cancer. In: Jonat W, Kaufmann M, Munk K (eds) Hormone-dependent tumors. Basic research and clinical studies. Contributions to oncology, vol 50. Karger, Basel, pp 277–298

Enomoto T, Fujita M, Cheng C et al. (1995) Loss of expression and loss of heterozygosity in the DCC gene in neoplasms of the human female reproductive tract. Br J Cancer 71 (3): 462–467

Fanning J, Tsukada Y, Piver MS (1990) Intraoperative frozen section diagnosis of depth of myometrial invasion in endometrial adenocarcinoma. Gynecol Oncol 37:47–50

Fanning J, Alvarez PM, Tsukada Y, Piver MS (1991) Prognostic significance of the extent of cervical involvement by endometrial cancer. Gynecol Oncol 40:46–47

Farhi DC, Nosanchuk J, Silverberg SG (1986) Endometrial adenocarcinoma in women under 25 years of age. Obstet Gynecol 68:741–745

Farrow GM, Coventry MD, Dockerty MD (1968) Endometrioid sarcoma, "stromal endometriosis". Am J Obstet Gynecol 100:301–302

Fisher B, Costantino JP, Redmond CK, Fisher ER, Wickerham DL, Cronin WM (1994) Endometrial cancer in tamoxifen-treated breast cancer patients: findings from the National Surgical adjuvant Breast and Bowel Project (NSABP) B-14. J Natl Cancer I 86:527–537

Fleischer AC, Kalemeris GC, Machin JE, Entman SS, James AE jr (1986) Sonographic depiction of normal and abnormal endometrium with histopathologic correlation. J Ultras Med 5:445–452

Fleischer AC, Dudley BS, Entman SS, Baxter J, Kalemeris GC, James AE jr (1987) Myometrial invasion by endometrial carcinoma: sonographic assessment. Radiology 162: 307–310

Fleming WP, Peters WA, Kumar NB, Morley GW (1984) Autopsy findings in patients with uterine sarcoma. Gynecol Oncol 19:168–172

Fornander T, Rutqvist LE, Cedermark B et al. (1989) Adjuvant tamoxifen in early breast cancer: occurrence of new primary cancers. Lancet 21:117–120

Fornander T, Hellstrom AC, Moberger B (1993) Descriptive clinocopathologic study of 17 patients with endometrial cancer during or after adjuvant tamoxifen in early breast cancer. J Natl Cancer I 85:1850–1855

Fournier D v, Junkermann H, Anton HW (1987) Indikation zur Radiotherapie beim Kollum- und Korpuskarzinom nach Operation. Gynäkologe 20:222–227

Frischkorn R (1983) Die Strahlentherapie des Endometriumkarzinoms. Gynäkologe 16:104–113

Fujita M, Enomoto T, Ide Y et al. (1994) Expression of CD44 in normal human versus tumor endometrial tissues: possible implications of reduced expression of CD44 in lymph-vascular space involvement of cancer cells. Cancer Res 54:3922

Gadducci A, Landoni F, Sartori E et al. (1996) Uterine leiomyosarcoma: analysis of treatment failures and survival. Gynecol Oncol 62:25–32

Gadducci A, Sartori E, Landoni F et al. (1996) Endometrial stromal sarcoma: analysis of treatment failures and survival. Gynecol Oncol 63:247–253

Gal D, Kopel S, Bashevkin M, Lebowicz J, Lev R, Tancer ML (1991) Oncologic potential of tamoxifen on endometria of postmenopausal women with breast cancer: preliminary report. Gynecol Oncol 42:120–123

Gallagher CJ, Oliver RTD, Oram DH et al. (1991) A new treatment for endometrial cancer with gonadotropin-releasing hormone analogue. Br J Obstet Gynaec 98:1037–1041

George M, Pejovic MH, Kramar A, Gynecologic Cooperating Group of French Oncology Centers (1986) Uterine sarcomas: prognostic factors and treatment modalities – study on 209 patients. Gynecol Oncol 24:58–67

George E, Lillemoe TJ, Twiggs LB, Perrone T (1995) Malignant mixed mullerian tumor versus high grade endometrial carcinoma and aggressive variants of endometrial carcinoma: a comparative analysis of survival. Int J Gynecol Pathol 14: 39–44

Gibson LE, Barakat RR, Venkatraman ES (1996) Endometrial pathology at dilatation and curettage in breast cancer patients: comparison of tamoxifen users and nonusers. Cancer J 2:35–38

Girardi F, Petru E, Heydarfadai M, Haas J, Winter R (1993) Pelvic lymphadenectomy in the surgical treatment of endometrial cancer. Gynecol Oncol 49:177–180

Goff BA, Rice LW (1990) Assessment of depth of myometrial invasion in endometrial adenocarcinoma. Gynecol Oncol 38:46–48

Goldstein SR (1990) Incorporating endovaginal ultrasonography into the overall gynecologic examination. Am J Obstet Gynecol 612:625–632

Goldstein SR (1994) Postmenopausal endometrial fluid collections revisited: look at the doughnut rather than the hole. Obstet Gynecol 83:738–740

Gordon AF, Owen P, Chien PFW, Duncan ID (1997) A critical evaluation of follow-up of women treated for endometrial adenocarcinoma. J Obstet Gynaecol 17, 4:386–389

Grady D, Ernster VL (1996) Endometrial cancer. In: Schottenfeld D, Fraumeni JF (eds) Cancer epidemiology and prevention. Oxford University Press, New York, pp 1058–1089

Greven KM, Lanciano RM, Herbert SH, Hogan PE (1991) Analysis of complications in patients with endometrial carcinoma receiving adjuvant irradiation. Int J Radiat Oncol Biol Phys 21:919–923

Grigsby PW, Perez CA, Kuten A et al. (1992) Clinical stage I endometrial cancer: prognostic factors for local control and distant metastasis and implications for the new FIGO surgical staging system. Int J Radiat Oncol Biol Phys 22:905–911

Haller U, Kubli F, Bräunig G, Müller H, Castaño y Almendral A (1973) Die diagnostische Aspirationskürettage. Geburtshilfe Frauenheilkd 33:1–13

Harlow B, Weiss NS, Loften S (1986) The epidemiology of sarcoms of the uterus. J Natl Cancer I 76:399–402

Hendrickson MR, Ross JC, Kempson RL (1983) Toward the development of morphologic criteria for well-differentiated adenocarcinoma of the endometrium. Am J Surg Pathol 7: 819–838

Hendrickson MR, Longacre TA, Kempson RL (1994) Uterine papillary serous carcinoma revisited. Gynecol Oncol 54: 261–263

Holli K, Hakama M (1989) Effectiveness of routine and spontaneous follow-up visits for breast cancer. Eur J Cancer Clin Oncol 25:251–254

Hoffman MS, Roberts WS, Cavanagh D, Praphat H, Solomon P, Lyman GH (1989) Treatment of recurrent and metastatic endometrial cancer with cisplatin, doxorubicin, cyclophosphamide, and megestrol acetate. Gynecol Oncol 35:75–77

Hoovis ML (1970) Response of endometrial stromal sarcoma to cyclophosphamide. Am J Obstet Gynecol 108:1117–1119

Horton J, Begg CB, Arseneault J, Bruckner H, Creech R, Hahn RG (1978) Comparison of adriamycin with cyclophosphamide in patients with advanced endometrial cancer. Cancer Treat Rep 62(1):159–161

Horton J, Elson P, Gordon P, Hahn R, Creech R (1982) Combination chemotherapy for advanced endometrial cancer. An evaluation of three regimens. Cancer 49(12):2441–2445

Imai A, Ohno T, Iida K, Fuseya T, Furui T, Tamaya T (1994) Presence of gonadotropin-releasing hormone receptor and its messenger ribonucleic acid in endometrial carcinoma and endometrium. Gynecol Oncol 55:144–148

Ingram SS, Rosenman J, Heath R, Morgan TM, Moore D, Varia M (1989) The predictive value of progesterone receptor levels in endometrial cancer. Int J Radiat Oncol Biol Phys 17: 21–27

Iversen OE, Segadal E (1985) The value of endometrial cytology. A comparative study of the Gravlee Jet-Washer, Isaacs cell Sampler and Endoscan versus curettage in 600 patients. Obstet Gynecol Surv 40:14–20

Janicek MF, Rosenhein NB (1994) Invasive endometrial cancer in uteri resected for atypical endometrial hyperplasy. Gynecol Oncol 52:373–378

Jones HW (1975) Treatment of adenocarcinoma of the endometrium. Obstet Gynecol Surv 30:147

Kadar N, Malfetano JH, Homesley HD (1992) Determinants of survival of surgically staged patients with endometrial carcinoma histologically confined to the uterus: implications for therapy. Obstet Gynecol 80:655–659

Kahanpaa KV, Wahlstom T, Grohn P et al. (1986) Sarcoma of the uterus: a clinicopathologic study of 119 patients. Obstet Gynecol 67:417

Kaku T, Silverberg SG, Major FJ, Miller A, Fetter B, Brady MF (1992) Adenosarcoma of the uterus: a Gynecologic Oncology Group clinicopathologic study of 31 cases. Int J Gynecol Pathol 11:75–88

Katabuchi H, van Rees B, Lambers AR et al. (1995) Mutations in DNA mismatch repair genes are not responsible for microsatellite instability for most sporadic endometrial cancers. Cancer Res 55:5556

Kaunitz AM, Mosciello A, Ostrowski M, Rovira EZ (1988) Comparison of endometrial biopsy with the endometrial pipette and vabra aspirator. J Reprod Med 33:427–431

Kauppila A, Isotalo HE, Kevinen ST, Vikho RK (1986) Prediction of clinical outcome with estrogen and progestin receptor concentrations and their relationship to clinical and histopathological variables in endometrial cancer. Cancer Res 46:5380–5384

Kauppila A, Vihko R (1987) Estrogen and progestin receptors as prognostic markers in endometrial cancer. In: Schulz KD, King RJB, Pollow K, Taylor RW (eds) Endometrial cancer. Zuckschwerdt, München, pp 104–111

Kedar RP, Bourne TH, Powles TJ et al. (1994) Effects of tamoxifen on uterus and ovaries of postmenopausal women in a randomised breast cancer prevention trial. Lancet 343:1318–1321

Kilgore LC, Patridge EE, Alvarez RD et al. (1995) Adenocarcinoma of the endometrium: survival comparison of patients with and without pelvic node sampling. Gynecol Oncol 56: 29–33

Kim YB, Niloff JM (1993) Endometrial carcinoma: analysis of recurrence in patients treated with a strategy minimizing lymph node sampling and radiation therapy. Obstet Gynecol 82:175–180

Kindermann G (1993) Frank Carcinoma. In: Burghardt E (ed) Surgical Gynecologic Oncology. Thieme, Stuttgart, pp 373–376

Köchli OR, Bajka M, Schär G, Schmidt D, Haller U (1995) Invasionstiefenmessung des Korpuskarzinoms. Präoperative Transvaginalsonographie und Korrelation zu intraoperativen und histopathologischen Befunden – eine prospektive Studie. Ultraschall Med 16:8–11

Köchli OR, Schär GN, Bajka M et al. (1996) Analyse der Indikationen und Resultate der fraktionierten Kürettage an einem großen gynäkologischen Krankengut. Schweiz Med Wschr 126:69–76

Kohorn EI (1976) Gestagens and endometrial carcinoma. Gynecol Oncol 4/4:398–411

Kolstad P (1987) The role or radiation in the treatment of endometrial cancer. In: Schulz KD, King RJB, Pollow K, Taylor RW (eds) Endometrial cancer. Zuckschwerdt, München, pp 129–135

Koss LG, Schreiber K, Oberlander SG, Moukhtar M, Levine HS, Moussouris HF (1981) Screening of asymptomatic women for endometrial cancer. Obstet Gynecol 57:681–691

Kraus FT (1985) High-risk and premalignant lesions of the endometrium. Am J Surg Pathol 9 (3) (suppl):31–40

Krieger PD, Gusberg SB (1973) Endolymphatic stromal myosis – a grade I endometrial sarcoma. Gynecol Oncol 1:299–313

Krebsregister Saarland (1996) Morbidität und Mortalität an bösartigen Neubildungen im Saarland 1993. Statistisches Landesamt Saarland (Sonderhefte 186)

Kucera H, Vavra N, Weghaupt K (1990) Benefit of external irradiation in pathologic stage I endometrial carcinoma: a prospective clinical trial of 605 patients who received postoperative vaginal irradiation and additional pelvic irradiation in the presence of unfavorable prognostic factors. Gynecol Oncol 38:99–104

Kullander S (1992) Treatment of endometrial cancer with GnRH-analogs. Recent Results Cancer Res 124:69–73

Kurman RJ, Norris HJ (1982) Evaluation of criteria for distinguishing atypical endometrial hyperplasia from well-differentiated carcinoma. Cancer 49:2547–2557

Kurman RJ, Kaminski PF, Norris HJ (1985) The behavior of endometrial hyperplasia. A long-term study of „untreated" hyperplasia in 170 patients. Cancer 56:403–412

Kurman RJ, Norris HJ (1994) Endometrial hyperplasia and related cellular changes. In: Kurman RJ (ed) Blaustein's pathology of the female genital tract. Springer, New York Berlin Heidelberg, pp 411–437

Kurman RJ, Zaino RJ, Norris HJ (1994) Endometrial carcinoma. In: Kurman RJ (ed) Blaustein's pathology of the female genital tract. Springer, New York Berlin Heidelberg, pp 439–486

Kuten A, Grigsby PW, Perez CA, Fineberg B, Garcia DM, Simpson JR (1989) Result of radiotherapy in recurrent endometrial carcinoma: a retrospective analysis of 51 patients. Int J Radiat Oncol Biol Phys 17:29–34

Lahti E, Blanco G, Kauppila A, Apaja-Sarkkinen M, Taskinen PJ, Laatikainen T (1993) Endometrial changes in postmenopausal breast cancer patients receiving tamoxifen. Obstet Gynecol 81:660–664

Lai C, Hsueh S, Chao A, Soong Y (1994) Successful pregnancy after tamoxifen and megestrol acetate therapy for endometrial carcinoma. Br J Obstet Gynaec 101:547–549

Lampe B, Kurzl R, Hantschmann P (1994) Prognostic factors that predict pelvic lymph node metastasis from endometrial carcinoma. Cancer 74:2502–2508

Lampe B, Kurzl R, Hantschmann P (1995) Reliability of tumor typing of endometrial carcinoma in prehysterectomy curettage. Int J Gynecol Pathol 14:2–6

Lanciano RM, Corn BW, Schultz DJ, Kramer CA, Rosenblum N, Hogan WM (1993) The justification for a surgical staging system in endometrial carcinoma. Radiother Oncol 28: 189–196

Lanciano RM, Greven KM (1995) Adjuvant treatment for endometrial cancer: who needs it? Gynecol Oncol 57:135–137

Larson B, Silfversward C, Nilsson B, Pettersson F (1990) Endometrial stromal sarcoma of the uterus. A clinical and histopathological study – the radiumhemmet series, 1936–1981. Eur J Obstet Gyn RB 35:239–249

Larson DM, Johnson KK, Reyes CN jr, Broste SK (1994) Prognostic significance of malignant cervical cytology in patients with endometrial cancer. Obstet Gynecol 84:399–403

Larson DM, Johnson KK, Broste SK, Krawisz BR, Kresl JJ (1995) Comparison of D&C ad office endometrial biopsy in predicting final histopathologic grade in endometrial cancer. Obstet Gynecol 86:38–42

Lauritzen C (1987) Exogenous hormones and endometrial carcinogenesis. In: Schulz KD, King RJB, Pollow K, Taylor RW (eds) Endometrial cancer. Zuckschwerdt, München, pp 9–20

Lee RB, Burke TW, Park RC (1990) Estrogen replacement therapy following treatment for stage I endometrial carcinoma. Gynecol Oncol 36:189–191

Leibsohn S, d'Ablaing G, Mishell DR jr, Schlaerth JB (1990) Leiomyosarcoma in a series of hysterectomies performed for presumed uterine leiomyomas. Am J Obstet Gynecol 162:968–976

Lessey BA, Albelda S, Buck CA, Castelbaum AJ, Yeh I, Kohler M, Berchuck A (1995) Distrubution of integrin cell adhesion molecules in endometrial cancer. Am J Pathol 146 (3): 717–726

Levenback C, Rubin SC, McCormack PM, Hoskins WJ, Atkinson EN, Lewis JL jr (1992) Resection of pulmonary metastases from uterine sarcomas. Gynecol Oncol 45:202–205

Levi F, Te VC, Randimbison L (1996) Le cancer dans la population vaudoise 1989–1993. Lausanne Registre vaudois des tumeurs

Levi F, Siegenthaler P, Méan A, Baumann RP, Erler G, Haefliger JM (1997) Registre neuchâtelois des tumeurs. Revue med Suisse rom 117:537–586

Lewis GC, Slack NH, Mortel R, Bross IDJ (1974) Adjuvant progestogen therapy in the primary definitive treatment of endometrial cancer. Gynecol Oncol 2:368

Lin HH, Chen DC, Chen CK, Chen CL, Chow SN, Huang SC (1995) Is total abdominal hysterectomiy with bilateral salpingo-oophorectomy adequate for new FIGO stage I endometrial carcinoma? Br J Obstet Gynaec 102:148–152

Lissoni A, Zanetta G, Losa G, Gabriele A, Parma G, Mangioni C (1996) Phase II study of paclitaxel as salvage treatment in advanced endometrial cancer. Ann Oncol 7(8): 861–863

Lissoni A, Sessa C, Gabriele A, Bonazzi C, Pittelli MR, Marzola M, Mangioni C (1997) Cisplatin, epirubicin and paclitaxel (CEP) in uterine adenocarcinoma. Proceedings of American Society of Clinical Oncology vol. 16:3736 a, 33rd Annual Meeting, May 17–20, Denver, CO

Lissoni A, Cormio G, Colombo N, Gabriele A, Landoni F, Zanetta G, Mangioni C (1997) High-dose epirubicin in patients with advanced or recurrent uterine sarcoma. Int J Gynecol Cancer 7:241–244

Lohe KJ, Baltzer J, Wolf W, Kürzl R, Tschebiner H (1979) Zur Klinik des Uterussarkoms. Arch Gynecol 228:651–652

Long HJ et al. (1988) Phase II evaluation of carboplatin in advanced endometrial carcinoma. JNCI 80:276

Long HJ, Lagdon RM jr, Cha SS et al. (1995) Phase II trial of methotrexate, vinblastine, doxorubicine, and cisplatin in advanced/recurrent endometrial carcinoma. Gynecol Oncol 58:240–243

Lovecchio JL, Averette HE, Lichtinger M, Townsend PA, Girtanner RW, Fenton AN (1984) Treatment of advanced or recurrent endometrial adenocarcinoma with cyclophosphamide, doxorubicin, cisplatinum, and megestrol acetate. Obstet Gynecol 63(4):557–560

Lukes AS Kohler MF, Pieper CF et al. (1994) Multivariate analysis of DNA ploidy, p53, and HER-2/neu as prognostic factors in endometrial cancer. Cancer 73:2380

Maass H (1987) Epidemiology and etiology. In: Schulz KD, King RJB, Pollow K, Taylor R (eds) Endometrial cancer. Zuckschwerdt, München, pp 3–8

Madej J, Bocian J, Basta A (1985) On the possibility of sparing surgical treatment of leiomyosarcoma in young women, Ginekol Pol 56:9–12

Magriples U, Naftolin F, Schwartz PE, Carcangiu ML (1993) High-grade endometrial carcinoma in tamoxifen-treated breast cancer patients. J Clin Oncol 11:485–490

Major FJ, Blessing JA, Silverberg SG et al. (1993) Prognostic factors in early-stage uterine sarcoma: a Gyncologic Oncology Group study. Cancer 71 (Suppl 4):1702–1709

Malkasian GD, Annegeres JF, Fountain FS (1980) Carcinoma of the endometrium: stage I. Am J Obstet Gynecol 136:872–883

Malmstrom H, Schmidt H, Persson PG, Carstensen J, Nordenskjold B, Simonsen E (1992) Flox cytometric analysis of uterine sarcoma: ploidy and s-phase rate as prognostic indicators. Gynecol Oncol 44:172–177

Malviya VK, Deppe G, Malone JM jr, Sundareson AS, Lawrence WD (1989) Reliability of frozen section examination in identifying poor prognostic indicators in stage I endometrial adenocarcinoma. Gynecol Oncol 34:299–304

Malviya VK, Liu PY, O'Toole R et al. (1994) Phase II trial of amonafide in patients with advanced metastatic or recurrent endometrial adenocarcinoma. A Southwest Oncology Group study. Am J Clin Oncol 17(1):37–40

Mansi JL, Ramachandra S, Wiltshaw E, Fischer C (1990) Endometrial stromal sarcomas. Gynecol Oncol 36:113–118

Marchese MJ, Liskow AS, Crum CP, McCaffrey RM, Frick HC (1984) Uterine sarcomas: a clinicopathologic study, 1965–1981. Gynecol Oncol 18:299–312

Martin R, Lehmann E, Leitsmann H (1990) Hormonrezeptorstatus bei adenomatöser Hyperplasie des Endometriums und Endometriumkarzinom. Zentralbl Gynakol 112: 1031–1038

Matthews RP, Hutchinson-Colas J, Maiman M et al. (1997) Papillary serous and clear cell type lead to poor prognosis of endometrial carcinoma in black women. Gynecol Oncol 65(2):206–212

Mazur MT, Kurman RJ (1995) Diagnosis of endometrial biopsies and curettings: a practical approach. Springer, New York Berlin Heidelberg, pp 181–183

Mazurka JL, Krepart GV, Lotocki RJ (1988) Prognostic significance of positive peritoneal cytology in endometrial carcinoma. Am J Obstet Gynecol 158:303–306

Mestwerdt W, Kranzfelder D (1983) Neue diagnostische Möglichkeiten beim Endometriumkarzinom und seinen Vorstufen. Gynäkologe 16:87–92

Michalas S, Creatsas G, Deligeoroglou E, Marakaki S (1994) High-grade endometrial stromal sarcoma in a 16-year-old girl. Gynecol Oncol 54:95–98

Morrow CP, DiSaia PJ, Townsend DE (1973) Current management of endomerial carcinoma. Obstet Gynecol 42:399

Morrow CP, Townsend DE (1987) Tumors of the endometrium. In: Morrow CP, Townsend DE (eds) Synopsis of gynecologic oncology. Curchill Livingstone, New York, pp 159–205

Morrow CP, Bundy BN, Homesley HD, Creasman WT, Hornback ND, Kurman R, Thigpen JT (1990) Doxorubicin as an adjuvant following surgery and radiation therapy in patients with high-risk endometrial carcinoma, stage I and occult stage II. A Gynecologic Oncology Group Study. Gynecol Oncol 36:166–171

Morrow CP, Bundy BN, Kurman RJ, Creasman WT, Heller P, Homesley HD, Graham JE (1991) Relationship between surgical-pathological risk factors and outcome in clinical stage I and II carcinoma of the endometrium: a Gynecologic Oncology Group study. Gynecol Oncol 40:55–65

Mouiel J, Crafa F, Cursio R et al. (1995) Oncological risks in laparoscopy surgery. In: Greene F, Rosin R (eds) Minimal acces surgical oncology. Radcliff Medical Press

Murray RML, Pitt P (1984) Treatment of advanced metastatic breast cancer, carcinoma of the prostate and endometrial cancer with aminoglutethimide. In: Nagel GA, Santen RJ (eds) Aminoglutethimide as an aromatase inhibitor in the treatment of cancer. Huber, Bern, pp 109–122

Muss HB, Bundy BN, DiSaia PJ, Homesley HD, Fowler WC, Creasman W, Yordan E (1985) Treatment of recurrent or advanced uterine sarcoma: a randomized trial of doxorubicin versus doxorubicin and cyclophosphamide. A phase III trial of the Gynecologic Oncology Group. Cancer 55: 1648–1653

Muss HB, Blessing JA, Hatch KD, Soper JT, Webster KD, Kemp GM (1990) Methotrexate in advanced endometrial carcinoma: a phase II trial of the Gynecologic Oncology Group. Am J Clin Oncol 13:61–63

Muss HB, Bundy BN, Adcock L, Beecham J (1990) Mitoxantrone in the treatment of advanced uterine sarcoma. A phase II trial of the Gynecologic Oncology Group. Am J Clin Oncol 13:32–34

Myeroff LL, Parsons R, Kim SJ et al. (1995) A transforming growth factor b-receptor type II gene mutation common in colon and gastric but rare in endometrial cancers with microsatellite instability. Cancer Res 55:5545

Neijt JP (1993) Systemic treatment in disseminated endometrial cancer. Eur J Cancer 29 A:628–632

Nezhat C, Burrel M, Nezhat F (1992) Laparoscopic radical hysterectomy with para-aortic and pelvic note dissection. Am J Obstet Gynecol 166:864–865

Nezhat C, Nezhat F, Teng NNH et al. (1994) The role of laparoscopy in the management of gynecologic malignanc. Seminars in Surgical Oncol 10:431–439

Norris HJ, Tavassoli FA, Kurman RJ (1983) Endometrial hyperplasia and carcinoma. Diagnostic considerations. Am J Surg Pathol 7:839–847

Norris HJ, Taylor HB (1966) Mesenchymal tumors of the uterus. I. a clinical and pathological study of 53 endometrial stromal tumors. Cancer 19:755–766

Olah KS, Gee H, Blunt JA et al. (1991) Retrospective analysis of 318 cases of uterine sarcoma. Eur J Cancer 27:1095–1099

Omura GA, Major FJ, Blessing JA, Sedlacek TV, Thigpen JT, Creasman WT, Zaino RT (1983) A randomized study of adriamycin with and without dimethyl triazenoimidazole carboxamide in advanced uterine sarcomas. Cancer 52:626–632

Omura GA, Blessing JA, Major FA (1985) A randomized clinical trial of adjuvant adriamycin in uterine sarcomas: a Gynecologic Oncology Group study. J Clin Oncol 3:1240–1245

Oriana S, Raspagliesi F, Duca PG (1988) Changes in receptor status after treatment with tamoxifen in endometrial cancer. Int J Biol Markers 3:233–236

Orr JW jr, Holloway RW, Orr PF, Holimon JL (1991) Surgical staging of uterine cancer: an analysis of perioperative morbidity. Gynecol Oncol 42:209–216

Orr JW, Holimon JL, Orr PF (1997) Stage I corpus cancer: is teletherapy necessary. Am J Obstet Gynecol 176:777–789

Owen P, Duncan I (1996) Is there any value in the long term follow up of women treated for endometrial cancer? Brit J Obstet Gynaecol 103:710–713

Parkin DM, Muir CS, Whelan SL, Gao YT, Ferlay J, Powell J (1992) Cancer incidence in five continents, Vol VI. IARC Sci Publ 120:964–965

Patchell RA, Tibbs PA, Walsh JW et al. (1990) A randomized trial of surgery in the treatment of single metastases to the brain. N Engl J Med 322:494–500

Patridge EE (1991) Endometrial cancer, changing concepts in therapy. Surg Clin North Am 71:991–1004

Patsner B, Orr JW, Mann WJ (1990) Use of serum CA 125 measurement in posttreatment surveillance of early-stage endometrial carcinoma. Am J Obst Gynecol 162:427–429

Peng-Hui W, Ming-Shyen Y, Chiou-Chung Y et al. (1996) Port site metastasis after laparoscopic-assisted vaginal hysterectomy for endometrial cancer: possible mechanisms and prevention. Gynecol Oncol 66:151–155

Perez CA, Grigsby PW (1995) Irradiation in the management of carcinoma of the endometrium: a review. Endocurietherapy/Hyperthermia Oncology 11:67–95

Pettersson F, Kolstad P, Ludwig H, Ulfelder H (1985) Annual report on the results of treatment in gynecological cancer. Radiumhemmet, Stockholm, p 19

Pfleiderer A, Kleine W (1987) Surgical methods and significance of different prognostic criteria. In: Schulz KD, King RJB, Pollow K, Taylor RW (eds) Endometrial cancer. Zuckschwerdt, München, pp 119–135

Pierga JY, Dieras V, Paraiso D et al. (1996) Treatment of advanced or recurrent endometrial carcinoma with combination of etoposide, cisplatin and 5-fluorouracil: a phase II study. Gynecol Oncol 60:59–63

Pierga JY, Dieras V, Beuzeboc P et al. (1997) Phase II trial of doxorubicin, 5-fluorouracil, etoposide and cisplatin in advanced or recurrent endometrial cancer. Gynecol Oncol 66:246–249

Pinelli DM, Fiorica JV, Roberts WS, Hoffman MS, Nicosia SV, Cavanagh D (1996) Chemotherapy plus sequential hormonal therapy for advanced and recurrent endometrial carcinoma: a phase II study. Gynecol Oncol 60(3):462–467

Pitkin RM (1992) Operative laparoscopy: surgical advance or technical gimmick? Obstet Gynecol 79:144

Pisani AL, Barbuto DA, Chen D, Ramos L, Lagasse LD, Karlan BY (1995) Her-2/neu, p53 and DNA analyses as prognostic factors for survival in endometrial carcinoma. Obstet Gynecol 85:729

Piver MS, Hempling RE (1990) A prospective trial of postoperative vaginal radium/cesium for grad 1–2 less than 50% myometrial invasion and pelvic radiation therapy for grade 3 or deep myometrial invasion in surgical stage I endometrial adenocarcinoma. Cancer 66:1133–1138

Piver MS, Fanning J, Baker TR (1991) Phase II trial of cisplatin, adriamycin, and etoposide for metastatic endometrial adenocarcinoma. Am J Clin Oncol 14(3):200–202

Pliskow S, Penalver M, Averette HE (1989) Stage III and stage IV endometrial carcinoma: a review of 41 cases. Gynecol Oncol 38:210–215

Podczaski E, Kaminski P, Gurski K et al. (1992) Detection and patterns of treatment failure in 300 consecutive cases of early endometrial cancer after primary surgery. Gynecol Oncol 47:323–327

Podratz KC, O'Brien PC, Malkasian GD, Decker DG, Jeffries JA, Edmondson JH (1985) Effects of progestational agents in treatment of endometrial carcinoma. Obstet Gynecol 66:106–110

Potish et al. (1987) Radiation of periaortic node metastases in cancer of the uterine cervix and endometrium. Radiology 165:567–570

Prussia PR, Clarke HA, Mansoor G, Garriques S (1992) Uterine leiomyosarcoma with intracerebral metastasis: a case report. J Natl Med Assoc 84:368–370

Pukkala E (1995) Cancer risk by social class and occupation. A survey of 109.000 cases among Finns of working age. Contributions to epidemiology and biostatistics 7. Karger, Basel

Querleu D, Leblanc E, Castelein B (1991) Laparoscopic pelvic lymphadenectomy in the staging of early carcinoma of the cervice. Am J Obstet Gynecol 164:579–581

Querleu D (1993) Laparoscopic paraaortic lymph node sampling in gynecologic oncology. A preliminary experience. Gynecol Oncol 49:24–29

Raymond L, Obradovic M, Fioretta G, Droin N, Bouchardy C (1993) Le cancer à Genève: incidence, mortalité, survie 1970–1990. Diréction de la santé publique Genf, les caillers de la santé, No 2

Reddoch JM, Burke TW, Morris M, Tornos C, Levenback C, Gershenson DM (1995) Surveillance for recurrent endometrial cancer: development of a follow-up scheme. Gynecol Oncol 59:221–225

Rendina GM, Donadio C, Fabri M, Mazzoni P, Nazzicone P (1984) Tamoxifen and medroxyprogesterone therapy for advanced endometrial carcinoma. Eur J Obstet Gyn RBl 17:285–291

Reisinger SA, Staros EB, Mohiuddin M (1991) Survival and failure analysis in stage II endometrial cancer using the revised 1988 FIGO staging system. Int J Radiat Oncol Biol Phys 21:1027–1032

Richardson GS, MacLaughlin DT (1983) Hormonal receptors in endometrial and ovarian neoplasia. In: Griffiths CT, Fuller AF (eds) Gynecologic Oncology. Martinus Nijhoff, Boston, pp 81–101

Rodriguez GC, Yaqub N, King ME (1993) A comparison of the pipelle device and Vabra Aspirator as measured by endometrial denuculation in hysterectomy specimens; pipelle device samples significantly less of the endometrial surface than the Vabra Aspirator. Am J Obstet Gynecol 168:55–69

Rose PG, Boutsellis JG, Sachs L (1987) Adjuvant therapy for stage I uterine sarcoma. Am J Obstet Gynecol 156:660–662

Rose PG, Cha SD, Tak WK, Fitzgerald T, Reale F, Hunter RE (1992) Radiation therapy for surgically proven paraaortic node metastasis in endometrial carcinoma. Int J Radiat Oncol Biol Phys 24:229–233

Rose PG, Sommers RM, Reale FR, Huner RE, Fournier L, Nelson BE (1994) Serial serum CA 125 measurements for evaluation of recurrence in patients with endometrial carcinoma. Obstet Gynecol 84(1):12–16

Rose PG, Blessing JA, Lewandowski GS, Creasman WT, Webster KD (1996) A phase II trial of prolonged oral etoposide (VP-16) as second-line therapy for advanced and recurrent endometrial carcinoma: a Gynecologic Oncology Group study. Gynecol Oncol 63(1):101–104

Rosenberg P, Blom R, Hogberg T, Simonsen E (1993) Death rate and recurrence pattern among 841 clinical stage I endometrial cancer patients with special reference to uterine papillary serous carcinoma. Gynecol Oncol 51:311–315

Saffari B, Jones LA, El-Naggar A, Felix JC, George J, Press MF (1995) Amplification and overexpression of HER-2/neu (c-erbB2) in endometrial cancers: correlation with overall survival. Cancer Res 55(23):5693–5698

Salazar OM, Feldstein ML, de Pappa W, Bonfiglio TA, Keller B, Rubin P, Rudolph J (1977) Endometrial carcinoma: analysis of failures with special emphasis on the use of initial preoperative external pelvic radiation. Int J Radiat Oncol Biol Phys 2:1101–1107

Salazar OM, Bonfiglio TA, Patten SF, Keller BE, Feldstein ML, Dunne ME, Rudolph JH (1978a) Uterine sarcomas. Analysis of failures with special emphasis on the use of adjuvant radiation therapy. Cancer 42:1161

Salazar OM, Bonfiglio TA, Patten SF, Keller BE, Feldstein M, Dunne ME, Rudolph JH (1978b) Uterine sarcomas. Natural history, treatment and prognosis. Cancer 42:1152

Salazar OM, Dunne ME (1980) The role of radiation therapy in the management of uterine sarcomas. Int J Radiat Oncol Bio Phys 6:899

Samartzis S, Hauser GA (1976) Die Postmenopauseblutung. Geburtsh Frauenheilkd 36:326–333

Schmidt-Matthiesen H (1987) Endometrium-(Korpus)-Karzinom. In: Schmidt-Matthiesen H, Bastert G (Hrsg) Gynäkologische Onkologie. Schattauer, Stuttgart, S 46–66

Schneider A, Krause N, Kuhne-Heid R, Kamprath S, Endisch U, Merker A, Noschel H (1996) Laparoscopic paraaortic and pelvic lymph node excision – initial experiences and development of a technique. Zentralbl Gynäkol 118(9):498–504

Schneider A, Possover M, Kamprath S, Endisch U, Krause N, Noschel H (1996) Laparoscopy assisted radical vaginal hysterectomy modified according to Schauta-Stöckel. Obstet Gynecol 88(6):1057–1060

Schüler G (1997) Persönliche Mitteilung

Schüler G, Bopp M (1997) Atlas der Krebsmortalität in der Schweiz 1970–1990, Kap C13: Uterus. Birkhäuser, Basel

Schwartz LB, Krey L, Demopoulos R, Goldstein SR, Nachtigal LE, Mittal K (1997) Alterations in steroid hormone receptors in the tamoxifen-treated endometrium. Am J Obstet Gynecol 176:129–137

Scully RE, Bonfiglio TA, Kurman RJ, Silverberg SG, Wilkinson EJ (1994) International Histological Classification and Typing of Female Genital Tract Tumours. Springer, New York Berlin Heidelberg

Scurry J, Brand A, Sheehan P, Planner R (1995) High-grade endometrial carcinoma in secretory endometrium in young women: a report of five cases. Gynecol Oncol 60:224–227

Seski JC, Edwards CL, Gershenson DM, Copeland LJ (1981) Doxorubicin and cyclophosphamide chemotherapy for disseminated endometrial cancer. Obstet Gynecol 58(1):88–91

Sevin BU (1986) Primär operative Therapie des Korpuskarzinoms. Gynäkologe 19:88–93

Sevin BU (1987) Paraaortic lymph node dissection in surgical staging of endometrial carcinoma. In: Takagi S, Friedberg V, Haller U, Knapstein PG, Sevin BU (eds) Gynecologic oncology, surgery and urology. Central Foreign Books, Tokyo, pp 184–189

Sevin BU (1988) Die prätherapeutische Staginglaparotomie. In: Hepp H, Scheidel P, Monaghan JM (Hrsg) Lymphonodektomie in der gynäkologischen Onkologie. Urban & Schwarzenberg, München, S 19–31

Shepherd JH (1989) Revised FIGO staging for gynaecological cancer. Br J Obstet Gynaecol 96:889–892

Shumsky AG, Stuart GC, Brasher PM, Nation JG, Robertson DI, Sangkarat S (1994) An evaluation of routine follow-up of patients treated for endometrial carcinoma. Gynecol Oncol 55:229–233

Sievert RM (1937) Two arrangements for reducing dangers in teleradium treatment. Acta Radiol 18:157–162

Silva EG, Tornos CS, Follen-Mitchell M (1994) Malignant neoplasms of the uterine corpus in patients treated for breast carcinoma: the effects of tamoxifen. Int J Gynecol Pathol 13:248–258

Silverberg SG, Major FJ, Blessing JA, Fetter B, Askin FB, Liao Sy, Miller A (1989) Carcinosarcoma of the uterus. A Gynecologic Oncology Group pathologic study of 203 cases. Int J Gynecol Pathol 9(1):1–19

Slavic M, Petty WM, Blessing JA, Creasman WT, Homesley HD (1984) Phase II clinical study of tamoxifen in advanced endometrial adenocarcinoma: a Gynecologic Oncology Group study. Cancer Treat Rep 68:809–811

Slayton RE, Blessing JA, Angel C, Berman M (1987) Phase II trial of etoposide in the management of advanced or recurrent leiomyosarcoma of the uterus: a Gynecologic Oncology Group study. Cancer Treat Rep 71:1303–1304

Smith MR, Peters WA 3rd, Drescher CW (1994) Cisplatin, doxorubicin hydrochloride, and cyclophosphamide followed by radiotherapy in high-risk endometrial carcinoma. Am J Obstet Gynecol 170(6):1677–1681

Sood AK, Buller RE, Burger RA, Dawson JD, Sorosky JI, Berman M (1997) Value of preoperative CA 125 level in the management of uterine cancer and prediction of clinical outcome. Obstetrics and Gynecology 90(3):441–447

Spanos WJ, Wharton JT, Gomez L, Fletcher GM, Oswald MS (1984) Malignant mixed mullerian tumors of the uterus. Cancer 53:311–316

Stoll P, Lutz H, Runnebaum B, Wittlinger H (1977) Gynäkologische Erkrankungen im Klimakterium und im Senium. Deutscher Ärzteverlag, Köln

Styron SL, Burke TW, Linville WK (1989) Low-grade endometrial stromal sarcoma recurring over three decades. Gynecol Oncol 35:275–278

Sutton G, Blessing JA, Rosenhein N, Photopulos G, DiSaia PJ (1989) Phase II trial of ifosfamide and mesna in mixed mesodermal tumors of the uterus, a Gynecologic Oncology Group study. Am J Obstet Gynecol 161:309–312

Sutton GP, Blessing JA, Barrett RJ, McGehee R (1992) Phase II trial of ifosfamide and mesna in leiomyosarcoma of the uterus: a Gynecologic Oncology Group study. Am J Obstet Gynecol 166:556–559

Sutton GP, Blessing JA, Homesley HD, McGuire WP, Adcock L (1994) Phase II study of ifosfamide and mesna in refractory adenocarcinoma of the endometrium: a Gynecologic Oncology Group study. Cancer 73:1453–1455

Sutton G, Blessing JA, DeMars LR, Moore D, Burke TW, Grendys EC (1996) A phase II Gynecologic Oncology Group trial of ifosfamide and mesna in advanced or recurrent adenocarcinoma of the endometrium. Gynecol Oncol 63:25–27

Sutton G, Blessing JA, Malfetano JH (1996) Ifosfamide and doxorubicin in the treatment of advanced leiomyosarcomas of the uterus: a Gynecologic Oncology Group study. Gynecol Oncol 62:226–229

Sutton G, Blessing JA, Park R, DiSaia PJ, Rosenshein N (1996) Ifosfamide treatment of recurrent or metastatic endometrial stromal sarcomas previously unexposed to chemotherapy: a study of the Gynecologic Oncology Group. Obstet Gynecol 87:747–750

Sutton GP, Blessing JA, Carson LF, Lentz SS, Whitney CW, Gallion HH (1997) Adjuvant ifosfamide, mesna, and cisplatin in patients with completely resected stage I or II carcinosarcoma of the uterus: a Gynecologic Oncology Group study. Proceedings of American Society of Clinical Oncology, Vol 16: 362a, 33rd Annual Meeting, May 17–20, Denver, CO

Sutton GP, Blessing JA, Ball HG (1997) A phase II study of paclitaxel in patients with advanced or recurrent uterine leiomyosarcomas unexposed to other chemotherapy: a Gynecologic Oncology Group study. Proceedings of American Society of Clinical Oncology, Vol. 16: 366a, 33rd Annual Meeting, May 17–20, Denver, CO

Swedish Rectal Cancer Trial (1997) Improved survival with preoperative radiotherapy in resectable rectal cancer. N Engl J Med 336:980–987

Taina E, Maenpaa J, Erkkola R, Ikkala J, Soderstrom O, Viitanen A (1989) Endometrial stromal sarcoma: a report of nine cases. Gynecol Oncol 32:156–162

Thigpen JT, Blessing JA, Lagasse LD, DiSaia PJ, Homesley HD (1984) Phase II trial of cisplatin as second-line chemotherapy in patients with advanced or recurrent endometrial carcinoma. A Gynecologic Oncology Group study. Am J Clin Oncol 7(3):253–256

Thigpen JT, Blessing J, DiSaia P (1985) Treatment of advanced or recurrent endometrial carcinoma with medroxyprogesterone acetate (MPA): a Gynecologic Oncology Group study. Gynecol Oncol 20:250

Thigpen JT, Blessing JA, Orr JW jr, DiSaia PJ (1986) Phase II trial of cisplatin in the treatment of patients with advanced or recurrent mixed mesodermal sarcomas of the uterus: a Gynecologic Oncology Group study. Cancer Treat Rep 70(2):271–274

Thigpen JT, Blessing JA, Wilbanks GD (1986) Cisplatin as second-line therapy in the treatment of advanced or recurrent leiomyosarcoma of the uterus. A phase II trial of the Gynecologic Oncology Group. Am J Clin Oncol 9:18–20

Thigpen JT, Blessing JA, Homesley H, Creasman WT, Sutton G (1989) Phase II trial of cisplatin as first-line chemotherapy in patients with advanced or recurrent endometrial carcinoma: a Gynecologic Oncology Group study. Gynecol Oncol 33(1):68–70

Thigpen JT, Homesley HD (1990) A randomized study of medroxyprogesterone acetate (MPA) 200 mg versus 1000 mg in the treatment of advanced, persistent or recurrent carcinoma of the endometrium. Gynecologic Oncology Group, Buffalo. In Gynecologic Oncology Group Statistical Report, pp 177

Thigpen JT, Blessing JA, Beecham J, Homesley H, Yordan E (1991) Phase II trial of cisplatin as first line chemotherapy in patients with advanced or recurrent uterine sarcomas: a Gynecologic Oncology Group study. J Clin Oncol 9: 1962–1966

Thigpen JT, Blessing J, Homesley H, Malfetano J, DiSaia P, Yordan E (1993) Phase II trial of doxorubicin +/–cisplatin in advanced or recurrent endometrial carcinoma: a Gynecologic Oncology Group study. Proc Am Soc Clin Oncol 12:26

Thigpen JT, Blessing JA, DiSaia PJ, Yordan E, Carson LF, Evers C (1994) A randomized comparison of doxorubicin alone versus doxorubicin plus cyclophosphamide in the management of advanced or recurrent endometrial carcinoma: a Gynecologic Oncology Group study. J Clin Oncol 12: 1408–1414

Tinkler SD, Cowie VJ (1993) A review of the Edinburgh experience from 1974 to 1992. Brit J Radiol 66:98–101

Tornqvist A, Ekelund G, Leandoer L (1982) The value of intensive follow-up after curative resection for colorectal carcinoma. Brit J Surg 69:725–728

Trope C, Grundsell H, Johnsson JE, Cavallin-Stahl E (1980) A phase II study of cisplatinum for recurrent corpus cancer. Eur J Cancer 16:1025–1026

Trope C, Johnsson JE, Simonsen E, Christiansen H, Cavallin-Stahl E, Horvath G (1984) Treatment of recurrent endometrial adenocarcinoma with a combination of doxorubicin and cisplatin. Am J Obstet Gynecol 149(4):379–381

Tseng PC, Sprance HE, Carcangiu ML, Chambers JT, Schwartz PE (1989) CA 125, NB/70 K, and lipid-associated sialic acid in monitoring uterine papillary serous carcinoma. Obstet Gynecol 74:384–387

Tsunoda H, Nishida M, Arisawa Y et al. (1996) Adjuvant chemotherapy with cyclophosphamide, adriamycin, and CDDP (CAP) for high risk endometrial cancer after complete surgery. Nippon Sanka Fujinka Gakkai Zasshi 48(1): 45–51

Van Dinh T, Woodruff JD (1982) Leiomyosarcoma of the uterus. Am J Obstet Gynecol 144:817–823

van Leeuwen FE, Benraadt J, Coebergh JW et al. (1994) Risk of endometrial cancer after tamoxifen treatment of breast cancer. Lancet 343:448–452

van Nagell JR jr, Hanson MB, Donaldson ES, Gallion HH (1986) Adjuvant vincristine, dactinomycin and cyclophosphamide therapy in stage I uterine sarcomas: a pilot study. Cancer 57:1451–1454

Vaquero J, Martinez R, El Barkani A, Gomez-Angulo JC, Escardon J (1989) Leiomyosarcoma metastatic to the brain with prolonged survival. J Neurosurg Sci 33:291–292

Vardi JR, Tadros GH, Anselmo MT, Rafla SD (1992) The value of exploratory laparotomy in patients with endometrial carcinoma according to the new International Federation of Gynecology and Obstetrics staging. Obstet Gynecol 80: 204–208

Vavra N, Denison U, Kucera H, Barrada M, Kurz C, Salzer H, Sevelda P (1993) Prognostic factors related to recurrent endometrial carcinoma following initial surgery. Acta Obstet Gyn Scan 72:205–209

Vereinigung Schweizerischer Krebsregister (VSKR) (1997) Rapport d'activité 1996. Lausanne (Schätzung der Krebsneuerkrankungen in der Schweiz)

Wade K, Quinn MA, Hammond I, Williams K, Cauchi M (1990) Uterine sarcoma: steroid receptors and response to hormonal therapy. Gynecol Oncol 39:364–367

Wheelock JB, Krebs HB, Schneider V, Goplerud DR (1985) Uterine sarcoma: analysis of prognostic variables in 71 cases. Am J Obstet Gynecol 151:1016–1022

Wolfson AH, Sightler SE, Markoe AM, Schwade JG, Averette HE, Ganjei P, Hilsenbeck SG (1992) The prognostic significance of surgical staging for carcinoma of the endometrium. Gynecol Oncol 45:142–146

Wolfson AH, Wolfson DJ, Sittler SY et al. (1994) A multivariate analysis of clinicopathologic factors for predicting outcome in uterine sarcomas. Gynecol Oncol 52:56–62

Wronski, M, De Palma P, Arbit E (1994) Leiomyosarcoma of the uterus metastatic to brain: a case report and a review of the literature. Gynecol Oncol 54:237–241

Yamawaki T, Shimizu Y, Hasumi K (1997) Treatment of stage IV "high-grade" endometrial stroma sarcoma with ifosfamid, adriamycin and cisplatin. Gynecol Oncol 64:265–269

Zaino RJ, Stayaswaroop PG, Mortel R (1985) Hormonal therapy of human endometrial adenocarcinoma in a nude mouse model. Cancer Res 45:539–541

Zaino RJ, Kurman R, Herbold D, Gliedmann J, Bundy BN, Voet R, Advani H (1991) The significance of squamous differentiation in endometrial carcinoma: data from a Gynecologic Oncology Group study. Cancer 68:2292–2302

Zaino RJ, Kurmann RJ, Diana KL, Morrow CP (1995) The utility of the revised International Federation of Gynecology and Obstetrics histologic grading of endometrial adenocarcinoma using a defined nuclear grading system. A Gynecologic Oncology Group study. Cancer 75:81–86

Zaloudek CI, Norris HJ (1981) Adenofibroma and adenosarcoma of the uterus: a clinicopathologic study of 35 cases. Cancer 48:354–366

Zaloudek C, Norris HJ (1987) Mesenchymal tumors of the uterus. In: Kurman RJ, Norris HJ (eds) Blaustein's pathology of the female genital tract. Springer, New York Berlin Heidelberg, pp 371–408

Zaloudek C, Norris H (1994) Mesenchymal tumors of the uterus. In: Kurman RJ (ed) Blaustein's pathology of the female genital tract. Springer, New York Berlin Heidelberg, pp 488–528

Zorlu CG, Kuscu E, Ergun Y, Aydogdu T, Cobanoglu O, Erdas O (1993) Division of Gynecologic Oncology, Dr. Zekai Tahir Burak Women's Hospital, Ankara, Turkey. Acta Obstet Gynecol Scand 72(5):383–385

Zorlu CG, Kuscu E, Ergun Y, Aydogdu T, Cobanoglu O, Erdas O (1993) Intraoperative evaluation of prognostic factors stage I endometrial cancer by frozen section: how reliable? Acta Obstet Gyn Scan 72:392–395

Maligne Tumoren der Tube 8

E. Petru, O.R. Köchli und B.-U. Sevin

KAPITEL 8

Maligne Tumoren der Tube

8

E. PETRU, O. R. KÖCHLI UND B.-U. SEVIN

8.1
Allgemeines

8.1.1
Häufigkeit, Ätiologie

Das primäre Karzinom der Tube macht etwa 0,3 % aller gynäkologischen Malignome aus. Der Altersgipfel liegt bei 55 Jahren. Das Tubenkarzinom kommt gehäuft bei infertilen Frauen bzw. bei solchen mit niedriger Parität vor [Hellström et al. 1994; Peters et al. 1988]. Nicht selten tritt neben dem Tubenkarzinom auch ein Zweitkarzinom anderer Lokalisation (vor allem der Mamma) auf [Baekelandt et al. 1993; Podratz et al. 1986]. Das Karzinom der Tube ist in etwa einem Drittel der Fälle mit einer Infektion der Tubenschleimhaut vergesellschaftet [Hellström et al. 1994; Peters et al. 1988], ohne daß diese jedoch für die Karzinogenese wahrscheinlich ist. Dagegen spricht einerseits die Neigung der Tube zu Entzündungen und andererseits die Seltenheit des Tubenkarzinoms. In einer kleinen Patientenserie mit Tubenkarzinom wurde eine hohe Inzidenz von K-ras-Mutationen beobachtet, was auf deren mögliche Rolle bei der Tumorentstehung und Progression hindeuten könnte [Mizuuchi et al. 1995].

Zwischen dem Tubenkarzinom und dem Ovarialkarzinom bestehen mehrere Parallelen: Beide Tumoren weisen häufig eine serös-papilläre Histologie auf, neigen zum Befall des Peritoneums und zu lymphogener Ausbreitung und sprechen auf eine cisplatinhaltige Chemotherapie an.

8.1.2
Ausbreitung

Das Tubenkarzinom tritt zu fast 17 % bilateral auf [Baekelandt et al. 1993]. Tumorzellen der Tube können kanalikulär via Cavum uteri bzw. über das distale Tubenostium verschleppt werden. Die lymphatische Drainage der Tube erfolgt in erster Linie über die Ligg. infundibulopelvica. Dieser Umstand ist primär für das häufige (frühe) Auftreten von paraaortalen Metastasen verantwortlich. Bei bis zu 40 % der Frauen treten paraaortale Metastasen ohne den gleichzeitigen Befall der pelvinen Lymphknoten auf [Cormio et al. 1996]; 45–59 % von insgesamt 104 Patientinnen wiesen positive retroperitoneale Lymphknoten auf [Cormio et al. 1996; DiRe et al. 1996; Klein et al. 1994b; Tamini u. Figge 1981], wobei diese erst ab dem (intraperitonealen) Stadium II, d.h. wenn der Tumor die Tube überschritten hat, beobachtet werden [Klein et al. 1994b].

8.1.3
Prognosefaktoren

Das Tumorstadium [Cormio et al. 1996; Eddy et al. 1984b; Hellström et al. 1994, 1996; Huber et al. 1996; Lacy et al. 1995; Peters et al. 1988; Podratz et al. 1986; Roberts u. Lifshitz 1982; Rosen et al. 1993; Semrad et al. 1986] und die Resttumorgröße [Barakat et al. 1991; Cormio et al. 1996; Eddy et al. 1984b; Peters et al. 1988; Podratz et al. 1986; Rosen et al. 1993] stellen die beiden wichtigsten Prognosefaktoren beim primären Tubenkarzinom dar. Auch ein hoher Differenzierungsgrad [Cormio et al. 1996; Hellström et al. 1994; Huber et al. 1996], die Anwendung einer Chemotherapie bei fortgeschrittenen Stadien [Hellström et al. 1994; Peters et al. 1989] sowie jene einer cisplatinhaltigen gegenüber einer nichtplatinhaltigen Chemotherapie [Hellström et al. 1994; Peters et al. 1989] haben sich in wenigen Studien als prognostisch günstig erwiesen. Demgegenüber haben nur vereinzelt Studien für eine geringe Invasionstiefe im Stadium I [Peters et al. 1988], eine negative Peritonealzytologie [Podratz et al. 1986], das Fehlen einer Alteration des Tumorsuppressorgens p53 [Zheng et al. 1997] und ein Alter unter 65 Jahre [Lacy et al. 1995] einen positiven Einfluß auf das Überleben nachweisen können.

Die Fünfjahres-Gesamtüberlebensraten liegen zwischen 22 und 51 % [Barakat et al. 1991; Brown et al. 1985; Cormio et al. 1996,1997; Eddy et al. 1984b; Huber et al. 1996; King et al. 1989; Pectasides et al. 1994; Pfeiffer et al. 1989; Podratz et al. 1986; Raju et al. 1981; Roberts u. Lifshitz 1982; Rosen et al. 1993]. Im Ver-

Tabelle 8.1. Fünfjahresüberlebensraten beim Tubenkarzinom in Abhängigkeit vom FIGO-Stadium. [Literaturübersicht: Asmussen et al. 1988; Brown et al. 1985; Denham u. Maclennan 1984; Eddy et al. 1984; Hellström et al. 1994; Hirai et al. 1989; Murray et al. 1986; Peters et al. 1988; Podratz et al. 1986; Rosen et al. 1994b]

Stadium	Fünfjahresüberleben	
	Median [%]	(Spannweite)
I	56	(34–80)
II	30	(12–66)
III	18	(13–25)
IV	14	(0–22)

gleich zum Ovarialkarzinom liegen die Überlebensraten beim Tubenkarzinom in den Stadien I und II niedriger [Rosen et al. 1994b], während sie in den Stadien III und IV ähnlich (schlecht) sind (Tabelle 8.1).

8.1.4
Rezidive, Metastasen

Intraperitoneale Rezidive im Becken und Oberbauch kommen in bis zu 88% der Fälle vor [McMurray et al. 1986; Podratz et al. 1986]. In gut einem Drittel der Fälle bestehen extraperitoneale Rezidive. Diese können isoliert oder in Kombination mit intraperitonealen Rezidiven vorkommen. Bevorzugt sind dabei periphere Lymphknoten inguinal, supraklavikulär oder mediastinal befallen. Seltener treten Fernmetastasen in Lunge, Pleura, Leber, Vagina und Gehirn auf [Maxson et al. 1987; McMurray et al. 1986; Podratz et al. 1986; Semrad et al. 1986]. Patientinnen mit Rezidiv weisen – ähnlich wie beim Ovarialkarzinom – unabhängig von der Therapiemodalität eine infauste Prognose auf [Harrison et al. 1989].

8.2
Diagnostik

8.2.1
Symptome, Klinik

Die klassische Symptomtrias eines Tubenkarzinoms bei peri- oder postmenopausalen Frauen umfaßt:

- Vaginale Blutung
- Vaginalen Fluor (oft wäßrig-weißlich): Pathognomonisch ist der (allerdings seltene) „Hydrops tubae profluens", der das Bild einer plötzlichen massiven Entleerung einer Hydrosalpinx beschreibt, die durch Tumorokklusion am distalen Tubenende entstanden war. Der Großteil der Karzinome tritt in den beiden distalen Dritteln der Tube auf.

In etwa der Hälfte der Fälle ist das Fimbrienende verschlossen.
- Unterbauchschmerzen.

Weitere Symptome sind Dysurie und Meteorismus. Nur in etwa 6% der Fälle verläuft das Tubenkarzinom asymptomatisch.

8.2.2
Diagnosesicherung

Ein Teil der Karzinome wird als Zufallsbefund nach einer Uterus- und Adnexexstirpation diagnostiziert. Zur Diagnose eines Tubenkarzinoms führen:

- genaue Anamnese (vor allem Parität, Adnexitis?);
- äußere klinische Untersuchung (vor allem palpable Lymphknoten in der Inguina, supraklavikulär);
- gynäkologische Untersuchung inkl. Zervixzytologie und Kolposkopie: palpable pelvine Tumoren in > 60% der Fälle; in 5–10% der Fälle pathologischer Zervixabstrich mit Adenokarzinomzellen ohne Pathologie des Uterus;
- diagnostische Hysteroskopie und getrennte Kürettage zum Ausschluß eines Uteruskarzinoms;
- Ultraschall (evtl. Saktosalpinx, Aszites);
- Nierensonographie (evtl. i. v.-Pyelographie);
- Rektokolonoskopie bei klinischem Verdacht auf Tumorinfiltration;
- evtl. Tumormarker CA-125;
- evtl. Zystoskopie;
- evtl. CT des Abdomens und Beckens.

Bei höchstens 2% wird präoperativ die korrekte Diagnose eines Tubenkarzinoms gestellt [Eddy et al. 1984b]. Trotzdem werden 58–74% aller Tubenkarzinome bereits in den Stadien I oder II entdeckt, da die Expansion der Tube Schmerzen verursacht, die die Patientin zum Aufsuchen eines Arztes veranlassen [Hellström et al. 1994; Rosen et al. 1993]. Dies steht im Gegensatz zum Ovarialkarzinom.

8.2.3
Stadieneinteilung

Beim seltenen Tubenkarzinom existiert eine Stadieneinteilung, die der des Ovarialkarzinoms ähnelt (Tabelle 8.2).

8.2.4
Histologie

Für die Diagnose eines primären Karzinoms der Tube sollten folgende Kriterien erfüllt sein:

Tabelle 8.2. FIGO- und TNM-Stadieneinteilung beim primären Tubenmalignom

TNM	FIGO	Ausbreitung
Tis	0	Carcinoma in situ (präinvasives Karzinom)
T1	I	Tumor auf die Tube(n) beschränkt
T1a	Ia	Tumor auf eine Tube beschränkt, kein Serosadurchbruch, kein Aszites
T1b	Ib	Tumor auf beide Tuben beschränkt, kein Serosadurchbruch, kein Aszites
T1c	Ic	Tumor auf eine oder beide Tuben beschränkt, Ausdehnung bis zur Tubenserosa oder darüber hinaus bzw. maligne Zellen in Aszites oder Peritonealzytologie
T2	II	Tumor auf eine oder beide Tuben beschränkt, Ausbreitung im Becken
T2a	IIa	Ausbreitung und/oder Metastasen im Uterus und/oder in den Ovarien
T2b	IIb	Ausbreitung auf andere Beckenstrukturen
T2c	IIc	Ausbreitung im Becken mit malignen Zellen in Aszites oder Peritonealzytologie
T3 u./o. N1	III	Tumor befällt eine oder beide Tube(n), Peritonealmetastasen außerhalb des Beckens und/oder positive regionäre Lymphknoten
T3a	IIIa	Mikroskopische Peritonealmetastasen außerhalb des Beckens
T3b	IIIb	Makroskopische Peritonealmetastasen außerhalb des Beckens mit einem maximalen Durchmesser von 2 cm oder weniger
T3c u./o. N1	IIIc	Peritonealmetastasen > 2 cm im größten Durchmesser und/oder positive regionäre Lymphknoten
M1	IV	Fernmetastasen (exklusive Peritonealmetastasen)

- Der Hauptanteil des Tumors betrifft die Tube.
- Mikroskopisch ist hauptsächlich die Tubenmukosa befallen.
- Histologischer Nachweis des Übergangs von benignem zu malignem Epithel.
- Nachweis papillärer Strukturen.
- Ausschluß einer tuberkulösen Salpingitis.
- Die Zellen sollten jenen der Endosalpinx ähnlich sein.
- Bei zusätzlichem Befall der Ovarien und des Uterus sollten die Tumoren dieser Lokalisationen kleiner als die der Tube(n) sein.

Die Häufigkeitsverteilung der Histologien beim primären Tubenmalignom ergibt sich aus Tabelle 8.3. Beim Karzinosarkom dürfte es sich um eine besonders aggressiv verlaufende Erkrankungsform handeln [Hellström et al. 1996].

Im Vergleich zum primären Tubenmalignom kommt ein metastatischer Befall dieses Organs vor allem bei einem primären Ovarial- und Endometriumkarzinom häufiger vor.

Tabelle 8.3. Häufigkeitsverteilung der Histologie bei 128 Patientinnen mit primärem Malignom der Tube. [Hellström et al. 1994]

Histologie	%
Papilläres Karzinom	43
Adenokarzinom	32
Endometrioides Karzinom	12
Klarzelliges Karzinom	5
Undifferenziertes Karzinom	5
Karzinosarkom	3

8.3
Operative Therapiestrategie

Die Therapierichtlinien für das Tubenkarzinom entsprechen grundsätzlich jenen des Ovarialkarzinoms (s. Kap. 9.3). Eine maximale zytoreduktive Chirurgie steht im Mittelpunkt des Gesamttherapiekonzepts. Bei bis zu 71 % der Patientinnen kann intraabdominal eine komplette Tumorreduktion erreicht werden [Rosen et al. 1994 b]. Ab dem Stadium II sollte eine abdominelle Hysterektomie, beidseitige Adnexexstirpation, Omentektomie sowie pelvine und paraaortale Lymphadenektomie erfolgen. Letztere ist wegen der Neigung zu früher lymphogener Metastasierung indiziert [Baekelandt et al. 1993].

Bezüglich des operativen Vorgehens wird auf Kap. 9.3 verwiesen. Der Wert einer Second-look-Operation ist auch beim Tubenkarzinom umstritten. Nach platinhaltiger Chemotherapie wiesen 52–71 % der Patientinnen, die sich überwiegend in den Stadien III und IV befanden, eine pathologisch komplette Remission auf [Barakat et al. 1991, 1993; Cormio et al. 1997; Eddy et al. 1984 a]. Beim Fehlen eines Resttumors nach der Primäroperation ist ein negativer Tumorstatus bei der Second-look-Operation am wahrscheinlichsten [Barakat et al. 1993].

8.4
Chemotherapie

Wegen der relativen Seltenheit des Tubenkarzinoms und des Fehlens randomisierter Studien sind nur begrenzt Aussagen zur Wirksamkeit der Chemotherapie möglich. An den meisten Kliniken wird das Tubenkarzinom analog dem Ovarialkarzinom zytostatisch therapiert. Allerdings bestehen mit Paclitaxel beim Tubenkarzinom nur geringe Erfahrungen. Eine cisplatinhaltige Kombinationschemotherapie (meist Cisplatin, Doxorubicin und Cyclophosphamid) wird von den meisten Autoren bei den fortgeschrittenen Stadien III und IV als Standard angesehen. Für diese Therapiekombination wurden Remissionsraten zwischen 53 und 92 % berichtet [Barakat et al. 1991; Cormio et al. 1997; Maxson et al. 1987; Morris et al. 1990; Muntz et al. 1991; Pectasides et al. 1994; Peters et al. 1988, 1989]. Daneben liegt beim Tubenkarzinom auch für die folgenden Substanzen in absteigender Reihenfolge der Nachweis einer beschränkten Wirksamkeit vor [Brown et al. 1985; Denham u. Maclennan 1984; Eddy et al. 1984 b; Hirai et al. 1989; McMurray et al. 1986]:

- Melphalan,
- Methotrexat,
- Chlorambucil,
- Hexamethylmelamin,
- 5-Fluorouracil.

Auch beim Tubensarkom wird meist eine Kombination aus Cisplatin, Cyclophosphamid mit oder ohne Doxorubicin eingesetzt. Als Alternativen stehen das VAC-Schema (Vincristin/Actinomycin D/Cyclophosphamid; s. Kap. 13) oder eine Doxorubicin-Monotherapie zur Verfügung.

8.5
Hormontherapie

Gestagene (z. B. Medroxyprogesteronacetat) allein bzw. in Kombination mit Zytostatika können analog dem Ovarialkarzinom in der palliativen Therapie des Tubenkarzinoms eingesetzt werden [Baekelandt et al. 1993; Eddy et al. 1984 a].

8.6
Strahlentherapie

Die Strahlentherapie spielt beim Tubenkarzinom nur eine geringe Rolle. Es gelten ähnliche Überlegungen wie beim Ovarialkarzinom (s. Kap. 9.6). Im Stadium I konnte für die adjuvante Radiotherapie des Beckens in einer retrospektiven Studie mit 51 Patientinnen ein Vorteil gegenüber der Chemotherapie nachgewiesen werden [Klein et al. 1994 a]. Eine Strahlentherapie des Beckens erfolgt analog dem Ovarialkarzinom mit 40 – 50 Gy. Allein ist sie aber in den fortgeschrittenen Stadien insuffizient [Baekelandt et al. 1993]. Die Be-

strahlung des gesamten Abdomens erfolgt meist mit 20 – 35 Gy [Podratz et al. 1986] und erscheint nur bei Patientinnen mit Resttumoren unter 2 cm Durchmesser erfolgversprechend [Brown et al. 1985]. Allerdings sind dabei auch beträchtliche intestinale Komplikationen zu erwarten [Eddy et al. 1984 b].

8.7
Follow-up und Nachsorge

Hier gelten die Richtlinien für das Ovarialkarzinom (s. Kap. 9.7). Zur Überwachung des Krankheitsverlaufs kann der Tumormarker CA-125 herangezogen werden [Rosen et al. 1994 a].

8.8
Offene Fragen und aktuelle Studien

Welche neuen Erkenntnisse sind in den nächsten Jahren beim Tubenkarzinom zu erwarten?

Eine zentrale Frage ist die der adäquaten adjuvanten Behandlung im Stadium I des Tubenkarzinoms. Bisher wurden weder für die Monochemotherapie noch für die externe Radiotherapie des Beckens signifikant bessere Therapieresultate als mit der operativen Behandlung allein beobachtet [Peters et al. 1988; Pfeiffer et al. 1989; Roberts u. Lifshitz 1982; Semrad et al. 1986]. Vielleicht ist aber eine intraperitoneale ^{32}P-Behandlung oder eine platinhaltige Chemotherapie im Frühstadium dazu geeignet, die Rezidivrate zu senken.

Beim Tubenkarzinom aller Stadien wird sich erweisen, ob die insgesamt schlechte Prognose dieses Tumors durch eine Polychemotherapie mit Platin und Paclitaxel verbessert werden kann.

Literatur

Asmussen M, Kaern J, Kjoerstad K, Wright P, Abeler V (1988) Primary adenocarcinoma localized to the fallopian tubes: report on 33 cases. Gynecol Oncol 30:183–186

Baekelandt M, Kockx M, Wesling F, Gerris J (1993) Primary adenocarcinoma of the fallopian tube. Review of the literature. Int J Gynecol Cancer 3:65–71

Barakat R, Rubin S, Saigo P et al. (1991) Cisplatin-based combination chemotherapy in carcinoma of the fallopian tube. Gynecol Oncol 42:156–160

Barakat R, Rubin S, Saigo P, Lewis J, Jones W, Curtin J (1993) Second-look laparotomy in carcinoma of the fallopian tube. Obstet Gynecol 82:748–751

Brown M, Kohorn E, Kapp D, Schwartz P, Merino M (1985) Fallopian tube carcinoma. Int J Radiat Oncol Biol Phys 11:583–590

Cormio G, Lissoni A, Maneo A, Marzola M, Gabriele A, Mangioni C (1996 a) Lymph node involvement in primary carcinoma of the fallopian tube. Int J Gynecol Cancer 6:405–409

Cormio G, Maneo A, Gabriele A, Rota S, Lissoni A, Zanetta G (1996 b) Primary carcinoma of the fallopian tube. A retrospective analysis of 47 patients. Ann Oncol 7:271–275

Cormio G, Maneo A, Gabriele A, Zanetta G, Losa G, Lissoni A (1997) Treatment of fallopian tube carcinoma with cyclophosphamide, adriamycin, and cisplatin. Am J Clin Oncol 20:143–145

Denham J, Maclennan K (1984) The management of primary carcinoma of the fallopian tube. Experience of 40 cases. Cancer 53:166–172

DiRe E, Grosso G, Raspagliesi F, Baiocchi G (1996) Fallopian tube cancer: incidence and role of lymphatic spread. Gynecol Oncol 62:199–202

Eddy G, Copeland L, Gershenson D (1984a) Second-look laparotomy in fallopian tube carcinoma. Gynecol Oncol 19:182–186

Eddy G, Copeland L, Gershenson D, Atkinson N, Wharton T, Rutledge F (1984b) Fallopian tube carcinoma. Obstet Gynecol 64:546–552

Harrison C, Averette H, Jarrell M, Penalver M, Donato D, Sevin BU (1989) Carcinoma of the fallopian tube: clinical management. Gynecol Oncol 32:357–359

Hellström A, Silfverswärd C, Nilsson B, Pettersson F (1994) Carcinoma of the fallopian tube. A clinical and histopathologic review. The Radiumhemmet series. Int J Gynecol Cancer 4:395–400

Hellström A, Auer G, Silfverswärd C, Pettersson F (1996a) Prognostic factors in malignant mixed Müllerian tumors of the fallopian tube: the Radiumhemmet series 1923–1994. Int J Gynecol Cancer 6:467–472

Hellström A, Frankendal B, Nilsson B, Pettersson F, Silfverswärd C, Auer G (1996b) Primary fallopian tube carcinoma: the prognostic impact of stage, histopathology and biological parameters. Int J Gynecol Cancer 6:456–462

Hirai Y, Kaku S, Teshima H et al. (1989) Clinical study of primary carcinoma of the fallopian tube: experience with 15 cases. Gynecol Oncol 34:20–26

Huber-Buchholz M, Buchholz N, Staehelin J (1996) Analysis of 23 cases of primary carcinoma of the fallopian tube over 50 years. J Obstet Gynaecol Res 22:193–199

King A, Seraj I, Thrasher T, Slater J, Wagner R (1989) Fallopian tube carcinoma: a clinicopathological study of 17 cases. Gynecol Oncol 33:351–355

Klein M, Rosen A, Graf A et al. (1994a) Primary fallopian tube carcinoma – a retrospective survey of 51 cases. Arch Gynecol Obstet 255:141–146

Klein M, Rosen A, Lahousen M et al. (1994b) Lymphogenous metastasis in the primary carcinoma of the fallopian tube. Gynecol Oncol 55:336–338

Lacy M, Hartmann L, Keeney G et al. (1995) C-erbB-2 and p53 expression in fallopian tube carcinoma. Cancer 75:2891–2896

Maxson W, Stehman F, Ulbright T, Sutton G, Ehrlich C (1987) Primary carcinoma of the fallopian tube: evidence for activity of cisplatin combination therapy. Gynecol Oncol 26:305–313

McMurray E, Jacobs A, Perez C, Camel M, Kao MS, Galakatos A (1986) Carcinoma of the fallopian tube. Cancer 58:2070–2075

Mizuuchi H, Mori Y, Sato K et al. (1995) High incidence of point mutation in K-ras codon 12 in carcinoma of the fallopian tube. Cancer 76:86–90

Morris M, Gershenson D, Burke T, Kavanagh J, Silva E, Wharton T (1990) Treatment of fallopian tube carcinoma with cisplatin, doxorubicin, and cyclophosphamide. Obstet Gynecol 76:1020–1024

Muntz H, Rutgers J, Tarraza H (1989) Carcinosarcomas and mixed müllerian tumors of the fallopian tube. Gynecol Oncol 34:109–115

Pectasides D, Barbounis V, Sintila A, Varthalitis I, Dimitriadis M, Athanassiou A (1994) Treatment of primary fallopian tube carcinoma with cisplatin-containing chemotherapy. Am J Clin Oncol 17:68–71

Peters W, Andersen W, Hopkins M, Kumar N, Morley G (1988) Prognostic features of carcinoma of the fallopian tube. Obstet Gynecol 71:757–762

Peters W, Andersen W, Hopkins M (1989) Results of chemotherapy in advanced carcinoma of the fallopian tube. Cancer 63:836–838

Pfeiffer P, Mogensen H, Amtrup F, Honore E (1989) Primary carcinoma of the fallopian tube. Acta Oncol 28:7–11

Podratz K, Podczaski E, Gaffey T, O'Brien P, Schray M, Malkasian G (1986) Primary carcinoma of the fallopian tube. Am J Obstet Gynecol 154:1319–1326

Raju K, Barker G, Wiltshaw E (1981) Primary carcinoma of the fallopian tube. Report of 22 cases. Br J Obstet Gynaecol 88:1124–1129

Roberts J, Lifshitz S (1982) Primary adenocarcinoma of the fallopian tube. Gynecol Oncol 13:301–308

Rosen A, Klein M, Lahousen M, Graf A, Rainer A, Vavra N (1993) Primary carcinoma of the fallopian tube – a retrospective analysis of 115 patients. Br J Cancer 68:605–609

Rosen A, Klein M, Rosen H et al. (1994a) Preoperative and postoperative CA-125 serum levels in primary fallopian tube carcinoma. Arch Gynecol Obstet 255:65–68

Rosen A, Sevelda P, Klein M et al. (1994) A comparative analysis of management and prognosis in stage I and II fallopian tube carcinoma and epithelial ovarian cancer. Br J Cancer 69:577–579

Semrad N, Watring W, Fu YS, Hallatt J, Ryoo M, Lagasse L (1986) Fallopian tube adenocarcinoma: common extraperitoneal recurrence. Gynecol Oncol 24:230–235

Tamimi H, Figge D (1981) Adenocarcinoma of the uterine tube: potential for lymph node metastases. Am J Obstet Gynecol 141:32–137

Zheng W, Sung J, Cao P et al. (1997) Early occurrence and prognostic significance of p53 alteration in primary carcinoma of the fallopian tube. Gynecol Oncol 64:38–48

O. R. KÖCHLI, B.-U. SEVIN UND E. PETRU

Maligne Tumoren der Ovarien

9

O. R. KÖCHLI, B.-U. SEVIN UND E. PETRU

9.1 Allgemeines

Weitaus die Mehrzahl der bösartigen Tumoren der Eierstöcke sind histologisch Karzinome. Die meisten der folgenden Ausführungen beziehen sich deshalb auf das Ovarialkarzinom. Auf die Stroma- und Keimzelltumoren wird separat eingegangen (s. Kap. 9.4.2 und 9.4.3).

Von besonderer Bedeutung beim Ovarialkarzinom ist, daß die wichtigsten prognostischen Faktoren wie Stadium, Resttumorgröße, Differenzierungsgrad, Histologie, Lebensalter, Allgemeinstatus und Ernährungszustand der Patientin in die Therapieplanung miteinbezogen werden. Dies ist notwendig, um eine optimale Krebstherapie bei möglichst geringer Belastung für die Patientin durchzuführen [Sevin 1986]. Auf die große Bedeutung einer primär möglichst radikalen Tumorexstirpation (Debulking) wurde von verschiedener Seite hingewiesen. Es konnte vielfach gezeigt werden, daß die zytoreduktive Operation prognostisch außerordentlich wichtig ist und den Erfolg einer Folgetherapie positiv beeinflußt [Griffiths et al. 1979; Smith 1980; Wharton u. Herson 1981; DeVita 1983; Hacker et al. 1983, 1985; Delgado et al. 1984; Wiltshaw et al. 1985; Hoskins 1989; Petru et al. 1989; Hoskins 1994].

Der behandelnde Arzt bestimmt somit bereits am Operationstisch zu einem wesentlichen Teil die Prognose seiner Patientin und stellt mit sich selbst und seinen Fähigkeiten einen prognostischen Faktor beim Ovarialkarzinom dar. Es ist von äußerster Wichtigkeit, daß der Gynäkologe alle notwendigen Operationstechniken beherrscht oder einen erfahrenen Chirurgen hinzuziehen kann, um eine optimale Tumorreduktion zu erreichen: Resektion des Rektosigmoids, Dünndarmresektionen, Lymphadenektomie, partielle Blasenresektion, multiple Biopsieentnahmen sowie spezielle Operationstechniken wie z. B. die retroperitoneale Dissektion des Beckeninhalts (radikale Oophorektomie) müssen eingesetzt werden können.

Malignome der Ovarien metastasieren hauptsächlich auf 2 Wegen:

- durch Exfoliation von Tumorzellen innerhalb der Bauchhöhle,
- über den Lymphweg.

Der Ausbreitungsweg via Lymphe wird oft vernachlässigt. Dies ist nicht gerechtfertigt, da Malignomzellen vom Ovar über das Lig. infundibulopelvicum direkt in die Gegend der mittleren und höheren paraaortalen Lymphknoten metastasieren können. Im Becken kann sich das Malignom entlang dem parametranen Lymphknotennetz in die Lymphknoten der A. iliaca und der Fossa obturatoria sowie retrograd bis zu den Lymphknoten der Fossa femoralis ausbreiten. Aus diesem Grund ist eine Lymphadenektomie pelvin und paraaortal vor allem beim frühen, d.h. auf das kleine Becken begrenzten Ovarialkarzinom nicht nur aus diagnostischen, sondern u. U. auch aus therapeutischen Gründen indiziert [Sevin 1986].

In Abb. 9.1 sind die Ausbreitungswege des Ovarialkarzinoms schematisch dargestellt. Insbesondere ist auf die mögliche direkte paraaortale Lymphknotenmetastasierung hinzuweisen, die beim Ovarialkarzinom typischerweise primär in den mittleren und höheren paraaortalen Abschnitten, d.h. auch im Bereich der A. mesenterica superior und pararenal stattfindet.

Ziel der Primärtherapie ist die Einleitung einer Vollremission bzw. Heilung. Der klinische Nachweis einer vollständigen Tumorremission nach 6 Monaten ist aber ein sehr subjektiver Maßstab und unzureichend für die Entscheidung, ob eine Sekundärtherapie (Second-line-Therapie) notwendig ist. Mit einem Second look, d.h. einer zweiten Laparotomie 6–7 Monate nach der Primäroperation, kann dagegen zum einen entschieden werden, ob weitere therapeutische Schritte (Second-line-Therapie) nötig sind, zum anderen, ob weitere Tumormassen im Sinne eines „sekundären Tumor-Debulkings" exstirpiert werden sollten. Auch hier ist es das Ziel, eine makroskopisch möglichst vollständige Tumorsanierung mit Resttumorgrößen von maximal 2 cm zu erreichen. Letzteres Vorgehen ist jedoch bis heute wissenschaftlich noch nicht vollständig gesichert und deshalb Gegenstand von Diskussionen bzw. Studien.

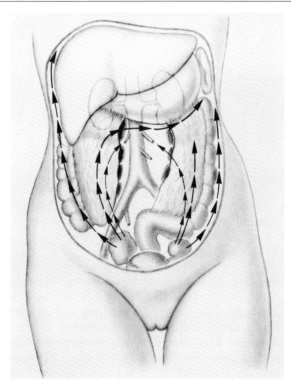

Abb. 9.1. Intra- und retroperitoneale Ausbreitungswege des Ovarialkarzinoms

Diese sekundäre Radikaloperation ist nur dann vertretbar, wenn damit die individuelle Überlebenszeit und vor allem die Lebensqualität verbessert werden können (s. auch Kap. 9.8). Unserer Meinung nach sollte die Second-look-Operation immer dann durchgeführt werden, wenn sie therapeutische Konsequenzen hat. Oft ist die Motivation der Patientin jedoch ein Problem und erfordert zeitintensive Gespräche.

Von wesentlicher Bedeutung bei der Therapie maligner Tumoren der Ovarien ist auch, die verschiedenen Therapiestrategien dem Ergebnis der Histologie entsprechend anzupassen [epitheliale Tumoren (= Karzinome), maligner Keimzelltumor, stromales Malignom].

Insbesondere bei jungen Frauen muß der mögliche Verlust bzw. die Erhaltung der Reproduktionsfähigkeit mit der Patientin präoperativ eingehend besprochen werden. Insgesamt kommt der psychologischen Führung der Patientin große Bedeutung zu, vor allem dann, wenn lediglich eine palliative Therapie vorgesehen ist. Die psychologische Führung wird bedauerlicherweise oft aus Zeitmangel oder Desinteresse vernachlässigt, obwohl gerade diese von der Patientin am meisten geschätzt wird. Die Patientin sollte motiviert werden, an allen Phasen der Therapie aktiv teilzunehmen. Dies ist eine Voraussetzung für eine erfolgversprechende Krebs-

behandlung. Selbsthilfegruppen können in diesem Zusammenhang eine entscheidende Rolle spielen. Sie nehmen sowohl in Europa als auch in Amerika laufend an Bedeutung zu. Es sollte jedoch stets individuell entschieden werden, ob eine Patientin damit nicht überfordert wird, da in solchen Gruppen die individuellen Verschiedenheiten der Erkrankung oft vernachlässigt werden.

9.2
Diagnostik

9.2.1
Diagnosesicherung

Beim Ovarialkarzinom ist nur mit der Operation bzw. den dabei gewonnenen histopathologischen Befunden eine genaue Stadieneinteilung möglich. Trotzdem sollte versucht werden, bereits präoperativ eine möglichst genaue klinische Diagnosestellung und Einschätzung des Stadiums zu erreichen. Damit ist gewährleistet, daß man alle bei der Operation möglicherweise notwendigen Spezialeingriffe vorbereiten kann. Nur bei einer adäquat vorbereiteten Patientin kann das Debulking mit eventueller Darmresektion unter der Maxime größtmöglicher Zytoreduktion durchgeführt werden. Da das Ovarialkarzinom ohnehin chirurgisch behandelt werden muß, erübrigen sich in vielen Fällen teurere diagnostische Untersuchungen (z. B. CT, MRT, Positronenemissionstomographie).

Empfohlene präoperative Untersuchungen:

Anamnese

- Persönliche Anamnese
- Gynäkologische Anamnese
  - Zyklus mit letzter Periode und Zyklusablauf
  - Menarche
  - Menopause
  - Gestationen
  - Gynäkologische Affektionen und Operationen
- Jetziges Leiden
  Gezielte Fragen nach folgenden Symptomen: Gewichtsveränderungen, Bauchumfang- bzw. Kleidergrößenzunahmen, Appetitverlust etc. Es sei jedoch betont, daß es kein typisches Frühsymptom für ein Ovarialkarzinom gibt. Das ist der Hauptgrund dafür, daß die meisten Ovarialkarzinome erst in Spätstadien diagnostiziert werden.
- Blasen- und Darmfunktion

Der Aktivitätszustand der Patientin sollte präoperativ, z. B. nach dem Karnofsky-Index, dokumentiert werden (s. Kap. 13).

Untersuchung

- Allgemeine äußere klinische Untersuchung
  Allgemeinstatus mit Dokumentation von u. a.
  - Gewicht und Größe
  - Herz- und Lungenbefund (Pleuraerguß?)
  - Abdomenbeurteilung (Aszites?)
  - Leibesumfangbestimmung
  - Suche nach palpablen Lymphknoten (besonders supraklavikulär, axillär und inguinal)
- Gynäkologische Untersuchung
  - Brustuntersuchung
  - Spekulumuntersuchung
  - Bimanuelle Untersuchung

Labor

- Übliche klinisch-chemische Diagnostik für große gynäkologische Operationen, Tumormarkerbestimmungen je nach Differentialdiagnose:
  - CA 125 und evtl. andere Marker bei Verdacht auf Ovarialkarzinome
  - AFP, HCG, LDH im Serum bei Verdacht auf Keimzelltumoren
  - Östrogen im Serum bei Verdacht auf Granulosazelltumor
- Bestimmung der Blutgruppe, Kreuzprobe und Bereitstellung von bis zu 1500 ml Blut

Ultraschall

- Beurteilung von Tumorgröße, Tumorstruktur (solid, zystisch), Septierung, Abgrenzung gegenüber Umgebung und Uterus, Aszites (besonders subhepatisch) sowie der Leber
- Beurteilung der paraaortalen Lymphknoten, Beurteilung der Nieren und der Harnabflußwege, Mesenteriumknotensuche, Milzbeurteilung und Beurteilung des restlichen Abdomens.

Der Einsatz der transvaginalen Sonographie macht es möglich, schon relativ kleine Ovarialtumoren zu erkennen. Die transvaginale Sonographie in Kombination mit der Tumormarkerbestimmung CA-125 und der bimanuellen Untersuchung sind heute die einzigen in der täglichen Praxis einsetzbaren Möglichkeiten zur Früherkennung des Ovarialkarzinoms. Laut amerikanischen Studien und Empfehlungen ist jedoch ein Massenscreening mit Einsatz der Transvaginalsonographie und dem CA-125 nicht gerechtfertigt. Nur in Hochrisikogruppen, insbesondere bei bekanntem genetischem Risiko (z. B. BRCA-1 positiv), kann ein Screening befürwortet werden [Köchli 1995].

Die Durchblutungsdiagnostik von Ovarialtumoren ist in der Postmenopause ohne hormonelle Substitution relativ zuverlässig. Bei prämenopausalen und bei postmenopausalen Patientinnen mit hormoneller Substitution sind die Ergebnisse des Farbdopplers je-

doch oft schwierig zu interpretieren und eine Diskriminierung zwischen benigne und maligne oft problematisch. Kurjak et al. (1991) schlugen vor, daß ein Resistance-Index von < 40 % im Bereich des Ovars als charakteristisch für den Malignomnachweis sei. Dies konnte vielfach bei Patientinnen in der Prämenopause nicht nachvollzogen werden. Vielmehr wird diesbezüglich davor gewarnt, feste Grenzen zwischen Benignität und Malignität zu ziehen [Sohn 1996].

Radiologische Untersuchungen

- Thoraxaufnahme in 2 Ebenen.
  - Bei Pleuraerguß: Punktion mit Zytologie.
- Intravenöses Pyelogramm (IVP).
  - Nieren- bzw. Ureterbeurteilung und Suche nach Harnabflußbehinderung, denn möglicherweise liegen Anomalien oder eine Verdrängung durch den Tumor vor.
  - Liegt eine CT mit Kontrastmittelgabe vor, so kann in vielen Fällen auf das IVP verzichtet werden.
- Mammographie bei Verdacht auf ein simultanes Mammakarzinom und mit der Fragestellung: Liegt ein Primärtumor der Mamma vor, der möglicherweise ins Ovar metastasiert hat?

Weitere diagnostische Methoden

- Eventuell Kolonkontrasteinlauf und evtl. Magenkontrasteinlauf mit der Fragestellung: Liegt eine Obstruktion vor, bzw. handelt es sich dabei um einen primären gastrointestinalen Tumor?
- Zystoskopie bei Verdacht auf Infiltration der Harnblase (inkl. Zytologie)
- Koloskopie oder Rektoskopie je nach Verdachtlokalisation.

Aufwendige und teure Untersuchungen wie CT, Lymphographie oder MRT sollten beim Ovarialkarzinom präoperativ nicht routinemäßig durchgeführt werden. Bei besonderen Fragestellungen können diese Untersuchungen jedoch nützlich sein.

9.2.2
Stadieneinteilung

Einige Zeit gab es Unklarheiten hinsichtlich der differierenden FIGO- und der TNM-Stadieneinteilungen. Seit 1987 existiert eine neue, korrelierte Stadieneinteilung (Tabelle 9.1).

9.2.3
Histologie

Die histologische Klassifikation der FIGO für gewöhnliche epitheliale Ovarialtumoren stammt aus

Tabelle 9.1. Korrelierte FIGO-TNM-Stadieneinteilung. (Beispiel: FIGO IIIc = T3 N1 M0)

TNM	FIGO	Befund
TX		Primärtumor nicht beurteilbar
T0		Keine Anhaltspunkte für einen Primärtumor
T1	I	Tumor auf Ovarien begrenzt
T1a	Ia	Tumor auf ein Ovar begrenzt, Kapsel intakt, kein Tumor auf Ovaroberfläche
T1b	Ib	Tumor auf beide Ovarien begrenzt, Kapsel intakt, kein Tumor auf Ovarienoberfläche
T1c	Ic	Tumor auf ein Ovar oder beide begrenzt, mit Kapselruptur, Tumor an Ovaroberfläche oder Nachweis von malignen Zellen in Aszites oder Peritoneallavage
T2	II	Ein Ovar oder beide Ovarien befallen, Ausbreitung im kleinen Becken
T2a	IIa	Übergreifen und/oder Metastasierung auf Uterus und/oder Tuben
T2b	IIb	Übergreifen auf das übrige Beckengewebe
T2c	IIc	Tumor wie IIa und IIb, aber mit Nachweis von malignen Zellen in Aszites oder Peritoneallavage
T3 u./o. N1	III	Tumor befällt ein Ovar oder Ovarien, mit mikroskopisch nachgewiesenen Peritonealmetastasen außerhalb des kleinen Beckens und/oder regionären Lymphknotenmetastasen
T3a	IIIa	Mikroskopische Peritonealmetastasen jenseits des Beckens
T3b	IIIb	Makroskopische Peritonealmetastasen jenseits des Beckens, größte Ausdehnung ≤2 cm
T3c	IIIc	Peritonealmetastasen jenseits des Beckens, größte Ausdehnung >2 cm, und/oder regionäre (pelvine, paraaortale oder inguinale) Lymphknotenmetastasen
M1	IV	Fernmetastasen (Peritonealmetastasen ausgeschlossen)
MX		Fernmetastasen nicht beurteilbar
NX		Regionäre Lymphknoten nicht beurteilbar
N0		Keine regionären Lymphknotenmetastasen
N1		Regionäre Lymphknotenmetastasen

dem Jahre 1971, die histologische Klassifikation der WHO aus dem Jahre 1973.

Beide histologischen Einteilungen umfassen gutartige wie auch bösartige Tumorbildungen sowie „tumors of low malignant potential", sog. Borderlinetumoren. Die FIGO unterteilt die epithelialen Tumoren jeweils in benigne Tumoren, Tumoren niedrigen Malignitätsgrades und maligne Tumoren.

Mnemotechnisch hat sich die Unterscheidung der Histologien entsprechend der Entwicklungsgeschichte als wertvoll erwiesen (Blaustein 1977):

1. Seröse Ovarialkarzinome: an die Tube erinnernd.
2. Muzinöse Ovarialkarzinome: an die Endozervix erinnernd.
3. Endometrioide Ovarialkarzinome: an das Endometrium erinnernd.
4. Hellzellige Ovarialkarzinome: an das Mesonephrium erinnernd.
5. Maligne Brenner-Tumoren: an das Urothel erinnernd.

In der Übersicht soll eine vereinfachte, praktikable – jedoch unvollständige, da verkürzte – histologische Einteilung nach den Richtlinien der WHO dargestellt werden, die vor allem die malignen Veränderungen der Ovarien wiedergibt. Die genauen ausführlichen Klassifizierungen entnimmt man entweder aus Genton (1983) oder direkt aus der *International Histological Classification of World Health Organisation* (1973).

Gekürzte histologische Einteilung der Ovarialtumoren

I *Epitheliale Tumoren*
A Seröse Tumoren
 u.a. Punkt 3:
 a) Adenokarzinom
 b) Papilläres Zystadenokarzinom
 c) Oberflächliches papilläres Karzinom
 d) Malignes Adenofibrom
 e) Malignes Zystadenofibrom
B Muzinöse Tumoren
 u.a. Punkt 3:
 a) Adenokarzinom
 b) Zystadenokarzinom
 c) Malignes Adenofibrom
 d) Malignes Zystadenofibrom
C Endometrioide Tumoren
 u.a. Punkt 3:
 a) Karzinome
  – Adenokarzinom
  – Adenoakanthom
  – Adenosquamöses Karzinom
  – Malignes Adenofibrom
  – Malignes Zystadenofibrom
 b) Sarkome
  – Endometrioides stromales Sarkom
  – Mesodermales Adenosarkom

c) Mesodermaler (Müller-) Mischtumor
- homolog
- heterolog
D u.a. Punkt 3: Hellzelliges (mesonephroides) Adenokarzinom
E u.a. Punkt 3: Maligner Brenner-Tumor
F u.a. Punkt 3: Maligner gemischter epithelialer Tumor
G Undifferenziertes Karzinom
H Unklassifizierte epitheliale Tumoren

II Tumoren des gonadalen Stromas (stromale Tumoren)
A Granulosazelltumoren
B Sertoli-Leydig-Zelltumoren (Androblastome)
C Gynandroblastome
D Unklassifizierte Tumoren

III Lipidzelltumor (Lipoidzelltumor, Steroidzelltumor)

IV Keimzelltumoren
A Dysgerminome
B Endodermale Sinustumoren (Dottersacktumor)
C Embryonale Karzinome
D Polyembryome
E Choriokarzinome
F Teratome
G Gemischte Formen

V Gemischte Keimzell- und gonadale Stromatumoren
- Gonadoblastome

VI Für das Ovar nicht spezifische Weichteiltumoren

VII Unklassifizierte Tumoren

VIII Sekundäre (metastatische) Tumoren

IX Tumorähnliche Veränderungen

Histologischer Differenzierungsgrad

Die folgende Dreiteilung wird am häufigsten verwendet:

G1 hochdifferenziert,
G2 mittelgradig differenziert,
G3 entdifferenziert.

Diese Einteilung unterliegt bekannterweise der Subjektivität des Pathologen. Nicht nur histologische Kriterien, sondern auch zytologische und nukleäre Kriterien werden dabei herangezogen.

Es existiert auch ein Gradingschema der UICC (s. Übersicht).

Da der histologische Differenzierungsgrad beim Ovarialkarzinom von prognostischer Bedeutung ist,

---

Gradingschema der UICC

GX	Differenzierungsgrad nicht beurteilbar
GB	Borderline-Malignität
G1	Gut differenziert
G2	Mäßig differenziert
G3–4	Schlecht differenziert bis undifferenziert

---

sollte dieser bei jeder histologischen Diagnosestellung bestimmt werden.

9.3 Operative Therapiestrategie

9.3.1 Primäroperation

Bei der operativen Therapieplanung kommt dem histologischen Befund im Schnellschnitt wesentliche Bedeutung zu, da sich daraus verschiedene intraoperative therapeutische Konsequenzen ergeben. Auch für die adjuvante Therapie ist eine Dreiteilung praktikabel (Tabelle 9.2).

In der Folge wird auf die einzelnen operativen Schritte ohne Darstellung der technischen Details eingegegangen. Bezüglich der Fertilitätserhaltung sei auf Kap. 9.3.8 verwiesen.

Primäroperation bei Frühstadien des Ovarialkarzinoms

1. Medianer Längsschnitt bis oberhalb des Nabels
2. Aspiration von Aszites bzw. Peritoneallavage für Zytologie
3. Inspektion und Palpation der intraabdominalen Organe vom kleinen Becken bis zur rechten und linken Zwerchfellkuppel
4. Infrakolische Omentektomie
5. TAH/BSO
6. Pelvine und paraaortale Lymphadenektomie
7. Appendektomie
8. Multiple Biopsien des Peritoneums
   - Douglas-Raum
   - Beckenseitenwände beidseits
   - parakolische Rinne im Sigma- bzw. Zökumbereich sowie auch lateral der rechten bzw. linken Kolonflexur
   - rechte und linke Zwerchfellkuppel

Primäroperation bei fortgeschrittenen Stadien des Ovarialkarzinoms (Debulking)

1. Medianer Längsschnitt bis oberhalb des Nabels
2. Inspektion und Palpation der intraabdominalen Organe vom kleinen Becken bis zur rechten und

Tabelle 9.2. Therapieplanung für die Primäroperation. *TAH* totale abdominale Hysterektomie; *BSO* bilaterale Salpingoophorektomie; *Debulking* radikale Zytoreduktion mit möglichst kleiner Resttumorgröße einschließlich TAH/BSO, Omentektomie etc. Das Staging beinhaltet u. a. auch die retroperitoneale Lymphadenektomie. Eine fertilitätserhaltende bzw. organerhaltende Operation erscheint bei abgeschlossener Familienplanung nicht sinnvoll

Stadium	Chirurgie
Epitheliale Tumoren (Karzinome)	
Ia G1	Fertilitätserhaltend und Staging
	Bei abgeschlossener Familienplanung vollständige Operation und Staging analog den Frühstadien
Ia G2, Ia G3, Ib, Ic	Vollständige Operation und Staging analog den Frühstadien
	Alternativ fertilitätserhaltend und Staging bei sehr starkem Kinderwunsch und Abwägung des Risikos [Colombo 1994]
II–IV	Vollständige Operation und Staging analog fortgeschrittenen Ovarialkarzinomen
Stromale Malignome	
Ia	Fertilitätserhaltend und Staging
Ib–IV	Vollständige Operation mit Staging analog Ovarialkarzinom
Keimzellmalignome	
Dysgerminome	
Ia	Fertilitätserhaltend und Staging
Ib[a]–III	Fertilitätserhaltend (?) und Staging
IV	Vollständige Operation mit Staging analog Ovarialkarzinom
Nichtdysgerminale Keimzellmalignome	
Ia	Fertilitätserhaltend und Staging
Ib[a], Ic	Fertilitätserhaltend (?) und Staging
II	TAH/BSO und Staging
III–IV	Debulking und Staging
Endodermaler Sinustumor	Fertilitätserhaltend und Staging

[a] Bei einem Stadium Ib ist die Fertilitätserhaltung besonders problematisch, da in der Regel kein Ovargewebe verbleibt.

linken Zwerchfellkuppel; evtl. Aszitesentnahme wegen möglicher prognostischer Bedeutung

3. Infrakolische Omentektomie
4. TAH/BSO
5. Pelvine und paraaortale Lymphadenektomie
6. Appendektomie
7. Resektion von isolierten Tumorknoten oder Tumorbelägen, Resektion befallener Anteile von Darm, ableitenden Harnwegen, Leberoberfläche, parietalem Peritoneum und Zwerchfellmetastasen.

Ein radikales Debulking, insbesondere mit Darmesektionen, ist in der Regel nur dann gerechtfertigt, wenn damit eine relevante Tumorentfernung möglich ist. Es sollte damit zumindest eine Zytoreduktion bis zu einem individuellen Residualtumorvolumen von unter 2 cm Durchmesser erreicht werden.

Ein alternatives Vorgehen besteht darin, primär die Interventionslaparotomie nach 3–4 Monaten Chemotherapie zu planen, falls erkannt wird, daß bei der Primäroperation nur ein ungenügendes Debulking möglich ist (s. Interventionslaparotomie bzw. „Intervalldebulking" in Kap. 9.3.3).

Im folgenden wird auf die einzelnen Therapieschritte eingegangen [Sevin 1986].

Operatives Vorgehen

■ *Längsschnitt.* Nicht nur beim gesicherten Ovarialkarzinom, sondern bereits bei Verdacht auf ein Ovarialkarzinom ist ein Längsschnitt für die Laparotomie anzuraten. Ein Unterbauchquerschnitt nach Pfannenstiel ist nicht geeignet, da damit eine Exploration der Bauchhöhle (vor allem der Oberbauchorgane) nur unzureichend durchgeführt werden kann. Die Inzision sollte primär bis etwa 4 cm oberhalb des Nabels, sekundär ggf. auch höher bis zum Xiphoid erweitert werden können.

■ *Peritonealzytologie.* Nach Eröffnen der Peritonealhöhle wird Aszites aspiriert oder, falls kein solcher nachweisbar ist, eine Peritoneallavage (Douglas-Raum, rechte und linke parakolische Rinne, rechte und linke Zwerchfellkuppel) durchgeführt. Die aspirierte Flüssigkeit wird zentrifugiert und als zytologisches Präparat auf maligne Zellen untersucht. Liegt bereits ein fortgeschrittenes Stadium vor, so hat diese Maßnahme lediglich evtl. prognostische Bedeutung.

■ *Inspektion und Palpation.* Beginnend im rechten Oberbauch:

● rechte parakolische Rinne,
● rechte Niere,

- Leberoberfläche,
- Zwerchfellunterseite rechts und links (Subdiaphragmalraum),
- evtl. Zytologieabstrich des Zwerchfells,
- evtl. Biopsien von der rechten und linken Zwerchfellkuppel, u. U. unter Zuhilfenahme eines Fiberglaslichts oder eines Laparoskops,
- Milz,
- linke Niere,
- parakolische Rinne links bis zum Becken,
- Kolonuntersuchung vom Sigma aus links unten bis hoch zur Flexura colica sinistra und entlang dem Colon transversum,
- gründliche Untersuchung des Omentum majus,
- weitere Untersuchung des Colon ascendens bis zum Zökum sowie der Appendix,
- Dünndarmexploration einschließlich Mesenterium von der Valvula ileocoecalis bis zum Treitz-Band,
- Palpation des Paraaortalbereichs.

Jede tumorverdächtige Knotenbildung oder Vernarbung wird biopsiert. Danach wird das Becken ausgetastet:

- Tumorausdehnung im kleinen Becken, Invasion des Rektosigmoids?
- Beurteilung der Beckenlymphknoten.

Oft ist die Austastung des Beckens aber erst nach Tumorentfernung im Becken möglich.

■ *Omentektomie.* Bei einem makroskopisch auf das Becken begrenzten Primärtumor hat die infrakolische Omentektomie in erster Linie diagnostischen Wert, da das große Netz eine Auffangfunktion im Peritonealraum besitzt. Das Omentum wird dabei dicht am Colon transversum durchtrennt. Um den Pathologen zu größerer Sorgfalt bei der Aufarbeitung zu motivieren, ist eine Aufteilung des Omentums in 5 Stücke mit getrennter Beschriftung zu empfehlen.

Wenn das Omentum makroskopisch vom Tumor befallen ist, wird aus therapeutischen Gründen reseziert (maximale Tumorreduktion). Bei Tumorbefall des Omentums sollte auch eine Resektion entlang der großen Kurvatur des Magens sowie des Omentum minus in Betracht gezogen werden. Dabei sind auch die Anteile im Bereich der rechten und linken Kolonflexur besonders zu beachten. Die Omentektomie kann durch Zuhilfenahme eines LDS-Staplers vereinfacht und beschleunigt werden [Penalver 1987].

■ *Tumorexstirpation, Hysterektomie und Adnextomie.* Das operative Vorgehen kann hier nicht standardisiert werden, denn es richtet sich stets nach dem individuellen intraoperativen Befund. In allen Fällen werden eine Adnexektomie beidseits unter Mitresek-

tion der Ligg. infundibulopelvica sowie eine extrafasziale Hysterektomie durchgeführt. Unter Umständen ist eine retroperitoneale Dissektion des Beckeninhalts (radikale Oophorektomie nach Hudson) mit oder ohne Resektion des Rektosigmoids nötig.

■ *Pelvine und paraaortale Lymphadenektomie.* Während man früher annahm, daß das Ovarialkarzinom eine ausschließlich intraperitoneale Erkrankung sei, weiß man seit einiger Zeit [Averette et al. 1983], daß sich die Erkrankung in 2 Räumen ausbreitet:

- im Peritonealraum,
- im Retroperitonealraum.

Die unterschiedlichen Zahlenangaben zur Metastasenausbreitung (Tabelle 9.3) erklären sich u.a. durch die unterschiedliche Anzahl von untersuchten Patientinnen einerseits und durch die unterschiedliche Radikalität bzw. die Operationstechniken andererseits. Retroperitoneale Lymphknoten sind oft nicht erst im Stadium III, sondern bereits in den Stadien I und II metastatisch befallen [Burghardt et al. 1989; Di Re et al. 1989]. Demzufolge sollten sie in die Diagnostik- und Therapieplanung miteinbezogen werden.

Die Lymphadenektomie sollte im Gesamttherapiekonzept des Ovarialkarzinoms gesehen werden. Sie kann grundsätzlich auf verschiedene Arten erfolgen. Es ist daher von wesentlicher Bedeutung, exakt zu definieren, um welche Art der Lymphadenektomie es sich im einzelnen Fall handelt.

Man unterscheidet im Gesamttherapiekonzept grundsätzlich 2 Formen der Lymphadenektomie (Abb. 9.2):

- diagnostische Lymphadenektomie,
- therapeutische Lymphadenektomie.

Es ist zu beachten, daß laut neuer FIGO-Einteilung von 1987 ein retroperitonealer Lymphknotenbefall bei einem auf das Ovar beschränkten Tumor direkt zu einem Stadium III führt. Aus diesem Grund sind

Tabelle 9.3. Häufigkeit des metastatischen Befalls der retroperitonealen Lymphknoten (*LK*) beim Ovarialkarzinom (n=105). [Burghardt et al. 1991; alte FIGO-Einteilung]

Stadium	PE LK+ PA LK+ [%]	PE LK+ PA LK− [%]	PE LK− PA LK+ [%]	PE LK− PA LK− [%]
I	5	10	0	85
II	43	14	14	29
III	52	13	13	22
IV	73	9	0	18
Gesamt	44	12	9	35

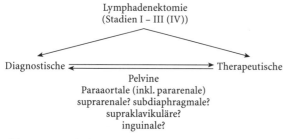

Abb. 9.2. Lymphadenektomie beim Ovarialkarzinom

heute alle I-Fälle bei korrektem Staging definitionsgemäß lymphknotenmetastasenfrei.

Nach dem operativen Vorgehen unterscheidet man 4 Arten (Tabelle 9.4):

- einfache Lymphknotenbiopsie bzw. -exzision,
- Sampling,
- makroskopisch vollständige Lymphadenektomie,
- radikale Lymphadenektomie.

Diese Oberbegriffe sind jedoch genauer zu definieren (s. Tabelle 9.5). Gerade das Wort „Sampling" stellt einen mißverständlichen Begriff dar, der zu einem falschen Verständnis der Lymphadenektomie führen kann. Da eine internationale Übereinkunft über verschiedene Nomenklaturen hinsichtlich der Lymphadenektomie nicht existiert, wurde in diesem Buch versucht, die Unterbegriffe der Lymphadenektomie genauer zu definieren. Eine „Lymphknotenentfernung" wird hier als „Lymphadenektomie" be-

zeichnet, obwohl im deutschen Schrifttum oft auch der Ausdruck „Lymphonodektomie" gebraucht wird. Diese Begriffe werden als Synonyme verstanden.

■ *Diagnostische Lymphadenektomie.* Vor allem beim frühen Ovarialkarzinom und insbesondere bei undifferenzierten Karzinomen sollte eine diagnostische Lymphadenektomie routinemäßig durchgeführt werden (Sevin 1989). Die Methode ist im einzelnen in Tabelle 9.5 dargestellt. Im Gegensatz zur radikalen Lymphadenektomie wird die Adventitia der Gefäße nicht freipräpariert und entfernt. Die großen Blutgefäße werden lateral und medial hinreichend mobilisiert, um die Lymphbahnen der Umgebung resezieren zu können. Kaudal sollten alle afferenten Lymphbahnen unterbunden, koaguliert oder mit Metallclips abgeklemmt werden, um einer Lymphzystenbildung vorzubeugen.

Nach der pelvinen Lymphadenektomie wird in der Regel eine Resektion vor allem der mittleren und kranialen paraaortalen Lymphknoten vorgenommen [Averette et al. 1983]. Da ein Teil des ovariellen Lymphabflusses direkt entlang der Ovarialgefäße bis zu den Nierengefäßen führt, sind isolierte paraaortale Lymphknotenmetastasen ohne pelvinen Lymphknotenbefall durchaus möglich, wenn auch relativ selten [Sevin 1988; Burghardt 1991] (s. Tabelle 9.3). Nach der Lymphadenektomie wird das Peritoneum nicht verschlossen. Erfolgt aus einem speziellen Grund trotzdem ein Verschluß, so sollten retroperitoneale Drainagen eingelegt werden, um einer Lymphzystenbildung vorzubeugen. Die Inzidenz letzterer ist

Tabelle 9.4. Zielsetzung der Lymphadenektomie

Eingriff	Zielsetzung
a) Biopsie, Exzision	Histologische Bestätigung eines klinisch positiven Lymphknotenbefundes Wenn LK negativ: evtl. weitere diagnostische Schritte in der Lymphadenektomie (s. unten) FIGO-Staging kann exakter bestimmt werden

b) Sampling	Histologische Bestätigung eines klinisch positiven Lymphknotenbefundes; evtl. weitere operative diagnostische oder therapeutische Schritte (s. unten)
	FIGO-Staging kann exakter bestimmt werden, insbesondere wenn
	    der Zustand der Patientin intraoperativ kritisch ist,
	    die Residualtumorgröße intraperitoneal >2 cm beträgt
	    die Biopsie eines vergrößerten LK negativ war
	    eingeschränkte operative Möglichkeiten vorliegen

c) Makroskopisch vollständige Lymphadenektomie	Histologische Aufarbeitung aller Hauptlymphbahnen und -knoten; FIGO-Staging Wenn positive LK entfernt werden: nebst diagnostischem auch möglicherweise therapeutischer Wert im Sinne eines Debulkings Wenn negative LK: kein diagnostischer Wert, aber relativ geringes operatives Risiko
d) Radikale Lymphadenektomie	Primär aus therapeutischer Intention, erlaubt eine umfassende Diagnose im untersuchten Bereich; FIGO-Staging Wie c) auch keine Aussage über weiter kranial (z. B. suprarenal) oder kaudal (inguinal) liegende Lymphknoten möglich Wenn LK positiv: nebst diagnostischem auch therapeutischer Wert im Sinne des Debulkings Wenn LK negativ: rein diagnostischer Wert bei allerdings erhöhtem perioperativem Risiko

Tabelle 9.5. Methode der Lymphadenektomie beim Ovarialkarzinom

	Was?	Wieviel?	Wo?
a) Einfache LK-Biopsie, LK-Exzision	Vergrößerte, tumorverdächtige einzelne LK	1–? LK	Pelvine und/oder para-aortale LK
b) Sampling[a]	Palpable, leicht zugängliche, tumorverdächtige und normale LK	Begrenzte Anzahl, bis etwa 10 LK	Pelvine und paraaortale LK
c) Makroskopisch vollständige Lymphaden-ektomie[a,b]	Alle normalen und tumorver-dächtigen Hauptlymphknoten-bündel, die makroskopisch sichtbar sind	Je mehr, desto besser! Über 20 LK	Pelvin: rechte und linke Beckenwand inkl. Fossae obturatoriae. Paraaortal: bis zur Höhe der Nieren-stiele
d) Radikale Lymphadenektomie[b]	Alles erreichbare lymphatische Gewebe unter Mitnahme der Gefäßadventitia	Über 20 LK bis ?	Pelvin insbes. lateral, tiefe iliakale und evtl. inter-iliakale LK, tiefe obturato-rische LK und paraaortale LK bis Nierenstiele

[a] Der Unterschied zwischen b) und c) liegt darin, daß beim Sampling nur palpable Lymphknoten entfernt werden. Der diagnostische Aussagewert des Samplings hängt davon ab, ob histologisch Tumorbefall des Lymphgewebes gefunden wird. Ist dies nicht der Fall, ist die diagnostische Aussagekraft begrenzt.

[b] Der Hauptunterschied zwischen c) und d) liegt in der Radikalität der Resektion von Lymphgewebe und nicht in der Lokalisation von Lymphknotenarealen, die einer histologischen Prüfung unterzogen werden.

allerdings beim primären Offenlassen geringer [Dimpfl et al. 1994]. Nach ausgedehnter Resektion von Beckenperitoneum (z. B. bei radikaler Oophorektomie) ist eine Abdeckung mit Sigmaanteilen möglich [Sevin 1986].

■ *Therapeutische Lymphadenektomie.* Die Methode ist im einzelnen in Tabelle 9.5 dargestellt. Bei der makroskopisch vollständigen bzw. der radikalen Lymphadenektomie kann sowohl von kaudal als auch von kranial, d. h. von pelvin oder von paraaortal begonnen werden. Dies ist von der individuellen Situation abhängig. Der Zugang zum Retroperitonealraum für die paraaortale Lymphadenektomie wird meistens transperitoneal gewählt [Friedberg 1988]. Die Lymphadenektomie ist möglicherweise therapeutisch im Sinne des radikalen Debulkings mit möglichst kleiner Resttumorgröße, wenn die Lymphknoten positiv sind. Bis heute ist allerdings noch nicht bewiesen, daß die makroskopisch vollständige oder radikale Lymphadenektomie beim Ovarialkarzinom die Überlebenszeit tatsächlich verlängern kann, obwohl einige Fakten dafür sprechen [Burghardt u. Lahousen 1988; Burghardt et al. 1989] (s. dazu auch Kap. 9.8). Derzeit läuft eine internationale Studie, die diese Frage klären wird.

Die radikale, aber auch die makroskopisch vollständige Lymphadenektomie ist mit einer erhöhten Morbidität und Mortalität verbunden [Friedberg 1988]. Sie ist nur dann vertretbar, wenn der Operateur mit dieser Spezialoperation gut vertraut ist. Dafür sind besondere Kenntnisse in der Behandlung mög-licher Komplikationen vor allem hinsichtlich des Darms und der Gefäße notwendig. Der Operateur sollte über ausreichende Erfahrungen in der Oberbauch- und Gefäßchirurgie verfügen bzw. in der Lage sein, jederzeit einen entsprechend qualifizierten Chirurgen hinzuzuziehen.

Um eine optimale perioperative Betreuung zu gewährleisten, sollten diese Eingriffe nur an Kliniken durchgeführt werden, die über eine Intensivüberwachungsstation verfügen. Entsprechend geschultes Personal gewährleistet eine optimale postoperative Betreuung. Hinsichtlich der postoperativen Komplikationen sei auch auf Kap. 6 verwiesen.

Für die Lymphadenektomie ergibt sich somit folgendes Vorgehen:

1. Eröffnung des Retroperitonealraums.
2. Beurteilung der paraaortalen Lymphknoten (Inspektion und Palpation). Bei vergrößerten Lymphknoten makroskopisch vollständige Lymphadenektomie im Sinne des Debulkings.
3. Beurteilung der pelvinen Lymphknoten und analoges Vorgehen wie unter 2. beschrieben.

Das weitere Vorgehen richtet sich dann nach dem histologischen Ergebnis bzw. dem der Schnellschnittuntersuchung (Tabelle 9.6).

Die Gynecologic Oncology Group (GOG) der USA empfiehlt eine pelvine und paraaortale Lymphadenektomie in folgenden Situationen:

● bei allen Patientinnen ohne verbleibenden Resttumor, unabhängig vom Tumorstadium;

Tabelle 9.6. Histopathologische Untersuchung des lymphatischen Gewebes nach der Lymphadenektomie und weiteres Vorgehen je nach Resultat

Biopsie	Schnellschnittuntersuchung Wenn positiv: diagnostischer Wert Wenn negativ: allenfalls Erweiterung des Eingriffs
Sampling	Schnellschnittuntersuchung Wenn positiv: diagnostischer und evtl. therapeutischer Wert Wenn negativ: je nach Möglichkeiten allenfalls ausgedehntere Lymphadenektomie
Makroskopisch vollständige Lymphadenektomie	Keine Schnellschnittuntersuchung Wenn in definitiver Histologie pos. LK: primär diagnostischer, sekundär auch therapeutischer Wert im Sinne des Debulkings Wenn neg. LK: rein diagnostischer Wert
Radikale Lymphadenektomie	Keine Schnellschnittuntersuchung Wenn in definitiver Histologie positive LK: möglicherweise therapeutischer Wert und sekundär diagnostischer Wert Wenn neg. LK: unnötig erhöhtes perioperatives Risiko

- bei Patientinnen, bei denen Resttumor nur im Becken verblieben ist;
- bei Patientinnen, bei denen die individuelle Resttumorgröße 1 cm nicht überschritten hat, selbst wenn sich diese Resttumoren außerhalb des kleinen Beckens befinden.

In vielen europäischen Zentren werden eine pelvine und paraaortale Lymphadenektomie nur dann durchgeführt, wenn durch die operative Primärtherapie alle intraabdominalen Tumormanifestationen entfernt werden können oder Tumorreste mit einem maximalen Durchmesser von weniger als 2 cm verbleiben.

■ *Appendektomie.* Die Appendix sollte immer dann entfernt werden, wenn sie Tumorbefall aufweist oder mit dem Tumor adhärent ist. Ersteres ist makroskopisch nicht immer diagnostizierbar. Eine generelle Entfernung kann deshalb gefordert werden [Malletano 1987]. Der zusätzliche Aufwand für die Appendektomie ist zudem relativ gering, und es kann so eine mögliche spätere Appendizitis vermieden werden.

■ *Peritonealbiopsien.* Bei der Staginglaparotomie werden u. a. multiple Biopsien aus dem Peritonealraum zur histologischen Diagnosestellung entnommen. Es hat sich gezeigt, daß bei Unterlassung eines adäquaten chirurgischen Stagings Patientinnen einem zu niedrigen Stadium zugeordnet werden [Monga 1991]. Diese Tatsache kann zu einer inadäquaten Behandlung führen (Undertreatment).

Tabelle 9.7 zeigt Ergebnisse von Staginglaparotomien nach primär unzureichendem chirurgischem Vorgehen in den initial angenommenen Stadien I und II [Young 1983 a, b].

Biopsien aus dem Douglas-Raum, von den Beckenwänden beidseits, aus der parakolischen Rinne beim Sigma bzw. Zökum, aus der Gegend lateral der rechten und linken Kolonflexur sowie von beiden Zwerchfellkuppeln sollten neben einem eventuellen Zytologieabstrich vom Zwerchfell obligate Schritte beim Staging sein [Sevin 1989].

■ *Erweiterte gastrointestinale und urologische Eingriffe im Rahmen der chirurgischen Therapie des Ovarialkarzinoms.* Seitdem bekannt ist, daß die Resttumorgröße beim Ovarialkarzinom ein ganz entscheidender prognostischer Faktor ist [Delgado et al. 1984; DeVita 1983], wird auch zunehmend die Radikalität (Debulking) auf das Gastrointestinum und die ableitenden Harnwege ausgeweitet. Das Hinzuziehen von Fachchirurgen sollte in diesen Fällen nicht gescheut werden. Dies gilt für Resektionen des Dünndarms und Rektosigmoids, Hemikolektomien, Kolostomien und ausgedehntere Peritonalexzisionen. Die Entfernung des kleinen Netzes, Tumorresektionen im Bereich der Leber, des Zwerchfells und der ableitenden Harnwege sollten ebenso beherrscht werden. Diese ausgedehnten Eingriffe sind aber nur dann sinnvoll, wenn die individuelle Resttumorgröße nicht mehr als 2 cm im Durchmesser beträgt.

Tabelle 9.7. „Re-Staging" beim Ovarialkarzinom in den Stadien I und II

Initial angenommenes Stadium	Fälle	Sekundäre Zuordnung zu höherem Stadium [%]
Ia	37	16
Ib	10	30
Ic	2	0
IIa	4	100
IIb	38	39
IIc	9	33
Gesamt	100	31

Der Einsatz automatischer chirurgischer Instrumente (Stapler) bringt in der gastrointestinalen Chirurgie entscheidende Vorteile, wie eine Herabsetzung der Gesamtoperationszeit und der Hospitalisationszeit sowie eine Verbesserung der Heilungserfolge [Penalver et al. 1987].

Zum Einsatz kommen dabei folgende Instrumente:

- TA-Stapler („thoraco-abdominal"),
- LDS-Stapler („ligate, divide, staple"),
- GIA-Stapler („gastrointestinal anastomosis"),
- EEA-Stapler („entero-entero anastomosis").

Der GIA wird verwendet, um Darmresektionen und Anastomosen durchzuführen, der TA für den Verschluß der Darminzision, durch die die Anastomose ausgeführt wurde. Der EEA wird für Rektumoder Kolonanastomosen vor allem in der Tiefe verwendet. Auf diese Weise können sowohl End-zu-End- als auch End-zu-Seit-Anastomosen durchgeführt werden. Der LDS erweist sich bei der Omentektomie, der Appendektomie und der Durchtrennung von Adhäsionen als hilfreich.

Bei Patientinnen mit nicht resezierbaren Oberbauchtumoren, tumorverbackenem Diaphragma, parenchymalen Lebermetastasen oder Tumor an der Basis des Dick- oder Dünndarmmesenteriums ist die radikale Chirurgie nicht gerechtfertigt. Sie kann keinen signifikanten Beitrag in der Gesamttherapie leisten (Sevin 1986). Vielmehr sollte in solchen Fällen bei gutem Ansprechen des Tumors auf eine Chemotherapie eine Interventionslaparotomie bzw. ein sekundäres Debulking in Betracht gezogen werden (s. Kap. 9.3.3).

Dokumentation der Operation

Der Dokumentation der Operation kommt beim Ovarialkarzinom eine besondere Bedeutung zu, denn der Operationssitus ist bei diesem Leiden außerordentlich variabel. Deshalb sollte sowohl vor jeder Tumorresektion als auch postoperativ der Situs in einem Schema dokumentiert werden. In Abb. 9.3 werden Skizzen für das Einzeichnen der prä- und postoperativen Tumorausdehnung vorgeschlagen.

Neben der eigentlichen Standardprimäroperation sind verschiedene andere Operationen zu definieren:

- Nachoperation (= Komplettierungsoperation),
- Interventionsoperation,
- Second-look-Operation,
- Rezidivoperation,
- Operation bei Tumorpersistenz trotz vollständiger Chemotherapie,
- Palliativoperation,
- Fertilitätserhaltende Operation.

Zum Teil werden diese Begriffe in der Literatur nicht klar voneinander getrennt.

9.3.2
Nachoperation

Eine Nachoperation, auch Komplettierungsoperation genannt, kann indiziert sein bei:

- primär inadäquater operativer Behandlung (Undertreatment) infolge Fehleinschätzung der Erkrankung zum Zeitpunkt der Primäroperation (z. B. unilaterale Ovarektomie in Unkenntnis der genauen primären Diagnose);
- Fehleinschätzung der Operabilität des Karzinoms oder ungenügender präoperativer Vorbereitung der Patientin, eingeschränkten Operationsmöglichkeiten oder Überwachungsmöglichkeiten postoperativ (typisches Beispiel: fortgeschrittenes Ovarialkarzinom, das in einem kleinen Krankenhaus inadäquat operiert wurde und bei dem nur ein ungenügendes Staging und Debulking durchgeführt wurde.

Eine Nachoperation innerhalb von etwa 4 Wochen ist oft weniger belastend als eine ohne optimale chirurgische Behandlung durchgeführte Chemotherapie, denn der Gesamterfolg hängt entscheidend von der chirurgischen Primärtherapie ab.

Wie oben bereits erwähnt, gibt es allerdings auch primär inoperable Ovarialkarzinome. Ihre Anzahl ist weitaus geringer als früher angenommen, da heute durch die verschiedenen Entwicklungen in der Chirurgie sowie im Gesamtverständnis der Erkrankung eine vermehrte Radikalität möglich geworden ist.

9.3.3
Interventionsoperation

Einer Interventionslaparotomie können 2 verschiedene Patientinnengruppen zugeführt werden:

- 1. Kollektiv: Bei diesen Patientinnen wird nach der Primäroperation eine zweite Laparotomie aus vitaler Indikation notwendig. Ein typisches Beispiel ist der obstruktive Ileus. Eine Darmperforation aufgrund einer Adhäsion verlangt ebenfalls eine Interventionsoperation.
- 2. Kollektiv: Bei diesen Patientinnen wurden primär ein maximal mögliches Debulking durchgeführt und trotzdem individuelle Resttumoren von > 2 cm zurückgelassen. Bei diesem Kollektiv konnte van der Burg zeigen, daß es durchaus sinnvoll ist, nach 3 Monaten Chemotherapie eine Interventionsoperation mit erneutem Debulking durchzuführen, um jetzt die individuellen Resttumorgrößen auf < 2 cm zu reduzieren [van der Burg 1995]. Es war bei 278 randomisierten Patientinnen ein signifikant längeres progressionsfreies Intervall und Gesamtüberleben festgestellt worden (= Intervalldebulking).

Situs vor der Tumorresektion

Intraperitonealraum　　　　　　　　　　Retroperitonealraum

Abb. 9.3. Dokumentation des prä- und postoperativen Operationssitus

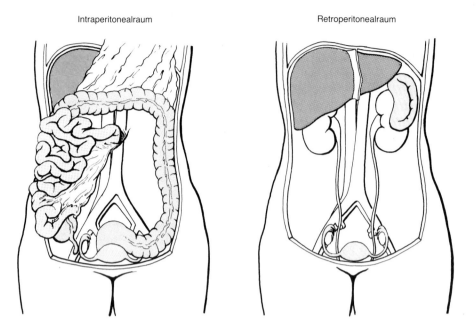

Postoperativer Resttumor

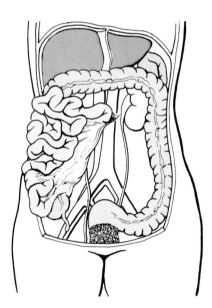

9.3.4
Second-look-Operation (SLO)

Eine Reevaluation des Tumorleidens nach Abschluß der Primärtherapie (chirurgische Zytoreduktion und Chemotherapie) kann klinisch-apparativ oder chirurgisch-pathologisch erfolgen. Eine SLO ist die einzige heute verfügbare diagnostische Methode, um den Erfolg einer Primärtherapie mit Sicherheit objektiv festzustellen. Bekanntlich gibt es erhebliche Unterschiede zwischen der klinischen, operativen oder autoptischen Diagnosestellung [Rutledge 1989].

Selbst relativ neue Tumormarker sind nach heutigem Wissen nicht in der Lage, den Remissionsgrad sicher zu erfassen. Tumormarker sind vor allem in der Verlaufskontrolle nützlich. Bei einem persistierenden Anstieg des Tumormarkers (z. B. CA-125) nach der Primäroperation ist mit großer Wahrscheinlichkeit mit einer Tumorprogredienz zu rechnen. Leider gibt es aber Fälle, bei denen sich die Tumormarker im Normbereich befinden und trotzdem eine Tumorpersistenz oder -progression bei der SLO gefunden wird [Kreienberg 1989; Petru et al. 1990].

Eine SLO sollte möglichst durch denselben Chirurgen vorgenommen werden, der auch primär operiert hat. Präoperativ sollten die chirurgischen Befunde der Primäroperation sorgfältig studiert werden, damit Arealen, die bei der Primäroperation von Tumor befallen waren, bei der SLO besondere Aufmerksamkeit geschenkt werden kann (s. Abb. 9.3).

Das chirurgische Vorgehen bei der SLO umfaßt:

1. Peritoneale Lavage für die zytologische Untersuchung.
2. Inspektion und Palpation aller peritonealen Oberflächen und intraabdominalen Organe sowie Histologiegewinnung von allen makroskopisch tumorverdächtigen Bezirken.
3. Multiple peritoneale Biopsien insbesondere von Arealen, die ursprünglich von Tumor befallen waren, Biopsien des Zwerchfells und allenfalls der Leber bei Verdacht auf Tumorbefall.
4. Biopsien von makroskopisch unverdächtigem Peritoneum oder parakolischen Rinnen, lateral der Kolonflexuren, der Beckenseitenwände und des Douglas-Raums.
5. Retroperitoneale Lymphadenektomie, sofern nicht primär durchgeführt.
6. Biopsie von Resten des Lig. infundibulopelvicum.
7. Resektion von Omentumresten oder Omentektomie, wenn diese bei der Primäroperation nicht durchgeführt worden ist.
8. Resektion von Adhäsionen.
9. Implantation eines Port-a-cath-Systems mit Insertion des Katheters in das Peritonealkavum, wenn eine intraperitoneale Chemotherapie oder eine Radioisotopeninstillation geplant ist.

Wichtig ist, daß bei der Durchführung immer genau dokumentiert wird, wo und wieviel individueller Tumorrest vorgefunden wurde. Dabei sollte klar unterschieden werden zwischen:

- Tumorrest > 2 cm,
- Tumorrest < 2 cm (evtl. erst mikroskopisch erkennbar),
- kein Tumorrest gefunden (wichtig ist die histologische Bestätigung).

Diese Dreiteilung ist auch für die Second-line-Therapie praktikabel und hat zudem prognostischen Wert [Rutledge 1989]. Wird bei der SLO ein Rest-tumor von mehr als 2 cm Größe gefunden, so ist die Prognose, unabhängig von der Second-line-Therapie, schlecht.

Die beste Prognose haben solche Patientinnen, die bei der SLO keinen Resttumor aufweisen, obwohl leider auch sie eine relativ hohe Rezidivrate haben (24–54%). Diese Patientinnen haben jedoch kaum einen Nutzen. Von einer SLO profitieren am meisten diejenigen Patientinnen, die klinisch ohne Anhaltspunkte für einen Tumor sind und bei denen bei der SLO Resttumorgrößen unter 2 cm gefunden werden. Bei ihnen kann eine Second-line-Therapie inklusive einem sekundären Debulking durchgeführt und ihre Prognose verbessert werden.

Die Ansicht, daß man alle Patientinnen einer SLO zuführen sollte, ist zwar vertretbar, kann aber nicht als ausreichend erwiesen angesehen werden. Ebenso umstritten ist das „sekundäre Debulking" anläßlich einer SLO und die Wahl der besten Second-line-Therapieform (s. Kap. 9.8).

Wird keine SLO durchgeführt, sollte dafür der Grund angegeben werden. Folgende Beweggründe kommen in Frage:

- Wunsch der Patientin, sich keiner weiteren Operation zu unterziehen („refusal").
- Bei offensichtlicher klinischer Progredienz der Erkrankung sollte auf eine SLO verzichtet werden, weil der Wert des „sekundären Debulkings" in dieser Situation nicht ausreichend bewiesen ist. Die Entscheidung für einen solchen Eingriff liegt beim Arzt und bei der Patientin.
- Der Allgemeinzustand der Patientin läßt einen erneuten Eingriff nicht zu.
- Der Arzt glaubt in keiner klinischen Situation an den Nutzen der SLO.

Der Wert des „sekundären Debulkings" beim progredienten Ovarialkarzinom, sei es in der Phase I [Morris et al. 1989] oder in der Phase II der Nachsorge [Berek et al. 1983a; Wiltshaw et al. 1985; Prodratz et al. 1985; Maggino et al. 1983], ist besonders umstritten. Die sekundäre Zytoreduktion kann in diesen Fällen außerhalb eines Studienprotokolls nicht als integrierter Bestandteil der Therapie beim Ovarialkarzinom angesehen werden (s. Kap. 9.7 und 9.8.6).

Viele Fragen bei der SLO sind noch ungeklärt. Die einzelnen Argumentationspunkte und mögliche Antworten auf diese Fragen sind in Tabelle 9.8 zusammengefaßt.

Viele der hier aufgeworfenen Fragen können auch heute noch nicht mit Sicherheit beantwortet werden, da vor allem retrospektive Daten zur Analyse verfügbar sind. Der Zeitpunkt der SLO nach Abschluß der Chemotherapie ist ein Beispiel dafür. Operiert man die Patientin relativ früh, so wird vielleicht kein Tu-

Tabelle 9.8. Diskussionspunkte bei der Second-look-Operation (SLO)

Fragen	Mögliche Antworten
Ziel?	Objektive Einschätzung der Vollständigkeit einer Remission Wenn SLO positiv, mögliche Reduktion von resezierbarem Tumorvolumen
Zeitpunkt?	Nach Ende der Folgetherapie (in der Regel 6–8 Monate nach Primäroperation)
Methode?	Nach definierten Operationsrichtlinien inklusive Dokumentation auf Schema analog Primär-eingriff (makroskopisch oder mikroskopisch positiver bzw. negativer Befund)

Therapeutische Konsequenzen?	Evtl. „sekundäres Debulking" (Zytoreduktion; s. Kap. 9.8).
	Planung einer Second-line-Therapie je nach Tumorvolumen:
	    > 2 cm
	    < 2 cm
	    kein Tumorvolumen.
	    Für jeden dieser Befunde sollte eine individuelle Second-line-Therapie gewählt werden.
	    Diese ist derzeit immer noch Gegenstand klinisch kontrollierter Studien (s. Kap. 9.8)
	Vorbereiten von Therapiemaßnahmen: Einlage eines intraperitonealen Katheters bei intraperito-nealer Chemotherapie (z. B. von Paclitaxel i. p.) oder bei intraperitonealer ^{32}P-Gabe

Forschungsprojekte?	Tumorgewebegewinnung für In-vitro-Chemosensibilitätstestungen und Second-line-Therapie entsprechend den In-vitro-Resultaten; Östrogen- und Progesteronrezeptorenbestimmung sowie Bestimmung von weiteren prädiktiven Faktoren und evtl. Therapie entsprechend den Befunden

morwachstum festgestellt und die Therapie beendet. Würde man die gleiche Patientin aber 3 Monate später operieren, könnte sich in dieser Zeit bereits ein mikroskopisches Rezidiv entwickelt haben, das man zu diesem Zeitpunkt diagnostizieren und mit relativ guten Remissionschancen therapieren könnte. Wird im umgekehrten Fall eine Patientin zu spät einer SLO unterzogen, ist evtl. das Rezidiv nicht mehr therapierbar. Auf die therapeutischen Konsequenzen der SLO, nämlich eine mögliche weitere Zytoreduktion sowie die Second-line-Therapie, wird auch noch in Kap. 9.8 eingegangen).

Abschließend gilt es festzuhalten, daß eine SLO immer dann sinnvoll erscheint, wenn sich daraus therapeutische Konsequenzen ergeben, die der Patientin einen Vorteil verschaffen. Kann bei einer Patientin eine chirurgische Zytoreduktion erfolgen und gibt es für die gleiche Patientin eine effektive Second-line-Therapie, so ist die Operation gerechtfertigt. Außerdem erscheint sie bei allen Studienpatientinnen sinnvoll, da sie die weitaus beste Sensitivität für Tumornachweis aufweist.

Das American College of Obstetrics and Gynecology hat sich im Dezember 1995 erneut zur Frage der SLO geäußert [Pfleiderer 1996]. Im letzten Absatz wird folgendes festgehalten: Die SLO wird nicht als Standard- oder notwendige Operation betrachtet, die für alle Frauen mit einem Ovarialkrebs anzuwenden ist. Die zusätzlich Morbidität und die Kosten müssen gegenüber dem erwarteten Vorteil der individuellen Patientin abgewogen werden. Sie ist als Teil einer klinischen Studie zu befürworten. Daraus geht hervor, daß weder eine strikte Ablehnung noch eine grundsätzliche Befürwortung sinnvoll ist. Vielmehr ist zu verlangen, daß der behandelnde Arzt den mög-

lichen individuellen Vorteil für seine Patientin abschätzt und sie entsprechend berät.

9.3.5
Rezidivoperation

Es gilt zu unterscheiden zwischen Progredienz, Frührezidiv und Spätrezidiv. Während bei primärer Progredienz nur in palliativer Absicht operiert werden sollte, kann eine Operation bei einem echten Rediziv, z. B. nach negativer Second-look-Operation, durchaus sinnvoll sein. Die Spätrezidive (nach > 2 Jahren) zeigen allerdings eine bessere Prognose als sehr frühe Rezidive, da bei den Spätrezidiven verhältnismäßig öfter eine erneute Tumorfreiheit erreicht werden kann und auch die Chemosensibilität bzw. Resistenzlage nach längerem krankheitsfreien Intervall meist vorteilhafter ist.

9.3.6
Operation bei Tumorpersistenz trotz vollständiger Chemotherapie

Bei Tumorprogression oder -persistenz trotz vollständiger Chemotherapie ist ein operativer Eingriff nur sehr selten indiziert. Man sollte der Patientin in dieser Situation mit einem Eingriff keine ungerechtfertigten Hoffnungen machen. Trotzdem ist es gerade aus psychologischer Sicht in solchen Fällen oft nötig, der Patientin eine Therapieoption vorzuschlagen. Eine Umstellung der medikamentösen Therapie oder je nach Symptomatik ein exspektatives Vorgehen ist in solchen Situationen anzustreben.

9.3.7
Palliativoperation

Ist ein Ovarialkarzinom wegen multipler Oberbauchmetastasen inoperabel, so stellt sich die Frage nach einer palliativen Operation. Diese ist aber nur dann indiziert, wenn stenosierende Prozesse im Bereich des Darms entfernt werden können. Bei einem Harnstau kann eine passagere Nephrostomie oder eine retrograde Ureterschienung erwogen werden, besonders wenn die Nierenfunktion für eine postoperative Cisplatintherapie erhalten bleiben soll.

Ferner kann bei terminalen, progredienten Patientinnen u. U. eine Palliativoperation notwenig sein. Bei einem Darmverschluß soll jedoch primär parenteral Flüssigkeit gegeben und großzügig eine Magensonde gelegt werden. Die Operationsindikation erfolgt restriktiv. Ist das Anlegen einer Kolostomie wegen obstruktiven Tumorbefalls im distalen Dickdarm wirklich indiziert, kommt dem präoperativen Gespräch mit der Patientin eine ganz entscheidende Bedeutung zu. Verständlicherweise ist eine Kolostomie bei den meisten Patientinnen höchst unerwünscht, obwohl manchmal medizinisch unvermeidbar.

9.3.8
Konservative, fertilitätserhaltende Operation

Das Auftreten maligner Tumoren der Ovarien bei einer jungen Frau im reproduktiven Alter gefährdet primär das Leben der Erkrankten. Der mögliche Verlust der Reproduktionsfähigkeit durch die Operation kann dabei zwar tragisch für die Betroffene sein, muß aber ganz klar als zweitrangig betrachtet werden. Priorität hat das Überleben der Patientin. Als Voraussetzung für ein konservatives Vorgehen sollten Fünfjahresüberlebensraten von über 90 % gefordert werden. Die konservative Operation beinhaltet Tumorresektion, Staging und Vermeidung aller Eingriffe, die die Fertilität negativ beeinflussen könnten. Die Nachsorge bei einer Patientin, die konservativ operiert wurde, sollte besonders sorgfältig durchgeführt werden. Die Möglichkeit einer Second-look-Operation nach 6 – 12 Monaten sollte mit der Patientin zumindest besprochen und ggf. geplant werden. Ebenso sollte je nach Histologie eine radikalere Nachoperation nach erfülltem Kinderwunsch bereits bei der primären Therapieplanung diskutiert werden. Liegen schwere Begleitpathologien im kleinen Becken vor, so sollte grundsätzlich von einer fertilitätserhaltenden Operation abgesehen werden.

Von den Ovarialkarzinomen treten etwa 15 %, von den Borderlinekarzinomen (LMP-Tumoren) etwa 50 % und von den Keimzelltumoren etwa 90 % vor dem 40. Lebensjahr auf. In diesen Fällen steht ein fertilitätserhaltendes Verfahren zur Diskussion [Kleine 1996].

Stromale Tumoren vor der Postmenopause kommen vor, sind aber selten. Der häufigste stromale Tumor, der Granulosazelltumor, tritt vor allem in der Postmenopause auf. Die seltenen juvenilen Granuloszelltumoren, die zu 85 % bei präpubertären Mädchen vorkommen, haben vor allem im Frühstadium eine günstigere Prognose als Granulosazelltumoren in der Postmenopause. Androblastome bzw. Sertoli-Leydig-Zelltumoren sind sehr selten (0,2 % aller Ovarialtumoren), kommen aber meist zwischen dem 20. und 40. Lebensjahr vor. Im Stadium Ia scheint bei diesen Tumoren eine fertilitätserhaltende Operation gerechtfertigt.

Die Voraussetzungen für ein fertilitätserhaltendes Operieren bei den 3 häufigsten Patientinnengruppen sind folgende:

- Gruppe A: Ovarialkarzinome
  - Junge Patientin mit einem Stadium Ia.
  - G1-Tumor.
  - Histologie: serös, muzinös oder endometrioid.
  - Korrektes Staging analog Frühfällen eines Ovarialkarzinoms.
  - Nach erfülltem Kinderwunsch: Entfernung des verbliebenen Ovars und Uterus mit anschließender Substitutiontherapie.

  Die von Colombo et al. (1994) publizierten Daten bei Ovarialkarzinom stellten die bis dahin aufgestellten Kriterien etwas in Frage. Frau Colombo berichtete über ein Kollektiv von 99 Patientinnen, die alle jünger als 40 Jahre waren. Von den 59 Patientinnen im Stadium Ia, den 5 im Stadium Ib und den 35 im Stadium Ic wurden 56 % fertilitätserhaltend operiert. Eine adjuvante Chemotherapie erhielten 16 Patientinnen. Das verabreichte Platin führte nicht zu dauerhaften Zyklusstörungen und hatte keinen Einfluß auf die Fertilität. Nur 3 der fertilitätserhaltend operierten Patientinnen erlitten ein Rezidiv. Die 19 Patientinnen im Stadium Ic und die Patientin im Stadium Ib blieben rezidivfrei. Diese Daten zeigen, daß u. U. die Indikationen zur Fertilitätserhaltung in Zukunft erweitert werden könnten, falls sich diese Resultate bestätigen.
- Gruppe B: Borderlinekarzinome („tumors of low malignant potential", LMP)
  - Sorgfältige Entfernung aller makroskopisch erkennbaren bzw. suspekten peritonealen Herde mit üblichem komplettem Staging.
  - Biopsie aus kontralateralem Ovar, da in etwa 30 % doppelseitig.

- Sorgfältige histologische Aufarbeitung aller Herde und Ausschluß einer Infiltration und wenn möglich eines aneuploiden Tumors. Dies ist intraoperativ im Schnellschnittverfahren nur unvollständig möglich, was vom Operateur stets zu berücksichtigen ist.
- Nach erfülltem Kinderwunsch Vervollständigung der Operation und entsprechende Hormonsubstitutionstherapie.
- Gruppe C: Keimzelltumoren
  - Ausschluß einer Gonadendysgenesie.
  - Alter ≤ 35 Jahre.
  - Stadium Ia.
  - Keilexzision des kontralateralen Ovars ist negativ.
  - Eventuell Stadien Ic–III, sofern ein gesundes Ovar zurückbleibt, da sich die Prognose vor allem durch das Ansprechen auf die Chemotherapie ergibt.
  - Gutes Follow-up für 2–3 Jahre mit Tumormarkern ist gesichert.

Im Gegensatz zum Ovarialkarzinom erscheint bei malignen Keimzelltumoren ein organerhaltendes Vorgehen auch bei den Tumoren gerechtfertigt, die das Ovar überschreiten. Das Schicksal hängt im wesentlichen von einer guten Chemosensibilität ab. Der Verbleib des Uterus und des gesunden kontralateralen Ovars haben keinen Einfluß auf die Prognose, obwohl diese je nach Histologie relativ schlecht sein kann wie z.B. bei den endodermalen Sinustumoren.

Da Rezidive bei Keimzelltumoren innerhalb von 12–24 Monaten auftreten, gelten Patientinnen jenseits dieses Intervalls als geheilt. Auf die beim Ovarialkarzinom geforderte Komplettierung der Operation nach abgeschlossener Familienplanung kann bei diesen Patientinnen wahrscheinlich verzichtet werden [Kleine 1996; Guthrie et al. 1983; Hreshchyshyn et al. 1980; Teufel 1986; Morrow u. Townsend 1987a].

Die Möglichkeiten der In-vitro-Fertilisation haben theoretisch das Spektrum der fertilitätserhaltenden Operationen erweitert. Es geht um die Frage, ob es sinnvoll ist, den Uterus bei beidseitiger Ovarektomie (Stadium Ib) zu erhalten, um der Patientin die Möglichkeit einer Schwangerschaft mit Hilfe einer Eizellspende offen zu halten. Ebenso stellt sich die Frage, ob es vertretbar und sinnvoll ist, auch bei Hysterektomie und einseitiger Adnexektomie ein Restovar zu belassen. Diese Fragen sind noch weitgehend offen und sollten individuell entschieden werden. Die Richtlinien und Möglichkeiten der einzelnen Länder sind hier speziell zu berücksichtigen. So ist Leihmutterschaft beispielsweise in der Schweiz verboten.

9.4 Chemotherapie

9.4.1 Epitheliale Ovarialtumoren (Karzinome)

First-line-Therapie

Frühstadien

Bei etwa 25 % der Patientinnen mit Ovarialkarzinom liegt ein Stadium I vor. In diesen Fällen zeigen sich viel bessere Überlebenskurven als bei Patientinnen mit fortgeschrittenen Stadien. Eine kleine Gruppe von Patientinnen mit Stadium I verstirbt aber trotzdem. Diese Hochrisikopatientinnen sind aufgrund der chirurgischen und histopathologischen Charakteristika noch nicht genügend definiert. Trotzdem können auf der Basis eines internationalen Konsensus heute folgende konkrete Empfehlungen gegeben werden:

- Patientinnen mit Stadium Ia und die meisten mit Stadium Ib brauchen keine adjuvante Chemotherapie.
- Alle Patientinnen mit Stadium I G3 benötigen eine Chemotherapie.
- Patientinnen mit der prognostisch schlechten Histologie „hellzellige Karzinome" benötigen obligat und unabhängig vom Stadium eine Chemotherapie.
- Viele, aber nicht alle Patientinnen im Stadium Ic benötigen eine adjuvante Chemotherapie.

Schließlich muß festgestellt werden, daß es bis heute nicht gelungen ist, eine effektive Chemotherapie zu etablieren, obwohl bekannt ist, daß eine Untergruppe von Patientinnen mit Stadium I ein erhebliches Rezidivrisiko aufweist.

Die Ovarialkarzinomstudiengruppe der GOG in den USA hat 1990 folgende Zweiteilung vorgeschlagen [Young et al. 1990]:

- Patientinnen mit geringem Risiko: Stadien Ia und Ib mit gutem oder mäßigem Grading,
- Patientinnen mit hohem Risiko: Stadien Ic und II sowie alle schlecht differenzierten Tumoren.

In Tabelle 9.9 ist aufgrund des internationalen Konsensus ein mögliches Therapieschema erstellt worden. Daraus geht hervor, daß sich der internationale Expertenkreis des Konsensustreffens in einigen Punkten nicht einig war, weil für spezielle Untergruppen die Datenlage nicht oder nur unvollständig ist. Gerade für die Frühfälle ist somit zu fordern, daß Patientinnen vermehrt im Rahmen von Studien untersucht werden, um die einzelnen Risikogruppen noch besser zu charakterisieren. Zur Zeit laufen dazu 3 wichtige Studien.

Tabelle 9.9. Indikationen zur Chemotherapie beim frühen Ovarialkarzinom [Köchli 1994]

IaG1	nein	IbG1	nein*	Ic G1	±/?
IaG2	±/?	IbG2	±/?	IcG2	ja?
IaG3	ja	IbG3	ja	IcG3	ja

ja	Eine adjuvante Chemotherapie ist sicher indiziert.
ja?	Kein Konsensus konnte gefunden werden; die Untergruppe der Ic-Patientinnen sollte auf die Notwendigkeit einer adjuvanten Chemotherapie besser untersucht werden, bei der Mehrzahl der Fälle sollte jedoch eine Chemotherapie erfolgen.
nein	Keine Chemotherapie mit Ausnahme der hellzelligen Karzinome.
nein*	In der Regel keine Chemotherapie nötig; sprechen jedoch zusätzliche Prognosefaktoren für einen sehr aggressiven Tumor, so sollte chemotherapiert werden.
±/?	Kein Konsensus konnte gefunden werden; speziell bei diesen Patientinnen sollten zusätzliche Prognosefaktoren (mit Bioassays, molekularbiologisch, biochemisch und mittels Flußzytometrie) bestimmt werden, um die Risikobeurteilung besser vornehmen zu können.

■ *Wahl der Chemotherapie bei Patientinnen im Frühstadium.* Für das heutige Verständnis der Chemotherapie bei Frühfällen waren die Ergebnisse der amerikanischen Studien der GOG 7601 und 7602 von großer Bedeutung [Young et al. 1990].

Im Protokoll 7601 (Ia, Ib, G1 und G2 = niedriges Risiko) fand man keinen Unterschied zwischen „Beobachtung" und einer 12monatigen Melphalantherapie: beide Gruppen zeigten ein Überleben von über 90 %.

Im Protokoll 7602 (Ic oder II oder Stadium I G3 = Hochrisiko) fand man bezüglich des Überlebens ebenfalls keinen signifikanten Unterschied zwischen 18 Monaten Melphalan und intraperitonealer P32-Gabe: 78 vs. 81 %.

Wegen dieser eher enttäuschenden Resultate und wegen der möglichen Induktion von Leukämien hat die alkylierende Monotherapie keinen Platz mehr im Therapiekonzept.

Weltweit laufen derzeit mehrere Studien, die die beste Therapie für die Hochrisikogruppen bestimmen werden. Die GOG-Studie 95 untersucht eine Polychemotherapie (PC mal 3) vs. eine intraperitoneale P32-Gabe. Außerdem sind erste Studien angelaufen, die bei den Hochrisikofällen Platin mit Paclitaxel untersuchen.

Kann heute eine Patientin nicht in ein Studienprotokoll aufgenommen werden, so können aufgrund der heutigen Datenlage folgende Chemotherapien empfohlen werden [Walton et al. 1987; Young et al. 1983 b; GOG-Protokoll 95, Soper 1996]:

● 3–4 Zyklen Cisplatin plus Cyclophosphamid,
● 6 Zyklen Carboplatin.

Fortgeschrittene Ovarialkarzinome

Bei der Chemotherapie für das fortgeschrittene Ovarialkarzinom kam es in den letzten Jahren zu einigen wichtigen Erkenntnissen. Es wurde klar, daß eine Chemotherapie um so effektiver ist, je kleiner die postoperative Tumorlast ist. Während lange Zeit die Kombination Cisplatin plus Cyclophosphamid als Standard galt (s. Kap. 13), wurde 1994 anläßlich des internationalen Konsensusmeetings über das Ovarialkarzinom in den USA die Kombination Carboplatin plus Cyclophosphamid als Standardtherapie bezeichnet, da letztere gleiche Wirksamkeit bei besserem Nebenwirkungsprofil zeigte [Decker et al. 1982; Wernz et al. 1982; Kühnle 1983; Meerpohl u. Pfleiderer 1983; Meerpohl 1986; Young u. Ozols 1987; Köchli 1994, NIH 1994]. Schon damals wurden jedoch Stimmen laut, daß auch Paclitaxel (= Taxol) bereits in der Primärtherapie des Ovarialkarzinoms enthalten sein sollte. Durch die amerikanischen Daten der Gynecologic Oncology Group (GOG), die eine Verlängerung des progressionsfreien Intervalls des Taxol/Cisplatin-Arms gegenüber dem Cyclophosphamid/Cisplatin-Arm von 5 Monaten (17,9 vs. 12,9 Monate) und eine Verlängerung des medianen Überlebens von Patientinnen mit Ovarialkarzinom der FIGO-Stadien III und IV (suboptimal) von 12,4 Monaten (36,8 vs. 24,4 Monate) zeigten, erscheint es heute angezeigt, in der Primärtherapie Cisplatin mit Paclitaxel zu kombinieren [McGuire 1996]. Fast gleichzeitig konnte gezeigt werden, daß auch die Kombination Taxol plus Carboplatin eine machbare Alternative mit ähnlich hoher Ansprechrate darstellt [Meerpohl et al. 1995]. Verschiedene Gruppen untersuchen u.a. deshalb zur Zeit prospektiv randomisiert, welche der 2 Platinsubstanzen in Kombination mit Paclitaxel die besseren Ergebnisse erbringt. In Europa, speziell in Großbritannien, Italien und der Schweiz wurde gleichzeitig für das fortgeschrittene Ovarialkarzinom eine große gemeinsame randomisierte Studie durchgeführt. In der sog. ICON-II-Studie wurden die Patientinnen in die folgenden Therapiegruppen randomisiert:

Gruppe 1: Carboplatin-Monotherapie und
Gruppe 2: Kombinationschemotherapie mit Cyclophosphamid plus Doxorubicin plus Cisplatin (= CAP). Die Langzeitresultate liegen erst unvollständig vor. Laut präliminären Auswertungen zeichnet sich nur ein diskreter Vorteil für den CAP-Arm ab. In der ICON-III-Studie wurde deshalb CAP bzw. alternativ Carboplatin als Monotherapie mit der Kombination Taxol plus Carboplatin verglichen.

Zusammenfassend sind in Tabelle 9.10 die weltweit am meisten geprüften bzw. verwendeten Schemata dargestellt.

Tabelle 9.10. Weltweit am häufigsten eingesetzte Chemotherapien beim fortgeschrittenen Ovarialkarzinom

Zytostatikum 1	Zytostatikum 2	Zytostatikum 3
Cisplatin	Paclitaxel (= Taxol)	–
Carboplatin	Paclitaxel (= Taxol)	–
Cisplatin	Cyclophosphamid	–
Carboplatin	Cyclophosphamid	–
Cisplatin	Cyclophosphamid	Doxorubicin
Carboplatin	–	–

Welcher dieser Chemotherapien der Vorzug zu geben ist, steht auch heute noch nicht klar fest, zumal einige Therapien bis heute nur bei „suboptimal debulked patients" geprüft wurden. Die Kernfrage, die in der Zukunft beantwortet werden sollte, ist, ob tatsächlich die Kombination Paclitaxel–Platin die Standardtherapie beim fortgeschrittenen Ovarialkarzinom darstellt. Obwohl einige Daten dafür sprechen [McGuire et al. 1996; Piccart et al. 1997], gibt es auch Argumente dagegen [Alberts et al. 1996; Muggia et al. 1997].

Hingegen kann heute mittlerweile die immer wieder aufgeworfene Frage der moderaten Dosiseskalation bis hin zur Verdopplung der Dosis recht klar beantwortet werden. Die Mehrzahl der Daten, die heute mit einem längeren Follow-up vorliegen, weisen darauf hin, daß durch eine moderate Dosiseskalation kein Vorteil zu erhoffen ist. Dies kam auch 1995 am Meeting der International Society for Gynecological Cancers (ISGC) in Philadelphia klar zum Ausdruck. Die dänische Ovarialkarzinom-Studiengruppe untersuchte 2 Dosisstärken der Kombinationschemotherapie Carboplatin plus Cyclophosphamid, nämlich Carboplatin dosiert nach Calvert mit einer „area under the curve" (= AUC) = 4 und mit AUC = 8 bei gleichbleibender Cyclophosphamiddosis (Jakobsen et al. 1995). Obwohl die Dosis fast doppelt so hoch war, lag kein signifikanter Unterschied im Outcome vor. Hingegen war der therapeutische Index bei der AUC = 8-Gruppe schlechter. Bezüglich Dosisempfehlungen für Carboplatin sei auf Kap. 13 verwiesen [Teeling u. Carney 1987; Gore et al. 1987; Conte et al. 1987; ten Bokkel Huinink et al. 1987; Pecorelli et al. 1988; Edmonson et al. 1988; George et al. 1988; Perren et al. 1988; Albert et al. 1989; George et al. 1989; Dittrich et al. 1989; Ozols 1989; Alberts et al. 1989]. Auch in Studien mit dosisintensiviertem Cisplatin erscheint mit längerem Follow-up der positive Effekt für die höhere Dosis deutlich abzunehmen [Kaye et al. 1995; Köchli 1996].

Man kann sich somit fragen, ob nicht die Applikationsform der einzelnen Zytostatika eine entscheidende Rolle spielt. Daß die intravenöse Applikation von Cisplatin die beste Applikationsform ist, muß aufgrund der Daten von Alberts et al. (1995) etwas in Frage gestellt werden: 560 Patientinnen erhielten

randomisiert entweder Cisplatin intraperitoneal plus Cyclophosphamid intravenös oder Cisplatin intravenös plus Cyclophosphamid intravenös. Alle Patientinnen waren im Stadium III und wiesen postoperativ Resttumorgrößen von ≤ 2 cm auf. Eine retroperitoneale Lymphadenektomie wurde in diesem Studiendesign nicht gefordert. Die Untersuchung bezüglich Überleben und Nebenwirkungen zeigte einen signifikanten Vorteil zu Gunsten der intraperitonealen Cisplatingabe.

Zusammenfassend kann somit Folgendes festgehalten werden [Köchli 1996]:

● Zur Zeit gibt es 6 etablierte Chemotherapieprotokolle für das fortgeschrittene Ovarialkarzinom.
● Es steht fest, daß die bekannten Richtwerte für die Dosierungen nicht unterschritten werden sollten (z.B. Cisplatin 75 mg/m²) und moderate Dosisintensivierungen das Langzeitüberleben kaum beeinflussen.
● Ferner ist bekannt, daß die intravenöse Applikationsform nicht als gegeben gelten kann. Vielmehr sind Studien nötig, die die Frage der optimalen Applikationsform weiter klären.

Die Frage der Chemotherapie beim fortgeschrittenen Ovarialkarzinom scheint damit komplexer denn je geworden zu sein. Tatsächlich haben wir mehr Fragen als Antworten. Zudem stammen die meisten von uns akzeptierten Fakten oftmals aus relativ kleinen Studien, die nicht mit denjenigen beim Mammakarzinom konkurrieren können. Es stellt sich somit die Frage, in welche Richtung in der Zukunft geforscht werden sollte. Prinzipiell sind hier 3 mögliche Wege eingeschlagen worden:

1. der Weg der Untersuchung der paclitaxelhaltigen Kombinationen entweder untereinander oder vs. eine sog. Standardchemotherapie;
2. der Weg der Hochdosischemotherapie mit Knochenmarktransplantation oder peripherem Stammzellensupport;
3. der Weg der individuellen, prätherapeutischen Chemosensibilitätstestung mit einem technisch verbesserten Assay, der die Nachteile der Erstgenerationstests vergessen läßt [Köchli 1994; Sevin 1994] (s. Kap. 9.8).

Allgemein sollten bei der Chemotherapie des Ovarialkarzinoms folgende prätherapeutischen Vorsichtsmaßnahmen beachtet werden:

● Aktuelle Laborkontrollen sind obligat, um mögliche Dosisanpassungen indizieren zu können.
● Die speziellen Vorkehrungen zur Verhütung der Nephrotoxizität sind zu beachten.
● Eine korrekte antiemetogene Therapie ist obligat.
● Das Nebenwirkungsprofil der eingesetzten Zytostatika ist zu kennen.

Second-line-Therapie (siehe auch 9.8.7)
(sUnter einer Second-line-Therapie versteht man eine erneute Behandlung nach klinischer oder operativer Reevaluation (SLO) der Patientin nach Primärtherapie (Primäroperation und adjuvanter Therapie) mit Nachweis von Tumor oder im Rezidivfall nach erst vollständiger Remission. Unter einer Konsolidierungstherapie versteht man eine zusätzliche Therapie nach dokumentierter Komplettremission (z. B. Ganzabdomenbestrahlung oder ^{32}P-Gabe). Die Second-line-Therapie stellt beim Ovarialkarzinom ein ganz besonders schwieriges und oft nicht nur ein rein medizinisches Problem dar. Nach der Primäroperation, der belastenden Chemotherapie und einer etwaigen Second-look-Operation ist die Second-line-Therapie verständlicherweise auch eine Motivationsfrage. Nicht selten haben Patientinnen nach der Primärchemotherapie bei Progredienz den Wunsch, es mit einer „alternativen Therapie" zu versuchen. Obwohl viele dieser „alternativen Therapien" wissenschaftlich nicht gesichert sind, sollten diese Möglichkeiten bei Wunsch der Patientin mit ihr ernsthaft diskutiert werden. Entscheidet sich die Patientin gegen eine Chemotherapie, ist es wichtig, daß man sie damit nicht völlig aus den Augen verliert und ihr bei der nächsten Konsultation wieder mit gleichem Verständnis und Entgegenkommen begegnet. In solchen Fällen ist es oft ratsam, direkt den Kontakt mit dem Komplementarmediziner zu vermitteln. Oft finden diese Patientinnen im terminalen Stadium wieder den Weg in die Klinik.

Stets sollte versucht werden, die Patientin von Anfang an in einem klar definierten Therapieschema zu belassen und sie auch über dieses aufzuklären. Dies ist psychologisch außerordentlich wichtig, da sich die Patientin dadurch auf die Therapie besser einstellen und mehr Vertrauen entwickeln kann.

Grundsätzlich gibt es für die Second-line-Therapie verschiedene Strategien:

- Polychemotherapien,
- weniger belastende Monochemotherapien,
- Therapie entsprechend der In-vitro-Chemosensibilitätstestung,
- intraperitoneale Chemotherapie,
- Ganzabdomenbestrahlung,
- Radioisotopengabe,
- Hormontherapie.

Aus tumorbiologischen Gründen ist es logisch, bei einer Progression der Erkrankung auf ein Zytostatikum oder auf Zytostatika zu wechseln, die in der Primärbehandlung nicht zum Einsatz gekommen sind. Bei einem Rezidiv können die Zytostatika aufgrund der klinischen Erfahrung entweder gewechselt werden, oder es wird eine individuelle Behandlung auf der Basis einer In-vitro-Chemosensibilitätstestung des Tumors gewählt.

■ *Erneute Polychemotherapie.* Grundsätzlich stellt sich die Frage, ob eine zweite aggressive Chemotherapie erst dann einzusetzen ist, wenn der Patientin durch die erneute Tumorprogression Beschwerden entstehen oder sobald das Rezidiv entdeckt wurde. Der Kliniker hat oft das Bedürfnis, sofort zu behandeln, und auch die Patientin verlangt in der Regel bei Kenntnisnahme des Rückfalls nach einer Therapie. Betont sei jedoch, daß die Fragestellung nach dem Timing der Second-line-Therapie unzureichend untersucht ist [Markman 1994; Pecorelli et al.1994].

Es ist bekannt, daß das Ansprechen auf eine Chemotherapie um so besser ist, je länger das krankheitsfreie Intervall war. Die Grenze liegt dabei bei etwa 2 Jahren. Dies gilt insbesondere für Cisplatin. Bei einem vermutlich platinsensiblen Rezidiv soll deshalb erneut eine andere Platinkombination eingesetzt werden. Je nach Kollektiv sind mit Kombinationschemotherapien durchschnittliche Remissionen in 40–50% der Fälle zu erwarten (Meerpohl 1986; Christian et al.1994). In den meisten Fällen sind diese jedoch von unbefriedigend kurzer Dauer, so daß die Patientin ein erneutes Rezidiv erleiden muß. Es können grundsätzlich alle in der First-line-Therapie eingesetzten Zytostatikaregime eingesetzt werden. Der Therapeut muß individuell entscheiden, welche Behandlung möglich bzw. geeignet ist [Christian et al. 1994].

■ *Monochemotherapien.* Früher wurden vor allem Alkylanzien wie Melphalan, Cyclophosphamid, Ifosphamid oder Treosulfan p.o. oder i.v. eingesetzt. Ebenfalls wurde über relativ gute Resultate mit Hexamethylmelamin berichtet [Meerpohl 1986; Golz et al. 1989; Fenelly 1982; Fenelly et al. 1989; Manetta et al. 1990; Christian et al. 1994; Köchli 1994]. Heute kommen vor allem folgende Monosubstanzen zum Einsatz:

- *Paclitaxel-Monotherapie* (Taxol). Dosierung 135–225 mg/m² als 3-h-Infusion. Mit einer Dosierung von 175 mg/m² ist bei 3- bis 4wöchigen Intervallen in den meisten Fällen keine G-CSF-Gabe nötig.
  Diese Therapie ist vor allem bei platinresistenten Tumoren indiziert.
- *Carboplatin-Monotherapie* (Paraplatin). Dosierung 350–400 mg/m² i.v.; Wiederholung alle 3–4 Wochen. Eine Dosierung nach der Kreatininclearance wird bevorzugt (s. Kap. 13).
- *Etoposid-Monotherapie* (VP-16, Vepesid). Etoposid 130 mg/m² i.v. Tag 1–3
  oder Etoposid 200 mg/m²/Tag per os Tag 1–5, Wiederholung alle 4 Wochen. Maximaldosis pro Tag bei oraler Gabe: 300 mg. *Cave:* hohe Myelotoxizität [Kühnle 1984].

● *Topotecan-Monotherapie* (Hycamptin). Topotecan 1,5 mg/m²/Tag für 5 Tage alle 4 Wochen. Die Gabe kann ambulant erfolgen; Infusionsdauer: 30 min. Auch sinnvoll bei platin- und paclitaxelresistenten Tumoren. *Cave:* hohe Myelotoxizität.

■ *Therapie entsprechend der In-vitro-Chemosensibilitätstestung.* Ist eine In-vitro-Chemosensibilitätstestung möglich, so kann auch die Second-line-Chemotherapie individualisiert durchgeführt werden. Es stehen heute verschiedene Drittgenerationsassays zur Verfügung. Der ATP-Assay ist nur einer von ihnen, hat sich aber in letzter Zeit vielerorts etabliert und hat neben einer klinisch guten Prädiktion auch sehr gute Ansprechraten von >90% (Köchli 1994a, b). Es muß jedoch betont werden, daß die neuen Chemosensibilitätstests noch nicht in allen Zentren zur Verfügung stehen und weiterhin in kontrollierten Studien untersucht werden.

■ *Intraperitoneale Chemotherapie* (s. auch Kap. 9.8). Es scheint sinnvoll, bei vor allem intraperitonealem Tumorwachstum Chemotherapeutika auch intraperitoneal zu verabreichen. Die lokoregionale Verabreichungsform ist nicht neu, sondern lediglich dank technischer Vereinfachungen, neuerer pharmakologischer Überlegungen und und wachsender klinischer Erfahrung breiter akzeptiert. Therapieerfahrungen liegen mit verschiedenen Medikamenten vor (s. Kap. 9.8.4) [Myers 1984]. Es hat sich dabei gezeigt, daß intraperitoneal deutlich höhere Zytostatikakonzentrationen toleriert werden, die bei einer i.v.-Applikation gar nicht erreichbar wären. Die Problematik einer intraperitonealen Therapie liegt allerdings in der ungenügenden Penetrationstiefe sowie der möglicherweise nur geringen Wirkung auf die retroperitonealen Lymphknoten.

Die intraperitoneale Applikation ist durch die Einführung des Port-a-cath-Systems deutlich erleichtert worden. Dieses wird unterhalb des Rippenbogens mediolateral subkutan implantiert und der Katheter direkt in den Peritonealraum geleitet. Nach erfolgter Therapie kann zumindest das Reservoir auch in Lokalanästhesie wieder entfernt werden. Diese Therapieform befindet sich immer noch in klinischer Prüfung und sollte vor allem bei Patientinnen mit Resttumorgrößen >5 mm nicht eingesetzt werden. Es bedarf noch weiterer Studien, um den definitiven Wert dieser Therapiemodalität schlüssig beurteilen zu können (s. Kap. 9.8.4). Die meisten Erfahrungen liegen heute mit den Zytostatika Cisplatin, Carboplatin und Paclitaxel vor.

■ *Ganzabdomenbestrahlung.* Wie in Kap. 9.6.3 weiter ausgeführt, wurde die Ganzabdomenbestrahlung vor allem früher eingesetzt und ist heute von vielen Zentren im Rahmen der Second-line-Therapie verlassen worden.

■ *Intraperitoneale Radioisotopengabe (Phosphor-32).* ^{32}P kann vor allem via Tenckhoff-Katheter oder in selteneren Fällen über ein bei der Operation implantiertes Port-a-cath-System appliziert werden (s. Kap. 9.6.4). Wegen der geringen Penetrationstiefe sollte diese Therapieoption im Rahmen der Second-line-Therapie außerhalb von Studien nur in speziellen Fällen mit keinem oder nur mikroskopisch nachweisbarem Resttumor (R1) angewendet werden.

■ *Hormontherapie.* Wegen der mäßigen Erfolgschancen einer Second-line-Chemotherapie kann alternativ eine Hormontherapie eingesetzt werden. Dabei wird nicht nur die zytostatische Wirkung bestimmter Hormone wie z.B. Tamoxifen genutzt, sondern auch der anabole Effekt wie z.B. von Gestagenen. Letztere vermögen die zumeist schon sehr geschwächten Patientinnen über eine gewisse Zeit zu stärken. Eine weitere hormonelle Therapiemöglichkeit bei fortgeschrittenen Ovarialkarzinomen ist die Gabe von GnRH-Analoga (s. Kap. 9.5).

Zusammenfassend ist zu betonen, daß die Second-line-Therapie individualisiert werden muß. Insbesondere sollte stets auf die Art und Quantität der Vorbehandlung, auf den aktuellen Situs mit Resttumorgröße und auf die Dauer des progressionsfreien Intervalls geachtet werden.

9.4.2
Stromale Malignome

Allgemeines
Stroma- und Keimzelltumoren sollten klar vom Ovarialkarzinom abgegrenzt werden. Dies gilt sowohl für die Diagnostik als auch für die Therapie. Im folgenden soll eine kurze allgemeine Übersicht über diese Tumorformen gegeben werden. Im Anschluß wird auf die Therapie unter besonderer Berücksichtigung der Chemotherapie eingegangen.

Wie in Kap. 9.2.3 gezeigt, können Tumoren des gonadalen Stromas (stromale Tumoren oder Stromatumoren) in 4 Gruppen aufgeteilt werden (WHO A–D):

A Granulosazellzumoren,
B Sertoli-Leydig-Zelltumoren (syn. Androblastome),
C Gynandroblastome,
D Unklassifizierte.

Diese Tumoren werden wiederum unterteilt. Im weiteren soll zur besseren Übersicht nur auf die relativ häufigen und vor allem die malignen Tumoren eingegangen werden.

Granulosazelltumor

Häufigkeit

- 5–10 % aller malignen Ovarialtumoren
- 2 % aller Ovarialtumoren,
- In nur 2 % der Fälle beidseitig [Scully 1979]
- Häufigster nichtepithelialer Ovarialtumor
- Inzidenz 0,6–0,7 pro 100.000 Frauen [Kolstad 1975; Bjorkhohn 1980]
- 95 % bei erwachsenen Frauen, vor allem in der Postmenopause

Morphologie

- Vorwiegend Granulosazellen
- Solid, zystisch oder multizystisch
- Abhängig vom Fettgehalt: weiß, grau oder gelb

Endokrinologie

Östrogenproduktion mit allen möglichen Nebenwirkungen wie Pseudopubertas praecox, Zyklusunregelmäßigkeiten, Mastodynie, glanduläre Hyperplasie (25–50 %) bis hin zum Endometriumkarzinom (5–10 %); [Evans 1980; Fox 1975].

Rezidive

- Typisch ist, daß Rezidive noch sehr spät (nach 5–10 Jahren) auftreten können.
- Die meisten Rezidive zeigen sich innerhalb der ersten 3 Jahre.
- Hämatogene Metastasen sind relativ selten.

Prognose

Die Überlebensraten betragen [Slayton 1984]:

- 5 Jahre: 88 %,
- 10 Jahre: 83 %,
- 20 Jahre: 75 %,
- 30 Jahre: 56 %.

Spezialfall „juveniler Granulosazelltumor"

Von den eigentlichen Granulosazelltumoren des Erwachsenenalters ist der „juvenile Granulosazelltumor" abzugrenzen, der zu 85 % bei präpubertären Mädchen vorkommt. Diese Tumoren führen zur Pseudopubertas praecox. Eine Assoziation mit der multiplen Endochondromatose wurde beschrieben [Morrow et al. 1987 b]. Die Differenzierung vom Tumor beim Erwachsenen ist wichtig, denn die juvenilen Granulosazelltumoren verhalten sich sowohl klinisch als auch morphologisch anders. Es scheint, daß die juvenilen Tumoren vor allem im Frühstadium eine günstigere Prognose haben.

Therapie

Das Therapiekonzept für stromale Malignome inklusive Granulosazelltumor zeigt Tabelle 9.11.

Tabelle 9.11. Therapiekonzept für stromale Malignome

Stadium	Chirurgie	Chemotherapie
Ia	Konservativ mit Staging In der PMP: TAH/BSO, Staging	Keine
Ib–Ic	TAH/BSO, Staging	Ja
II	TAH/BSO, Staging	Ja
III und IV	Debulking, Staging	Ja

■ *Chirurgie.* Ist eine Patientin jenseits des reproduktiven Alters, wird eine abdominale Hysterektomie mit Adnexektomie beidseits und sorgfältigem Staging inkl. Omentektomie auch im Stadium Ia angeraten. Bei einer Anamnese mit Blutungsstörungen sollte zunächst eine fraktionierte Kürettage bzw. Hysteroskopie durchgeführt werden, um vor allem ein mögliches Endometriumkarzinom nicht zu übersehen. Dies ist insbesondere bei einer fertilitätserhaltenden Operation nötig.

■ *Adjuvante Therapie.* Der Wert einer adjuvanten Strahlentherapie wird insbesondere bei den Stadien Ia und Ib kontrovers diskutiert; ein Einsatz scheint nicht gerechtfertigt. Bei fortgeschrittenen Stadien jedoch wird sie von vielen Autoren befürwortet [Soper 1996; Schulze-Tollert u. Pfleiderer 1986; Albert et al. 1984; DiSaia u. Creasman 1989; Morrow et al. 1987 b].

Ist bei den stromalen Malignomen eine Chemotherapie indiziert, so können verschiedene Kombinationen eingesetzt werden.

- VAC (Vincristin, Actinomycin D, Cyclophosphamid) [Slayton 1984],
- FAC (5-FU, Adriamycin, Cyclophosphamid) [Slayton 1984],
- PAC (Cisplatin, Adriamycin, Cyclophosphamid) [Camlibel u. Caputo 1983; Jacobs et al. 1982],
- PVB (Cisplatin, Vinblastin, Bleomycin) [Einhorn et al. 1977; Colombo et al. 1986; Morrow et al. 1987 b],
- BEP (Bleomycin, Etoposid, Cisplatin).

Beim PVB-Schema treten starke Toxizitäten auf. Vor allem die Myelotoxizität kann zu Todesfällen führen. Das BEP-Schema kann heute als Therapieschema der ersten Wahl bezeichnet werden, da es einen vorteilhafteren therapeutischen Index aufweist.

Androblastome und andere stromale Malignome

Die Begriffe „Androblastom" und „Sertoli-Leydig-Zelltumor" werden synonym gebraucht. Auch das Arrhenoblastom fällt in diese Gruppe.

Häufigkeit

- Selten
- 0,2 % aller Ovarialtumoren
- Meist einseitig, nur in 5 % doppelseitig
- Altersverteilung oft zwischen 20. und 40. Lebensjahr (Median 25 Jahre)

Morphologie

- Solid oder zystisch, oft gelb.
- Selten sind auch heterologe Zellelemente wie Knoten, Knorpel etc. zu finden.

Endokrinologie

Androgenproduktion mit Virilisierung, z.T. auch Östrogenproduktion oder keine hormonelle Aktivität.

Prognose

Grundsätzlich geringgradige Malignität, einige entdifferenzierte Fälle können aber foudroyant verlaufen. Fünfjahresüberlebensrate 70–90 % [Novak u. Long 1965]. Die meisten Fälle werden jedoch im Stadium Ia diagnostiziert und zeigen ein Überleben von 92–100 % [Soper 1996].

Therapie

- Diese entspricht der bei Granulosazelltumoren.
- In der Chemotherapie gibt es vor allem Daten zu VAC [Slayton 1984]. Auch hier kann jedoch in Analogie bei Metastasierung das BEP-Schema eingesetzt werden.

Auf andere Tumoren, z.B. Gynandroblastome, wird nicht weiter eingegangen, da diese äußerst selten sind. Sie enthalten hochdifferenziertes weibliches und männliches Zellmaterial und sind vor allem entwicklungsgeschichtlich interessant. Unklassifizierte stromale Tumoren können Östrogene oder Androgene bilden. Lipidzelltumoren können im weiteren Sinn auch noch zu den stromalen Tumoren gezählt werden. Bis heute sind nur wenige Fälle beschrieben.

9.4.3
Keimzellmalignome

Allgemeines

Um die Therapieansätze bei den Keimzellmalignomen besser verstehen zu können, wird in Abb. 9.4 zunächst deren Histogenese dargelegt [Teilum 1977; Morrow et al. 1987b].

Es ist offensichtlich, daß das Dysgerminom unter den Keimzelltumoren eine Sonderstellung einnimmt, da es histogenetisch gesehen einen eigenständigen Ursprung hat. Somit kann bei den Keimzelltumoren

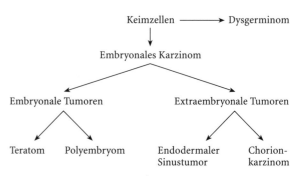

Abb. 9.4. Histogenese der Keimzelltumoren

zwischen „nichtdysgerminalen Keimzelltumoren" und dem Dysgerminom unterschieden werden. Die WHO-Einteilung ist in der Übersicht wiedergegeben.

Die Tumoren der Gruppen A–E sind maligne, ebenso die unreifen Teratome. Bei allen diesen Tumoren kommt neben einer intraabdominalen Ausbreitung zusätzlich eine lymphogene oder hämatogene Metastasierung vor. Sie treten ab der Geburt und bis zur Menopause auf, wobei die 2. und 3. Lebensdekade am häufigsten betroffen sind.

WHO-Einteilung der Keimzelltumoren

A Dysgerminom
B Endodermaler Sinustumor
C Embryonales Karzinom
D Polyembryom
F Teratom
G Mischformen aus A–F

Die weitere Besprechung der Keimzelltumoren folgt der Unterscheidung in die beiden Gruppen Dysgerminome und nichtdysgerminale Keimzelltumoren, da diese klinisch bedeutsam ist. Die unterschiedliche Histogenese spiegelt sich auch in der andersartigen Bestrahlungempfindlichkeit der beiden Tumorgruppen: Das Dysgerminom ist als strahlensensiblerer Tumor bekannt.

Dysgerminome

Häufigkeit

- 3–5 % aller malignen Ovarialtumoren
- 30–40 % aller Keimzellmalignome [Berek et al. 1983b]
- Häufigster maligner Ovarialtumor im Kindes-, Jugend- und frühen Erwachsenenalter
- 80 % treten vor dem 30. Lebensjahr auf
- Häufigster maligner Ovarialtumor in der Schwangerschaft

Morphologie

- Rund bis oval, oft solid, lobuläre Oberfläche
- bilateral in 5–10%

Klinik

- Äußerlich fast immer normal entwickelte Frauen (abnorme Gonaden nur bei 5%)
- Unspezifische Symptome, rasches Tumorwachstum
- Die endokrine Aktivität ist bei Mischgeschwülsten vermehrt (HCG, LDH, Androgene, Östrogene)

Prognose

- Per se nicht sehr maligne, jedoch sind oft andere neoplastische Keimzellelemente enthalten, die dann die Prognose bestimmen.
- Schnelles Wachstum, jedoch relativ langsame Metastasierung, da bei Diagnosestellung 70–80% der Tumoren auf die Ovarien begrenzt sind.
- Fünfjahresüberlebensrate liegt bei 75–90%.
- 80% der Rezidive treten in den ersten 3 Jahren auf, die Mehrzahl sogar im ersten Jahr [Krepart et al. 1978].

Therapie

Die Behandlung besteht in der Operation, die je nach Stadium mit einer zusätzlichen Chemotherapie ergänzt wird (s. Tabelle 9.1). Bei der chirurgischen Behandlung ist zu beachten, daß es zu einem sehr hohen Prozentsatz zu retroperitonealen Lymphknotenmetastasen kommen kann und somit eine Lymphadenektomie indiziert ist [Wu 1993]. In der medikamentösen Therapie haben sich in den letzten Jahren neue Erkenntnisse ergeben. Dies ist nicht zuletzt den Erfolgen der Chemotherapie in der urologischen Onkologie bei den Seminomen zuzuschreiben. Durch die Chemotherapie wird die Strahlentherapie vermieden und so die die Reproduktionsfähigkeit und die hormonelle Funktion eines Ovars erhalten. Dies ist wichtig, weil sich weitaus die meisten Patientinnen im reproduktiven Alter befinden.

Beim reinen Dysgerminom sind stadiengerecht aus klinischer Sicht 2 Patientinnengruppen zu unterscheiden:

1. Patientinnen im Stadium Ia:
   - Konservative Chirurgie in allen Fällen ohne adjuvante Therapie möglich.
   - Gutes Follow-up notwendig; Rezidivfreiheit darf in 80% der Fälle erwartet werden.
   - 20% der Patientinnen mit einem Rezidiv sollten je nach Rezidivlokalisation entweder chirurgisch, radiotherapeutisch oder chemotherapeutisch oder mit einer Kombination dieser Modalitäten behandelt werden.
   - Folgende Kriterien sollten für das konservative Vorgehen erfüllt sein: Kinderwunsch, negative Staginglaparotomie, keine Kapselrupturen, keine Adhäsionen, keine genetischen Abnormalitäten, gute Nachsorge. Der Sinn der kontralateralen Keilexzision anläßlich der Staginglaparotomie wird wegen der möglichen Sterilitätsproblematik kontrovers beurteilt.

2. Patientinnen in höheren Stadien:
   Auch hier stellt sich oft die Frage nach einer noch möglichen konservativen Chirurgie. Wenn diese von der Patientin gewollt und medizinisch vertretbar erscheint, muß aber postoperativ eine Chemotherapie angeschlossen werden. Diese kann mit dem BEP-, dem PVB- oder dem VAC-Schema durchgeführt werden [Bianchi et al. 1986; Gershenson et al. 1986] (GOG-Protokoll 90). Soll die Reproduktionsfähigkeit erhalten bleiben, ist auch in den fortgeschrittenen Fällen keine Radiotherapie einzusetzen. Diese würde die Ovarien irreversibel schädigen.

Nicht dysgerminale Keimzelltumoren

Im folgenden sollen die verschiedenen nichtdysgerminalen Keimzelltumoren gemeinsam abgehandelt werden, obwohl den einzelnen Tumoren im Detail verschiedene Biologien und Besonderheiten zugrunde liegen.

Der *endodermale Sinustumor* wurde früher Dottersacktumor genannt. Er ist im 2. Lebensjahrzehnt häufig (Median 19 Jahre) und der zweithäufigste maligne Keimzelltumor überhaupt (20% aller malignen Keimzelltumoren). Er wächst sehr schnell und breitet sich vor allem intraabdominal aus. Typisch ist die Erhöhung des α-Fetoproteins. Vor der Einführung der Chemotherapie war die Prognose infaust. Die zytostatische Kombinationstherapie hat die Prognose aber entscheidend verbessert [Slayton 1984; Soper 1996].

Das *embryonale Karzinom* ist der am wenigsten ausdifferenzierte Tumor und oft Bestandteil eines gemischten Keimzelltumors. Er ist relativ selten, hoch maligne und kommt praktisch nur bei jungen Frauen vor. Er kann auch hormonell (hCG und AFP) aktiv sein [Kurmann u. Norris 1976]. Die Fünfjahresüberlebensrate liegt bei knapp 40% [Scully 1982].

Das *Polyembryom* ist ein sehr seltener Tumor, der oft mit anderen Keimzelltumoren zusammen auftritt. Fast ausschließlich sind junge Patientinnen betroffen. Der Tumor ist sehr maligne und verursacht bevorzugt Metastasen im Bauchraum [Simard 1957; Scully 1979].

Das *nongestationale Chorionkarzinom* ist bezüglich seiner Entstehung von den primär schwangerschaftsbedingten Formen abzugrenzen. Es ist äußerst selten und tritt meistens vor dem 20. Lebensjahr auf. Die Mehrzahl der Tumoren hat auch andere Keimzellelemente. Die erhöhte hCG-Sekretion ist oft der erste Hinweis, der zur Diagnose führt. Isosexuelle Pubertäten bei Mädchen und fiktive ektope Schwangerschaften sind beschrieben worden [Kurmann u. Norris 1978].

Das *Teratom* wird entsprechend der WHO-Klassifikation in 3 Gruppen eingeteilt (s. Übersicht).

WHO-Klassifikation des Teratoms

- Reife (z.B. Dermoidzyste, 95 % aller Keimzelltumoren)
- Hoch differenzierte, auch monodermale Teratome genannt (z.B. Struma ovarii, Karzinoide)
- Unreife (maligne)

Das unreife, d.h. das maligne Teratom kommt vor allem in der 2. Lebensdekade vor. Es ist relativ selten und macht knapp 1 % der malignen Ovarialtumoren aus. Es umfaßt ekto-, meso- und endodermales Gewebe. Klinisch verhält es sich ähnlich wie ein Ovarialkarzinom. Rezidive treten vor allem bei Mißinterpretation der primären Histologie rasch auf. Bei der histologischen Untersuchung sollte unter anderem auch auf Strukturen des Nervensystems geachtet werden, denn ihr Auffinden kann sehr hilfreich für die Diagnosestellung sein. Die Prognose ist abhängig vom Stadium, von der Größe des Tumors und vom Differenzierungsgrad.

Das Grading umfaßt folgende 3 Grade, wobei auch noch ein Grad 0 definiert ist:

Grad 0 Nur reifes Gewebe
Grad 1 Kleine Areale mit abnormen Zellen oder embryonalem Gewebe gemischt mit reifem Gewebe
Grad 2 Mäßig große Areale mit unreifem Gewebe, das mit reifem Gewebe vermischt ist, mäßige mitotische Aktivität
Grad 3 Große Areale unreifen Gewebes, hohe Mitoserate

Bei den *gemischten Keimzelltumoren* ist die Kombination eines Dysgerminoms mit einem endodermalen Sinustumor am häufigsten [Slayton 1984]. Eine Dysgerminomkomponente ist in 80 % der Fälle zu finden. Die Prognose und Therapie ergeben sich aus der Histologie. Das prognostisch schlechtere Malignom bestimmt dabei das therapeutische Prozedere.

Grundsätzlich muß betont werden, daß bei allen jungen Frauen mit Verdacht auf Ovarialtumor präoperativ die folgenden Parameter bestimmt werden

Tabelle 9.12. Tumormarker bei Keimzelltumoren. (Nach Morrow u. Townsend 1987b)

	HCG[a]	AFP[b]	LDH[c]
Dysgerminom	±	–	+
Endodermaler Sinustumor	–	+	±
Embryonales Karzinom	+	+	±
Immatures Teratom	–	±	±
Chorionkarzinom	+	–	±
Gemischter Keimzelltumor	+	+	+

[a] Humanes Choriongonadotropin.
[b] α-Fetoprotein.
[c] Laktatdehydrogenase (gibt Hinweis auf Tumornekrose).

sollten: HCG, AFP, LDH, Östrogene, Testosteron und CA-125. Generell besteht jedoch der Wert von Tumormarkeranalysen besonders in der Verlaufskontrolle.

Tabelle 9.12 zeigt das Auftreten erhöhter Tumormarker bei den verschiedenen Keimzelltumoren.

Therapie

Die Therapie besteht aus Chirurgie und möglicherweise Chemotherapie (s. Tabelle 9.11). Der chirurgische Eingriff wird grundsätzlich so wie bei den Ovarialkarzinomen durchgeführt, d.h. inklusive retroperitonealer Lymphadenektomie, da relativ oft lymphatische Metastasen beschrieben wurden [Wu 1993]. Sehr oft ist eine fertilitätserhaltende Operation erwünscht und auch möglich. Durch die Einführung der neueren Polychemotherapien hat sich die Prognose gewisser Keimzelltumoren ganz entscheidend verbessert.

Das Therapieschema für nichtdysgerminale Keimzelltumoren ist in Tabelle 9.13 dargestellt [Slayton 1984]. Auf die mögliche maximal konservative operative Therapie bei malignen Teratomen wurde hingewiesen [Pfleiderer 1988]. Bei den endo-

Tabelle 9.13. Therapie von nichtdysgerminalen Keimzelltumoren

Stadium	Chirurgie	Chemotherapie
Ia G0, G1	Fertilitätserhaltend und Staging	Nein (?)
Ia G2, G3	Fertilitätserhaltend und Staging	Ja
Ib, Ic	Fertilitätserhaltend (?) und Staging	Ja
II	TAH/BSO und Staging	Ja
III–IV	Debulking/Staging	Ja
Endodermale Sinustumoren	Fertilitätserhaltend und Staging	Immer

dermalen Sinustumoren konnte gezeigt werden, daß die TAH/BSO bzw. generell der chirurgische Eingriff das Überleben nicht verändert. Folglich sollte konservativ operiert werden, obwohl der Tumor per se sehr maligne ist. Der entscheidende Schritt in der Therapie ist die Chemotherapie, die selbst im Stadium Ia immer durchgeführt werden sollte.

■ *Therapiewahl.* Mit dem VAC-Schema haben verschiedene Autoren über gute Ansprechraten bei den nichtdysgerminalen Keimzelltumoren berichtet: komplette Remissionen zwischen 50 und 100 %, im Schnitt etwa 70 – 80 % [Literaturübersicht bei Schulze-Tollert u. Pfleiderer 1986]. Neuere Daten mit dem VAC-Schema zeigten in 78 % der Fälle komplette Remissionen bei einer Beobachtungszeit von mehr als 4 Jahren [Williams et al. 1989].

Noch bessere Resultate werden von der endgültigen Auswertung des GOG-Protokolls 78 (BEP bei den Stadien I–III von total resezierten Chorionkarzinomen, endodermalen Sinustumoren, embryonalen Karzinomen, unreifen Teratomen mit Grading 2 und 3 und gemischten Tumoren mit anderen Elementen) erwartet [Williams et al. 1989]. Das klassische Schema nach Einhorn (PVB) wurde durch das BEP-Schema im Rahmen der GOG-Studie 78 ersetzt (Ersatz von Vinblastin durch VP-16, Etoposid). Ebenso wird ein gutes Ergebnis der Auswertung des Protokolls 90 (Stadien II–IV) erwartet, das das BEP-Schema zur Grundlage hat, eine Konsolidierungstherapie mit VAC verlangt und auch Patientinnen mit Dysgerminom einschließt (s. Kap. 9.8).

Das *BEP-Schema* als Therapie der ersten Wahl enthält die Substanzen Bleomycin, Etoposid und Cisplatin, das *VAC-Schema* die Zytostatika Vincristin, Actinomycin D und Cyclophosphamid. Beide Regime sind toxisch. Bezüglich der Nebenwirkungen der einzelnen Zytostatika wird auf Kap. 13 verwiesen.

9.5
Hormontherapie

9.5.1
Allgemeines

Daß man heute noch nicht mit Sicherheit weiß, inwieweit Ovarialkarzinome klinisch einer hormonellen Therapie zugänglich sind, liegt u. a. daran, daß die etablierte Primärtherapie aus Operation und Chemotherapie besteht. Für die Hormontherapie bleibt folglich nur wenig Platz.

Vielmehr konnte sie sich in der Second-line-Therapie bei chemotherapieresistenten Ovarialkarzinomen einen Platz sichern. Die Erfahrung, daß eine Hormontherapie den Allgemeinzustand einer Patientin verbessert oder zumindest stabilisieren kann, spricht zudem für eine Hormontherapie. Oft werden auch die unerwünschten Nebenwirkungen einer Chemo- oder Strahlentherapie durch eine Kombination mit Hormonen besser ertragen. Schließlich kann die Gabe von Hormonen auch einen positiven psychologischen Effekt auf die Patientin haben.

9.5.2
Rezeptoren

Nach einer Literaturübersicht sind 65 % alle Ovarialkarzinome Östrogenrezeptor(ER)-positiv und etwa 50 % Progesteronrezeptor(PR)-positiv [Teufel et al. 1983, 1986]. Es ist jedoch zu betonen, daß die ER bzw. PR auch in normalen Ovarien zu 42 % bzw. 79 % positiv sind. Zusammenfassend sind beim Ovarialkarzinom mehrheitlich die ER positiv und bei normalen Ovarien mehrheitlich die PR positiv.

Von anderen Karzinomen wie z.B. dem Mammakarzinom (s. Kap. 1), ist bekannt, daß bei positivem Rezeptorstatus die Prognose günstiger ist. Es wurden verschiedene Versuche unternommen, auch beim Ovarialkarzinom eine Korrelation zwischen Rezeptorstatus und Überleben zu finden. Bislang konnte jedoch der Einfluß der Rezeptorlage auf die Prognose nicht schlüssig beurteilt werden [Schwartz et al. 1985]. Der ER-Gehalt von Primärtumor und Metastase kann je nach Ort der Gewebeentnahme große Unterschiede aufweisen. In einer Studie, in der unabhängig von einer Hormontherapie das Überleben in Relation zum Rezeptorstatus gesetzt wurde, wiesen rezeptornegative Tumoren der Stadien III und IV mit den Differenzierungsgraden 2 und 3 eine geringfügig bessere Prognose auf [Teufel 1986]. Von Kieback et al. (1993) wurde über die sinnvolle Kombination der biochemisch und immunhistochemisch bestimmten Östrogenrezeptoren berichtet. Sie prägten den Begriff CARL („composition adjusted receptor level"). Weitere Studien müssen zeigen, ob damit tatsächlich eine klinisch wertvolle Prognoseabschätzung möglich ist.

Bei der Second-look-Operation sollten Hormonrezeptorbestimmungen durchgeführt werden. Bei deutlich positivem ER-Spiegel können durch die Gabe von Tamoxifen oder hochdosierten Gestagenen Erfolge erzielt werden [Myers et al. 1981; Aabo et al. 1982; Shirlex et al. 1985]. Die Rolle der Hormontherapie im Rahmen der Second-line-Therapie wird oft unterschätzt und stellt zumindest bei denjenigen Fällen, bei denen ansonsten keine Second-line-Therapie durchgeführt wird, eine sinnvolle Alternative mit relativ wenig Nebenwirkungen dar.

9.5.3
Substanzen

In der täglichen Praxis kann die Hormontherapie mit den unten aufgeführten Substanzen von Bedeutung sein. Auf obsolete Therapieformen, z.B. die Östrogengabe beim Ovarialkarzinom, wird nicht eingegangen [Long u. Evans 1963].

First-line-Therapie

■ *Gestagentherapie.* Medroxyprogesteronacetat i.m. [Berqvist et al. 1981; Rendina et al. 1982; Kahanpaa et al. 1982].

■ *Antiöstrogentherapie.* Ihr Einsatz hat sich bis heute in der First-line-Therapie nicht durchgesetzt. Auch die Kombination einer Chemotherapie mit Tamoxifen hat keinen signifikanten Unterschied gegenüber der Chemotherapie allein hinsichtlich des Überlebens ergeben [Myers et al. 1981; Schwartz et al. 1982; Schwartz u. Naftolin 1989].

Zusammenfassend kann gesagt werden, daß sich die Hormontherapie in der First-line-Therapie bisher weder als Monotherapie noch in Kombination mit der zytostatischen Therapie durchgesetzt hat. Dennoch können bestimmte Tumoren, z.B. das gut differenzierte endometrioide Karzinom, analog dem Endometriumkarzinom gut auf eine Hormontherapie ansprechen [Timothy 1982].

Second-line-Therapie

■ *Gestagentherapie.* Medroxyprogesteronacetat (MPA), Megestrolacetat, 17α-Hydroxyprogesteroncaproat [Jolles 1962; Jolles et al. 1983; Varga u. Henriksen 1964; Ward 1972; Mangioni et al. 1981; Aabo et al. 1982].

■ *Antiöstrogene als Monotherapie.* Ein Ansprechen im Sinne einer Stabilisierung zeigten 19 von 25 therapierten Patientinnen, die unter der üblichen Chemotherapie eine Progression aufwiesen. Die Stabilisierungsdauer war allerdings mit durchschnittlich 17 Wochen relativ kurz [Shirley et al. 1985]. Die Resultate einer GOG-Studie zeigten, daß selbst bei cisplatinresistenten Patientinnen zu 13% ein Therapieansprechen möglich ist [Markman et al. 1996]. Wegen der seltenen Nebenwirkungen soll stets bei Therapiebedarf und abgeschlossener Second-line-Chemotherapie an die Möglichkeit einer Tamoxifentherapie gedacht werden. Außerdem sollte die Möglichkeit der Tamoxifengabe (40 mg/Tag) in Betracht gezogen werden, falls einer Patientin in der First-line-Therapie keine Chemotherapie gegeben werden kann. So wurde z.B. bei sehr alten, unbehandelten Patientinnen über erstaunlich hohe Ansprechraten berichtet [Gennatas et al. 1996].

■ *GnRH-Analoga.* Sie – insbesondere solche mit Langzeitwirkung – führen in der chronischen Anwendung nach einer anfänglich verstärkten Gonadotropinfreisetzung über eine Desensibilisierung des Hypophysenhinterlappens zu einem konsekutiven Abfall der peripheren Gonadotropinspiegel mit nachfolgend partieller bis kompletter gonadaler Funktionsruhe. Die peripheren Spiegel der Sexualhormone sinken bis auf Kastrationswerte ab. Klinische Daten sprechen dafür, daß mit dem Einsatz der GnRH-Analoga bzw. mit der Reduktion der peripheren Gonadotropine tatsächlich eine Stabilisierung des Krankheitsverlaufs bei Ovarialkarzinompatientinnen erreicht werden kann [Kavanagh 1989; Jäger u. Wildt 1989]. Die vergleichende Gabe von GnRH-Analoga und Second-line-Chemotherapie wird z.Z. im Rahmen einer randomisierten Studie überprüft.

Es wurde über Ansprechraten von 10 – 45% berichtet [Geisler 1985; Shirley et al. 1985]. Ihr Einsatz erscheint somit gerechtfertigt, auch wenn die Dauer des Ansprechens unterschiedlich lang ist. Durch eine Hormontherapie kommt es zu einem roborierenden, anabolen und z.T. euphorisierenden Effekt. Weil die anderen einsetzbaren Möglichkeiten wie Chemotherapie oder Radiotherapie deutlich mehr Nebenwirkungen zeigen, kann eine Hormontherapie in Form von vor allem hochdosierten Gestagenen oder Tamoxifen von Nutzen sein.

Im folgenden sind einige Hormonpräparate aufgeführt, die verwendet werden können:

● Antiöstrogene: Nolvadex, Kessar [40 (20 – 80) mg/ Tag p.o.];
● Gestagene: Medroxyprogesteronacetat 160 mg/Tag (Megestat) oder 500 – 1000 mg/Tag (Farlutal, Provera);
● GnRH-Analoga, z.B. Decapeptyl, 1 Amp. als Depotspritze alle 4 Wochen oder andere GnRH-Analoga wie Zoladex u.a.

9.6
Strahlentherapie

9.6.1
Allgemeines

Betrachtet man das Schrifttum hinsichtlich der Strahlentherapie des Ovarialkarzinoms, so stößt man immer wieder auf widersprüchliche Fakten, aber auch auf unwissenschaftliche Denkweisen. Vor allem in den 60er Jahren wurde wiederholt über relativ schlechte Erfahrungen mit der Strahlentherapie berichtet. Nicht nur bei den Ärzten, sondern auch bei den Patientinnen ergaben sich dadurch große Ängste vor allem vor den Nebenwirkungen. Diese Furcht existiert z. T. noch heute. Die alte Tatsache in der Medizin, daß es sehr schwierig ist, eine Therapieform wieder zu aktivieren, wenn sie einmal als schlecht beurteilt worden ist, bewahrheitet sich hier eindrücklich. Dies ist der Fall, obwohl die Strahlentherapie in den letzten Jahren entscheidende Fortschritte erfahren hat.

Folgende Fakten zeigen, daß derzeit die Bestrahlungstherapie in der Primärtherapie des Ovarialkarzinoms kaum eingesetzt wird:

- Es bestehen alte, z. T. berechtigte, aber auch unberechtigte Ressentiments gegen eine Bestrahlungstherapie.
- Die modernen Möglichkeiten der Strahlentherapie sind oft nicht bekannt.
- Laufende Zytostatikatherapiestudien einzelner Kliniken oder Arbeitsgruppen können nicht abgebrochen werden, da diese Protokolle oft Langzeitresultate untersuchen.
- Es gibt keine aktuelle, randomisierte prospektive Studie, die eine Chemo- und Radiotherapie in der First-line-Therapie des Ovarialkarzinoms vergleicht. Älteren Studien muß vorgehalten werden, daß diese vor der Platin-Ära durchgeführt wurden, weshalb Vergleiche nur partiell gültig sind.
- Die bisher wichtigsten durchgeführten Studien (Tabelle 9.14) mit der Fragestellung der Effektivität einer Bestrahlungstherapie in der First-line-Therapie wurden wiederholt und berechtigt von verschiedenen Seiten grundsätzlich kritisiert (Meerpohl 1986).
- Der Einsatz der Radiotherapie ist aus biologisch-physikalischen Gründen nur bei Resttumorgrößen von ≤5 mm gerechtfertigt. Zudem sind gewisse histologische Kriterien wie z. B. das Grading zu berücksichtigen, da entdifferenzierte Tumoren schlechter auf eine Radiotherapie ansprechen. Aus diesem Grund kommen nur ausgewählte Ovarialkarzinome mit gut abgesicherter Indikation für eine Bestrahlungstherapie in Frage. Deshalb ist die Beurteilung der Therapieresultate entsprechend komplizierter und unüberschaubarer.
- Da das Ovarialkarzinom sowohl intra- als auch retroperitoneal metastasiert, ist das Bestrahlungsgebiet groß und umfaßt Becken, Bauchraum inklusive Paraaortalgegend sowie Diaphragmakuppel. Die Nebenwirkungen sind dementsprechend groß und kaum mit einer lokal beschränkten Bestrahlungstherapie zu vergleichen. Dies erklärt zusätzlich den zurückhaltenden Einsatz der Radiotherapie beim Ovarialkarzinom.

Von anderen Krebsformen ist die Kombination von Chemo- und Radiotherapie schon seit längerer Zeit bekannt. Aber auch in der gynäkologischen Onkologie sind Bestrebungen im Gange, den möglichen Vorteil dieser beiden Therapiemodalitäten auszunutzen [Dembo 1989 a, b]. In Übersichten wurde auf die

Tabelle 9.14. Studien zur Bestrahlungstherapie beim Ovarialkarzinom

Studie	Studiengegenstand	Ergebnis
1. *M.D. Anderson-Hospital-Study*, Houston (Early Cancer Study) 1969–1975	Ovarialkarzinom Stadien I–III, Tumorrest < 2 cm; Ganzabdomenbestrahlung vs. Melphalan	Fünfjahresüberleben von 71% vs. 72% [Smith u. Day 1979]
2. *PMH-Studie* (Princess Margret Hospital), Toronto 1971–1977	Ovarialkarzinom Stadium Ia; Beckenbestrahlung vs. Observation	18% vs. 15% Rezidive
3. *PMH-Studie*, Toronto 1971–1975	Ovarialkarzinom Stadium Ib–III; Ganzabdomenbestrahlung vs. Beckenbestrahlung plus Chlorambucil	Fünfjahresüberleben von 58% vs. 41%
Einwände gegen die Studien 1–3: Inadäquates chirurgisches Staging [Meerpohl 1986] Keine Stratifikation nach Prognosefaktoren Technik der Strahlentherapie [Dembo 1984]		
4. *Stanford-University-Studie* [Martinez 1985] 1960–1984	Ovarialkarzinom Stadium II; 24-Jahre-Erfahrung mit der Ganzabdomenbestrahlung	Fünfjahresüberleben von 83% Fünfzehnjahresüberleben von 74%
Einwände gegen Studie 4: Die applizierten Dosen sind sehr hoch, da bei dieser Technik folgende Gesamtdosen erreicht werden: Abdomen: 30 Gy, Becken 51 Gy, paraaortale Lymphknoten und Diaphragma 42 Gy. Die Nebenwirkungen sind erheblich, und die Komplikationsrate ist verglichen mit der konventionellen Ganzabdomenbestrahlung erhöht. Zudem ist die Rate metastatisch befallener Lymphknoten in frühen Stadien gering. Dazu kommt, daß ein positiver Effekt dieser Strahlentherapie bei Patientinnen mit positiven Lymphknoten nicht gesichert ist. Patientinnen mit Lymphknotenmetastasen (Stadium IIIc) sollten deshalb eine Chemotherapie erhalten [Dembo 1989a].		

Bedeutung dieser Kombination hingewiesen [Pfleiderer 1984; Ladner 1986]. Es ist allerdings noch nicht klar, wie und in welcher Form die beiden Therapieformen am besten kombiniert werden sollten. Die Einführung von chemischen Substanzen, die die Effektivität einer nachfolgenden Strahlenbehandlung erhöhen sollen („radiosensitizers"), sowie von Radioprotektoren zur Verminderung der Toxizität stellen zudem neue Möglichkeiten in der Therapie dar (s. Kap. 9.8). Mit Substanzen wie Paclitaxel, Cisplatin, Topotecan u. a., die auch für die Zytostase verwendet werden, konnte in vitro ein radiosensibilisierender Effekt nachgewiesen werden [Steren et al. 1993, 1998].

Allgemein erscheint es nur sinnvoll, kleine Resttumorgrößen (nicht größer als 5 mm) perkutan zu bestrahlen.

Folgende Methoden sind möglich:

- Hochvoltbestrahlung des kleinen Beckens,
- Hochvolt-Ganzabdomenbestrahlung,
- intraperitoneale Isotopeninstillation.

Es ist nochmals zu bemerken, daß in der postoperativen Therapie die Chemotherapie die Behandlung der ersten Wahl ist. Die Strahlentherapie stellt somit lediglich eine Alternative dar und wird in der heutigen täglichen onkologischen Praxis äußerst selten beim Ovarialkarzinom verwendet. Trotzdem wird im folgenden auf die einzelnen Möglichkeiten eingegangen.

9.6.2
Bestrahlung des kleinen Beckens

Im Stadium I ist sie mit gleich gutem Erfolg wie die Abdominalbestrahlung eingesetzt worden. In den Stadien II und III ist die alleinige Beckenbestrahlung insuffizient (Morrow 1981) und auf Kosten der Ganzabdomenbestrahlung verlassen worden [Pfleiderer 1981; Ladner 1986; Dembo 1989 a].

9.6.3
Ganzabdomenbestrahlung (Hochvoltbestrahlung)

Historisch gesehen wurde zuerst die Beckenbestrahlung durchgeführt. Danach wurde das Konzept der Ganzabdomenbestrahlung mit der Möglichkeit der Moving-strip-Methode bzw. offener Felder entwickelt. Von verschiedenen Zentren wurde zusätzlich die Bestrahlung der Paraaortalgegend und der Diaphragmakuppeln vorgenommen (Stanford-Methode). Vor allem die offenen Felder haben sich in letzter Zeit auf Kosten der Moving-strip-Methode durchgesetzt.

Die Bestrahlung mit offenen Feldern hat folgende Vorteile:

- technisch einfacher,
- Dosisverteilung homogener,
- kürzere Gesamttherapiedauer,
- signifikant weniger Dünndarmspätfolgen [Dembo 1985].

Wegen ihrer geringeren Radiotoleranz ist eine teilweise Schonung der Leber und Nieren wichtig.

Heute übliche Dosen in der Ganzabdomenbestrahlung:

- Abdomenherddosis: 25–30 Gy, (Einzeldosen 1–1,2 Gy).
- Beckenherddosis: 45–50 Gy (Aufsättigung = Boost um weitere 20–25 Gy in Einzeldosen von 1,8–2,25 Gy).

Fakultativ ist, wie bei der Stanford-Technik erwähnt, die Bestrahlung der Paraaortalgegend bzw. deren Aufsättigung (Boosterung) auf Werte von 42–45 Gy notwendig, wenn Lymphknoten dieser Region betroffen sind (Martinez 1985). Es konnte jedoch bis heute für kein Stadium klar gezeigt werden, ob die üblichen Strahlendosen ausreichen und ob eine Boosterung paraaortal sinnvoll ist [Dembo 1984, 1985; Einhorn 1982; Greiner et al. 1984; Ulrich et al. 1985; Thomas 1989]. Erwiesen ist die Tatsache, daß die Ganzabdomenbestrahlung der alleinigen pelvinen Bestrahlung bezüglich des Überlebens deutlich überlegen ist [Dembo et al. 1979].

Vom Einsatz der Ganzabdomenbestrahlung in der Second-line-Therapie nach Second-look-Operation wurde verschiedentlich berichtet [Ulrich et al. 1985; Greiner et al. 1984]. Eine endgültige Beurteilung ihrer Bedeutung allein und in Kombination mit einem allenfalls durchgeführten sekundären Debulking bleibt bis heute noch unklar. Ein weiteres Problem stellen die oft dosislimitierende Myelosuppression und die gastrointestinale Toxizität dar, die dazu führen, daß in 25–50 % der Fälle nicht die volle Strahlendosis verabreicht werden kann [Dembo 1985; Hacker et al. 1985].

Es muß nochmals betont werden, daß die vorliegenden Daten nicht ausreichen, um ein gesichertes und mindestens gleich gutes Therapiekonzept mit perkutaner Radiotherapie wie mit einer Kombinationschemotherapie aufzustellen. Somit wird in nächster Zukunft beim Ovarialkarzinom die Chemotherapie sicher weiterhin maßgebend sein.

9.6.4
Intraperitoneale Isotopeninstillation

Vor allem Radiophosphor ^{33}P, aber auch Radiogold-, [90]Y- oder ^{131}I-beladene monoklonale Antikörper können zum Einsatz kommen. Die Applikation in die Bauchhöhle kann über einen Tenckhoff-Katheter erfolgen. Die Dosis beträgt z. B. für das ^{32}P 15 mCi. Das intraperitoneal in kolloider Form abgegebene Radionuklid sollte sich homogen im ganzen Peritonealraum verteilen. Diese homogene Verteilung muß garantiert und nachgewiesen werden. Bei Nichtbeachtung können Organschäden auftreten („hot spots"). Diese lassen sich verhindern, wenn zuerst nur sehr wenig von dem Radionuklid gegeben wird und dessen Verteilung mit einer abdominalen Szintigraphie kontrolliert wird. Die Penetration beträgt 4–6 mm. Lymphknoten werden dabei bestenfalls partiell therapiert, vor allem wenn sie vergrößert sind. Generell ist der Einsatz von ^{32}P nur bei kleinen Resttumorgrößen sinnvoll [Davy 1983; Potter et al. 1989].

Schlüssige Resultate zum Einsatz von Isotopeninstillationen vs. Ganzabdomenbestrahlung in randomisierten, prospektiven Studien in der First-line-Therapie des Ovarialkarzinoms liegen bis heute nicht vor.

In der First-line-Therapie wurde ^{32}P vor allem in den Stadien I und II eingesetzt (z. B. im GOG-Protokoll 7602 A und 95; s. Kap. 9.4.1). ^{32}P hat sich dabei als mindestens so effektiv wie Melphalan erwiesen. Bezüglich der Anwendung von ^{32}P in der Second-line-Therapie sind noch viele Fragen offen [Potter 1989]. Einige Studien dazu, u. a. von der GOG (Protokoll 93) sind noch im Gange (s. Kap. 9.8). Ob ein Einsatz vor allem bei negativer SLO als Konsolidierung sinnvoll ist, müssen weitere Studien zeigen.

9.6.5
Nebenwirkungen

Perkutane Therapie

- *Akute Nebenwirkungen:* Radiogene Enteritis mit krampfartigen Abdominalschmerzen und Durchfällen, Nausea z. T. mit Erbrechen, Müdigkeit, schwere Myelosuppression, frühe Hepatopathien.
- *Spätfolgen:* Darmveränderungen mit Adhäsionsbildung und Stenosen, Fistelbildungen (rektovaginal, vesikovaginal, enterokutan), späte Hepatopathien, basale Lungenfibrose.
- *Krebsinduktion:* Vor allem bei Kombination mit Alkylanzien sind Leukämien aufgetreten.

Ein Teil der Nebenwirkungen auf Leber und Nieren kann durch gezielte, isolierte und temporäre hintere Strahlenblockierung verhindert werden. Dieser Vorteil der verminderten Leber- und Nierenschädigung hat jedoch den Nachteil der insuffizienten Tumorbehandlung in dieser Gegend [Dembo 1985].

Intraperitoneale Therapie

- Organschäden bei inhomogener Verteilung,
- chronische Intestinalbeschwerden.

9.7
Follow-up und Nachsorge

9.7.1
Allgemeines

Bei kaum einem gynäkologischen Tumor ist die Nachsorge und ggf. die Nachbehandlung so wichtig wie bei den malignen Tumoren des Ovars. Die außerordentlich hohe Rezidivrate nach der Primäroperation sowie Progression unter adjuvanter Therapie macht ein besonders sorgfältiges Follow-up nötig. Darüber hinaus ist dieses für weitere Therapieentscheidungen oft von wesentlicher Bedeutung. Die Nachsorge muß unbedingt durch die Klinik, in der die Primäroperation stattgefunden hat, in Zusammenarbeit mit dem zuweisenden Arzt organisiert werden.

Das Ziel der Nachsorge umfaßt:

- Erkennen und Behandlung von Nebenwirkungen der Primärtherapie, ambulante Zusatzbehandlungen z. B. im Rahmen der Chemotherapie, Laboruntersuchungen, klinische Untersuchungen.
- Psychische Betreuung der Patientin; Beantwortung von Fragen, die neu aufgetreten sind, sowie ggf. Zuweisung an Selbsthilfegruppen. Diese sind vielerorts schon recht gut in die Nachfolgetherapie integriert. Hilfe bei sozialer Reintegration, evtl. durch Hilfestellung des Sozialarbeiters.
- Eigene Qualitätskontrolle im Rahmen des Follow-up der Patientinnen.
- Gegebenenfalls Früherkennung von Therapieversagern (Rezidivfrüherkennung), Einleiten von Zusatzmaßnahmen, Vorsorge hinsichtlich anderer Malignomentwicklungen.

Außerordentlich wichtig ist die Zusammenarbeit mit den Hausärzten, die frühzeitig über die Therapie Bericht erhalten sollten. Im Idealfall sollte ein kurzes Telefongespräch geführt werden. Man muß dabei abklären, ob der jeweilige Hausarzt die Nachbetreuung übernehmen will oder nicht. Davon abhängig sollte evtl. eine noch häufigere Nachsorge durch die Klinik organisiert werden. Im Idealfall sollten das soziale Umfeld oder zumindest der Partner bzw. die Familie der Patientin in die Nachbetreuung miteinbezogen werden. Die Zusammenarbeit der Gynäkologen mit Selbsthilfegruppen kann sehr positive Auswirkungen haben. Dadurch erhält die Patientin möglicherweise jene Unterstützung, die sie sonst vermissen würde.

Das Hinzuziehen von Sozialarbeitern und Psychologen sollte weder vom Gynäkologen noch von der Patientin gescheut, dieser vielmehr angeraten werden. Auf jeden Fall ist darauf zu achten, daß sich jemand um die weitere außermedizinische Betreuung der Patientin kümmert. Auch der Kirche und der damit verbundenen religiösen Unterstützung kommt eine ganz bedeutende Rolle zu. Aber auch die Reintegration am Arbeitsplatz, die Ernährungs- und Aktivitätsberatung dürfen nicht vernachlässigt werden. Bei Stomaträgern muß die Anleitung der Pflege des Stomas organisiert werden. Außerdem sollte der mit dem Stoma verbundenen erheblichen psychischen Belastung Rechnung getragen werden.

9.7.2
Dreiphasennachsorge

Die Nachsorge kann in 3 Phasen eingeteilt werden:

Phase I: Unmittelbare Nachsorge nach der Krankenhausentlassung bzw. der postoperativen Untersuchung bis zur Beendigung der adjuvanten Therapie, d.h. bis zur Second-look-Operation oder klinischen Reevaluation.

Phase II: Nachsorge nach der Second-look-Operation bzw. – falls diese nicht durchgeführt wird – nach Beendigung der adjuvanten Therapie inklusive klinisch-apparativer Evaluation des Behandlungserfolgs bis zu einem Überleben von 3 Jahren ab Primärtherapie.

Phase III: Nachsorge bei Überleben von länger als 3 Jahren ab Primäroperation.

Diese Dreiteilung erscheint deshalb gerechtfertigt, weil sie Perioden der Nachsorge mit unterschiedlicher Intention unterscheidet. In Phase I geht es in erster Linie um die Erkennung und Beherrschung der Nebenwirkungen einer Folgetherapie und in zweiter Linie um die Erkennung einer Tumorprogression. In den Phasen II und III hingegen steht vor allem die Rezidiverkennung im Vordergrund. Wird eine Second-line-Therapie durchgeführt, müssen wieder die Nebenwirkungen der Therapie beachtet werden. Betrachtet man die Überlebensraten bei Ovarialkarzinom [Burghardt u. Lahousen 1988], so zeigt sich, daß die Überlebenskurven bis zu 3 Jahren relativ steil fast linear absinken und nach diesem Zeitraum deutlich flacher verlaufen. Die meisten Therapieversager treten in den ersten 2–3 Jahren auf. Aus diesem Grund ist eine Unterteilung in die Phasen II und III der Nachsorge sinnvoll. Wie kein anderes Genitalkarzinom umfaßt das Ovarialkarzinom eine Vielfalt unterschiedlicher Verlaufsformen. Dies ist auch durch die verschiedenen Therapiemodalitäten bedingt.

Abbildung 9.5 zeigt eine schematische Illustration der Nachsorge beim Ovarialkarzinom.

Phase I der Nachsorge

■ *Primäres Ziel*. Erkennen und Behandeln von Nebenwirkungen und Komplikationen einer Zusatztherapie.

Mittel zum Erreichen dieses Zieles sind:

1. Zwischenanamnese,
2. klinische Untersuchung,
3. Laboruntersuchungen.

■ *Sekundäres Ziel*. Einschätzung des Ansprechens auf die Therapie.

Mittel zum Erreichen dieses Zieles:

4. Tumormarkeruntersuchungen,
5. bildgebende Untersuchungen,
6. Punkte 1–3.

Die unmittelbare Nachsorge nach der Klinikentlassung ist die wohl zeitlich aufwendigste. Sie läßt sich natürlich nicht absolut standardisieren, sondern sollte individuell den Bedürfnissen der Patientin angepaßt sein. Weiter sind die ortsgebundenen Gegebenheiten und die genaue Diagnose bzw. Folgetherapie zu berücksichtigen. Benötigt z.B. eine Patientin keine Chemotherapie, so ist es statthaft, die Patientin zunächst in 4- bis 6wöchigen Abständen und danach in vierteljährlichen Abständen zu kontrollieren.

Steht die Patientin unter einer Chemotherapie, so richten sich die Kontrollen nach dem Therapiezyklus. Je nach Fall können dann 1-, 2-, 3- oder 4wöchentliche Kontrollen nötig sein. Es ist wichtig, primär zu klären, wem neben der Klinik Teile der Therapieüberwachung unterliegen. Danach richtet sich u.a. die Frequenz der Kontrollen (z.B. des Blutbildes).

In vielen Ländern gibt es verschiedene sog. Nachsorgeprogramme. Diese empfehlen, in welchem Intervall entsprechende Untersuchungen durchzuführen sind und welche Ergänzungsmaßnahmen ggf. zu treffen sind. Es ist sicher grundsätzlich sinnvoll, solche Programme zur Verfügung zu haben, jedoch muß betont werden, daß im Idealfall ein individuelles Vorgehen vorzuziehen ist [Schmidt-Matthiesen 1989].

Da die Mehrzahl der Ovarialkarzinompatientinnen innerhalb der ersten 2–3 Jahre nach der Diagnosestellung stirbt (Burghardt u. Lahousen 1988; Annual Report 1982), muß um so mehr eine Individualisierung der Nachsorge gefordert werden. Im Einzelfall muß definiert werden, ob ein Malignom in die High-risk- oder in die Low-risk-Gruppe gehört. Danach sind die entsprechenden Maßnahmen zu treffen. Die Prognose jedes malignen Tumors der

Abb. 9.5. Schema der Nachsorge bei malignen Tumoren der Ovarien

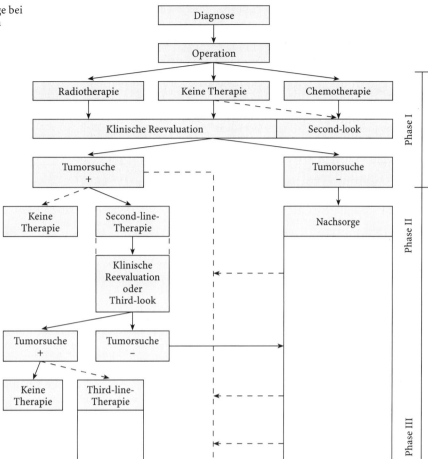

Ovarien ist individuell und von vielen Faktoren abhängig, so daß ein allzu starres Vorgehen nicht gerechtfertigt erscheint. Generell ist es sicher von Nutzen, wenn jede Klinik über ein standardisiertes, aber auch auf die jeweiligen lokalen Bedürfnisse und Möglichkeiten Rücksicht nehmendes Nachsorgeprogramm verfügt.

Ein praktisches Nachsorgeprogramm für alle 3 Phasen ist in Tabelle 9.15 dargestellt.

Um die genannten Ziele zu erreichen, müssen in der Phase I die im folgenden aufgeführten Punkte berücksichtigt werden.

Genaue Zwischenanamnese (allgemein und gynäkologisch)

Meist ist rein anamnestisch eine große Zahl der möglichen Nebenwirkungen, aber auch Anhaltspunkte für eine Progression der Erkrankung zu erfragen.

■ *Bei Chemotherapie:* Die häufige Myelodepression spürt die Patientin oft nur indirekt (Müdigkeit, Energieverlust, Infektionsanfälligkeit). Viel offensichtlicher sind für sie der Haarausfall und die gastrointestinalen Nebenwirkungen. Unter der heute

üblichen Chemotherapie ist durch den möglichen Ersatz von Adriamycin durch Epirubicin die Kardiotoxizität weitgehend reduziert worden. Weiter kann durch den möglichen Ersatz von Cisplatin durch Carboplatin ein Großteil der gefürchteten Neuro- und Nephrotoxizität verringert werden. Beim Cyclophosphamid kommt es nur in höheren Dosen zu hämorrhagischen Zystitiden; diese können z. T. mit Mesna (Uromitexan) verhindert werden. Auf die einzelnen Nebenwirkungen der Chemotherapeutika wird in Kap. 13 in tabellarischer Form eingegangen. Wichtig ist, daß der behandelnde Arzt die Nebenwirkungen der jeweiligen Zytostatika kennt und spezifisch danach fragt, um evtl. therapeutische Konsequenzen einzuleiten.

■ *Bei Radiotherapie:* Neben der die Patientin ebenfalls nur indirekt störenden Myelodepression kommt es unter und nach einer Radiotherapie in den geforderten Dosen vor allem zu Darmbeschwerden. Dabei ist stets eine klare Differentialdiagnose notwendig, um dieses Zustandsbild nicht mit einem progredienten Tumorleiden mit Peritonealkarzinomatose zu verwechseln. Fistelbildungen nach Strahlentherapie

Tabelle 9.15. Nachsorgeprogramm bei malignen Tumoren des Ovars

	Phase I	Phase II	Phase III
Intention	Nebenwirkungen der Folgetherapie erkennen und bekämpfen	Rezidiverkennung der Second-line-Therapie	Spätrezidiverkennung
Dauer	Bis SLO < 1 Jahr postoperativ	Bis 3 Jahre	Ab 3 Jahre
Klinische Untersuchung	Monatlich	3monatlich	3- bis 6monatlich
Tumormarker (z. B. CA 125)	Monatlich	3monatlich	3- bis 6monatlich
Ultraschall	3- bis 6monatlich	Nach Bedarf	Nach Bedarf
Thorax	3- bis 6monatlich	Nach Bedarf	Nach Bedarf
CT	6monatlich	Nach Bedarf	Nach Bedarf
Blutbild	1- bis 4wöchentlich	Nicht in der Routine, nur bei spezieller Indikation	Nicht in der Routine, nur bei spezieller Indikation
Serumwerte	1- bis 4wöchentlich	Nicht in der Routine, nur bei spezieller Indikation	Nicht in der Routine, nur bei spezieller Indikation

sind bekannt. Nach ihren Symptomen muß speziell gesucht und gefragt werden. Durch die Ausweitung der Bestrahlungsfelder kann es auch zu basalen Pneumopathien, Hepatopathien, Nephropathien oder Myelopathien kommen [Delclos et al. 1983]. Durch eine sorgfältige Zwischenanamnese sind solche Zustände oft früh diagnostizierbar und z. T. therapierbar.

Klinische Untersuchung (allgemein, gynäkologisch

Hier erscheint es wichtig, sich nicht nur auf den Lokalbefund zu beschränken, sondern ganz besonders auf allgemeine und internistische Symptome zu achten.

Allgemeine Laboruntersuchungen

Laboruntersuchungen sind nur während der Chemotherapie zwingend indiziert. Ansonsten bedürfen sie einer Indikationsstellung:

- Blutbild: Hb, Leukozyten (evtl. mit differenziertem weißem Blutbild), Thrombozyten;
- Kreatinin, Elektrolyte;
- andere Serumwerte: alkalische Phosphatase (bei Leber und/oder Knochenmetastasen), ggf. Transaminasen, Bilirubin, γ-GT und Serumalbumin je nach Situation.

Tumormarkeruntersuchungen

Mit Hilfe von Tumormarkern kann versucht werden, den Verlauf der Krebserkrankung zu verfolgen und möglicherweise die Diagnose eines Rezidivs vor der klinischen Erfassung zu stellen. Eine stufenweise Erhöhung über den Normalwert soll ein Indiz für die Progredienz darstellen. Prognostisch wichtig ist vor allem der Tumormarkerverlauf, während ein isolierter Wert untergeordnete Bedeutung hat. Klinisch re-

levant sind bei malignen Tumoren der Ovarien in erster Linie folgende Tumormarker:

- Epitheliale Karzinome:
  - CA 125 (Cancer-Antigen 125),
  - CA 72-4 für muzinöse Karzinome.
- Keimzellmalignome (s. auch Kap. 9.4.3)
  - AFP (Alphafetoprotein),
  - HCG (humanes Choriongonadotropin).

Das *CA 125*, das vor allem bei serös-papillären und undifferenzierten Karzinomen gute Korrelationen mit dem klinischen Verlauf ergibt, ist heute der Tumormarker der Wahl beim Ovarialkarzinom. Alle anderen konnten bis heute die Resultate des CA 125 nicht übertreffen.

Die Tumormarker-Gruppe in Deutschland (GTMG) konnte zeigen, daß die Sensitivität von CA-125-Bestimmungen im Serum präoperativ stadienabhängig von 42 % im Stadium I bis 83 % im Stadium IV ansteigt (oberer Grenzwert: 65 IE/ml); [Kaesemann et al. 1986]. Die Spezifität für gesunde Kontrollpersonen liegt bei 99 % [Caffier et al. 1987]. In der oben erwähnten Tumormarkerstudie hatten Patientinnen mit einem rezidivierten oder progredienten Karzinom in rund $^{3}/_{4}$ der Fälle erhöhte CA-125-Werte [Kaesemann et al. 1986]. Nur 1 % der rezidivfreien Frauen wies erhöhte Werte auf („no evidence of disease", NED).

Diese Studie dokumentiert die hohe Sensitivität und Spezifität des Tumormarkers CA 125, die auch in neueren Studien anhand von Second-look-Operationen (SLO) bestätigt werden konnten. Es zeigte sich wiederholt, daß die Aussagekraft eines negativen (= normalen) CA-125-Werts zum Zeitpunkt der SLO nur in 50 – 90 % der Fälle korrekt ist. Vor allem gilt das für jene Fälle, in denen die individuelle Tumorgröße nicht > 2 cm beträgt [Petru et al. 1990].

Bei den epithelialen Karzinomen wurde früher das *CEA* häufig bestimmt und zeigte in etwa 30 % aller Fälle richtig-positive Werte. Etwa 50 % der Tumoren lassen sich so im weiteren Verlauf kontrollieren [Kreienberg 1986, 1989].

Bildgebende Untersuchungen

Diese beinhalten Thoraxröntgen, CT oder MRT, vor allem aber die Sonographie. Die Transvaginalsonographie erkennt in der Regel kleinere Tumorvolumina im kleinen Becken als die Abdominalsonographie und soll für die Früherkennung von Rezidiven vor allem im Douglas-Raum in erster Linie eingesetzt werden.

Eine Standortbestimmung mit einem bildgebenden Verfahren kurz nach der Operation bzw. nach Abschluß der Zusatztherapie erscheint sinnvoll, damit man einen Ausgangswert für die Beurteilung späterer Befunde in der Nachsorge hat.

Phase II der Nachsorge

Die Phase II beginnt mit Abschluß der Primärtherapie, spätestens aber nach einem Jahr. Nach der klinischen Reevaluation oder einer SLO beginnt für die Patientin mit der Phase II ein neuer Abschnitt ihrer Erkrankung.

Der Arzt ist zu diesem Zeitpunkt in der Lage, die Tumorsituation seiner Patientin abzuschätzen, denn entweder ist die Tumorsuche negativ oder positiv (klinisch oder chirurgisch-pathologisch). Dabei bedeutet:

- negativ: komplette Remission;
- positiv: partielle Remission, No-change-Verhalten der Erkrankung (Stabilisation), Progression der Erkrankung.

■ *Primäres Ziel (bei negativer Tumorsuche).* Erkennen, ob im Verlauf bei einer kompletten Remission (allenfalls bestätigt bei SLO) ein Rezidiv entsteht.

Mittel zum Erreichen dieses Zieles: sind alle unter Phase I erwähnten Methoden, wobei der Tumormarkerbestimmung mittels CA 125 und u. U. den bildgebenden Verfahren besondere Bedeutung zukommt.

■ *Sekundäres Ziel (bei positiver Tumorsuche).* Einleitung und Kontrolle der Second-line-Therapie nach Diagnose einer Tumorpersistenz oder -progression. Betreuung von Patientinnen, die eine Second-line-Therapie ablehnen.

Mittel zum Erreichen dieses Zieles: Dabei kommen alle zur Second-line-Therapie aufgeführten Behandlungsmodalitäten in Betracht (s. Kap. 9.4.1 und 9.8.6).

Eine ganz wichtige Aufgabe des behandelnden Arztes ist es, die Patientin über die Möglichkeiten

einer Second-line-Therapie aufzuklären. Wünscht die Patientin in dieser Phase ausdrücklich keine Therapie mehr oder will sie eine alternative Behandlungsmöglichkeit überprüfen, sollte die Nachsorge trotzdem kontinuierlich weitergeführt werden. Der Einsatz von bildgebenden Verfahren sowie die Laborkontrollen müssen in dieser Phase individuell geplant werden und sind abhängig vom Befund, Prozedere und Grundrisiko der Erkrankung.

Genauso muß am Ende einer Second-line-Therapie das weitere Prozedere besprochen werden. Der Patientin sollten die Möglichkeit einer Third-look-Laparotomie erklärt und gleichzeitig weitere Behandlungsmöglichkeiten in der sog. Third-line-Therapie angeboten werden (s. Abb. 9.5).

Phase III der Nachsorge

■ *Primäres Ziel.* Erkennung von Spätrezidiven. Mittel zum Erreichen dieses Zieles sind ebenfalls alle oben erwähnten Methoden, wobei der CA-125-Bestimmung und u. U. bildgebenden Verfahren auch hier eine besondere Bedeutung zukommt. Diese Untersuchungen werden jetzt allerdings in größeren Abständen durchgeführt.

Erreicht eine Patientin Phase III, gehört sie beim Ovarialkarzinom bereits zur Minderzahl mit günstigem Verlauf.

Klinische Kontrollen sind bereits in der Phase II nicht mehr so häufig nötig wie in der Phase I (s. Tabelle 9.15). Dies gilt um so mehr für die Phase III, in der Kontrollen bei symptomfreien Patientinnen nur noch 3- bis 4mal jährlich anzusetzen sind. Später können sie auf halbjährliche bzw. jährliche Intervalle ausgedehnt werden.

Auch hier sind bildgebende Verfahren und Laboruntersuchungen nur individuell und nicht routinemäßig einzusetzen. Dies gilt insbesondere für Keimzell- oder Stromatumoren. Hier handelt es sich meistens um junge Frauen, die einer besonderen Nachsorge bedürfen, da sich die Biologie ihrer Tumoren grundsätzlich von der epithelialer Tumoren unterscheidet. Es muß deshalb zu Therapiebeginn festgelegt werden, welches Rezidivrisiko der einzelne Tumor besitzt. Danach richtet sich das Follow-up (s. dazu auch Kap. 9.4.2 und 9.4.3).

9.7.3
Psychologische Betreuung

In allen Phasen dieser Erkrankung hat die Patientin eine psychosoziale Betreuung außerordentlich nötig. Es liegt in der Natur dieses Krebses und seiner Therapie, daß die Patientin vom ersten Tag der Diagnose an bis zu einer etwaigen jahrelangen Vollremission und andernfalls bis zu ihrem Ableben ständig mit ihrer Erkrankung konfrontiert ist. Demzufolge ist sie nur z. T. fähig, ein normales Leben zu führen. Möglicherweise befindet sie sich in dauernder Todesangst. Die Patientin versucht, mit diesen Problemen fertig zu werden und braucht somit auch ein Umfeld, das ihr Verständnis und Zuneigung bzw. Unterstützung entgegenbringt [Schuth 1986]. Es gibt jedoch auch abgeklärtere Patientinnen, die ihr Schicksal gelassener hinnehmen. Die individuelle Abstimmung der psychologischen Betreuung ist deshalb besonders wichtig.

Der Stellenwert von Selbsthilfegruppen hat in den letzten Jahren zugenommen. In der Bundesrepublik Deutschland sind z. B. in der Gruppe „Frauenselbsthilfe nach Krebs" etwa 40 000 Patientinnen zusammengeschlossen [Hahn 1989]. In den USA sind dies noch weit mehr in Gruppierungen wie z. B. „The Wellness Community". Diese erhielt zusätzliche Publizität, weil Gene Wilders Ehefrau Gilda Radner an einem Ovarialkarzinom erkrankte und ihre Krankengeschichte in der Presse offen darlegte. Sie zeigte all ihre Ängste und Erfahrungen mit Ärzten, Chemotherapien und auch Selbsthilfegruppen [Radner 1989].

Das Ovarialkarzinom ist nicht nur eine gynäkologische Erkrankung, die man einfach operativ behandeln kann, sondern bedeutet für die Patientin eine ganz besondere Herausforderung und Belastung. Dabei gilt es zu lernen, die Krankheit zu akzeptieren. Die Psyche der Patientin erfährt im Verlauf der Erkrankung verschiedene Veränderungen, die zu erkennen und zu akzeptieren äußerst wichtig ist. Bei Versagen der Therapie in der letzten Phase der Erkrankung, des Sterbens bis hin zum Tod, ist die psychologische Unterstützung durch den Partner, die Familie, Freunde und Kirche besonders wichtig. Zu diesem Zeitpunkt hat die Medizin allein nur eine untergeordnete Rolle. Wichtig sind neben Zuneigung und Verständnis Ernährung, Schmerztherapie und Psychopharmaka (s. Kap. 14).

9.7.4
Dokumentation

Die Nachsorge wird in bestimmten Ländern (z. B. in der BRD) in einem persönlichen Nachsorgekalender, den die Patientin bei sich trägt, kurz zusammengefaßt. Die verschiedenen Therapien werden dort laufend eingetragen. Dies hat den Vorteil, daß die Patientin bei einem Arzt- bzw. Klinikwechsel, aus welchen Gründen auch immer, den nachbehandelnden Arzt über ihr Leiden genau informieren kann. Sie übernimmt damit auch eine gewisse Selbstverantwortung, was positiv zu bewerten ist. In der Schweiz gibt es ein solches landesweites System nicht. Ein solcher Nachsorgekalender hat sicher Vorteile, aber

auch gewisse Nachteile: Die Patientinneninformation muß entsprechend gut und stets aktuell sein. Dies bedeutet, daß die Patientin über alle Details ihrer Erkrankung informiert ist. Wird diese Aufklärung wirklich geleistet, so ist nichts dagegen einzuwenden. Es kann jedoch zu Konflikten führen, wenn aus irgendwelchen Gründen entweder die Aufklärung nicht oder nur unvollständig durchgeführt worden ist oder die Daten im Nachsorgekalender nicht den Tatsachen entsprechen.

Die eigene Qualitätskontrolle sollte in jeder Klinik durchgeführt werden, um aus gemachten Fehlern zu lernen und Bewährtes zu erhalten. Bei klar dargelegten Fehlern in der Diagnostik oder Therapie sollten Umstellungen möglichst schnell erfolgen. Mit Hilfe von Studien sollten die Heilungsresultate analysiert, mit denen der Literatur verglichen und möglichst publiziert werden. Nur so kann es zu Fortschritten in der gynäkologischen Onkologie kommen. Eine wissenschaftliche Dokumentation des Follow-up führt dazu, daß Patientinnen wiederholt zu einer Untersuchung eingeladen werden können. Dabei ist es möglich, Rezidive frühzeitig zu erfassen. Zudem sollte jeder onkologisch tätige Arzt stets über die Heilungsresultate der Patientin informiert sein. Die heute zur Verfügung stehenden Datenerfassungssysteme mit Computer machen die Dokumentation zunehmend einfacher.

9.8
Offene Fragen und aktuelle Studien

In diesem Abschnitt wird nochmals auf die wichtigsten ungelösten Probleme in der Therapie maligner Ovarialtumoren eingegangen. In der Behandlung von gynäkologischen Malignomen ist es im Laufe der Zeit zu einem permanenten Wechsel der Therapieformen gekommen ist. Jeder Arzt, der sich mit der Therapie in der gynäkologischen Onkologie befaßt, sollte deshalb stets über die neuesten Entwicklungen und Studien in diesem Fachgebiet informiert sein. Man sollte unterscheiden zwischen:

- Fakten, die bewiesen sind,
- Fakten, von denen man glaubt, daß sie bewiesen sind, und
- Fakten, die einfach aus praktischen Gründen oder ohne wissenschaftliche Berechtigung akzeptiert werden.

Die im folgenden angesprochenen 10 offenen Fragen stellen eine Selektion dar, die sich aus den vorherigen Abschnitten ergibt.

Ein Ziel dieses Buches ist die Diskussion aktueller Studien und Fragestellungen, die für den Kliniker im Rahmen der Gesamttherapie gynäkologischer Malignome von Interesse sind. Folgende 10 nicht gelöste Probleme beim Ovarialkarzinom werden hier diskutiert:

1. Ovarialkarzinomscreening
2. Frage der prophylaktischen Ovarektomie
3. Radikale retroperitoneale Lymphadenektomie
4. Intraperitoneale Chemotherapie beim Ovarialkarzinom
5. Prätherapeutische In-vitro-Chemosensibilitätstestungen
6. Sekundäres Debulking
7. Second-line-Therapie
8. Borderline-Malignität
9. Laparoskopische Operationen beim Ovarialkarzinom
10. Welche neuen Erkenntnisse sind in den nächsten Jahren beim Ovarialkarzinom zu erwarten?

9.8.1
Ovarialkarzinomscreening

Bekanntlich werden die meisten Ovarialkarzinomerkrankungen in fortgeschrittenen Stadien diagnostiziert. Da die Prognose bei diesen Patientinnen schlecht ist, werden Methoden gesucht, um den Eierstockkrebs möglichst früh zu entdecken. Nun stellt sich die Frage, ob ein Screening überhaupt sinnvoll ist. Ein Screening hat grundsätzlich nur dann Sinn, wenn

- durch die Krankheit eine signifikante Mortalität nachzuweisen ist,
- die Krankheit eine hohe Prävalenz in der zu screenenden Bevölkerung hat,
- die Krankheit eine präklinische Phase aufweist, die durch das Screening auch entdeckt werden kann, und wenn
- eine nachweisbare Frühstadientherapie erfolgreich ist.

Zudem sollte eine Screeninguntersuchung sicher, einfach, kostengünstig und akzeptabel sein. Von außerordentlich großer Bedeutung ist, daß der Screeningtest eine hohe Sensitivität und Spezifität aufweist. Das Problem beim Ovarialkarzinomscreening besteht darin, daß das Ovarialkarzinom im Prinzip die Kriterien für eine sinnvolle Screeninguntersuchung erfüllt, die nötigen Untersuchungsmethoden dagegen nicht zur Verfügung stehen. Derzeit ist das effektivste Screening die Kombination von CA 125 und der Transvaginalsonographie, wobei zu erwähnen ist, daß beide Methoden die oben erwähnten Kriterien (Sensitivität und Spezifität) nicht erfüllen. Zur Zeit gelten das Alter und die positive Familienanamnese als außerordentlich wichtig. Es ist auch zu erwähnen, daß bei einem Screening mit CA 125 oder

Ultraschall bei Frauen über 50 Jahren pro entdecktem Ovarialkarzinom etwa 30 falsch-positive Resultate gefunden werden. Ein großes Problem stellt die Tatsache dar, daß über 90 % aller Ovarialkarzinome sporadisch entstehen. Frauen mit einer positiven Familienanamnese und/oder bekannten genetischen Veränderungen (BRCA-$^1/_2$-Positivität) gehören zu einer Hochrisikogruppe [Köchli 1995a].

Der Konsensus besagt, daß jede Frau speziell nach der Familienanamnese befragt werden und jährlich rektovaginal untersucht werden sollte, ohne in der Routine CA 125 bzw. die Transvaginalsonographie einzusetzen. Zur Zeit ist nicht geklärt, ob Frauen ohne positive Familienanamnese von einem Ovarialkarzinomscreening profitieren würden. Hat eine Patientin hingegen eine Verwandte 1. Grades, die ein Ovarialkarzinom hat, so kann ein Screening zumindest diskutiert werden. Hat eine Patientin 2 oder mehr Verwandte 1. Grades mit einem Ovarialkarzinom, so liegt das lebenslange Risiko bei 7 %. Diese Patientinnen sollten speziell und engmaschig durch einen erfahrenen gynäkologischen Onkologen kontrolliert werden. Zusammenfassend gibt es keine Daten, die zeigen, daß ein Ovarialkarzinomscreening der Normalbevölkerung sinnvoll ist. Hingegen gibt es indirekte Daten darüber, daß bei einer positiven Familienanamnese oder bekannten genetischen Veränderung, die mit einem Ovarialkarzinom einhergehen, ein Screening mittels jährlicher Rektovaginaluntersuchung, CA 125 und Transvaginalsonographie sinnvoll ist. Große, z. T. noch laufende Studien, wie z. B. die PLCO-Studie in den USA, werden zeigen, ob eine Mortalitätssenkung im Rahmen von prospektiven Untersuchungen bewiesen werden kann.

9.8.2
Zur Frage der prophylaktischen Ovarektomie

Zur Zeit ist die prophylaktische Ovarektomie die einzige effektive Methode, ein Ovarialkarzinom zu verhindern. Es wird geschätzt, daß etwa 7 % aller Ovarialkarzinompatientinnen eine positive Familienanamnese hinsichtlich eines Ovarialkarzinoms haben. Von diesen Patientinnen haben 3–9 % ein sog. „heriditary cancer syndrome". Frauen mit genetischen Veränderungen und einer positiven Familienanamnese können ein bis zu 50 %iges Lifetime-Risiko eines Ovarialkarzinoms haben. Es muß deshalb ernsthaft diskutiert werden, ob bei diesen Patientinnen nach abgeschlossener Familienplanung bzw. im Alter von 35–40 Jahren nicht die Ovarien entfernt werden sollten. Solche Fälle sind jedoch sehr selten, und die individuelle Beratung zusammen mit einem medizinischen Genetiker sollte im Vordergrund stehen. Das Risiko darf jedoch auch nicht überschätzt werden. So beträgt beispielsweise bei einer Frau mit einer erkrankten Verwandten 1. Grades das lebenslange Risiko lediglich 5 %. Dieses Risiko ist wahrscheinlich nicht hoch genug, um eine prophylaktische beidseitige Ovarektomie unabhängig von einem anderen chirurgischen Eingriff zu propagieren. Es besteht jedoch ein Konsensus darüber, daß bei bekannten erblichen Ovarialkarzinomfällen das Risiko hoch genug ist, um in diesen Fällen nach abgeschlossener Familienplanung den erwähnten Eingriff zu empfehlen.

Von besonderer Bedeutung ist die nötige Östrogenersatztherapie. Gerade die hormonelle Substitution ist von großer Bedeutung und sollte immer sichergestellt sein, bevor man einer Patientin zur prophylaktischen Ovarektomie rät. Unterbleibt die Einnahme, könnte es sonst zu kardiovaskulären Erkrankungen und Osteoporose kommen.

Ist aber ein solcher Eingriff sorgfältig mit der Patientin besprochen worden, kann er durch eine Laparotomie oder, einfacher, laparoskopisch durchgeführt werden.

9.8.3
Radikale retroperitoneale Lymphadenektomie

Indikation, Vollständigkeit und therapeutischer Wert der systematischen Lymphadenektomie haben in letzter Zeit für viel Diskussionsstoff gesorgt. Viele Fragen sind auch heute noch weitgehend unbeantwortet.

■ *Vollständigkeit.* Hier gilt es Definitionen zu klären, denn es gibt wohl Unterschiede zwischen der „radikalen Lymphadenektomie" [Burghardt u. Lahousen 1988; Burghardt et al. 1988] und der „makroskopisch vollständigen Lymphadenektomie". Bei letzterer wird u. U. wissentlich mikroskopisch positives Lymphgewebe zurückgelassen, da dieser Primärtherapie üblicherweise eine Chemotherapie folgt [Sevin et al. 1988]. Ob wirklich nur bei der makroskopisch vollständigen Lymphadenektomie mikroskopisch positives Lymphgewebe zurückgelassen wird, ist zudem nicht bewiesen.

■ *Therapeutischer Wert.* Ein therapeutischer Wert der Lymphadenektomie ist nur gegeben, wenn Lymphknotenmetastasen vorhanden sind und diese entfernt werden. Bei paraaortalen Lymphknotenmetastasen stellt sich die Frage, was mit weiter kranialen (z. B. suprarenalen) und kaudalen (z. B. inguinalen) tumorpositiven Lymphknoten besonders bei makroskopisch sichtbarer Lymphknotenmetastasierung geschieht. Die suprarenalen, subdiaphragmalen oder sogar supraklavikulären bzw. kaudal die ingui-

nalen Lymphknoten können bei fortgeschrittenen Ovarialkarzinomen ebenso betroffen sein wie die pararenalen, die man operativ noch erreicht. Müßten diese Lymphknoten nicht auch in das Diagnose- und Therapieschema miteinbezogen werden? Dies bleiben offene Fragen. Eine groß angelegte internationale Studie untersucht z. Z. randomisiert den therapeutischen Wert der retroperitonealen Lymphadenektomie beim fortgeschrittenen Ovarialkarzinom. Die definitiven Resultate dürften erst in einigen Jahren vorliegen.

■ *Biologischer Unterschied zwischen Primärtumor und Lymphknotenmetastase.* Resultate von retrospektiven Studien deuten darauf hin, daß die Wirkung der Zytostatika auf die retroperitoneale Lymphknotenmetastasierung geringer ist als im Peritonealraum [Burghardt et al. 1984; Burghardt u. Lahousen 1988; Burghardt u. Winter 1989; Luesli et al. 1984; Podratz et al. 1988; Di Re et al. 1989]. Die zu dieser Frage vorliegenden Daten basieren jedoch größtenteils auf relativ kleinen Fallzahlen [Burghardt 1989]. Prospektive Studien sind nötig, um zu untersuchen, inwiefern sich Primärtumorgewebe im Peritonealraum vom Tumor im Lymphgewebe des Retroperitoneums hinsichtlich des Ansprechens auf eine Chemotherapie unterscheidet. Dies kann einerseits in klinischen Studien bei Second-look-Operationen und andererseits durch „In-vitro-Chemosensibilitätstestungen" erfolgen. Folgende 2 Fragen sollten geklärt werden:

● Ist das metastatische Tumorgewebe per se signifikant weniger chemosensibel?
● Sind vergrößerte Lymphknotenmetastasen mit zentraler Tumornekrose wegen schlechterer Vaskularisation (niedrigere, lokale Zytostatikakonzentration) schlechter chemotherapierbar?

■ *Schlußfolgerungen.* Wird postuliert, daß die Chemotherapie mindestens mikroskopisch befallene Tumorreste im Retroperitoneum eliminiert, so kann das in Kap. 9.3.1 beschriebene Prozedere aufrecht erhalten bleiben, d. h. in den meisten Fällen lediglich eine „makroskopisch vollständige" Lymphadenektomie durchgeführt werden, denn das Risiko für die Patientin bei einer „radikalen oder ultraradikalen Lymphadenektomie" ist nicht zu vernachlässigen. Das Risiko muß in Hinsicht auf Operationslänge und perioperative Morbidität gerade beim Ovarialkarzinom gut gegen den Nutzen abgewogen werden [Friedberg 1988]. Zu diesem vieldiskutierten Thema bleiben auch heute noch einige Fragen offen. Der therapeutische Nutzen kann abschließend aufgrund der vorliegenden Daten noch nicht schlüssig bewertet werden. Die Lymphadenektomie muß im Rahmen der Gesamttherapie des Ovarialkarzinoms gesehen werden; ihr Wert sollte dabei weder unter- noch überschätzt werden. Wichtig ist, daß man sich an die Definitionen hält und bei jeder Lymphadenektomie entsprechend dem in Kap. 9.3.1 aufgezeigten Konzept fragt, was im individuellen Fall die Lymphadenektomie bewirken soll und sich erst dann über die zu wählende Methode Gedanken macht (s. Abb. 9.2).

9.8.4
Intraperitoneale Chemotherapie beim Ovarialkarzinom

Folgendes muß grundsätzlich von einem intraperitoneal eingesetzten Zytostatikum verlangt werden:

- Antitumorwirkung (in vitro, in vivo).
- Hoher Gewebsspiegel und relativ niedriger Plasmaspiegel.
  Der Gewebsspiegel ergibt sich aus der Relation Dosis/Clearance, d. h. es müssen eine geringe peritoneale Clearance und eine hohe Plasmaclearance gefordert werden. Eine geringe peritoneale Clearance ergibt sich bei geringer peritonealer Permeabilität, geringer Fettlöslichkeit und hohem Molekulargewicht.
- Geringe lokale peritoneale Toxizität.
- Gutes Verhältnis zwischen intraperitonealer (i. p.) Wirkung und Wirkung durch die sekundäre kapilläre Verteilung des Zytostatikums analog der intravenösen Gabe.
- Gute Kombination der primär lokalen, peritonealen und sekundär der systemischen Wirkung [Brenner 1986; Kaufmann 1988; Markman 1991, 1995].

Erfahrungen mit der i. p.-Therapie liegen mit folgenden Medikamenten vor:

- Cytosinarabinosid [King et al. 1984],
- Cisplatin [Caspar et al. 1983; Howell et al. 1982; Cohen 1985; ten Bokkel Huinink et al. 1985],
- Etoposid [Markmann u. Howell 1985],
- 5-Fluorouracil [Speyer et al. 1980; Ozols et al. 1984),
- Interferon (Welander 1987],
- Melphalan [Howell et al. 1984],
- Methotrexat [Jones et al. 1981],
- Mitomycin C [Fujiwara et al. 1989],
- Mitoxantron [Markman et al. 1989]: u. a. gute Beeinflussung der Aszitesneubildung,
- Thio-Tepa [Kirmani et al. 1989].

Die meisten Daten beruhen auf Erfahrungen, die in der Second-line-Therapie gewonnen wurden. Praktisch vereinfacht wurde die Anwendung dieser Therapieform durch die Einführung des Port-a-cath-

Systems [Pfeifle et al. 1984; Piccart et al. 1985]. Die Verwendung eines Tenckhoff-Katheters sowie anderer Katheter ist somit nur noch in wenigen Fällen indiziert, da die Komplikationen mit dem Port-a-cath-System signifikant geringer sind (Kaufmann 1988). Auf den Wert der intraperitonealen Chemotherapie in der Second-line-Therapie wird speziell auch in Kap. 9.8.7 eingegangen.

Bei den Nebenwirkungen einer i. p.-Therapie muß vor allem auf chemisch induzierte Peritonitis, Peritonealsklerose, Verwachsungen und Infektionen geachtet werden. Speziell ist hier Adriamycin zu erwähnen, bei dem es vermehrt zu solchen Nebenwirkungen kommt und das aus diesem Grunde und wegen der schlechteren Penetration nicht verwendet werden sollte [Ozols 1979].

Im Rahmen der GOG und der SWOG wurde in den USA eine Studie mit 539 auswertbaren Patientinnen durchgeführt, die als primäre adjuvante Chemotherapie folgende beide Therapiearme miteinander verglich:

- intraperitoneal gegebenes Cisplatin in Kombination mit Cyclophosphamid i.v.,
- intravenös gegebene Kombination von Cisplatin und Cyclophosphamid.

Beide Kombinationen wurden in den gleichen Dosen verabreicht: Cisplatin 100 mg/m2 und Cyclophosphamid 600 mg/m2 alle 3 Wochen über insgesamt 6 Zyklen (Protokoll 104) [Alberts et al. 1996]. Diese Studie wurde nur an Patientinnen mit kleinen Resttumorgrößen bis 2 cm durchgeführt. Zudem wurde eine weitere Differenzierung der kleinen Resttumorgrößen vorgenommen. Daß zum Vergleich die intravenöse Cisplatin-Cyclophosphamid-Therapie in der Standarddosierung gewählt wurde, erscheint sinnvoll, da dadurch ein direkter Vergleich der beiden Therapieformen möglich ist. Cisplatin konnte intraperitoneal in wesentlich höherer Dosis appliziert werden und so den therapeutischen Index dieser Behandlungsart entscheidend verbessern. Das Überleben im i.p.-Arm war signifikant besser (49 Monate) als im i.v.-Arm (41 Monate). Bemerkenswert ist, daß es sich bei dieser Studie um eine der größten Untersuchungen beim Ovarialkarzinom handelt (n=539). Im i.p.-Arm kam es zu 2 therapiebedingten Todesfällen, im i.v.-Arm zu keinem. Hingegen klagten mehr Patientinnen im i.v.-Arm über Ototoxizität; außerdem kam es bei der intravenösen Applikationsform zu mehr Neutropenien.

Die Zukunft wird zeigen, ob diese Resultate reproduzierbar sind und ob auch bei längerem Follow-up ein Vorteil zu sehen ist. Es ist in nächster Zeit damit zu rechnen, daß die Effektivität der beim primären Ovarialkarzinom zur Verfügung stehenden Zytostatika (inklusiv der Taxane) vermehrt auch intraperitoneal evaluiert werden muß. Insbesondere bei Patientinnen ohne oder mit sehr kleinem postoperativen Tumorrest könnte die intraperitoneale Applikationsform in der Primärtherapie des Ovarialkarzinoms eine bedeutende Rolle spielen.

9.8.5
Prätherapeutische In-vitro-Chemosensibilitäts-testungen

Die Tatsache, daß die meisten Chemotherapeutika ohne prätherapeutische Überprüfung ihrer Wirksamkeit bei der individuellen Patientin appliziert werden, erstaunt. In der Onkologie werden laufend neue Prognosefaktoren für die verschiedenen Erkrankungen entdeckt. Betrachtet man diese Entwicklung aus klinischer Sicht kritisch, so muß man feststellen, daß relativ wenige dieser Prognosefaktoren beim Ovarialkarzinom die Therapieentscheidungen beeinflussen. Klinisch mangelt es somit an prädiktiven Faktoren, die das Ansprechen auf eine spezifische Therapie voraussagen können. Eine gute onkologische Therapie verlangt u. a. die Verhinderung unwirksamer Behandlungen. Eine gute chemotherapeutische Behandlung beim Ovarialkarzinom verlangt somit auch die Verhinderung der Gabe unwirksamer Zytostatika. Die präklinische Testung von Zytostatika ist in einer Reihe von In-vitro-Tests vor allem an Zellinien relativ leicht möglich. Die Testung von wirksamen Substanzen am Frischtumor einer Patientin ist sehr viel schwieriger. Zur Zeit fällt der klinisch-onkologisch tätige Arzt die Therapieentscheidung auf empirischer Basis. Diese Art der Therapie hat den Nachteil, daß es zunächst ungewiß bleibt, ob der zu behandelnde Tumor dem gegebenen Zytostatikum gegenüber sensibel ist und daß im Falle einer schlechten Sensibilität unnötige Nebenwirkungen, der Verlust an Lebensqualität und hohe Kosten in Kauf genommen werden müssen. Der potentielle Wert einer prätherapeutischen Einschätzung der Chemosensibilität beim Ovarialkarzinom ist schon lange bekannt. Die Resultate der bis heute vorgestellten Tests und die Akzeptanz bei den Klinikern enttäuschten jedoch. Probleme bei der Entwicklung und Etablierung eines In-vitro-Assays mit guter Sensibilität und Spezifität bzw. prädiktivem Wert in vivo waren die geringe Verfügbarkeit bzw. Rate der erfolgreichen Tests. Außerdem ergaben sich Schwierigkeiten durch schlechte Angehraten, die Heterogenität der Tumorsubpopulationen, die Chemoresistenz, die fragliche Rolle des Clonogenic-Assays und die Einseitigkeit bestimmter Tests, nur die Resistenz auf ein Zytostatikum und nicht die Resistenz und Sensibilität zu bestimmen. In den letzten 5–10 Jahren sind neue, sog. Drittgenerationsassays entwickelt worden

wie beispielsweise der ATP-cell-viability-Assay. Dieser basiert auf dem Nachweis des Adenosintriphosphats (ATP), dem primären Energiespender der Zelle. Mittels einer Enzymreaktion wird das vorhandene ATP bzw. die entstehende Lumineszenz gemessen. Das Testergebnis stellt einen direkten Parameter für das Zellüberleben bzw. für die Chemosensibilität dar. Mit dem ATP-cell-viability-Assay liegt heute eine Methode vor, die in präklinischen und klinischen Studien in den USA und Europa mehrfach erfolgreich angewandt wurde. In der Schweiz läuft eine randomisierte SAKK-Studie beim fortgeschrittenen Ovarialkarzinom, die untersucht, ob das progressionsfreie Intervall dank dem Einsatz der In-vitro-Chemosensibilitätstestung verlängert werden kann. Nur solche Studien können den klinischen Wert dieser prinzipiell sinnvollen Methode abschließend bewerten.

In Tabelle 9.16 sind die neben der Chemosensibilitätstestung heute am meisten erforschten und klinisch einsetzbaren Therapieoptionen aufgezeigt: Wird nicht der Weg der Individualisierung eingeschlagen, so kann die Dosiserhöhung bis hin zur Hochdosischemotherapie klinisch auf ihren Nutzen geprüft werden. Viele klinische Forschungsprojekte, u. a. auch in Deutschland, beschäftigen sich außerdem mit dem optimalen Einsatz von Paclitaxel (Taxol) bei der Primärtherapie des Ovarialkarzinoms. Die Vor- und Nachteile der einzelnen Ansätze sind in der Tabelle 9.16 dargestellt.

9.8.6
Sekundäres Debulking

Der Begriff „sekundäres Debulking" soll ausschließlich für diejenigen Patientinnen reserviert sein, bei denen bereits ein „primäres Debulking" durchgeführt worden war. Wir trennen vom sekundären Debulking jene Gruppe von primär inoperablen Patientinnen ab, bei denen erst nach erfolgter Chemotherapie ein Debulking erfolgt (Intervalldebulking). Die letztere Gruppe wurde im Rahmen der EORTC-Studie genauer untersucht. Van der Burg (1995) konnte zeigen, daß ein Debulking nach einer Induktionschemotherapie mit 3 Zyklen das Überleben der Ovarialkarzinompatientinnen signifikant verlängert.

Das Ziel des sekundären Debulkings hingegen liegt in einer erneuten, möglichst vollständigen Tumorreduktion im Retro- und Intraperitonealraum nach primärer möglichst vollständiger Debulkingoperation. Patientinnen, bei denen ein sekundäres Debulking durchgeführt wird, können in 2 Hauptgruppen gegliedert werden, in klinische Nonresponder und in Responder.

Tabelle 9.16. Vor- und Nachteile der neuen und zukünftigen Therapieoptionen beim fortgeschrittenen Ovarialkarzinom. [Köchli 1996]

Therapie	Vorteile	Nachteile
Paclitaxelhaltige Kombinationen	Relativ einfaches Studiendesign möglich Dank Unterstützung der Industrie große Studien relativ schnell möglich Effektiv	Teuer
Hochdosischemotherapie	Sehr hohe Remissionen zu erwarten	Sehr teuer Relativ hohe Morbidität und auch Mortalität
Individuelle Chemosensibilitäts-testung	Individuelle Testung der Chemosensibilität in vitro mit guter klinischer Korrelation dank der neuen Drittgenerationsassays Kostensenkung, weil teure Zytostatika nur dann gegeben werden sollen, wenn auch wirklich eine individuell bessere Sensibilität besteht	Ideale Kooperation zwischen Operateur, Pathologen, Labor und Onkologen nötig. Wenig Unterstützung durch die Industrie, derzeit noch Fehlen von Ergebnissen aus randomisierten Studien

■ *Nonresponder.* Dazu gehören Patientinnen mit primärer Zytoreduktion, die unter der First-line-Chemotherapie klinisch eine Progression oder keine Veränderung der Erkrankung zeigen.

■ *Responder.* Hierbei handelt es sich um:

● Patientinnen mit primärer Zytoreduktion und Chemotherapie, bei denen klinisch Tumorfreiheit besteht („no evidence of disease"). Bei einer Second-look-Operation (SLO) wird jedoch ein Rezidiv gefunden.

● Patientinnen mit primärer Zytoreduktion und Chemotherapie, bei denen der Remissionsgrad klinisch unsicher ist. Bei der SLO wird eine partielle Remission gefunden.

● Patientinnen mit primärer Zytoreduktion, First-line-Chemotherapie und SLO mit kompletter Remission, die erst im weiteren Verlauf klinisch ein Rezidiv zeigen (Spätrezidiv).

Bei der Interpretation der Therapieresultate der vorliegenden Studien ist zu erwähnen, daß es auch heute noch keine publizierten Daten aus prospektiven Untersuchungen zu diesem Thema gibt. Die Kenntnis der Biologie und der Tumorkinetik dieser Erkrankung legt jedoch nahe, daß eine erneute aggressive Zytoreduktion in Kombination mit einer effektiven Second-line-Chemotherapie das Überleben der Patientinnen verlängern kann. Das progressionsfreie Intervall und das Gesamtüberleben lagen in mehreren Studien bei 14–16 bzw. 23–25 Monaten, sofern eine aggressive First- und Second-line-Therapie inklusive sekundärem Debulking zur Anwendung kam [Podratz 1994]. Es scheint, daß das Grading, das Alter und die Größe des Resttumors bei der sekundären Operation die entscheidenden Größen darstellen. Nimmt man an, daß eine 2,5 cm im Durchmesser

messende Läsion auf 5 mm zytoreduziert wird, so kann berechnet werden, daß etwa 6 Dopplungszeiten nötig sind, um den Tumor wieder auf die ursprüngliche Größe wachsen zu lassen. Nimmt man eine Dopplungszeit von 50–90 Tagen und keinen wesentlichen Effekt der Second-line-Therapie an, so läßt sich berechnen, daß sich daraus eine Lebensverlängerung von 6–18 Monaten ergibt.

Von einem „sekundären Debulking" profitieren wahrscheinlich diejenigen Patientinnen am meisten, die mit klinischer Tumorfreiheit („no evidence of disease") zur SLO kommen. Anläßlich dieser Operation wird dann ein Debulking bis zu einem Resttumor von etwa ≤5 mm ohne zu große Zusatzeingriffe, die die Morbidität erhöhen würden, versucht. Diese Patientinnen können auch, wie früher gezeigt, einer erneuten Chemotherapie, sei es i.v. oder i.p. zugeführt werden. Eine Studie bei einem anderen Kollektiv zeigte, basierend auf einer Achtjahreserfahrung bei Patientinnen, die auf eine First-line-Therapie nicht angesprochen hatten, daß in dieser Gruppe hingegen nur wenige von einem sekundären Debulking tatsächlich profitieren. Vielmehr ist dieses Vorgehen bei diesem Kollektiv mit erhöhter Morbidität und verlängerten Hospitalisationszeiten verbunden [Morris et al. 1989]. Eine der ersten Studien, die sich mit dem Überleben nach sekundärer Zytoreduktion auseinandergesetzt hat, kam zu dem Schluß, daß Patientinnen für diesen Eingriff sehr sorgfältig ausgewählt werden sollten [Berek et al. 1983a]. Dieser Grundsatz gilt noch bis heute.

Der Allgemeinzustand und das Alter der Patientin sollten bei der Auswahl für ein sekundäres Debulking immer mitberücksichtigt werden. Auch andere Studien zur Frage einer sekundären Zytoreduktion zeigten ähnliche Resultate [Janisch et al. 1989; Wiltshaw et al. 1985; Podratz et al. 1985; Maggino et al. 1983; Hoskins 1989; Meier 1993].

Zusammenfassend erscheint die Selektion von Patientinnen für ein sekundäres Debulking von großer Bedeutung. Ebenso sollte das sekundäre Debulking nur als Bestandteil einer möglicherweise erfolgreichen Second-line-Therapie gesehen werden. Wie von Podratz (1994) dargestellt, wird in der Literatur das sekundäre Debulking jedoch auch durchaus kritisch betrachtet. Das Problem besteht darin, daß oft zu kleine Kollektive analysiert wurden und das Studiendesign oft nicht auf diese Fragestellung ausgerichtet war, was die retrospektive Interpretation erschwert.

9.8.7
Second-line-Therapie

Bei der Second-line-Therapie sind noch viele Fragen offen. Es fehlt an Daten, die die Überlegenheit einer spezifischen Therapie gegenüber einer anderen klar beweisen.

So ist beispielsweise der Einsatz einer Chemotherapie in der Second-line-Therapie nicht unumstritten, klinisch aber oft notwendig. Es wurde beispielsweise noch nie randomisiert gezeigt, daß eine Chemotherapie einer Hormontherapie (z.B. Tamoxifen oder GnRH-Analoga) im Second-line-Ansatz tatsächlich überlegen ist, obwohl indirekte Daten dafür sprechen. Diese Fragestellung wird z.Z. in Deutschland untersucht. Im Rahmen klinischer Studien wurden bzw. werden vor allem die im folgenden angeführten Therapiemöglichkeiten geprüft.

Intravenöse Chemotherapie
Wie im Kap. 9.4.1 weiter ausgeführt, können Kombinationschemotherapien oder Monotherapien je nach Situation verwendet werden. Derzeit wird eine ganze Reihe neuer Medikamente beim Ovarialkarzinom in Phase-I- oder Phase-II-Studien klinisch getestet:

- Gemcitabine,
- CPT 11,
- Pyrazoloacridin,
- 9-Aminocampthotecin,
- Flavoperidol,
- PSC-833,
- Oxaliplatin,
- UCN-01 u.a.

Perorale Zytostatikagabe
Außerdem laufen Studien, bei denen relativ weniger toxische Medikamente wie z.B. Treosulfan in der Second-line-Therapie eingesetzt werden. Dabei wird auch die Lebensqualität der Patientinnen in dieser Krankheitsphase mitberücksichtigt (s. Kap. 9.4.1 und 9.5). Von der GOG wird in der Studie 126-C die Gabe von Hexamethylmelamin untersucht. Außerdem sind erste Studien mit der peroralen Form von Topotecan angelaufen.

Intraperitoneale Chemotherapie
In einigen vor allem von der GOG initiierten Studien wurde beim Ovarialkarzinom in der Second-line-Therapie das Ansprechen auf intraperitoneale Zytostatika untersucht. Dabei wurden nur Patientinnen mit primär inkompletter Remission, die bei der SLO dokumentiert worden war, eingeschlossen. Zusätzlich wurden minimale Residualtumoren von ≤ 1 cm gefordert. Diese Resttumoren konnten entweder primär oder nach sekundärem Debulking den erforderlichen Durchmesser aufweisen.

Folgende Therapieschemata wurden über 8 Zyklen angewendet (Studienprotokolle 102 B–G):

- *102 B:* Cisplatin: 100 mg i. p., und 5-FU: 2 000 mg i.p.
- *102 C:* Cisplatin: 50 mg i. p., und Interferon-α2: 25 Mio. IE i. p.
- *102 F:* Interferon-α2: 25 Mio. IE i. p.
- *102 G:* Cisplatin i. p. und Etoposid i. p. (VP-16).

Die Langzeitresultate dieser erst vor kurzem abgeschlossenen Studien liegen noch nicht vor. Von der GOG wird aktuell vor allem das Protokoll 151 mit i. p. gegebenem Paclitaxel untersucht: 60 mg/m² i.p. einmal pro Woche für insgesamt 16 Wochen. Die geforderte Resttumorgröße liegt bei maximal 0,5 cm.

Die Substanzen werden bei der i. p.-Gabe mittels eines intraperitonealen Port-a-cath-Systems appliziert. Neuere, einfachere Darreichungsformen und mehr Wissen und Erfahrungen haben die i. p.-Therapie in jüngster Zeit zunehmend attraktiv gemacht. Bis heute hat sich vor allem Cisplatin unter allen intraperitoneal eingesetzten Zytostatika als am effektivsten erwiesen [Brenner 1986; Hacker 1987]. Die häufig auftretende Hypomagnesiämie muß oft korrigiert werden, daneben sind die üblichen Vorsichtsmaßnahmen zur Verhinderung vor allem einer Nephrotoxizität ähnlich der i. v.-Applikation zu beachten (s. Kap. 9.4.1).

Studien mit u. a. „biologic response modifiers" (BRM), toxin- oder zytostatikakonjugierten monoklonalen Antikörpern werden weiter durchgeführt, haben allerdings bis heute klinisch im Rahmen der intraperitonealen Therapie eher enttäuscht.

Hormontherapie
Die besten Resultate werden von den Antiöstrogenen wie z. B. Tamoxifen berichtet. Die GOG untersuchte bis vor kurzem den Einsatz von Tomudex in der Second-line-Therapie (GOG-Studie 146 B). Andere Hormonstudien sind gegenwärtig bei der GOG nicht ak-

tiviert. Auf den möglichen Einsatz der GnRH-Analoga wurde hingewiesen (s. auch Kap. 9.5.3).

Therapieansätze aus der experimentellen Onkologie

Neue Therapien ergeben sich aus der Erforschung von Angiogenesehemmern, antimetastatischen Medikamenten und Stoffen mit hemmender Wirkung auf die Signaltransduktion. Ferner ist eine direkte Antitumorwirkung von monoklonalen Antikörpern möglich. So sind z.B. erste klinische Versuche mit dem Einsatz von anti-her-2/neu bereits im Gange.

Abschließend kann festgehalten werden, daß die aktuellen Möglichkeiten der Second-line-Therapie noch nicht befriedigen können. Es gilt als weitgehend akzeptiert, daß eine Second-look-Operation nur dann durchgeführt werden sollte, wenn daraus auch direkte Konsequenzen zu ziehen sind. Letztere hängen jedoch stark von den Möglichkeiten der Second-line-Therapie ab. Darauf ist bei der Diskussion über die Second-look-Operation zu achten.

Konsolidierungstherapien

Konsolidierungstherapien sollten, von der eigentlichen Second-line-Therapie abgegrenzt werden. Sie sind als experimentell zu betrachten und haben bis heute keinen festen Platz in der Therapie des Ovarialkarzinoms gefunden, obwohl es sehr wünschenswert wäre, die Patientinnen mit einer Komplettremission bei der SLO dauerhaft heilen zu können. In den vergangenen Jahren wurden vor allem die Ganzabdomenbestrahlung und die intraperitoneale Radioisotopeninstillation untersucht [Goldhirsch et al. 1988; Whelan et al. 1989; Dembo 1989b] (GOG-Protokoll Nr. 93: Intraperitoneale ^{32}P-Gabe vs. Observation). Ein großes Problem bei der Ganzabdomenbestrahlung besteht darin, daß die Toleranz gegenüber einer Strahlentherapie erstens durch den operativen Eingriff (SLO) und zweitens nach einer Chemotherapie erniedrigt ist. Letztere verursacht fast immer eine Knochenmarkvorschädigung, die dazu führt, daß erhebliche Toxizitäten auftreten bzw. die Gabe der notwendigen Dosis oft unmöglich ist.

Die Zukunft wird zeigen, inwiefern neue Therapieansätze, wie z.B. die photodynamische Therapie (PDT) und GnRH-Analogagabe zur Konsolidierung geeignet sind.

9.8.8
Borderlinemalignität

Der histopathologische Begriff Borderlinetumor, obwohl am meisten benutzt, hat immer wieder zu Mißverständnissen geführt. Die WHO-Klassifizierung schlug den Begriff „carcinoma of low malignant potential" vor. Es ist zu betonen, daß diese Tumorgruppen maligne Potenzen aufweisen, obwohl sie sich viel weniger aggressiv verhalten. Sie haben jedoch, sofern Tumoren mit invasiven Implantaten ausgeschlossen werden, eine gute Prognose, obwohl auch Rezidive nach langem Follow-up bekannt sind [Scully 1987, 1988; Pfleiderer 1984; Colgan u. Norris 1983]. Eine lange Nachsorge (> 10 Jahre) ist deshalb notwendig.

Folgende Punkte sind zu beachten:

- Das typische Alter von Patientinnen mit Borderlinetumoren liegt zwischen 40 und 44 Jahren.
- Laut der bekannten SEER-Analyse liegt die Inzidenz bei 2/100 000 Frauen pro Jahr.
- Das Risiko einer malignen Transformation ist sehr gering und liegt bei etwa 1%.
- Die meisten Fälle sind auf ein Ovar beschränkt.
- Seröse Low-malignant-potential-Tumoren (LMPT) sind in 30% der Fälle doppelseitig.
- Im Gegensatz zu den invasiven Ovarialkarzinomen werden Boderlinefälle in 80–90% der Fälle in den Stadien I und II diagnostiziert.
- Es kann zu Herden im Peritoneum kommen. Über die Herkunft und Entstehungsart dieser peritonealen Ablagerungen herrscht noch Unklarheit. Sie sind zu 40% benigne (Endosalpingiose). Die drüsigen Herde im Peritoneum können auch Atypien aufweisen. Dabei werden nichtinvasive von invasiven Herden unterschieden [Fox 1987; Scully 1987]. Diese invasiven Herde im Peritoneum scheinen ein schlechter prognostischer Faktor zu sein. In diesen Fällen muß die Behandlung wie beim invasiven Karzinom durchgeführt werden. Die heutige Problematik besteht vor allem in der Unterscheidung von invasiven und nichtinvasiven Herden. Bei nichtinvasiven Herden im Peritoneum ist die Prognose gut [Colgan u. Norris 1983].

Der wichtigste Teil der Therapie ist – unabhängig vom Stadium – die Chirurgie. Eine fertilitätserhaltende Operation ist möglich, wenn die 3 folgenden Fragen bejaht werden können [Pfleiderer 1988]:

1. Stimmt die histologische Diagnose?
2. Ist der Tumor in seiner ganzen Ausbreitung vollständig entfernt?
3. Sind alle entfernten Tumoren auch sorgfältig histologisch untersucht worden, und wurde eine Second opinion zur histologischen Diagnose eingeholt?

Wird eine fertilitätserhaltende Operation durchgeführt, so muß diese ein sorgfältiges Staging beinhalten. Eine Nachoperation nach abgeschlossener Familienplanung wurde empfohlen [Käser 1985; Smith 1980].

Bei abgeschlossener Familienplanung wird die chirurgische Therapie bzw. das Staging wie bei einem invasiven Ovarialkarzinom durchgeführt, zumal die

Beurteilung von Borderlinefällen im Schnellschnitt äußerst schwierig ist und in der definitiven Histologie ihre Diagnose z. T. revidiert werden muß.

Die adjuvante Therapie gab schon vor geraumer Zeit Anlaß zu Diskussionen [Julian u. Woodruff 1972]. In letzter Zeit hat sich jedoch die Anzahl der Berichte gemehrt, daß bei nichtinvasiven Herden keine adjuvante Therapie nötig ist [Colgan 1983; Fox 1987; Scully 1987; Trimble et al. 1994]. In den letzten Jahren hat sich die Meinung durchgesetzt, daß eine Chemotherapie nur bei Tumoren mit peritonealer Aussaat und invasivem Wachstum und/oder bei Progredienz nötig ist [Creasman et al. 1982; Kjorstad u. Abeller 1983; Scully 1988; Trimble et al. 1994]. Im 1994 veröffentlichen Konsensusbericht über das Ovarialkarzinom wird vermerkt, daß es z. Z. keine Anhaltspunkte dafür gibt, daß eine adjuvante Therapie entweder das krankheitsfreie Intervall oder das Gesamtüberleben verändert [NIH-Konsensus 1994; Köchli 1994]. Trotzdem wird vor allem auf tumorbiologischer Ebene weitergeforscht. Der Ploidiegrad scheint beispielsweise in der Differentialdiagnose und für die Prognose der Borderlinetumoren von großer Bedeutung zu sein.

Folgende Parameter scheinen prognostisch wichtig, obwohl bisher noch keine dieser Bestimmungen in der Routine empfohlen werden kann:

- Bestimmung der Ploidie.
- Rezeptorenbestimmung: Progesteronrezeptoren, Insulin-like growth factor, EGFR, Somatostatinrezeptor.
- Gehalt an „tumor-infiltrating lymphocytes" (TIL).
- Onkogen bzw. Tumorsuppressorgenexpression: c-myc, K-ras und p53.
- Genetische Veränderungen: Allelverlust auf Chromosom 17p und 17q, „loss of heterozygosity".

Zukünftige Studien mit prospektiver Bestimmung dieser Faktoren sollten in der Lage sein abzuschätzen, welche dieser Bestimmungen in der Routine für die Differentialdiagnose und/oder Therapie von klinischer Bedeutung sind.

9.8.9
Laparoskopische Operationen beim Ovarialkarzinom

Weltweit haben in den letzten Jahren die laparoskopischen Eingriffe, insbesondere im Adnexbereich, signifikant zugenommen. Unter endoskopisch aktiven Kliniken schien in der Vergangenheit ein großer Optimismus zu bestehen, daß ein endoskopisches Anoperieren von malignen Adnexerkrankungen für die Patientinnen folgenlos sein könne und zudem ein extrem seltenes Ereignis wäre. Kindermann et al. gingen dieser Fragestellung nach und machten an

273 deutschen Frauenkliniken und Abteilungen für Gynäkologie und Geburtshilfe eine Umfrage. Von den 127 antwortenden Kliniken berichteten 60 % über eigene Erfahrungen bei 292 Parientinnen mit Ovarialkarzinom, Tubenkarzinom, Borderlinetumor, Dysgerminom und malignem Teratom. In der ganz überwiegenden Mehrzahl wurde dabei endoskopisch „offen" mit dem Tumor intraabdominal umgegangen, also durch Eröffnen der Kapsel, Biopsie und Zerkleinern des Tumors, Absaugen des Tumors und Zysteninhaltes, Ausschälen der Zyste oder Adnexektomie sowie anschließende Spülung des Abdomens mit physiologischer Kochsalzlösung gearbeitet. Laut den Untersuchungen von Kindermann et al. wurde bei Ovarialmalignomen im Stadium Ia, also mit intakter Kapsel und ohne Ausbreitung im Abdomen, in nur 6 von 81 Fällen mit der Bergebeuteltechnik versucht, eine Kontamination des Bauchraumes mit Tumorgewebe zu verhindern. Diese Technik schnitt hinsichtlich Impfmetastasen oder intraabdominaler Progression von endoskopisch anoperierten Malignomen deutlich besser ab. Kapselruptur, Tumormorcellement und die damit nicht verhinderbare intraabdominale Kontamination führten in allen Stadien des Ovarialkarzinoms (Stadien Ia–III) bei einem Teil der Patientinnen zu nachweisbaren Implantationen, Metastasen oder Progression. Es zeigte sich auch, daß eine Radikaloperation möglichst schnell nach definitiver Diagnosestellung durchgeführt werden sollte. Auf keinen Fall sollten bis zur definitiven Operation mehr als eine Woche verstreichen. Bei den Stadien Ic–III kam es in 52 % zu Impfmetastasen in den Operationskanälen (Nabel, Unterbauch). Beim Ovarialkarzinom im Stadium Ia und offenem endoskopischem Anoperieren sowie einer Verzögerung von mehr als 8 Tagen kam es in 73 % zu einer bei diesem Zweiteingriff bereits nachweisbaren schnellen Progression, dabei in 53 % zu einem entsprechenden Stadium II und III. Diese erschreckenden Resultate haben in den meisten Zentren dazu geführt, daß heute Ovarialtumoren aus dem Abdomen nur noch mit der Bergebeuteltechnik entfernt werden. Zudem ist es heute üblich, eine schnelle Diagnostik (vorzugsweise Schnellschnittuntersuchung) zu erzwingen, um möglichst schnell die Radikaloperation anzuschließen, falls es sich um einen malignen Ovarialtumor handelt.

9.8.10
Welche neuen Erkenntnisse sind in den nächsten Jahren beim Ovarialkarzinom zu erwarten?

1. Weitere Verbesserung der Bildgebung: Positronenemissionstomographie (PET), MRT mit Verwendung neuer Techniken zur besseren

Auflösung von kleinen Tumoren, Verbesserung der Immunszintigraphie mit Verwendung spezifischer Antikörper, Verbesserung der Tumordiagnostik unter Einsatz der Photodynamik.

2. Definition des therapeutischen Nutzens der retroperitonealen Lymphadenektomie beim fortgeschrittenen und frühen Ovarialkarzinom.

3. Bessere Kenntnisse über den optimalen Einsatz der Taxane insbesondere bei den Frühstadien des Ovarialkarzinoms.

4. Optimale Applikationsform der Zytostatika, insbesondere genaue Kenntnisse über den idealen Einsatz der intraperitonealen Gabe der Platin- und Taxansubstanzen.

5. Verbesserung unserer Kenntnisse über Möglichkeiten und Sinn von tolerablen Konsolidierungstherapien nach negativem Second-look.

6. Kenntnisse über den optimalen Einsatz protektiver Substanzen in der Chemotherapie beim Ovarialkarzinom.

7. Kenntnisse über die genauen Indikationen der Hochdosischemotherapie und Immuntherapie beim fortgeschrittenen Ovarialkarzinom.

8. Besseres Verständnis und optimaler klinischer Einsatz der Wachstumsfaktoren.

9. Kenntnis über den Stellenwert der prätherapeutischen Chemosensibilitätstestungen mittels neuer Drittgenerationsassays wie dem ATP-cell-viability-Assay.

10. Besseres Verständnis der biochemischen und molekularbiologischen Parameter als Prognosefaktoren und prädiktiven Faktoren für das Ansprechen auf eine spezifische Therapie: p53, erbB2 und andere Onkogene, Steroidrezeptoren und EGFR, Ploidie und S-Phase, Proteasen sowie Angiogenesefaktoren (z. B. VEGF).

Literatur

Aabo K, Peedersen AG, Hald I, Dombernowky P (1982) High-dose medroxyprogesteron-acetate in advanced chemotherapy-resistant ovarian carcinoma: a phase II study. Cancer Treat Rep 66:407

Alberti W, Bamberger M, Schulz U (1984) Granulosazelltumoren. Ergebnisse der postoperativen Bestrahlung. Dtsch Med Wochenschr 109:750–752

Alberts D, Green S, Hannigan E et al. (1989) Improved efficacy of carboplatin/cyclophosphamide versus cisplatin/cyclophosphamide: preliminary report of a phase III, randomized trial in stages III–IV, suboptimal ovarian cancer. Proc Am Soc Clin Oncol 8:151

Alberts DS, Liu PY, Hannigan EV et al. (1995) Phase III study of intraperitoneal cisplatin and intravenous cyclophosphamide vs intravenous cisplatin and intravenous cyclophosphamide in patients with optimal disease stage III ovarian cancer: a SWOG-GOG-ECOG Intergroup study (Int 0051). Am Soc Clin Oncol, Abstr 760

Alberts DS, Liu PY, Hannigan EV et al. (1996) Intraperitoneal cisplatin plus intravenous cyclophosphamide versus intravenous cisplatin plus intravenous cyclophosphamide for stage III ovarian cancer. N Engl J Med 335: 1950–1955

Annual Report (1982) Results of treatment in gynecological cancer, vol 18. Radiumhemmet, Stockholm

Averette HE, Lovecchio JL, Townsend PA, Sevin BU, Girtanner RE (1983) Retroperitoneal lymphatic involvement by ovarian cancer. In: Grundmann E (ed) Carcinoma of the ovary. Fischer, Stuttgart, p 101 (Cancer campaign, vol 7)

Bast RC jr, Berek IS, Obrist R et al. (1983) Intraperitoneal immunotherapy of human ovarian carcinoma with corynebacterium parvum. Cancer Res 43:1395

Baum RP, Hertel A, Hör G (1989) Immunszintigraphische Diagnostik in der Nachsorge gynäkologischer Karzinome. Gynäkologe 22:33

Behrens BC, Hamilton TC, Masuda H et al. (1987) Characterization of a cis-diamminedichoroplatinum(II)-resistant human ovarian cancer cell line and its use in evaluation of platinum analogs. Cancer Res 47:414–418

Berek JS (1989a) Epithelial ovarian cancer. In: Berek IS, Hacker NF (eds) Practical gynecologic oncology. Williams & Wilkins, Baltimore, pp 327–364

Berek JS (1989b) Nonepithelial ovarian and tubal cancer. In: Berek JS, Hacker NF (eds) Practical gynecologic oncology. Williams & Wilkins, Baltimore, pp 365–390

Berek JS, Hacker NF, Lagasse LD, Nieberg RK, Elashoff RM (1983a) Survival of patients following secondary cytoreductive surgery in ovarian cancer. Obstet Gynecol 61: 189–193

Berek IS, Hacker NF, Lagasse LD (1983b) Ovarian and fallopian tube cancer. In: Haskell CM (ed) Cancer treatment, 2nd edn. Saunders, Philadelphia, pp 409–429

Berek JS, Knapp R, Hacker NF et al. (1985) Intraperitoneal immunotherapy of epithelial ovarian carcinoma with corynebacterium parvum. Am J Obstet Gynecol 152:1003

Berek IS, Hacker NF, Lichenstein A et al. (1989) Intraperitoneal recombinant alphainterferon for „salvage" immunotherapy in stage III epithelial ovarian cancer: a Gynecologic Oncology Group study. Cancer Res 45:4447

Berqvist A, Kullander S, Thorell J (1981) A study of estrogen and progesterone cytosol receptor concentration in benign and malignant ovarian tumors and a review of malignant ovarian tumors treated with medroxy-progesterone acetate. Acta Obstet Gynecol Scand [Suppl] 101:75

Bianchi UA et al. (1986) New trends in treatment of ovarian dysgerminomas. Soc Gynecol Oncol 6:6 [Abstr]

Björkholm E, Silfverswärd C (1980) Granulosa- and theca-cell tumors. Incidence and occurrence of second primary tumors. Acta Radiol 19:161–167

Blaustein RL (1977) Blaustein's pathology of the female genital tract. Springer, Berlin Heidelberg New York

BodennerDL, Dedon PC, Keng PC et al. (1986) Selective protection against cisdiammminedichoroplatinum(II)-induced toxicity in kidney, gut, and bone marrow by diethyldithiocarbamate. Cancer Res 46:2751–2755

Brenner DE (1986) Intraperitoneal chemotherapy. a review. J Clin Oncol 4:1135–1147

van der Burg MEL, van Lent M, Buyse M et al. (1995) The effect of debulking surgery after induction chemotherapy on the prognosis in advanced epithelial ovarian cancer. N Engl J Med 332:629–634

Burghardt E, Lahousen M (1988) Ovarialkarzinom und Lymphadenektomie. In: Hepp H, Scheidel P, Monaghan JM (Hrsg) Lymphadenektomie in der gynäkologischen Onkologie. Urban & Schwarzenberg, München, S 109–114

Burghardt E, Winter E (1989) The effect of chemotherapy on lymph node metastases in ovarian cancer. In: Burghardt E, Monaghan JM (eds) Operative treatment of ovarian cancer. Baillière Tindall, Eastbourne, pp 161–171 (Baillière's clinical obstetrics and gynaecology, vol 31)

Burghardt E, Pickel H, Stettner H (1984) Management of advanced ovarian cancer. Eur J Gynecol Oncol 3:155–159

Burghardt E, Hepp H, Scheidel P, Kuhn W, Sevin BHU (1988) Umfrage Lymphonodektomie beim Ovarialkarzinom. Gynäkol Prax 12:709–714

Burghardt E, Lahousen M, Stettner H (1989) The significance of pelvic and para-aortic lymphadenectomy in the operative treatment of ovarian cancer. In: Burghardt E, Monaghan JM (eds) Operative treatment of ovarian cancer. Baillière Tindall, Eastbourne, pp 157–165 (Baillière's clinical obstetrics and gynaecology, vol 311)

Burghardt E, Girardi F, Lahousen M, Tamussino K, Stettner H (1991) Patterns of pelvic and paraaortic lymph node involvement in ovarian cancer. Gynecol Oncol 40:103–106

Caffier H, Crombach G, Kaufmann M, Kreienberg R (1987) CA 125 im Serum. Secondlook-Befunde und Langzeitprognose des Ovarialkarzinoms. In: Greten H, Klapdor R (Hrsg) 4. Hamburger Symposium über Tumormarker. Thieme, Stuttgart, S 393

Camlibel FT, Caputo TA (1983) Chemotherapy of granulosa cell tumors. Am J Obstet Gynecol 145:763

Casper E, Kelsend A, Alcock N et al. (1983) IP Cis-platin in patients with malignant ascites: pharmacokinetic evaluation and comparison with the IV route. Cancer Treat Rep 67:235

Chen SS, Lee L (1983) Incidence of para-aortic lymph node metastasis in epithelial carcinoma of the ovary. Gynecol Oncol 16:95–100

Christian MC, Trimble EL (1994) Salvage chemotherapy for epithelial ovarian carcinoma. Gynecol Oncol 55:143–150

Cohen CJ (1985) Surgical considerations in ovarian cancer. Semin Oncol 12 [Suppl 4]:53–56

Colgan TJ, Norris HJ (1983) Ovarian epithelial tumors of low malignant potential: a review. Int J Gynecol Pathol 1:367–382

Colombo N, Sessa C, Landoni F, Sartori E, Pecorelli S, Mangioni C (1986) Cisplatin, vinblastine and bleomycin combination chemotherapy in metastatic granulosa cell tumor of the ovary. Obstet Gynecol 67: 265

Conte PF, Bruzzone M, Chiara S et al. (1987) A randomized study comparing carboplatin (CBDCA), doxorubicin (DX) and cytoxan (C) (CAC) versus cis-platin (CDDP), doxorubicin and cytoxan (PAC) in stage III–IV epithelial ovarian cancer. Proc Am Soc Clin Oncol 7:118

Creasman WT, Park R et al. (1982) Stage I borderline ovarian tumors. Obstet Gynecol 59:93

Davy M (1983) The role of isotopes in the treatment of ovarian cancer. In: Bender HG, Beck L (eds) Carcinoma of the ovary. Fischer, Stuttgart, pp 243–248 (Cancer campaign, vol 7)

Decker DG, Flemming TR, Malkasian GD et al. (1982) Cyclophosphamide plus cis-platinum in combination: treatment program for stage III or IV ovarian carcinoma Obstet Gynecol 60:481

Delclos L, Wharton JT, Fletcher GH, Rudledge F, Sampiere V (1983) Limitations of abdominal irradiation in the treatment of ovarian carcinomas: The U.T.M.D. Anderson Hospital experience. In: Bender HG, Beck L (eds) Carcinoma of the ovary. Fischer, Stuttgart, p 231 (Cancer campaign, vol 7)

Delgado G, Oram DH, Petrilli EG (1984) Stage III epithelial ovarian cancer: the role of maximal surgical reduction. Gynecol Oncol 18:290–297

Dembo AJ (1984) Radiotherapeutic management of ovarian cancer. Semin Oncol 11: 238

Dembo AJ (1985) Abdominopelvic radiotherapy in ovarian cancer. Cancer 55:2285

Dembo AJ (1989a) The ovary. In: Moss WT, Cox (eds) Radiation oncology. Mosby, St. Louis, pp 581–596

Dembo AJ (1989b) Sequential combined modality therapy: how sound? Oncol J Club 1:15–16

Dembo AJ, Bush RS, Beale FA, Bean HA, Pringle JF, Sturgeon J, Reid JF (1989) Ovarian carcinoma: improved survival following abdominopelvic irradiation in patients with a completed pelvic operation. Am J Obstet Gynecol 134:793

De Vita V (1983) The relationship between tumor mass and resistance to chemotherapy. Cancer 51:1209–1220

DeVita VT (1997) Principles of cancer management: chemotherapy. In: DeVita VT, Hellman S, Rosenberg SA (eds) Cancer: principles and practice of oncology, 5th edn. Lippincott Raven, Philadelphia, pp 333–347

Di Re F, Fontanelli R, Raspagliesi F, Di Re E (1989) Pelvic and paraaortic lymphadenectomy in cancer of the ovary. In: Burghardt E, Monaghan JM (eds) Operative treatment of ovarian cancer. Baillière Tindall, Eastbourne, pp 131–142 (Baillière's clinical obstetrics and gynaecology, vol 3/1)

Dimpfl T, Stumpfe M, Maassen V et al. (1994) Lymphozelen und Komplikationen nach pelviner/paraaortalen Lymphadenektomie in Abhängigkeit vom Verschluß des Peritoneums. Geburtshilfe Frauenheilk 54:233–236

DiSaia PJ, Creasman WT (1989) Germ cell, stromal, and other ovarian tumors. In: DiSaia PJ, Creasman WT (eds) Clinical gynecologic oncology. Mosby, St. Louis, pp 417–449

Dittrich C, Sevelda P, Baur M, Vavra N. SaIzer H (1989) Carboplatin/etoposide as first line and second line treatment in patients with ovarian carcinoma. Proc Am Soc Clin Oncol 8: 623

Durant JR (1987) Immunotherapy of cancer. The end of the beginning? N Engl J Med 316:939

Edmonson JH, McCormack GM, Wieand et al. (1988) Comparison of cyclophosphamide and carboplatin versus cyclophosphamide and cisplatin in stage III and IV ovarian carcinoma. Proc Am Soc Clin Oncol 7:137

Einhorn N (1982) Current concepts in cancer. Ovary: management of stage I and II disease. The place of adjuvant chemotherapy in early stages. Int J Radiat Oncol Biol Phys 8:257

Einhorn LH, Donohue JP (1977) Cis-diamminedichloroplatinum, vinblastine and bleomycin combination chemotery in disseminated testicular cancer. Ann Intern Med 87: 293–298

Evans AF, Gaffey TA, Malkasian GD et al. (1980) Clinicopathologic review of 118 granulosa and 82 theca tumors. Obstet Gynecol 55:231–236

Fenelly JJ (1982) Role of treosulfan with and without cis-platin in ovarian carcinoma. In: Therapie des fortgeschrittenen Ovarialkarzinoms mit Treosulfan-Löwens. Symposium Hannover/Karlsruhe

Fenelly JJ et al. (1983) Role of second look procedures in evaluating combined treosulfan and cis-platinum in ovarian carcinoma. Int Congr of Chemotherapy, Vienna

Fitzgerald DJ, Willingham MC, Pastan I (1986) Antitumor effects of an immunotoxin made with pseudomonas exotoxin in a nude mouse model of human ovarian cancer. Proc Natl Acad Sci USA 83:6627

Fox H (1987) Borderline tumours of the ovary. In: 2nd Int IST Symposium "Multimodal treatment of ovarian cancer". Genua, Sept 24–26 1987, Ref A-13

Friedberg V (1988) Indikationen und operatives Vorgehen bei der paraaortalen Lymphonodektomie. In: Hepp H, Scheidel P, Monaghan JM (Hrsg) Lymphadenektomie in der gynäkologischen Onkologie. Urban & Schwarzenberg, München, S 49–56

Fruehauf JP, Bosanquet AG (1993) In vitro determination of drug response: a discussion of clinical applications. PPO Updates 12:1

Fujiwara K, Tamada T, Mizutani Y, Hayase R. Kohno 1, Seldba K (1989) Intraperitoneal mitomycin C as first-line treatment of ovarian carcinoma correlated with human tumor clonogenic assay findings. Proc Am Soc Clin Oncol 8:156

Geenwald E, Vogl SE, Seltzer V, Mincer F, Kaplan B, Calanog A (1989) Combined surgery, chemotery and whole abdominal irradiation for advanced ovarian cancer. Proc Am Assoc Cancer Res 22:468

Geisler EH (1985) The use of high-dose megestrol acetate in the treatment of ovarian adenocarcinoma. Semin Oncol 12 [Suppl 1]:20

Gennatas C, Dardoufas C, Karvouni H, Kairi E, Zourlas P (1996) Phase II trial of tamoxifen in patients with advanced epithelial ovarian cancer. Proc ASCO 15:A782

Genton CY (1983) Histopathologie des weiblichen Genitaltraktes. Springer, Berlin Heidelberg New York Tokyo

George M, Kerbat P, Heron JF et al. (1988) Phase I–II study of high-dose carboplatin as first line chemotherapy of extensive epithelial ovarian cancer. Proc Am Soc Clin Oncol 7:140

George MJ, Lenfant-Pejovic MH, Lhomme C et al. (1989) Comparative costs of two chemotherapy regimens: cyclophosphamide ans cisplatin versus cyclophosphamide and carboplatin in advanced ovarian carcinoma. Proc Am Soc Clon Oncol 8

Gershenson DM et al. (1986) Treatment of malignant nondysgerminomatous germ cell tumors of the ovary with vinblastine, bleomycin, and cisplatin. Cancer 57:1731

Gershenson DM, Wharton J, Copeland LJ, Stringer CA, Edwards CL, Kayanagh JJ, Freedman RS (1989) Treatment of advanced epithelial ovarian cancer with cisplatin and cyclophosphamide. Gynecol Oncol 32 336–341

Golz N, Kramer D, Mast H (1989) Erfahrungen mit Treosulfan als second-line-Chemotherapie des fortgeschrittenen Ovarial-Karzinorns. In: Ludwig H, Krebs D (Hrsg) Gynäkologie und Geburtshilfe 1988. Springer, Berlin Heidelberg New York Tokyo, S 628–629

Gore ME, Wiltshaw E, Dawson T, Fryatt IJ, Robinson B (1987) Non-cross resistance between cisplatin and carboplatin in ovarian cancer. Proc Am Soc Clin Oncol 7:117

Granowska M, Britton KE, Shepherd JH et al. (1986) A prospective study of 123-I-labeled monoclonal antibody imaging in ovarian cancer. J Clin Oncol 4:730

Greiner R, Goldhirsch A, Davis BW et al. (1984) Whole-abdomen radiation in patients with advanced ovarian carcinoma after surgery, chemotherapy and second-look-laparotomy. J Cancer Res Clin Oncol 107:94

Griffiths CT (1975) Surgical resection of tumor bulk in the primary treatment of ovarian carcinoma. Natl Cancer Inst Monogr 42:101–104

Griffiths CT, Parker LM, Fuller AF Jr (1979) Role of cytoreductive surgical treatment in the management of ovarian cancer. Cancer Treat Rep 63:235–240

Guthrie D, Davy MLJ, Phillips PR (1983) Study of 656 patients with "early" ovarian cancer. Gynecol Oncol 17:363

Hacker NF (1987) Current status of intraperitoneal chemotherapy for ovarian cancer. In: Takagi S, Friedberg V, Haller U, Knappstein PG, Sevin BU (eds) Gynecologic oncology, surgery and urology. Central Foreign Books, Tokyo, pp 106–111

Hacker NF, Berek J (1985) Cytoreductive surgery for ovarian cancer. In: Alberts DS, Surwit EA (eds) Ovarian cancer. Martinus Nijhoff, Boston, pp 53–67

Hacker NF, Berek JS, Lagasse LD et al. (1983) Primary cytoreductive surgery for epithelial ovarian cancer. Obstet Gynecol 61:413–420

Hacker NF, Berek JS, Burnison MG et al. (1985) Whole abdominal radiation as salvage therapy for epithelial ovarian cancer. Obstet Gynecol 65:60

Hahn M (1989) Aufgabe, Ziele und Stellenwert der Selbsthilfegruppen. Gynäkologe 22:69–71

Hoskins WJ (1989) The influence of cytoreductive surgery on progression-free interval and survival in epithelial ovarian cancer. In: Burghardt E, Monaghan JM (eds) Operative treatment of ovarian cancer. Baillière Tindall, Eastbourne, pp 59–71 (Baillière's clinical obstetrics and gynaecology, vol 3/1)

Hoskins WJ, Rubin SC, Dulaney E et al. (1989) Influence of secondary cytoreduction at the time of second-look laparo-tomy on the survival of patients with epithelial ovarian carcinoma. Gynecol Oncol 34:365–371

Hoskins WJ, MeGuire WP, Brady MF et al. (1994) The effect of diameter of largest residual disease on survival after primary cytoreductive surgery in patients with suboptimal residual epithelial ovarian carcinoma. Am J Obstet Gynecol 170:974–980

Howell S, Pfeifle C, Wung W et al. (1982) Intraperitoneal cisplatin with systemic thiosulphate protection. Ann Intern Med 97:845

Howell SB, Pfeifle CL, Wung WE et al. (1984) Intraperitoneal chemotherapy with melphalan. Ann Intern Med 101:14–18

Hreshchyshyn MM, Park RC, Blessing JA et al. (1980) The role of adjuvant therapy in stage I ovarian cancer. Am J Obstet Gynecol 138:139

Hudson CN (1968) A radical operation for fixed ovarian tumors. Br J Obstet Gynaecol 75:1155

Idhirsch A, Greiner R, Dreher E et al. (1988) Treatment of advanced ovarian cancer with surgery, chemotherapy, and consolidation of response by whole abdominal radiotherapy. Cancer 62:40–47

Jacobs AJ, Deppe G, Cohen CJ (1982) Combination chemotherapy of ovarian granulosa cell tumor with cis-platinum and doxorubicin. Gyncol Oncol 14:294

Jäger W, Wildt L (1989) Behandlung fortgeschrittener Ovarialkarzinome mit GnRH-Analoga. In: Ludwig H, Krebs D (Hrsg) Gynäkologie und Geburtshilfe 1988. Springer, Berlin Heidelberg New York Tokyo, S 629–630

Jakobsen A on behalf of DACOVA (1995) A dose intensity study of carboplatin in ovarian cancer. Int J Gynecol Cancer 5 [Suppl 1] Abstr 36

Janisch H, Schieder K, Koelbl H (1989) Diagnostic versus therapeutic second-look surgery in patients with ovarian cancer. In: Burghardt F, Monaghan JM (eds) Operative treatment of ovarian cancer. Baillière's Tindall, Eastbourne, pp 191–201 (Baillière's clinical obstetrics and gynaecology, vol 3/1)

Jolles B (1962) Progesterone in the treatment of advanced malignant tumors of breast, ovary and uterus. Br J Cancer 16:209

Jolles CJ, Freedman RS, Jones LA (1983) Estrogen and progesterone therapy in advanced ovarian cancer. Preliminary report. Gynecol Oncol 16:352

Jones R, Collins J, Mayers C et al. (1981) High volume intraperitoneal chemotherapy with methotrexate in patients with carncer. Cancer Res 41:55

Julian CG, Woodruff JD (1972) The biologic behavior of low-grade papillary serous carccinoma of the ovary. Obstet Gynecol 40:860–868

Kaesemann H, Caffier H, Hoffmann FJ et al. (1986) Monoklonale Antikörper in Diagnostik und Verlaufskontrolle des Ovarialcarcinoms. CA 125 als Tumormarker. Eine kooperative Studie der Gynäkologischen Tumormarkergruppe (GTMG). Klin Wochenschr 64:781

Kahanpaa KV, Karkkainen J, Nieminen U (1982) Multi-agent chemotherapy with and without medoxyprogesterone acetate in the treatment of advanced ovarian carcinoma. Excerpt Med Int Congr Ser 611:477

Käser O (1975) Epithelial neoplasias of the ovary: operative treatment. In: De Watteville H (ed) Diagnosis and treatment of ovarian neoplastic alterations. Excerpta Medica, American Elsevier, Amsterdam, pp 143–149

Kaufmann M (1988) Regionale Therapie bei gynäkologischen Karzinomen. Gynäkol Prax 12:108–110

Kavanagh JJ, Nicaise C (1989) Carboplatin in refractory epithelial ovarian cancer. Semin Oncol 16 [Suppl 5]:45–48

Kavanagh JJ, Roberts W, Townsend P et al. (1989) Leuprolide acetate in the treatment of refractory or persistent epithelial ovarian cancer. J Clin Oncol 7:115–120

Kaye SB on behalf of the Scottish Gyneacological Cancer Trials Group (1995) Long-term follow up of a randomized trial of cisplatin dose in advanced ovarian cancer. Int J Gynecol Cancer 5 [Suppl 1] Abstr 38

Kieback DG, McCamant SK, Press MF et al. (1993) Improved prediction of survival in advanced adenocarcinoma of the ovary by immunocytochemical analysis and the composition adjusted receptor level of the estrogen receptor. Cancer Res 53:5188–5192

King ME, Pfeifle CE, Howell SB (1984) Intraperitoneal cytosinc arabinoside therapy in ovarian carcinoma. J Clin Oncol 2: 1312

Kirmani S, McVey L, Loo D, Howell SB (1989) Phase I clinical trial of intraperitoneal thiotepa in refractory ovarian cancer. Proc Am Soc Clin Oncol 8:157

Kjorstad KE, Abeller V (1983) Carcinoma of the ovary borderline lesions and their therapy. In: Bender HG, Beck L (eds) Carcinoma of the ovary. Fischer, Stuttgart, pp 131–135 (Cancer campaign, vol 7)

Kleine W (1996) Ergebnisse fertilitätserhaltender Operationen bei malignen Ovarialtumoren. Zentralbl Gynäkol 118: 317–321

Köchli OR (1994) Ovarialkarzinom – Screening, Therapie und Follow-up. Konsensusbericht. Gynäkol Geburtshilfliche Rundsch 34:123–129

Köchli OR (1995a) Screening for ovarian cancer: problems and perspectives. Oncol Pract 2:9–10

Köchli OR (1995b) Chemosensibilitätstestung in der gynäkologischen Onkologie. Experimentelle Studie mit dem Adenosintriphosphat-Chemosensibilitätsassay und Korrelation der Zellkulturergebnisse mit klinischen Resultaten. Klin Lab 41:241–312

Köchli OR, Perras JP, Sevin BU (1994a) ATP-cell-viability-assay methodology: in both, fresh gynecologic tumors and cell lines. In: Köchli OR, Sevin BU, Haller U (eds) Contributions to gynecology and obstetrics. Keller PJ, Zador G (series eds) Chemosensitivity testing in gynecologic malignancies and breast cancer. Karger, Basel, pp 108–121

Köchli OR, Sevin BU, Averette HE, Haller U (1994b): Overview on currently used chemosensitivity test systems in gynecologic malignancies and breast cancer. In: Köchli OR, Sevin BU, Haller U (eds) Contributions to gynecology and obstetrics. Keller PJ, Zador G (series eds) Chemosensitivity testing in gynecologic malignancies and breast cancer. Karger, Basel, pp 12–23

Köchli OR, Delaloye JF, Maibach R et al. (1997) Ovarian carcinoma FIGO III and IV – results of a randomized mulicenter feasibility study with the ATP cell viability chemosensitivity assay. Proc Am Soc Clin Oncol 16:1326

Kolstad P, Beecham JC (1975) Epidemiology of ovarian neoplasia. In: De Watteville H (ed) Diagnosis and treatment of ovarian neoplasic alterations. Excerpta Medica, American Elsevier, Amsterdam, pp 56–62

König UD (1989) Immunologie in der gynäkologischen Onkologie. In: Wulf K-H, Schmidt-Matthiesen H (Hrsg) Klinik der Frauenheilkunde und Geburtshilfe, Bd 12 Spezielle gynäkologische Onkologie II. Urban & Schwarzenberg, München, S 281

Koulos JP, Hoffmann JS, Steinhoff MM (1989) Immature teratoma of the ovary. Gynecol Oncol 34:40–49

Kreienberg R (1989) Allgemeine und spezifische Laborparameter im Rahmen der Tumornachsorge bei gynäkologischen Malignomen. Gynäkologe 22:55–62

Kreienberg R (1990) Immundiagnostik und ihre Relevanz bei Tumorerkrankungen, Immuntherapie bei Tumorerkrankungen. Gynäkologe 23:122–229

Kreienberg R (1996) Möglichkeiten und Grenzen von Tumormarkeruntersuchungen in der Nachsorge von Ovarialcarcinom-Patientinnen. Gynäkologe 19:128

Krepart G, Smith JP, Rutledge F, Declos L (1978) The treatment for dysgerminoma of the ovary. Cancer 41:986–990

Kühnle H (1983) Die Kombination Platinex/Endoxan bei Primärtherapie des fortgeschrittenen epithelialen Ovarial-CA. Vers Ber 92. Tagg Nord-Westdeutsche Gesellschaft für Gynäkologie und Geburtshilfe, S 119

Kühnle H, Achterrath W, Frischkorn R (1985) Krankheitsorientierte Phase II-Studie mit Etoposid (NSC 141540) bei Cisplatin refraktärem Ovarialkarzinom. ECCO 3, Stockholm, Abstr 441

Kurjak A, Zalud I, Alfirevic Z (1991) Evaluation of adnexal masses with transvaginal color ultrasound. J Ultrasound Med 10:309–314

Kurman RJ, Norris HN (1976) Malignant mixed germ cell tumors of the ovary. A clinical and pathologic analysis of 30 cases. Obstet Gynecol 48:579–589

Kurman RJ, Norris HJ (1978) Germ cell tumors of the ovary. Hum Pathol 1:291–325

Ladner HA (1986) Strahlentherapie des Ovarialkarzinoms. In: Pfleiderer A (Hrsg) Maligne Tumoren der Ovarien. Enke, Stuttgart, S 188–197 (Bücherei des Frauenarztes, Bd 23)

Lazo JS, Schwartz PE, McLusky NJ, Eisenfeld AJ (1983) In vitro responsiveness of ovarian epithelial carcinoma to tamoxifen. Proc Am Soc Clin Oncol 2:C-598

Ledermann JA, Sturgeon JFG, Fine S et al. (1989) Improved survival in ovarian cancer following chemotherapy and abdominopelvic radiation. Proc Am Soc Clin Oncol 8:163

Lembersky B, Baldissieri M, Kunschner A et al. (1989) Phase I–II study of intraperitoneal low dose interleukin-2 (IL-2) in refractory stage III ovarian cancer. Proc Am Soc Clin Oncol 8:163

Littleton RE, Homesley HD, Richards F (1984) Leukemogenesis related to chemotherapy of ovarian carcinoma: a review with three new case reports. Gynecol Oncol 19:268

Long RTL, Evans AM (1963) Diethyistilbestrol as chemotherapeutic agent for ovarian carcinoma. MO Med 60:1125

Luesley DM, Chan KK, Fielding JWL et al. (1984) Second-look laparotomy in the management of epithelial ovarian carcinoma: an evaluation of fifty cases. Obstet Gynecol 64: 421–426

Maggino T, Tredese F, Valente S et al. (1983) Role of second look laparotomy in multidisciplinary treatment and in the follow up of advanced ovarian cancer. Eur J Gynaecol Oncol 4: 26–29

Malfetano JH (1987) The appendix and its metastatic potential in epithelial ovarian cancer. Obstet Gynecol 69:396–398

Manetta A, MacNeill C, Lyter JA, Scheffer B, Podezaski ES, Larson JE, Schein R (1990) Hexamethylmelamine as a single second-line agent in ovarian cancer. Gynecol Oncol 36: 93–96

Mangioni C, Franceschi S, La Vecchia C, D'Incalci M (1981) High-dose medroxyprogesteronacetate in advanced epithelial ovarian cancer resistant to first- or second-line chemotherapy. Gynecol Oncol 12:314

Markman M (1991) Intraperitoneal chemotherapy. Sem Oncol 18:248–254

Markman M (1994) Follow-up of the asymptomatic patient with ovarian cancer. Gynecol Oncol 55:134–137

Markman M, Howell SB (1985) Intraperitoneal chemotherapy for ovarian cancer. In: Alberts DS, Survit EA, Hingham MA (eds) Ovarian cancer. Martinus Nijhoff, Boston, pp 179–212

Markman M, Howell SB, Lucas WE et al. (1984) Combination intraperitoneal chemotherapy with cisplati, cytarabine and doxorubicin for refractory ovarian carcinoma and other malignancies principally confined to peritoneal cavity. J Clin Oncol 2:1321–1326

Markman M, Cleary S, Lucas WE et al. (1985) Intraperitoneal chemotherapy with high-dose cisplatin and cytosine arabinoside for refractory ovarian carcinoma and other malignancies principally involving the peritoneal cavity. J Clin Oncol 3:925–936

Markman M, George M, Hakes T et al. (1989) Phase II trial of intraperitoneal mitoxantrone in the treatment of refractory ovarian carcinoma. Proc Am Soc Clin Oncol 8:153

Markman M, Francis P, Rowinsky E, Hoskins W (1995) Intraperitoneal paclitaxel. A possible role in the management of ovarian cancer. Semin Oncol 22:84–87

Markman M, Iseminger KA, Hatch KD, Creasman WT, Barnes W, Dubeshter B (1996) Tamoxifen in platinum-refactory ovarian cancer: a Gynecologic Oncology Group ancillary report. Gynecol Oncol 62:4–6

Martinez A (1985) Postoperative radiation therapy for epithelial ovarian cancer: the curative role based on a 24-year experience. J Clin Oncol 3:901

McGuire WP (1994) Foreword: Chemosensitivity testing in gynecologic malignancies and breast cancer. In: Köchli OR, Sevin BU, Haller U (eds) Contributions to gynecology and obstetrics. Keller PJ, Zador G (series eds) Chemosensitivity testing in gynecologic malignancies and breast cancer. Karger, Basel, pp VII–VIII

McGuire WP, Hoskins WJ, Brady MF, Kucera PR, Partride EE, Look KY, Davidson M (1995) Taxol and cisplatin improves outcome in advanced ovarian cancer as compared to cytoxan and cisplatin. Am Soc Clin Oncol, Abstr 771

McGuire WP, HoskinsWJ, Brady MF et al. (1996) Cyclophosphamide and cisplatin compared with paclitaxel and cisplatin in patients with stage III and stage IV ovarian cancer. N Engl J Med 334:1–6

Meerpohl HG (1986) Chemotherapie des Ovarialkarzinoms. In: Pfleiderer A (Hrsg) Maligne Tumoren der Ovarien. Enke, Stuttgart, S 167–187 (Bücherei des Frauenarztes, Bd 23)

Meerpohl HG, Pfleiderer A (1983) Cis-platinum combination as first line-treatment in patients with advanced ovarian cancer. Proc 13th Int Congr Chemotherapy, Vienna, p 207

Meerpohl HG, du Bois A, Kühnle et al. (1995) Paclitaxel combined with carboplatin in the first-line treatment of advanced ovarian cancer. Sem Oncol 22:7–12

Meier W, Romisch M, Hepp H (1993) Stellenwert der tumorreduktiven Sekundäroperation beim Ovarialkarzinom. Geburtshife Frauenheilk 53:860–865

Mertelsmann R, Lindemann A, Hennemann F (1989) Hämatopoetische Wachstumsfaktoren in der Klinik. MMW 131:123

Monga M, Carmichael JA, Shelly WE et al. (199 1) Surgery without adjuvant chemotherapy for early epithelial ovarian carcinoma after comprehensive surgical staging. Gynecol Oncol 43:195–197

Morris M, Gershenson DM, Wharton JT (1989) Secondary cytoreductive surgery in epithelial ovarian cancer. Nonresponders to first-line therapy. Gynecol Oncol 31:1–5

Morrow CP (1981) Malignant and borderline epithelial tumors of ovary: clinical features, staging, diagnosis, intraoperative assessment and review of management. In: Coppleson M (ed) Gynecologic oncology. Churchill Livingstone, Edinborough Melbourne New York, p 655

Morrow CP, Townsend DE (1987a) Tumors of the ovary: neoplasms derived from coelomic epithelium. In: Morrow CP, Townsend DE (eds) Synopsis of gynecologic oncology. Churchill Livingstone, New York, pp 257–303

Morrow CP, Townsend DE (1987b) Tumors of the ovary: sex cord stromal tumors and germ cell tumors. In: Morrow CP, Townsend DE (eds) Synopsis of gynecologic oncology. Churchill Livingstone, New York, pp 305–333

Muggia FM (1989) Overview of carboplatin: replacing. complementing. and extending the therapeutic horizons of cisplatin. Semin Oncol 16 [Suppl 5]:7–13

Muggia FM, Brady PS, Brady MF et al. (1997) Phase III of cisplatin or paclitaxel, versus their combination in suboptimal stage III and IV epithelial ovarian cancer: GOG study 132. Proc Am Soc Clin Oncol 16:1257

Mulé HH, Rosenberg SA (1989) Immunotherapy with lymphokine combinations. In: De Vita VT, Hellman S, Rosenberg SA (eds) Important advances in oncology. Lippincott, Philadelphia, pp 99–126

Myers AM, Moore GE, Major FJ (1981) Advanced ovarian carcinoma: response to antiestrogen therapy. Cancer 48:2368

Myers C (1984) The use of intraperitoneal chemotherapy in the treatment of ovarian cancer. Semin Oncol 11:275

Nardi M, Cognetti F, Della Giulia M et al. (1989) Intraperitoneal r-alpha-2-interferon, alternating with cisplatin as salvage therapy for minimal residual disease ovarian cancer. Proc Am Soc Clin Oncol 8:157

Negishi Y, Akiya K (1987) Combined intraperitoneal and intravenous antitumor agents in the treatment of ovarian malignancies. In: Takagi S, Friedberg V, Haller U, Knapstein PG, Sevin BU (eds) Gynecologic oncology, surgery and urology. Central Foreign Books, Tokyo, pp 112–123

Neijt JP, Hansen M, Hansen SW et al. (1997) Randomized phase III study in previously untreated epithelial ovarian cancer FIGO stage IIb, IIc, III, IV, comparing paclitaxel–cisplatin and paclitaxel–carboplatin. Proc Am Soc Clin Oncol 16:1259

NIH (1994) National Institutes of Health Consensus Development Conference Statement. Ovarian cancer: screening, treatment, and follow-up. Gynecol Oncol 55/3, Part 2:4–14

Novak ER, Long HJ (1965) Arrhenoblastoma of the ovary. A review of the ovarian tumor registry. Am J Obstet Gynecol 92:1082–1093

Oettgen HF, Old LJ (1987) Tumor necrosis factor. In: DeVita VT jr, Hellmann S, Rosenberg SA (eds) Important advances in oncology. Lippincott, Philadelphia, p 105

Ozols RF (1989) Optimal dosing with carboplatin. Semin Oncol 16 [Suppl 51]:14–18

Ozols RF, Young RC (1987) Experimental therapy of patients with ovarian cancer. In: Haskell CM (eds) Ovarian cancer. Curr Probl Cancer 11/2:93–112

Ozols RF, Locker GY, Doroshow JH et al. (1979) Pharmacokinetics of adriamycin and tissue penetration in murine ovarian cancer. Cancer Res 39:3209–3214

Ozols RF, Young R, Speyer J et al. (1982) Phase I and pharmacological studies of adriamycin administered intraperitoneally to patients with ovarian cancer. Cancer Res 42:4265

Ozols RF, Speyer JL, Jenkins J et al. (1984) Phase II trial of 5-FU administered IP to patients with refractory ovarian cancer. Cancer Treat Rep 68:1229–1232

Pecorelli S, Bolis G, Vassena L et al. (1988) Randomized comparison of cisplatin (P) and carboplatin (C) in advanced ovarian carcinoma. Proc Am Soc Clin Oncol 7:136

Pecorelli S, Sartori E, Santin A (1994) Follow-up after primary therapy: management of the symptomatic patient-surgery. Gynecol Oncol 55:138–142

Penalver M, Averette HE, Sevin BU, Lichtinger M, Girtanner R (1987) Gastrointestinal surgery in gynecological oncology: evaluation of surgical techniques. Gynecol Oncol 28:74–82

Perren TJ, Gore ME, Gryatt I, Wiltshaw E (1988) High dose carboplatin for stage 4 ovarian carcinoma: a preliminary analysis of response, toxicity and survival. Proc Am Soc Clin Oncol 7:147

Petru E, Lahousen M, Tamussino K, Pickel H, Stettner H (1989a) Prognostic implications of residual tumour volume in stage III ovarian cancer patients undergoing adjuvant cytotoxic chemotherapy. In: Burghardt F, Monaghan JM (eds) Operative treatment of ovarian cancer. Baillière Tindall, Eastbourne, pp 109–117 (Baillière's clinical obstetrics and gynaecology, vol 311)

Petru E, Schmähl D, Berger M, Zeller J, Keppler B (1989b) Selected recent aspects in cancer chemotherapy. Tumor Diagn Ther 10:181–184

Petru E, Sevin BU, Averette HE, Köchki OR, Penalver M, Donato D, Hilsenbeck S (1990) Lipid-associated sialic acid (SLA), NB/70 K, and CA-125 in monitoring ovarian cancer. Gynecol Oncol 38:181–186

Petru E, Lahousen M, Tamussino K, Pickel H, Stranzl H, Stettner H, Winter R (1994) Lymphadenectomy in stage I ovarian cancer. Am J Obstet Gynecol 170:656–662

Pfeifle CE, Howell SB, Markman M et al. (1984) Totally implantable system for peritoneal access. J Clin Oncol 2:1277–1280

Pfleiderer A (1981) Dic Kornbination von Operation und Strahlentherapie aus der Sicht des Operateurs beim Endometrium- und Ovarialkarzinom. In: Wannenmacher M (Hrsg) Kombinierte chirurgische Therapie maligner Tumoren. Urban & Schwarzenberg, München, S 255–266

Pfleiderer A (1984) Das Ovarialkarzinom. In: Döderlein G, Wulf KH (Hrsg) Klinik der Frauenheilkunde und Geburtshilfe, 1. Aufl, Bd 8. Urban & Schwarzenberg, München

Pfleiderer A (1988) Die Erhaltung der Fertilität bei malignen Ovarialtumoren. Gynäkologe 21:308–314

Pfleiderer A (1989) Tumour reduction and chemotherapy in ovarian cancer. In: Burghardt E, Monaghan JM (eds) Operative treatment of ovarian cancer. Baillière Tindall, Eastbourne, pp 119–128 (Baillière's clinical obstetrics and gynaecology, vol 311)

Pfleiderer A (1996) Second-look-Laparotomie für epithelialen Ovarialkrebs. Frauenarzt 37:945–948

Piccard MJ, Speyer R, Markman M et al. (1985) Intraperitoneal chemotherapy: technical experience at five institutions. Semin Oncol 12 [Suppl 4]:90–96

Piccart MJ, Bertelsen K, Stuart G et al. (1997) Is cisplatin–paclitaxel the standard in first-line treatment of advanced ovarian cancer? The EORTC-GCCG, NOCOVA, NCI-C and Scottish intergroup experience. Proc Am Soc Clin Oncol 16:1258

Podratz KC, Malkasian GD, Hilton JF, Harris EA, Gaffey TA (1985) Second-look laparotomy in ovarian cancers: evaluation of pathologic variables. Am J Obstet Gynecol 152:230–231

Podratz KC, Malkasian GD, Wiend HS et al. (1988) Recurrent disease after negative second-look laparotomy in stages III and IV ovarian carcinoma. Gynecol Oncol 29:274–282

Podratz KC, Cliby WA (1994) Second-look surgery in the management of epithelial ovarian carcinoma. Gynecol Oncol 55:128–133

Potter ME, Partridge EE, Shingleton HM, Soong SJ, Kim RY, Hatch KD, Austin JM (1989) Intraperitoneal chromic phosphate in ovarian cancer: risks and benefits. Gynecol Oncol 32:314–318

Quazi R, Chang A, Borch R et al. (1986) Phase I trial of DDTC as chemoprotector of cisplatin toxicity. Proc Am Soc Oncol 5:31

Radner O (1989) Saturday night sweetheart. People weekly, June 5. Michael O'Neill Outline, pp 98–105

Reed E (1996) The chemotherapy of ovarian cancer. PPO updates 10/7:1–12

Rendina GM, Donadio C, Givannini M (1982) Steroid receptors and progestinic therapy in ovarian endometroid carcinoma. Eur J Gynaecol Oncol 3:241

Rosenberg SA, Lotze M, Muul LM et al. (1987) A progress report on the treatment of 157 patients with advanced cancer using lymphokine-activated killer cells and interleukin-2 or high dose interleukin-2 alone. N Engl J Med 316:889

Runge HM, Teufel G (1986) Antiöstrogene und hormonelle Therapie von Ovarialkarzinomzellen in vitro. In: Martius G (Hrsg) Maligne Tumoren der Ovarien. Enke, Stuttgart, S 148–149 (Bücherei des Frauenarztes, Bd 23)

Rutledge FN (1989) The second-look operation for ovarian cancer. In: Burghardt E, Monaghan JM (eds) Operative treatment of ovarian cancer. Baillière's Tindall, Eastbourne, pp 175–183 (Baillière's clinical obstetrics and gynaecology. vol 311)

Schmidt-Matthiesen H (1989) Problematik und medizinische Notwendigkeit der Nachsorge in der gynäkologischen Onkologie. Gynäkologe 22:9–19

Schulze-Tollert J, Pfleiderer A (1986) Maligne Tumoren der Keimzellen und des Stromas. Pathologie, Klinik und Therapie. In: Pfleiderer A (Hrsg) Maligne Tumoren der Ovarien. Enke, Stuttgart, S 77–110 (Bücherei des Frauenarztes, Bd 23)

Schuth W (1984) Zur psychosozialen Situation der Patientin mit ausgedehntem oder fortgeschrittenern Ovarialkarzinom. Onkologie 7 [Suppl 2]:6

Schuth W (1986) Psychosomatische Aspekte von Tumorerkrankungen. In: Martius G (Hrsg) Maligne Tumoren der Ovarien. Enke, Stuttgart, S 214–229 (Bücherei des Frauenarztes, Bd 23)

Schwartz PE, Naftolin F (1989) Hormonal receptors and therapy. In: Berek JS, Hacker NF (eds) Practical gynecologic oncology. Williams & Wilkins, Baltimore, pp 589–610

Schwartz PE, Smith JP (1976) Treatment of ovarian stromal tumors. Am J Obstet Gynecol 125:402–408

Schwartz PE, Keating G, McLusky NF, Naftolin F, Eisenfeld AJ (1982) Tamoxifen therapy for advanced ovarian cancer. Obstet Gynecol 59:583

Schwartz PE, Merino MJ, Livolsi VA et al. (1985) Histopathologic correlations of estrogen and progestin receptor protein in epithelial ovarian carcinomas. Obstet Gynecol 66:428

Scully RE (1982) Special ovarian tumors and their management. Int J Radiat Oncol Biol Phys 8:1419–1421

Scully RE (1987) Pathology of ovarian tumors. In: Piver MS (ed) Ovarian malignancies. Churchill Livingstone, Edinburgh, p 27

Scully RE (1988) Vortrag beim 19th SGO Meeting. Miami Febr 1988

Scully RE (1979) Tumors of the ovary and maldeveloped gonads. In: Atlas of tumor pathology, fasc 16. Armed Forces Inst Pathology, Washington DC

Sevin BU (1986) Wie radikal sollte man das Ovarialkarzinom operieren? Gynäkologe 19:96–105

Sevin BU (1988) Die prätherapeutische Staginglaparatomie. In: Hepp H, Scheidel P, Monaghan JM (Hrsg) Lymphadenektomie in der gynäkologischen Onkologie. Urban & Schwarzenberg. München, S 19–31

Sevin BU (1989) Intraoperative staging in ovarian cancer. In: Burghardt F, Monaghan JM (eds) Operative treatment of ovarian cancer. Baillière Tindall, Eastbourne, pp 13–21 (Baillière's clinical obstetrics and gynaecology, vol 311)

Sevin BU, Peng ZL, Perras JP, Ganjei P, Penalver M, Averette HE (1988) Application of an ATP-bioluminescence assay in human tumor chemosensitivity testing. Gynecol Oncol 31:191–204

Sevin BU, Perras JP, Averette HE, Donato DM, Penalver M (1993) Chemosensitivity testing in ovarian cancer. Cancer 71 [Suppl 4]:1613–1620

Sevin B-U, Perras JP, Köchli OR (1994) Chemosensitivity testing of gynecologic malignances: current status and future directions. In: Köchli OR, Sevin B-U, Haller U (eds) Contributions to gynecology and obstetrics. Keller PJ, Zador G (series eds) Chemosensitivity testing in gynecologic malignancies and breast cancer. Karger, Basel, pp 179–194

Shirley DR, Gershenson D, Kavanagh JJ (1984) Tamoxifen therapy of epithelial ovarian carcinoma. Proc Am Soc Clin Oncol 3:170

Shirley DR, Kavanagh JJ jr, Gershenson DM et al. (1985) Tamoxifen therapy of epithelial ovarian cancer. Obstet Gynecol 66:575

Simard LC (1957) Polyembryonic embryoma of the ovary of pathogenetic origin. Cancer 10:215–223

Slayton RTE (1984) Management of germ-cell and stromal tumors of the ovary. Semin Oncol 11:299–311

Smith JP (1980) Surgery for ovarian cancer. In: Newman CE (ed) Ovarian cancer. Pergamon, Oxford, pp 137–147 (Advances in the biosciences, vol 26)

Smith J, Day T (1979) Review of ovarian cancer at the University of Texas Systems Cancer Center, M.D. Anderson Hospital and Tumor Institute. Am J Obstet Gynecol 135:984–990

Sohn C (1996) Derzeitiger Stellenwert der Durchblutungsdiagnostik von Tumoren der Uterus und Ovars. Zentralbl Gynäkol 118:314

Soper JT (1996) Malignancies of the ovary and fallopien tube. In: Sevin BU, Knapstein PG, Köchli OR (eds) Multimodality therapy in gynecologic oncology. Thieme, Stuttgart New York, pp 135–190

Speyer J, Collins J, Dedrick R et al. (1980) Phase I and pharmacological studies of 5-FU administered intraperitoneally. Cancer Res 40:567

Steren A, Sevin B-U, Perras JP et al. (1993) Taxol sensitizes human ovarian cancer cells to radiation. Gynecol Oncol 48:252–258

Steren A, Sevin B-U, Averette HE, Angioli R, Penalver M, Köchli OR (1998) Topotecan: a novel radiation sensitizer. Int J Oncol, in press

Teeling M, Carney DN (1987) Carboplatin and cyclophosphamide combination chemotherapy in advanced ovarian cancer. Proc Am Soc Clin Oncol 7:117

Teilum G (1977) Special tumors of ovary and testis and related extragonadal lesions: comparative pathology and histological identification, 2nd edn. Lippincott, Philadelphia

ten Bokkel Huinink WW, Dubbelman R, Aartsen A et al. (1985) Experimental and clinical results with intraperitoneal cisplatin. Semin Oncol 12 [Suppl 4]:43–46

ten Bokkel Huinink WW, van der Burg MEL, van Oosterom AT, Dalesio O, Rotmensz N, Vermorken JB (1987) Carboplatin replacing cisplatin in combination chemotherapy for ovarian cancer. A large scale randomized phase III trial of the Gynecological Cancer Cooperative Group of EORTC. Proc Am Soc Clin Oncol 7:118

Teufel G (1986) Primäre operative Therapie maligner Ovarialtumoren. In: Pfleiderer A (Hrsg) Maligne Tumoren der Ovarien. Enke, Stuttgart, S 159–167 (Bücherei des Frauenarztes, Bd 23)

Teufel G, Geyer H, De Gregorio G, Fuchs A, Kleine W, Pfleiderer A (1983) Östrogen- und Progesteronrezeptoren in malignen Ovarialtumoren. Geburtshilfe Frauenheilkd 43:732

Teufel G, Geyer H, Runge M, Pfleiderer A (1986) Klinische und prognostische Bedeutung von Östrogen- und Progesteronrezeptoren in Ovarialkarzinomen und die Hormontherapie. In: Pfleiderer A (Hrsg) Maligne Tumoren der Ovarien. Enke, Stuttgart, S 137–148 (Bücherei des Frauenarztes, Bd 23)

Thomas GM (1989) Radiation therapy. In: Berek JS, Hacker NF (eds) Practical gynecologic oncology. Williams & Wilkins, Baltimore, pp 37–71

Timothy I (1982) Progesteron therapy for ovarian carcinoma. Br J Obst Gynaecol 89:561

Ulrich D, Grimm D, Rothe K et al. (1985) Die Behandlung des Ovarialkarzinoms mit einer kombinierten operativen, radiologischen und zytostatischen Therapie. Zentralbl Gynäkol 107:628

Vahrson H (1982) Die radiologische Behandlung unter Einschluß der Instillationstherapie. In: Zander J (Hrsg) Ovariakarzinom. Urban & Schwarzenberg, München, S 88–99

Varga A, Henriksen E (1964) Effect of 17-alpha-hydroxyprogesterone on various pelvic malignancies. Obstet Gynecol 23:51

Walton L, Ellenberg SS, Major F Jr, Miller A, Park R, Young RC (1987) Results of second-look laparotomy in patiens with early-stage ovarian carcinoma. Obstet Gynecol 70:770–773

Ward HWC (1972) Progeston therapy for ovarian carcinoma. J Obstet Gynecol Br Commonw 79:555

Welander CE (1987) Use of interferon in the treatment of ovarian cancer as single agent and in combination with cytotoxic drugs. Cancer 59:617–619

Wernz JC, Speyer JL, Noumoff J et al. (1982) Cisplatinum (DDP)/cytoxan: a high-dose DDP regimen for advanced ovarian carcinoma. Proc Am Soc Clin Oncol 1:112

Wharton T, Herson J (1981) Surgery for common epithelial tumors of the ovary. Cancer 48:582–589

Whelan TJ, Bush RS, Dembo AJ et al. (1989) Whole abdominal and pelvic radiotherapy following chemotherapy for patients with advanced ovarian carcinoma: an analysis of complications. Proc Am Soc Clin Oncol 8:160

WHO (1973) International histological classification. WHO, Geneva

Williams S, Blessing J, Slayton R, Homesley H, Photopulos G (1989) Ovarian germ cell tumors: adjuvant trials of the Gynecologic Oncology Group (GOG). Proc Am Soc Clin Oncol 8:150

Wiltshaw E, Raja KS, Dawson I (1985) The role of cytoreductive surgery in advanced carcinoma of the ovary: an analysis of primary and second surgery. Br J Obstet Gynaecol 92:522–527

Wu PC (1993) Malignant germ cell tumors. In: Burghardt E (ed) Surgical gynecologic oncology. Thieme, Stuttgart, pp 510–519

Young RC, Ozols RF (1987) Treatment of advanced stage ovarian cancer. Curr Probl Cancer 11/2:74–93

Young RC, Decker DG, Harton JT et al. (1983a) Staging laparatomy in early ovarian cancer. JAMA 250:3072–3076

Young RC, Walton D, Decker D et al. (1983b) Early stage ovarian cancer. Preliminary results of randomized trials after comprehensive initial staging. Proc Am Soc Clin Oncol 2:148

Young RC, Myers CE, Ostchega Y et al. (1985) CPR (cyclophosphamide, high dose cisplatin and radiation): an aggressive short term induction regimen for advanced ovarian adenocarcinoma. Proc Am Soc Clin Oncol 4:119

Young RC, Walton LA, Essenberg SS et al. (1990) Adjuvant therapy in stage I and stage II epithelial ovarian cancer: results of two randomized trials. N Engl J Med 322:1021–1027

Metastatische Tumoren des Ovars (sog. Krukenberg-Tumoren)

E. Petru, O. R. Köchli und B.-U. Sevin

Metastatische Tumoren des Ovars (sog. Krukenberg-Tumoren)   **10**

E. PETRU, O.R. KÖCHLI UND B.-U. SEVIN

10.1
Allgemeines

10.1.1
Häufigkeit, Definition

Malignome der Mamma, des Magens, Kolons, Endometriums, Pankreas oder anderer Organe können die Ovarien metastatisch befallen und klinisch ein primäres Ovarialkarzinom imitieren. Unter einem Krukenberg-Tumor wird definitionsgemäß eine Ovarialmetastase eines schleimproduzierenden Siegelringzellkarzinoms des Gastrointestinaltrakts verstanden [Hale et al. 1968; Holtz u. Hart 1982; Soloway et al. 1956]. Trotzdem sprechen viele Gynäkologen beim Auftreten von Metastasen im Ovar klinisch von einem Krukenberg-Tumor. Metastatische Tumoren im Ovar machen 6–28% aller Malignome des Ovars aus [Demopoulos et al. 1987; Munnell u. Taylor 1949; Perucchini et al. 1996; Petru et al. 1992; Shiromizu et al. 1988; Soloway et al. 1956; Webb et al. 1975]. Das Verhältnis von Ovarialmetastasen verschiedener Organmalignome variiert in der Literatur aufgrund unterschiedlicher Studieneinschlußkriterien und geographischer Unterschiede stark [Hale 1968; Holtz u. Hart 1982; Shiromizu et al. 1988]. So machen z.B. Patientinnen mit Mammakarzinom unter den Ovarialmetastasen einen Prozentsatz zwischen 2 und 41% aus. Einige Studien schlossen Patientinnen mit zufällig entdeckten Metastasen in den Ovarien nach chirurgischer Ablation, oder jene, die bei der Autopsie disseminierte Karzinome aufwiesen, ein [Fujiwara et al. 1985; Gagnon u. Tetu 1989; Hale 1968; Holtz u. Hart 1982]. Nur ein Teil der Studien hat sich auf Patientinnen mit Ovarialmetastasen, die unter dem Verdacht auf ein primäres Ovarialkarzinom operiert worden sind, beschränkt [Demopoulos et al. 1987; Perucchini et al. 1996; Petru et al. 1992; Shiromizu et al. 1988; Webb et al. 1975; Woodruff et al. 1970]. Unter diesen klinischen Metastasen waren das Mamma- und Magenkarzinom am häufigsten. Danach folgten das kolorektale Karzinom und mit deutlichem Abstand Karzinome der Gallenblase und des Pankreas.

10.1.2
Ausbreitung

In 49–81% der Fälle sind beide Ovarien von Tumoren betroffen [Gagnon u. Tetu 1989; Fujiwara et al. 1995; Shiromizu et al. 1988]. Aszites ist ebenso häufig [Woodruff u. Novak 1960]. Die intraperitoneale und retroperitoneale Ausbreitung unterscheidet sich nur unwesentlich von jener beim primären Ovarialkarzinom [Demopoulos et al. 1987; Holtz u. Hart 1982; Morrow u. Enker 1984; Petru et al. 1992; Soloway et al. 1956; Woodruff et al. 1970].

10.1.3
Prognosefaktoren

Die Lokalisation des Primärtumors weist einen signifikanten Einfluß auf das Überleben auf. Patientinnen mit primären Genitaltumoren (insbesondere Endometriumkarzinomen) weisen die beste Prognose auf (Fünfjahresüberlebensraten zwischen 30 und 34%) [Munnell u. Taylor 1949; Webb et al. 1975; Woodruff et al. 1970]. Das könnte damit zusammenhängen, daß die Ovarialmetastasen in den meisten Fällen zugleich mit dem Primärtumor entfernt werden können [Webb et al. 1975]. Unter den nichtgenitalen Ovarialmetastasen besitzen Patientinnen mit primärem Kolonkarzinom und Mammakarzinom eine günstigere Prognose (Fünfjahresüberleben von 0–27%) als jene mit primärem Karzinom des Magens (Fünfjahresüberleben von 0%), der Gallenblase oder des Pankreas (Fünfjahresüberleben von 0%) [Demopoulos et al. 1987; Hale 1968; Munnell u. Taylor 1949; Petru et al. 1992; Shiromizu et al. 1988; Webb et al. 1975; Woodruff et al. 1970].

Das Ausmaß der Tumorausbreitung (pelviner Befall vs. abdominaler Befall bzw. isolierter ovarieller Befall vs. extravarieller Befall) wurde in mehreren Arbeiten als prognostisch bedeutsam beschrieben [Morrow u. Enker 1984; Petru et al. 1992; Shiromizu et al. 1988].

Auch das Ausmaß der Tumorreduktion übt einen signifikanten Einfluß auf das Überleben aus. Patientinnen mit Resttumoren unter 2 cm im Durchmesser überleben länger als jene mit größeren Resttumoren [Morrow u. Enker 1984; Petru et al. 1988; Shiromizu et al. 1988].

Nur vereinzelt haben Studien für den einseitigen Ovarialbefall [Petru et al. 1992], postmenopausale Patientinnen [Webb et al. 1975] und den hohen Differenzierungsgrad [Webb et al. 1975] einen günstigen Einfluß auf die Prognose nachgewiesen.

Die Gesamtfünfjahresüberlebensrate bei Ovarialmetastasen wurde nur von wenigen Autoren angegeben. Sie liegt zwischen 10 und 12 % [Petru et al. 1992; Webb et al. 1975].

10.2
Diagnostik

10.2.1
Klinik, Symptome

Eine genaue Anamnese im Hinblick auf Stuhlunregelmäßigkeiten (abwechselnd Obstipation und Diarrhö), Melaena oder Blutauflagerung auf dem Stuhl ist für die Frühentdeckung eines gastrointestinalen Tumors essentiell. Bei klinischem Verdacht auf einen Kolontumor empfehlen sich eine Untersuchung des Stuhls auf okkultes Blut und eine Rektokolonoskopie. Beim klinischen Verdacht auf ein Magenkarzinom ist eine Gastroskopie angezeigt.

Das Vorhandensein eines Ovarialtumors und einer postmenopausalen Blutung kann zur Diagnose eines Endometriumkarzinoms führen. In diesem Fall sind vor der definitiven Operation eine Hysteroskopie und eine Kürettage indiziert.

Bei klinisch suspektem Inspektions- und/oder Palpationsbefund der Mamma sollten eine Mammographie und möglichst auch eine Biopsie präoperativ erfolgen. Auch eine positive Anamnese hinsichtlich eines Mammakarzinoms kann bei einem bestehenden Ovarialtumor zur korrekten Diagnose einer Ovarialmetastase führen. Bezüglich unspezifischer Symptome von Ovarialmalignomen s. Kap. 9.2.

Ovarialmetastasen treten am häufigsten metachron auf, d.h. sie entwickeln sich nach der Diagnose des Primärtumors. Außerdem können sie synchron, d.h. zur selben Zeit wie der Primärtumor auftreten. In bis über 50 % der Fälle werden Ovarialmetastasen bis zu mehreren Jahren vor der Diagnose eines Primärtumors entdeckt [Gagnon u. Tetu 1989; Holtz u. Hart 1982; Petru et al. 1992; Soloway et al. 1956; Woodruff u. Novak 1960].

Magenkarzinome werden nicht selten aufgrund ihrer Kleinheit trotz genauer präoperativer Gastroskopie und intraoperativer abdomineller Exploration übersehen [Holtz u. Hart 1982].

10.2.2
Diagnosesicherung

Für den Pathologen sind klinisch-anamnestische Hinweise und bei positiver Karzinomanamnese die Kenntnis der Histologie bzw. der Vergleich mit der Histologie des Primärtumors (Mammakarzinom, Magenkarzinom, kolorektales Karzinom, Pankreaskarzinom, Gallenblasenkarzinom) mit dem aktuellen Ovarialtumor essentiell. Bei jedem Ovarialtumor sollte zu Beginn der Operation eine genaue Exploration des gesamten Abdomens erfolgen. Bei einem Anhaltspunkt auf einen anderen Primärtumor als vom Ovar selbst sollten ausgiebige Biopsien und möglichst eine Schnellschnittuntersuchung erfolgen.

Bei Patientinnen mit primärem Mammakarzinom, die zu einem späteren Zeitpunkt einen palpablen Adnextumor aufweisen, ist ein primäres Karzinom der Adnexe 3mal wahrscheinlicher als eine Metastase des Mammakarzinoms [Curtin et al. 1994]. Bei Frauen mit einem Kolorektalkarzinom finden sich bei palpablen Adnextumoren in 57 % der Fälle Ovarialmetastasen, während in 17 % der Fälle primäre Ovarialkarzinome vorkommen [Abu-Rustan et al. 1997].

10.2.3
Stadieneinteilung

Definitionsgemäß stellen Ovarialmetastasen zum Zeitpunkt der Diagnose eines Karzinoms der Mamma, des Magens, des Kolons etc. ein Stadium IV dar. Treten Ovarialmetastasen nach der Diagnose des Primärtumors auf, verändert sich das ursprünglich festgelegte Tumorstadium nicht.

10.2.4
Histologie

Der Vergleich der Histologie des Ovarialtumors mit der Histologie des Primärtumors, soweit sie vorliegt, ist von essentieller Bedeutung. Von den Ovarien mit Metastasen sind 75 % < 5 cm im Durchmesser. Zystisch sind 51 % dieser Tumoren (Fujiwara et al. 1995). Bis zu 24 % aller Ovarialmetastasen gehen ohne Vergrößerung des Ovars einher [Fujiwara et al. 1995; Woodruff et al. 1970].

10.3
Operative Therapiestrategie

Nur wenige Studien haben das Operationsausmaß im Detail beschrieben. Eine beidseitige Adnexexstirpation wird am häufigsten durchgeführt [Soloway et al. 1956; Webb et al. 1975]. Verschiedene Autoren empfehlen eine totale abdominale Hysterektomie und eine beidseitige Adnexexstirpation zur Behandlung von Ovarialmetastasen, insbesondere wenn kein Primärtumor gefunden werden kann [Shiromizu et al. 1988; Soloway et al. 1956]. Wenige Autoren raten zu einer maximalen zytoreduktiven Chirurgie einschließlich Omentektomie [Morrow u. Enker 1984; Petru et al. 1992]. Bei der Diagnosestellung eines Primärtumors der Mamma, des Magens und Kolons sollte dieser, sofern resezierbar, operativ entfernt werden, während dies bei primären Pankreastumoren nur selten der Fall ist [Gagnon u. Tetu 1989; Morrow u. Enker 1984; Webb et al. 1975].

10.4
Chemotherapie

Beim metastasierten Mammakarzinom kommt häufig eine Chemotherapie zum Einsatz, während dies bei primären Kolontumoren seltener der Fall ist. Die Rolle der Chemotherapie ist unklar [Morrow u. Enker 1984; Petru et al. 1992; Webb et al. 1975].

10.5
Hormontherapie

Beim metastasierten Mammakarzinom stellt eine palliative Hormontherapie eine mögliche Alternative zur zytostatischen Therapie dar [Petru et al. 1992].

10.6
Strahlentherapie

Da die Strahlentherapie in Abhängigkeit vom Primärtumor und der Art der Metastasierung stark individualisert erfolgt, kann davon keine generelle Therapieempfehlung abgeleitet werden [Webb et al. 1975].

10.7
Follow-up und Nachsorge

Siehe Kap. 9.7. Beim primären Mammakarzinom können die Tumormarker CA 15-3 und CEA und beim primären Kolorektalkarzinom CEA und Ferritin in der Verlaufsbeobachtung zum Einsatz kommen.

10.8
Offene Fragen und klinische Studien

Siehe Kap. 9.8. Bringt die Chemotherapie auf der Basis von In-Vitro-Chemosensitivitätstestungen Überlebensvorteile, insbesondere wenn kein Primärtumor gefunden werden kann?

Literatur

Abu-Rustum N, Barakat R, Curtin J (1997) Ovarian and uterine disease in women with colorectal cancer. Obstet Gynecol 89:85–87

Curtin J, Barakat R, Hoskins W (1994) Ovarian disease in women with breast cancer. Obstet Gynecol 84:449–452

Demopoulos R, Touger L, Dubin N (1987) Secondary ovarian carcinoma: a clinical and pathological evaluation. Int J Gynecol Pathol 6:166–175

Fujiwara K, Ohishi Y, Koike H, Sawada S, Moriya T, Kohno I (1995) Clinical implications of metastases to the ovary. Gynecol Oncol 59:124–128

Gagnon Y, Tetu B (1989) Ovarian metastases of breast carcinoma. Cancer 64:892–898

Hale R (1968) Krukenberg tumor of the ovaries. Am J Obstet Gynecol 32:221–225

Holtz F, Hart W (1982) Krukenberg tumors of the ovary. Cancer 50:2438–2447

Morrow M, Enker W (1984) Late ovarian metastases in carcinoma of the colon and rectum. Arch Surg 119:1385–1388

Munnell E, Taylor H (1949) Ovarian carcinoma. Am J Obstet Gynecol 58:943–955

Perucchini D, Caduff R, Schär G, Fink D, Köchli OR (1996) Ovarielle Metastasierung extragenitaler Tumoren an der Universitätsfrauenklinik Zürich 1978–1990. Geburtsh Frauenheilk 56:351–356

Petru E, Pickel H, Heydarfadai M et al. (1992) Nongenital cancer metastatic to the ovary. Gynecol Oncol 44:83–86

Shiromizu K, Kawana T, Sugase M, Izumi R, Mizuno M (1988) Experience with the treatment of metastatic ovarian carcinoma. Arch Gynecol Obstet 243:111–114

Soloway I, Latour J, Young M (1956) Krukenberg tumors of the ovary. Obstet Gynecol 8:636–638

Webb M, Decker D, Mussey E (1975) Cancer metastatic to the ovary. Am J Obstet Gynecol 45:391–396

Woodruff D, Murthy S, Bhaskar T, Bordbar F, Tseng S (1970) Metastatic ovarian tumors. Am J Obstet Gynecol 107:202–209

Woodruff D, Novak E (1960) The Krukenberg tumor. Obstet Gynecol 15:351–360

Primäre Karzinome des Peritoneums

11

E. Petru, O. R. Köchli und B.-U. Sevin

Primäre Karzinome des Peritoneums

11

E. Petru, O. R. Köchli und B.-U. Sevin

11.1
Allgemeines

11.1.1
Häufigkeit, Definition

Das primäre Karzinom des Peritoneums wird auch als serös-papilläres Karzinom des Oberflächenepithels des Ovars, extraovarielles papilläres seröses Karzinom, „normal-sized" Ovarialkarzinomsyndrom, multifokales extraovarielles seröses Karzinom oder papillärer seröser Tumor der Peritonealoberfläche bezeichnet (Killackey u. Davis 1993). Es wird angenommen, daß sich das primäre Peritonealkarzinom vom embryonalen Zölomepithel mit dem Potential der Müller-Gänge ableitet. Das primäre seröspapilläre Karzinom des Peritoneums kommt im Vergleich zum serös-papillären Ovarialkarzinom 7- bis 12mal seltener vor [Dalrymple et al. 1989; Fromm et al. 1990; Killackey u. Davis 1993; Rothacker u. Möbius 1995].

Nur 4 Studien haben den Krankheitsverlauf von mehr als je 30 Patientinnen mit primärem Peritonealkarzinom beschrieben (Bloss et al. 1993; Dalrymple et al. 1989; Fromm et al. 1990; Ransom et al. 1990). Serös-papilläre Peritonealkarzinome können auch nach beidseitiger Ovarektomie auftreten [Piver et al. 1993; Tobacman et al. 1982].

11.1.2
Ausbreitung

In der größten Studie mit 74 Patientinnen wiesen 96 % der Ovarien einen mikroskopischen Befall auf. Bei 93 und 88 % der Patientinnen lag ein metastatischer Befall des pelvinen bzw. abdominalen Peritoneums vor. Metastasen des Omentum majus traten in 89, maligner Aszites und ein Pleuraerguß in 81 bzw. 18 % der Fälle auf. Lebermetastasen wurden in 13, pelvine und paraaortale Lymphknotenmetastasen in 20 bzw. 29 % der Fälle beobachtet [Fromm et al. 1990].

11.1.3
Prognosefaktoren

Die Prognose wird durch eine optimale zytoreduktive Chirurgie unter Zurücklassung von Tumorresten unter 2 cm [Ransom et al. 1990], die Anwendung einer Kombinationschemotherapie [Fromm et al. 1993] und die von platinhaltigen Schemata günstig beeinflußt [Fowler et al. 1994; Fromm et al. 1993; Ransom et al. 1990].

Die Gesamtfünfjahresüberlebensraten liegen zwischen 13 und 27 % [Bloss et al. 1993; Dalrymple et al. 1989; Fowler et al. 1994; Fromm et al. 1990; Ransom et al. 1990; Zhou et al. 1995]. Die Prognose von Patientinnen mit primärem Peritonealkarzinom unterschied sich in kontrollierten Fallstudien nicht von jener mit primärem Ovarialkarzinom [Bloss et al. 1993; Dalrymple et al. 1989; Eltabbakh et al. 1997; Killackey et al. 1993; Ransom et al. 1990].

11.2
Diagnostik

11.2.1
Klinik, Symptome

Die meisten Peritonealkarzinome werden mit einer Tumorausdehnung kranial des Beckens (Stadien III und IV bezogen auf die Stadieneinteilung des Ovarialkarzinoms) diagnostiziert. Bezüglich der Symptome s. Kap. 9.2.

11.2.2
Diagnosesicherung

Bei etwa einem Viertel aller Patientinnen liegt ein unauffälliger gynäkologischer Palpationsbefund vor [Ransom et al. 1990]. Im übrigen gilt das in Kap. 9 Dargelegte.

11.2.3
Stadieneinteilung

Siehe hierzu Kap. 9.2.

11.2.4
Histologie

Histologisch gleicht dieser Tumor dem serös-papillären Ovarialkarzinom, jedoch zeigen die Ovarien entweder überhaupt keinen Tumorbefall oder lediglich einen mikroskopischen Befall. Die Diagnose „primäres Peritonealkarzinom" sollte beim Vorliegen einer pelvinen und/oder abdominellen Karzinomatose erst nach Ausschluß eines serös-papillären Karzinoms des Ovars, Endometriums und Pankreas gestellt werden.

11.3
Operative Therapiestrategie

Bei der Laparotomie sind die Ovarien makroskopisch unauffällig. Nach einer medianen Laparotomie sollten die Patientinnen wie beim primären Ovarialkarzinom einer abdominalen Hysterektomie, beidseitigen Adnexexstirpation und Omentektomie unterzogen werden (Lele et al. 1988). Die maximale Zytoreduktion stellt das chirurgische Therapieziel dar [Eltabbakh et al. 1997; Petru et al. 1992; Ransom et al. 1990], obwohl die größte Studie mit 74 Patientinnen keinen prognostischen Einfluß für die Resttumorgröße ergab (Fromm et al. 1990). Eine Zytoreduktion unter 2 cm Resttumor kann in 33–65% der Fälle erreicht werden [Bloss et al. 1993; Fowler et al. 1994; Fromm et al. 1990; Killackey u. Davis 1993]. Bei 81 Patientinnen, die sich nach einer adjuvanten Chemotherapie in kompletter klinischer Remission befanden, wurde bei der Second-look-Operation nur bei 12–27% histopathologisch eine Tumorfreiheit nachgewiesen [Fowley et al. 1994; Fromm et al. 1990; Menzin et al. 1996; Ransom et al. 1990].

11.4
Chemotherapie

Mit der Kombination aus Cisplatin und Cyclophosphamid, die vor der Einführung von Paclitaxel in die Erstlinienchemotherapie beim Ovarialkarzinom beim primären Peritonealkarzinom als Standard galt, bestehen am meisten Erfahrungen [Bloss et al. 1993; Fromm et al. 1990; Petru et al. 1992; Ransom et al. 1990]. Eine adjuvante Chemotherapie führt zu Gesamtansprechraten von etwa 60% [Fromm et al. 1960; Lele et al. 1988]. Cisplatinhaltige Schemata scheinen nichtplatinhaltigen Schemata und einer Monochemotherapie überlegen zu sein [Fowler et al. 1994; Fromm et al. 1993; Ransom et al. 1990]. Vier Cisplatininduktionstherapiezyklen in wöchentlichen Abständen gefolgt von 6 Zyklen einer Paclitaxel-Cisplatin-Kombination hat bei 20 Patientinnen zu Remissionen von 75% und einem zweijahresrezidivfreien Überleben von 33% geführt [Eltabbakh et al. 1997].

11.5
Hormontherapie

Siehe hierzu Kap. 9.5.

11.6
Strahlentherapie

Bei 3 von 17 Patientinnen (18%), die einer Radiotherapie unterzogen wurden, konnten Remissionen erzielt werden, wovon eine komplett war [Fromm et al. 1990]. Siehe auch Kap. 9.6.

11.7
Follow-up und Nachsorge

Siehe Kap. 9.7. Der Tumormarker CA-125 kann zur Überwachung des Therapieerfolges herangezogen werden.

11.8
Offene Fragen und klinische Studien

Es existieren bereits Berichte über ein günstiges Ansprechen des primären Peritonealkarzinoms auf eine paclitaxelhaltige Chemotherapie [Eltabbakh et al. 1997; Menzin et al. 1996]. Ob eine solche Therapiekombination mit Platin zum Standard beim primären Peritonealkarzinom werden kann, werden zukünftige Studien zeigen.

Auch der prognostische Wert einer retroperitonealen Lymphadenektomie ist trotz des häufigen Befalls dieser Lymphknoten beim primären Peritonealkarzinom [Fromm et al. 1990; Petru et al. 1992] bis dato ungeklärt.

Literatur

Bloss J, Liao S, Buller R et al. (1993) Extraovarian peritoneal serous papillary carcinoma: a case-control retrospective comparison to papillary adenocarcinoma of the ovary. Gynecol Oncol 50:347–351

Dalrymple J, Bannatyne P, Russell P et al. (1989) Extraovarian peritoneal serous papillary carcinoma. Cancer 64:110–115

Eltabbakh G, Piver S, Hempling R, Recio F (1997) Prospective trial of induction weekly cisplatin followed by monthly cisplatin and paclitaxel in women with advanced stage primary peritoneal adenocarcinoma. Proc ASCO 16:369a (Abstr. 1314)

Fowler J, Nieberg R, Schooler T, Berek J (1994) Peritoneal adenocarcinoma (serous) of Müllerian type: a subgroup of women presenting with peritoneal carcinomatosis. Int J Gynecol Cancer 4:43–51

Fromm G, Gershenson D, Silva E (1990) Papillary serous carcinoma of the peritoneum. Obstet Gynecol 75:89–95

Killackey M, Davis A (1993) Primary serous carcinoma of the peritoneal surface: matched-case comparison with papillary serous ovarian carcinoma. Gynecol Oncol 51:171–174

Lele S, Piver S, Matharu J, Tsukada Y (1988) Peritoneal papillary carcinoma. Gynecol Oncol 31:315–320

Menzin A, Aikins J, Wheeler J, Rubin S (1996) Surgically documented responses to paclitaxel and cisplatin in patients with primary peritoneal carcinoma. Gynecol Oncol 62:55–58

Petru E, Heydarfadai M, Pickel H, Lahousen M, Tamussino K (1992) Primäres, papilläres seröses Karzinom des Peritoneums, ein Erfahrungsbericht. Geburtsh Frauenheilk 52:533–535

Piver S, Jishi M, Tsukada Y, Nava G (1993) Primary peritoneal carcinoma after prophylyctic oophorectomy in women with a family history of ovarian cancer. Cancer 71:2751–2755

Ransom D, Patel S, Keeney G, Malkasian G, Edmonson J (1990) Papillary serous carcinoma of the peritoneum. Cancer 66:1091–1094

Rothacker D, Möbius G (1995) Varieties of serous surface papillary carcinoma of the peritoneum in Northern Germany: a thirty-year autopsy study. Int J Gynecol Pathol 14:310–318

Tobacman J, Tucker M, Kase R, Greene M, Costa J, Fraumeni J (1982) Intraabdominal carcinomatosis after prophylactic oophorectomy in ovarian-cancer-prone families. Lancet II:795–797

Zhou J, Iwasa Y, Konishi I et al. (1995) Papillary serous carcinoma of the peritoneum in women. Cancer 76:429–436

Trophoblasttumoren

E. Petru, O. R. Köchli und B.-U. Sevin

Trophoblasttumoren

E. PETRU, O.R. KÖCHLI UND B.-U. SEVIN

12.1
Allgemeines

12.1.1
Definition, allgemeine Bemerkungen

Die gestationsbedingten Trophoblasterkrankungen (GTE) umfassen eine heterogene Gruppe von Krankheitsbildern einschließlich Blasenmole, invasiver Mole und Chorionkarzinom. GTE sind durch eine abnormale Proliferation von Trophoblastgewebe charakterisiert und leiten sich vom fetalen Gewebe ab [Hammond 1988].

Die Blasenmole ist bei weitem die häufigste GTE. Sie ist prinzipiell benigne [Berek 1986]. Bei kompletten Blasenmolen sind alle Chromosomen väterlichen Ursprungs [Jones 1990; Kaji et al. 1977]. Nach Entfernung der Blasenmolenschwangerschaft tritt in > 80 % der Fälle Heilung ein. Beim Rest kommt es jedoch zum Auftreten einer persistierenden oder invasiven Mole (8–15 %) oder zur Ausbildung eines Chorionkarzinoms (5 %) [Bagshawe et al. 1986; Fasoli et al. 1982]. Bei partiellen Blasenmolen liegt das Risiko einer malignen Entartung deutlich geringer (1–3 %) als bei der häufigeren kompletten Blasenmole [Bagshawe et al. 1990]. Es handelt sich dann fast ausschließlich um invasive Molen und nur höchst selten um Chorionkarzinome [Chen et al. 1994; Goto et al. 1993].

Das Chorionkarzinom ist hochmaligne, hat eine hohe Gefäßaffinität und tendiert zu hämatogener Metastasierung. Bestehen extrauterine Manifestationen, werden folgende Organe in absteigender Reihenfolge befallen: Lunge, unterer Genitaltrakt (Vagina, Vulva, Zervix), Gehirn, Leber, Niere, Gastrointestinum [Park et al. 1971]. Liegt einmal die histologische Diagnose eines Chorionkarzinoms vor, ist das per se ein ungünstiger prognostischer Faktor. Eine GTE im Gefolge einer ausgetragenen Schwangerschaft ist immer ein Chorionkarzinom. Alle Rezidive nach Blasenmole, Extrauteringravidität, Abortus oder ausgetragener Schwangerschaft sind aufgrund des klinischen Bildes als Chorionkarzinom an-

zusehen. Schließlich kann der histologische Nachweis die Diagnose „Chorionkarzinom" sichern.

Das Chorionkarzinom imitiert meist eine Frühschwangerschaft oder es wird wegen vaginaler Blutungen ein drohender Abort oder eine ektope Schwangerschaft angenommen. Die Fünfjahresüberlebensrate beim Chorionkarzinom liegt bei nichtmetastasierten Fällen um 80–90 % und bei metastasierten um 70 % [Lewis 1993].

Die Behandlung der GTE basiert auf der zytostatischen Chemotherapie. Die Chirurgie und die Strahlentherapie spielen nur eine untergeordnete Rolle. Während die Behandlung der unkomplizierten (benignen) Blasenmole in peripheren Krankenhäusern durchgeführt werden kann, sollten maligne, nichtmetastatische und metastatische GTE spezialisierten Zentren vorbehalten bleiben, die über ausreichende Erfahrungen mit diesem Krankheitsbild verfügen. Wesentlich sind ein adäquates initiales Staging, eine konsequent durchgeführte Therapie und die Nachsorge [Mutch et al. 1990].

12.1.2
Epidemiologie

Mehrere epidemiologische Faktoren werden im Zusammenhang mit dem Auftreten von GTE diskutiert [Mazur 1982]:

- Die Inzidenz von GTE ist im asiatischen Raum (u. a. Orient), Afrika und Lateinamerika deutlich höher als in Europa. In Europa tritt die Blasenmole einmal unter 2000–3000 Geburten auf.
- Frauen unter dem 20. Lebensjahr, bei denen vor allem benigne Verlaufsformen auftreten, bzw. Frauen über dem 40. Lebensjahr haben ein höheres Risiko, an einer GTE zu erkranken.
- Frauen, bei denen schon einmal eine Blasenmole aufgetreten ist, besitzen ein 20- bis 40faches Risiko, neuerlich eine Blasenmole zu entwickeln.
- Vorausgegangene Fehlgeburten erhöhen, lebendgeborene Kinder senken das Risiko für eine GTE [Parazzini et al. 1991].

- Die Anamnese einer Blasenmole (auch in der Familie) erhöht das Risiko einer neuerlichen GTE [Parazzini et al. 1991]. Fünf Prozent der Patientinnen mit Blasenmole entwickeln später ein Chorionkarzinom.
- Bei Patientinnen mit Chorionkarzinom findet sich in etwa 50% der Fälle in deren Anamnese eine Blasenmole, in 25% ein Abortus, in 22,5% eine normale Schwangerschaft und in 2,5% eine ektope Schwangerschaft. Es muß nicht in jedem Fall die unmittelbar vorangegangene (letzte) Schwangerschaft als Ursache einer GTE in Betracht kommen.
- GTE sollen häufiger bei Frauen mit Blutgruppe A auftreten, insbesondere wenn deren Partner die Blutgruppe Null aufweist [Parazzini et al. 1991].

12.1.3
Humanes Choriongonadotropin (HCG)

Die rein morphologische Betrachtungsweise der GTE ist zugunsten einer klinisch orientierten Beurteilung nach prognostischen Parametern in den Hintergrund getreten. Aufgrund des klinischen Bildes und und der Orientierung nach dem trophoblastspezifischen Tumormarker HCG kann eine individualisierte Therapie erfolgen. Es können 2 Subeinheiten des HCG, das α- und das β-HCG unterschieden werden. Das α-HCG ist nahezu identisch mit den α-Subeinheiten des luteinisierenden Hormons (LH), follikelstimulierenden Hormons (FSH) und thyreoideastimulierenden Hormons (TSH). Erst die Bestimmung der β-Untereinheit des HCG mittels RIA (Radioimmunassay) im Serum macht eine Unterscheidung von diesen Hormonen möglich.

12.2
Diagnostik

12.2.1
Symptome und klinische Zeichen

Folgende klinischen Symptome sollten an die Diagnose „GTE" denken lassen:

- vaginale Blutungen (etwa 90%): Blutungen nach normaler Entbindung, Abortus oder Extrauteringravidität;
- spontaner Abgang von Bläschen („Traubengewebe");
- für die Gestationszeit zu großer Uterus von weicher Konsistenz;
- im Ultraschall keine fetalen Strukturen bzw. Herzaktion, aber unterschiedlich echogene bläschenartige Areale im Cavum uteri;
- palpable Luteinzysten (in etwa 50% der kompletten Blasenmolen);

- subjektive Schwangerschaftsbeschwerden wie Hyperemesis;
- Gestosen (Präeklampsie mit Hypertonie, Ödemen und Proteinurie);
- Hyperthyreoidismus (nur in etwa 7% klinische Symptome, jedoch in etwa 30% erhöhtes thyreoideastimulierendes Hormon (TSH).

Folgende Symptome können bei metastasierender GTE im Vordergrund stehen:

- Hämoptoe, Dyspnoe bei Lungenmetastasen;
- bläulich-rote Herde der Vagina (u.a. suburethral, Fornices) oder der Cervix uteri;
- fokale zerebrale Ausfallserscheinungen (Paresen, Aphasie etc.);
- Oberbauchbeschwerden (Leber-, Milz-, Nierenmetastasen);
- Blutbeimengung des Stuhls (bei Beteiligung des Gastrointestinums);
- Blutung bei Perforation in die Bauchhöhle (Differentialdiagnose: Extrauteringravidität);
- Hämaturie.

Ergeben sich bei persistierender HCG-Ausscheidung durch Ultraschalluntersuchung, Abrasio und/oder Laparoskopie keine Hinweise auf eine bestehende oder stattgehabte Schwangerschaft, sollte an eine GTE gedacht werden.

12.2.2
Diagnosesicherung

Beim Verdacht auf GTE kommen folgende diagnostischen Verfahren infrage [Hunter 1990]:

- Genaue Anamnese (u.a. geburtshilfliche).
- Allgemeine klinische Untersuchung inkl. neurologischem Status.
- Gynäkologische Untersuchung (u.a. Beachtung eventueller Luteinzysten oder metastatischer Bezirke des äußeren Genitale).
- Diagnostische Kürettage bei Metrorrhagie bzw.
- Vakuumaspiration (Saugkürettage) bei bestehender Blasenmole mit anschließender histologischer Untersuchung. Allerdings ergibt diese nur in etwa 60% aller Fälle von GTE Trophoblastgewebe, was beweist, daß bei einem erheblichen Teil der Patientinnen die Kürettage selbst keinen therapeutischen Effekt auf die GTE aufweist.
- HCG-Bestimmung im Harn oder Serum: Der mittlere HCG-Wert in einer normalen Schwangerschaft beträgt 50 000–100 000 mE/ml Serum. Bei Vorliegen einer Blasenmole beträgt das HCG durchschnittlich 200 000 mE/ml. Für große HCG-Mengen eignet sich die Bestimmung im Harn. Wenn die HCG-Ausscheidung im Harn negativ

wird (die Empfindlichkeit liegt bei etwa
300 mE/ml), bedeutet das aber noch lange nicht,
daß tatsächlich keine HCG-Produktion mehr vorliegt. Vielmehr ist im niedrigen HCG-Bereich unbedingt eine Serumbestimmung von β-HCG notwendig (Nachweisgrenze etwa 5 mE/ml; Holz-
mann 1989). Man sollte sich bewußt sein, daß
selbst bei negativem β-HCG noch etwa 10^5 Tro-
phoblastzellen nachgewiesen werden können.
Möglicherweise ist dieser Umstand z. T. für die Rezidivrate von 5 % nach kompletter HCG-Titer-Re-
mission verantwortlich.

● Ultraschall des Beckens und Abdomens (vor allem
Uterus, Ovarien, Leber, Milz, Nieren).
● Histologischer Nachweis von Chorionkarzinom-
gewebe (z.B. bei einer Vaginalmetastase), wenn
klinisch primär nicht an eine GTE gedacht worden
ist und eine Biopsie durchgeführt wurde. Ist bereits eine GTE diagnostiziert worden (z.B. aufgrund der persistierenden HCG-Ausscheidung),
ist eine Biopsie wegen evtl. Blutungskomplikationen nicht sinnvoll.

Um nach der Diagnose „GTE" z.B. aufgrund einer
persistierenden HCG-Ausscheidung eine Metastasierung nachweisen bzw. ausschließen zu können, sind
umfassende Staginguntersuchungen notwendig. Die
Diagnose „nichtmetastatische GTE" ist eine Aus-
schlußdiagnose. Ohne die Durchführung folgender
Staginguntersuchungen ist eine Zuordnung zur
Gruppe nichtmetastatischer GTE unverantwortlich
und könnte durch inadäquate Behandlung zu
schwerwiegenden Folgen für die Patientin führen:

● Thoraxröntgen a. p. und seitlich.
● Eventuell CT der Lungen: Selbst wenn der Thorax-
röntgenbefund normal war, fanden sich bei 40 %
der Patientinnen Mikrometastasen in der Lunge
[Mutch et al. 1986], die ab etwa 3 mm erkennbar
sind [Begent 1993].
● Vaginal- bzw. Abdominalsonographie (vorzugs-
weise mit Farbdoppler wegen des Gefäßreichtums
der Läsionen im Uterus oder Becken) [Kohorn
1993].
● CT des Abdomens und Beckens (Leber, Milz, Ga-
strointestinum, Nieren).
● CT des Schädels.
● Allgemeine Laborwerte (Blutbild, Thrombozyten,
Gerinnung, Harn, Leber-, Nierenparameter, Elek-
trolyte).
● Schilddrüsenfunktionstest (TSH basal).
● Eventuell Szintigraphie der Leber.
● Eventuell MRT (Magnetresonanztomographie)
des kleinen Beckens, vor allem bei myometranen
Läsionen.
● Eventuell Laparoskopie (zur Bestimmung des
Ausmaßes einer intraabdominellen Ausbreitung).

● Eventuell Beckenangiographie (vor allem zur Or-
tung intraabdominaler Blutungsquellen).

Bei Verdacht auf Gehirnmetastasen:

● Spinale Liquorpunktion einschließlich Zytologie
und HCG-Bestimmung im Liquor. Normalerweise
beträgt das Verhältnis zwischen HCG im Serum
und Liquor ca. 60:1. Verringert sich diese Relation,
ist eine Metastasierung ins ZNS anzunehmen.
● Untersuchung des Augenfundus.

12.2.3
Stadieneinteilung

Es existiert weltweit keine einheitliche Stadieneinteilung. Zur Zeit werden vor allem 3 Einteilungen der
GTE verwendet: das WHO-System (World Health Organization 1983; Tabelle 12.1), das FIGO-System (International Federation of Gynecology and Obstetrics) [Einhorn et al. 1992] und das NIH-System (National Institute of Health) [Dubuc-Lissoir et al. 1992;
Hammond et al. 1973] (s. Übersichten).

Den einen Einteilungen kann der Vorwurf gemacht werden, daß sie zu einfach sind und damit
zuwenig Differenzierung zulassen, den anderen, daß
sie zu kompliziert sind. In den USA verwendet die
Mehrzahl der gynäkologischen Onkologen das NIH-
System [Köchli 1994].

Scoresystem auf der Basis prognostischer Faktoren
bei Trophoblasttumoren

Um in der Gruppe von Frauen mit maligner GTE Patientinnen mit einem hohen Risiko identifizieren zu
können, die primär eine aggressivere Therapie erhalten sollten, wurden mehrere Bewertungssysteme aufgrund prognostischer Parameter vorgeschlagen. Die
WHO hat das Scoresystem von Bagshawe et al. (1976)
modifiziert (s. Tabelle 12.1). Der individuelle Gesamtscore für eine Patientin ergibt sich aus der Addition
der einzelnen Scores für jeden prognostischen Faktor:

Gesamtscore 1–4   Niedriges Risiko
Gesamtscore 5–7   Mittleres Risiko
Gesamtscore ≥ 8   Hohes Risiko

Patientinnen mit niedrigem Risikoscore werden
mit Einzelsubstanzen behandelt, während solche mit
mittlerem und hohem Risiko eine Kombinationschemotherapie erhalten. Das WHO-System erfuhr weitere Modifikationen. So wurden die Blutgruppen weggelassen und für die Bestimmung des größten Tumor-
durchmessers der Uterus ausgeschlossen [Wong et al.
1986]. Durch den Wegfall dieser beiden Faktoren
scheint das Scoresystem praktikabler zu sein.

Keines der prognostischen Klassifikationssysteme
ist den anderen eindeutig überlegen [Dubuc-Lissoir
et al. 1992; Soper et al. 1994a]. Eine Ultrahochrisiko-

Tabelle 12.1. WHO-Scoresystem zur Bewertung prognostischer Faktoren. [WHO 1983]

Prognostischer Faktor	Score			
	0	1	2	4
Alter (Jahre)	< 39	> 39	–	–
Vorausgegangene Schwangerschaft (SS)	Blasenmole	Abortus	Ausgetragene SS	–
Intervall zwischen Ende der vorausgegangenen SS und Beginn der Chemotherapie (Monate)	< 4	4–6	7–12	> 12
Serum-HCG (mE/ml)	< 10^3	10^3–10^4	> 10^4–10^5	> 10^5
AB0-Blutgruppe[a] (Frau × Mann)	–	0 × A	B	–
	–	A × 0	AB	–
Größter Tumordurchmesser einschließlich Uterus[a] (cm)	–	3–5	> 5	–
Metastasenlokalisation	–	Milz, Niere	Gastrointestinaltrakt, Leber	Gehirn
Anzahl identifizierter Metastasen	–	1–4	4–8	8
Vorausgegangene Chemotherapie (Anzahl der Substanzen)	–	–	1	≥ 2

[a] Nicht eingeschlossener Parameter [Modifikation nach Wong 1986].

Die FIGO-Stadieneinteilung[a] [Einhorn 1992]

Stadium I	Tumor auf den Uterus beschränkt
Stadium Ia	Kein Risikofaktor (s. unten)
Stadium Ib	Ein Risikofaktor
Stadium Ic	2 Risikofaktoren
Stadium II	Uterusgrenzen überschritten, jedoch Ausbreitung auf die Genitalorgane beschränkt
Stadium IIa	Kein Risikofaktor
Stadium IIb	Ein Risikofaktor
Stadium IIc	2 Risikofaktoren
Stadium III	Lungenmetastasen mit oder ohne gesichertem Tumornachweis im Genitalbereich
Stadium IIIa	Kein Risikofaktor
Stadium IIIb	Ein Risikofaktor
Stadium IIIc	2 Risikofaktoren
Stadium IV	Alle anderen Metastasen (Gehirn, Leber, Darm etc.)
Stadium IVa	Alle anderen Metastasen ohne Risikofaktoren
Stadium IVb	Alle anderen Metastasen mit einem Risikofaktor
Stadium IVc	Alle anderen Metastasen mit 2 Risikofaktoren

[a] Risikofaktoren, die die Stadieneinteilung beeinflussen: HCG-Titer > 100 000 IE/ml Harn; Auftreten der GTE nach > 6 Monaten nach Ende der letzten Schwangerschaft.

---

gruppe, die primär mit einer Fünferkombination von Zytostatika (EMACO; s. Kap. 12.4, Chemotherapie) und nicht mit einer Dreierkombination (MAC) behandelt werden sollte, kann wahrscheinlich mit dem NIH-System nicht identifiziert werden. Das wäre schon besser mit dem WHO-System möglich (z.B. WHO-Score > 12) [Dubuc-Lissoir et al. 1992; Köchli 1994]. Das WHO-Scoring-System sollte Patientinnen mit metastatischer GTE vorbehalten bleiben [Dubuc-Lissoir et al. 1992; Kohorn 1995]. Das Problem der Score-Systeme ist deren Modifikation durch verschiedene Arbeitsgruppen. Dadurch können Patientinnen mit ein und denselben Risikofaktoren verschiedenen WHO-Risikogruppen zugeordnet werden, was einen Vergleich der Therapieergebnisse großer Zentren ausschließt [Kohorn 1995]. Wichtig wäre es, einen Konsens darüber herzustellen, mit welchen Methoden (Thoraxröntgen oder CT) nach Lungenmetasta-

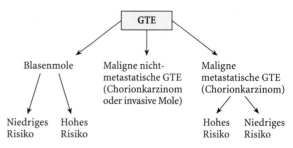

Die NIH-Klassifikation der Trophoblasttumoren (GTE) [Dubuc-Lissoir et al. 1992; Hammond et al. 1973]

I   Nichtmetastatische GTE

II   Metastatische GTE

II. A   Gruppe mit niedrigem Risiko
1. Intervall zwischen letzter Schwangerschaft (SS) und GTE < 4 Monate
2. Prätherapeutisches HCG < 40 000 mE/ml Serum bzw. < 100 000 mE/24-h-Harn
3. Keine Leber- oder Gehirnmetastasen
4. Keine vorausgegangene Chemotherapie
5. Vorausgegangene SS war keine Termin-SS, sondern eine Mole, eine Extrauteringravidität oder ein Spontanabort

II. B   Gruppe mit hohem Risiko
1. Intervall zwischen letzter Schwangerschaft (SS) und GTE > 4 Monate
2. Prätherapeutisches HCG > 40 000 mE/ml Serum bzw. > 100 000 mE/24-h-Harn
3. Leber- oder Gehirnmetastasen
4. Relevante, vorausgegangene Chemotherapie
5. Vorausgegangene SS war eine Termin-SS

Abb. 12.1. Klinische Klassifikation der Gestationsbedingten Trophoblasterkrankungen

- wenn die letzte Schwangerschaft zu einer Termingeburt geführt hat [Ngan et al. 1994; Smith et al. 1993; Soper et al. 1994 a];
- wenn der HCG-Titer vor Therapiebeginn > 40 000 mE/ml im Serum bzw. > 100 000 E/24 h im Harn beträgt [Lurain u. Elfstrand 1995; Ngan et al. 1994; Smith et al. 1993];
- wenn die Erstchemotherapie erfolglos war [Azab et al. 1988; Lurain et al. 1991; Soper et al. 1988];
- wenn Metastasen in Gehirn, Leber, Niere, Milz oder Darm vorliegen [Lurain et al. 1991].

12.2.4
Histologie

Die histologische Diagnose einer GTE anhand von Kürettagematerial ist oft problematisch. Falsch-negative Diagnosen können durch regressive Veränderungen, eine vorausgegangene Chemotherapie oder nichtrepräsentative Einsendeproben (z. B. bei intramuralem Tumorsitz) verursacht sein. Es gab unzählige Versuche, die unterschiedlichen histopathologischen Klassifikationen und Terminologien für die GTE zu vereinheitlichen. Die Notwendigkeit einer Klassifikation nach morphologischen Kriterien wird aber auch in Frage gestellt, da sich das therapeutische Vorgehen praktisch ausschließlich nach klinischen Gesichtspunkten richtet (β-HCG-Spiegel, Metastasenlokalisation etc.).

Die WHO (World Health Organization Scientific Group on Gestational Trophoblastic Disease 1983) hat folgende histologische Klassifikation vorgeschlagen:

- Blasenmole,
- komplette (klassische) Blasenmole,
- partielle Blasenmole,
- invasive Mole,
- Chorionkarzinom,
- Trophoblasttumor der Plazentainsertionsstelle („Placental site trophoblastic tumor").

Blasenmole
Darunter versteht man eine ödematöse, bläschenartige Schwellung der Chorionzotten.

sen gefahndet werden sollte, ob die Metastasengröße klinisch oder radiologisch gemessen werden sollte und ob beim Vorliegen multipler Lungen- oder Gehirnmetastasen in der Computertomographie oder der Magnetresonanz deren Anzahl berücksichtigt werden sollte oder nicht. Weiter stellt sich die Frage, ob das AB0-Blutgruppensystem im WHO-Scoresystem generell Einschluß finden sollte, da nicht selten die Blutgruppe des Partners der Patientin nicht bekannt ist [Kohorn 1995].

Abbildung 12.1 zeigt die klinisch wichtige Einteilung der GTE. Von Bedeutung ist vor allem, ob eine Metastasierung nachgewiesen werden kann oder nicht, da sich danach die Therapie richtet. Nach Abschluß der Staginguntersuchungen unterscheidet man zwischen nichtmetastatischer GTE und metastatischer GTE mit niedrigem bzw. hohem Risiko.

Zusammenfassend verschlechtert sich die Prognose vor allem beim Vorliegen folgender Faktoren:

- wenn mehr als 4 Monate seit der letzten Schwangerschaft oder dem Therapieversagen vergangen sind [Elit et al. 1994; Smith et al. 1993; Soper et al. 1988, 1994 a];

■ *Komplette Blasenmole.* Keine fetalen Anteile. Diploider Chromosomensatz (meist 46, XX). Sie ist androgenetischer Herkunft [Bagshawe 1990]. Es besteht kein eindeutiger Zusammenhang zwischen der Präsenz eines Y-Chromosoms und dem Malignitätsrisiko [Cheung et al. 1994]. Der histologische Differenzierungsgrad besitzt keine prognostische Bedeutung [Genest et al. 1991].

■ *Partielle Blasenmole.* Fetale Anteile vorhanden. Meist triploider DNA-Gehalt, der Rest diploid oder tetraploid [Chen et al. 1994; Lage et al. 1991]. Das genetische Material stammt von väterlicher und mütterlicher Seite [Bagshawe et al. 1990; Begent 1993].

Invasive Mole

Im Gegensatz zum Chorionkarzinom finden sich hier Chorionzotten. Die Entartungsfrequenz von Blasenmolenschwangerschaften mit Aneuploidie soll höher als bei Patientinnen mit Diploidie sein [Martin et al. 1989]. Dagegen wurde von einer höheren Chemosensitivität diploider persistierender partieller Molen im Vergleich zu aneuploiden Tumoren berichtet [Lage et al. 1991].

Chorionkarzinom

Früher auch als malignes Chorionepitheliom bezeichnet. Proliferation der Zytotrophoblasten und Synzytiotrophoblasten. Fehlen von Chorionzotten.

Trophoblasttumor der Plazentainsertionsstelle

Extrem selten. Weniger als 100 Fälle sind bisher beschrieben. Die Mitosezahl und das Vorhandensein von Metastasen sind von prognostischer Bedeutung. Diese Tumoren können auch nach vielen Jahren metastasieren [Begent 1993; How et al. 1995].

12.3
Operative Therapiestrategie

Im Gesamtbehandlungskonzept der GTE spielt die Chirurgie keine bedeutende Rolle. Manchmal kann aber erst durch sie eine definitive Heilung (z. B. durch Resektion zytostatikaresistenter Foci) erfolgen [Jones 1993; Rustin et al. 1989]. Bei einer intrakraniellen Blutung infolge Gehirnmetastasierung kann durch eine Hirndruckentlastung eine Stabilisierung des Krankheitsbildes erreicht werden.

Eine Hysterektomie kann außer bei Zytostatikaresistenz einer uterinen Läsion in folgenden Situationen indiziert sein:

- vitale Blutung ex utero,
- Spontanperforation des Tumors in die Bauchhöhle,

- Therapie der Wahl beim seltenen Trophoblasttumor der Plazentainsertionsstelle, da dieser Tumor als chemo- und radioresistent gilt [How et al. 1995].

12.3.1
Operative Therapie der Blasenmole

Die Saugkürettage (Vakuumaspiration plus Nachkürettage) sollte bei einer Blasenmole wegen der Perforationsgefahr besonders vorsichtig durchgeführt werden. Die Zervixdilatation kann durch ein „Priming" mit Prostaglandin erleichtert werden. Zu Beginn der Evakuation sollte Oxytocin intravenös verabreicht werden, wodurch die Uterusmuskulatur tonisiert wird.

Bei abgeschlossener Familienplanung, Vorliegen einer zusätzlichen Indikation zur Hysterektomie (z. B. Myome) bzw. bei einem Alter > 40 Jahre kann eine Blasenmole auch primär mittels Hysterektomie behandelt werden. Eine konsequente Nachsorge mit regelmäßigen HCG-Kontrollen ist dennoch essentiell.

Luteinzysten sind meist asymptomatisch und bilden sich innerhalb von 3–6 Monaten zurück. Eine Torsion oder Ruptur dieser Ovarialzysten kann aber auch zu einem akuten Abdomen führen und erfordert dann eine operative Abklärung mittels Laparoskopie bzw. Laparotomie.

12.3.2
Operative Therapie maligner nichtmetastatischer Trophoblasttumoren

Alle Fälle nichtmetastatischer GTE einschließlich des Chorionkarzinoms können unabhängig von deren uteriner Ausbreitung als heilbar angesehen werden. Zuerst sollte eine Chemotherapie durchgeführt werden. Erst wenn diese fehlschlägt, d.h. eine Chemoresistenz oder Komplikationen auftreten (z. B. Perforation des Tumors ins Abdomen), kann eine Hysterektomie erwogen werden [Lurain et al. 1995]. Als alleinige Therapie ist die Hysterektomie jedoch ungenügend. Ihr kommt bei den GTE nur eine adjuvante Rolle zu.

12.3.3
Operative Therapie maligner metastatischer Trophoblasttumoren

Isolierte, z. B. durch bildgebende Verfahren darstellbare Metastasen, die auf eine Chemotherapie nicht ansprechen und Anlaß zu einem inkompletten Abfall des HCG-Titers geben, können im Einzelfall durch eine Resektion geheilt werden (adjuvante Chirurgie: Thorakotomie mit Lobektomie der Lunge, Kraniotomie, Resektion isolierter intraabdominaler Herde) [Jones et al. 1993; Newlands et al. 1991]. In jedem Fall muß sich vor einem solchen Eingriff bestätigen, daß es sich um eine Solitärmetastase handelt und nicht auch andere Tumormanifestationen vorhanden sind [Rustin et al. 1989; Soper u. Hammond 1987].

Bei intrakraniellen Blutungen infolge von Gehirnmetastasen ist eine Kraniotomie indiziert, um den intrakraniellen Druck zu verringern und die Patientin einer Radiotherapie des Gehirns und einer systemischen bzw. intrathekalen Chemotherapie zuführen zu können. Die Resektion isolierter Metastasen des Gehirns kommt praktisch nie in Frage. Zur intrathekalen Chemotherapie mit Methotrexat [Rustin et al. 1989] s. Kap. 13.

12.4 Chemotherapie

12.4.1 Allgemeines

Da GTE ausgesprochen chemosensibel sind und sich die meisten Frauen mit GTE im reproduktiven Alter befinden, stellt die Chemotherapie die Therapie der Wahl dar (Ausnahme: Blasenmole).

Bei der Beurteilung des Behandlungserfolgs ist in erster Linie auf den HCG-Titerverlauf zu achten. Andere Untersuchungen spielen nur eine untergeordnete Rolle. So bedeutet z.B. das noch nicht vollständige Verschwinden einer Lungenmetastase im Thoraxröntgenbild oder CT allein keineswegs, daß es sich um eine persistierende, therapiebedürftige GTE handelt, wenn der HCG-Titer permanent negativ ist. Solche Läsionen entsprechen meist nekrotischen Arealen (Begent 1993). Ein 5- bis 10facher Titerabfall in der Folge des ersten Chemotherapiekurses stellt ein gutes, ein Abfall von weniger als 50% ein ungünstiges prognostisches Zeichen dar.

Die Chemotherapie wird generell in Form einer Intervallbehandlung durchgeführt. Der Abstand zwischen den einzelnen Kursen beträgt durchschnittlich 7–10 Tage, wird aber vom Schweregrad der Nebenwirkungen mitbestimmt. Es muß bereits die initiale Dosis möglichst hoch angesetzt werden, um den notwendigen therapeutischen Effekt zu erzielen [Mutch et al. 1990].

Die Therapieschemata zur Behandlung der GTE sind in den Abb. 12.2 und 12.3 bzw. in Kap. 13 aufgeführt.

Vor jeder Chemotherapie ist das β-HCG im Serum zu bestimmen. Die Chemotherapie wird bei nichtme-

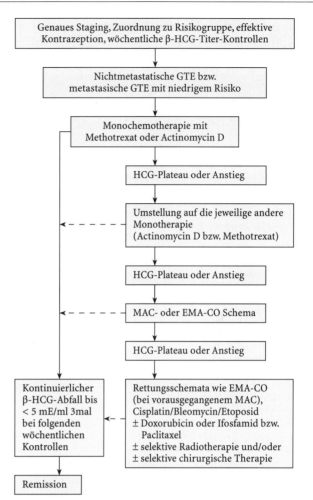

Abb. 12.2. Therapieschema bei malignen nichtmetastatischen bzw. metastatischen Trophoblasttumoren mit niedrigem Risiko. Ein „Plateau" ist definiert als HCG-Titer, der innerhalb eines Zeitraums von 3 Wochen weder sinkt noch sich verdoppelt. „Anstieg" ist definiert als doppelter oder größerer Anstieg des HCG-Titers über 2 Wochen. Zu den verschiedenen Therapieschemata s. Kap. Chemotherapie sowie Kap. 12.4.2 und 12.4.3

tastatischer und metastatischer Low-risk-GTE so lange fortgesetzt, bis eine komplette Titerremission, d.h. 3mal negative (= Serum-HCG <5 mE/ml) wöchentliche β-HCG-Kontrollen auftreten. Bei Highrisk metastatischer GTE empfiehlt sich zusätzlich eine Fortführung der Chemotherapie über 2–3 Zyklen. Nach dem Eintreten einer Remission gilt das Nachsorgeschema in Kap. 12.7.3.

12.4.2 Prophylaktische Chemotherapie bei Blasenmole

In ihrem Verlauf gehen 10–20% aller Blasenmolen in eine invasive Mole oder ein Chorionkarzinom über. Daher stellt sich die Frage nach dem Sinn einer pro-

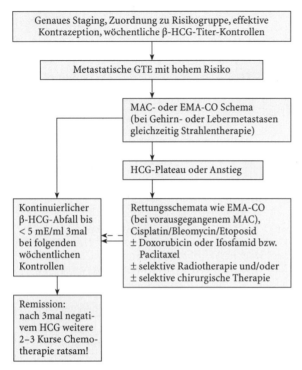

Abb. 12.3. Therapieschema bei metastatischen Trophoblasttumoren mit hohem Risiko

phylaktischen Chemotherapie. Zwei von 3 Arbeitsgruppen haben eine signifikante Reduktion invasiver GTE nach Methotrexatgabe nachgewiesen [Ayhan et al. 1990; Fasoli et al. 1982; Kashimura et al. 1986].

Auch eine japanische Arbeitsgruppe konnte bei 420 Patientinnen mit Blasenmole eine signifikante Verminderung einer sekundären Trophoblasterkrankung nach prophylaktischer Methotrexatgabe (10 mg/ Tag für 7 Tage) feststellen (7 vs. 18 % bei den unbehandelten Frauen). Metastatische Trophoblasttumoren (22 %) traten jedoch vergleichbar mit jenen in der Kontrollgruppe auf [Kashimura et al. 1986]. Die Langzeitüberlebensrate wurde durch die Chemotherapieprophylaxe nicht verbessert. Daraus ergibt sich, daß, wenn überhaupt, nur ein kleiner Prozentsatz von Frauen von einer prophylaktischen Chemotherapie profitieren wird. Sie erscheint daher nur bei Patientinnen, bei denen eine suffiziente Nachsorge nicht gewährleistet ist, gerechtfertigt.

12.4.3
Chemotherapie maligner nichtmetastatischer Trophoblasttumoren

First-line-Therapie
Methotrexat und Actinomycin D sind bei nichtmetastatischen GTE als Einzelsubstanzen vergleichbar ef-

fektiv (etwa 90 % primäre Remissionen) [Elit et al. 1994; Lurain et al. 1982]. Wesentliche Nebeneffekte von Methotrexat sind eine Stomatitis und orale Ulzerationen [Lurain u. Elfstrand 1995]. Actinomycin D bewirkt eine Alopezie, Nausea, Emesis sowie eine deutliche Myelosuppression. Die üblichen Behandlungsschemata sehen wie folgt aus:

- Methotrexat 40 mg/m^2 einmal/Woche i. m. [Homesley 1988 (im Rahmen einer GOG-Studie)] oder
- Methotrexat 0,4 mg/kg/Tag i. m. oder i. v. Tag 1–5 [Lurain u. Elfstrand 1995; Soper 1994 c] bzw.
- Actinomycin D 10–12 µg/kg/Tag i. v. Tag 1–5 [Kohorn 1987].

Der Zyklus für die beiden letztgenannten Protokolle wird am Tag 15 wiederholt, wenn folgende Kriterien erfüllt sind:

- Granulozyten >1500/mm^3 bzw. Leukozyten >3000/mm^3,
- Thrombozyten >100000/mm^3,
- Stomatitis bzw. gastrointestinale Toxizität überwunden,
- GOT, GPT, Bilirubin, Harnstoff im Normbereich.

Bezüglich der Dosierung und Applikation von Methotrexat und Actinomycin D existieren mehrere Varianten [Barter et al. 1987, 1989].

Die i.-v.-Einmalinjektion („Bolus") von Actinomycin D (1,25 mg/m^2 i. v. alle 2 Wochen) hat sich als sehr patientenfreundlich erwiesen [Petrilli et al. 1987].

Alternativ zu den obengenannten Behandlungsschemata kann das Methotrexat-Folinsäure-(= Leukovorin, Citrovorum-Faktor-)Schema (MTX/FS) angewendet werden [Berkowitz et al. 1986, 1990; Elit et al. 1994; Wong et al. 1985] (Tabelle 12.2).

Second-line-Therapie
In etwa 10 % der Fälle erweist sich eine maligne, nicht-metastatische GTE als resistent gegenüber der Standard-Monochemotherapie. Wenn sich nach zwei Chemotherapiekursen kein signifikanter HCG-Abfall zeigt, ist auf die jeweilige andere Monotherapie umzustellen (Actinomycin D auf Methotrexat und vice versa). Bei Chemoresistenz kann u. U. auch eine Hysterektomie notwendig werden. Vor einer solchen sollte aber unbedingt nach eventuellen Metastasen gesucht werden. Mit einer Second-line-Chemotherapie kann in Kombination mit einer Hysterektomie in

Tabelle 12.2. Methotrexat-Folinsäure-Schema

Tag	Therapie
1, 3, 5, 7	Methotrexat 1 mg/kg i. m.
2, 4, 6, 8	Folinsäure 0,1 mg/kg i. m.
Wiederholung am Tag 15	

nahezu 100 % der Fälle eine definitive Heilung erreicht werden.

12.4.4
Chemotherapie maligner metastatischer Trophoblasttumoren

Handelt es sich um High-risk-Patientinnen (WHO-Score ≥ 8), wird die Therapie primär aggressiver gestaltet als bei Patientinnen mit mittlerem oder niedrigerem Risiko (WHO-Score < 8). Bei Patientinnen mit metastatischer GTE besteht eine gleichmäßige Verteilung zwischen High-risk- und Low-risk-Fällen [Jones 1987]. Die definitive Heilungsrate liegt bei Low-risk-Patientinnen bei fast 100 % und bei High-risk-Fällen zwischen 80 und 90 % [Bagshawe 1984; DuBeshter et al. 1987; Jones 1987; Soper et al. 1988; Theodore et al. 1989].

Chemotherapie maligner metastatischer Trophoblasttumoren mit niedrigem Risiko

First-line-Therapie
Patientinnen mit metastatischer GTE und niedrigem Risiko (WHO-Score < 8) sollten wie jene mit malignen nichtmetastasierenden GTE primär eine Monotherapie erhalten (Methotrexat oder Actinomycin D; s. Kap. 12.4.2; [Jones 1987]). Als Therapieschema gilt jenes in Abb. 12.2 gezeigte.

Second-line-Therapie
Bei einem Versagen der First-line-Chemotherapie sollte zuerst auf das jeweils andere Monotherapeutikum (Methotrexat oder Actinomycin D) gewechselt werden (s. Therapieschema in Abb. 12.2).

Chemotherapie maligner metastatischer Trophoblasttumoren mit hohem Risiko
Metastasen des Gehirns sollten primär neben der Chemotherapie auch einer Radiotherapie unterzogen werden. Auch bei Lebermetastasen, die nur in 27–33 % der Fälle heilbar sind [Lurain u. Brewer 1985; Crawford et al. 1997], spielt die Radiotherapie neben der zytostatischen Behandlung eine gewisse Rolle (s. Kap. 12.6). Generell ist bei einer metastatischen GTE mit hohem Risiko in vielen Fällen eine multimodale Behandlung mit intensiver Chemotherapie und selektiver chirurgischer bzw. radiologischer Therapie notwendig, um eine Heilung zu erzielen [DuBeshter et al. 1987].

First-line Therapie
Meist wird bei metastatischer GTE primär die „Tripletherapie" mit Methotrexat, Actinomycin D und Cyclophosphamid (MAC) eingesetzt [Berkowitz et al. 1989]:

- Methotrexat 1 mg/kg/Tag i. v., Tag 1, 3, 5, 7,
- Actinomycin D 12 µg/kg/Tag i. v. (Maximum: 1 mg/Tag), Tag 1–5,
- Cyclophosphamid 3 mg/kg/Tag i. v., Tag 1–5,
- Folinsäure 0,1 mg/kg/Tag i. m. (24 h nach Methotrexat), Tag 2, 4, 6, 8.

Statt Cyclophosphamid kann auch Chlorambucil (8 mg/Tag p. o.) verwendet werden.

Die Chemotherapie wird am Tag 15 wieder fortgesetzt. Wöchentlich werden HCG, Blutbild, Leber- und Nierenwerte bestimmt.

Es gibt zahlreiche Modifikationen des MAC-Schemas [Bagshawe 1984; Curry et al. 1989a]. Die MAC-Therapie führt in 50–72 % der Fälle zur Heilung [DuBeshter 1988; Lurain u. Brewer 1985]. Heute wird häufig das sehr praktikable EMA-CO-Schema verwendet [Bagshawe 1984]:

- Tag 1 Etoposid 100 mg/m² i.v. als Infusion, Methotrexat 100 mg/m² i.v. als Bolus, 200 mg/m² als Infusion, Actinomycin D 0,5 mg, i.v. als Bolus;
- Tag 2 Etoposid 100 mg/m² i.v. als Infusion, Actinomycin D 0,5 mg i.v. als Bolus, Folinsäure 15 mg i. m. oder p. o. alle 12 h in 4 Portionen (ab 24 h nach Beginn der Methotrexattherapie);
- Tag 8 Cyclophosphamid 600 mg/m² i.v., Vincristin 1 mg/m² i.v. als Bolus.

Es wird am Tag 15 wiederholt und führt in 68–93 % der Fälle zu Remissionen [Bagshawe 1984; Newlands et al. 1986, 1991; Rustin et al. 1989; Soper et al. 1994b]. Sein Toxizitätsprofil umfaßt vor allem Nausea, Erbrechen, Myelotoxizität, Stomatitis, Alopezie und Konjunktivitis [Schink et al. 1992; Soper et al. 1994b].

Second-line-Therapie
Für Patientinnen, die auf eine MAC-Kombinationschemotherapie nicht primär mit einer Remission ansprechen, gibt es sog. „Rettungsprotokolle". Die meisten enthalten Etoposid. Eines ist das oben beschriebene EMA-CO-Schema, das bei 74 % von 27 Patientinnen, die primär nicht auf eine Chemotherapie ansprachen, eine Remission induzierte [Newlands et al. 1986]. Es wird heute im zunehmenden Maße in der First-line-Chemotherapie metastatischer GTE mit hohem Risiko eingesetzt.

Bei refraktärer GTE besitzt auch Cisplatin ein hohes Aktivitätspotential [Bakri et al. 1993; Newlands et al. 1991; Soper et al. 1995; Sutton et al. 1992]. Die Kombination aus Vinblastin, Cisplatin und Bleomycin (VPB) zeigte bei primär zytostatikaresistenten Fällen zwar eine signifikante Aktivität, aber auch eine hohe Toxizität [Gordon et al. 1986]. Ein anderes Rettungsprotokoll hat weniger Nebenwirkungen bei hoher Aktivität [Surwit et al. 1984]:

- Etoposid 100 mg/m²/Tag, Tag 1–5,
- Cisplatin 50 mg/m² Tag 1,
- Bleomycin 15 E/24-h-Infusion Tag 1–5.

Wiederholung alle 3 Wochen.

Auch mit der Kombination von Actinomycin D, Cisplatin und Etoposid (APE-Schema) wurden signifikante Heilungserfolge erzielt [Theodore et al. 1989]. Actinomycin D kann auch weggelassen werden, wenn eine Vorbehandlung mit dieser Verbindung erfolgte:

- Actinomycin D 0,3 mg/m²/i. v., Tag 1
- Etoposid 100 mg/m²/Tag i. v., beides Tag 1, 2, 3, 14, 15, 16,
- Cisplatin 100 mg/m² i. v. Tag 1.

Wiederholung alle 4 Wochen.

Eine Alternative stellt die Behandlung mit Etoposid 100 mg/m²/Tag, Tag 1–5 + Cisplatin 20 mg/m²/Tag, Tag 1–5 alle 2–3 Wochen dar. Allerdings wurde unter dieser Behandlung eine deutliche Myelo- und renale Toxizität beobachtet [Soper et al. 1995]. Weiter hat sich die PEBA-Therapie bewährt [Li-Pai et al. 1995]:

- Cisplatin 20 mg/m²/Tag, Tag 1–4 i. v.,
- Etoposid 100 mg/m²/Tag, Tag 1–4 i. v.,
- Bleomycin 10 mg/m²/Tag, Tag 1–4 i. v.,
- Doxorubicin 40 mg/m²/Tag, Tag 1 i. v.

Wiederholung alle 3 Wochen.

Ifosfamid (1,2 mg/m²/Tag in Kombination mit Etoposid 75 mg/m²/Tag und Cisplatin 30 mg/m²/Tag jeweils Tag 1–3 alle 3 Wochen) [Sutton et al. 1982] bzw. Paclitaxel (175 mg/m² alle 3 Wochen) [Jones et al. 1996] sind neuere Substanzen, die sich bei der primär chemorefraktären GTE bewährt haben [Köchli et al. 1995].

Bei allen Patientinnen mit metastatischer GTE und hohem Risiko sollte die Chemotherapie nach dem ersten negativen HCG-Titer noch über 3 Kurse fortgesetzt werden, um das Rezidivrisiko zu senken [Mutch et al. 1990].

12.5
Hormontherapie

Es ist ungewöhnlich, daß bei einem Tumor, der das Hormon humanes Choriongonadotropin (HCG) produziert, bis heute keine klinischen Daten über einen eventuellen antineoplastischen Effekt von Hormonpräparaten bekannt ist.

Damit eine Verlaufskontrolle der Erkrankung mittels HCG möglich ist, muß ab Diagnosestellung für mindestens ein Jahr eine Schwangerschaft durch eine wirksame Kontrazeption – am besten mit oralen Ovulationshemmern – verhindert werden.

12.6
Strahlentherapie

12.6.1
Allgemeines

In der Therapie der Blasenmole und der nichtmetastatischen GTE hat die Strahlentherapie keinen Stellenwert. Anders ist das im Fall von Gehirnmetastasen und in geringerem Ausmaß auch bei Lebermetastasen.

12.6.2
Strahlentherapie von Gehirnmetastasen

Eine Chemotherapie allein kann bei Gehirnmetastasen nur in etwa 20 % der Fälle eine Remission herbeiführen [Liu et al. 1983]. Eine Ganzbestrahlung des Schädels ist daher vor allem in Kombination mit der Chemotherapie sinnvoll. Von den Patientinnen mit primären Gehirnmetastasen ohne zytostatische Vorbehandlung können 50–75 % geheilt werden, während dies nach Chemotherapie nur bei 38 % und bei Patientinnen mit einer Tumorprogression unter Chemotherapie nur bei 0–25 % der Fall ist [Evans et al. 1995; Lurain u. Brewer 1985; Soper et al. 1987]. Eine unverzügliche Bestrahlung des Schädels nach Diagnosestellung ist vor allem wegen der großen Gefahr intrakranieller Blutungen wesentlich. Die Gesamtdosis beträgt in der Regel 30 Gy (10 Gy/Woche 3mal).

12.6.3
Strahlentherapie von Lebermetastasen

Auch hier spielt die Bestrahlung eine gewisse Rolle; allerdings wird diese Indikation nicht einheitlich befürwortet. Eine Dosis von 20 Gy über 10 Tage zur Prävention von Blutungskomplikationen wird empfohlen [Hammond u. Soper 1984].

12.6.4
Nebenwirkungen der Strahlentherapie

Es kann vor allem zum Auftreten eines akuten Hirnödems kommen, dessen Symptome sich durch eine Kortikosteroidgabe (z. B. Dexamethason 12–20 mg/Tag i. v. in Kombination mit einer 20 %igen Mannit-Infusion (+ Ranitidin als Magenschutz) während der Bestrahlung reduzieren lassen. In der Folge kann es zur feuchten Nekrose der Kopfhaut und Radionekrose des Gehirns kommen. Vereinzelt wurde von Zweittumoren (Glioblastomen), nicht jedoch über eine Beeinträchtigung der Intelligenz berichtet [She-line et al. 1980; Soper et al. 1987].

Die Nebenwirkungen einer Bestrahlung der Leber können ebenso ausgeprägt sein. Deshalb wird sie nur bei Blutungsgefahr von Lebermetastasen, nicht aber generell empfohlen.

12.7
Follow up und Nachsorge

12.7.1
Allgemeines

Im Mittelpunkt der Nachsorge stehen:

- die klinische Untersuchung,
- die trophoblastspezifische β-HCG-Bestimmung im Serum,
- eine Thoraxröntgenkontrolle nach einem Jahr,
- eine effektive Kontrazeption.

Eine schematische Übersicht über Therapie und Nachsorge gibt Abb. 12.4.

HCG-Bestimmungen im Harn sind für eine effektive Nachsorge unzureichend. Dafür eignen sich ausschließlich Bestimmungen des β-HCG im Serum. Die untere Nachweisgrenze im Serum beträgt üblicherweise 5 mE/ml.

Das vom malignen Trophoblasten gebildete HCG unterscheidet sich nicht von dem, das in einer normalen Schwangerschaft gebildet wird. Deshalb ist eine effektive Kontrazeption während des Follow-up unerläßlich. Orale Kontrazeptiva in Form von Ovulationshemmern sind mechanischen Verhütungsmethoden (z. B. Intrauterinpessar) vorzuziehen [Curry et al. 1989 b]. Mit der Kontrazeption sollte sobald wie möglich nach Diagnose einer GTE begonnen werden.

Es ergibt sich durch Ovulationshemmer weder ein erhöhtes Risiko für eine postmolare GTE noch ein verzögerter Abfall des HCG-Titers [Berkowitz et al. 1981]. Im Falle einer unter Behandlung oder während des hormonalen Follow-up eingetretenen Gravidität ist eine Interruptio anzuraten.

Trophoblasttumoren können heute trotz Erhaltung der Reproduktionsfähigkeit mit der Chemotherapie in über 90 % der Fälle geheilt werden [Gordon et al. 1986]. Frauen können nach Chemotherapie sowohl erfolgreich konzipieren als auch gesunde Kinder gebären. Der Ausgang ihrer Schwangerschaft entspricht jenem in der Vergleichsbevölkerung, wenn ein Jahr posttherapeutisch eine effektive Kontrazeption durchgeführt worden ist, mit der schon zu An-

Abb. 12.4. Therapie und Nachsorge der Trophoblasttumoren. [a] β-HCG im Serum unter der Nachweisgrenze (< 5 mE/ml)

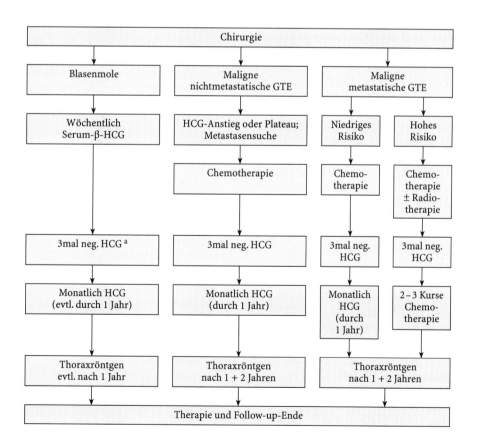

fang der Chemotherapie begonnen werden sollte [Berkowitz et al. 1987, 1994; Song et al. 1988]. Es könnte, wenn überhaupt, bei zytostatikabehandelten Frauen das Risiko von Entwicklungsstörungen etwas erhöht sein [Van Thiel et al. 1970; Goldstein et al. 1984b]. Beim Eintreten einer Schwangerschaft nach GTE sind die Frauen besonders sorgfältigen Kontrollen zu unterziehen. Diese umfassen eine Ultraschalluntersuchung im 1. Trimenon, genaue histologische Untersuchungen des Schwangerschaftsprodukts im Fall eines Aborts bzw. der Plazenta nach der Geburt sowie eine Kontrolle des HCG-Titers 6 Wochen nach jeder Schwangerschaft zum Ausschluß eines Chorionkarzinoms [Berkowitz et al. 1987].

12.7.2
Nachsorge bei Blasenmole

Der Umstand, daß in bis zu 20 % der Fälle mit Blasenmole eine sekundäre GTE auftreten kann (etwa 4 % metastatisch), weist auf die Notwendigkeit einer effektiven Nachsorge hin. In den meisten Fällen sinken die HCG-Werte nach Evakuation innerhalb von 14 Wochen unter die Nachweisgrenze ab (< 5 mE/ml im Serum). Bei 738 Patientinnen mit Blasenmole zeigte sich in 80 % der Fälle eine komplette HCG-Eliminierung. Diese erfolgte in den meisten Fällen (77 %) zwischen 4 und 24 Wochen. In 20 % der Fälle war eine Weiterbehandlung wegen fehlenden HCG-Titerabfalls nötig. In 2,3 % der Fälle wurden Chorionkarzinome, beim Rest invasive Molen diagnostiziert. Keine der Patientinnen, deren HCG spontan unter die Nachweisgrenze abgesunken war, entwickelte ein Rezidiv [Lurain et al. 1983].

Eine Woche und 4 Wochen nach der Evakuation einer Blasenmole sollte eine gynäkologische Untersuchung vorgenommen werden. Erfolgt ein spontaner HCG-Titerabfall innerhalb von 14 Wochen, wird die Nachsorge bei symptomfreiem Verlauf mit monatlichen HCG-Kontrollen durch ein Jahr und einem Thoraxröntgen nach diesem Zeitraum abgeschlossen (s. Abb. 12.3).

Bei folgenden Befunden nach Blasenmole ist eine sofortige Behandlung indiziert:

- Histologische Diagnose eines Chorionkarzinoms. Die Gewinnung einer Histologie ist aber im allgemeinen nicht notwendig, da Biopsien aus Tumorherden u. U. mit Blutungskomplikationen behaftet sein können und so den Therapiebeginn verzögern.
- Nachweis einer Metastasierung im Zusammenhang mit erhöhten HCG-Werten.
- Ungenügender Abfall der HCG-Werte. Wird ein Anstieg über 2 Wochen (3 Werte) registriert oder zeigt sich eine Plateaubildung der HCG-Produk-

tion über 3 Wochen, ist eine Behandlung angezeigt. Der am meisten kritische Zeitraum der Nachsorge liegt zwischen 4 und 6 Wochen.
- Metrorrhagien nach Evakuation (außer bei vorausgegangener inkompletter Entleerung). In den meisten Fällen kann eine zweite Kürettage diese zum Stillstand bringen, wobei sich meist nur wenig Gewebe gewinnen läßt.

Bei persistierender Blasenmole gelten entsprechend dem Staging die für nichtmetastatische bzw. metastatische GTE angegebenen Therapieschemata (s. Abb. 12.2 und 12.3).

12.7.3
Nachsorge bei malignen nichtmetastatischen und metastatischen Trophoblasttumoren

Besonders bei den malignen metastatischen Trophoblasttumoren ist höchste Sorgfalt in der Nachsorge essentiell. Die erforderlichen Maßnahmen sind in Abb. 12.3 aufgeführt.

12.7.4
Psychologische Betreuung

Auf Grund der günstigen Prognose der GTE und der tatsächlichen Heilbarkeit in 90 % der Fälle unterscheidet sich die Beratung dieser Patientinnen deutlich von jener bei Patientinnen mit anderen häufigen gynäkologischen Malignomen. Diese Perspektive macht es sowohl der Patientin als auch dem behandelnden Arzt leichter, eine entsprechende Motivation für die notwendigen Behandlungsmaßnahmen aufzubringen. In den meisten Fällen von GTE erfolgt durch die Behandlung kein Verlust der Reproduktionsfähigkeit. Der ärztlichen Beratung über die Möglichkeiten und Aussichten hinsichtlich einer eventuellen Schwangerschaft kommt große Bedeutung zu.

Die generell günstige Prognose der GTE darf aber insbesondere hinsichtlich der notwendigen HCG-Kontrollen nicht zu einem nachlässigen Verhalten der Patientin führen. Tritt in seltenen Fällen eine Progression der Erkrankung ein, sollte die psychologische Betreuung analog den Richtlinien bei fortgeschrittenen Fällen häufiger gynäkologischer Malignome erfolgen (s. auch Kap. 9.7.4).

12.7.5
Dokumentation

Im Vordergrund steht die Dokumentation der β-HCG-Werte möglichst in einem Koordinatensystem mit Zeitachse.

12.8
Offene Fragen und aktuelle Studien

12.8.1
Entwicklung effektiver Second-line-Chemotherapieformen bei malignen Trophoblasttumoren

So günstig generell die Prognose für Patientinnen mit malignen GTE aussieht, so deutlich werden die Grenzen der Chemotherapie bei Hochrisikopatientinnen durch das Versagen konventioneller Schemata [Azab et al. 1988]. Meist ist es nur in einem, wenn auch großem Teil dieser Fälle nach Versagen der primären Chemotherapie durch multimodale Therapieformen (Kombination von Polychemotherapie mit selektiver chirurgischer Therapie bzw. Radiotherapie) möglich, eine definitive Heilung zu erzielen. Etwa 10 % der Patientinnen mit GTE (invasive Molen bzw. Chorionkarzinome) sterben aber trotz dieser Rettungsmaßnahmen. Etwa 50 % der Patientinen versterben an Gehirn-, Leber- und/oder Peritonealmetastasen. Die häufigsten unmittelbaren Todesursachen sind Blutungen aus Metastasen (etwa 40 %) und pulmonale Insuffizienz (etwa 30 %). Das Versagen von Therapiemaßnahmen kann meist folgenden Faktoren zugeschrieben werden:

- zuwenig aggressive, initiale Behandlung von Hochrisikopatientinnen,
- Versagen der heute zur Verfügung stehenden Therapiemaßnahmen in der Kontrolle fortgeschrittener Fälle von GTE.

Alternative Chemotherapieschemata sind notwendig, um das Überleben von Patientinnen mit hohem prognostischem Score nach Versagen der Primärchemotherapie zu verbessern. Hinweise darauf existieren in Form der Mittel Cisplatin, Ifosfamid, Paclitaxel und Doxorubicin [Li-Pai et al. 1995; Soper et al. 1995; Sutton et al. 1992].

Weiter zeichnen sich durch die Entwicklung der Hochdosischemotherapie mit peripherer Stammzelltransplantation auch bei gegenüber der konventionellen Chemotherapie refraktären Trophoblasttumoren neue Möglichkeiten für die Zukunft ab [Lotz et al. 1995].

12.8.2
Welche neuen Erkenntnisse sind in den nächsten Jahren bei den malignen Trophoblasttumoren zu erwarten?

Es ist zu erwarten, daß eine weitere Verfeinerung in der Technik bildgebender Verfahren zu einer noch exakteren Zuordnung zu den prognostischen Gruppen bei den GTE führen wird. Vor allem die zunehmende Anwendung der Computertomographie zur Feststellung okkulter Lungenmetastasen, die beim Thoraxröntgen nicht erfaßt werden können, würde bedeuten, daß mehr Patientinnen der Gruppe metastatischer GTE zugeordnet werden. Diese könnten dann auch primär aggressiver und damit adäquater behandelt werden.

Neue Chemotherapiekombinationen und insbesondere die Hochdosischemotherapie könnten dazu beitragen, auch bei ungünstigen Hochrisikofällen mit metastatischer GTE nach konventioneller Chemotherapie die Heilungsrate zu verbessern [Lotz et al. 1995].

Literatur

Ayan A, Ergeneli M, Yüce K, Yapar E, Kisnisci A (1990) Effects of prophylactic chemotherapy for postmolar trophoblastic disease in patients with complete hydatidiform mole. Int J Gynecol Obstet 32:39–41

Azab M, Pejovic M, Theodore C, George M, Droz J, Bellet D, Michel G, Amiel J (1988) Prognostic factors in gestational trophoblastic tumors. Cancer 62:585–592

Azab M, Droz J, Theodore C, Wolff J, Amiel J (1988) Cisplatin, vinblastine, and bleomycin combination in the treatment of resistant high-risk gestational trophoblastic tumors. Cancer 64:1829–1832

Bagshawe K (1976) Risk and prognostic factors in trophoblastic neoplasia. Cancer 38:1373

Bagshawe K (1984) Treatment of high-risk choriocarcinoma. J Reprod Med 29:813–820

Bagshawe K, Dent J, Webb J (1986) Hydatidiform mole in England and Wales 1973–1983. Lancet I:673–677

Bagshawe K, Lawler S, Paradinas F, Dent J, Brown P, Boxer G (1990) Gestational trophoblastic tumours following initial diagnosis of partial hydatidiform mole. Lancet 335:1074

Bakri Y, Subhi J, Amer M, Ezzat A, Sinner W, Tweijry A, Jabbar F (1993) Liver metastases of gestational trophoblastic tumor. Gynecol Oncol 48:110–113

Barter J, Soong S, Hatch K, Orr J, Partridge E, Austin M, Shingleton H (1987) Treatment of nonmetastatic gestational trophoblastic disease with oral methotrexate. Am J Obstet Gynecol 157:1166–1168

Barter J, Soong S, Hatch K, Orr J, Partridge E, Austin M, Shingleton H (1989) Treatment of nonmetastatic gestational trophoblastic disease with sequential intramuscular and oral methotrexate. Gynecol Oncol 33:82–84

Begent R (1993) Gestational trophoblastic tumors. In: Burghardt E, Webb M, Monaghan J, Kindermann G (eds) Surgical Gynecologic Oncology. Thieme, Stuttgart, S 525–537

Berek J (1986) Gestational trophoblastic neoplasia. In: Hacker N, Moore G (eds) Essentials of Obstetrics and Gyneology. Saunders, Philadelphia, pp 509–516

Berkowitz R, Goldstein D, Marean A, Bernstein M (1981) Oral contraceptives and postmolar trophoblastic disease. Obstet Gynecol 58:474

Berkowitz R, Goldstein D, Bernstein M (1986) Ten years experience with methotrexate and folinic acid as primary therapy for gestational trophoblastic disease. Gynecol Oncol 23:111

Berkowitz R, Goldstein D, Bernstein M, Sablinska B (1987) Subsequent pregnancy outcome in patients with molar pregnancy and gestational trophoblastic tumors. J Reprod Med 32:680–684

Berkowitz R, Goldstein D, Bernstein M (1990) Methotrexate infusion and folinc acid in the primary therapy of non-metatstatic gestational trophoblastic tumors. Gynecol Oncol 36:56–59

Berkowitz R, Bernstein M, Laborde O, Goldstein D (1994) Subsequent pregnancy experience in patients with gestational trophoblastic disease: New England Trophoblastic Disease Center. J Reprod Med 39:228–232

Chen R, Huang S, Chow S, Hsieh C, Hsu H (1994) Persistent gestational trophoblastic tumour with partial hydatidiform mole as the antecedant pregnancy. Br J Obstet Gynecol 101:330–334

Cheung A, Sit A, Chung L, Ngan H, O'Hanlan K, Wong L, Ma H (1994) Detection of heterozygous XY complete hydatidiform mole by chromosome in situ hybridization. Gynecol Oncol 55:386–392

Crawford R, Newlands E, Rustin G, Holden L, A'Hern R, Bagshawe K (1997) Gestational trophoblastic disease with liver metastases: the Charing Cross experience. Brit J Obstet Gynaecol 104:105–109

Curry S, Blessing J, DiSaia P, Soper J, Twiggs L (1989a) A prospective randomized comparison of methotrexate, dactinomycin, and chlorambucil versus methotrexate, dactinomycin, cyclophosphamide, doxorubicin, melphalan, hydroxyurea, and vincristine in "poor prognosis" metastatic gestational trophoblastic disease: a Gynecologic Oncology Group Study. Obstet Gynecol 73:357–362

Curry S, Schlaerth J, Kohorn E, Boyce J, Gore H, Twiggs L, Blessing J (1989b) Hormonal contraception and trophoblastic sequelae after hydatidiform mole (a Gynecologic Oncology Group Study). Am J Obstet Gynecol 160:805–811

DuBeshter B, Berkowitz R, Goldstein D, Cramer D, Bernstein M (1987) Metastatic gestational trophoblastic disease: experience at the New England Trophoblastic Disease Center, 1965 to 1985. Obstet Gynecol 69:390–395

DuBeshter B, Berkowitz R, Goldstein D, Bernstein M (1988) Analysis of treatment failure in high-risk metastatic gestational trophoblastic disease. Gynecol Oncol 29:199–207

Dubuc-Lissoir J, Sweizig S, Schlaerth J, Morrow P (1992) Metastatic gestational trophoblastic disease: a comparison of prognostic classification systems. Gynecol Oncol 45:40–45

Einhorn N (1992) Evolution and current status of gynecologic cancer staging. Curr Prob Obstet Gynecol Fertil 15:251–268

Elit L, Covens A, Osborne R, Gerulath A, Murphy J, Rosen B, Sturgeon J (1994) High-dose methotrexate for gestational trophoblastic disease. Gynecol Oncol 54:282–287

Evans A, Soper J, Clarke-Pearson D, Berchuck A, Rodriguez G, Hammond C (1995) Gestational trophoblastic disease metastatic to the central nervous system. Gynecol Oncol 59:226–230

Fasoli M, Ratti E, Farnceschi S, Ratti E, Franceschi S, Vecchia C, Pecorelli S, Mangioni C (1982) Management of gestational trophoblastic disease: results of a cooperative study. Obstet Gynecol 60:205–209

Genest D, Laborde O, Berkowitz R, Goldstein D, Bernstein M, Lage J (1991) A clinicopathologic study of 153 cases of complete hydatidiform mole (1980–1990): histologic grade lacks prognostic significance. Obstet Gynecol 78:402–409

Goldstein D, Berkowitz R (1984a) Staging system for gestational trophoblastic tumors. J Reprod Med 29:792

Goldstein D, Berkowitz R, Bernstein M (1984b) Reproductive performance after molar pregnancy and gestational trophoblastic tumors. Clin Obstet Gynecol 27:221

Gordon A, Kavanagh J, Gershenson D, Saul P, Copeland L, Stringer A (1986) Cisplatin, vinblastine, and bleomycin combination chemotherapy in resistant gestational trophoblastic disease. Cancer 58:1407–1410

Goto S, Yamada A, Ishizuka T, Tomoda Y (1993) Development of postmolar trophoblastic disease after partial molar pregnancy. Gynecol Oncol 48:165–170

Hammond C, Borchert L, Tyrey L, Creasman W, Parker R (1973) Treatment of metastatic trophoblastic disease: good and poor prognosis. Am J Obstet Gynecol 115:451–454

Hammond C, Soper J (1984) Poor-prognosis metastatic gestational trophoblastic neoplasia. Clin Obstet Gynecol 27:228

Hammond C, Lewis J, Mutch D (1988) Gestational trophoblastic neoplasms. In: Buchsbaum H, Sciarra J (eds) Gynecology and Obstetrics, Vol. 4. Lippincott, Philadelphia 48:1–29

Heintz A, Schaberg A, Engelsman E, van Hall E (1985) Placental-site trophoblastic tumor: diagnosis, treatment and biological behavior. Int J Gynecol Pathol 4:75

Homesley H, Blessing J, Rettenmaier M, Capizzi R, Major F, Twiggs L (1988) Weekly intramuscular methotrexate for nonmetastatic gestational trophoblastic disease. Obstet Gynecol 72:413–418

How J, Scurry J, Grant P, Sapountzis K, Ostor A, Fortune D, Armes J (1995) Placental site trophoblastic tumor. Report of three cases and review of the literature. Int J Gynecol Cancer 5:241–249

Hunter V, Raymond E, Christensen C, Olt G, Soper J, Hammond C (1990) Efficacy of the metastatic survey in the staging of gestational trophoblastic disease. Cancer 65:1647–1650

Jones W (1987) Current management of low-risk metastatic gestational trophoblastic disease. J Reprod Med 32:653–656

Jones W, Romain K, Erlandson R, Burt M, Lewis J (1993) Thoracotomy in the management of gestational choriocarcinoma. Cancer 72:2175–2181

Jones W, Schneider J, Shapiro F, Lewis J (1996) Treatment of resistant gestational choriocarcinoma with taxol: a report of two cases. Gynecol Oncol 61:126–130

Kajii T, Ohama K (1977) Androgenetic origin of hydatidiform mole. Nature 268:633

Kashimura Y, Kashimura M, Sugimori H et al. (1986) Prophylactic chemotherapy for hydatidiform mole. Cancer 58:624–629

Köchli OR (1994) Staging der malignen Trophoblasterkrankungen: Ein Dilemma. Gynäkol Geburtsh Rundsch 34:3–6

Köchli OR, Schär G, Sevin BU et al. (1995) In vitro chemosensitivity of paclitaxel and other chemotherapeutic agents in malignant gestational trophoblastic neoplasms. Anti Cancer Drugs 6:94–100

Kohorn E (1987) Nonmetastatic gestational trophoblastic neoplasia. J Reprod Med 32:644–651

Kohorn E, Klating T, Blood M, Chambers J, Schwartz P (1985) Gestational trophoblastic neoplasia in Southern Connecticut: the experience at the Yale Trophoblastic Center 1971–1983. Connecticut Medicine 49:141–145

Kohorn E (1993) Evaluation of the criteria used to make the diagnosis of nonmetastatic gestational trophoblastic neoplasia. Gynecol Oncol 48:139–147

Kohorn E (1995) The trophoblastic tower of Bable: classification systems for metastatic gestational trophoblastic neoplasia. Gynecol Oncol 56:280–288

Lage J, Berkowitz R, Rice L, Goldstein D, Bernstein M, Weinberg D (1991) Flow cytometric analysis of DNA content in partial hydatidiform moles with persistent gestational trophoblastic tumor. Obstet Gynecol 77:111–115

Lewis J (1993) Diagnosis and management of gestational trophoblastic disease. Cancer 71:1639–1647

Li-Pai C, Shu-Mo C, Jian-Xuan F, Zi-Ting L (1995) PEBA regimen (cisplatin, etoposide, bleomycin, and adriamycin) in the treatment of drug-resistant choriocarcinoma. Gynecol Oncol 56:231–234

Liu T, Deppe G, Chang Q, Tan T (1983) Cerebral metastatic choriocarcinoma in the People's Republic of China. Gynecol Oncol 15:166

Lotz J, Machover D, Malassagne B et al. (1990) Phase I–II study of two consecutive courses of high-dose epipodophyllotoxin, ifosfamide, and carboplatin with autologous bone marrow transplantation for treatment of adult patients with solid tumors. J Clin Oncol 9:1860–1870

Lotz J, Andre T, Donsimoni R et al. (1995) High-dose chemotherapy with ifosfamide, carboplatin, and etoposide combined with autologous bone marrow transplantation for the treatment of poor-prognosis germ cell tumors and metastatic trophoblastic disease in adults. Cancer 75:874–885

Lurain J, Brewer J, Torok E, Halpern B (1982) Gestational trophoblastic disease: treatment results at the Brewer Trophoblastic Disease Center. Obstet Gynecol 60:354

Lurain J, Brewer J, Torok E, Halpern B (1983) Natural history of hydatidiform mole after primary evacuation. Am J Obstet Gynecol 145:591

Lurain J, Brewer J (1985) Treatment of high-risk gestational trophoblastic disease with methotrexate, actinomycin D, and cyclophosphamide chemotherapy. Obstet Gynecol 65:830

Lurain J, Casanova L, Miller D, Rademaker A (1991) Prognostic factors in gestational trophoblastic tumors: a proposed new scoring system based on multivariate analysis. Am J Obstet Gynecol 164:611–616

Lurain J, Elfstrand E (1995) Single-agent methotrexate chemotherapy for the treatment of nonmetastatic gestational trophoblastic tumors. Am J Obstet Gynecol 172:574–579

Martin D, Sutton G, Ulbright T, Sledge G, Stehman F, Ehrlich C (1989) DNA content as a prognostic index in gestational trophoblastic neoplasia. Gynecol Oncol 34:383–388

Mazur M, Kurman R (1982) Gestational trophoblastic disease. In: Kurman R (ed) Blaustein's Pathology of the Female Genital Tract. Springer, New York Berlin Heidelberg London Paris Tokyo, pp 835–875

Mutch D, Soper J, Babcock C, Clarke-Pearson D, Hammond C (1990) Recurrent gestational trophoblastic disease. Cancer 66:978–982

Newlands E, Bagshawe K, Begent R, Rustin G, Holden L, Dent J (1986) Developments in chemotherapy for medium- and high-risk patients with gestational trophoblastic tumours (1979–1984). Br J Obstet Gynaecol 93:63

Newlands E, Bagshawe K, Begent R, Rustin G, Holden L (1991) Results with the EMA/CO (etoposide, methotrexate, actinomycin D, cyclophosphamide, vincristine) regimen in high risk gestational trophoblastic tumors, 1979–1989. Br J Obstet Gynaecol 98:550–557

Ngan H, Lopes A, Lauder I, Martin B, Wong L, Ma H (1994) An evaluation of the prognostic factors in metastatic gestational trophoblastic disease. Int J Gynecol Cancer 4:36–42

Parazzini F, Mangili G, La Vecchia C, Negri E, Bocciolone L, Fasoli M (1991) Risk factors for gestational trophoblastic disease: a separate analysis of complete and partial hydatidiform moles. Obstet Gynecol 78:1039–1045

Park W (ed) (1971) Choriocarcinoma: a study of its pathology. Davis, Philadelphia

Petrilli E, Twiggs L, Blessing J, Teng N, Curry S (1987) Single-dose actinomycin-D treatment for nonmetastatic gestational trophoblastic disease. Cancer 60:2173–2176

Rustin G, Newlands E, Begent R, Dent R, Bagshawe K (1989) Weekly alternating etoposide, methotrexate, and actinomycin/vincristine and cyclophosphamide chemotherapy for the treatment of CNS metastases of choriocarcinoma. J Clin Oncol 7:900–903

Schink J, Singh D, Rademaker A, Miller D, Lurain J (1992) Etoposide, methotrexate, actinomycin D, cyclophosphamide, and vincristine for the treatment of metastatic, high-risk gestational trophoblastic disease. Obstet Gynecol 80: 817–820

Sheline G, Wara W, Smith V (1980) Therapeutic irradiation and brain injury. Int J Radiol Oncol Biol Phys 6:1215

Smith D, Holden L, Newlands E, Bagshawe K (1993) Correlation between clinical staging (FIGO) and prognostic subgroups with gestational trophoblastic disease. Br J Obstet Gynaecol 100:157–160

Song H, Wu P, Wang Y, Yang X, Dong S (1988) Pregnancy outcomes after successful chemotherapy for choriocarcinoma and invasive mole: long-term follow-up. Am J Obstet Gynecol 158:538–545

Soper J, Hammond C (1987) Role of surgical therapy and radiotherapy in gestational trophoblastic disease. J Reprod Med 32:663–668

Soper J, Clarke-Pearson D, Hammond C (1988) Metastatic gestational trophoblastic disease: prognostic factors in previously untreated patients. Obstet Gynecol 71:338–343

Soper J, Evans A, Conaway M, Clarke-Pearson D, Berchuck A, Hammond C (1994a) Evaluation of prognostic factors and staging in gestational trophoblastic tumor. Obstet Gynecol 84:969–973

Soper J, Clarke-Pearson D, Berchuck A, Rodriguez G, Hammond C (1994b) 5-day methotrexate for women with metastatic gestational trophoblastic disease. Gynecol Oncol 54: 76–79

Soper J, Evans C, Clarke-Pearson D, Berchuck A, Rodriguez G, Hammond C (1994c) Alternating weekly chemotherapy with etoposide-methotrexate-dactinomycin/cyclophosphamide-vincristine for high-risk gestational trophoblastic disease. Obstet Gynecol 83:113–117

Soper J, Evans A, Rodriguez G, Berchuck A, Clarke-Pearson D, Hammond C (1995) Etoposide-platin combination therapy for chemorefractory gestational trophoblastic disease. Gynecol Oncol 56:421–424

Surwit E, Alberts D, Christian C, Graham V (1984) Poor-prognosis gestational trophoblastic disease. An update. Obstet Gynecol 64:21

Sutton G, Soper J, Blessing J, Hatch K, Barnhill D (1992) Ifosfamide alone and in combination in the treatment of refractory malignant gestational trophoblastic disease. Am J Obstet Gynecol 167:489–495

Theodore C, Azab M, Droz J, et al. (1989) Treatment of high-risk gestational trophoblastic disease with chemotherapy combinations containing cisplatin and etoposide. Cancer 64: 1824–1828

Van Thiel D, Ross G, Lipsett M (1970) Pregnancies after chemotherapy of trophoblastic neoplasms. Science 169:1326

World Health Organization Scientific Group on Gestational Trophoblastic Disease (1983) Gestational trophoblastic diseases. Technical Report Series 692. WHO, Geneva

Wong L, Choo Y, Ma H (1985) Methotrexate with citrovorum factor rescue in gestational trophoblastic disease. Am J Obstet Gynecol 152:59

Wong L, Choo Y, Ma H (1986) Primary oral etoposide therapy in gestational trophoblastic disease: an update. Cancer 58:14

Zytostatische Chemotherapie und Hormontherapie 13

E. PETRU UND O. R. KÖCHLI

Zytostatische Chemotherapie und Hormontherapie

13

E. PETRU UND O. R. KÖCHLI

Zytostatische Therapien sollten nur von im Umgang mit diesen Substanzen erfahrenen Ärzten eingesetzt werden.

13.1
Aktivitätszustand von Tumorpatientinnen

Vor jeder Chemotherapie bzw. bei jedem Klinikkontakt sollte eine Beurteilung des körperlichen Aktivitätszustandes der Patientin vorgenommen und dieser dokumentiert werden (Tabelle 13.1).

13.2
Voraussetzungen für eine zytostatische Chemotherapie

Voraussetzungen sind:

- In den meisten Zentren wird eine konventionelle Chemotherapie nur bei Patientinnen mit einem Karnofsky-Status ≥ 60 durchgeführt.
- *Keine* Chemotherapiegabe ohne vorherige klinische Untersuchung!

- Möglichst Angabe der Toxizität unter Verwendung einer Toxizitätsskala (z. B. nach WHO; Tabelle 13.2).
- Es sollte eine Zytostatikagabe nur beim Vorliegen aktueller Laborwerte, die nicht älter als 24 h sind, durchgeführt werden.
- *Keine* Zytostatikabehandlung bei akuter Infektion (z. B. Stomatitis, Gastroenteritis, Harnwegsinfekt).
- *Keine* Zytostatikabehandlung bei ungeklärtem, möglicherweise infektbedingtem Fieber (vorerst Abklärung z. B. mit Harnsediment und Harnkultur, evtl. Antibiotika) oder ungeklärter Leukozytose (latente bakterielle Infektion?).
- Keine Gabe von Anthrazyklinen (Doxorubicin, Epidoxorubicin) bei Herzinsuffizienz. Vor der Therapie mit Anthrazyklinen und Anthracendionen (Mitoxantron) kann eine Echokardiographie und Bestimmung der Auswurffraktion erfolgen.
- Keine Gabe von Bleomycin bei präexistenten Lungenerkrankungen (chronische Emphysembronchitis, Asthma bronchiale) oder nach Bestrahlung des Mediastinums. Vor einer Bleomycintherapie kann eine Lungenfunktionsprüfung erfolgen.
- Keine Cisplatin-Gabe bei bestehenden Nieren- oder Gehörschäden. Besondere Vorsicht ist wegen

Tabelle 13.1. Beurteilung und Dokumentation des körperlichen Aktivitätszustandes der Patientin

Karnofsky-Index [%]	Aktivitätszustand	ECOG[a]-Index
100	Normale körperliche Aktivität	0
90	Nur geringe Einschränkungen der Aktivität	1
80	Normale Aktivität nur mit Anstrengung	1
70	Versorgt sich selbständig, jedoch keine aktive Arbeit möglich	2
60	Zeitweilig Hilfe notwendig, versorgt sich im allgemeinen selbst	2
50	Häufig Hilfe notwendig, häufige medizinische Betreuung	3
40	Überwiegend bettlägerig; spezielle Hilfe notwendig	3
30	Dauernd bettlägerig; geschulte Krankenpflege notwendig, keine Lebensgefahr	4
20	Schwerkrank; Hospitalisation notwendig; aktive supportive Maßnahmen nötig, um das Leben zu erhalten	4
10	Moribund	4
0	Verstorben	5

[a] ECOG = Eastern Cooperative Group.

Tabelle 13.2. Klassifizierung von akuten und subakuten toxischen Wirkungen unter der Behandlung. [Nach WHO 1975]

Parameter	Grad 0	Grad 1	Grad 2	Grad 3	Grad 4
Hämatologisch					
Hämoglobin (g/100 ml)	> 11,0	9,5–10,9	8,0–9,4	6,5–7,9	< 6,5
Leukozyten (10^3/mm^3)	> 4,0	3,0–3,9	2,0–2,9	1,0–1,9	1,0
Granulozyten(10^3/mm^3)	> 2,0	1,5–1,9	1,0–1,4	0,5–0,9	< 0,5
Thrombozyten (10^3/mm^3)	> 100	75–99	50–74	25–49	< 25
Blutungen	Keine	Petechien	Geringer Blutverlust	Hoher Blutverlust	Blutverlust führt zu Schwäche
Gastrointestinal					
Bilirubin	< 1,25mal N[a]	1,26–2,5mal N[a]	2,6–5mal N[a]	5,1–10mal N[a]	> 10mal N[a]
Serum GOT/GPT	< 1,25mal N[a]	1,26–2,5mal N[a]	2,6–5mal N[a]	5,1–10mal N[a]	> 10mal N[a]
Alkalische Phosphatase	< 1,25mal N[a]	1,26–2,5mal N[a]	2,6–5mal N[a]	5,1–10mal N[a]	> 10mal N[a]
Mundschleimhaut	Unverändert	Wundsein/ Rötung	Rötung/ Geschwüre/ feste Nahrung noch möglich	Geschwüre machen Flüssignahrung nötig	Keine perorale Nahrungsaufnahme möglich
Übelkeit/Erbrechen	Keine	Übelkeit	Vorübergehendes Erbrechen	Therapiebedürftiges Erbrechen	Nicht beherrschbares Erbrechen
Diarrhö	Keine	Vorübergehend < 2 Tage	Erträglich, < 2 Tage	Unerträglich, therapiebedürftig	Blutige Dehydratation
Renal					
Serum-Kreatinin	< 1,25mal N[a]	1,26–2,5mal N[a]	2,6–5mal N[a]	5–10mal N[a]	> 10mal N[a]
Serum-Harnstoff	< 1,25mal N[a]	1,26–2,5mal N[a]	2,6–5mal N[a]	5–10mal N[a]	> 10mal N[a]
Proteinurie	Keine Keine	+ < 0,3 g/100 ml	++ bis +++ 0,3–1,0 g/100 ml	++++ > 1.0 g/100 ml	Nephrot. Syndrom Nephrot. Syndrom
Hämaturie	Keine Blutkoagel	Mikroskopisch	Makroskopisch	Makroskopisch	Obstruktive Uropathie
Pulmonal und andere					
Lungenfunktion	Normal	Milde Dyspnoe	Belastungsdyspnoe	Ruhedyspnoe	Ständige Bettruhe erforderlich
Fieber	Keines	Fieber < 38°C	Fieber 38–40°C	Fieber > 40°C	Fieber mit Hypotension
Allergie	Keine	Ödeme	Bronchospasmen, keine parenterale Therapie erforderlich	Bronchospasmen, parenterale Therapie erforderlich	Anaphylaktische Reaktion
Haut	Normal	Erytheme	Trockene Abschuppung, Bläschenbildung, Pruritus	Feuchte Abschuppung, Ulzerationen	Exfoliative Dermatitis; Nekrosen erfordern chirurgische Intervention
Haarverlust	Keiner	Minimal	Mäßig, ungleichmäßig	Komplett, aber refersibel	Komplett, irreversibel
Infektion (Angabe der Lokalisation)	Keine	Leichte Infektion	Mäßige Infektion	Massive Infektion	Massive Infektion mit Hypotonie
Kardial					
Arrhythmien	Keine	Sinustachykardie > 110/min in Ruhe	Monotope ventrikuläre Extrasystolen, Vorhofarrhythmen	Polytope ventrikuläre Extrasystolen	Ventrikuläre Tachykardie
Herzfunktion	Normal	Asymptomatisch, aber patholog. Befund	Vorübergehende symptomatische Dysfunktion, keine Therapie erforderlich	Symptomatische Dysfunktion, die auf Therapie anspricht	Symptomatische Dysfunktion, die auf Therapie nicht anspricht
Perikarditis	Keine	Asymptomatischer Perikarderguß	Symptomatisch: Punktion nicht erforderlich	Tamponade, Punktion erforderlich	Tamponade, chirurgischer Eingriff erforderlich

Tabelle 13.2 (Fortsetzung)

Parameter	Grad 0	Grad 1	Grad 2	Grad 3	Grad 4
Neurotoxizität					
Bewußtsein	Wach	Vorübergehende Lethargie	Somnolenz, < 50% der Wachphase	Somnolenz, < 50% der Wachphase	Koma
Periphere Neurotoxizität	Keine	Parästhesien u./ od. Verminderte Sehnenreflexe	Schwere Parästhesien u./od. Geringe Muskelschwäche	Unerträglich Parästhesien u./od. Motorische Paresen	Paralyse
Obstipation[b]	Keine	Gering	Mäßig	Blähbauch	Blähbauch und Erbrechen
Schmerzen[c]	Keine	Gering	Mäßig	Stark (Morphingabe)	Unerträglich

[a] N = Obergrenze der Normalwerte.
[b] Ausgenommen analgetikainduzierte Obstipation.
[c] Nur therapieinduzierter Schmerz wird berücksichtigt, nicht krankheitsbedingter Schmerz.

der großen Flüssigkeitsmenge bei Patientinnen mit Herzinsuffizienz geboten. Außerdem sollte die Gabe nephrotoxischer Antibiotika wie Aminoglykosiden vermieden werden.

- Keine 5-Fluoruracil-Gabe bei präexistenter Leberschädigung.
- Bestimmung der Körpergröße und des Körpergewichtes zur Berechnung der Körperoberfläche.

Im einzelnen müssen vor dem Beginn einer Chemotherapie die Laborwerte über den angeführten Mindestwerten liegen:

- neutrophile Granulozyten: $\geq 1500/mm^3$ (bzw.
- Leukozyten: $\geq 3000/mm^3$),
- Thrombozyten: $\geq 100\,000/mm^3$,
- Hämoglobin: ≥ 8 g/100 ml,
- Kreatinin-Clearance (insbesondere bei Cisplatin- oder Methotrexattherapie): ≥ 60 ml/min/1,73 m²,
- Kreatinin: < 1,25mal Normalwert (N),
- Bilirubin: < 1,25mal Normalwert (bis 3mal N, wenn Erhöhung durch Lebermetastasen bedingt).

13.3
Kontrolluntersuchungen unter laufender zytostatischer Chemotherapie

- Wöchentliche Kontrolle (zumindest Tag 8 und 15 bei Schemata, die alle 4 Wochen wiederholt werden) der neutrophilen Granulozyten, der Thrombozyten und des Hämoglobins.
- Echokardiographie vor jedem 4. Kurs einer anthrazyklinhaltigen Chemotherapie.
- Lungenfunktionsprüfung nach Gabe von etwa 150 mg Bleomycin und beim geringsten klinischen Verdacht auf pulmonale Toxizität.

13.4
Maximale Grenzdosen von Zytostatika

Die oberen Grenzdosen betragen für:

- *Cisplatin*: 200 mg als Einzeldosis bzw. 1000 mg als Gesamtdosis wegen der Gefahr der Ototoxizität (Audiogramm!).
- *Bleomycin*: 155 E/m² = 155 mg/m² als Gesamtdosis wegen der Gefahr einer Lungentoxizität: meist allergische Alveolitis, die später in eine fibrosierende Alveolitis übergeht. Bei Lungenfibrose führen hohe Sauerstoffkonzentrationen zu einer Zunahme der Lungentoxizität. Tritt eine klinische Symptomatik infolge einer Lungenfibrose auf, ist die Lungenfunktionsstörung meist schon fortgeschritten, irreversibel und endet häufig letal.
- *Doxorubicin*: 450 mg/m² als Gesamtdosis wegen der Gefahr einer Kardiotoxizität; 400 mg/m² als Gesamtdosis nach vorangegangener Bestrahlung des Mediastinums. Bei 500 und 550 mg/m² wurde bei 10% und 30% der Patientinnen eine Kardiomyopathie nachgewiesen. Eine Kardiomyopathie äußert sich zumeist mit Belastungsdyspnoe. Eine Kardiomyopathie kann auch noch Jahre nach einer Anthrazyklintherapie auftreten. Bei anthrazyklininduzierter Herzinsuffizienz wird diese wie eine Herzinsuffizienz anderer Genese behandelt: Bettruhe, Digitalisierung, Diuretika.
- *Epidoxorubicin*: 900 mg/m² als Gesamtdosis wegen der Gefahr einer Kardiotoxizität.
- *Mitoxantron*: 140 mg/m² als Gesamtdosis wegen der Gefahr einer Kardiotoxizität.
- *Mitomycin C*: 60 mg/m² als Gesamtdosis wegen der Gefahr eines hämolytisch-urämischen Syndroms.
- *Vincristin*: 2 mg als Einzeldosis wegen der Gefahr einer Neurotoxizität.

13.5
Dosismodifikation myelosuppressiver Zytostatika bei Myelosuppression, eingeschränkter Leber- und Nierenfunktion

Prinzipiell sollte vor allem in der kurativen Therapiesituation immer eine maximal tolerierte Dosis in kürzesten Zeitintervallen angestrebt werden. Ist eine Chemotherapie zu einem bestimmten Zeitpunkt z. B. wegen einer Neutropenie nicht möglich, sollte die Patientin nach einer Woche wiedereinbestellt, in der Zwischenzeit nur in Ausnahmefällen granulozytenkoloniestimulierende Faktoren verabreicht, und dann die Laborwerte reevaluiert werden. Im allgemeinen ist eine Verlängerung des Therapieintervalls sinnvoller als eine Dosisreduktion. Erst nach 2maliger Verlängerung des Therapieintervalls ist eine Dosisreduktion indiziert (Tabelle 13.3).

Tabelle 13.3. Dosismodifikation myelosuppressiver Zytostatika bei Myelosuppression, eingeschränkter Leber- und Nierenfunktion

Laborparameter		Dosis
Granulozyten	$\geq 1500/mm^3$	100%
	$1000-1500/mm^3$	75%
	$500-1000/mm^3$	50%
	$< 500/mm^3$	*Keine* Therapie
[Leukozyten	$> 3000/mm^3$	100%
	$2500-3000/mm^3$	75%
	$2000-2500/mm^3$	50%
	$< 2000/mm^3$	*Keine* Therapie]
Thrombozyten	$\geq 100000/mm^3$	100%
	$75000-100000/mm^3$	75%
	$50000-75000/mm^3$	50%
	$< 50000/mm^3$	*Keine* Therapie
Serum-Transaminasen GOT/GPT sowie alkalische Phosphatase	> 2fache der Norm	75%
	> 3fache der Norm	50%
Serum-Gesamt-Bilirubin	> 1,25fache Normalwert bis 3 mg/100 ml	75%
	3–4 mg/100 ml (Umrechnungsfaktor: 1 mg/100 ml = 17,104 Mikromol/l; 1 Mikromol/l = 0,0585 mg/100 ml). Bei Lebermetastasen sind Bilirubin-Werte bis zum 3fachen des Normalwertes erlaubt, ohne daß die Dosis reduziert werden muß	50%
Serum-Kreatinin	> 1,25mal Normalwert bis 2,0 mg/100 ml	75%
	2,0–2,5 mg/100 ml	50%

13.6
Behandlung bzw. Prophylaxe von chemotherapie- bzw. radiotherapieinduzierter Übelkeit und Erbrechen

Im folgenden wird das *emetogene Potential* von Zytostatika in konventionellen Schemata in absteigender Reihenfolge angegeben:

- Cisplatin,
- Dacarbazin,
- Actinomycin D,
- Doxorubicin,
- Epidoxorubicin,
- Cyclophosphamid,
- Carboplatin,
- Cytosin Arabinosid,
- Etoposid,
- Mitoxantron,
- Mitomycin C,
- Methotrexat,
- 5-Fluoruracil,
- Hydroxy-Harnstoff,
- Irinotecan,
- Prednimustin,
- Gemzitabine,
- Vinorelbine,
- Vinblastin,
- Vincristin,
- Bleomycin,
- Topotecan,
- Docetaxel,
- Paclitaxel.

Generell tritt die chemotherapieinduzierte Übelkeit und das Erbrechen bei Patientinnen mit großer Tumormasse, niedrigem Karnofsky-Status und niedrigem Sozialstatus vermehrt auf.

Folgende 3 antiemetischen Therapieschemata werden für Chemotherapieformen mit hohem, mittlerem und niedrigem emetogenen Potential häufig angewendet (jeweils i.-v.-Applikation 30 min vor Beginn der Chemotherapie als Kurzinfusion über 5–10 min:

1. Hohes emetogenes Potential
   - 8 mg Ondansetron (Zofran) *oder*
   - 3 mg Granisetron (Kytril) *oder*
   - 5 mg Tropisetron (Navoban) *oder*
   - 100 mg Dolasetron (Anzemet) + Dexamethason 20 mg ad 100 ml 0,9 % NaCl.
     Dolasetron kann auch unverdünnt als Bolusinjektion über 30 s i. v. appliziert werden.
2. Mittleres emetogenes Potential
   - 8 mg Ondansetron (Zofran) *oder*
   - 3 mg (1 mg) Granisetron (Kytril) *oder*
   - 5 mg Tropisetron (Navoban) *oder*
   - 100 mg Dolasetron (Anzemet) ad 100 ml 0,9 % NaCl.

3. Geringes emetogenes Potential
   - Metoclopramid (Paspertin, Primperan): 2 mg/kg Körpergewicht ad 100 ml 0,9 % NaCl (maximal 5 Einzeldosen/Tag).

Die HT3-Serotonin-Antagonisten Ondansetron, Granisetron, Tropisetron und Dolasetron führen bei 10–30 % der Patientinnen zu Obstipation und Kopfschmerzen. Metoclopramid kann zu extrapyramidalen Störungen führen. In diesem Fall erfolgt eine i.-v.-Applikation von 5 mg Biperiden (Akineton). Bei Niereninsuffizienz ist eine Dosisreduktion von Metoclopramid notwendig. Auch Triflupromazin (Psyquil, 1 Amp. i. v. bzw. i. m.) hat sich als Antiemetikum bewährt.

Zur prophylaktischen peroralen ambulanten Therapie eignen sich (möglichst nach einer Nahrungskarenz von mindestens 1 h):

- Ondansetron (Zofran) 8 mg 2mal 1/Tag *oder*
- Granisetron (Kytril) 1 mg 2mal 1/Tag bzw. 2 mg 1 mal 1/Tag *oder*
- Tropisetron (Navoban) 5 mg einmal 1/Tag durch jeweils 5 Tage *oder*
- Dolasetron (Anzemet) 200 mg einmal 1/Tag durch 3 Tage.

Die Therapie mit Ondansetron kann auch mit Suppositorien zu 16 mg einmal/Tag erfolgen. Bei therapieresistenter Übelkeit bzw. Erbrechen bzw. bei deren verzögertem Auftreten ist (evtl. zusätzlich zu einem HT3-Serotonin-Antagonisten) die Gabe von Dexamethason p.o. (einmal 4 mg/Tag bis 2mal 8 mg/ Tag) in Kombination mit Ranitidin (Zantic, Zantac, Ulsal) 300 mg/Tag p.o. abends als Magenschutz indiziert. Wird eine nur wenigemetogene Therapie verabreicht, kann meist mit Metoclopramid (Primiperan, Paspertin) 3mal 10 mg (= 3mal 20 Trpf. bzw. 3mal 1 Tbl.) erfolgreich behandelt werden. In vielen Zentren wird heute während der gesamten Chemotherapiedauer prophylaktisch Ranitidin (150–300 mg/Tag abends p. o.) zur Ausschaltung möglicher magenschleimhautbedingter Ursachen für das Erbrechen eingesetzt.

13.7
Prophylaktische Therapie der cisplatininduzierten Nephrotoxizität

■ *Perorale Prähydratation.* Während der letzten 24 h vor der Cisplatin-Chemotherapie sollten mindestens 2 l Flüssigkeit getrunken werden.

■ *Intravenöse Prähydratation unmittelbar vor der Gabe von Cisplatin.* 1.000 ml NaCl 0,9 % (oder Glucose 5 %) über 1,5 h. Forcierte Diurese mit 250 ml Mannit 20 % (Mannitol) über 30 min. Danach erfolgt die Gabe der Cisplatin-Dosis über 1,5 h.

■ *Intravenöse Posthydratation nach der Gabe von Cisplatin.* Ab dem Beginn der Cisplatingabe Legen eines Dauerkatheters und stündliche Messung der Harnausscheidung über 12–24 h: 500 ml NaCl 0,9 % über 2 h. Die stündliche Harnmenge darf 80 ml nicht unterschreiten. Ist dies der Fall: 500 ml 0,9 % NaCl + 250 ml Mannit 20 % i. v. Führt dies auch nicht zu einer Diurese > 80 ml/h: Furosemid (Lasix) 20 mg i.v.

13.8
Schwere Hypersensitivitätsreaktionen während und nach der Zytostatikagabe

Typische *Symptome* sind:

- Hypotension, seltener Hypertension;
- Dyspnoe, retrosternales Druckgefühl; Schmerzen im Rückenbereich;
- Angioödem, u. a. mit Gesichtsschwellung;
- Hautrötung (Flush), Hitzegefühl;
- Zyanose;
- Bronchospasmus;
- Laryngospasmus;
- anaphylaktischer Schock.

Therapie:

- 2 mg Clemastin (Tavegyl) i. v.
- L-Adrenalin oder Epinephrin (Suprarenin) 0,5 mg in 250 ml 0,9 %igem NaCl gelöst. Diese Infusion wird je nach Blutdruck und Pulsverhalten titriert und kann nach 5–15 min bei Notwendigkeit wiederholt werden.
- Prednisolon (Solu-Dacortin) 250 mg bis 1000 mg i. v.
- Gabe von ausreichend Flüssigkeit (z. B. Ringer-Lösung, Plasmaexpander).
- Bei Bronchospasmus Fenoterol Dosieraerosol (Berodual) 2–3 Sprühstöße bzw. Aminophyllin-Infusion 5 mg/kg KG über 30 min.

13.9
Prämedikation bei der Gabe von Paclitaxel

Hypersensitivitätsreaktionen gegenüber Paclitaxel (Taxol) können sich in Form von asymptomatischer Bradykardie, Flushsymptomatik, retrosternalem Druckgefühl, Dyspnoe, symptomatischen Arrhythmien, Hypotension, Angioödem, Urticaria und Bronchospasmus äußern. Zur Prophylaxe schwerer Hypersensitivitätsreaktionen werden folgende Medikamente als Kurzinfusion 30 min vor der Chemotherapie über 5 min verabreicht:

- 20 mg Dexamethason (Fortecortin) i. v.,
- 2 mg Clemastin (Tavegyl) *oder* 50 mg Diphenhydramin (Dibondrin) i. v.,
- 50 mg Ranitidin (Zantic, Zantac, Ulsal) oder 300 mg Cimetidin (Tagamet, Cimetag).

Anstelle der einmaligen i.-v.-Gabe kann Dexamethason auch p. o. 12 h und 6 h vor der Paclitaxeltherapie verabreicht werden.

Treten leichte Hypersensitivitätsreaktionen auf, ist in den meisten Fällen lediglich eine Verlängerung der üblicherweise vorgesehenen 3-h-Infusionsdauer auf 24 h nach vorheriger erneuter Dexamethason- und Clemastingabe notwendig.

13.10
Verabreichung von Paclitaxel

Die Gabe von Paclitaxel (Taxol) ist bei der Anamnese eines Herzinfarkts, einer Herzinsuffizienz, ventrikulären Arrhythmien Lown 2–5, sinusaurikulärem Block, AV-Block II. und III. Grades sowie komplettem Rechtsschenkel- und Linksschenkelblock kontraindiziert.

Heute wird meist anstelle der 24-h-Infusion eine 3-h-Infusion (Paclitaxeldosis in 500 bis 1000 ml 0,9 % NaCl) bevorzugt. Dabei muß immer eine Infusionsflasche aus Glas und ein PVC-freies Infusionsbesteck mit Filter (Mikroporenmembran 0,22 µm; Inline Filter) verwendet werden. Generell ist bei der 24-h-Infusion die Myelotoxizität höher, jedoch sind gegenüber der 3-h-Infusion die Neurotoxizität und die Myalgien bzw. Arthralgien reduziert. Die Neurotoxizität tritt meist ab dem 3. bis 4. Therapiezyklus auf und bleibt danach länger konstant. Arthralgien und Myalgien werden am häufigsten zwischen dem 3. und 6. Tag nach der Paclitaxeltherapie beobachtet und können meist mit Diclofenac (Voltaren; 2mal 100 mg/Tag als Supp.) gut behandelt werden. Bei starken Myalgien und Arthralgien trotz Diclofenac kann prophylaktisch Dexamethason (Fortecortin) 2mal 8 mg/Tag ab dem 1. Tag nach der Paclitaxeltherapie verabreicht werden. Auch warme Bäder und Massagen können in Einzelfällen Besserung verschaffen.

13.11
Prophylaxe der docetaxelinduzierten Flüssigkeitsretention

Durch die Gabe von 2mal 8 mg Dexamethason (Fortecortin) per os an den Tagen –1, 0, 1, 2 und 3, bezogen auf die Chemotherapie mit Docetaxel (Taxotere), kann die Flüssigkeitsretention (periphere Ödeme, Pleuraergüsse, Aszites mit Gewichtszunahme) signifikant reduziert werden.

13.12
Berechnung der Kreatinin-Clearance

Generell sollte bei Niereninsuffizienz onkologischer Patientinnen insbesondere in der Gynäkologie an ein mechanisches Harnabflußhindernis im Becken oder paraaortal gedacht werden. Eine Nierensonographie kann hier rasch Klarheit verschaffen. Bei einem mechanisch bedingten Harnstau kann eine retrograde transvesikale Ureterschienung oder eine Nephrostomie die Nierenfunktion meist rasch verbessern.

- *Meßmethoden zur Bestimmung der Kreatinin-Clearance.* Umrechnungsfaktor: 1 mg/100 ml = 88,402 Mikromol/l. 1 Mikromol/l = 0,0113 mg/100 ml):

- Kreatinin-Clearance = Kreatinin im Harn × Harnvolumen in ml × 1,73 m^2 geteilt durch Serum-Kreatinin × Sammelzeit in min × Körperoberfläche in m^2.
- Jeliffe-Formel zur Berechnung der Kreatinin-Clearance (Schätzmethode): Kreatinin-Clearance = 0,9 × [98 – 0,8 (Alter – 20)] × Körperoberfläche in m^2 geteilt durch Serum-Kreatinin (mg/100 ml) × 1,73.
- Cockroft-Gault-Formel zur Berechnung der Kreatinin-Clearance (Schätzmethode): Kreatinin-Clearance = 0,85 × (140 minus Alter in Jahren) × Körpergewicht in kg geteilt durch 72 × Serum-Kreatinin in mg/100 ml.

13.13
Calvert-Formel zur Berechnung der Carboplatindosis (Schätzmethode)

Carboplatingesamtdosis in mg = AUC (= Area under the curve; in mg/ml x min) × (glomeruläre Filtrationsrate in ml/min + 25).

13.14
Prophylaxe und Therapie der methotrexatinduzierten Stomatitis

Unter Methotrexatbehandlung Stomatitisprophylaxe und -therapie mit Folinsäure (Citrovorum Faktor; Leukovorin, Calciumfolinat; Trinkamp. zu 30 mg): Spülen der Mundschleimhaut mit 30 mg Folinsäure in einem Glas Trinkwasser gelöst im Abstand von 4 h; nicht schlucken!

Außerdem gibt es die Möglichkeit der i.-v.- (oder i.-m.-)Prophylaxe mit Folinsäure. Hier ist die Dosierung vom individuellen Schema abhängig (s. z. B. Chemotherapieschemata beim Trophoblasttumor).

13.15
Therapie der Soorstomatitis/Mukositis

- Stomatitistherapie mit Mundspülungen: Salbeitee, Hexetidin (Hexoral), Kamillenextrakten (Kamillosan);
- Nystatin-Lösung (Mycostatin) 4mal 2–6 ml/Tag zur Mundspülung (nicht schlucken);
- Miconazol- (Dactarin-)Gel 2% lokal;
- Fluconazol (Diflucan) 1mal 50 bis 2mal 50 mg/Tag;
- Mundspülung mit 1 Amp. GM-CSF (Leucomax) zu 400 µg in einem Glas Trinkwasser gelöst;
- Granulozyten-(Makrophagen-)Kolonie-stimulierende Faktoren bei Neutropenie (s. u.);
- Schmerzmittel (Tramal, Tramadol, Morphine);
- Infusionstherapie.

13.16
Prophylaxe der cyclophosphamid- bzw. ifosfamidinduzierten Urotoxizität

Bei hohen Dosen von Cyclophosphamid und Ifosfamid kann die Gabe von Mesna (Uromitexan, Amp. à 200 mg) zur Verhinderung einer hämorrhagischen Zystitis bzw. eines Harnblasenkarzinoms indiziert sein: 3mal je 20% der Cyclophosphamid- bzw. Ifosfamiddosis zu den Stunden 0, 4 und 8 i. v. Anstelle der i.-v.-Dosis zu den Stunden 4 und 8 kann Mesna auch peroral zu den Stunden 2 und 6 verabreicht werden (je 40% der Cyclophosphamid- bzw. Ifosfamid-Dosis).

13.17
Prophylaxe und Therapie der ifosfamidinduzierten Enzephalopathie

Die ifosfamidinduzierte Enzephalopathie kann sich in Halluzinationen, Konfusion, Agitation, Krampfanfällen, Inkontinenz, Somnolenz oder komatösen Zustandsbildern äußern. Sie ist meist reversibel. Risikofaktoren für ihr Entstehen sind ein erniedrigter Serumalbumin- und Bikarbonatspiegel, eine eingeschränkte Nierenfunktion sowie ein reduzierter Karnofsky-Status. Bei der durch Ifosfamid hervorgerufenen Enzephalopathie wurde vereinzelt Methylenblau als Antidot eingesetzt [Küpfer et al. 1994]. Über 5 min wurden 50 mg Methylenblau in 1–2%iger Lösung mit Aqua dest. intravenös appliziert. Bis zu 4 Dosen/Tag wurden ohne Nebenwirkungen beschrieben. Auch in der Prophylaxe wurde Methylenblau erfolgreich eingesetzt.

13.18
Prophylaxe und Therapie des irinotecaninduzierten cholinergen Syndroms und der verzögerten Diarrhö

Irinotecan (Campto) wird als Monotherapie meist in einer Dosierung von 300–350 mg/m^2 über 60 min i. v. verabreicht. Eine akutes cholinerges Syndrom mit Schwitzen, Diarrhö innerhalb der ersten 24 h nach der Irinotecantherapie, Speichel- und Tränenfluß, Sehstörungen und abdominellen Krämpfen erfordert die Gabe von Atropin (0,25 mg s.c.). Tritt eine Diarrhö verzögert auf (> 24 h nach Irinotecan), ist die Gabe von Loperamid (Imodium) indiziert. Loperamid (zuerst 2mal 1 Tbl. zu 2 mg, danach je einmal 1 Tbl.) wird oral alle 2 h über mindestens 12 h und insgesamt 12 h über den letzten flüssigen Stuhl hinaus appliziert, ohne daß aber die Gesamtdauer der Loperamidgabe von 48 h überschritten werden soll. Hält die Diarrhö trotz Loperamidgabe mehr als 24 h an, ist eine stationäre Aufnahme mit p.-o.-Breitbandantibiotika (z. B. Fluoroquinolon) und evtl. parenteraler Flüssigkeitsgabe indiziert. Eventuell wird Loperamid auch durch Octreotid (Sandostatin) ersetzt.

13.19
Therapie der febrilen Neutropenie

Febrile Neutropenie = Neutropenie < 500/mm^3 und Fieber > 38 Grad Celsius.

Bei vielen Patientinnen besteht im chemotherapiefreien Intervall eine Neutropenie Grad 3 oder 4, ohne daß diese jedoch symptomatisch wird, da sie von kurzer Dauer ist (< 7 Tage). Infektionen entstehen bei neutropenischen Patientinnen initial meist durch Bakterien der Haut (z. B. Staphylokokkus aureus) oder des Darms (E. coli, Klebsiella pneumoniae). Nicht selten bestehen trotz hochgradiger Neutropenie (Granulozyten < 100/mm^3) keine Infektionszeichen, sondern nur ein Status febrilis, der in dieser Situation jedoch ein akutes Alarmsymptom darstellt. Bei einer hochgradig neutropenischen Patientin ist jede Infektion lebensbedrohlich. Pilzinfektionen treten meist als Sekundärinfektionen auf, während Virusinfektionen bei der neutropenischen Patientin eine untergeordnete Rolle spielen.

Prozedere:

- Unterbringung in keimarmen Räumen und evtl in einer Isoliereinheit.
- Blutbild und Differentialblutbild, Nieren-, Leberparameter, Elektrolyte, CRP.
- Ausschluß einer Pneumonie (evtl. Thoraxröntgen).
- Untersuchung von Harnsediment, Harnkultur und Sputum.

- Abnahme von Blutkulturen (anaerob und aerob) bei Fieberschüben > 38,5 Grad Celsius:
- Granulozytenkoloniestimulierende Faktoren (Filgrastim = Neupogen, Lenograstim = Granozyte) bzw. Granulozyten-Makrophagen-Kolonie-stimulierende Faktoren (Molgramostim = Leucomax) je 5 μg/kg/Tag s.c., bis die Leukozyten auf 10 000/mm³ angestiegen sind, jedoch durch mindestens 5 Tage. Gegen die bei etwa 30 % der Patientinnen G-(M-)CSF-bedingte Nebenwirkung Knochenschmerzen eignet sich am besten die p.-o.- oder rektale Gabe von Paracetamol (Panadol, Mexalen). Insgesamt weist GM-CSF mehr Nebenwirkungen als G-CSF auf (Fieber, lokale Irritationen, Hypotension).
- Breitbandantibiotika bei Fieber (Piperacillin und Tazobactam bzw. Kephalosporine bzw. Amoxicillin, Clavulansäure und Gentamycin). Die Antibiotikagabe sollte bis zu einem Anstieg der neutrophilen Granulozyten > 1000/mm³ und 2tägiger Fieberfreiheit erfolgen.
- Munddesinfektion.
- Soorprophylaxe z.B. mit Flucanozol (Diflucan 100–200 mg 2mal 1/Tag p.o.), Nystatin (Mykostatin-)Lösung 4mal 2 ml/Tag bzw. Miconazolgel 2 % (Dactarin).

Die *prophylaktische Gabe* von G-CSF und GM-CSF ist umstritten. Sie wird ab dem 5. Tag nach der Chemotherapie lediglich bei Patientinnen mit febriler Granulozytopenie WHO Grad 4 (= < 500/ mm³) und bei prolongierter Neutropenie Grad 4 > 7 Tage während des letzten Chemotherapiezyklus empfohlen. Außerdem ist sie bei Chemotherapieschemata, bei denen über 40 % der Patientinnen eine Episode mit febriler Neutropenie aufweisen, indiziert.

13.20
Therapie der Thrombozytopenie

Thrombozytenkonzentrate können bei klinischer Symptomfreiheit (keine Blutungszeichen) erst bei Thrombozytenwerten < 10 000/mm³ verabreicht werden. Sind Blutungszeichen oder komplizierende Begleiterkrankungen wie febrile Neutropenie vorhanden, werden Thrombozytenkonzentrate bereits bei Werten unter 20 000/mm³ verabreicht. Thrombozytenkonzentrate, die bei Raumtemperatur gelagert möglichst sofort nach der Zubereitung verabreicht werden sollten, weisen eine kurze Halbwertszeit auf, so daß die Thrombozyten bei hochgradiger Thrombopenie unbedingt täglich kontrolliert werden sollten. Jeweils 1 h nach der Gabe eines Thrombozytenkonzentrats sollte der Thrombozytenwert zusätzlich kontrolliert werden, um bei fehlendem Anstieg der Thrombozyten einen Hinweis auf evtl. zytologische Antikörper zu erhalten.

Bei vitaler vaginaler Blutung kann auch eine transfemorale Angiographie der Beckengefäße und eine Embolisation der A. iliaca interna in Erwägung gezogen werden.

Die Therapie der Thrombopenie mit dem Wachstumsfaktor Thrombopoietin befindet sich derzeit noch im experimentellen Stadium.

13.21
Behandlung der chemotherapieinduzierten Anämie bzw. Tumoranämie

Die Anämie stellt bei Tumorpatientinnen oft eine erhebliche Beeinträchtigung ihres Allgemeinbefindens dar. Anämiesymptome sind Blässe, Müdigkeit, Abgeschlagenheit, Dyspnoe und Tachykardie. Bei der Tumoranämie ist die Eisenspeicherung (Ferritin) meist normal oder erhöht. Die Erythrozytenlebensdauer ist erniedrigt, die Eisenverwertung reduziert. Das Ansprechen der Anämie auf das renale Erythropoietin ist erniedrigt. Zusätzlich trägt bei der zytostatischen Therapie insbesondere mit Cisplatin eine nephrotoxische und die direkt zytotoxische Wirkung auf die Erythrozyten zu deren Reduktion bei. Daneben können nutritive Mangelerscheinungen das Entstehen einer Anämie bei Tumorpatientinnen begünstigen.

Bei der Tumoranämie (wenn Hämoglobin < 10 g/100 ml) können subkutane Erythropoietingaben (Recormon Neu S, Erypo; 3mal/Woche je 150 mg/kg Körpergewicht/Tag, also meist je 10 000 E/Tag) indiziert sein. Kontraindikationen sind thromboembolische Erkrankungen und schwere Hypertonie.

Die Indikation von Erythrozytenkonzentraten wird individuell gestellt. Ist das Hämoglobin < 8 g /100 ml abgefallen, ist die Gabe von Erythrozytenkonzentraten indiziert.

Filtrierte Erythrozytenkonzentrate: Entfernung von Antigenen im Restplasma, die Anlaß für anaphylaktische Reaktionen geben könnten.

Bestrahlte Erythrozytenkonzentrate: ihre Herstellung ist sehr aufwendig; dadurch Leukozytendepletion, die sonst zu einer Graft-versus-Host-Reaktion führen könnten. Bestrahlte Konzentrate sind bei fehlender bis reduzierter Immunabwehr (z.B. Knochenmarksaplasie) indiziert.

13.22
Maßnahmen gegen den Haarausfall

In vielen Fällen (mit Ausnahme von Paclitaxel und Docetaxel) gelingt es durch die lokale Applikation eines Kühlkappensystems (Kältehaube, Eishaube während der Dauer des Chemotherapiezyklus beginnend etwa 15 min vor der Chemotherapie), den Haarausfall unter Chemotherapie zu reduzieren und ihn in Ausnahmefällen sogar zu verhindern. Dies basiert auf dem vasokonstriktorischen Effekt der Kälte. Die Reduktion der Durchblutung der Kopfhaut führt zu einer geringeren Zytostatikaanflutung. Als Nebenwirkung der Kältehaube treten nicht selten Kopfschmerzen auf. Allerdings sollte auch bedacht werden, daß evtl. vorhandene Tumorzellen im Kopf durch eine Kälteapplikation am Kopf insuffizient behandelt werden könnten. Ist ein kompletter Haarausfall zu erwarten, der auch durch eine Kältehaubenapplikation nicht oder kaum zu verhindern ist (z.B. bei Paclitaxel oder Docetaxel), sollte der Patientin unbedingt bereits beim 1. Therapiezyklus eine Bestätigung für eine Perücke mitgegeben werden, sodaß diese bereits in den ersten beiden Wochen nach der Originalfrisur eine solche anfertigen lassen kann.

13.23
Prophylaxe und Therapie paravenöser Infiltrate von Zytostatika

Bei Mammakarzinompatientinnen sollten zur Vermeidung von Lymphödemen nie i.-v.-Injektionen oder Infusionen in den Arm der operierten Seite erfolgen. Die sicherste Applikationsweise stellt die Injektion von Zytostatika in eine gut laufende intravenöse Infusionslösung dar. Bei schlechtem peripherem venösem Zugang sollte frühzeitig an die subkutane Implantation eines Port-a-cath-Systems für Blutabnahmen und zur kontinuierlichen Applikation von Zytostatika gedacht werden, wodurch wiederholte aufwendige und schmerzhafte periphere Venenpunktionen vermieden werden können.

Paravenöse Injektionen von Zytostatika können zu Rötung, Schwellung und Verhärtung der Einstichstelle, Schmerzen, Nekrosen und Ulzerationen der Haut und Subkutis führen. Nekrosen können nach Paravasation folgender Zytostatika auftreten ("Vesicants"):

- Actinomycin D,
- Doxorubicin,
- Epidoxorubicin,
- Mitomycin C,
- Paclitaxel, sowie
- Vinca-Alkaloiden wie Vinblastin, Vincristin, Vindesin und Vinorelbin.

Sofortmaßnahmen:

- Sofort Injektion bzw. Infusion beenden. Die Kanüle jedoch *nicht* entfernen.

- Aus der Kanüle soviel Paravasat wie möglich aspirieren (mit einer Spritze, die mit 0,9% NaCl gefüllt ist).
- Hochlagerung der Paravasatstrecke der entsprechenden Extremität.
- Lokale Instillation von Dexamethason (4–8 mg in 5–10 ml 0,9%igem NaCl) zur Reduktion der entzündlichen Reaktion.
- Entfernen der Kanüle.
- Auflegen eines Eisbeutels auf das betroffene Areal (bei allen Zytostatika mit Ausnahme der Vinca-Alkaloide, bei denen die Applikation von warmen Kompressen indiziert ist) 4–6mal täglich für jeweils 30 min über 3 Tage.
- Bei Anthrazyklinen und Mitomycin C möglich: Dimethylsulfoxid (DMSO) lokal im Gebiet der Paravasation mittels Watteträger alle 3–4 h über mindestens 3 Tage auftragen und lufttrocknen lassen.
- Bei Actinomycin D, Cisplatin möglich: 4 ml Natriumthiosulfat 0,16 mol/l (10%) lokal infiltrieren.
- Bei Vinca-Alkaloiden möglich: Hyaluronidase 150 I.E. ad 1 ml 0,9% NaCl und in das Paravasat-Gebiet infiltrieren.
- Lokale Applikation von Hydrokortisoncreme (1%) 2mal täglich, bis das Erythem abgeklungen ist.
- Kommt es nach Tagen zu einer starken Verschieblichkeit der Haut gegenüber dem subkutanen Gewebe, ist eine ausgedehnte und tiefe lokale Schädigung anzunehmen. Im Fall von Hautnekrosen ist oft eine chirurgische Exzision, später möglicherweise mit Hautplastik, indiziert.

13.24
Prophylaxe von zytostatika- und radiotherapie-induzierter Myelosuppression, Nephrotoxizität und Neurotoxizität durch Amifostin

Amifostin (Ethyol; s. Tabelle 13.5; 910 mg/m^2 bei einmaliger Gabe bzw. je 740 mg/m^2 bei mehrmaliger Therapie) wird mit Beginn 30 min vor der Chemotherapie über 15 min als Kurzinfusion i.v. appliziert.

Die wichtigsten Nebenwirkungen von Amifostin sind:

- Vorübergehende Hypotension. Zur Prophylaxe der Hypotension soll bereits vor der Amifostininfusion die Gabe von reichlich Flüssigkeit (z.B. 1000 ml 0,9% NaCl) erfolgen. Während der Amifostingabe sind Blutdruckkontrollen alle 5 min notwendig. Sinkt der Blutdruck während der Infusion um mehr als 20% des Ausgangswertes ab, ist eine Unterbrechung der Amifostininfusion und eine Volumensubstitution mit 0,9% NaCl sowie das Hochlagern der unteren Extremitäten für 5 min indiziert. Hält die Hypotension trotz Unterbrechung an, sollte die Amifostingabe abgebrochen werden.

- Übelkeit und Erbrechen. Häufig kann die vor den meisten Chemotherapien übliche antiemetische Prämedikation (HT3-Serotonin-Antagonist + 20 mg Dexamethason i. v.) diese Nebenwirkungen kontrollieren.

13.25
Einfache praktische Empfehlungen für Patientinnen unter Chemo- bzw. Radiotherapie

13.25.1
Übelkeit, Erbrechen

Keine heißen Speisen essen; möglichst nur flüssige und keine festen Speisen essen; keine kohlensäurehaltigen Getränke; eher saure Dinge essen; sehr süße, fette und stark gewürzte sowie stark riechende Speisen meiden; Salzgebäck und Kompotte werden meist gut vertragen; auf individuellen Gusto eingehen; Ablenkung durch Musik, Gespräche, Fernsehen; bei besonders starker Übelkeit ist oft die Gabe von Schlafmitteln hilfreich; reichlich Spaziergänge im Freien; Entspannungsübungen.

13.25.2
Haarausfall

In den ersten beiden Wochen nach der Chemotherapie Anlegen eines pflegeleichten Kurzhaarschnittes, damit das Trauma des Haarausfalles gemildert werden kann; Haarewaschen mit mildem Shampoo; nasses Haar nur lufttrocknen lassen; keinen heißen Föhn, Lockenwickler, Haarspray etc. verwenden. Haare nicht färben; auf Dauerwellen verzichten; sich vorzeitig auf andere Kopfbedeckungen einstellen; frühzeitig Perücke nach ursprünglicher Frisur anschaffen; im Sommer die Kopfhaut vor Sonneneinstrahlung, im Winter vor Kälte schützen; Augenbrauenstift und evtl. künstliche Wimpern verwenden; beim Ausfall der Wimpern Sonnenbrille gegen intensive Lichteinstrahlung tragen; zuhause ein Haarnetz verwenden, das die stark ausfallenden Haare auffängt. Etwa 6 – 8 Wochen nach Abschluß der Chemotherapie wachsen die Haare wieder nach.

13.25.3
Abwehrschwäche und Infektneigung

Ausgewogene, nicht einseitige Ernährung; ausreichende Ruhe- und Schlafpausen; sich von Menschen mit Infekten fernhalten; große Menschenansammlungen meiden; besonders auf Körperhygiene achten; häufig die Hände waschen; besser duschen als baden; keine Scheidenspülungen durchführen; kein ungeschältes Obst oder Gemüse essen; Verletzungen insbesondere der Schleimhäute vermeiden; bei Temperatur über 38° Celsius, Schluckbeschwerden, weißlichen Belägen der Mundschleimhaut, häufigem bzw. schmerzhaftem Wasserlassen, Scheidenausfluß oder Scheidenbrennen, Verletzungen bzw. Pickeln, die nicht abheilen, oder Anzeichen einer längerdauernden Erkältungskrankheit (Husten, Halsschmerzen) unbedingt den Arzt aufsuchen.

13.25.4
Müdigkeit, Abgeschlagenheit

Häufig ausruhen; lange schlafen; Entspannungsübungen; gewohnte Aktivitäten nicht aufgeben, sondern nur verlangsamen und verkürzen; Teilzeitarbeit anstreben; die Haushaltspflichten anderen Familienmitgliedern übertragen; mindestens 2 l täglich trinken.

13.25.5
Beschwerden im Mund und Rachen

Ausgewogene, eiweißreiche Ernährung; keine besonders kalten und heißen, sondern nur lauwarme Speisen essen; nichts scharf Gewürztes, Saures, Hartes, besonders Knuspriges essen; Kleinschneiden fester Nahrung oder Zerkleinern mit dem Mixer; Weichmachen fester Speisen durch Zugabe von Soßen oder Mayonnaise; mehrmals in der Stunde Wasser, Tee oder verdünnte Obstsäfte trinken; die Lippen durch Vaseline oder ähnliches geschmeidig halten; bei Mundtrockenheit glatte, zuckerfreie Bonbons oder Kaugummi lutschen bzw. kauen: der säuerliche Geschmack regt die Speichelproduktion an, während Milchspeisen wie Grießbrei, Milchreis und Bananen die Speichelproduktion herabsetzen; nicht rauchen; keinen hochprozentigen Alkohol trinken; die Zähne mit einer weichen Nylonbürste putzen; kein fertiges Mundwasser verwenden, da der darin enthaltene Alkohol die Schleimhäute reizt; anstelle des Mundwassers: $\frac{1}{4}$ l Wasser + 1 Teelöffel Salz.

13.25.6
Appetitlosigkeit

Sich durch Lieblingsgerichte verwöhnen; beim Auftreten eines spontanen Wunsches nach irgendeiner Speise diesem gleich entsprechen (Snacks, vorbereitete tiefgekühlte Lieblingsspeisen etc.); das Essen besonders appetitlich anrichten und für schöne Tischdekoration sorgen; mit Kräutern, Gewürzen und Marinaden experimentieren; keine großen Mengen auf einmal essen, sondern lieber durch 6–8 kleinere Mahlzeiten (z. B. verschiedene Suppen) ersetzen; für sich kochen lassen und evtl. Speisen bestellen; reichlich Bewegung im Freien; nichts essen, was leicht füllt oder blähend wirkt (z. B. rohes Obst, Sauerkraut); unangenehmen Geschmack im Mund durch Fruchtsaft, Obst und saure Drops lindern.

Die Ernährung sollte unbedingt beinhalten: Eiweißreiche Mahlzeiten (Fisch, Fleisch, Geflügel, Eier, Milch, Milchprodukte) sind zur Deckung des Energiebedarfs essentiell; reichlich Speisen mit hohem Vitamin C- und A-Gehalt wie Zitrusfrüchte, Erdbeeren, Tomaten, grüne Paprika, Kohl, Brokkoli, Spinat, Kartoffeln oder Karotten; ausgewogene, nicht einseitige Nahrung; reichlich Vollkornprodukte wie Vollkornbrot, Haferflocken, Müsli, Weizenkeime oder Kleie.

13.25.7
Verstopfung

Reichlich Flüssigkeit (mind. 2 l/Tag), ballaststoffreiche Nahrung (Vollkornprodukte, Kleie, frisches Obst und Gemüse, Nüsse, Mais, Popcorn); Käse und Weißmehlprodukte meiden; morgens gleich nach dem Aufwachen frische Obstsäfte oder warme Getränke trinken; jedem Bedürfnis, sich entleeren zu wollen, nachgeben; soviel körperliche Bewegung wie möglich; täglich ein mildes Abführmittel einnehmen.

13.25.8
Durchfall

Häufig Käse mit wenig Fett wie Hüttenkäse, Magertopfen (Magerquark), Naturjoghurt, Buttermilch, gekochte Eier, Bananen, geschälte rohe Äpfel, Apfelmus, Schwarztee zu sich nehmen.

Gemieden werden sollten: Nüsse, fettreiche Speisen; Vollkornbrot, Müsli, frisches und getrocknetes Obst, Obstsäfte (Ausnahmen s. oben); stark gewürzte Speisen; Kaffee, schwarzer Tee; viel Alkohol, Nikotin.

13.25.9
Hautveränderungen

Hautpflege mit lauwarmem Wasser und milder Seife; danach abspülen (besser duschen als baden) und trockentupfen, nicht trockenreiben; lockere und bequeme Kleidung aus glatter Baumwolle tragen; auf die betroffenen Hautstellen keine Kosmetika, Parfüms oder Deodorants auftragen; direkte Sonneneinstrahlung meiden; starken Wind, Hitze oder Kälte meiden.

13.25.10
Sexualität

Auf Sexualität sollte nicht verzichtet werden; sie ist aber nur ein Aspekt einer befriedigenden Beziehung; in jedem Fall sollte während bzw. nach der Tumortherapie die veränderte körperliche Situation (vor allem nach Brustamputation, Narben, Beeinträchtigung der Genitalorgane) mit dem Partner besprochen werden, da sonst aus Angst oder Unkenntnis ein Rückzug beider Partner erfolgen kann; Geschlechtsverkehr kann durch andere körperliche Zärtlichkeiten teilweise ersetzt oder ergänzt werden; mit dem Partner gemeinsam herausfinden, welche körperliche Art des Zusammenseins erfüllend ist.

13.26
Hyperkalzämie

Für die Entstehung der tumorinduzierten Hyperkalzämie sind die Osteoklastentätigkeit und die vermehrte Kalziumrückresorption durch die Niere von Bedeutung. Bei Knochenmetastasen nach Mammakarzinom tritt eine Hyperkalzämie gehäuft auf. Bei der Hyperkalzämie muß differentialdiagnostisch ein primärer Hyperparathyreoidismus (Parathormon erhöht im Gegensatz zur tumorinduzierten Hyperkalzämie, bei der das Parathormon erniedrigt ist) ausgeschlossen werden.

Die klinischen Symptome sind:

- Adynamie,
- Verwirrtheit, Desorientiertheit, Koma,
- Übelkeit, Erbrechen,
- Obstipation,
- Polyurie,
- Polydipsie,
- Exsikkose,
- Darmatonie.

Die *Therapie der Hyperkalzämie* umfaßt:

- Rehydratation mit 0,9 %igen NaCl-Infusionen: 2–5 l/24 h.
- Bisphosphonate: Sie hemmen durch Reduktion der Osteoklastentätigkeit die Kalziummobilisierung aus dem Skelettsystem. Bewährt haben sich vor allem Pamidronat (Aredia; 30–90 mg/Tag über 2 h) bzw. Clodronat (Lodronat, Clastoban, Bonefos; 1600 mg/Tag über 4 h) in Abhängigkeit vom initialen Kalziumspiegel. Als Nebenwirkungen werden unter Bisphosphonattherapie selten vorübergehende Temperaturerhöhungen, Übelkeit, Oberbauchbeschwerden und grippeartige Beschwerden beobachtet.
- Forcierte Diurese: Furosemid (Lasix) nur nach Restitution des Zirkulationsvolumens.

- Calcitonin: zusätzliche Applikation bei lebensbedrohlicher Hyperkalzämie (z. B. 2- bis 4mal 100 IE/Tag s.c. über 3 Tage).
- Effektive tumorspezifische Therapie (Chemo-, Hormon-, Radiotherapie).

Im allgemeinen dauert es 3–7 Tage, bis erhöhte Kalziumspiegel wieder in den Normbereich zurückkehren, wobei die Dauer vom initialen Kalziumwert abhängig ist.

13.27
Definition einer Remission, Stabilisation und Progression [nach World Health Organization 1979]

Es sollte erst dann von einer Remission gesprochen werden, wenn diese *mindestens* einen Monat anhält. Ein Ansprechen auf eine Therapie kann klinisch, radiologisch, biochemisch oder chirurgisch-pathologisch objektiviert werden. Die Methode der Evaluierung einer Remission sollte immer erwähnt werden (Tabelle 13.4).

Die Beurteilung des Therapieansprechens von Skelettmetastasen ist nur durch eine Kombination von Knochenszintigraphie und Röntgenbefund möglich. Knochenszintigraphische Befunde sind erst nach 4- bis 6monatiger Therapie sicher zu beurteilen.

13.28
Gebräuchliche Zytostatika in der gynäkologischen Onkologie

In der Tabelle 13.5 sind die in der gynäkologischen Onkologie häufig verwendeten Zytostatika in alphabetischer Reihenfolge aufgelistet.

13.29
Gebräuchliche Chemoprotektiva in der gynäkologischen Onkologie

Tabelle 13.6 zeigt in alphabetischer Reihenfolge häufig verwendete Zytoprotektiva und Antidote.

13.30
Gebräuchliche Hormontherapieformen in der gynäkologischen Onkologie

In Tabelle 13.7 sind in alphabetischer Reihenfolge die in der gynäkologischen Onkologie häufig verwendeten Hormonpräparate aufgelistet.

13.31
Häufig verwendete Chemotherapieschemata in der gynäkologischen Onkologie

Die Tabellen 13.8–13.20 zeigen die in der gynäkologischen Onkologie häufig verwendeten Schemata der chemotherapeutischen Behandlung.

Tabelle 13.4. Definition einer Remission, Stabilisation und Progression. [Nach WHO 1979]

Definition	Größe der meßbaren Tumorläsion im Vergleich zur Voruntersuchung
Komplette Remission	Komplettes Verschwinden jeglicher bekannter Tumormanifestation (2 Nachweise innerhalb eines Zeitraumes von mindestens einem Monat) ohne das Auftreten neuer Tumorherde
Partielle Remission	Reduktion der Tumorgröße um ≥ 50 % (2 Nachweise innerhalb eines Zeitraumes von mindestens einem Monat). Zusätzlich darf keine neue Läsion oder die Progression irgendeiner Läsion nachweisbar sein
Stabilisation („No change")	Entweder eine < 50 %ige Tumorreduktion oder eine Progression von ≤ 25 % einer oder mehrerer Läsionen (2 Nachweise innerhalb eines Zeitraumes von mindestens einem Monat)
Progression	Größenzunahme > 25 % von einer oder mehreren Läsionen bzw. Auftreten neuer Läsionen

Tabelle 13.5. In der gynäkologischen Onkologie häufig verwendete Zytostatika, deren Handelsformen, Applikationsformen, Wirkmechanismus und wichtigsten Nebenwirkungen (in alphabetischer Reihenfolge)

Medikament	Markenname(n), Handelsform	Applikationsform	Wirkung	Nebenwirkungen	Besonders beachten
Actinomycin D (Dactinomycin)	Lyovac-Cosmegen; Trockenstechamp. zu 0,5 mg	i.v.	Hemmung der RNA- und Proteinsynthese; Antitumor-Antibiotikum	Nausea, Erbrechen +++, Myelosuppression +++, Stomatitis, Mucositis ++, Alopezie +++, Diarrhö +, Dermatotoxizität +	Cave: Paravasation
Bleomycin	Bleomycin Trockenstechamp. zu 15 mg (1 mg = 1 E)	i.v., i.m., i.p., i.pl., intraläsional	Antitumor-Antibiotikum DNA-Strangbrüche durch freie Radikale	Lungentoxizität +++ (Fibrose) Fieber ++, Schüttelfrost ++, Hautpigmentierungen ++, Allergische Reaktionen +	Lungenfunktions-Kontrollen!
Carboplatin	Carboplat, Paraplatin, Carbosol, Konzentrat zu 50, 150, 450, 1000 mg	i.v.	DNA-Strangbrüche	Nausea ++, Erbrechen +, Myelosuppression +++, Periphere Neurotoxizität +	
Cisplatin (Cis-Diamminedichlorplatin)	Platinol, Platinex, Platiblastin, Cis-Platyl, Cismaplat, Cisplatin, Cisplatin-Medac, Platinoxan, Abiplatin; Konzentrat zu 10, 50, 100 mg	i.v. i.pl. (Lichtschutz)	DNA-Strangbrüche	Nausea ++++, Emesis +++, Nephrotoxizität +++, Periphere Neurotoxizität ++, Ototox. ++, Hypomagnesiämie +, Myelosuppression +	Kreatinin-Clearance-Bestimmung! Ausreichende Hydrierung, Magnesium-Kontrollen
Cyclophosphamid	Endoxan Cytoxan, Cyclostin	p.o. i.v. (intrakavität unwirksam)	Alkylierung der DNS	Leukopenie ++, Alopezie ++, Nausea ++, Hämorrhagische Zystitis, Zweittumoren (v.a. Leukämien)	Parallel zur Cyclophosphamidgabe: evtl. Mesna (Uromitexan, Amp. zu 200 mg i.v.) zur Prophylaxe einer hämorrhagischen Zystitis je 20% der Cyclophosphamid-Dosis Stunde 0, 4 und 8
Cytosin Arabinosid (Cytarabin)	Cytosar, Alexan, Udicil; Trockenstechamp. zu 40, 100, 500, 1000 mg	i.v. i.p., i.pl.	DNS-Polymerase-Alpha-Hemmung	Myelosuppression +++, Hepatotoxizität +, Diarrhö +, Stomatitis +, Alopezie +, Nausea ++, Übelkeit +, Erbrechen +	Stomatitisprophylaxe
Dacarbazin	DTIC-Dome Detizene, D.T.I.C. Trockenstechamp. 100, 200, 500, 1000 mg	i.v.	Nitrosoharnstoff, Alkylierung der DNS	Nausea +++, Erbrechen ++, Venenspasmen ++, Venenthrombosen ++, Leukopenie +++, Alopezie +++, Hepatotoxizität +	Cave: Paravasation; Lichtschutz!
Docetaxel	Taxotere Konzentrat zu 20, 80 mg	i.v.	Stabilisierung der Microtubuli	Diuretika-refraktäre Flüssigkeitsretention ++, Neutropenie +++, Dermatotoxizität ++, Alopezie +++, Mucositis ++, Stomatitis +, Asthenie +, Fingernägeldeformitäten +	Dexamethasongabe am Tag −1, 0, 1, 2 und 3

Tabelle 13.5 (Fortsetzung)

Medikament	Markenname(n), Handelsform	Applikationsform	Wirkung	Nebenwirkungen	Besonders beachten
Doxorubicin (Adriamycin)	Adriablastin Adriamycin Doxorubicin Ebewe; Konzentrat zu 10, 50, 200 mg	i.v.	Interkalation der DNS, Antitumor-Antibiotikum	Kardiotoxizität +++, Myelosuppression +++, Nausea, Erbrechen +++, Alopezie +++, Mucositis +, Stomatitis +	Cave: Paravasation, Echokardiographie-Kontrollen, Gesamtdosis max. 450 mg/m^2 Dosisreduktion bei Leberschädigung
Liposomales Doxorubicin	Caelyx; Konzentrat zu 20 mg	i.v.	Interkalation der DNS, Antitumor-Antibiotikum	Leukopenie ++, palmoplantare Erythrodysästhesien +, Thrombopenie +, Nausea ++, Erbrechen ++, Alopezie +, Stomatitis +	Bei Paravasation kleine Nekrosen! Echokardiographie-Kontrollen
Epidoxorubicin (Epirubicin)	Farmorubicin; Konzentrat zu 10, 50 mg	i.v. intravesikal	Interkalation der DNS, Antitumor-Antibiotikum	Kardiotoxizität ++, Myelosuppression +++, Nausea, Erbrechen +++, Alopezie +++, Anaphylaxie +	Cave: Paravasation, Echokardiographie-Kontrollen, Gesamtdosis max. 900 mg/m^2 Dosisreduktion bei eingeschränkter Leberfunktion
Etoposid	Vepesid; Kpsl. 50, 100 mg; Konzentrat zu 100, 200, 400, 1000 mg	p.o. i.v.	Spindelgift, Epipodophyllotoxinderivat	Myelosuppression +++, Kardiotox. +, Alopezie +++, Nausea, Erbrechen ++, Stomatitis +, Zweittumoren (Leukämien) +	Dosisreduktion bei Leber- und Niereninsuffizienz
5-Fluorouracil	Fluoro-uracil Fluroblastin, Ftoralon; Kpsl. 250 mg; Trockenstecham. zu 250, 500, 1000 mg; Salbe 5% (Efudix, Verrumal)	p.o. lokal	Fluoropyrimidin, Antimetabolit, Hemmung der Thymidilatsynthese und der Dihydrofolatreduktase	Stomatitis +, Mucositis +, Diarrhö +, Nausea ++, Myelosuppression +, Lebertoxizität +, Dermatotox. +, Hautpigmentierungen +, Konjunktivitis +	Stomatitisprophylaxe
Gemcitabine	Gemzar; Trockenstechamp. zu 200, 1000 mg	i.v.	Difluorodesoxycytidin, Antimetabolit; Hemmung der Ribonukleotidreduktase und Cytidin-Desaminase	Neutropenie ++, Übelkeit +, Erbrechen +, Hepatotoxizität +	
Hexamethylmelamin (Altretamin)	Hexastat HEXAmethylmelamin Kpsl. 100 mg	p.o.	Alkylierung der DNS	Nausea ++, Emesis +, Myelosuppression ++, Neurotoxizität +, Hautirritation +, Alopezie ++	Kapseln nicht öffnen, da lokal stark reizend
Hydroxyharnstoff (Hydroxycarbamid)	Hydrea, Litalir Kpsl. 500 mg	p.o.	Hemmung der Ribonucleotidreduktase	Nausea ++, Dermatotoxizität +, Myelosuppression ++, Nephrotoxizität +	
Idarubicin	Zavedos; Konzentrate 5, 10, 20 mg; Kpsl. 5, 10, 25 mg	i.v. p.o.	Antitumor-Antibiotikum; Interkalation der DNS	Myelosuppression ++, Mucositis +, Nausea +, Erbrechen +	Kardiotoxizität wahrscheinlich ab 1000 mg/m^2

Tabelle 13.5 (Fortsetzung)

Substanz	Handelsname/Darreichung	Applikation	Wirkmechanismus	Nebenwirkungen	Bemerkungen
Ifosfamid	Holoxan; Trockenstechamp. zu 2000 mg;	i.v.	Alkylierung der DNS	Nausa ++, Erbrechen ++, Alopezie ++, Myelosuppression +++, Hämorrhagische Zystitis +, Enzephalopathie (Desorientierung, Ataxie) ++, Nephrotox. +	Zur Prophylaxe einer hämorrhag. Zystitis parallel zur Ifosfamid-Gabe: Mesna (Uromitexan, Amp. 200 mg i.v.) je 20% der Ifosfamid-Dosis Stunde 0, 4; 40% der Ifosfamid-Dosis Stunde 8. Enzephalopathie häufiger bei Hypoalbuminämie und renaler Insuffizienz. Prähydratation mit 2–3 Liter Infusionslösung. Alkalisierung des Harns durch (4A) Na–Bikarbonat notwendig
Irinotecan	Campto; Konzentrat zu 40 mg	i.v.	Topoisomerase I-Hemmung; Camptotecin-Derivat	Diarrhö +++, akutes cholinerges Syndrom (frühe Diarrhö, Schwitzen, Bauchkrämpfe, Tränenfluß, Pupillenenge, Speichelfluß), Übelkeit +, Erbrechen +, febrile Neutropenie ++, Asthenie +, Alopezie ++	Kontraindiziert bei chronisch-entzündlichen Darmerkrankungen und Ileus; erhöhtes Diarrhö-Risiko nach vorhergegangener Strahlentherapie; Dosisreduktion bei eingeschränkter Leberfunktion, Alter > 70 Jahre
Melphalan (L-Phenylalanin-Mustard)	Alkeran; Tbl. zu 2/5 mg Trockenstechamp. zu 100 mg	p.o. i.v.	Alkylierung der DNS	Nausea ++, Myelosuppression ++, Zweittumoren (Leukämien) ++, Alopezie ++, Diarrhö +, Dermatotoxizität +	
Methotrexat (Amethopterin)	Methotrexat Tbl. 2,5 mg Konzentrat zu 10, 50, 500, 1000 mg	p.o. i.v., i.m. intrathekal (besondere Konz.: 1 ml = 2,5 mg)	Folsäure-Antagonist, Antimetabolit, Hemmung der Dihydrofolatreduktase, Purin- und Thymidilatsynthese	Stomatitis ++, Nephrotoxizität ++, Hepatotoxizität ++, Myelosuppression+, Nausea, Erbrechen +, Diarrhö, Enzephalopathie (nach intrathekaler Applikation)	NUR bei intakter Nieren- und Leberfunktion, Stomatitisprophylaxe: mit Folinsäure (Calciumfolinat) 30 mg im Abstand von 4 Stunden mehrmals den Mund spülen (nicht schlucken!)
Miltefosin	Miltex	lokal (Auftragen mit Einweghandschuhen)	Alkylphosphocholin	Hautrötung +, Pruritus +, Schuppenbildung der Haut ++	Übliche Dosierung zur Dauertherapie: 2 × tgl. je 1–2 Tropfen pro 10 cm² (= ca. 3 × 3 cm); Max. Tagesdosis 5 ml/Tag. Keine Anwendung während gleichzeitiger Radiotherapie!! Bei Schuppenbildung; Fettcreme 2–3 Stunden nach Miltefosin auftragen
Mitomycin C	Mitomycin; Mutamycin: Trockenstechamp. zu 10 mg	i.v. i.p.	Alkylierung der DNS Antitumor-Antibiotikum	Myelosuppression +++ (verzögert) Lungentox. ++, Kardiotox. +, Nephrotox. + Nausea ++, Alopezie +	Cave: Paravasation Blutbildkontrollen! (verzögerte Myelosuppression!)
Mitoxantron	Novantron; Konzentrat zu 20 mg	i.v. i.p.	Interkalation der DNS, Anthrazendion	Kardiotoxizität +, Myelosuppression ++, Alopezie ++, Nausea, Emesis ++, Lebertoxizität +	Echokardiographie-Kontrollen, Dosisreduktion bei eingeschränkter Leberfunktion; Kardiotoxizität ab 140 mg/m²

Tabelle 13.5 (Fortsetzung)

Medikament	Markenname(n), Handelsform	Applikations-form	Wirkung	Nebenwirkungen	Besonders beachten
Paclitaxel	Taxol; Konzentrat zu 30, 100 mg	i.v.	Stabilisierung der Mikrotubuli	Myelosuppression ++, komplette Alopezie +++, Periphere Neurotoxizität ++, Myalgien, Arthralgien ++, Hypersensitivitätsreaktion +, Asymptomat. Bradykardien +	Prämedikation zur Vermeidung einer Hypersensitivitätsreaktion, prophylaktische Verschreibung von Diclofenac wegen der Myalgien/Arthralgien; Kontra-indikation: Myokardinfarkt
Prednimustin	Sterect; Tbl. zu 20, 100 mg	p.o	Alkylierung der DNS, Prednison-Ester von Chlorambucil	Nausea ++, Myelosuppression ++, Übelkeit ++, Erbrechen+	
Thio-Tepa	Thiotepa Trockenstechamp. zu 15 mg	i.v, i.p. i.pl., intra-vesikal	Alkylierung der DNS	Nausea ++, Erbrechen ++, Myelosuppression ++, Alopezie ++, Nephrotoxizität +	
Topotecan	Hycamtin; Durchstechamp. zu 4 mg	i.v.	Topoisomerase I-Hemmer	Neutropenie +++, Anämie ++, Alopezie ++, Asthenie ++, Diarrhö +	
Treosulfan	Ovastat; Tbl. zu 250 mg; Trockenstechamp. zu 1000, 5000 mg	p.o. i.v.	Alkylierung der DNS	Myellosuppression ++, Alopezie +, Nausea, Erbrechen +	
Vinblastin	Velbe; Trockenstechamp. zu 10 mg	i.v.	Spindelgift, Vinca-Alkaloid	Neurotoxizität (periphere Neurotox., paralyt. Ileus) ++, Hepatotox. +, Nausea +, Myelosuppression ++	Cave: Paravasation
Vincristin	Vincristin, Onkovin, Leucid; Konzentrat zu 1, 2 mg	i.v.	Spindelgift, Vinca-Alkaloid	Neurotoxizität ++, Hepatotox. +, Nausea +, Myelosuppression ++	Cave: Paravasation
Vindesin	Eldisin; Amp. zu 5 mg	i.v.	Spindelgift, Vinca-Alkaloid	Neurotoxizität ++, Nausea ++, Myelosuppression ++, Alopezie +	Cave: Paravasation
Vinorelbine	Navelbine; Konzentrat zu 10, 50 mg	i.v.	Spindelgift, Vinca-Alkaloid	Neurotoxizität ++, Obstipation +, Myelosuppression +	Vinorelbine bei Kombinations-therapie als erste Infusion über nur 10 min verabreichen, da starke Reizung der Venenwand; immer Infusion mit 0,9% NaCl an-schließen

Tabelle 13.6. Häufig verwendete Zytoprotektiva und Antidote, deren Handelsformen, Applikationsformen, Wirkungsweisen und wichtigsten Nebenwirkungen (in alphabetischer Reihenfolge)

Medikament	Markenname(n), Handelsform	Applikationsform	Wirkungsmechanismus	Nebenwirkungen	Besonders beachten
Amifostin	Ethyol; Trockenstechamp. 500 mg	i.v. (15 min Kurzinfusion)	Zytoprotektivum zur Abschwächung einer Nephro-, Myelo- und Neurotoxizität	Hypotension ++, Übelkeit ++, Niesen +	Blutdruckkontrollen während Infusion; Prähydratation (1000 ml); Prophylaktische antiemetische Therapie (5-HT$_3$-Serotonin-Antagonist + Dexamethason i.v.)
Folinsäure	Calciumfolinat Ebewe Konzentrat 30, 100, 200 mg	Mundspülung	Antidot gegen Methotrexat	bei Verschlucken Übelkeit, Erbrechen	30 mg Konzentrat in 20 ml Leitungswasser gelöst alle 2 Std. 3mal möglichst lange gurgeln
Mesna	Uromitexan 200 mg (Konzentrat) 400 mg, 600 mg	i.v. p.o.	Zytoprotektivum zur Verhinderung der Urotoxizität von Cyclophosphamid und Ifosfamid	extrem selten Anaphylaxie oder Dermatotoxizität	i.v.: je 20% der Cyclophosphamid- bzw. Ifosfamid-Dosis zur Std. 0, 4, und 8 in bezug auf die Chemotherapie; anstelle der i.v. Gabe zur Stunde 4 und 8 ist auch die p.o. Gabe zur Stunde 2 und 6 möglich: je 40% der Cyclophosphamid- bzw. Ifosfamiddosis

Tabelle 13.7. In der gynäkologischen Onkologie häufig verwendete Hormonpräparate, deren Handelsformen, Applikationsformen, Wirkungsweisen und wichtigsten Nebenwirkungen (in alphabetischer Reihenfolge)

Medikament	Markenname(n), Handelsform	Applikationsform	Wirkungsmechanismus	Nebenwirkungen	Besonders beachten
Aminoglutethimid	Orimethen Tbl. 250 mg	p.o.	Aromatase-Hemmung	Übelkeit ++, Erbrechen ++, Benommenheit +, Ödeme +, Gewichtszunahme +, Hautexantheme +, Schlaflosigkeit +	Übliche Dosis zur Langzeittherapie: 250–500 mg/d; ab 500 mg/d Kortikosteroidbegleittherapie notwendig: Hydrocortison
Anastrozol	Arimidex Tbl. 10 mg	p.o.	Selektive Aromatase-Hemmung	Klimakterische Ausfallserscheinungen +	Übliche Dosis zur Langzeittherapie: 10 mg/d
Buserelin	Suprefact 1 mg/1 ml Suprecur Nasenspray 0,15 mg	s.c. transnasal	Gonadotropin Releasing-Hormon-Analogon	Klimakterische Ausfallserscheinungen +++, Amenorrhö ++, Libidoverlust ++, Trockene Vagina ++	Übliche Dosis Tag 1–7; 3 × 0,5 mg = ml s.c./Tag; Übliche Dosis zur Langzeittherapie ab Tag 8: 3 × 1 Sprühstoß pro Nasenöffnung/Tag
Dexamethason	Dexamethason Decadron Amp. 4 mg Fortecortin Tbl. 4 mg/8 mg	i.v. p.o.	Kortikosteroid	Gastritis ++, Magenulkus ++, Osteoporose ++, Diabetes mellitus +, Ödeme +, Appetitsteigerung +, Infektionsabwehrschwäche +	Magenschutz: Ranitidin 300 mg abends p.o. als Dauertherapie; Übliche Dosierung: 2 × 4 mg/d bis 2 × 8 mg/d als Langzeittherapie

Tabelle 13-7 (Fortsetzung)

Medikament	Markenname(n), Handelsform	Applikationsform	Wirkungsmechanismus	Nebenwirkungen	Besonders beachten
Goserelin	Zoladex Fertigspritze: 3,6 mg	s.c.	Gonadotropin-Releasing-Hormon-Analogon	Klimakterische Ausfallserscheinungen +++, Amenorrhö ++, Libidoverlust ++, Trockene Vagina ++	Übliche Dosis zur Langzeittherapie: 3,6 mg s.c. alle 4 Wochen
4-Hydroxy-Androstendion (Formestan)	Lentaron Amp. 250 mg	i.m.	Selektive Aromatase-Hemmung	Klimakterische Ausfallserscheinungen +	Übliche Dosis zur Langzeittherapie: 250 mg i.m. alle 2 Wochen
Letrozol	Femara Tbl. 2,5 mg	p.o.	Selektive Aromatase-Hemmung	Klimakterische Ausfallserscheinungen +	Übliche Dosis zur Langzeittherapie: 2,5 mg/d
Leuprorelinazetat	Enantone; Depotspritze: 3,75 mg	i.m.	Gonadotropin-Releasing-Hormon-Analogon	Klimakterische Ausfallserscheinungen +++, Amenorrhö ++, Libidoverlust ++, Trockene Vagina ++	Übliche Dosis zur Langzeittherapie: 3,75 mg i.m. alle 4 Wochen
Medroxyprogesteron-azetat	Farlutal, Provera, Clinovir Tbl. 100/200/250/500 mg; 500 mg; Amp. 150/500/1000 mg	p.o. (evtl. Trinkamp.) i.m.	Gestagen; u.a. Senkung der Östrogenspiegel im Blut	Ödeme/Gewichtszunahme ++, Thromboembolien +, Hepatoxizität +, Verschlechterung d. Diabetes +, Übelkeit +, Erbrechen +, Hyperkalzämie +, Blutdruckanstieg +, Abszesse nach i.m. Injektion	bei Anamnese einer thromboembolischen Krankheit kontraindiziert; Blutdruckkontrollen; Blutzuckerkontrollen; Übliche Dosis zur Langzeittherapie: 2 × 250 mg p.o./d
Megestrolazetat	Megace, Megastat Nia, Niagestin Tbl. 15/20/40/160/350 mg	p.o.	Gestagen; u.a. Senkung der Östrogenspiegel im Blut	Ödeme/Gewichtszunahme ++, Thromboembolien +, Hepatoxität +, Übelkeit +, Erbrechen +, Hyperkalzämie +, Blutdruckanstieg +	bei Anamnese einer thromboembolischen Krankheit kontraindiziert; Blutdruckkontrollen; Blutzuckerkontrollen; Übliche Dosis zur Langzeittherapie: 160 mg p.o./d
Prednisolon	Solu-Dacortin Amp. 25/50/250 mg; Ultracorten-H Aprednisolon forte, Aprednislon, Prednisolon Tbl. 5/20/50 mg	i.v. p.o.	Kortikosteroid	Gastritis ++, Magenulkus ++, Osteoporose ++, Diabetes mellitus +, Ödeme +, Appetitssteigerung +, Infektionsabwehrschwäche +	Magenschutz: Ranitidin 300 mg abends p.o. als Dauertherapie; Übliche Dosierung: nach initialer Gabe von 25–75 mg/d 15–30 mg/d als Langzeittherapie
Prednison	Prednison, Ultracorten Tbl. 1/5/20/50 mg	p.o.	Kortikosteroid	siehe Prednisolon	siehe Prednisolon
Tamoxifen	Nolvadex, Tamoxifen, Kessar, Tamofen, Tamoplex, Tamoxasta Tbl. 10, 20, 30 mg	p.o.	Antiöstrogen	Übelkeit ++, Kopfschmerzen ++, Hitzewallungen ++, Hyperkalzämie +, selten Thrombopenie Gewichtszunahme +, Ödeme +	Übliche Dosis zur Langzeittherapie: 20 (–30) mg/d; Thrombozytenkontrolle
Toremifen	Fareston Tbl. 60 mg	p.o.	Antiöstrogen		Übliche Dosis zur Langzeittherapie: 60 mg/d
Triptorelin	Decapeptyl Depot Decapeptyl Retard 3,75 mg	s.c. (i.m.)	Gonadotropin-Releasing-Hormon-Analogon	Klimakterische Ausfallserscheinungen +++, Amenorrhö ++, Libidoverlust ++, Trockene Vagina ++	Übliche Dosis zur Langzeittherapie: 3,75 mg s.c. alle 4 Wochen

Tabelle 13.8. Chemotherapieschemata beim Mammakarzinom (Auswahl)

Substanz	Dosis	Applikation	Wiederholung
CMF I			
Cyclophosphamid	600 mg/m²/Tag	i.v.	Tag 1 + 8
Methotrexat	40 mg/m²/Tag	i.v.	Tag 1 + 8
5-Fluoruracil	600 mg/m²/Tag	i.v.	Tag 1 + 8
			Alle 4 Wochen durch 6 Kurse
Zusätzlich kann indiziert sein:			
Folinsäure	je 30 mg	Mundspülung	Stunde 2, 4, 6 nach Methotrexat
Mesna	je 20% der Cyclophosphamiddosis	i.v.	Std. 0, 4, 8 in bezug auf die Cyclophosphamidgabe
CMF II (1. Präferenz)			
Cyclophosphamid	100 mg/m²/Tag	p.o.	Tag 1–14
Methotrexat	40 mg/m²/Tag	i.v.	Tag 1 + 8
5-Fluoruracil	600 mg/m²/Tag	i.v.	Tag 1 + 8
			Alle 4 Wochen durch 6 Kurse
Zusätzlich kann indiziert sein:			
Folinsäure	je 30 mg	Mundspülung	Stunde 2, 4, 6 nach Methotrexat
EC			
Epidoxorubicin	(60–)90 mg/m²	i.v.	Tag 1
Cyclophosphamid	600 mg/m²	i.v.	Tag 1
			Alle 3 Wochen
Docetaxel	75 mg/m²	i.v.	Tag 1
Epidoxorubicin	75 mg/m²	i.v.	Tag 1
			Alle 3 Wochen
Doxorubicin	50–60 mg/m²	i.v. (1. Gabe)	Tag 1
Paclitaxel	175 mg/m² (3-h-Infusion)	i.v. (2. Gabe)	Tag 1
			Alle 3–4 Wochen
Epidoxorubicin	60–90 mg/m² (Bolus)	i.v.	Tag 1
Paclitaxel	175 mg/m² (3-h-Infusion)	i.v.	Tag 1
			Alle 3–4 Wochen
FEC			
5-Fluoruracil	600 mg/m²	i.v.	Tag 1
Epidoxorubicin	60 mg/m²	i.v.	Tag 1
Cyclophosphamid	600 mg/m²	i.v.	Tag 1
			Alle 3 Wochen
FAC			
5-Fluoruracil	500 mg/m²	i.v.	Tag 1
Doxorubicin	50 mg/m²	i.v.	Tag 1
Cyclophosphamid	500 mg/m²	i.v.	Tag 1
			Alle 3 Wochen
VEC			
Vincristin	1 mg/m²	i.v.	Tag 1
Epidoxorubicin	70 mg/m²	i.v.	Tag 1
Cyclophosphamid	400 mg/m²	i.v.	Tag 1
			Alle 4 Wochen
AC			
Doxorubicin	(40–)60 mg/m²	i.v.	Tag 1
Cyclophosphamid	600 mg/m²	i.v.	Tag 1
			Alle 3 Wochen
VAC			
Vincristin	1 mg/m²	i.v.	Tag 1
Doxorubicin	40 mg/m²	i.v.	Tag 1
Cyclophosphamid	200 mg/m²/Tag	p.o.	Tag 3–6
			Alle 4 Wochen

Tabelle 13.8 (Fortsetzung)

Substanz	Dosis	Applikation	Wiederholung
LMF			
Chlorambucil	5 mg/m^2	p.o.	Tag 1–14
Methotrexat	40 mg/m^2/Tag	i.v.	Tag 1 + 8
5-Fluoruracil	600 mg/m^2/Tag	i.v.	Tag 1 + 8
			Alle 4 Wochen durch 6 Kurse
NOSTE			
Mitoxantron	12 mg/m^2	i.v.	Tag 1
Prednimustin	100 mg/m^2	p.o.	Tag 3–7
			Alle 4 Wochen
NMC			
Mitoxantron	12 mg/m^2	i.v.	Tag 1
Methotrexat	40 mg/m^2	i.v.	Tag 1
Cyclophosphamid	500 mg/m^2	i.v.	Tag 1
Folinsäure	30 mg	Gurgeln	Stunde 2, 4, 6 nach Methotrexatgabe
CNF			
Cyclophosphamid	500 mg/m^2	i.v.	Tag 1
Mitoxantron	10 mg/m^2	i.v.	Tag 1
5-Fluoruracil	500 mg/m^2	i.v.	Tag 1
			Alle 3 Wochen
MMM (Triple M)			
Methrotrexat	35 mg/m^2	i.v.	Tag 1 + 22, alle 6 Wochen
Mitoxantron	7 mg/m^2	i.v.	Tag 1 + 22, alle 6 Wochen
Mitomycin C	7 mg/m^2	i.v.	Tag 1, alle 6 Wochen
Folinsäure	15 mg	p.o.	Tag 2 + 23: alle 4 h × 6, alle 6 Wochen
Vinorelbin	25 mg/m^2/Tag	i.v.	Tag 1 + 8
Epidoxorubicin	35 mg/m^2	i.v.	Tag 1 +8
Methotrexat	20 mg/m^2	i.v.	Tag 1 + 8
			Alle 4 Wochen
IMF			
Ifosfamid	1,5 g/m^2/Tag	i.v.	Tag 1 + 8
Methotrexat	40 mg/m^2/Tag	i.v.	Tag 1 + 8
5-Fluoruracil	600 mg/m^2/Tag	i.v.	Tag 1 + 8
			Alle 4 Wochen
MM			
Methotrexat	30 mg/m^2	i.v.	Tag 1
Mitoxantron	7 mg/m^2	i.v.	Tag 1
			Alle 3 Wochen
Ifosfamid	2 g/m^2/Tag	i.v.	Tag 1 + 8
Epidoxorubicin	30 mg/m^2/Tag	i.v.	Tag 1 + 8
			Alle 3 Wochen
Vinorelbin	30 mg/m^2/Tag	i.v.	Tag 1 + 5
5-Fluoruracil	750 mg/m^2/Tag (kontinu-ierliche Infusion)	i.v.	Tag 1 – 5
Vinorelbin	25 mg/m^2/Tag	i.v.	Tag 1 + 8
Doxorubicin	50 mg/m^2	i.v.	Tag 1
			Alle 3 Wochen
Vinorelbin	25 mg/m^2/Tag	i.v.	Tag 1 + 8
Epidoxorubicin	60 mg/m^2	i.v.	Tag 1
			Alle 3 Wochen
Vinorelbin	25 mg/m^2/Tag	i.v.	Tag 1 + 8
Mitoxantron	12 mg/m^2	i.v.	Tag 1
			Alle 3 Wochen

Tabelle 13.8 (Fortsetzung)

Substanz	Dosis	Applikation	Wiederholung
Vinorelbin	25 mg/m²/Tag	i.v.	Tag 1 + 15
Cisplatin	80 mg/m²	i.v.	Tag
			Alle 4 Wochen
Vinorelbin	25 mg/m²/Tag	i.v.	Tag 1 + 8
Mitomycin C	10 mg/m²	i.v.	Tag 1
			Alle 4 Wochen
Vinorelbin	35 mg/m²/Tag	i.v.	Tag 1 + 15
Ifosfamid	2 g/m²/Tag	i.v.	Tag 1 – 3
			Alle 4 Wochen
Monotherapien:			
Gemcitabine	1000 – 1250 mg/m²	i.v.	Tag 1, 8, 15, alle 4 Wochen
Mitoxantron	14 mg/m²	i.v.	Tag 1, alle 4 Wochen
Doxorubicin	75 mg/m²	i.v.	Tag 1, alle 3 Wochen
Epidoxorubicin	75 – 90 mg/m²	i.v.	Tag 1, alle 3 Wochen
Docetaxel	100 mg/m²	i.v.	Tag 1, alle 3 Wochen
Paclitaxel	135 – 200 mg/m²	i.v.	Tag 1, alle 3 Wochen
Prednimustin	160 mg/m²/Tag	p.o.	Tag 1 – 5, alle 3 Wochen
Mitomycin C	12 mg/m²	i.v.	Tag 1, alle 3 Wochen
Idarubicin	15 mg/m²/Tag	p.o.	Tag 1, wöchentlich
Vindesin	3 mg/m²	i.v.	Tag 1, alle 2 Wochen
Vinorelbin	25 – 30 mg/m²/Tag	i.v.	Tag 1 + 8, alle 3 Wochen
Etoposid	50 mg/m²/Tag	p.o.	Tag 1 – 21, alle 4 Wochen

Tabelle 13.9. Chemotherapieschemata bei malignen epithelialen Tumoren der Vulva, Vagina und Bartholin-Drüse (Auswahl)

Substanz	Dosis	Applikation	Wiederholung
Methotrexat	30 mg/m²	i.v.	Tag 1
Vinblastin	3 mg/m²/Tag	i.v.	Tag 2 + 15 + 22
Doxorubicin	30 mg/m²	i.v.	Tag 2
Cisplatin	70 mg/m²	i.v.	Tag 2
			Alle 4 Wochen
Bleomycin	30 mg/Tag	i.v.	Tag 1 + 4
Mitomycin C	10 mg/m²	i.v.	Tag 2
			Alle 4 Wochen
Cisplatin	75 mg/m²	i.v.	Tag 1
Bleomycin	30 mg	i.v.	Tag 1
			Alle 4 Wochen

Tabelle 13.10. Chemotherapieschemata beim Urothelkarzinom der Urethra (Auswahl)

Substanz	Dosis	Applikation	Wiederholung
M-VAC			
Methotrexat	30 mg/m²/Tag	i.v.	Tag 1
Vinblastin	3 mg/m²/Tag	i.v.	Tag 2 + 15 + 22
Doxorubicin	30 mg/m²	i.v.	Tag 2
Cisplatin	70 mg/m²	i.v.	Tag 2
			Alle 4 Wochen
CAP			
Cyclophosphamid	500 mg/m²	i.v.	Tag 1
Doxorubicin	50 mg/m²	i.v.	Tag 1
Cisplatin	50 – (100) mg/m²	i.v.	Tag 2
			Alle 3 Wochen

Tabelle 13.10 (Fortsetzung)

Substanz	Dosis	Applikation	Wiederholung
Mitomycin C	10 mg/m^2	i.v.	Tag 1
5-Fluoruracil	1 g/m^2/Tag	i.v.	Tag 1–4
			Alle 3–4 Wochen
Paclitaxel	175 mg/m^2	i.v. (3-h-Infusion)	Tag 1
Carboplatin	AUC = 5 (laut Calvert-Schema)	i.v.	Tag 1
			Alle 3 Wochen

Tabelle 13.11. Chemotherapieschemata beim endodermalen Sinustumor der Vagina (Auswahl)

Substanz	Dosis	Applikation	Wiederholung
VAC			
Vincristin	2 mg/m^2/Tag (max. 2 mg/Tag)	i.v.	1mal/Woche 12mal
Actinomycin D	0,015 mg/kg/Tag (max. 0,5 mg/Tag)	i.v.	Tag 1–5, alle 3 Mon., 4mal
Cyclophosphamid	2,5 mg/kg/Tag	p.o.	Täglich für 2 Jahre ab der 6. Therapiewoche
BEP			
Bleomycin	20 mg = 20 E/m^2/Tag	i.v.	Tag 1, einmal/Woche, 9mal
Etoposid	100 mg/m^2	i.v.	Tag 1–5, alle 3 Wochen, 3mal
Cisplatin	20 mg/m^2	i.v.	Tag 1–5, alle 3 Wochen, 3mal

Tabelle 13.12. Chemotherapieschema beim primären Melanom der Vagina

Substanz	Dosis	Applikation	Wiederholung
Dacarbazin	4–6 mg/kg/Tag	i.v.	Tag 1–5, alle 3–4 Wochen

Tabelle 13.13. Chemotherapieschema beim Rhabdomyosarkom der Vagina (Auswahl)

Substanz	Dosis	Applikation	Wiederholung
VAC			
Vincristin	2 mg/m^2/Tag (max. 2 mg/Tag)	i.v.	1mal/Woche, 12mal
Actinomycin D	0,015 mg/kg/Tag (max. 0,5 mg/Tag)	i.v.	Tag 1–5, alle 3 Monate
Cyclophosphamid	2,5 mg/kg/Tag	p.o.	Täglich ab der 6. Woche, durch 2 Jahre

Tabelle 13.14. Chemotherapieschemata beim Zervixkarzinom (Auswahl)

Substanz	Dosis	Applikation	Wiederholung
PVB I			
Cisplatin	50 mg/m²	i.v. (1,5 h)	Tag 1
Vincristin	1 mg/m²	i.v. (Bolus)	Tag 1
Bleomycin	30 mg/Tag	i.v. (in 250 ml NaCl über 6 h)	Tag 1–3
			Alle 10 Tage, 3mal
PVB II			
Cisplatin	50 mg/m²	i.v. (1,5 h)	Tag 1
Vincristin	1 mg/m²	i.v. (Bolus)	Tag 1
Bleomycin	30 mg	i.v. (in 250 ml NaCl über 6 h)	Tag 1
			Alle 10 Tage, 6mal
PVB III			
Vincristin	1 mg/m²	i.v. (1 min, Bolus)	Tag 1
Cisplatin	50 mg/m²	i.v. (15 min, Kurzinfusion)	Tag 1
Bleomycin	25 mg/m²	i.v. (kontinuierl. Infusion: 6 h)	Tag 1
			Alle 10 Tage, 3mal
Cisplatin	75 mg/m²	i.v.	Tag 1, alle 3 Wochen
Carboplatin	6mal AUC (laut Calvert-Schema)	i.v.	Tag 1
Bleomycin	30 mg	i.v.	Tag 1
			Alle 4 Wochen, 6mal
MOB + Cisplatin			
Cisplatin	50 mg/m²/Tag (6-h-Infusion)	i.v.	Tag 1 + 22
Mitomycin C	10 mg/m²	i.v.	Tag 2
Vincristin	0,5 mg/m²	i.v.	Tag 1 + 4
Bleomycin	30 E (= 30 mg)/Tag (Dauerinfusion)	i.v.	Tag 1–4
			Alle 6 Wochen
BLOMP (BOMP)			
Bleomycin	30 mg/Tag	i.v.	Tag 1 + 4
Vincristin	0,5 (bis 1) mg/m²/Tag (max. Einzeldosis 1,5 mg/Tag)	i.v.	Tag 1 + 4
Mitomycin C	10 mg/m²	i.v.	Tag 2
Cisplatin	50 mg/m²/Tag	i.v.	Tag 1 + 22
			Alle 6 Wochen, 4mal
Cisplatin	(75-)100 mg/m²	i.v.	Tag 1
Bleomycin	30 mg/Tag	i.v.	Tag 1
			Alle 4 Wochen
Cisplatin	50 mg/m²	i.v.	Tag 1
Bleomycin	30 mg	i.v.	Tag 1
Ifosfamid	3 g/m²	i.v.	Tag 1
			(+ Mesna je 20% der Ifos-famiddosis, Stunde 0, 4, 8, 12)
			Alle 4 Wochen
Cisplatin	100 mg/m²	i.v.	Tag 3
Ifosfamid	2 g/m² (1-h-Infusion)	i.v.	Tag 1–3
			(+ Mesna je 20% der Ifosfa-middosis, Stunde 0, 4, 8, 12)
			Alle 4 Wochen
Cisplatin	50 mg/m²	i.v.	Einmal/Woche, 9mal
Epidoxorubicin	70 mg/m²	i.v.	Tag 1 der Wochen 1, 4, 7
Carboplatin	5mal AUC (laut Calvert-Schema)	i.v.	Tag 1, alle 3–4 Wochen
Ifosfamid	1600 mg/m² (über 10–12 h)	i.v.	Tag 1 + 2 + 3
Mesna	20% der Ifosfamiddosis	i.v.	Std. 0, 4, 8, 12 in bezug auf die Ifosfamidtherapie
Cisplatin	80 mg/m²	i.v.	Tag 1
Vinorelbin	25 mg/m²	i.v.	Tag 1 + 8
			Alle 3 Wochen
Irinotecan	300–350 mg/m² (30 min)	i.v.	Tag 1, alle 3 Wochen

Tabelle 13.15. Chemotherapieschemata beim Endometriumkarzinom (Auswahl)

Substanz	Dosis	Applikation	Wiederholung
Carboplatin	5mal AUC (laut Calvert-Schema)	i.v.	Tag 1
Epidoxorubicin	70 mg/m^2	i.v.	Tag 1
Cyclophosphamid	500 mg/m^2	i.v.	Tag 1 Alle 4 Wochen
Cisplatin	75–80 mg/m^2	i.v.	Tag 1
Doxorubicin	50 mg/m^2	i.v.	Tag 1 Alle 4 Wochen
Cisplatin	75–80 mg/m^2	i.v.	Tag 1
Cyclophosphamid	600 mg/m^2	i.v.	Tag 1 Alle 4 Wochen
Cisplatin	75–80 mg/m^2	i.v.	Tag 1
Epidoxorubicin	60 mg/m^2	i.v.	Tag 1
Cyclophosphamid	600 mg/m^2	i.v.	Tag 1 Alle 4 Wochen
Cisplatin	50 mg/m^2	i.v.	Tag 1
Doxorubicin	50 mg/m^2	i.v.	Tag 1
Cyclophosphamid	500 mg/m^2	i.v.	Tag 1 Alle 4 Wochen
Carboplatin	AUC = 4 (laut Calvert-Schema)	i.v.	Tag 1
Epidoxorubicin	75 mg/m^2	i.v.	Tag 1
Paclitaxel	175 mg/m^2	i.v.	Tag 1 Alle 3–4 Wochen
Cisplatin	50 mg/m^2	i.v.	Tag 1
Epidoxorubicin	70 mg/m^2	i.v.	Tag 1
Paclitaxel	175 mg/m^2	i.v.	Tag 1 Alle 3 Wochen
Cisplatin	75–80 mg/m^2	i.v.	Tag 1
Epidoxorubicin	60 mg/m^2	i.v.	Tag 1 Alle 4 Wochen
Cisplatin	75–80 mg/m^2	i.v.	Tag 1
Vinorelbine	25 mg/m^2	i.v.	Tag 1 + 8 Alle 3 Wochen

Tabelle 13.16. Chemotherapieschemata beim Ovarial-, Tuben- und Peritonealkarzinom (Auswahl)

Substanz	Dosis	Applikation	Wiederholung
Paclitaxel	175 mg/m^2	i.v. (3-h-Infusion)	Tag 1
Carboplatin	(5–)6mal AUC (laut Calvert-Schema)	i.v.	Tag 1 Alle 3 Wochen
Paclitaxel	175 mg/m^2	i.v. (3-h-Infusion)	Tag 1
Cisplatin	75 mg/m^2	i.v.	Tag 1 Alle 3 Wochen
Paclitaxel	135 (–175) mg/m^2	i.v. (24-h-Infusion)	Tag 1
Cisplatin	75 mg/m^2	i.v.	Tag 1 Alle 3 Wochen
Carboplatin	(5–)6mal AUC (laut Calvert-Schema)	i.v.	Tag 1
Cyclophosphamid	600–750 mg/m^2	i.v.	Tag 1 Alle 4 Wochen

Tabelle 13.16 (Fortsetzung)

Substanz	Dosis	Applikation	Wiederholung
Carboplatin	5mal AUC (laut Calvert-Schema)	i.v.	Tag 1
Cisplatin	50 mg/m²	i.v.	Tag 1 Alle 4 Wochen
Cisplatin Cyclophosphamid	75–80 mg/m² 600–750 mg/m²	i.v. i.v.	Tag 1 Tag 1 Alle 4 Wochen
Carboplatin	5mal AUC (laut Calvert-Schema)	i.v.	Tag 1
Epidoxorubicin Paclitaxel	60 mg/m² (über 20–30 min) 175 mg/m² (über 3 h)	i.v. i.v.	Tag 1 Tag 1 Alle 3 Wochen
Cisplatin Epirubicin Cyclophosphamid	75–80 mg/m² 60 mg/m² 600 mg/m²	i.v. i.v. i.v.	Tag 1 Tag 1 Tag 1 Alle 4 Wochen
Cisplatin Doxorubicin Cyclophosphamid	50 mg/m² 50 mg/m² 500 mg/m²	i.v. i.v. i.v.	Tag 1 Tag 1 Tag 1 Alle 4 Wochen
Carboplatin Ifosfamid	AUC = 5–6 (laut Calvert-Schema) 1,5 g/m²	i.v. i.v.	Tag 1 Tag 1–3 Alle 3 Wochen (Mesna zusätzlich Std. 0, 4, 8, 12 je 20% der Ifosfamiddosis)
Carboplatin Treosulfan	AUC 5 (laut Calvert-Schema) 5 g/m²	i.v. i.v.	Tag 1 Tag 1 Alle 4 Wochen
Carboplatin Gemcitabine	AUC 5 (laut Calvert-Schema) 1000–1250 mg/m²	i.v. i.v.	Tag 1 Tag 1 + 8 Alle 3 Wochen
Cisplatin Gemcitabine	75 mg/m² 1000 mg/m²	i.v. i.v.	Tag 1 Tag 1 Alle 4 Wochen
Carboplatin Vinorelbin	AUC 6 (laut Calvert-Schema) 30 mg/m²	i.v. i.v.	Tag 1 Tag 1 Alle 4 Wochen
Treosulfan Gemcitabine	5 g/m² 1250 mg/m²	i.v. i.v.	Tag 1 Tag 1 Alle 4 Wochen
Treosulfan Vinorelbin	5 g/m² 30 mg/m²	i.v. i.v.	Tag 1 Tag 1 Alle 4 Wochen
Vinorelbin Gemcitabine	30 mg/m² 1000–1250 mg/m²	i.v. i.v.	Tag 1 Tag 1 Alle 4 Wochen
Treosulfan Mitoxantron	5 g/m² 10 mg/m²	i.v. i.v.	Tag 1 Tag 1 Alle 4 Wochen
Paclitaxel Mitoxantron	175 mg/m² (3-h-Infusion) 8 mg/m²	i.v. i.v.	Tag 1 Tag 1 Alle 3 Wochen

Tabelle 13.16 (Fortsetzung)

Substanz	Dosis	Applikation	Wiederholung
Gemcitabine	1000–1250 mg/m^2	i.v.	Tag 1
Mitoxantron	10 mg/m^2	i.v.	Tag 1 Alle 4 Wochen
Vinorelbin	30 mg/m^2	i.v.	Tag 1
Mitoxantron	10 mg/m^2	i.v.	Tag 1 Alle 4 Wochen
Carboplatin	6mal AUC (laut Calvert-Schema)	i.v.	Tag 1
Etoposid	100 mg/m^2	i.v.	Tag 1 Alle 4 Wochen
Cisplatin	70 mg/m^2	i.v.	Tag 1
Etoposid	100 mg/m^2	i.v.	Tag 1 Alle 4 Wochen
Ifosfamid	3 g/m^2/Tag (in 1000 ml 5%iger Glucose über 6 h) + Mesna: je 20% der Ifosfamiddosis Std. 0, 8, 12 i.v.; 40% in die Ifosfamid-Infusion	i.v.	Tag 1–3
Monotherapien:			
Etoposid	100 mg/m^2/Tag (über 1 h)	i.v.	Tag 1–3 Alle 4 Wochen
Cisplatin	70–100 mg/m^2	i.v.	Tag 1, alle 3–4 Wochen
Carboplatin	5–7mal AUC (laut Calvert-Schema)	i.v.	Tag 1, alle 3–4 Wochen
Topotecan	1,5 mg/m^2/Tag (30 min)	i.v.	Tag 1–5, alle 3 Wochen
Paclitaxel	80 mg/m^2 (1-h-Infusion)	i.v.	1mal/Woche
Treosulfan	7 mg/m^2	i.v.	Tag 1, alle 4 Wochen
Gemcitabine	1000–1250 mg/m^2	i.v.	Tag 1, 8, 15, alle 4 Wochen
Liposomales Doxorubicin	40–45 mg/m^2	i.v.	Tag 1, alle 3–4 Wochen
Etoposid „I"	200 mg/m^2/Tag	i.v.	Tag 1–3, alle 4 Wochen
Etoposid „II"	130 mg/m^2/Tag	i.v.	Tag 1–5 (1. Kurs)
	130 mg/m^2/Tag	p.o.	Tag 1–5 (2.–max. 10. Kurs), alle 4 Wochen
Etoposid „III"	200 mg/m^2/Tag	p.o.	Tag 1–5, alle 4 Wochen
Melphalan	0,1 mg/kg 2mal/Tag	p.o.	Tag 1–5, alle 4 Wochen
Treosulfan	750–1000 mg/Tag	p.o.	Tag 1–28, alle 8 Wochen
Lokoregionale Chemotherapie (nach vorheriger Entleerung des Ergusses; i.p.; mit etwa 2 l auf 37 Celsius vorgewärmter 0,9%iger NaCl- oder Ringer-Lösung; anschließend Lagewechsel über mehrere Stunden zur besseren Verteilung):			
Mitoxantron	20 mg/m^2 (max. Gesamtdosis 30 mg)	i.p.	Tag 1, alle 4 Wochen
Cisplatin	100 mg	i.p.	Tag 1, alle 4 Wochen
Etoposid	200 mg	i.p.	Tag 1, alle 4 Wochen

Tabelle 13.17. Chemotherapieschemata beim malignen Stromatumor des Ovars (Auswahl)

Substanz	Dosis	Applikation	Wiederholung
Cisplatin	20 mg/m^2/Tag	i.v.	Tag 1–5
Vincristin	1 mg/m^2/Tag	i.v.	Tag 1+2
Bleomycin	30 mg/Tag	i.v.	Tag 2+15 Alle 4 Wochen durch 3–4 Kurse

Tabelle 13.17 (Fortsetzung)

Substanz	Dosis	Applikation	Wiederholung
BEP			
Bleomycin	15 mg/Tag (kontinuierliche Infusion)	i.v.	Tag 1–3
Etoposid	100 mg/m²/Tag	i.v.	Tag 1–3
Cisplatin	100 mg/m² (4-h-Infusion)	i.v.	Tag 1 Alle 4 Wochen 4–6mal
VAC			
Vincristin	1,5 mg/m² (max. 2 mg als Einzeldosis)	i.v.	Tag 1, alle 2 Wochen, 12mal
Actinomycin D	0,35 mg/m²/Tag	i.v.	Tag 1–5, alle 4 Wochen, 6mal
Cyclophosphamid	150 mg/m²/Tag	i.v.	Tag 1–5, alle 4 Wochen, 6mal
Cisplatin	50 mg/m²	i.v.	Tag 1
Doxorubicin	50 mg/m²	i.v.	Tag 1
Cyclophosphamid	500 mg/m²	i.v.	Tag 1 Alle 4 Wochen

Tabelle 13.18. Chemotherapieschemata beim malignen Keimzelltumor des Ovars (Auswahl)

Substanz	Dosis	Applikation	Wiederholung
BEP I			
Bleomycin	20 mg/m²/Tag (kontinuierliche Infusion über 24 h)	i.v.	Tag 1, 8, 15
Etoposid	100 mg/m²/Tag	i.v.	Tag 1–5
Cisplatin	20 mg/m²/Tag	i.v.	Tag 1–5 Alle 3 Wochen, 3mal Anschließend 3 Kurse nach dem VAC-Schema (s.u.)
BEP II			
Bleomycin	15 mg/m²/Tag (kontinuierliche Infusion)	i.v.	Tag 1–5
Etoposid	100 mg/m²/Tag	i.v.	Tag 1–3
Carboplatin	AUC = 4 (laut Calvert-Schema)	i.v.	Tag 1 Alle 4 Wochen durch 3–4 Kurse
Cisplatin	100 mg/m²	i.v.	Tag 1
Etoposid	100 mg/m²/Tag	i.v.	Tag 1–3
Bleomycin	15 mg (=15 E)	i.v.	Tag 1–5 Alle 4 Wochen durch 3–4 Kurse
VAC			
Vincristin	1,5 mg/m²/Tag (max. 2 mg als Einzeldosis)	i.v.	Tag 1 + 15
Actinomycin D	0,35 mg/m²/Tag (max. 0,5 mg als Einzeldosis)	i.v.	Tag 1–5
Cyclophosphamid	150 mg/m²/Tag	i.v.	Tag 1–5 Alle 4 Wochen, 3mal
FAC			
5-Fluoruracil	320 mg/m²/Tag	i.v.	Tag 1–5
Actinomycin D	0,5 mg/Tag	i.v.	Tag 1–5
Cyclophosphamid	280 mg/m²/Tag	i.v.	Tag 1–5 Alle 4 Wochen, 3mal
Cisplatin	20 mg/m²/Tag (30 min)	i.v.	Tag 1–5
Vinblastin	12 mg/m²/Tag (Bolus)	i.v.	Tag 1
Bleomycin	20 mg/m²/Tag (Bolus; max. 30 mg/Tag); Gesamtdosis max. 300 mg)	i.v.	Tag 1 + 8 + 15 Alle 3 Wochen, mal 3–4 Kurse

Tabelle 13.19. Chemotherapieschemata bei gynäkologischen Sarkomen mit Ausnahme des Rhabdomyosarkoms der Vagina (s. Tabelle 13.10) (Auswahl)

Substanz	Dosis	Applikation	Wiederholung
VAC			
Vincristin	1,5 mg/m² (maximale Einzeldosis 2 mg)	i.v.	Tag 1
Actinomycin D	0,5 mg/m²/Tag	i.v.	Tag 1–5
Cyclophosphamid	300 mg/m²/Tag	i.v.	Tag 1–5 Alle 4 Wochen durch 10 Kurse
CYVADIC			
Cyclophosphamid	500 mg/m²	i.v.	Tag 1
Vincristin	1 mg/m²/Tag	i.v.	Tag 1 + 5
Doxorubicin	50 mg/m²	i.v.	Tag 1
Dacarbazin	200 mg/m²/Tag	i.v.	Tag 1–5 Alle 3–4 Wochen
Cisplatin	20 mg/m²/Tag	i.v.	Tag 1–5
Dacarbazin	200 mg/m²/Tag	i.v.	Tag 1–5
Epidoxorubicin	80 mg/m²	i.v.	Tag 1 Alle 4 Wochen
Etoposid	100 mg/m²/Tag	i.v.	Tag 1 + 2
Cisplatin	80 mg/m²	i.v.	Tag 1
Doxorubicin	50 mg/m²	i.v.	Tag 1 Alle 4 Wochen
Cisplatin	100 mg/m²	i.v.	Tag 1
Doxorubicin	50 mg/m²	i.v.	Tag 1 Alle 3–4 Wochen
Ifosfamid	1,5 g/m² (1-h-Infusion)	i.v.	Tag 1–5
Cisplatin	20 mg/m²	i.v.	Tag 1–5 Alle 3–4 Wochen
Ifosfamid	1,5 g/m² (1-h-Infusion)	i.v.	Tag 1–5
Doxorubicin	50 mg/m² (Kurzinfusion)	i.v.	Tag 1 Alle 3–4 Wochen

Tabelle 13.20. Chemotherapieschemata beim malignen Trophoblasttumor (Auswahl)

Substanz	Dosis	Applikation	Wiederholung
Monotherapie			
Methotrexat	1 mg/kg/Tag	i.m. od. i.v.	Tag 1, 3, 5, 7
Folinsäure	0,1 mg/kg/Tag	i.m. od. i.v.	Tag 2, 4, 6, 8 Alle 2 Wochen
Actinomycin D	1,25 mg/m²	i.v.	Tag 1, alle 2 Wochen
Kombinationschemotherapie			
First line MAC I			
Methotrexat	1 mg/kg/Tag	i.v.	Tag 1, 3, 5, 7
Actinomycin D	12 mcrg/kg/Tag	i.v.	Tag 1–5
Cyclophosphamid	3 mg/kg/Tag	i.v.	Tag 1–5
Folinsäure	0,1 mg/kg/Tag	i.m.	Tag 2, 4, 6, 8 Alle 2 Wochen Nach Normalisierung des HCG-Titers noch 2–3 Kurse!

Tabelle 13.20 (Fortsetzung)

Substanz	Dosis	Applikation	Wiederholung
MAC II			
Methotrexat	1 mg/kg/Tag	i.v.	Tag 1, 3, 5, 7
Actinomycin D	12 mcrg/kg/Tag	i.v.	Tag 1–5
Chlorambucil	8 mg/Tag	p.o.	Tag 1–5
Folinsäure	0,1 mg/kg/Tag	i.m.	Tag 2, 4, 6, 8
			Alle 2 Wochen
			Nach Normalisierung
			des HCG-Titers noch
			2–3 Kurse!
EMA-CO			
Etoposid	100 mg/m²/Tag	i.v. (Infusion)	Tag 1 + 2
Methotrexat	100 mg/m²	i.v. (Bolus)	Tag 1
	200 mg/m²	i.v. (als Infusion über 12 h)	Tag 1
Actinomycin D	0,5 mg/Tag	i.v. (Bolus)	Tag 1 + 2
Folinsäure	15 mg (alle 12 h, 4mal)	i.m. oder p.o.	Beginnend am Tag 2
Cyclophosphamid	600 mg/m²	i.v.	Tag 8
Vincristin	1 mg/m²	i.v. (Bolus)	Tag 8
			Alle 2 Wochen
			Nach Normalisierung
			des HCG-Titers noch
			2–3 Kurse!
Methotrexat	15–20 mg/m²/Tag	i.v.	Tag 1–5
Actinomycin D	0,3 mg/m²/Tag (max. Einzeldosis 0,5 mg/Tag)	i.v.	Tag 1–5
			Alle 2–3 Wochen
CHAMOCA			
Hydroxyharnstoff	500 mg/Tag	p.o.	Tag 1 + 2 (4mal/Tag)
Actinomycin D	0,2 mg/Tag	i.v.	Tag 1–5
Vincristin	1 mg/m²	i.v.	Tag 2
Methotrexat	100 mg/m²	i.v. (Bolus)	Tag 2
	200 mg/m²	i.v. (über 12 h)	Tag 2
Cyclophosphamid	500 mg/m²	i.v.	Tag 3
Folinsäure	14 mg/Tag	i.m.	Tag 3 + 4 + 5
Melphalan	6 mg/m²	i.v.	Tag 8
Doxorubicin	30 mg/m²	i.v.	Tag 8
			Alle 2–3 Wochen
Second line			
Etoposid	100 mg/m²/Tag	i.v.	Tag 1–5
Cisplatin	50 mg/m²	i.v.	Tag 1
Bleomycin	15 E/Tag (= 15 E; 24-h-Infusion)	i.v.	Tag 1–5
			Alle 3 Wochen
			Nach Normalisierung
			des HCG-Titers noch
			2–3 Kurse!
Etoposid	100 mg/m²/Tag	i.v.	Tag 1–5
Cisplatin	20 mg/m²/Tag	i.v.	Tag 1–5
Bleomycin	15 E/Tag (= 15 E; 24-h-Infusion)	i.v.	Tag 1–5
			Alle 2–3 Wochen
			Nach Normalisierung
			des HCG-Titers noch
			2–3 Kurse!
Actinomycin D	0,3 mg/m²/Tag	i.v.	Tag 1, 2, 3, 14, 15, 16
Etoposid	100 mg/m²/Tag	i.v.	Tag 1, 2, 3, 14, 15, 16
Cisplatin	100 mg/m²	i.v.	Tag 1
			Alle 4 Wochen
			Nach Normalisierung
			des HCG-Titers noch
			2–3 Kurse!

Tabelle 13.20 (Fortsetzung)

Substanz	Dosis	Applikation	Wiederholung
Paclitaxel	175 mg/m^2 (3-h-Infusion)	i.v.	Tag 1 Alle 3 Wochen Nach Normalisierung des HCG-Titers noch 2–3 Kurse!

Bei *Gehirnmetastasen*: Die Bestrahlung gilt als Therapie der Wahl.
Kortikoide zur Bekämpfung des Hirnödems bei Gehirnmetastasen: Dexamethason 40–60 mg/Tag i.v. oder p.o. vor der Strahlentherapie.

Lokoregional

Substanz	Dosis	Applikation	Wiederholung
Methotrexat	15 mg	Intrathekal	Zuerst Lumbalpunktion; Ersatz der abgelassenen Liquormenge durch MTX-Lösung: 15 mg ad Ringer-Laktat (Endkonzentration max. 5 mg Methotrexat/ml): auf gute Liquordurchmischung achten (wiederholte Aspiration + Reinjektion). Wiederholung alle 3 Tage; Intervall zunehmend, später etwa 4 Wochen

Literatur

Deutsche Krebsgesellschaft eV (1994) Nebenwirkungen der Krebstherapie – so kann man sie lindern, Broschüre. Paul-Ehrlich-Straße 41, 60596 Frankfurt

Küpfer A, Aeschlimann C, Wermuth B, Cerny T (1994) Prophylaxis and reversal of ifosfamide encephalopathy with methylen blue. Lancet 343:763–764

Schünemann H, Possinger K, Scheidel P, Willich N (1997) Gynäkologische Malignome, 7. Aufl. Zuckschwerdt, München

Medikamentöse Schmerztherapie

E. Petru und O. R. Köchli

Medikamentöse Schmerztherapie   **14**

E. PETRU UND O. R. KÖCHLI

14.1
Allgemeines

Schmerzen sind Sinnesreize, die im allgemeinen als Hinweis auf einen dahinterliegenden schädigenden Reiz aufzufassen sind. Schmerzrezeptoren in der Haut oder den inneren Organen können durch verschiedene Noxen wie z. B. Wärme aktiviert werden. Von diesen Nozizeptoren werden die Impulse über sensible Nervenbahnen zentral weitergeleitet.

Bereits entstandene Schmerzen sollten so früh wie möglich therapiert werden. Vorhersehbare Schmerzen sollte man gar nicht erst entstehen lassen. Durch eine Therapie akuter Schmerzen werden eine mögliche Chronifizierung und Verselbständigung des Schmerzes, die z. T. unabhängig vom ursprünglichen Auslöser auftreten können, vermieden. Es existiert ein sog. *Schmerzgedächtnis*. Dadurch wird ein neuerliches Schmerzgeschehen subjektiv stärker empfunden, ein neuer Schmerz hält länger an, kann sich auf Gebiete ausdehnen, die nicht unmittelbar durch das Schmerzgeschehen betroffen sind und erfordert höhere Mengen an Analgetika. Bei jedem neuen Schmerz wird eine kompliziertere Behandlung notwendig. Emotionale Faktoren verstärken den Schmerz.

Etwa 30 % der Tumorpatientinnen ohne aktives Tumorgeschehen und mindestens 70 % mit Tumorprogression bedürfen einer Schmerztherapie. In den meisten Fällen wird eine Chemo-, Hormon- oder Radiotherapie in der Palliativsituation zur Linderung der Schmerzen eingesetzt. Eine analgetische Therapie kommt zusätzlich zum Einsatz.

14.2
Schmerzzustände bei fortgeschrittenen gynäkologischen Malignomen

Neben postoperativen Schmerzen können beim fortgeschrittenen *Vulvakarzinom* Schmerzen insbesondere durch dessen perineale Ausbreitung mit Ulkusbildung, den Befall der Urethra und des Rektums sowie durch mögliche Infektionen oder Thrombosen der unteren Extremität auftreten. Beim *Zervix-* oder *Vaginalkarzinom* treten Schmerzen vorwiegend durch einen Harnstau, Thrombosen oder durch die Infiltration des Sakralplexus auf. Paraaortale Metastasen können neben einem Harnstau starke Lumbalgien verursachen. Beim *Ovarialkarzinom* treten infolge der Peritonealkarzinose mit Aszitesproduktion, Zwerchfellhochstand, Übelkeit, Erbrechen, Meteorismus, Obstipation, Subileus und Ileus vorwiegend Oberbauchschmerzen auf. Dyspnoe ist dabei auch infolge Pleuraerguß häufig. In der Terminalphase können durch die Gabe von Octreotid (0,3 – 0,6 mg/Tag s.c., Sandostatin) das Erbrechen und die Übelkeit im Rahmen eines Ileus gelindert werden. Vaginalfisteln können zu einer ammoniakalischen Dermatitis führen und die Anlage einer Nephrostomie oder Kolostomie notwendig machen.

Beim metastasierten *Mammakarzinom* sind Knochenmetastasen, Dyspnoe und Oberbauchschmerzen häufig. Daneben können Schmerzen auch durch eine Chemo-, Hormon- oder Radiotherapie ausgelöst werden (Tabelle 14.1).

14.3
Stufenschema der Schmerztherapie

Weltweit kommt das *Stufenschema der WHO* in der Schmerztherapie zum Einsatz (Tabelle 14.2). Das heißt aber nicht, daß eine Schmerztherapie immer mit der niedrigsten Stufe, also Nichtopiaten, begonnen werden muß, sondern daß sich die Primäreinstellung der Schmerztherapie nach der klinischen Einschätzung seiner Stärke richten sollte. Bei chronischen Schmerzpatientinnen sollten Analgetika *nie* bei Bedarf, sondern nach einem festgelegten Plan verabreicht werden (Tabellen 14.3–14.5). Führen hohe Opiatdosen nicht zur Schmerzfreiheit, ist die Dosis alle 24 h um 50–100 % zu steigern. Opiate führen nicht bei Patientinnen mit guter analgetischer Einstellung, sondern nur dann zur Toleranzentwicklung, wenn zwischen den Einzeldosen Schmerzen auftreten. Eine mögliche Suchtentwicklung spielt bei

Tabelle 14.1. Schmerzzustände unter oder nach zytostatischer Chemotherapie bzw. Radiotherapie und deren Beeinflussungsmöglichkeit

Schmerzzustand	Ursache	Therapie
Mukositis	Alle myelosuppressiven Zytostatika	Tramadol, stark wirksame Opiate, Mundspülungen mit Salbeitee oder evtl. GM-CSF ($^1/_2$ – 1 Amp. in 10 ml H_2O gelöst) über 1 h/Tag über 2 Tage
Soorstomatitis	Alle myelosuppressiven Zytostatika	Antimykotika (z. B. Nystatin, Amphotericin B, Fluconazol)
Herpes-zoster-Infektionen	Alle myelosuppressiven Zytostatika	Virostatika (z. B. Acyclovir)
Bakterielle Infektionen (Harnwegsinfekte, Pneumonien etc.)	Myelosuppressive Zytostatika, Radiotherapie des Beckens	Antibiotika, Spasmolytika
Myalgien, Arthralgien	Paclitaxel	Nichtsteroidale Antirheumatika (vor allem Diclofenac)
Knochenschmerzen	Granulozyten-(Makrophagen-)koloniestimulierende Faktoren (z. B. Filgrastim)	Paracetamol
Kopfschmerzen	HT3-Serotonin-Antagonisten (z. B. Ondansetron)	Nichtsteroidale Antirheumatika, Ergotamin/Propyphenazon-Koffein-Mischpräparate

Tabelle 14.2. Stufenplan der Schmerztherapie. (World Health Organisation)

Stufe I	Schwach wirksames (nichtsteroidales) Analgetikum ± adjuvante Therapie (z. B. Neuroleptika, Antidepressiva)
Stufe II	Schwaches Opioid ± schwach wirksames Analgetikum ± adjuvante Therapie
Stufe III	Starkes Opioid ± schwach wirksames Analgetikum ± adjuvante Therapie

den Karzinomkranken keine Rolle, wohl aber besteht eine Abhängigkeit von der Schmerztherapie.

Es gibt viele Möglichkeiten, Opiate zu applizieren. Die parenterale, transmukosale und auch die perorale sowie rektale Applikation sind in der Akuttherapie des Schmerzes effektiv. Mit einer patientenkontrollierten Analgesie (PCA, „Schmerzpumpe") können i. v. oder s. c. optimale Dosisprofile erreicht werden. Ist aber ein Übergang in ein kontinuierliches Verfahren notwendig, sollten längerwirksame Opiate (perorale Retardformen mit 2mal täglicher Applikation, transdermales Fentanyl alle 3 Tage) bevorzugt Verwendung finden. Damit ist für die Patientin eine größtmögliche Mobilität gegeben. Eine Epidural- und intrathekale Morphintherapie stellen eine invasive Therapieform mit geringeren systemischen Nebenwirkungen dar. Nichtinvasive transmukosale Therapieformen (sublingual) zeigen einen raschen Wirkungseintritt. Transdermale Applikationsformen sind ebenso nichtinvasiv und eignen sich zur Langzeittherapie.

Bei der *Umstellung von einer Schmerztherapieform* auf die andere können nur grobe Richtlinien

und nicht fixe Umrechnungsfaktoren angegeben werden (Tabelle 14.6). Dies liegt an der unterschiedlichen individuellen Resorption.

Generell sollten nicht Substanzen aus derselben Stoffgruppe, also z. B. ein nichtsteroidales Antirheumatikum (NSAR) mit einem anderen NSAR kombiniert werden. Gleiches gilt für ein schwach wirksames und stark wirksames Opioid.

Adjuvanzien wie Antidepressiva, Kortikosteroide, Bisphosphonate etc. (Tabelle 14.7) verstärken den analgetischen Effekt von Opioiden, behandeln schmerzauslösende Begleiteffekte und können bei bestimmten Schmerztypen unabhängig analgetisch wirken. Dadurch können die Dosis und die Toxizität der Opioide reduziert werden. Benzodiazepine (z. B. Diazepam) verstärken die atemdepressive Wirkung von Opiaten und sind nur schwach analgetisch wirksam. Unter der Therapie mit Opioiden sind prophylaktische antiemetische (Tabelle 14.8) und laxative (Tabelle 14.9) Maßnahmen essentiell.

Es gehört zum Rüstzeug jedes gynäkologischen Onkologen, die medikamentöse Schmerztherapie zu beherrschen. Sollte durch diese Maßnahmen keine ausreichende Analgesie erreichbar sein, sollten Radiotherapeuten zur Einleitung einer palliativen Radiotherapie und Anästhesisten zur Einleitung invasiver und rückenmarknaher Analgesieverfahren herangezogen werden.

Literatur

Levy M (1996) Pharmacologic treatment of cancer pain. N Engl J Med 335:1124–1132

Tabelle 14.3. Übersicht über die gebräuchlichsten medikamentösen Schmerztherapeutika. I: Nicht-Opiat-Analgetika (Auswahl)

Analgetikum	Handelsname (Beispiele)	Applikation	Wirk-dauer	Dosis	Nebenwirkungen	Anmerkungen	Sinnvolle Kombinationsmöglichkeit
Paracetamol	Mexalen, Panadol, Dolprone, Tylenol, Ben-U-Ron	p.o. (Tbl.), p.o. (Sirup), Rektal (Supp.)	4 h	500 mg, 200 mg/5 ml, 125, 250, 500, 1000 mg; bis max. 3 g/Tag	bei normaler Dosierung keine; bei Kombination hoher Einzeldosen mit Alkohol-Abusus oder chron. Applikat. lebertoxisch u. unter Umständen letal.	Analgetisch, antipyretisch, nicht antiphlogistisch, nicht spasmolytisch	Mit schwachen Opiaten wie Tramadol oder Codein
Acetylsalicylsäure	Aspirin, Aspro	p.o. (Tbl)	4 h	100, 500 mg bis max. 2,5 g/Tag	Hemmung der Thrombozytenaggregation, Blutungen im Magen-Darm-Trakt, Asthmaartige Reaktionen	Verstärkung der Wirkung oraler Antikoagulantien. Analget., antipyret., nicht antiphlogistisch oder spasmolytisch	Mit schwachen Opiaten wie Tramadol oder Codein
Metamizol	Novalgin	p.o. (Trpf.), p.o. (Tbl.), Rektal (Supp.), i.v. (Amp.), i.m. (Amp.)	4 h	0,5 g/ml, 0,5 g, 0,3 g; 1 g, 1 g; 2,5 g (langsam i.v.), 1 g; 2,5 g; bis max. 3 g/Tag	Agranulozytose sehr selten, Herzstillstand bei rascher i.v.-Gabe, anaphylaktische Reaktionen	Leukozytenkontrolle! Analget., antipyret., antiphlogistisch, spasmolytisch	Acetylsalicylsäure, Paracetamol, Antiphlogistika, Antidepressiva, Glukokortikoide
Nichtsteroidale Antirheumatika (z.B. Diclofenac, Ibuprofen, Piroxicam, Indometacin, Naproxen, Mefenaminsäure)	z.B. Voltaren, Brufen, Proxen, Parkemed	p.o., rektal, i.v.	4–48 h	Unterschiedlich ("ceiling effect")[a]	Gastrointestinal, Nierenschäden, Leberschäden	Hemmung der Prostaglandinsynthese	Schwache und starke Opiate gleicher Wirkungsdauer, Analget., Antiphlogistika. v.a. wirksam bei Weichteilinfiltration, Knochenmetastasen, Nervenkompression

[a] Auch eine weitere Dosissteigerung steigert den analgetischen Effekt nicht.

Tabelle 14.4. Übersicht über die gebräuchlichsten medikamentösen Schmerztherapeutika. II: Schwach wirksame Opiate. (In der Schweiz sind Codein und Dihydrocodein nur mittels Betäubungsmittelrezept zu verordnen)

Analgetikum	Handelsname (Beispiele)	Applikation	Wirk- dauer	Dosis	Nebenwirkungen	Anmerkungen	Sinnvolle Kombinations- möglichkeit
Tramadol	Tramal Tradolan	p.o. (Trpf.)	4–6 h	4mal 50–100 mg = 4mal 20–40 Trpf.	Übelkeit, Obstipation (Schwindel, Kopf- schmerzen)	Reines Analgetikum	Nichtopiatanalgetika (s. Tabelle 14.2)
		p.o. (Kaps.)	4–6 h	4mal 50–100 mg			
		p.o. (Tbl. ret.)	12 h	2mal 100 mg/Tag			
		p.o. (Tbl. ret.)	12 h	2mal 150 mg/Tag			
		p.o. (Tbl. ret.)	12 h	2mal 200 mg/Tag			
		Rektal (Supp.)	4–6 h	4mal 100 mg/Tag			
		i.v./i.m./s.c.	4–6 h	4mal 2 Amp. à 50 mg/Tag			
		i.v./i.m./s.c.	4–6 h	4mal 1 Amp. à 100 mg/ Tag bis max. 600 mg/Tag			
Codein	Codein	p.o. (Tbl.)	4 h	3mal 30 mg bis max. 3mal 60 mg/Tag	Obstipation, Übelkeit	Analgetikum, Anti- tussivum, Opiatagonist	Nichtopiatanalgetika (s. Tabelle 14.2)
Dihydrocodein	Codidol ret.	p.o. (Ret. Tbl.)	12 h	2mal 60 mg, 2mal 90 mg, 2mal 120 mg/Tag (= Max.-Dosis)	Obstipation, Übelkeit	Analgetikum, Anti- tussivum, Opiatagonist	Nichtopiatanalgetika (s. Tabelle 14.2)
	Dicodid	p.o.	8–12 h	2- bis 3mal 5 bis max. 50 mg/Tag			

Tabelle 14-5. Übersicht über die gebräuchlichsten medikamentösen Schmerztherapeutika. III: Stark wirksame Opiate. (Auf Suchtgiftrezept bzw. Betäubungsmittelrezept zu verordnen)

Analgetikum	Handelsname (Beispiele)	Applikation	Wirk-dauer	Dosis	Nebenwirkungen	Anmerkungen	Sinnvolle Kombinationsmöglichkeit
Pethidin	Alodan, Pethidin	s.c., i.m. Langsam i.v.	3 h	100 mg bis max. 4mal 100 mg/Tag	Dysphorien, Atemdepression nach rascher i.v.-Gabe	Nur bei akuten Schmerzen; kein Opiat der 1. Wahl, da ungünstiger Metabolismus; Opiatagonist	Keine; *generell bei Morphinen:* wegen der Potenzierung einer Atemdepression Benzodiazepine meiden
Piritramid	Dipidolor	s.c., (i.m.), langsam i.v.	6 h	15 mg; bis max. 4mal 15 mg/Tag	Atemdepression nach rascher i.v.-Gabe	Etwas schwächeres Analgetikum als Morphin; Opiatagonist	Keine
Morphin	Morapid Sevredol Oramorph	p.o. (Tbl.)	4 h	10, 20 mg alle 4 h	Für alle Morphine ähnlich: *Bei rascher Anflutgeschwindigkeit* (transmukosal-sublingual, intravenös: Atemdepress., Muskelrigidität, Euphorie. *Am Anfang der Ther.:* Übelkeit, Erbrechen, Sedierung, Pruritus. *Bei längerer Ther.:* Obstipation, Sehstörungen. Keine Suchtentwicklung bei peroraler Therapie. *Dosierung aller p.o. + rektal zu applizierenden Morphine mit Langzeitwirkung* (Retardformen): Dosissteigerung über 400 mg/Tag in Einzelfällen *sinnvoll*	Alle Morphine sind *Opiatagonisten; alle Morphine:* Bei Nierenfunktionsstörungen Dosis an die verminderte Ausscheidung anpassen. *Indikation kurzwirkender* Morphine: Einstellungsphase bzw. Behandlung von Schmerzspitzen unter Morphindauertherapie. Eine *begleitende Laxanzientherapie* (und *antiemetische*) Therapie ist obligat	Nichtsteroidale Antirheumatika
	Oramorph	p.o. (Lösung)	4 h	10 mg/5 ml, 30 mg/5 ml, 100 mg/5 ml, alle 4 h			
	Kapanol	p.o. (Ret. Kaps.)	24 h	20, 50, 100 mg – max. 200 mg/Tag	Siehe oben	*Indikation:* Zur Dauertherapie von Schmerzen Begleitenden Laxanzien- und antiemetische Therapie	
	Mundidol, Vendal, Oramorph MST-Continus	p.o. (Ret, Tbl.)	12 h	10, 30, 60, 100 200 mg/Tag 20, 30 mg	Siehe oben		
	Mundidol, Vendal	Rektal (Supp., Retard)	12 h	30, 60, 100, 200, 300 mg	Siehe oben		
	Sevredol	Rektal (Supp., Retard)	12 h	10, 20, 30 mg	Siehe oben		
	Vendal, Morphin-HCl	s.c., i.m., langsam i.v., PCA (Patient controlled analgesia)	4 h	10, 20, 100, 200 mg, alle 4 h	Cave: Atemdepress. wegen rascher Anflutgeschwindigkeit i.v. vor allem bei Morphinnaiven		
Hydromorphon	Hydal	p.o. (Retard Kpsl.)	12 h	2, 4, 8, 16, 24 mg	Siehe Morphin (oben)	Siehe Morphin (oben)	Siehe Morphin (oben)

Tabelle 14.5 (Fortsetzung)

Analgetikum	Handelsname (Beispiele)	Applikation	Wirkdauer	Dosis	Nebenwirkungen	Anmerkungen	Sinnvolle Kombinationsmöglichkeit
Methadon	Heptadon, L-Polamidon, Heptanal	s.c., i.m., langsam i.v.	6–8 h	10 mg		Kein Opiat der 1. Wahl; toxische Metaboliten; Opiatagonist	
	Methadon	s.c., i.m., langsam i.v. p.o. (Tbl.)	6–8 h	5 mg			
		Rektal (Supp.)		10 mg bis max. 120 mg/Tag, 10 mg			
Nicomorphin	Vilan	p.o.	4 h	5 mg	Übelkeit	Opiatagonist	
		Rektal	4 h	10 mg	Obstipation		
		s.c., i.m.	6 h	10 mg bis 4mal/Tag			
		langsam i.v.	6 h	10 mg			
Fentanyl	Durogesic Fentanyl	Transdermales Pflaster	72 h ein Pflaster	25 µg/h, 50 µg/h, 75 µg/h, 100 µg/h	(Obstipation, Übelkeit)	Applikation *nur* auf intakten Hautstellen; Opiatagonist; sinnvolle Maximaldosis: 200 µg/h	
Nalbuphin	Nubain	i.v, s.c., i.m.	3–6 h	20 mg	Sedierung, Übelkeit, Erbrechen, Dysphorie	Auf Normalrezept zu verordnen; kein Opiat der 1. Wahl, da partieller Opiatagonist	Nichtopiatanalgetika
Buprenorphin	Temgesic	p.o. (Tbl.) sublingual i.v.	8 h, 8 h	0,2 mg bis max. 5 mg/Tag, 0,3 mg bis max. 5 mg/Tag	Übelkeit, Halluzinationen	Ceiling-Effekt: Auch eine weitere Dosissteigerung steigert den analgetischen Effekt nicht, da partieller Opiatagonist	Antiphlogistika

Tabelle 14.6. Umrechnungstabelle zur Einschätzung der voraussichtlich benötigten 24-h-Dosis bei Umstellung von einer analgetischen Therapieform auf die andere (Auswahl)

Substanz									
Tramadol p.o., rektal	100	150	300	600					
Dihydrocodein p.o. (12 h, Retard)	60	120	240	480	900				
Morphin p.o., rektal (12 h, Retard)	–	30	60	120	240	500	1000	2000	4000
Fentanyl TTS (µg/h)	–	12,5	25	50	100	200	(400)		
Tramadol s.c., i.v., PCA[a]	–	100	200	400					
Piritramid s.c., (i.m.), i.v., PCA	–	15	30	60	120	240	480	960	1920
Morphin s.c., i.v., PCA	–	10	20	40	80	160	300	600	1200

[a] PCA = Patient controlled analgesia (Schmerzpumpe).

Tabelle 14.7. Adjuvanzien in der Schmerztherapie

Substanz	Handelsname (Auswahl)	Applikation	Dosis	Nebenwirkungen	Anmerkungen
Antidepressiva					
Amitryptilin	Saroten, Tryptizol	p.o.	Einschleichen mit 25–50 mg abends, danach langsam steigern, Erhaltungsdosis 3mal 25 bis 3mal 50 mg/Tag	Sedierung, Verwirrtheit, Halluzinationen, Hypotonie, Übelkeit, Tremor, Mundtrockenheit, Schwindel	Trizyklisches Antidepressivum
Mianserin	Tolvon	p.o.	Beginn mit 30 mg abends, als Erhaltungsdosis 1- bis 3mal 30 mg/Tag	Sedierung, Verwirrtheit, Halluzinationen, Hypotonie, Übelkeit, Tremor, Mundtrockenheit, Schwindel	Tetrazyklisches Antidepressivum
Clomipramin	Anafranil	p.o.	3mal 25 mg/Tag (1mal 75 mg Ret. abends)	Anticholinergisch: Mundtrockenheit, Obstipation, Schweißausbrüche, Benommenheit, Schwindel	Trizyklisches Antidepressivum
Paroxetin	Seroxat, Deroxat	p.o.	20 mg/Tag bis max. 60 mg/Tag	Geringere Sedierung und geringere anticholinerge Symptome als die Antidepressiva vom Amitryptilin-Typ	Serotoninwiederaufnahmehemmer
Citalopram	Seropram	p.o.	(1-) 2mal 10 mg/Tag bis max. 2mal 30 mg/Tag	Geringere Sedierung und geringere anticholinerge Symptome als die Antidepressiva vom Amitryptilin-Typ	Serotoninwiederaufnahmehemmer
Antikonvulsiva (Antiepileptika)					
Carbamazepin	Tegretal, Tegretol	p.o. (Tbl.); \n\n p.o. (Ret.Tbl.)	2- bis 3mal 100 mg/Tag bis 2- bis 3mal 400 mg/Tag \n\n 1–2mal 200 mg/Tag bis 2mal 400 mg/Tag	Sedierung, Übelkeit, Myelosuppression, Schwindel	Blutbildkontrollen, Kontrollen des Serum-Carbamazepanspiegels, einschleichende Dosierung mit 50–100 mg/Tag
Phenytoin	Epanutin, Epilan, Phenhydan	p.o.	Initial 1mal 100 mg, später bis 3mal 100 mg/Tag	Sedierung, Übelkeit, Schwindel, Kopfschmerzen, Gingivahyperplasie, Lebertoxizität, Myelosuppression	Blutbildkontrollen, Kontrollen des Serum-Phenytoinspiegels
Neuroleptika					
Haloperidol	Haldol	p.o. (Trpf., Tbl.)	0,5 mg (= 5 Trpf.) × 3- bis 4mal 1 mg/Tag	Extrapyramidale Störungen, Schwitzen, Mundtrockenheit, Hypotonie	

Tabelle 14.7 (Fortsetzung)

Substanz	Handelsname (Auswahl)	Applikation	Dosis	Nebenwirkungen	Anmerkungen
Thioridazin	Melleril	p.o.	25 mg 2- bis 4mal/Tag	Sedierung, Mundtrockenheit, Schwindel, Hypotonie	
Anxiolytika, Schlafmittel, zentral wirksame Muskelrelaxantien					
Diazepam	Valium, Gewacalm	p.o.	2–10 mg/Tag	Sedierung, Muskelschwäche, Verwirrtheit. Potenzierender Effekt bei gleichzeitigem Alkoholkonsum	
Triazolam	Halcion	p.o.	0,25 mg bis max. 50 mg/Tag abends	Müdigkeit, Benommenheit, Übelkeit	
Spasmolytika					
Butyl-Scopolamin (Hyoscin)	Buscopan	p.o., rektal	3mal 10 mg/Tag bis 3mal 20 mg/Tag	(Mundtrockenheit)	
Alphablocker					
Clonidin	Catapresan	i.v. (langsam über 10 min), s.c., i.m.	1mal 0,150 mg (=1 Amp.) bis max. 4mal 0,150 mg/Tag	Blutdruckabfall, Herzfrequenzabfall, Herzrhythmusstörungen, Mundtrockenheit, Schwindelgefühl, Müdigkeit	Alpha-Rezeptorenblocker
Bisphosphonate					
Clodronat	Lodronat Bonefos	p.o.	1mal 1600 mg/Tag als Dauertherapie;	Alle Bisphosphonate: Temperaturerhöhung, Übelkeit	Im Vergleich zur i.-v.-Gabe werden p.o. nur 1% der applizierten Dosis resorbiert
		i.v. (4-h-Infusion)	1500 mg/Tag alle 4 Wochen über 4 h;		
Pamidronat	Aredia	i.v. (1,5-h-Infusion)	30–90 mg/Tag alle 3 Wochen;		
Ibandronat	Bondronat	i.v. (2-h-Infusion)	2 Amp. à 1 mg ad 500 ml 0,9% NaCl		Indikation: Tumorbedingte Hyperkalzämie (2 mg bei Serum-Ca < 3 mmol/l, 4 mg bei Serum-Ca ≥ 3 mmol/l)
Calcitonin					
Calcitonin	Calcitonin, Cibacalcin	s.c., i.m., langsam i.v., intranasal (Spray)	2mal 50 E/Tag bis 2mal 100 E/Tag	Übelkeit, Erbrechen, Allergien	Osteoklastenhemmung, Ca-Senkung im Serum; Indikation: Hyperkalzämie (Phantomschmerzen)
Kortikosteroide					
Prednisolon	Aprednislon Prednisolon	p.o.	25–75 mg/Tag initial, 15–30 mg/Tag als Dauertherapie	Osteoporose, Diabetes, Magenulzera bei Langzeittherapie (Magenschutz: Sucralfat, Ranitidin); roborierend, Appetitsteigerung	Indikation: Weichteilinfiltration
Dexamethason	Dexamethason, Decadron	i.v.	4–60 mg/Tag	Magenulzera	Indikation: Hirndrucksymptome
	Fortecortin	p.o.	4–16 mg/Tag		

Tabelle 14.8. Prophylaktische antiemetische Begleittherapie bei der Schmerztherapie mit Opioiden während der ersten 1–2 Wochen

Substanz	Handelsname (Auswahl)	Applikation	Dosis	Nebenwirkungen	Anmerkungen
Metoclopramid	Paspertin Paspertin ret.	p.o. (Drag.) p.o. (Trpf.) p.o. (Tbl.)	3mal 10 mg/Tag 3mal 15–20 Trpf./Tag 1- bis 2mal 1 Tbl. (= 21,2 mg/Tag)	Extrapyramidale Störungen (dyskinetisches Syndrom der Kopf-, Hals- und Schulterregion)	–
Haloperidol	Haldol	p.o. (Trpf.)	3mal 0,5 mg/Tag (= 3mal 5 Trpf./Tag)	In dieser Dosierung keine	Neuroleptikum
Ondansetron Granisetron Tropisetron Dolasetron	Zofran Kytril Navoban Anzemet	p.o. (Tbl.) p.o. (Tbl.) p.o. (Tbl.) p.o. (Tbl.)	1- bis 2mal 8 mg/Tag 1- bis 2mal 1 mg/Tag 1mal 5 mg/Tag 1mal 200 mg/Tag	Generell: Kopfschmerzen Obstipation	5-HT3-Serotonin-antagonisten

Tabelle 14.9. Prophylaktische Dauertherapie mit p.-o.-Laxantien unter der Schmerztherapie mit Opioiden (Auswahl). Unterstützende laxative Wirkung durch: Reichliche Flüssigkeitszufuhr, reichlich Bewegung, reichlich frisches Gemüse, Salat, Obst (faserreiche Kost), Weizenkleie, Leinsamen (z. B. Agiolax), Dörrpflaumen

Substanz	Handelsname	Dosis	Anmerkungen
Lactulose	Laevolac, Bifiteral	2mal 10 g/Tag (= 2mal 1 Eßlöffel/Tag)	Osmotikum, rascher Wirkungseintritt, Nebenwirkung: Darmspasmen. Vorsicht bei Diabetes: 10 g = 0,05 BE; auch bei Langzeitanwendung keine Gewöhnung
Natrium-Picosulfat	Guttalax, Agaffin	15–20 Trpf./Tag (= 7,5–10 mg/Tag)	Antiresorptives und sekretagoges Laxans, Wirkung nach 6–10 h, kein Laxans zur Dauereinnahme
Bisacodyl	Dulcolax, Laxbene (Drag.)	2mal 5 bis 2mal 10 mg/Tag	Stimuliert den Entleerungsreflex. Wirkung nach 6–10 h; Nebenwirkung: Darmspasmen. Kein Laxans zur Dauereinnahme
Sennoside	Colonorm	2- bis 4mal 8,6 mg/Tag	Pflanzliches Produkt, sekretagog, Darmmotilität gesteigert; Nebenwirkung: Bauchschmerzen. Kein Laxans zur Dauereinnahme
Klistiere	Mikroklist Clysmol		Als Ultima ratio

KAPITEL 15

Anhang: Kontaktadressen Krebshilfe, Krebsgesellschaften, Selbsthilfegruppen

Deutschland

- Deutsche Krebsgesellschaft e. V., Paul-Ehrlich-Straße 41, D-60596 Frankfurt; Tel. 0 69/63 00 96-0; Fax 0 69/63 91 30.
- Krebsverband Baden-Württemberg e. V., Adalbert-Stifter-Str. 105, 70437 Stuttgart; Tel. 07 11/8 48 28 56, Fax 07 11/84 47 02.
- Bayerische Krebshilfe e. V., Maistraße 12, 80337 München, Tel. 0 89/53 11 75, Fax 0 89/5 43 90 04.
- Berliner Krebsgesellschaft e. V., Robert-Koch-Platz 1, 10115 Berlin, Tel. 0 30/2 83 24 00, Fax 0 30/ 2 83 24 01.
- Gesellschaft zur Bekämpfung der Krebskrankheiten Brandenburg e. V., Heinrich-Mann-Allee 103, Haus 16, 14473 Potsdam, Tel. 03 31/87 12 37, Fax 04 21/3 27 401.
- Hamburger Krebsgesellschaft e. V., Martinistraße 52, 20251 Hamburg, Tel. 0 40/4 60 42 22, Fax 040/4 60 42 32.
- Hessische Krebsgesellschaft e. V., Heinrich-Heine-Str. 44–46, 35039 Marburg, Tel. 0 64 21/6 33 24, Fax 0 64 21/60 07 11.
- Deutsche Krebsgesellschaft – Landesverband Mecklenburg-Vorpommern e. V., Radiolog. Klinik, Krankenhaus Schwerin, Lübecker Straße 276, 19049 Schwerin, Tel. 03 85/47 11 17.
- Niedersächsische Krebsgesellschaft e. V., Königstraße 27, 30175 Hannover, Tel. 05 11/3 88 52 62, Fax 05 11/3 88 53 43.
- Gesellschaft zur Bekämpfung der Krebskrankheiten des Landes NRW e. V., Johannes-Weyer-Str. 1, 40225 Düsseldorf, Tel. 02 11/33 00 15, Fax 02 11/9 34 88 33.
- Krebsgesellschaft Rheinland-Pfalz e. V., Schloßstraße 8, 56068 Koblenz, Tel. 02 61/3 10 47/48, Fax 02 61/1 22 09.
- Landesverband für Krebsbekämpfung und Krebsforschung im Saarland e. V., Radiolog. Praxis, Zentrum am Boxberg, Boxbergweg 3, 66538 Neunkirchen, Tel. 0 68 21/20 91 90, Fax 0 68 21/20 91 88.
- Sächsische Krebsgesellschaft e. V., Klinik für Innere Medizin B, Städtisches Klinikum Heinrich Braun, Karl-Keil-Straße 35, 08060 Zwickau, Tel. 03 75/52 33 23, Fax 03 75/52 95 51.
- Deutsche Krebsgesellschaft – Landesverband Sachsen-Anhalt e. V., Chirurg. Klinik, Martin-Luther-Universität, Ernst-Gruber-Straße 40, 06120 Halle, Tel. 03 45/67 23 14/15, Fax 03 45/67 25 51.
- Schleswig-Holsteinische Krebsgesellschaften e. V., Flämische Straße 6–10, 24103 Kiel, Tel. 04 31/9 60 12.
- Thüringische Krebsgesellschaft e. V., Klinik für Innere Medizin II, Klinikum der Friedrich-Schiller-Universität, Erlanger Allee 101, 07740 Jena, Tel. 0 36 41/63 91 00, Fax 0 36 41/63 92 19.

Schweiz

- Schweizerische Krebsliga, Postfach 2284, 3001 Bern, Tel. 0 31/3 72 27 67.

Österreich

- Österreichische Krebshilfe – Dachverband, Rennweg 44, 1030 Wien, Tel. 01/7 96 64 50, Fax 01/7 96 64 50-9.
- Österreichische Krebshilfe Wien, Spitalgasse 19, 1090 Wien, Tel. 01/42 63 63.
- Österreichische Krebshilfe Burgenland, Esterhazystraße 26, 7000 Eisenstadt, Tel. 0 26 82/6 01-271.
- Österreichische Krebshilfe Kärnten, St. Veiter-Straße 47, 9020 Klagenfurt, Tel. 0 4 63/53 80.
- Österreichische Krebshilfe Niederösterreich, Corvinusring 3–5, 2700 Wiener Neustadt, Tel. 0 26 22/52 12 10.
- Österreichische Krebshilfe Oberösterreich, Krankenhausstraße 9, 4020 Linz, Tel. 07 32/2 80 60.
- Österreichische Krebshilfe Salzburg, Stelzhamerstraße 12 a, 5020 Salzburg, Tel. 06 62/87 37 18.
- Österreichische Krebshilfe Steiermark, Rudolf-Hans-Bartsch-Straße, 8042 Graz, Tel. 03 16/47 44 33-0, Fax 03 16/47 44 33-10
- Österreichische Krebshilfe Tirol, Anichstraße 35, 6020 Innsbruck, Tel. 05 12/5 04 40 44.

- Österreichische Krebshilfe Vorarlberg, Carina-straße 47, 6807 Feldkirch, Tel. 0 55 22/2 45 11.
- Österreichische Krebshilfe Wien, Borschkegasse 8 a, 1090 Wien, Tel. 01/43 71 50.
- Frauenselbsthilfe nach Krebs, Obere Augarten-straße 26 – 28, 1020 Wien, Tel. 01/3 32 23 48, Fax 01/3 30 22 15.

Empfohlene Literatur für Krebspatientinnen und deren Angehörige

Delbrück H (1991) Brustkrebs. Kohlhammer-Verlag, Stuttgart

Prince-Stoltenberg S (1993) Das kleine Buch der Hoffnung für Patienten. General Electric Medical Systems. Schloß-Verlag, München

Stamtiadis-Smidt H, Sellschopp A (Hrsg) (1993) Thema Krebs. Fragen und Antworten, 2., korr. Nachdr. Springer, Berlin Heidelberg New York Tokyo. (Krebsinformationsdienst des Deutschen Krebsforschungszentrums)

König W (Hrsg) Krebs. Ein Handbuch für Betroffene, Angehörige und Betreuer. Springer-Verlag, Berlin Heidelberg New York Tokyo

Stichwortverzeichnis

Springer
und
Umwelt

Als internationaler wissenschaftlicher
Verlag sind wir uns unserer besonderen
Verpflichtung der Umwelt gegenüber
bewußt und beziehen umweltorientierte
Grundsätze in Unternehmens-
entscheidungen mit ein. Von unseren
Geschäftspartnern (Druckereien,
Papierfabriken, Verpackungsherstellern
usw.) verlangen wir, daß sie sowohl
beim Herstellungsprozess selbst als
auch beim Einsatz der zur Verwendung
kommenden Materialien ökologische
Gesichtspunkte berücksichtigen.
Das für dieses Buch verwendete Papier
ist aus chlorfrei bzw. chlorarm
hergestelltem Zellstoff gefertigt und im
pH-Wert neutral.

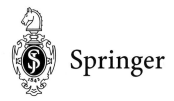

Springer